Inhalt

Notfallwegweiser

A. Kraemer (Hrsg.)

Klinikleitfaden Nachtdienst

Anja Kraemer (Hrsg.)

Klinikleitfaden Nachtdienst

8. Auflage

Herausgeberin:
Dr. med. Anja Kraemer, Troisdorf

Weitere Autoren:
Dr. med. Wolfgang Beyer, Essen
Dr. med. Cordula Engel, Aachen
Dr. med. Hanna Högenauer, Neuwied
Prof. Dr. Dr. med. René Hurlemann, Bad Zwischenahn
Elvin Huseynov, Siegburg
Dr. med. Sebastian Kalverkamp, Aachen
Dr. med. Barbara Kiehn, Köln
Prof. Dr. med. Assen Koitschev, Stuttgart
Dr. med. Rudolf Moritz, Herne
Dr. med. Norbert Neißkenwirth, Eitorf
Dr. med. Annika Paulun, Münster
PD Dr. med. Dorothea Sauer, Hamburg
Dr. med. Sylvia Schacher, Siegburg
Dr. med. Jan Hendrik Schäfer, Frankfurt/Main.
Youmna Souiai, Siegburg
Dr. med. Kathrin Starke, Siegburg
Ioannis Tsoukakis, Offenbach
Dr. med. Beatrix Wiebe, St. Augustin

ELSEVIER

Elsevier GmbH, Bernhard-Wicki-Str. 5, 80636 München, Deutschland
Wir freuen uns über Ihr Feedback und Ihre Anregungen an kundendienst@elsevier.com

ISBN 978-3-437-21089-1
eISBN 978-3-437-05603-1

8. Auflage 2024

Wichtiger Hinweis
Die medizinischen Wissenschaften unterliegen einem sehr schnellen Wissenszuwachs. Der stetige Wandel von Methoden, Wirkstoffen und Erkenntnissen ist allen an diesem Werk Beteiligten bewusst. Sowohl der Verlag als auch die Autorinnen und Autoren und alle, die an der Entstehung dieses Werkes beteiligt waren, haben große Sorgfalt darauf verwandt, dass die Angaben zu Methoden, Anweisungen, Produkten, Anwendungen oder Konzepten dem aktuellen Wissensstand zum Zeitpunkt der Fertigstellung des Werkes entsprechen.
Der Verlag kann jedoch keine Gewähr für Angaben zu Dosierung und Applikationsformen übernehmen. Es sollte stets eine unabhängige und sorgfältige Überprüfung von Diagnosen und Arzneimitteldosierungen sowie möglicher Kontraindikationen erfolgen. Jede Dosierung oder Applikation liegt in der Verantwortung der Anwenderin oder des Anwenders. Die Elsevier GmbH, die Autorinnen und Autoren und alle, die an der Entstehung des Werkes mitgewirkt haben, können keinerlei Haftung in Bezug auf jegliche Verletzung und/oder Schäden an Personen oder Eigentum, im Rahmen von Produkthaftung, Fahrlässigkeit oder anderweitig übernehmen.

Obwohl alle Werbemittel mit ethischen (medizinischen) Standards übereinstimmen, stellt die Erwähnung in dieser Publikation keine Garantie oder Anerkennung der Qualität oder des Wertes dieses Produkts oder der Aussagen der Herstellerfirmen dar.

Für die Vollständigkeit und Auswahl der aufgeführten Medikamente übernimmt der Verlag keine Gewähr.
Geschützte Warennamen (Warenzeichen) werden in der Regel besonders kenntlich gemacht (®). Aus dem Fehlen eines solchen Hinweises kann jedoch nicht automatisch geschlossen werden, dass es sich um einen freien Warennamen handelt.

Bibliografische Information der Deutschen Nationalbibliothek
Die Deutsche Nationalbibliothek verzeichnet diese Publikation in der Deutschen Nationalbibliografie; detaillierte bibliografische Daten sind im Internet über https://www.dnb.de abrufbar.

25 26 27 28 29 5 4 3 2 1

Für Copyright in Bezug auf das verwendete Bildmaterial siehe Abbildungsnachweis.

In ihren Veröffentlichungen verfolgt die Elsevier GmbH das Ziel, genderneutrale Formulierungen für Personengruppen zu verwenden. Um jedoch den Textfluss nicht zu stören sowie die gestalterische Freiheit nicht einzuschränken, wurden bisweilen Kompromisse eingegangen. Selbstverständlich sind **immer alle Geschlechter** gemeint.

Planung: Dr. Barbara Schweighofer, München
Projektmanagement: Marion Kraus, München
Redaktion: Karin Beifuss, Ohmden
Bildrechteklärung: Max Goldschmidt, Aljezur/Portugal
Herstellung: Dietmar Radünz, Leipzig
Satz: Thomson Digital, Noida/Indien
Druck und Bindung: CPI books GmbH, Leck
Umschlaggestaltung: SpieszDesign, Neu-Ulm
Titelfotografie: Eule © Mark Bridger/Shutterstock.com; Hintergrund © AdobeFirefly

Aktuelle Informationen finden Sie im Internet unter **www.elsevier.de**

Vorwort zur 8. Auflage

Auch in der 8. Auflage liegt der Schwerpunkt im *Klinikleitfaden Nachtdienst* darauf, Assistenzärztinnen und -ärzten Sicherheit und Kompetenz für die anstehenden Nachtdienste zu vermitteln. Dabei ist der Leitfaden nicht als vollständiges Kompendium der beteiligten Fächer zu sehen – dies würde den einzelnen Disziplinen kaum gerecht werden können –, sondern beinhaltet für jeden Fachbereich die häufigsten und wichtigsten Krankheitsbilder sowie deren Akutdiagnostik und Akuttherapie.
In der Nacht fühlt man sich oft allein und unsicher in seinen Entscheidungen, vor allem zu Beginn der Weiterbildungszeit, aber auch in jeder Situation, in der man mit einem unvertrauten Krankheitsbild konfrontiert wird.
Ein sicheres Arbeiten ist oft erst mit einer gewissen beruflichen Erfahrung und nicht allein durch das Medizinstudium möglich. Das Sammeln dieser Erfahrungen ist ein Weg, der zwischen eigener Unter- oder Überschätzung, Angst, den Hintergrund zu stören, zwischenzeitlicher Ratlosigkeit und letztlich im Verlauf wachsendem praktischem Wissen geprägt ist.
In diesem Punkt möchten wir mit dem *Klinikleitfaden Nachtdienst* eine Basis und Rückfallebene bilden, an der man sich orientieren und seine Patientinnen und Patienten kompetent versorgen kann. Er soll Halt und Sicherheit bieten, um in der immer schneller werdenden Medizin der sich nicht verändernden Komplexität „Mensch" gerecht zu werden. Hierbei sind die Routine in den ersten Untersuchungen und das Entwickeln einer eigenen Strategie, wie man Patientinnen und Patienten in der Ambulanz oder auf Station begegnet, essenziell. Dementsprechend sind die einzelnen Kapitel in ihrer Systematik so aufgebaut, wie sie sich auch im klinischen Alltag wiederfindet.
Auch in dieser Auflage wird der Umgang mit kritisch kranken Patientinnen und Patienten in Form der Notfalltabelle zu Beginn eines jeden Kapitels berücksichtigt. Zusammen mit der Checkliste soll sie es den Behandelnden ermöglichen, eine sofortige Therapie einzuleiten, ohne lange in den einzelnen Abschnitten danach suchen zu müssen. Die Checkliste soll als Leitstruktur und Kontrollmöglichkeit dienen, um sicherzugehen, dass man bei der Diagnostik auch an die wichtigsten Untersuchungen gedacht hat.
Notfallsituationen erfordern meist eine schnelle Strategie und einen kühlen Kopf. Das ist je nach Nachtdienst und Belastung mitunter nicht immer zuverlässig gegeben – für diese Fälle sollen die in diesem Klinikleitfaden beschriebenen Maßnahmen dem Berufsanfänger bzw. der Berufsanfängerin als Richtschnur und Entscheidungshilfe dienen.
Meine Kolleginnen und Kollegen und ich möchten mit dem *Klinikleitfaden Nachtdienst* den Weg junger Ärztinnen und Ärzte auch weiterhin begleiten und vielleicht einen kleinen Teil dazu beitragen, dass sie sicher und kompetent nicht allein durch die Nacht, sondern auch ihr Arztsein gehen können. Ich hoffe, dass wir mit dem *Klinikleitfaden Nachtdienst* dem einen oder der anderen die Angst vor den Diensten ein wenig nehmen können.
Unabhängig von dieser fachlichen Unterstützung ist es für das Bestehen in unserem Beruf essenziell, sich vor Augen zu halten, dass nicht wir es sind, die im Fokus stehen, sondern unsere Patientinnen und Patienten.
In einer Zeit, in der äußere Einflüsse mehr denn je in unseren medizinischen Alltag eingreifen, bleibt es unsere Aufgabe als Ärztinnen und Pfleger die Menschen, die sich in unsere Verantwortung begeben, mit Intelligenz und Wissen, Mitgefühl, Menschlichkeit und Respekt zu behandeln.
Wir wünschen allen Kolleginnen und Kollegen den Willen und die Kraft für diese wunderbare Aufgabe.

Bonn/Troisdorf, April 2024
Dr. med. Anja Kraemer

Adressen

Herausgeberin

Dr. med. Anja Kraemer, GFO Kliniken Troisdorf/Sieglar, Hospitalstr. 45, 53840 Troisdorf

Weitere Autoren

Dr. med. Wolfgang Beyer, Hautarztpraxis Stadtwaldplatz, Frankenstr. 270, 45134 Essen
Dr. med. Cordula Engel, Universitätsklinikum RWTH Aachen, Klinik für Gynäkologie und Geburtsmedizin, Pauwelsstr. 30, 52074 Aachen
Dr. med. Hanna Högenauer, Marienhaus Klinikum Bendorf – Neuwied – Waldbreitbach, Akademisches Lehrkrankenhaus der Johannes-Gutenberg-Universität Mainz; Lehrkrankenhaus der Universität Maastricht; St. Antonius Waldbreitbach PIA/Tagesklinik Neuwied, Willi-Brückner-Str. 8, 56564 Neuwied
Prof. Dr. Dr. med. René Hurlemann, Universitätsklinik für Psychiatrie und Psychotherapie, Karl-Jaspers-Klinik. Fakultät VI - Medizin und Gesundheitswissenschaften Carl von Ossietzky Universität, Oldenburg, Hermann-Ehlers-Str. 7, 26160 Bad Zwischenahn
Elvin Huseynov, HELIOS Klinikum Siegburg, Klinik für Innere Medizin, Pneumologie, Schlaf- und Beatmungsmedizin, Ringstr. 49, 53721 Siegburg
Dr. med. Sebastian Kalverkamp, Universitätsklinikum RWTH Aachen, Klinik für Thorax-, Herz- und Gefäßchirurgie, Pauwelsstr. 30, 52074 Aachen
Dr. med. Barbara Kiehn, Eduardus-Krankenhaus gGmbH, Custodisstr. 3–17, 50679 Köln
Prof. Dr. med. Assen Koitschev, Klinikum Stuttgart, Olgahospital, Klinik für Hals-Nasen-Ohren-Krankheiten, Kriegsbergstr. 62, 70174 Stuttgart
Dr. med. Rudolf Moritz, Marien Hospital Herne, Universitätsklinikum der Ruhr-Universität Bochum, Hölkeskampring 40, 44625 Herne
Dr. med. Norbert Neißkenwirth, Am Kapellenhof 20, 53783 Eitorf
Dr. med. Annika Paulun, Universitätsklinikum Münster, Klinik für Kinder- und Jugendmedizin – Allgemeine Pädiatrie. Albert-Schweitzer-Campus 1, 48149 Münster
PD Dr. med. Dorothea Sauer, Asklepios Klinik Wandsbek, Zentrale Notaufnahme, Alphonsstr. 14, 22043 Hamburg
Dr. med. Sylvia Schacher, HELIOS Klinikum Siegburg, Ringstr. 49, 53721 Siegburg
Dr. med. Jan Hendrik Schäfer, Universitätsklinikum Frankfurt, Klinik für Neurologie, Schleusenweg 2–16, 60528 Frankfurt am Main
Youmna Souiai, HELIOS Klinikum Siegburg, Gastroenterologie, Hepatologie, Allg. Innere Medizin, Ringstr. 49, 53721 Siegburg
Dr. med. Kathrin Starke, HELIOS Klinikum Siegburg, Klinik für Innere Medizin, Pneumologie, Schlaf- und Beatmungsmedizin, Ringstr. 49, 53721 Siegburg
Ioannis Tsoukakis, Klinikum Universitätsklinikum Heidelberg, Medizinische Kinik V Und MVZ für Labormedizin Heppenheim, Mathildenstr. 11, 63065 Offenbach
Dr. med. Beatrix Wiebe, Asklepios Kinderklinik St. Augustin, Abt. Neonatologie und Pädiatrische Intensivmedizin, Arnold-Janssen-Str. 29, 53757 St. Augustin

Nach der 6. Auflage ausgeschiedene Autoren

Dr. med. Marieke Pilars de Pilar, Köln
Dr. med. Nermin Rüdiger, Köln
Dr. med. Christoph Schmitz-Rode, Köln

Nach der 7. Auflage ausgeschiedene Autoren

Dr. med. Stephan Brosch, Erkelenz
Dr. med. Kirsten Heidbrink, Köln

Benutzerhinweise

Der Klinikleitfaden ist ein Kitteltaschenbuch. Das Motto lautet: kurz, präzise und praxisnah. Medizinisches Wissen wird komprimiert dargestellt. Im Zentrum stehen die Probleme des klinischen Alltags. Auf theoretische Grundlagen wie Pathophysiologie oder allgemeine Pharmakologie wird daher weitgehend verzichtet.

- Vorangestellt: Tipps für die tägliche Arbeit und Arbeitstechniken
- Im Zentrum: Fachwissen nach Krankheitsbildern bzw. Organsystemen geordnet – wie es dem klinischen Alltag entspricht
- Im Anhang: Praktische Zusatzinformationen

Wie in einem medizinischen Lexikon werden gebräuchliche Abkürzungen verwendet, die im Abkürzungsverzeichnis erklärt werden.
Um Wiederholungen zu vermeiden, wurden viele Querverweise eingefügt. Sie sind mit einem ▶ Pfeil gekennzeichnet.

! Warnhinweise

Notfälle und Notfallmaßnahmen

Kurze Zusammenschau der wichtigsten Aspekte eines Kapitels oder Unterkapitels zum schnellen Nachschauen

Definitionen, Zusatzinformationen, Tipps

Zusatzmaterialien (z. B. Tabellen, Algorithmen und Fotos) finden Sie unter https://else4.de/oaz

Internetadressen: Alle Websites wurden vor Redaktionsschluss im Februar 2024 geprüft. Das Internet unterliegt einem stetigen Wandel. Sollte eine Adresse nicht mehr aktuell sein, empfiehlt sich der Versuch über eine übergeordnete Adresse (Anhänge nach dem „/" weglassen) oder eine Suchmaschine. Der Verlag übernimmt für Aktualität und Inhalt der angegebenen Websites keine Gewähr.
Die angegebenen Arbeitsanweisungen ersetzen weder Anleitung noch Supervision durch erfahrene Kolleginnen und Kollegen. Insbesondere sollten Arzneimitteldosierungen und andere Therapierichtlinien überprüft werden – klinische Erfahrung kann durch keine noch so sorgfältig verfasste Publikation ersetzt werden.

Abbildungsnachweis

Der Verweis auf die jeweilige Abbildungsquelle befindet sich bei allen Abbildungen im Werk am Ende des Legendentextes in eckigen Klammern. Alle nicht besonders gekennzeichneten Grafiken und Abbildungen © Elsevier GmbH, München.

A300 Reihe Klinik- und Praxisleitfaden

E329-003 Torigian D, Ramchandani P. Radiology Secrets Plus, 4th ed. Elsevier 2016

F210-006 Wells PS, Anderson DR, Bormanis J, et al. Value of assessment of pretest probability of deep-vein thrombosis in clinical management. Lancet. 1997; 350(9094): 1795–1798. doi: 10.1016/S0140–6736(97)08140-3

F210-010 Teasdale G, Jennett B. Assessment of coma and impaired consciousness. A practical scale. Lancet 1974; 2(7872): 81–84. doi: 10.1016/s0140–6736(74)91639-0.

F542-003 Munnecom TH, van Kraaij DJ, van Westreenen JC. Case report. Arrhythmia à deux: A poisonous salad for two. Int J Cardiol 2011; 152(2): e37–e39. doi: 10.1016/j.ijcard.2010.10.066

F70-003 Klein M, Pfister HW. Bakterielle Meningitis bei Erwachsenen im Notfall- und Rettungswesen. Med Klin Intensivmed Notfmed 2016 Oct; 111(7): 647–659. doi: 10.1007/s00063-016-0209-1

F759-002 Lip GY, Nieuwlaat R, Pisters R, Lane DA, Crijns HJ. Refining clinical risk stratification for predicting stroke and thromboembolism in atrial fibrillation using a novel risk factor-based approach: The Euro Heart Survey on atrial fibrillation. Chest 2010; 137(2): 263–272. doi: 10.1378/chest.09-1584

F781-005 Maconochie I, Bingham R, Eich C, et al. Lebensrettende Maßnahmen bei Kindern („paediatric life support"). Notfall Rettungsmed 2015; 18: 932–963. doi: 10.1007/s10049-015-0095-8

F781-037 Nolan JP, Sandroni C, Böttiger BW, et al. Postreanimationsbehandlung. Notfall Rettungsmed 2021; 24:, 524–576. doi: 10.1007/s10049-021-00892-y

F781-041 van de Voorde P, Turner NM, Djakow J, et al. Lebensrettende Maßnahmen bei Kindern (Paediatric Life Support, PLS). Notfall Rettungsmed 2021; 24: 650–719. doi: 10.1007/s10049-021-00887-9

F823-003 Zechner PM, Seibel A, Aichinger G, et al. Lungensonographie in der Akut- und Intensivmedizin. Anaesthesist 2012; 61(7): 608–617. doi: 10.1007/s00101-012-2046-9

F858-002 Gupta AK, Thakur RK. Wide QRS complex tachycardias. Med Clin North Am 2001; 85(2): 245–266. doi: 10.1016/s0025–7125(05)70315-1

F988-002 Pollak P, Brady W. Electrocardiographic patterns mimicking ST segment elevation myocardial infarction. Cardiol Clin 2012; 30(4): 601–615. doi: 10.1016/j.ccl.2012.07.012

G693 Aehlert B. RAPID ACLS – Revised Reprint, 2nd ed. Elsevier Mosby/JEMS 2012

G695	Das MK, Zipes DP. Electrocardiography of Arrhythmias, 1st ed. Elsevier/Saunders 2012
G724	Broder J. Diagnostic Imaging for the Emergency Physician, 1st ed. Elsevier/Saunders 2011
G873	McLoud TC, Boiselle PM. Thoracic Radiology: The Requisites, 2nd ed. Elsevier/Mosby 2010
H017-001	Vincent JL, Moreno R, Takala J, et al. The SOFA (Sepsis-related Organ Failure Assessment) score to describe organ dysfunction/failure. On behalf of the Working Group on Sepsis-Related Problems of the European Society of Intensive Care Medicine. Intensive Care Med 1996; 22(7): 707–710. doi: 10.1007/BF01709751
H352-002	Borgialli DA, Mahajan P, Hoyle JD Jr, et al. Performance of the Pediatric Glasgow Coma Scale score in the evaluation of children with blunt head trauma. Acad Emerg Med 2016; 23(8): 878–884. doi: 10.1111/acem.13014
H388-001	Stolper K, et al. Identifying Complete Heart Block and the use of Temporary Cardiac Pacing in the Emergency Department. emDocs.net, 2016
L106	Henriette Rintelen, Velbert
L115	Rainer Dunkel, Berlin
L138	Martha Kosthorst, Borken
L139	Dieter Brokate, Hamburg
L157	Susanne Adler, Lübeck
L190	Gerda Raichle, Ulm
L235	Willi Schittek, Duisburg
L255	Irina Kart, Berlin
M418	Dr. Ute Jachmann-Jahn, Hennef
P646	Dr. Arne Klett, Mainz
R381	Hampton JR. EKG auf einen Blick, 9. Aufl. Elsevier Urban & Fischer 2004
V492	abavo GmbH, Buchloe
V763	albrecht GmbH, Bernau am Chiemsee
W1124	Firsching R, et al. Leitlinie Schädel-Hirn-Trauma im Erwachsenenalter, Update 2015. Deutsche Gesellschaft für Neurochirurgie
X221-042	Ständige Impfkommission: Empfehlungen der Ständigen Impfkommission (STIKO) beim Robert Koch-Institut 2023. Epid Bull 2023; 4: 3–68. doi: 10.25646/10829.4

Abkürzungen

Symbole	
↑	hoch, erhöht
↓	tief, erniedrigt
→	daraus folgt
▶ **Abb.**	siehe Abbildung (Verweis)
▶ **Tab.**	siehe Tabelle (Verweis)
▶ **3.3.2**	siehe Kapitel (Verweis)
A	
A., Aa.	Arteria,-ae
a.-p.	anterior-posterior
AB	Antibiotika
abdom.	abdominal
Abl.	Ableitung
Abt.	Abteilung
ACE	angiotensin-converting enzyme
ACS	akutes Koronarsyndrom
ACT	aktivierte Gerinnungszeit
ACTH	adrenokortikotropes Hormon
ADB	Anti-Desoxyribonuklease B
ADH	antidiuretisches Hormon
ADP	Adenosindiphosphat
AF	Atemfrequenz
AG	Atemgeräusch
AK	Antikörper
allg.	allgemein
amb.	ambulant
Amp.	Ampulle
AMS	Arteria mesenterica superior
Angio	Angiografie
ANP	atriales natriuretisches Peptid
ant.	anterior
ANV	akutes Nierenversagen
AP	Angina pectoris; alkalische Phosphatase
aPTT	aktivierte partielle Thromboplastinzeit
ARDS	acute respiratory distress syndrome
art.	arteriell
art.-ven.	arteriovenös
AS	Aminosäure
ASB	acute spontaneous breathing
ASL	Antistreptolysin
ASR	Achillessehnenreflex
ASS	Acetylsalicylsäure
AT	Antithrombin
Ätiol., ätiol.	Ätiologie, ätiologisch
AUG	Ausscheidungsurografie
AV	atrioventrikulär
AVK	arterielle Verschlusskrankheit
AVNRT	AV-Knoten-Reentry-Tachykardien
AZ	Allgemeinzustand
AZV	Atemzugvolumen
B	
bakt.	bakteriell
BAL	bronchoalveoläre Lavage
BB	Blutbild
bds.	beidseits, beidseitig
BE	Base Excess (Basenüberschuss)
bek.	bekannt
bes.	besonders, besondere
BG	Berufsgenossenschaft
BGA	Blutgasanalyse
BHR	Bauchhautreflex
Bili	Bilirubin
BIPAP	biphasic positive airway pressure
BNP	brain-derived natrium peptide
Bsp.	Beispiel
BSG	Blutkörperchensenkungsgeschwindigkeit
BSR	Bizepssehnenreflex
BtM(G)	Betäubungsmittel(gesetz)
BWS	Brustwirbelsäule

BZ Blutzucker
bzgl. bezüglich
bzw. beziehungsweise

C

C1–8 Zervikalsegmente 1–8
Ca Karzinom
Ca^{2+} Kalzium
CABG coronary artery bypass graft
CAP community-acquired pneumonia (ambulant erworbene Pneumonie)
CCP-AK zyklische Citrullin-Peptid-Antikörper
cCT kranielle(s) Computertomografie/-gramm
CED chronisch-entzündliche Darmerkrankung
Ch. Charrière
CHE Cholinesterase
chem. chemisch
chir. chirurgisch
chron. chronisch
CK Kreatinkinase
Cl Chlorid
CML chronisch myeloische Leukämie
CMV Zytomegalievirus
CO Kohlenmonoxid
CO_2 Kohlendioxid
COPD chronisch-obstruktive Lungenerkrankung
CPAP continuous positive airway pressure
CPR kardiopulmonale Reanimation
CRP C-reaktives Protein
CT Computertomografie/-gramm
Cu^{2+} Kupfer
CVVH kontinuierliche venovenöse Hämofiltration

D

d Tag
DAPT duale antithrombozytäre Therapie
D-Arzt Durchgangsarzt
DD Differenzialdiagnose
Def. Definition
Defi Defibrillator
d. F. der Fälle
d. h. das heißt
Diab. mell. Diabetes mellitus
diagn., Diagn. diagnostisch, Diagnostik
diast. diastolisch
DIC disseminierte intravasale Koagulopathie
Diff-BB Differenzialblutbild
dir. direkt
DK Dauerkatheter
DMS Durchblutung, Motorik, Sensorik
DOAK direkte orale Antikoagulanzien
Drg. Dragee(s)
DMSO Dimethylsulfoxid
DRU digitale rektale Untersuchung

E

E Exspiration
E. *Escherichia*
EBV Epstein-Barr-Virus
ECF Epiphyseolysis capitis femoris
Echo Echokardiografie, Echokardiogramm
ECR Extrazellulärraum
ED Einzeldosis
EDIS Emergency-Department-Informations-System
EEG Elektroenzephalogramm
EF Ejektionsfraktion
eGFR „estimated“ glomeruläre Filtrationsrate
EK Erythrozytenkonzentrat
EKG Elektrokardiografie/-gramm
Elpho Eiweißelektrophorese
E'lyte Elektrolyte
EMG Elektromyogramm
Epid. Epidemiologie
ERCP endoskopisch retrograde Cholangiopankreatikografie
Erkr. Erkrankung

Erw. Erwachsener
Ery(s) Erythrozyt(en)
ES Extrasystole
$EtCO_2$ endexspiratorischer Kohlendioxidgehalt in der Ausatemluft
EUG Extrauteringravidität
evtl. eventuell
ext. exterior
EZ Ernährungszustand

F

F Frauen
FAST focused assessment with sonography in trauma
$Fe^{2+/3+}$ Eisen
FFP Fresh Frozen Plasma (gefrorenes Frischplasma)
FiO_2 inspiratorische Sauerstofffraktion
FRC funktionelle Residualkapazität
FSH follikelstimulierendes Hormon
FSME Frühsommer-Meningoenzephalitis
fT_3 Trijodthyronin
fT_4 Thyroxin
FU Fluorouracil

G

G Gauge
G5 %/10 %/50 % Glukose 5 %/10 %/50 %
G-CSF granulocyte colony-stimulating factor (Granulozyten-Kolonie-stimulierender Faktor)
GCS Glasgow Coma Scale/Score
GFR glomeruläre Filtrationsrate
ggf. gegebenenfalls
GGT Gamma-Glutamyl-Transferase
GI, GIT gastrointestinal, Gastrointestinaltrakt
GM-CSF granulocyte macrophages colony-stimulating factor
GN Glomerulonephritis
GOT Glutamat-Oxalacetat-Transaminase
GPIIb-/-IIIa Glykoprotein-IIb-/-IIIa
GPT Glutamat-Pyruvat-Transaminase
Grav. Gravidität
GV Geschlechtsverkehr
gyn. gynäkologisch

H

h Stunde
HA Hausarzt
Hb Hämoglobin
HCG humanes Choriongonadotropin
HCO_3^- Bikarbonat
HE hepatische Enzephalopathie
HF Herzfrequenz
Hkt Hämatokrit
Hg Quecksilber
HHV humanes Herpesvirus
HIT heparininduzierte Thrombozytopenie
HIV humanes Immundefizienzvirus
Hkt Hämatokrit
HOPS hirnorganisches Psychosyndrom
Hp Haptoglobin
HRST Herzrhythmusstörungen
HUS hämolytisch-urämisches Syndrom
HWI Harnwegsinfektion
HWS Halswirbelsäule
HWZ Halbwertszeit
HZV Herzzeitvolumen

I

I Inspiration
i. a. intraartikulär
IABP intraaortale Ballongegenpulsation
ICB intrakranielle Blutung
ICD International Classification of Diseases; implantierbarer Converter-Defibrillator

ICR	Interkostalraum
i. d. R.	in der Regel
IE	internationale Einheiten
iFOBT	immunological Faecal Occult Blood Test
IgA, IgG, IgM	Immunglobulin A, G, M
i. m.	intramuskulär
Ind.	Indikation
indir.	indirekt
inf.	inferior
Inf.	Infektion
INH	Isoniazid
insb.	insbesondere
Insuff.	Insuffizienz
int.	interna
intraop.	intraoperativ
i. o.	intraossär
IPAP	inspiratory positive airway pressure
IPPV	intermittent positive pressure ventilation
i. R.	im Rahmen
i. S.	im Serum
ISA	intrinsische sympathomimetische Aktivität
int.	interior
ITP	idiopathische thrombozytopenische Purpura
ITS	Intensivstation
i. U.	im Urin
IUP	Intrauterinpessar
i. v.	intravenös
IVIG	intravenöse Immunglobuline
J	
J	Joule
J.	Jahr(e)
Jgl.	Jugendliche(r)
K	
K^+	Kalium
kcal	Kilokalorie(n)
KCl	Kaliumchlorid
KG	Krankengymnastik, Körpergewicht
KH	Krankenhaus
KHK	koronare Herzkrankheit
KI	Kontraindikation
kindl.	kindlich
KIS	Klinik-Informations-System
KLF	Klinikleitfaden
klin.	klinisch
KM	Knochenmark; Kontrastmittel
KNS	koagulasenegative Staphylokokken
KO	Komplikation(en)
KOF	Körperoberfläche
Komb., komb.	Kombination, kombiniert
kons.	konsersativ
Konz.	Konzentration
Kps.	Kapsel(n)
Krea	Kreatinin
KTW	Krankentransportwagen
L	
L1–5	Lumbalsegmente 1–5
LAD	left anterior descending coronary artery
LAHB	linksanteriorer Hemiblock
LDH	Laktatdehydrogenase
LDL	Low-Density-Lipoprotein
LE	Lungenembolie
Leuko(s)	Leukozyt(en)
li	links
Lig.	Ligamentum
Lj.	Lebensjahr
Lk	Lymphknoten
LP	Lumbalpunktion
LPHB	linksposteriorer Hemiblock
LSB	Linksschenkelblock
Lsg.	Lösung
LVEF	linksventrikuläre Ejektionsfraktion
LWS	Lendenwirbelsäule
LZ	Langzeit
M	
M	Männer
M.	Morbus
M., Mm.	Musculus, -i

MAD	mittlerer arterieller Druck
max.	maximal
MCH	mittleres korpuskuläres Hämoglobin
MCHC	mittlere korpuskuläre Hämoglobinkonzentration
MCL	Medioklavikularlinie
MCP	Metoclopramid
MER	Muskeleigenreflex
MCV	mittleres korpuskuläres Volumen
med.	medialis; medizinisch
MER	Muskeleigenreflexe
metab.	metabolisch
Met-Hb	Methämoglobin
Mg^{2+}	Magnesium
MI	Myokardinfarkt
MRE	multiresistente Erreger
min	Minute
mind.	mindestens
MM	Muttermund
Mon.	Monat
MPG	Medizinproduktegesetz
MRSA	methicillinresistente Staphylokokken
MRT	Magnetresonanztomografie
MS	Multiple Sklerose
MTS/ESI	Emergency Severity Index/Manchester Triage Systems
MTX	Methotrexat
mütterl.	mütterlich
N	
N., Nn.	Nervus, -i
Na^+	Natrium
NaBi	Natriumbikarbonat
NaCl	Natriumchlorid (Kochsalz)
$NaHCO_3$	Natriumhydrogenkarbonat
NAW	Notarztwagen
NBKS	Nierenbeckenkelchsystem
NEC	nekrotisierende Enterokolitis
neg.	negativ
neurol.	neurologisch
NG	Neugeborenes
NH_3	Ammoniak
NHL	Non-Hodgkin-Lymphom
Nitro	Nitroglycerin
NIV	nichtinvasive Beatmung
NMH	niedermolekulares Heparin
NNH	Nasennebenhöhlen
NNR	Nebennierenrinde
NPP	Nucleus-pulposus-Prolaps
NSAR	nichtsteroidale Antirheumatika/-phlogistika
NSTEMI	Non-ST-Elevations-Myokardinfarkt
nsVT	nicht anhaltende ventrikuläre Tachykardie
NW	Nebenwirkungen
O	
o.	oder
O_2	Sauerstoff
OA	Oberarzt
OAK	orale Antikoagulation
o. B.	ohne (pathologischen) Befund
ÖGD	Ösophagogastroduodenoskopie
o. n. A.	ohne nähere Angabe
OP, op.	Operation/operativ
OSG	oberes Sprunggelenk
P	
p.-a.	posterior-anterior
$paCO_2$	arterieller Kohlendioxidpartialdruck
päd.	pädiatrisch
paO_2	arterieller Sauerstoffpartialdruck
p. o.	per os
Pat.	Patient
pathol.	pathologisch
pAVK	periphere arterielle Verschlusskrankheit
PCI	perkutane Koronarintervention

pCO_2	Kohlendioxidpartialdruck
PCO	polyzystische Ovarien
PCT	perkutane transhepatische Cholangiografie; Procalcitonin
PCWP	pulmonary capillary wedge pressure
PDK	Periduralkatheter
pDMS	periphere Durchblutung, Motorik, Sensorik
PEEP	positive endexpiratory pressure
PEG	perkutane endoskopische Gastrostomie
PEP	Postexpositionsprophylaxe
periop.	perioperativ
PET	Positronenemissionstomografie
PgE	Prostaglandin E
PHS	Periarthropathia humeroscapularis
PiCCO	pulse contour cardiac output (Pulskontur-Herzzeitvolumen)
PID	pelvic inflammatory disease
P. m.	Punctum maximum
p. o.	per os
pO_2	Sauerstoffpartialdruck
pos.	positiv
post.	posterior
postop.	postoperativ
PPI	Protonenpumpeninhibitor
PPSB	Prothrombinkomplex
präop.	präoperativ
Progn.	Prognose
PSR	Patellarsehnenreflex
PsychKG	Psychisch-Kranken-Gesetz
PTBS	posttraumatische Belastungsstörung
PTT	partielle Thromboplastinzeit
PV	Patientenverfügung
Q	
QF	Querfinger
R	
RAAS	Renin-Angiotensin-Aldosteron-System
re	rechts
respir.	respiratorisch
rezid.	rezidivierend
RF	Rheumafaktor
RG	Rasselgeräusch
Rh	Rhesus
Rö	Röntgen
ROSC	return of spontaneus circulation
RPR	Radius-Periost-Reflex
RR	Blutdruck nach Riva-Rocci
RS	Rücksprache
RSB	Rechtsschenkelblock
rtPA	recombinant tissue plasminogen activator (rekombinanter Gewebeplasminogenaktivator)
RTW	Rettungstransportwagen
S	
s	Sekunde
S1–5	Sakralsegmente 1–5
SA	sinoatrial
SAB	Subarachnoidalblutung
SBP	spontane bakterielle Peritonitis
s. c.	subkutan
$S_{CV}O_2$	zentralvenöse Sauerstoffsättigung
SD	Schilddrüse
sek.	sekundär
Sgl.	Säugling
SHT	Schädel-Hirn-Trauma
SIADH	Syndrom der inadäquaten ADH-Sekretion
SIH	schwangerschaftsinduzierte Hypertonie
SIRS	systemic inflammatory response syndrome
s. l.	sublingual
SM	Schrittmacher
sog.	sogenannt
Sono	Sonografie

SPDK	suprapubischer Dauerkatheter
SPECT	single-photon emission computed tomography
spez.	spezifisch
SpO_2	periphere Sauerstoffsättigung
SR	Sinusrhythmus
SSRI	selektiver Serotonin-Wiederaufnahmehemmer
SSW	Schwangerschaftswoche
Staph.	Staphylococcus
stat., Stat.	stationär, Station
stdl.	stündlich
STEMI	ST-Elevations-Myokardinfarkt
sup.	superior
Supp.	Suppositorien
SVES	supraventrikuläre Extrasystole
sVT	anhaltende ventrikuläre Tachykardie
SVT	supraventrikuläre Tachykardie
Sy.	Syndrom
sympt.	symptomatisch
Syn.	Synonym
syst.	systolisch
T	
T_3, T_4	Trijodthyronin, Thyroxin
TAA	Tachyarrhythmia absoluta
Tbc	Tuberkulose
Tbl.	Tablette(n)
TBVT	tiefe Beinvenenthrombose
TEE	transösophageale Echokardiografie
Temp.	Temperatur
TgAK	Thyreoglobulin-Antikörper
tgl.	täglich
Th1–13	Thorakalsegmente 1–13
ther., Ther.	therapeutisch, Therapie
Thrombo(s)	Thrombozyt(en)
TIA	transitorische ischämische Attacke
TK	Thrombozytenkonzentrat
TPHA	Treponema-pallidum-Hämagglutinationstest
TPO	Thyreoperoxidase
TPR	Tibialis-posterior-Reflex
Tr.	Tropfen
Trop.	Troponin
TSH	thyreoideastimulierendes Hormon
TSR	Trizepssehnenreflex
TTE	transthorakale Echokardiografie
TTP	thrombotisch-thrombozytopenische Purpura
TUR	transurethrale Resektion
TVT	tiefe Venenthrombose
TZ	Thrombinzeit
U	
U	unit
u.	und
u. a.	unter anderem; und andere
u. U.	unter Umständen
UFH	unfraktioniertes Heparin
urol.	urologisch
V	
V., Vv.	Vena, -ae
v. a.	vor allem
V. a.	Verdacht auf
vag.	vaginal
VDRL	Veneral Disease Research Laboratory
VEP	visuell evozierte Potenziale
VES	ventrikuläre Extrasystolen
VHF	Vorhofflimmern
Vit.	Vitamin
VKA	Vitamin-K-Antagonisten
VRE	vancomycinresistente Enterokokken
VSD	Ventrikelseptumdefekt

VT	ventrikuläre Tachykardie
W	
wdh., Wdh.	wiederholen, Wiederholung
wg.	wegen
WK	Wirbelkörper
Wo.	Woche(n)
WPW	Wolff-Parkinson-White (-Syndrom)
WS	Wirbelsäule
WW	Wechselwirkung
Z	
z. A.	zum Ausschluss
z. B.	zum Beispiel
Z. n.	Zustand nach
z. N.	zur Nacht
ZNA	Zentrale Notaufnahme
ZNS	Zentralnervensystem
z. T.	zum Teil
ZVD	zentraler Venendruck
ZVK	zentraler Venenkatheter

Fehler gefunden?

An unsere Inhalte haben wir sehr hohe Ansprüche. Trotz aller Sorgfalt kann es jedoch passieren, dass sich ein Fehler einschleicht oder fachlich-inhaltliche Aktualisierungen notwendig geworden sind.
Sobald ein relevanter Fehler entdeckt wird, stellen wir eine Korrektur zur Verfügung. Mit diesem QR-Code gelingt der schnelle Zugriff.

https://else4.de/978-3-437-21089-1

Wir sind dankbar für jeden Hinweis, der uns hilft, dieses Werk zu verbessern. Bitte richten Sie Ihre Anregungen, Lob und Kritik an folgende E-Mail-Adresse: kundendienst@elsevier.com

Inhaltsverzeichnis

1 Tipps für den Nachtdienst

Dorothea Sauer und Sylvia Schacher

1

1.1 Die Nacht organisieren

1.1.1 Allgemeine Vorbereitung auf den Nachtdienst

Anforderungen an den Diensthabenden

In größeren Abteilungen (Abt.) ist man in den ersten Nachtdiensten oft nur als zweiter Dienst eingeteilt u. hat einen erfahrenen Kollegen als Ansprechpartner. In Situationen mit einer hohen Arbeitsbelastung kommt es jedoch vor, dass der Kollege gerade eingebunden ist und man selbst Entscheidungen treffen muss. Oft wird gerade der „Jüngste" vorgeschickt, um die Lage zu sondieren u. den Pat. zu untersuchen.

In kleineren Abteilungen ist der Diensthabende oft allein. Je nach Fachgebiet finden sich jedoch insb. auf den Intensivstationen (ITS) erfahrene Kollegen, die man im Zweifel fragen kann.

In jedem Fall sollte man häufige Notfälle u. Krankheitsbilder, die rasches Erkennen u. ther. Eingreifen erfordern (z. B. Herzinfarkt, LE), kennen. Hilfreich vor dem Nachtdienst: im Lehrbuch/KLF die wichtigsten Krankheitsbilder u. ihre DD, prim. Diagnose u. Ther. durchlesen bzw. ein mentales Training für solche Situationen durchführen.

Das Stellen der genauen Diagnose ist im Bereitschaftsdienst oft nicht möglich u. z. T. auch **nicht** nötig. Aufgaben im Dienst sind die Untersuchung u. Überwachung neu aufgenommener Pat., das Stellen einer Verdachtsdiagnose, ggf. die Einleitung der Ther. sowie die Versorgung akuter KO der stat. Pat.

Tipps zur Vorbereitung

▸ Tab. 1.1.

! Grundsätzlich sollte man in alle vorhandenen Geräte eingewiesen sein (**MPG**) – das ist eine Holpflicht!

Tab. 1.1 Tipps zur Vorbereitung auf den Nachtdienst

KLF	Sich mit dem Buch vertraut machen, um sich im Notfall schnell zurechtzufinden.
Hausübliche Ther.-Schemata bzw. SOPs	Bei erfahrenen Kollegen hausübliche Ther.-Schemata u. Vorgehensweisen erfragen (z. B. wann Verständigung des Hintergrunds, wann Verlegung auf ITS). Evtl. eigene Checkliste, besser noch interne SOPs mit hausüblichen „Kochrezepten" anlegen/kennen (z. B. Ther. einer nosokomialen Pneumonie, Vorgehen bei erhöhten BZ-Werten; ▸ Tab. 1.2).
Ernstfall durchdenken u. vorher in Ruhe üben	Häufige Notfälle/Situationen beispielhaft durchdenken, z. B. Einlieferung eines Pat. mit Thoraxschmerzen, akutem Abdomen o. eines bewusstlosen Pat. Wie ist die Vorgehensweise? Auch hier bei Wissenslücken erfahrenen Kollegen fragen. Bestimmte Untersuchungs- o. Behandlungsmethoden, bei denen man sich nicht sicher fühlt, vorher üben (z. B. Intubieren im OP, Defibrillieren, EKG schreiben).
Probedienst	Mit einem Kollegen gemeinsam einen Dienst probeweise mitmachen, um „live" mitzubekommen, was anfällt, was zu beachten ist. Dies sollte Teil der strukturierten Einarbeitung sein – ggf. einfordern.

Tab. 1.1 Tipps zur Vorbereitung auf den Nachtdienst *(Forts.)*

Lokale Infrastruktur	Sich genau erkundigen, welche Abteilungen nachts besetzt sind, welche Untersuchungen (v. a. Labor u. Rö, CT?) nachts routinemäßig durchgeführt werden können. Sich genau informieren, welche ggf. routinemäßigen Aufgaben dem Diensthabenden zufallen (z. B. präop. EKG-Auswertung).
Hintergrund	Klären, wer Hintergrund hat. Ruhig den Hintergrund vor dem Dienst ansprechen: „Ich habe heute meinen ersten Nachtdienst, kann sein, dass ich Sie bei Problemen stören muss." Das nächtliche Telefonat fällt dann i. d. R. leichter. Sich erkundigen, ob der Hintergrund routinemäßig am Abend noch einmal anruft, um nach Besonderheiten zu fragen (was häufig der Fall ist). Nicht ganz akute Probleme evtl. „sammeln" u. dann besprechen. Falls der Hintergrund nicht automatisch anruft, vielleicht mit ihm vereinbaren, dass man sich zu einer „zivilen" Zeit bei Fragen meldet. Manchmal bieten ältere Kollegen auch an, während des ersten Dienstes erreichbar zu sein. Bei kleineren Problemen hat man weniger Skrupel, einen erfahrenen Assistenten zu fragen als den OA o. Chefarzt.

Tab. 1.2 Auf Notfälle vorbereitet sein: Checkliste

Notfall	Vorbereitung
Reanimation	• Wie wird reanimiert? • Wie wird der Reanimationsalarm ausgelöst? Wer kommt? • Wer ist dafür zuständig, Defi u. Notfallkoffer mitzubringen?
Notfallkoffer	• Wo steht er? • Wie ist er ausgestattet? Welche Medikamente sind vorhanden? • Wie sind die Standarddosierungen?
Defibrillator	• Wo steht er? • Wie funktioniert er?
Atemwegssicherung	• Wo ist das Intubationsbesteck untergebracht? Wo sind die supraglottischen Atemweghilfen (LT = Larynxtubus/LAMA = Larynxmaske)? • Wie wird die Sauerstoffflasche angeschlossen? • Wie funktioniert das mobile Beatmungsgerät?
EKG	• Wo steht das EKG-Gerät? • Wie funktioniert es? • Wie u. wo werden die Ableitungen angelegt?
BGA	• Wo steht das Analysegerät? • Wie funktioniert es?
Betäubungsmittel	• Wo sind sie untergebracht? • Wie erfolgt der Eintrag ins BtM-Buch?
Telefonnummern	• Wie erreiche ich den Hintergrund? • Abt. o. Kollegen, die in der Nacht evtl. benötigt werden, z. B. Labor, Radiologie, Blutbank • Rettungsleitstelle, z. B. für akute Verlegungen • Krankenhäuser u. Abt., in die Verlegungen stattfinden (z. B. Neurochirurgie, kardiol. ITS, Gefäßchirurgie)

1

1.1.2 Tipps zum Nachtdienst

Übergabe

- Bei der tgl. Besprechung nach **Problempat.** fragen. Namen u. Station stichwortartig notieren. Mit welchen Schwierigkeiten ist zu rechnen? Bestehen Behandlungsvorschläge? Gibt es eine Ther.-Limitierung?
- Welche Pat. liegen auf der **ITS,** worauf muss bes. geachtet werden? Sind alle Anweisungen für die Nacht bereits getroffen?
- Wie sieht die **Bettensituation** aus? Ist auf der ITS zumindest ein Bett frei für einen akuten Notfall? Gibt es Verlegungsoptionen: Welcher Pat. kann auf Normalstation verlegt werden, wenn es eng wird? Wo sind Betten auf Normalstationen frei?
- Über **Neuzugänge** u. Probleme kleines Stichwortverzeichnis anlegen, damit man selbst beim Berichterstatten am nächsten Tag nichts vergisst.
- Sich den **Kollegen,** die in anderen Abteilungen Dienst haben, u. den **Nachtwachen** vorstellen. Ruhig eigene Unerfahrenheit u. Unsicherheiten zugeben. Gerade nachts ist man auf die Unterstützung u. Mithilfe erfahrener Kollegen u. Pflegekräfte angewiesen. Die Pflegekräfte merken die Schwächen sowieso, reagieren auf vorgespielte Überlegenheit aber zu Recht „allergisch".

Hintergrund

- Bei Unsicherheiten o. Schwierigkeiten keine falschen Hemmungen haben, den **Hintergrund** zu verständigen. Lieber ein paarmal zu früh den Hintergrund verständigen als einmal zu spät. Gerade am Anfang muss man die eigenen Grenzen erkennen. Nicht auf Biegen u. Brechen versuchen, alles allein zu bewältigen.
- Vor dem Anruf des Hintergrunds sich selbst ein Bild vom fraglichen Pat. machen. Die **Akte zum Telefon mitnehmen bzw. im Computer aufgerufen haben,** um etwaige Nachfragen direkt beantworten zu können. Vor dem Anruf einen eigenen Plan machen, diesen vorstellen u. mit dem Hintergrund besprechen. Das hilft für die nächsten Male!
- Sich bei Unklarheiten auch **rechtlich** absichern. Bei Nichtinformation des Hintergrunds ist der Diensthabende allein verantwortlich. In der Pat.-Akte **dokumentieren,** wann mit dem Hintergrund welche Entscheidung getroffen wurde.

Praktisches

- **Nicht zu viele Routineaufgaben** (Briefe diktieren, Fachliteratur wälzen) im Nachtdienst erledigen. Gerade am Anfang die Energie besser für „echte" Dienstaufgaben einsetzen.
- **Laufarbeit reduzieren:** Arbeit „stationsweise" erledigen.
- **Für sich selbst sorgen:** An Toilettenpause, Trinken u. Essen denken – dann hält man den Dienst besser durch!

> Vor dem Hinlegen noch mal die **Nachtwachen** kontaktieren. Besprechen, ab welchen Werten man verständigt werden will (z. B. Temp. > 39 °C, RR > …, BZ > …). Bei Problempat. evtl. noch mal persönlich vorbeischauen. Bei Mitbetreuung der ITS auch dort noch einmal vorbeigehen.

1.2 Notfälle im Nachtdienst

1.2.1 Notfall von außen: Patientenaufnahme

Patient stellt sich selbstständig vor

- **Formales:** Vorher abklären, unter welchen Voraussetzungen eine amb. Behandlung im jeweiligen Haus möglich ist. Welche Untersuchungen können amb. durchgeführt werden? (von Haus zu Haus verschieden) Muss Pat. zur Diagn. stat. (o. prästat.) aufgenommen werden? Braucht er eine Überweisung/ Einweisung?
- Auch wenn die Beschwerden zunächst harmlos erscheinen, in jedem Fall genaue körperl. Untersuchung u. gründliche Anamnese durchführen. **Bei unklarem Krankheitsbild stat. Aufnahme.** Nur in eindeutigen Fällen amb. Behandlung u. Entlassung nach Hause.
- Oft stellen sich Pat. amb. vor, die auf keinen Fall stat. bleiben wollen (z. B. „nur mal schnell ein EKG machen, um einen Herzinfarkt auszuschließen"). Ist eine sichere Klärung in der Kürze der Zeit nicht möglich, Pat. über Gefahren u. Konsequenzen aufklären, gemeinsam mögliche Alternativen besprechen („bis zum nächsten Morgen bleiben, dann Reevaluation"). Dieses Gespräch auch zur eigenen Absicherung **schriftlich fixieren.** Vorhandene Vordrucke („Verlassen des Krankenhauses gegen ausdrücklichen ärztl. Rat") reichen allein nicht aus, sodass es sich empfiehlt, diese durch lesbare Zusätze zu erweitern. Der Pat. ist jedoch nicht verpflichtet, diese Aufklärung zu unterschreiben. Ggf. in Anwesenheit von Zeugen Aufklärung wiederholen u. Wiedervorstellung für den Fall einer Verschlechterung des Befindens vereinbaren.

> **Tipp für den Nachtdienst**
> In der Nacht besteht i. d. R. nur Bereitschaftsdienst. Elektive Untersuchungen u. Krankheitsbilder gehören in den regulären Tagdienst! Besprechen Sie das mit dem Pat. u. ggf. auch mit Hintergrund (z. B.: „Herr Doktor, ich habe da eine Warze u. dachte, die müsste ich mal nachsehen lassen").

Einweisung durch niedergelassenen Arzt oder ärztlichen Notdienst

Wird meist durch Telefongespräch angekündigt.

- Bestehen am Haus die Möglichkeiten, das geschilderte Krankheitsbild ausreichend zu behandeln o. abzuklären (z. B. Durchführung eines cCT bei V. a. ICB)? Ist bei stabilem Zustand des Pat. ein dir. Transport in ein größeres Zentrum sinnvoller? Hat man noch Intensivkapazität?
- Bei Einweisung durch HA kurze Anamnese u. **Vorgeschichte** sowie **Medikation** erfragen. Vor der Einweisung bitten, dem Pat. alte Unterlagen u. Medikamente mitzugeben.
- Erfragen, ob Pat. bereits stat. im Haus war, um Vorbefunde zu organisieren.

Patient wird durch den Notarzt gebracht

Meist erfolgt eine kurze Vorabinformation durch die Leitstelle o. den Rettungsdienst. Bei ernstem Krankheitsbild (Pat. wird reanimiert, Pat. bewusstlos) Schockraum/ Aufnahme auf ITS vorbereiten. Notarzt mit entsprechender Ausrüstung (z. B. Reanimationseinheit, Notfallkoffer) u. Pflegepersonal erwarten, Hintergrund (z. B. bei Polytrauma) evtl. im Voraus verständigen. Bei Übergabe gibt der Notarzt die wichtigsten Informationen mündl. weiter u. übergibt auch das bisherige Rettungsprotokoll (z. B. Verlauf von RR, Hf, verabreichte Medikamente).

> **!** **Zuweisungsdiagnose** HA/Notarzt nicht unkritisch übernehmen.
> **Cave:** Fixierungsfehler!

Erstmaßnahmen bei Aufnahme

Größte Schwierigkeit bei Neuzugängen ist häufig die Einschätzung der Schwere des Krankheitsbildes. Inzwischen arbeiten viele ZNAs mit validierten Ersteinschätzungssystemen **(MTS/ESI),** wo die Triagekraft die Behandlungsdringlichkeit u. die Zeit bis zum Arztkontakt festgelegt wird. Einzelheiten hierzu unter esi.org u. ersteinschaetzung.de.

Je nach Struktur des Hauses erfolgt bei instabilen/intensivpflichtigen Pat. die Versorgung im **Schockraum der ZNA** (Alarmierungskriterien kennen!) o. die umgehende Weiterverlegung auf die ITS – natürlich nach vorheriger tel. RS (▶ Abb. 1.1)!

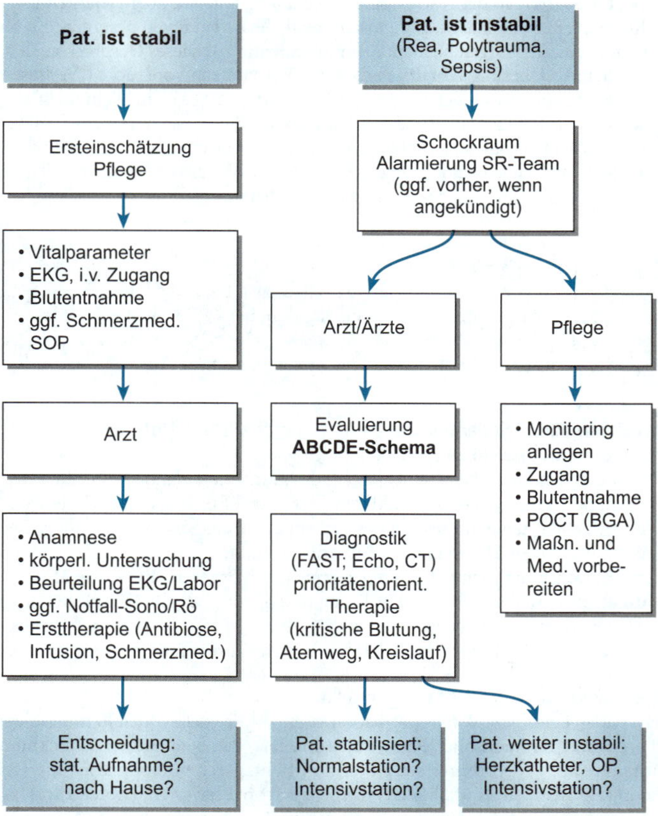

Abb. 1.1 Ablaufalgorithmus Aufnahme [L157]

- Sich bei Pat. u. Angehörigen vorstellen.
- Erstuntersuchung u. Versorgung von Notfallpat. sind Teamarbeit! Falls das Team noch nicht eingespielt ist, in ruhigem Ton klare Anweisungen geben.

- Für jeden Pat. die erhobenen Befunde dokumentieren (digital/auf Papier). Bei Aufnahme von Notfällen zunächst gezielte Anamnese erheben, im Verlauf dann ausführliche Organanamnese. Bei Untersuchung alle wichtigen Organsysteme orientierend beurteilen.
- Bei Anordnung des Labors an erforderliche Zusatzwerte denken (BGA, Trop., D-Dimere, β-HCG etc.) – vielerorts gibt es Laborprofile für spezielle Beschwerden (Thoraxschmerz, Dyspnoe, Bauchschmerzen); das vermeidet wiederholte Blutentnahmen u. zusätzliche Wartezeiten.
- Nach Anamnese, Untersuchung, Befundung von Labor, EKG u. evtl. weiteren Untersuchungen möglichst Verdachtsdiagnose formulieren u. Prozedere festlegen.
- In wichtigen Fällen auch nachts Vorbefunde aus anderen KH anfordern; ggf. an Datenschutzerklärung denken.

Bei Unsicherheiten auf jeden Fall stat. Aufnahme u. Information des Hintergrunds!

Patient wird stationär aufgenommen

Aufgaben des Diensthabenden

Bei stat. Aufnahme des Pat. sofortige Ther.-Anweisungen, allg. Anordnungen für die Pflege sowie weiterführende Diagnostik für den nächsten Tag planen. In vielen Häusern gibt es hauseigene Aufnahme- u. Verordnungsbögen. Checkliste ▶ Tab. 1.3.

Tab. 1.3 Stationäre Aufnahme: Checkliste

Anordnungen für die Nacht	• Häufigkeit u. Art der **Vitalparameterkontrolle** (RR 4-stdl., Schädelbogen anlegen). • Ist **Bettruhe** indiziert? Absolute Bettruhe z. B. bei V. a. Herzinfarkt, „gelockerte" Bettruhe = Aufstehen in Begleitung z. B. bei Synkopen, Gleichgewichtsstörungen. • Medikamente für die Nacht.
Anordnungen für den nächsten Tag	Untersuchungen für den **nächsten Tag** bahnen u. ggf. aufklären, z. B. Endoskopie (Verweis), ggf. ausführliches Labor.
Ernährung/Kostform/Trinkmenge	• Absolute Nahrungskarenz bei akutem Abdomen u. solange OP (z. B. Laparotomie) o. invasive diagn. Verfahren anstehen. • Nüchtern-Untersuchung am nächsten Tag? • Spezielle **Diät** erforderlich (z. B. bei Diab. mell., Gicht, Fettstoffwechselstörungen, Leber- u. Niereninsuff.)? • Menge der p. o. Flüssigkeitszufuhr (z. B. restriktiv bei schwerer kardialer Dekompensation).

1

Tab. 1.3 Stationäre Aufnahme: Checkliste *(Forts.)*

Medikamente	• Dauermedikation des Pat. überdenken u. ggf. anordnen. • Hauspräparate beachten! • Medikamentöse Ther. der aktuellen Arbeitsdiagnose. • Intravenöse Gabe erforderlich? Dann Pat. mit i. v. Zugang versehen. • Thromboseprophylaxe ▶ 20.2. • Schmerzbehandlung ▶ 1.3.2. • Schlafmittel ▶ 1.3.1.
Unterbringung des Pat.	Ist z. B. **Isolierung** notwendig (z. B. bei akuter Gastroenteritis/vorbek. MRE-, Influenza-, COVID-19-Inf.)?
Besonderheiten des Pat.	• Pflegepersonal über **bestehende Einschränkungen** (Pat. blind, schwerhörig, stark gehbehindert, Schluckstörungen) informieren. • Sind Angehörige informiert? • Gibt es Kinder/pflegebedürftige Partner/Haustiere, die **unversorgt** zurückgeblieben sind?
Verwaltungsaufgaben	Ist durch den aufnehmenden Arzt z. B. eine Verschlüsselung der Aufnahmediagnose erforderlich?

Patient wird nach Notfallbehandlung entlassen

Nicht jeder Pat., der sich nachts vorstellt, muss stat. aufgenommen werden. Viele Krankheitsbilder lassen sich amb. behandeln. Man kann den Pat. auch ggf. für den nächsten Tag einbestellen, um z. B. den erhobenen Untersuchungsbefund von einem OA kontrollieren zu lassen. Auch hier gilt: Pat. bei Unsicherheiten aufnehmen!

Aufgaben des Diensthabenden

Vor Aufnahme des Dienstes erfragen, wie im jeweiligen Haus mit amb. Pat. in der Notaufnahme verfahren wird: Hintergrundinfo? Facharztbeurteilung des Pat. vor Entlassung? Bei Entlassung o. Verlegung unbedingt folgende Gesichtspunkte beachten:

- **Dokumentation:**
  - Untersuchungsbefunde u. Diagn. genau im KIS/EDIS dokumentieren; ggf. dem Pat. auch einen Ausdruck für den weiterbehandelnden Arzt mitgeben;
  - Vorstellungs- u. Entlassungszeitpunkt dokumentieren (falls nicht automatisch im KIS erfasst).
  - Arztkontakt setzen – falls durch Triagestufe vorgegebene Zeit nicht eingehalten werden kann, Zweiteinschätzung durch die Pflege.
- **Rezepte:** Krankenkassenrezepte dürfen i. d. R. vom Krankenhaus nur ausgestellt werden, wenn der jeweilige Chef für seine Ambulanz eine Kassenzulassung besitzt (vorher abklären); z. B. amb. Pat. mit Medikamenten versorgen. Sonst gibt es folgende Möglichkeiten:
  - Ausstellung eines Privatrezepts. Kassenpat. kann sich die verschriebenen Präparate vom HA nachrezeptieren lassen.
  - Mitgabe von Medikamenten: so viel, wie für die Nacht nötig – Beipackzettel erforderlich. Am Folgetag Vorstellung beim HA für die Weiterverordnung.
- **Häusliche Versorgung:** Ind. zur stat. Aufnahme ist nicht allein die Diagn., sondern auch das Umfeld des Pat. So wird ein alleinlebender älterer Pat. mit

Unterschenkelgips aufgenommen werden müssen, bis z. B. ein Pflegedienst organisiert ist. Deshalb Umfeld abklären u. ggf. mit begleitenden Angehörigen sprechen, um Hilfe zu organisieren.

- **Kontrollen am Folgetag:** z. B. Wund- o. Gipskontrolle – klären, ob WV in ZNA o. anderem Bereich (MVZ, Sprechstunde, HA).

Patient wird verlegt/kommt als Verlegung

Organisation der Verlegung

Eine Verlegung wird z. B. erforderlich, wenn die Ther. im eigenen Haus nicht möglich ist. Immer mit Hintergrund absprechen.

> Als Berufsanfänger wird man von überlasteten Kollegen in überfüllten Häusern gern abgewimmelt. Nicht verunsichern lassen, auch hier geht das Wohl des Pat. vor! Vorher genau informieren, welche Häuser für welche Pat. zuständig sind, im Notfall darauf beharren!

- Vor der Verlegung mit dem Diensthabenden der entsprechenden Abt. Kontakt aufnehmen, um Probleme bei der Übernahme des Pat. zu verhindern u. eine schnelle Versorgung zu gewährleisten (z. B. Vorbereitung des Herzkatheterlabors bei akutem MI).
- Falls Übernahme aus Kapazitätsgründen abgelehnt wird, kann man sich vom dortigen Fachkollegen evtl. das weitere Ther.-Schema mitteilen lassen. Außerdem Namen u. Funktion des Kollegen notieren (für evtl. Nachfragen einerseits u. zur forensischen Absicherung andererseits), zusätzlich Uhrzeit, Datum u. Unterschrift.
- Prinzipiell besteht Versorgungspflicht der entsprechenden Fachabt.; ggf. Rückübernahme nach Versorgung anbieten (RS mit Hintergrund).
- Für die Verlegung alle relevanten Untersuchungsergebnisse u. Vorbefunde als Kopie, bei sehr großer Eile im Original, zusammenstellen. Ggf. Einzelbefunde vorab faxen (EKG bei MI).

! Unbedingt auch an Rö-Bilder/CT (digitale Übermittlung über Teleradiologie möglich? Muss eine CD gebrannt werden?) u. EKG denken.

- Kurzen Begleitbrief erstellen mit aktueller Symptomatik, Verlegungsgrund, aktueller Medikation. Alle bereits erfolgten diagn. u. ther. Maßnahmen mitteilen, um Gefahren für den Pat. durch Zweifachgabe bzw. Überdosierungen zu vermeiden.

> **!** Eigene Telefonnummer für Rückfragen einfügen u. Ansprechpartner u. Zielort (ZNA, Station) in der Zielklinik erwähnen – das erspart viele Telefonate und Zeit!

Pat. wird als Verlegung angemeldet

- Klären, ob Verlegung wirklich im Bereitschaftsdienst erfolgen muss – Zuverlegungen möglichst in Kernarbeitszeit legen.
- Ist die Versorgungsstufe klar (Normalstat./ITS)? Ist zur Klärung weitere Diagnostik erforderlich? Beatmet ja/nein?
- Besiedelung mit MRE/Isolationspflichtigkeit klären.
- An Mitgabe von Vorbefunden erinnern (CT-Bilder etc. – s. o.).
- Falls Pat. zu Notfallinterventionen (HK, ERCP, OP) zuverlegt wird, Infos an zuständiges Team/Hintergrund.

Tab. 1.4 Übersicht Transportmöglichkeiten

Taxi	Routineuntersuchungen o. Fahrt nach Hause bei stabilen, nicht akut erkrankten Pat., die keine Begleitung u. Unterstützung brauchen. Pat. muss i. d. R. Eigenanteil zahlen.
Private Krankentransportfirma	Sitzend- u. Liegendtransport. Pat. wird im KH abgeholt u. zum Bestimmungsort begleitet. Da meist kein med. geschultes Personal mitfährt, nur Pat. in stabilem Zustand transportieren lassen.
Krankenwagen (KTW)	Sitzen/Liegendtransport. Hilfsbedürftige Personen (z. B. Unterstützung bei Treppe erforderlich). Pat. mit ansteckenden Krankheiten. Nur Pat. in stabilem Zustand transportieren lassen.
Rettungswagen (RTW)	Notfallpat., bei denen Maßnahmen zum Erhalt vitaler Funktionen durchgeführt werden müssen (bei Anforderung direkt mitteilen, ob z. B. Monitor etc. verfügbar). **Anforderung über Leitstelle.**
Notarztwagen (NAW)	Notfallpat., die ärztl. Begleitung erfordern (z. B. medikamentöse Ther.). Anforderung immer über Leitstelle bei sofortiger Verlegung.
Hubschrauber	Insb. bei größeren Entfernungen, jedoch abhängig von Wetter- u. Sichtverhältnissen! **Cave:** Aufgrund räumlicher Enge u. Erschütterungen sind Maßnahmen wie Intubation o. Legen von zentralvenösen Zugängen in der Luft kaum möglich. RS mit Hintergrund.

Krankentransport

Transportart richtet sich nach dem **Schweregrad der Erkr.** (▶ Tab. 1.4). Im Zweifelsfall erst nach Rücksprache (RS) mit Hintergrund organisieren. Falls ärztl. Begleitung notwendig ist, klären, wer mitfährt (Notarzt, Diensthabender nach Ablösung durch Hintergrund?).

1.2.2 Notfall auf der Normalstation

Notfall auf einer Station der eigenen Klinik

> In kleineren Häusern ist man nachts häufig der einzige Diensthabende u. auch für die Versorgung der bereits stat. Pat. zuständig. Häufig kennt man den Pat. nicht.

- In der Krankenakte mit Angabe der Uhrzeit vermerken, von **wem** u. **weshalb** man gerufen wurde (z. B. durch Nachtschwester bei thorakalem Druck).
- Dabei wie bei der orientierenden Untersuchung in der Ambulanz vorgehen. Zu untersuchen u. zu dokumentieren:
  - **Vitalzeichen** bei Eintreffen: RR, Puls, Atmung; AZ des Pat.
  - **Körperl. Untersuchung – u. an BZ denken!**
  - Durchgeführte **Diagn.** (z. B. EKG, Trop.-Kontrolle) u. Ergebnisse.
  - **Verdachtsdiagnose.**
  - Im Notfall verabreichte Medikamente: werden vom Arzt o. Pflegepersonal direkt in die entsprechenden Verordnungsbögen eingetragen.
  - Evtl. Vorschläge für weitere Diagn. (z. B. neurol. Konsil nach Krampfanfall).
  - Leserliche Unterschrift.
- Am nächsten Morgen betreuenden Kollegen über Vorfall informieren.

Tab. 1.5 Konsil auf einer fachfremden Station

Fragestellung	Es muss eine klare Fragestellung formuliert sein (z. B. „unklare Dyspnoe“). Nicht verleiten lassen, in der Nacht ein „Gesamt“-Problem beurteilen zu müssen.
Stichworte zu Anamnese, aktueller Situation u. Medikation	Pat. muss am nächsten Tag ggf. in der Frühbesprechung vorgestellt werden.
Besonderheiten der körperl. Untersuchung	Was war pathologisch?
Besonderheiten der bereits durchgeführten Diagn. (EKG, Labor etc.)	Dient der eigenen Diagn., aber auch ggf. dem Hinweis, dass z. B. eine Pneumonie schon am Tag hätte behandelt werden können.
Verdachtsdiagnose	Immer stellen.
Vorschläge zu Diagn. u. Ther.	Klar trennen, was die fachfremde Abt. noch in der Nacht o. erst am nächsten Tag durchführen muss.
Lesbare Unterschrift/Datum	Sofern Hintergrund für den Pat. kontaktiert wurde, auch dies vermerken.

Notfall auf fachfremder Station und Konsiltätigkeit

Häufig wird der Diensthabende in der Nacht auch zu Pat. anderer Fachrichtungen gebeten (z. B. Thoraxschmerzen bei urol. Pat.). Auch dazu gibt es in jedem Haus unterschiedliche Regelungen; meist wird eine fachärztl. Stellungnahme erwartet.

Notfallsituation

Vorgehen: ▶ Tab. 1.5:
- Die betreuende Abt. sollte **rasch u. komprimiert** die Vorgeschichte berichten.
- Ob ein Pat. reanimiert werden soll, bleibt Entscheidung der betreuenden Abt.
- Alle Maßnahmen in der Pat.-Akte dokumentieren.

Allgemeine Stellungnahme

- Eine klare Fragestellung des ärztl. Kollegen erwarten. Der durchaus beliebte Anruf einer Nachtschwester: „Ich glaube, der Pat. hat AP-Beschwerden, da müssen Sie doch sowieso kommen …“ ist keine Indikation. Auch in diesem Fall ist zuerst die betreuende Abt. verantwortlich.
- Klären, ob Fragestellung wirklich dringend ist. Die Einschätzung des OP-Risikos vor elektiver OP ist z. B. **nicht** Aufgabe des Dienstarztes.
- Vorher klären, ob Hintergrund routinemäßig über Tätigkeit bei Pat. fachfremder Kliniken informiert werden möchte.

1.3 Klassische Nachtdienstprobleme

1.3.1 Schlafstörungen

Häufige Ursachen

- Ungewohnte Umstände u. Umgebung im KH.
- Pat. ist nicht müde (z. B. fehlende Bewegung).

- Ruhestörung durch Mitpat. (evtl. Zimmerwechsel).
- Schmerzen! (▶ 1.3.2).
- Medikamenten-NW (z. B. Schlafstörungen unter Betablockern, NSAR, Kortison, Thiaziden, SSRIs).
- Organische Ursachen: Reizhusten? Hinweise auf Schlafapnoe? Luftnot bei COPD o. Herzinsuff.? Restless-Legs-Sy.?
- Anpassungsstörung? Depression?

Indikation zur medikamentösen Therapie

Über 50 % aller stat. Pat. leiden unter Schlafstörungen. Das allein stellt jedoch nicht die Ind. zur medikamentösen Ther.

Ind. zur medikamentösen Ther.:
- Vorübergehende Schlafstörungen durch äußere Belastung (Hospitalisierung, präop. bei belastenden Eingriffen, ITS).
- Akute Belastungssituationen wie krankheitsbedingte seelische Krisen.
- Pat. mit chron. Schlafstörungen, die auf andere Maßnahmen nicht ansprechen u./o. Pat., bei denen Schlafmittelentzug nicht zumutbar ist (z. B. Tumorpat.).

Substanzauswahl

▶ Tab. 1.6.

Leichte Fälle In leichteren Fällen pflanzliche Sedativa, z. B. Baldrian (als einziges Phytotherapeutikum in Studien wirksam).

Tab. 1.6 Medikamente zur Therapie von Schlafstörungen

Wirkstoffgruppe	Indikation u. Charakteristika	Präparate u. Dosierung, z. B.
Pflanzliche Medikamente (Baldrian)	• Leichte Schlafstörungen u. nervös bedingte Einschlafstörungen, gerade bei jüngeren Pat. • Selten allergische Reaktionen • Einnahme 1 h vor dem Schlafengehen	• Baldrianwurzel Tbl.: 3–4 Tbl. 125 mg o. 1 Tbl. 450 mg
Benzodiazepine (mit Zulassung bei isolierter Schlafstörung) u. Benzodiazepin-Agonisten (Z-Substanzen)	• Toleranzentwicklung • Paradoxe Reaktion bei älteren Pat. u. Kindern möglich • Z-Substanzen: günstigere Beeinflussung der Schlafstadien als klassische Benzodiazepine • Atemdepressiv; **cave:** Komb. mit Opioiden!	• Lormetazepam 0,5–2 mg • Flurazepam 15–30 mg • Zopiclon 3,75–7,5 mg • Zolpidem 10 mg In Ausnahmefällen: Flunitrazepam 0,5–1 mg. BtM-pflichtig**!**
Sedierende Antidepressiva	• Anticholinerge NW (Tachykardie, Miktionsstörungen) • QT-Zeit-Verlängerung (Doxepin)	• Doxepin 10–40 mg • Mirtazapin 3,75–7,5 mg (Dosis bei isolierter Schlafstörung)
Antipsychotika Geeignet für geriatrische Pat.	Schwach antipsychot. u. stärker sedierende Wirkung NW: • Selten: extrapyramidale Störungen • Kardiale NW • Sehr selten, aber lebensbedrohlich: malignes neuroleptisches Sy.	• Melperon Saft o. Drg., 25–50 mg (entspricht 5–10 ml) • Pipamperon Saft 20–40 mg

Patienten mit kardiopulmonalen Begleiterkrankungen

- Benzodiazepine u. Benzodiazepin-ähnliche Hypnotika können eine Atemdepression verursachen, daher Vorsicht bei Pat. mit respir. Insuff.
- Anwendungsbeschränkung bei Schlafapnoe-Sy.
- Antipsychotika können zu RR-Abfall u. HRST führen.

Depressive Patienten Ggf. Komb. o. auch Monother. mit einem Antidepressivum, z. B. Amitriptylin 25–50 mg z. N. o. Mirtazapin 15–30 mg z. N. Wirkbeginn oft erst nach Tagen!

Geriatrische Patienten

- Ggf. paradoxe Reaktion auf Benzodiazepine. Ebenso kann es trotz Sedierung auch zu Verwirrtheitszuständen kommen → Sturzgefahr! Häufig umgekehrter Tag-Nacht-Rhythmus bei älteren Pat.: Deshalb Benzodiazepine vermeiden, eher sedierende Neuroleptika einsetzen. Auch hier gilt: Nicht zu spät verabreichen, damit ggf. auch nochmals nachgegeben werden kann.
- Zur Verbesserung des Tag-Nacht-Rhythmus hilft z. B. Koffein am Nachmittag (Tasse Kaffee trinken lassen).

Delirpatienten Risperidon (0,5–1 mg) ist bei älteren Pat. mit Delir u. Schlafstörung geeignet (nicht bei M. Parkinson!). Alternativ Mirtazapin 7,5–15 mg o. Melperon 25–50 mg. Keine Benzodiazepine o. Z-Substanzen!

> **Schlafmittelgewöhnung**
> Nach abruptem Absetzen Entzugssy. mit Einschlafstörungen, gesteigerter Angst u. Unruhezuständen. Daher Pat. immer fragen, ob u. was er zu Hause ggf. regelmäßig einnimmt!

Ambulante Therapie

Manchmal stellen sich Pat. nachts notfallmäßig in der Notaufnahme vor, weil sie eine innere Unruhe verspüren u. deshalb nicht schlafen können. Hier sollten die Vitalparameter erhoben werden (Tachykardie? Hoher RR?), bei älteren Pat. auch ein EKG. Bei jüngeren Pat. Frage nach stimulierenden Substanzen (Energy Drinks? Partydrogen?) Ansonsten ist ausführliche Ursachensuche in der Notfallaufnahme nachts nicht möglich.
Daher:

- Aufklärendes beruhigendes Gespräch (Hinweis auf Abhängigkeit und NW) u. Verweis an HA.
- Keine Abgabe von Benzodiazepinen an amb. Pat.!

1.3.2 Schmerzen

> Schmerzen gehören zu den häufigsten Problemen im Nachtdienst. Vor der sympt. Schmerzbekämpfung müssen kausal therapierbare Ursachen ausgeschlossen werden. Wichtig ist zu erkennen, ob eine vital bedrohliche Erkr. vorliegt (z. B. perforiertes Ulcus ventriculi, MI) o. ob die sympt. Ther. dem Pat. über die Nacht helfen soll.

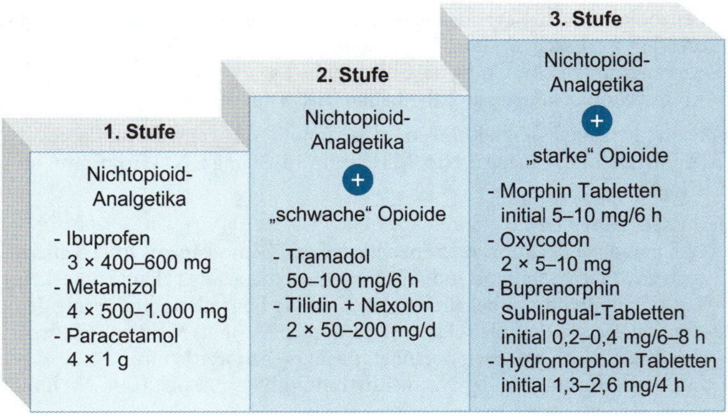

Abb. 1.2 Stufenschema zur Schmerztherapie [L157]

Leitfrage: Akuter oder chronischer Schmerz?

Bedenke: Sind die Schmerzen durch chron. Schmerzsymptomatik (z. B. Knochenfiliae) bedingt, o. liegt ein akutes Krankheitsbild vor, das die Verschlechterung verursacht? Daher genaue Schmerzanamnese!

- Erfragt werden müssen z. B. Lokalisation, Dauer, Charakter (stechend, brennend), Intensität, Beeinflussungsfaktoren, Begleitsymptome, vorbestehende Schmerzen etc.
- Viele KH haben inzwischen SOPs für die postop. o. Akutschmerzther.– fragen Sie nach!
- **Akute Schmerzen:**
  - z. B. postop. Kolikschmerzen, Frakturschmerzen. Ther.-Ziel: rasche Schmerzlinderung, meist mit parenteral verabreichten Analgetika in Standarddosis.
  - Bei postop. Schmerzen: wg. unterschiedlichen Schmerzempfindens individuelle u. rechtzeitige Gabe auf Verlangen. Ther.-Dauer meist nur einige Tage.
  - Bei Akutschmerz Bedarfsmedikation p. o., rektal, i. v., s. c.
- **Chron. Schmerzen:**
  - Insb. bei Tumorpat. (▶ 1.4.1, ▶ 9.2.3), Arthralgien, Neuralgien, Dekubitus. Ther.-Ziel: Schmerzverhinderung mit nach Zeitplan meist p. o. gegebenen Analgetika in individueller Dosierung.
  - Einnahme nach festem Zeitschema. Nichtinvasive Applikation bevorzugen (p. o., rektal, transdermal).

Allgemeine Regeln der Schmerztherapie

- Ther.-Beginn mit Monosubstanzen, um Wirkung u. NW besser abschätzen zu können (▶ Abb. 1.2).
- Keine Mischmedikation von Substanzen derselben Wirkgruppe (insb. bei Opioiden) → Konkurrenz o. Teilantagonismus.
- Vor Gabe Unverträglichkeiten erfragen (z. B. NSAR).
- Auswahl von Koanalgetika ist keine Aufgabe im Nachtdienst.

- Viele Pat. sind aus Angst vor Induktion einer Abhängigkeit sowie einer Atemdepression analgetisch unterversorgt.
- Atemdepression ist bei Schmerzpat. selten, da der Schmerzreiz das Atemzentrum stimuliert. Auch die Gefahr einer Abhängigkeit durch Opioide ist bei Schmerzpat. gering.
- In der Notaufnahme ist Schmerzther. meist i. v. Ther.! Schnelle Wirkung!

Außerhalb des Stufenschemas ist auch eine Analgesie mit Ketamin/S-Ketamin in Komb. mit einem Benzodiazepin möglich (s. a. ▶ 3.9 u. letzte Umschlagseite).

Substanzauswahl

1.Stufe: Nichtopioid-Analgetika

Bei Entzündungs-, Wund-, Muskel- u. Gelenkschmerzen:

- **Paracetamol:**
  - Gute Verträglichkeit, bei i. v. Gabe gute analgetische Potenz.
  - Applikation p. o., rektal o. i. v.
  - Tagesdosis gewichtsabhängig, bis 4 × 1.000 mg.
  - ! **Cave:** Leberstoffwechselstörungen.
- **Nichtsteroidale Antirheumatika (NSAR):**
  - Gute analgetische, antipyretische, aber auch antiphlogistische Wirkung.
  - ! **Cave:** nicht bei GI-Ulzera, Niereninsuff., kardialer Vorerkr. („alle mit ASS in der Dauermedikation"). Bei längerer Gabe/Risikopat. zusätzl. PPI-Gabe (z. B. Pantoprazol 20 mg)!
  - **Ibuprofen:** p. o. Tagesdosis bis 3 × 400–600 mg, Retard 3 × 800 mg – für Kinder als Saft verfügbar (ED 5–**10 mg**/kg KG).
  - **ASS:** keine Standardther. – mögliche Blutungskomplikationen! Nur bei bek. Migräne bis zu 3 × 1.000 mg p. o. oder i. v. **Nicht bei Kindern: Reye-Sy.!**
  - **Diclofenac:** p. o. oder rektal. Tagesdosis bis max. 3 × 50 mg (oder 2 × 75 mg).
- **Metamizol**:
  - Gute analgetische, antipyretische u. spasmolytische Wirkung. Ind. beachten: mind. mittelstarke abdom. Schmerzen! Nur als Ausweichpräparat (Allergie, KHK) bei muskuloskelettalen Schmerzen.
  - Bei i. v. Gabe möglichst als Kurzinf. wg. starker RR-Senkung.
  - Gabe p. o. (Tbl., Tr.), rektal, i. v. Tagesdosis bis 4 × 1.000 mg.
  - ! Seltene, lebensbedrohliche NW: Agranulozytose – Risikoaufklärung des Pat.!

Die Komb. aus **400 mg Ibuprofen oral u. 1 g Paracetamol i. v.** ist gerade bei Extremitätenverletzung äquivalent zu 5 mg Oxycodon o. 10 mg Morphin! (Reduktion um bis zu 4,3 auf der Schmerzskala!).

Selektive COX-2-Hemmer spielen in der Akutbehandlung von Schmerzen keine Rolle.

2.Stufe: „schwächere Opioide"

Bei stärkeren Schmerzen, postop. Schmerzen, Tumorschmerzen:

- **Tramadol:**
  - Bes. wirksam in Komb. mit Metamizol. **Cave:** häufig Übelkeit.
  - Applikation p. o. (Tr., Tbl.) oder i. v. (wg. emetischer Wirkung mit Dimenhydrinat kombinieren o. Retardpräparat bevorzugen).
  - Tagesdosis max. 600 mg in 3–4 ED.

Tab. 1.7 Äquivalenzdosen von Opioiden: bei Umstellung mit 50 % der Äquivalenzdosis beginnen

Morphin	Äquivalenzdosis
10 mg p. o. ≅	75–100 mg Pethidin
	50 mg Tilidin
	15 mg Piritramid
	0,3–0,4 mg Buprenorphin (**cave:** Partialantagonist)
	0,1 mg Fentanyl
	1,3 mg Hydromorphon
	5 mg Oxycodon

- **Tilidin-Naloxon:**
  - Durch Komb. mit Teilantagonist gut verträglich.
  - Rascher Wirkeintritt.
  - Applikation p. o. (Tr., Tbl.). **Cave:** Tr. BtM-pflichtig, Tbl. nicht.
  - Start mit 2 × 50 mg, steigern auf bis zu 2 × 200 mg möglich.

3.Stufe: „stärkere Opioide"

> **!** Nach i. v. Gabe von stärkeren Opioiden ist der Pat. überwachungspflichtig u. kann nicht amb. nach Hause gehen!

- **Morphin:**
  - Nichtretardiertes Morphin (Wirkdauer ca. 2–4 h).
  - Retardiertes Morphin (Wirkdauer ca. 8 h).
  - Applikation p. o., rektal, s. c. und i. v.
  - Nach Schmerzintensität titrierend hoch dosieren bis zur Schmerzfreiheit. Keine Obergrenze der Dosis, Limitierung nur durch NW.
  - Opioidnaive Pat.: langsam titrieren (p. o. 10 mg, i. v. 1–2 mg), Äquivalenzdosis berücksichtigen (▶ Tab. 1.7).
- **Piritramid:**
  - Häufig postop. eingesetztes i. v. Analgetikum, nicht geeignet für Ther. chron. Schmerzen.
  - Nicht bei Kopfverletzungen u. Hirndruck!
  - Initial 3,75–7,5 mg i. v., ggf. Wdh. nach 10 min. ED 0,05–0,1 mg kg KG, 3–4 ×/d.
- **Pethidin:**
  - Häufig postop. eingesetztes Analgetikum, auch gut geeignet bei akuten starken Schmerzen, auch bei Koliken. Keine Ther. chron. Schmerzen.
  - Senkt Krampfschwelle!
  - Applikation i. v., Tagesdosis bis 4–6 × 50–100 mg als Kurzinf.
- **Buprenorphin:**
  - Gut wirksam bei sehr starken akuten sowie chron. Schmerzen.
  - Applikation: s. l. (Gabe bei Schluckstörung); i. v., transdermal.
  - Bei transdermaler Applikation Anflutzeit von ca. 12 h berücksichtigen.
  - Orale Tagesdosis 3–4 × 0,2–0,4 mg.
  - Im Gegensatz zu anderen Opioiden nicht durch Naloxon antagonisierbar. Keine Kumulation bei Niereninsuff.

- **Hydromorphon:**
  - Gut wirksam bei sehr starken akut u. chron. Schmerzen.
  - Applikation p. o. (in retardierter u. unretardierter Form) u. parenteral.
  - p. o. Tagesdosis 6 × 1,3–2,6 mg, in Retardform 2 × 4–8 mg. Bei bereits bestehender Vormedikation Dosiserhöhung bis zu 2 × 24 mg möglich.
  - Keine Kumulation bei chron. Niereninsuff.
- **Oxycodon** (auch als Kombipräp. + Naloxon):
  - Gut wirksam bei sehr starken akuten u. chron. Schmerzen.
  - Als Oxycodon akut mit 5 u. 10 mg für Akutther. verfügbar.
  - Applikation p. o., auch i. v. (auch als Perfusor) und s. c.
  - Mit Naloxon weniger Obstipationsneigung.
  - Tagesdosis 2 × 5 mg bis 2 × 40 mg, ggf. auch höher.
- **Fentanyl/Sufentanil:**
  - Sehr starkes Opioid, i. v. Gabe nur mit Monitoring der Atmung u. Beatmungsbereitschaft!
  - Transdermal, transmukosal (Nasenspray, Lollis, bukkal) und i. v.
  - Transdermale Applikation gut geeignet für starke chron. Schmerzen. Anflutzeit beachten.
  - Zur Akutschmerzther. fraktionierte Gabe von 0,05–0,1 mg i. v. Fentanyl bzw. 0,02 mg i. v. Sufentanil.
  - Äquivalenzdosis beachten bei Umsetzung von Morphin auf Fentanyl, ggf. bukkales Fentanyl bei Schmerzspitzen.
  - Keine Obergrenze der Dosis, nur durch NW limitiert.
- Im Akutfall Bedarfsmedikation unter Berücksichtigung der bisherigen Schmerzmedikation anordnen:
  - *Bsp.:*
    - Unter Morphin 2 × 50 mg p. o.: 10 mg einer nichtretardierten Tbl.
    - Buprenorphin 70 µg Pflaster = 1,6 mg/d: s. l. 0,2–0,4 mg.
    - Unter Hydromorphon 2 × 8 mg p. o.: nichtretardierte Kps. 1,3–2,6 mg.
  - Danach evtl. Höherdosierung des jeweiligen Präparats o. Verkürzung des Einnahmeabstands.
- Übergang auf Präparat höherer Stufe.
- Applikationsform ändern (z. B. p. o. auf i. v., s. c. oder transdermal), insb. bei V. a. Resorptionsstörungen, Übelkeit o. Erbrechen.

> Pat. mit Opioiddauermedikation können bei Schmerzspitzen ⅙–⅒ **der Tagesdosis** zusätzl. erhalten.

Allgemeine Nebenwirkungen von Opioiden

- Obstipation → bei Dauerther. **prophylaktisch Begleitmedikation,** z. B. mit Macrogol.
- Übelkeit u. Erbrechen (am stärksten bei Tramadol → ggf. Antiemetika, z. B. MCP o. Dimenhydrinat.
- Atemdepression.
- Harnretention, Sphincter-Oddi-Spasmen (weniger bei Pethidin).
- Opioide wg. möglicher Entzugssymptomatik nur stufenweise reduzieren.

- Bei Umsetzung von Opioiden der Stufe 2 auf Opioide der Stufe 3 sind ungefähre Äquivalenzdosen (▶ Tab. 1.7) zu berücksichtigen, um einen möglichst schmerzfreien Übergang zu gewährleisten.
- Für Schmerzspitzen ist eine wirksame Bedarfsmedikation zu geben.

1.3.3 Sturz

Gerade in Abt. mit einer größeren Anzahl älterer Pat. wird man häufig nachts aufgrund eines Sturzes, meist aus dem Bett o. auf dem Weg zur Toilette, gerufen.

Aufgabe des Diensthabenden

Es ist nicht sinnvoll, in der Nacht bei jedem Pat. eine ausführliche Diagn. durchzuführen. Aber gerade am Anfang hat man das Bedürfnis, „sicherheitshalber alles zu machen". Wichtig sind eine genaue Anamnese u. körperl. Untersuchung. Ebenso ist eine genaue Dokumentation unerlässlich, da neben rechtl. Aspekten auch nach Entlassung des Pat. häufig Nachfragen seitens der Krankenkassen gestellt werden.

Ursachen

- Harmlose Ursachen: im Dunkeln gestolpert, Türgriff nicht sicher in der Hand, ungewohnte Umgebung, Bett schmaler/höher als gewohnt etc.
- Sturz aus **„innerer Ursache"**: Synkope i. R. einer TIA, Krampfanfall, hypotone Kreislaufdysregulation, HRST.
- Sturz aus **„äußerer Ursache"**: auf dem Boden bei Nässe ausgerutscht; Griff, Stuhl o. Bett defekt. Hier ist ein BG-Verfahren einzuleiten (D-Arzt-Verfahren ▶ 1.5.4). BG-Meldung bedenken, wenn Pat. bereits aufgrund einer BG-Behandlung stat. ist.

Schwere Komplikationen nach Schädelprellung

- **Epidurales Hämatom:** Blutung zwischen Dura mater u. Schädelkalotte, v. a. temporoparietal. Meist initialer kurzer Bewusstseinsverlust, symptomfreies Intervall zwischen 1 u. 12 h mit nachfolgender sek. Eintrübung, ipsilaterale Okulomotoriusparese (weite Pupille, Blick nach außen, unten). Evtl. kontralaterale Halbseitensymptomatik.
- **Akutes subdurales Hämatom:** gemischt art.-ven. Blutung zwischen Dura mater u. Arachnoidea. Anhaltende Bewusstlosigkeit, frühe Anisokorie u. Hemiparese.
- **Intrazerebrales Hämatom:** Verletzung von Hirnrindengefäßen mit intrazerebraler Massenblutung. Klinik wie akutes subdurales Hämatom.
- **Chron. subdurales Hämatom:** keine akute Symptomatik, klin. Bild ggf. erst nach 4–8 Wo.
- **Traumatische SAB:** Verletzung von Hirnrindengefäßen mit Blutung in die Liquorräume. Stärkste Kopfschmerzen, meist keine Bewusstlosigkeit, evtl. Meningismus.

Eine Unterscheidung der verschiedenen Formen ist klin. nicht möglich → cCT nativ (Ausschluss Blutung). Bei Hinweisen für posttraumatische ICB, v. a. mit begleitenden Hirndruckzeichen (▶ 15.3), sofortige Kontaktaufnahme Neurologie/Neurochirurgie zur Verlegung.

Diagnostisches Vorgehen

Körperliche Untersuchung Bes. achten auf:

- Vitalzeichen.
- Äußere Verletzungszeichen: Prellmarken, Schwellungen, Hämatome, Riss-/Quetschwunden.
- Hinweise auf Frakturen: Extremitäten (Fehlstellungen, abnorme Beweglichkeit, Schwellungen), Schädel (Schwellungen, Druckschmerz, Stufenbildung o. abnorme Beweglichkeit des Schädelknochens), der WS (Klopfschmerz). Untersuchung des Thorax auf Rippenfrakturen; v. a. bei älteren Pat. auf Schenkelhals- o. Radiusfraktur achten (▶ 10.1.10, ▶ 10.1.9, ▶ 11).
- Bewusstsein: Voll orientiert, ansprechbar, benommen, bewusstlos, GCS?
- Neurol. Untersuchung: Pupillen: Isokorie, dir. konsensuelle Lichtreaktion? Zerebrale Ischämien: Lähmungen, Gefühlsstörungen (▶ 15.2)? Zerebrale Blutung: Hirndruckzeichen (▶ 10.1.3)?
- Lunge: Seitengleiche Belüftung (Pneumothorax)?
- Exsikkosezeichen: Trockene, rissige Zunge, stehende Hautfalten, Hypotonie?
- Bei Diabetikern: **BZ-Stix** (Ausschluss Hypoglykämie).

Anamnese/Krankenakte

- Kann der Pat. sich an den Vorfall erinnern, o. besteht eine **retrograde Amnesie?**
- Bestanden vor dem Sturz **Prodromi,** z. B. Schwindel?
- Bestand vor o. nach dem Sturz **Bewusstlosigkeit** (▶ 10.1.3)? Schon wiederholt Stürze?
- Aktuell **Schmerzen, Benommenheit, Lähmungen,** taubes Gefühl (▶ 15.2)?
- Liegen Erkr. vor, die zu Synkopen o. Krampfanfällen prädisponieren (z. B. HRST, Epilepsie ▶ 15.6)?
- Hinweis auf LE z. B. nach längerer Bettruhe, postop. o. TBVT (▶ 5.2, ▶ 4.8)?
- **Medikamentenanamnese:** Zentral wirksame Medikamente, die zu Schwindel o. Gangunsicherheit führen können (z. B. Sedativa, RR-senkende Medikamente, Nitrate o. ACE-Hemmer als Auslöser orthostatischer Dysregulationen)? Wie hoch ist das Blutungsrisiko (Antikoagulation)?
- Soweit möglich **Fremdanamnese,** z. B. bei Zimmernachbarn: Auffälliges Verhalten vor dem Sturz, Pat. zwischenzeitlich nicht ansprechbar, Krampfgeschehen beobachtet?
- Dokumentation der Befunde von Arzt u. Pflege im **Sturzprotokoll.**

Weiterführende Diagnostik Sofort veranlassen:

- Rö bei V. a. Fraktur der Extremitäten/Wirbelsäule, cCT bei V. a. SHT o. intrakranielle Hämatome (falls hierzu Verlegung notwendig → RS mit Hintergrund), mit Knochenfenster zur Frakturdiagn.
- EKG bei V. a. auf Sturz aus innerer Ursache.
- Ggf. Labor (BB, Herzenzyme u. E'lyte, BZ).
- Im Zweifelsfall D-Arzt-Bericht. Bei harmlosen Verläufen am Folgetag möglich.

1

Therapeutisches Vorgehen

Initiales Management

- Unauffälligen Pat. nach Ausschluss von Verletzungen weiterschlafen lassen.
- Für den Rest der Nacht Aufstehen nur in Begleitung.
- Bei kardialen Vorerkr. regelmäßige Kontrolle von Puls u. RR.
- Nach Synkope: Diagn., Ther. u. Überwachung (▶ 4.5).
- Nach Krampfanfall: Diagn., Ther. u. Überwachung (▶ 15.6).
- Bei Schädelprellung: Kontrolle von Bewusstseinslage, Pupillenreaktionen (Hirndruck!), Puls u. RR in ¾- bis 1-stdl. Abstand, Schädelbogen anlegen.
- Genaue Dokumentation in Pat.-Akte: In welchem Zustand wurde der Pat. vorgefunden, welche Maßnahmen wurden veranlasst?

Verlegung auf die ITS

- Neue Bewusstseinsveränderung.
- Kreislaufinstabiler Pat.
- V. a. kardiales Ereignis = Monitoring notwendig.

> ! Strenge Beobachtung von Pat. unter Antikoagulation u. Thrombopenie nach Sturz: verzögerte Ausbildung von Hämatomen an geprellten Körperteilen (Nachuntersuchung nach 1–2 h) o. ICB nach Kopfverletzung (engmaschige neurol. Kontrolle, evtl. Re-cCT).

1.3.4 Fieber

Definition

> - **Subfebrile Temp.:** Werte > 37,5 °C.
> - **Fieber:** Werte > 38,0 °C.
>
> Bei Pat. > 75 J. kann 37,2 °C schon Fieber bedeuten (geringe Muskelmasse).

Die DD des Fiebers ist bei stat. u. amb. Pat. prinzipiell ähnlich, die Wahrscheinlichkeit einer bakt. Inf. ist im KH jedoch viel höher.
In der Notaufnahme stellen sich auch häufiger jüngere Pat. mit einem hoch fieberhaften grippalen Infekt vor. Bei Pat. aller Altersgruppen mit Fieber auch an **COVID-19** denken!

Fieber bei stationären Patienten

DD/Ursachen

Häufige Ursachen bei stat. Pat.:

- **Harnwegsinfektion (HWI)** (häufigste nosokomiale Inf.), v. a. bei Blasenkatheter u. Blasenentleerungsstörungen.
- **Pneumonie,** z. B. bei Herzinsuff. (Stauungspneumonie), Bettlägerigkeit, Beatmung, Aspiration (▶ 5.5)!
- Fieberursachen bei **postop. Pat.** (▶ 10.6.3): Wundinf., Pneumonie bei Atelektase o. Thrombembolie.
- **Kathetersepsis** (durch jeden i. v. oder art. Zugang möglich).
- **Thrombophlebitis,** Venenthrombose, LE (▶ 4.8.1).
- **Antibiotikaassoziierte Kolitis** (▶ 6.4.2) nach/während Antibiotikather.
- **Immunsuppression** (▶ 9.3) nach Chemother., HIV-Pat.
- **Alkoholentzug:** als vegetative Begleiterscheinung.

- **Medikamenteninduziertes Fieber** (Drug Fever), z. B. durch Sulfonamide, Neuroleptika, jodhaltige Medikamente, Barbiturate, Laxanzien, Thiouracil.
- **Transfusionsreaktion** (▶ 2.4).
- **Exsikkose,** z. B. unter Diuretika.

Diagnostische Überlegungen

- Wie hoch ist die Temp.?
- Vitalzeichen u. Bewusstseinslage?
- Neu aufgetretenes Fieber o. rezid. Fieberschübe bzw. schon länger bestehende erhöhte Temp. (z. B. bei Tumorfieber)?
- Handelt es sich um einen postop. Pat.?
- Weitere Begleitsymptome o. Beschwerden: Schmerzen, Dysurie? U-Status abnehmen lassen.

Anamnese/Krankenakte

- Organsymptome: **Husten, Auswurf, Dyspnoe** als Hinweis auf Atemwegsinf. bzw. Pneumonie (▶ 5.3)?
- **Dysurie, Polyurie** als Hinweis auf HWI (▶ 14.2)?
- **„Erkältungserscheinungen“:** Halsschmerzen, Schnupfen, Husten, Abgeschlagenheit, Gliederschmerzen?
- **Durchfall, Erbrechen, Übelkeit,** Bauchschmerzen als Hinweis auf Enteritis, Clostridienkolitis (an Appendizitis denken), Cholezystitis, Pankreatitis (▶ 6.3, ▶ 6.4)?
- **Exantheme** als Hinweis auf Infektionskrankheiten? Allergien (▶ 13.10.20, ▶ 19.4)?
- **Kopfschmerzen** o. neurol. Auffälligkeiten als Hinweis auf entzündl. ZNS-Erkr. (▶ 15.3)?
- **Grunderkrankung?**
- Vorbestehende medikamentöse Ther.? Antibiotikather.?

Körperliche Untersuchung

Hohes Fieber kann die Ursache von Krampfanfällen u. Verwirrtheitszuständen sein!

- **Allgemeinzustand (AZ)** u. Bewusstseinslage.
- Genaue Inspektion von **Zugängen, Kathetern, OP-Wunden!**
- **Hautausschläge?**
- Vergrößerte Lk?
- Gelenkschwellungen ▶ 11.4.
- **Kopf/Hals:**
  - NNH: Druck- u. Klopfschmerz?
  - Mundhöhle: Rötung/Entzündung/Soor/Tonsillitis?
  - Ohren: Rötung, Ausfluss (Otitis media)? Geschwollene Hals-Lk?
- **Meningismus** (▶ 15.5).
- **Herz:** i. d. R. Tachykardie bei Fieber (relative Bradykardie z. B. bei Mykoplasmenpneumonie). Herzgeräusch als Hinweis auf Endokarditis?
- **Lunge:** Bronchitische RG? Hinweis auf Pneumonie (gedämpfter Klopfschall, Bronchialatmen, klingende RG)? Pleuritisches Reiben?

- **Abdomen:** Hepato- o. Splenomegalie (z. B. bei Virusinf.)? Hinweise auf Appendizitis (▶ 10.4.10), akutes Abdomen (▶ 10.4.2), Cholezystitis? Peristaltik? Druckdolenz? Aszites u. Hinweis auf SBP (▶ 10.4.3)?
- **Nieren:** Klopfschmerzhaftes Nierenlager?
- Bei V. a. gyn. Fieberquelle (z. B. Ausfluss, Unterbauchschmerzen unklarer Genese; ▶ 12.2.3) evtl. konsiliarisch gyn. Untersuchung.

Weiterführende Diagnostik

Wichtig ist, die mögliche Fieberursache so einzugrenzen, dass bei einer lebensgefährlichen Inf. die Ther. sofort eingeleitet werden kann u. KO vermieden werden. Ebenso sollte eine Diagn. am Folgetag nicht durch ungenaue nächtl. Diagn. o. Ther. „verpfuscht" werden (z. B. ungezielte Antibiotikagabe ohne mikrobiol. Diagn.).

Noch in der Nacht

- Labor u. Mikrobiologie:
  - Großes BB, CRP, (ggf. PCT), E'lyte, Krea, Gerinnung.
  - U-Status u. -kultur. Ggf. liegenden DK wechseln lassen.
  - Abnahme von 2 Paaren Blutkulturen unabhängig von Fieberhöhe.
  - Bei V. a. Malaria „dicker Tropfen" (Beurteilung durch Labor, Hintergrund?).
  - Abstriche von infizierten Wunden, eitrigen Tonsillen etc. für mikrobiol. Untersuchung.
  - Ggf. Schnelltests auf virale AG (COVID, Influenza).
  - Zugänge entfernen, ggf. Katheterspitze zur mikrobiol. Untersuchung einsenden.
  - Diagn. Aszitespunktion bei V. a. SBP (▶ 10.2.4, ▶ 10.4.3).
  - Bei Durchfällen unter Antibiotikather. Stuhl auf CD-Toxin untersuchen.
- Rö Thorax bei V. a. Pneumonie (▶ 5.5).
- Sono-Abdomen: bei V. a. HWI u. Pyelonephritis (z. A. eines Harnstaus), V. a. Appendizitis („Kokardenphänomen"), Cholezystitis ▶ 6.3.
- EKG, evtl. Echokardiografie bei V. a. Endo-, Myo- o. Perikarditis, bei älteren Pat. tachykarde HRST unter Fieber?
- Neurol. Konsil u. LP bei V. a. Meningitis (▶ 15.2.2, ▶ 15.5).

Diagnostik für den folgenden Tag

- Labor:
  - Serodiagn. bei V. a. Virusinf.
  - TSH, fT_3, fT_4 bei V. a. Hyperthyreose.
  - RF, ANA, andere Auto-AK bei V. a. Autoimmunerkr.
  - ASL- u. ADB-Titer bei V. a. rheumatisches Fieber, Erysipel.
- Endoskopische Diagn. (Pat. bereits aufklären!):
  - Gastroduodenoskopie, Kolorektoskopie.
  - TEE bei V. a. Endokarditis.
  - Bronchoskopie u. BAL bei V. a. *Pneumocystis-jiroveci*-Inf. u. Tbc.
- Bildgebende Diagn. wie CT bei V. a. Abszess.

Therapeutisches Vorgehen

Algorithmus: ▶ Abb. 1.3.

> Bei **schweren** Inf. → ther. Konzept so schnell wie möglich festlegen. Bei Unsicherheiten bzgl. antibiotischer Ther. ggf. Hintergrund anrufen, nicht bis zum nächsten Tag warten! Frühzeitige kalkulierte Antibiotikather. senkt die Letalität! ▶ 20.1.2.

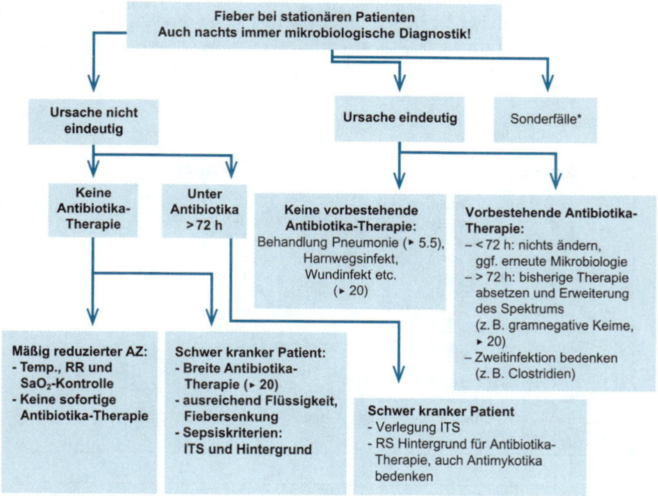

*** Sonderfälle:**

- **Neutropenisches Fieber** (▸ 9.3.2) nach Abnahme von Labor, Blutkulturen und Uricult auch ohne Fokus breite antibiotische Ther. (▸ 20.1), Gabe von G-CSF/GM-CSF nur nach RS mit Hämatologie/Onkologie.
- **Malaria:** aktuelle Ther. nach RS mit Tropeninstitut (Erregerepidemiologie im Reiseland des Pat., aktuelle Resistenzlage), zumindest über Nacht intensivmed. Überwachung.
- **Tbc:** Eine frische Tbc ist in der Nacht nicht zu diagnostizieren. Es kann aber sein, dass die Mikrobiologie während Ihres Dienstes anruft, um einen pos. Befund durchzugeben. Danach sofort Ther. beginnen. Standardkomb. (**cave:** INH-Resistenz, immer Antibiogramm nachfordern): Pyrazinamid 20–30 mg/kg KG, Rifampicin 10 mg/kg KG, Isoniazid 5 mg/kg KG (**cave:** alle hepatotoxisch), Ethambutol 15 mg/kg KG für 2 Mon. Danach Zweierkomb. INH/Rifampicin für weitere 4 Mon. Orale Gabe bevorzugen.
- **Drug Fever:** Medikament absetzen (ggf. nach RS), i. v. Flüssigkeit, sympt. Fiebersenkung.

Abb. 1.3 Therapeutisches Vorgehen bei stationären Patienten mit Fieber [L157]

Vor Beginn einer Antibiotikather. nach Allergien, insb. auf Penicillin, fragen. Zu Beginn der Antibiotikagabe auf anaphylaktische Reaktionen achten. Unverträglichkeit (z. B. Durchfall) ≠Allergie.

Verlegung auf die ITS

- Bei Zeichen einer Sepsis (▸ 3.4).
- Bei Vigilanzminderung o. Bewusstlosigkeit.
- Bei respir. Insuff., Hypotonie, Oligurie/Anurie.

1

Fieber bei ambulanten Patienten

Das Spektrum möglicher Ursachen unterscheidet sich von dem bei stat. Pat. – in der Notaufnahme häufig auch Pat. mit viralen Erkr. Aufgabe des Nachtdienstes: Unterscheidung zwischen „harmlosen" Erkr., die amb. weiterbehandelt werden können, u. bedrohlichen Krankheitsbildern, die stat. behandelt werden müssen (Algorithmus: ▶ Abb. 1.4).

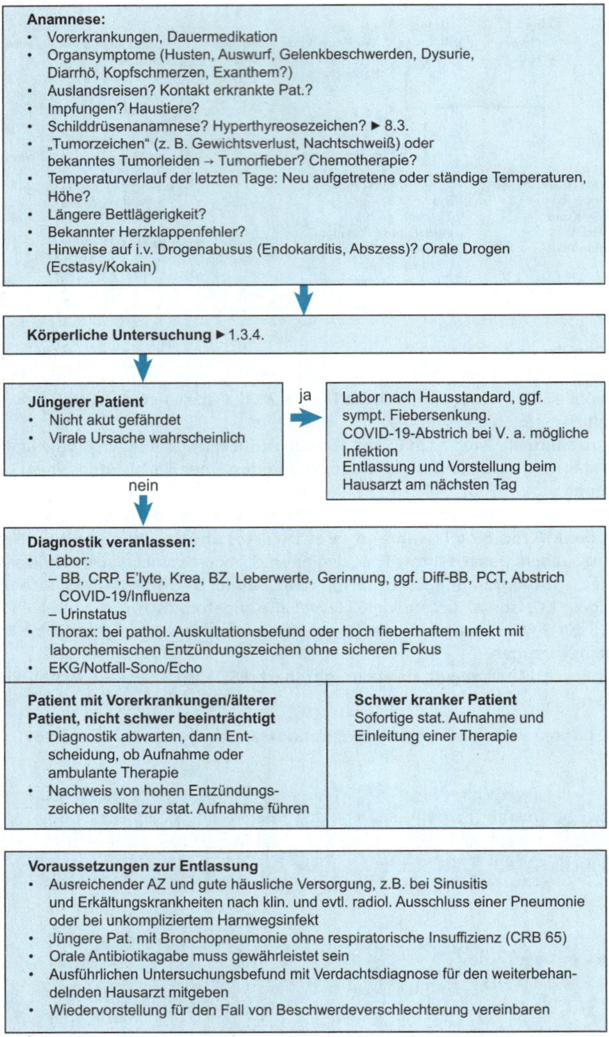

Abb. 1.4 Fieber bei ambulanten Patienten [L138]

Bei Pat. mit grippaler Symptomatik, Durchfall u. Erbrechen o. Exanthem sofort Schutzmaßnahmen ergreifen: Den Pat. Mund-Nasen-Schutz aufsetzen lassen – nicht ins Wartezimmer setzen!

Symptomatische Fiebersenkung

Fieber kann Abwehrvorgänge des Körpers unterstützen → eine routinemäßige sympt. Fiebersenkung ist nicht empfehlenswert. Bei ungeklärter Fieberursache u. nur mäßig erhöhten Temp. 2- bis 3-tägige Beobachtung unter häufiger Temperaturkontrolle (bis zu 6 ×/d), um den Fieberverlauf zu dokumentieren. Ausreichende Flüssigkeitszufuhr, um Exsikkose zu verhindern.

Indikationen

- Stark erhöhte Temp. (> 39 °C).
- Vorgeschädigtes Herz-Kreislauf-System (Gefährdung durch Tachykardie).
- Geschwächter AZ, postop.
- Bek. zerebrales Anfallsleiden (Senkung der Krampfschwelle durch Fieber).

Maßnahmen

- Flüssigkeit oral oder i. v., vor o. parallel zu medikamentöser Fiebersenkung.
- Physikalisch: Eisbeutel in die Leisten. **Cave:** in Handtuch einwickeln!
- Medikamentös: NSAR mit antipyretischen Eigenschaften:
  - Ibuprofen – ED 400 mg – bei Kindern Mittel der 1. Wahl: Saft mit 5 mg/kg KG als ED 3 ×/d.
  - Paracetamol: ED 0,5–1 g p. o. als Supp. oder i. v. Tageshöchstdosis nach KG 3–4 g.
  - Metamizol: ED 0,5–1 g p. o., i. v. oder als Supp. Einsatz nur bei Fieber, das auf andere Maßnahmen nicht anspricht. **Cave:** RR-Abfall bei i. v. Gabe. Seltene, aber gefährliche NW: Agranulozytose. Aufklärungspflichtig!

1.3.5 Weitere häufige Nachtdienstprobleme

- Dyspnoe: ▶ 5.2.
- Akute psychische Störungen: ▶ 16.4, ▶ 16.5.
- Suizidalität: ▶ 16.6.1.
- Obdachloser Pat.
- Abhängigkeit u. Sucht: ▶ 16.8.
- Kinder: ▶ 13.

1.3.6 Der aggressive Patient

Aggressive Pat. sind bes. in der Notaufnahme mittlerweile ein häufiges Problem. Hohes Pat.-Aufkommen, lange Wartezeiten u. fehlende Information tragen dazu bei.

- **Deeskalation durch Kommunikation:** Spiegeln der Pat.-Beschwerden – nicht diskutieren u. widersprechen. Sachliche Info über aktuelle Situation. Ruhige Stimme, einfache Sätze u. Sprache.
- Abstand halten! Aggressiven Pat. nicht anfassen! So im Raum positionieren, dass eine Flucht möglich ist.
- Trinken, Essen, Decke, Raucherpause anbieten. Raucher sind nach 2–3 h Wartezeit ggf. schon entzügig. Das macht aggressiv.
- Selbstschutz geht vor! Falls vorhanden, Sicherheitsdienst hinzuziehen. Notruf an die Polizei (Tel. 110). Aufsuchen eines sicheren Raums (nicht durch Pat. zu öffnen).

1.4 Sterben und Tod eines Patienten

1.4.1 Der sterbende Patient

Der Tod eines Pat. darf nicht mit ärztl. Versagen gleichgesetzt werden.

Aufgaben des Diensthabenden

Immer berücksichtigt werden muss:

- Ist alles getan, dass der Pat. in Ruhe (Einzelzimmer oder, wenn nicht vorhanden, zumindest unter Abschirmung, z. B. spanische Wand) u. Würde sterben kann?
- Sind die Angehörigen informiert? Die meisten Angehörigen möchten hinzugezogen werden, aber auch dies sollte möglichst mit dem Sterbenden abgesprochen werden.
- Können Sorgen des Pat. erleichtert werden (z. B. der Wunsch, ein Testament zu schreiben, seine Kinder noch einmal zu sehen, zu Hause zu sterben)?
- Hat der Pat. noch Fragen? Wünscht er Beistand durch einen Seelsorger (in vielen KH gibt es einen Krankenhausseelsorger)?
- Können für den Pat. unnötige Diagn.- u. Ther.-Formen (Messen der Vitalparameter, i. v. Zugänge, Antibiotikather., Chemother., parenterale Ernährung, Blutentnahmen) abgesetzt werden? Ggf. RS mit Hintergrund.
- Ist dafür gesorgt, dass im weiteren Verlauf der Nacht keine Reanimation vorgenommen wird (Hinweis an diensthabenden Arzt, schriftliche Festlegung in Krankenakte)?

Symptomlinderung

Schmerzen ▶ 1.3.2. Die generelle Unterscheidung zwischen akuten u. chron. Schmerzen ist auch bei einem schwerkranken Pat. erforderlich (z. B. neu aufgetretener Ileus bei Peritonealkarzinose). Daher ist auch hier eine genaue Schmerzanamnese erforderlich; i. d. R. wird man zu Pat. mit bereits laufender Schmerzmedikation gerufen.

Dyspnoe Subjektives Gefühl der Atemnot, das den Pat. unbewusst zwingt, die Atemfrequenz zu steigern bzw. seine Aktivitäten einzuschränken, verbunden mit bewussten u. emotionalen Faktoren. Dyspnoe ist eine subjektive Missempfindung u. somit nicht diagn. zu „sichern" o. zu objektivieren!

- Soweit möglich u. für den Pat. zumutbar, sollte eine kausale Ther. erfolgen (z. B. Pleurapunktion/Drainage bei großem Erguss, ▶ 2.2.6). Aber: Luftnot nehmen, ohne neue Probleme zu schaffen!
- **Nichtmedikamentöse Maßnahmen:** Mund- u. Nasenpflege, Lagerung, den Pat. möglichst nicht allein lassen (Angehörige), Sicherheit schaffen, Fenster öffnen, Handventilator.
- **Medikamentöse Maßnahmen:** Opioide wirken sedierend, anxiolytisch, zentral auf das Atemzentrum u. senken den pulmonalart. Druck → Mittel der Wahl, in der Akutsituation s. c. und i. v. Dosierung. Auswahl in Abhängigkeit der evtl. vorbestehenden Opioidther., Beginn wie Ther. von Durchbruchschmerzen (s. o). Komb. mit Benzodiazepin sinnvoll (z. B. Lorazepam 1–2 mg s. l.).
- **O_2-Gabe** kann als Erleichterung empfunden werden, trocknet aber häufig die Mund- u. Nasenschleimhaut aus. Daher individuell ausprobieren, ob die Gabe Erleichterung verschafft.

- **Ultima Ratio** in der Terminalphase: palliative Sedierung (z. B. Midazolam 60 mg/d). Nur in RS mit Angehörigen u. Hintergrund.
- Das sog. Todesrasseln in der unmittelbaren Sterbephase kann für Angehörige sehr belastend sein, ist jedoch nicht mehr mit subjektiver Dyspnoe verbunden. Absaugen bringt keine Erleichterung, Scopolaminpflaster werden kontrovers diskutiert.

Angst/Unruhe Die sog. terminale Unruhe gehört häufig zum Sterbeprozess. Einschreiten ist nur sinnvoll, wenn Sterbender gequält o. ängstlich wirkt.

- Vor Sedierung vergewissern, dass kein Schmerzzustand (z. B. durch volle Blase, unangenehmes Liegen) o. Luftnot vorliegt.
- Wenn nicht zu klären, Versuch mit ⅙–¼ der Opioidtagesdosis o. bei opioidnaiven Pat. mit 2,5–5 mg Morphium s. c. oder langsam i. v.
- Sedierung mit Midazolam 2,5 mg/4 h (bei führender Angst) u./o. Haloperidol 1,5–5 mg/8 h (bei führender Verwirrung).

Durst/Mundtrockenheit Nur wenige Pat. verspüren in der Terminalphase Durst. Eine **Mundtrockenheit** kann jedoch eine erhebliche Belastung sein. Daher ist bei jedem moribundem Pat. eine gute Mundpflege indiziert! Kleine Eisstückchen o. mit Wasser getränkte Kompressen können sehr wohltuend sein. Lemonsticks verstärken die Mundtrockenheit eher.

Für die **Flüssigkeitsgabe** gibt es keine generellen Empfehlungen. Daher gilt:

- Individuelle Entscheidung → Autonomie des Pat. respektieren. Wunsch des Pat. kann sich in der Akutsituation ändern! Es ist keine grundsätzliche Verbesserung der Lebensqualität durch parenterale Flüssigkeitsgabe beschrieben.
- Flüssigkeitszufuhr s. c. (wenn kein Zugang mehr gelegt werden soll) kann bei Unruhe, Somnolenz, toxischer Medikamentenkonz. durch Exsikkose, Muskelkrämpfen o. Durstgefühl des Pat. versucht werden.

Gelegentlich ist das „Nichts-mehr-Geben“ ein ausgeprägter psychischer Stress für die Angehörigen. Auch hier kann – zumindest im Nachtdienst, wenn keine Zeit für längere Gespräche möglich ist, eine Flüssigkeitsgabe erwogen werden.

Übelkeit und Erbrechen

- Häufiges Problem, Ursachen vielfältig (▶ 6.3). Häufig sind Peritonealkarzinose bzw. Subileussymptomatik bei GI-Tumoren, NW von Medikamenten, Hirndruck bei zerebralen Filiae.
- Sofern man in der Nacht keinen Hinweis auf eine spez. Ursache findet, empfiehlt sich ein sympt. Vorgehen, ggf. mit einer Komb. von Antiemetika: Dimenhydrinat 2 × 62 mg i. v., ggf. zusätzlich 4–8 mg Ondansetron i. v. oder Schmelztbl., ggf. zusätzlich 4–8 mg Dexamethason als KI i. v.

1.4.2 Totenbescheinigung (Leichenschauschein)

Diagnosekriterien „klinischer Tod“

- Pulslosigkeit, Atemstillstand, Bewusstlosigkeit; weite, reaktionslose Pupillen.
- **Sichere Todeszeichen:**
  - Totenflecken (nach 0–4 h: rotviolette Flecken, v. a. in nach unten gelagerten Körperpartien, spätestens nach 24 h nicht mehr wegdrückbar).
  - Leichenstarre (nach 2–6 h, schreitet vom Kopf zur Peripherie fort, löst sich nach 2–3 d).

1

Inhalt des Leichenschauscheins

Der Leichenschauschein ist ein **landesrechtliches** Dokument. Es wird vom Arzt, der die Leichenschau vornimmt, ausgefüllt u. besteht aus einem offenen Teil für amtliche Zwecke sowie einem vertraulichen Teil mit med. Angaben zur Todesursache (Grundlage der amtlichen Todesursachenstatistik):

- Personalien des Toten, Todesfeststellung, Todeszeitpunkt.
- Todesart (erfordert Kenntnisse der Vorgeschichte).
- Lag eine übertragbare Krankheit im Sinne des Bundesseuchengesetzes vor? Wenn ja, Amtsarzt im örtlichen Gesundheitsamt benachrichtigen.
- Todesursache: Ist diese **unklar** (z. B. unbek. Pat.) o. haben Gewalt, Verletzungen, Suizid, Alkohol, Vergiftung, Vernachlässigung, OP o. Anästhesie eine Rolle gespielt (**nichtnatürlicher Tod**), sofort den Staatsanwalt informieren (über das nächstgelegene Polizeirevier). RS mit Hintergrund!

Totenschein nur unterschreiben, wenn **mindestens** ein sicheres Todeszeichen vorhanden ist u. eine Untersuchung am unbekleideten Körper möglich war! Sich immer **selbst** überzeugen, dass ein Todeszeichen vorhanden ist. Deshalb ggf. zweite Leichenschau frühestens 2 h nach Todeszeitpunkt (Ausbildung von Totenflecken).

Ausfüllen des Leichenschauscheins

- Was u. wo eingetragen werden muss, ergibt sich aus dem Schein selbst. Aber: Alle Kreuze müssen gesetzt sein! Wichtig sind auch Unterschrift und Stempel auf jeder Seite.
- Wichtig ist die **Differenzierung** zwischen **natürlichem u. nichtnatürlichem** Tod! Jeder Unfall u. die daraus resultierenden Folgeerkr. (z. B. Lungenembolie nach Fraktur) gelten als nichtnatürlicher Tod. Das ist versicherungsrechtl. wichtig (z. B. Versorgungsansprüche nach Unfall für die Hinterbliebenen)! Falls ein BG-Fall vorliegt: Meldung an zuständige BG.
- Bei **unbek. Toten** immer die Rubrik **„nicht geklärt, ob natürlicher o. nichtnatürlicher Tod"** ankreuzen. Der Staatsanwalt kann, muss aber nicht tätig werden.
- Sobald Anzeichen o. geringste Hinweise auf äußere Einwirkung vorliegen, muss „nichtnatürlich" angekreuzt werden.

Tipp für den Nachtdienst
Bei stat. Todesfällen ist die Todesursache meist bekannt, allerdings nicht unbedingt dem Diensthabenden. Ggf. den Leichenschauschein am nächsten Morgen mit dem betreuenden Arzt komplettieren.

1.5 Rechtliche Probleme

1.5.1 Einweisungsbesonderheiten

Zwangseinweisung: ▶ 16.6.4; Einweisung von Kindern: ▶ 13.2.2.

1.5.2 Aufklärungspflicht

Grundsätzlich gilt jede Maßnahme am Pat. ohne dessen Einwilligung als Körperverletzung u. ist damit rechtswidrig. Daher ist die Einwilligung des Pat. nach erfolgter Aufklärung rechtzeitig einzuholen.

Grundregeln

- Der **Umfang der Aufklärung** richtet sich nach der Dringlichkeit des Eingriffs (hierunter werden auch „eingreifende" Ther.-Verfahren, z. B. Chemother., gefasst) u. nach dem Bildungs- u. Erfahrungsstand des Pat.
- Die Aufklärung soll dem Pat. die **Selbstbestimmung,** d. h. eine abwägende Wahrnehmung seiner Interessen, ermöglichen.
- Im **Inhalt** soll der Pat. grundsätzlich über alle relevanten Umstände u. Ther.-Möglichkeiten aufgeklärt werden. Daneben ist über **typische Eingriffsrisiken** unabhängig von der **KO-Rate** aufzuklären.
- Eine OP o. ein invasiver Eingriff stellt für jeden Pat. eine **Ausnahmesituation** dar, in der seine Aufnahmefähigkeit verändert sein kann. Deshalb gilt:
  - Informationen ausdrücklich gliedern!
  - Aufklärungsgespräch möglichst wiederholen (auch Angehörige müssen oft mehrmals aufgeklärt werden!).
  - Wichtige Punkte schriftlich festhalten, nicht nur für den Staatsanwalt, auch für den Pat.
- Die Aufklärung muss außer bei Notfällen **rechtzeitig,** d. h. zumindest am Tag vor dem Eingriff u. auf keinen Fall nach der Prämedikation, erfolgen.
- Auch bei Vordrucken zu den entscheidenden Punkten schriftliche Vermerke machen.
- Dem Pat. eine Kopie/Durchschrift der Aufklärung aushändigen!

Die Aufklärung vom Pat. durch Unterschrift bestätigen lassen o. vor Zeugen vornehmen. → In fast allen Arzthaftungsprozessen muss der Arzt beweisen, dass der Pat. hinreichend aufgeklärt wurde!

Sonderfälle

- **Geschäftsunfähige Pat.:** Einwilligung des jeweiligen Betreuers bzw. Vorsorgebevollmächtigten.
- **Bewusstlose Pat.:** vom mutmaßlichen Pat.-Willen ausgehen. Angehörige über vorgesehenen Eingriff informieren u. dokumentieren.
- **Notfallmaßnahmen:** Aufklärung u. Einwilligung sind von der verfügbaren Zeit vor dem Eingriff u. dem Zustand des Pat. abhängig. Auf das Wesentliche beschränken, schriftliche Dokumentation!
- Kinder u. Jgl. ▶ 13.2.

Aufklärung und Einwilligung zur Operation

- Der Operateur stellt die OP-Ind., der Anästhesist beurteilt die Narkosefähigkeit. Konsiliarisch herangezogene Ärzte beantworten die Frage nach präop. Verbesserungsmöglichkeiten.
- Die Aufklärung durch den **Operateur** umfasst Art u. Umfang des Eingriffs, Vorgehensweise, typische KO, OP-Zeitpunkt, prä- u. postop. Maßnahmen, Fragen des Pat.
- Der **Anästhesist** bespricht die infrage kommenden Narkoseverfahren, deren typische Risiken, präop. Flüssigkeits-, Nahrungs- u. Nikotinkarenz, Prämedikation, postop. Betreuung; stets unter Berücksichtigung der Wünsche, Ängste u. Fragen des Pat. Je weniger dringlich die OP-Ind., desto ausführlicher ist über die Risiken zu sprechen.
- Vor invasiven Maßnahmen (z. B. ÖGD) ist die Stufenaufklärung üblich. Der Pat. o. ein naher Verwandter erhält ein Formblatt, das über den Eingriff informiert. Hiernach erfolgt das Gespräch mit dem behandelnden Arzt, der idealerweise den Eingriff durchführt. Mündl. u. schriftl. Aufklärung am Vortag der OP.

1.5.3 Patientenverfügung (PV)

Vorsorgliche Willenserklärung
Sie wird wirksam, wenn der Betroffene nicht mehr in der Lage ist, seine notwendige Zustimmung o. Ablehnung zu einer Behandlungsmaßnahme direkt kundzutun. Eine PV muss schriftlich abgefasst sein. Sie ist verbindlich zu befolgen – aber nur dann, wenn sie aktuell ist u. sich konkret u. eindeutig auf die eingetretenen Umstände beziehen lässt.

Richtlinien für den Diensthabenden

- Eine PV ist eine wichtige Entscheidungshilfe für den Arzt.
- Sofern eine konkret vorliegende Situation nicht beschrieben ist, ist der mutmaßliche Wille des Pat. entscheidend; ggf. bei Angehörigen bzw. Vorsorgebevollmächtigtem nachfragen.
- Ein wacher, orientierter Pat. hat das Recht, eine lebenserhaltende Maßnahme nach Aufklärung abzulehnen. Ebenso kann er den Verfügungen seiner PV widersprechen. Die mündliche Willensäußerung im Beisein von Zeugen ist ausreichend. Dies muss schriftlich dokumentiert werden.
- Eine ausreichende Basispflege („best supportive care“, ▶ 1.4.1) ist immer zu gewährleisten.

1.5.4 Durchgangsarztverfahren (DAV)

Die Versorgung von Unfallverletzten nach Arbeits- u. Wegeunfällen erfolgt durch einen von den Berufsgenossenschaften [BGs] bestellten Durchgangsarzt (D-Arzt). Die meisten KH haben eine Zulassung der BG zum DAV.

- **Arbeitsunfälle:** alle durch plötzliche äußere Einwirkung erlittenen Schädigungen, die im Zusammenhang mit der Arbeit stehen, sowie dadurch entstandene Verletzungen u. Erkr.
- **Wegeunfälle:** Arbeitsunfälle, die sich auf dir. Weg von der Wohnung zur Arbeitsstelle u. zurück ereignen.

Dies gilt auch für Kindergartenkinder, Schüler, Studierende, ehrenamtl. Tätige o. Personen, die i. R. von Hilfeleistungen (z. B. bei einem Unfall) verletzt werden.

Für diese Pat. wird ein **D-Arzt-Bericht** angelegt, der die Behandlung für BG, Krankenkasse u. behandelnden Arzt dokumentiert. Der V.a. Arbeitsunfall genügt – Beweis führt die BG – ggf. Zeile 10 ankreuzen, z. B. bei Sturz aus innerer Ursache. Die initiale Erstversorgung kann durch jeden Arzt (auch HA) erfolgen. Eine Vorstellung beim D-Arzt ist in folgenden Fällen erforderlich:

- Alle arbeitsunfähigen Arbeits- u. Wegeunfallverletzten.
- Zur Verordnung von Heil- u. Hilfsmitteln.
- Bei unfallbedingten Wiedererkr. (z. B. Infektion nach OP).
- Pat., die während des stat. Aufenthalts aus äußerer Ursache stürzen.
- Zur Kontrolle nach Gipsanlage.

Die KH sind in unterschiedlichem Umfang zur D-Arzt-Behandlung zugelassen: stat. DAV, Verletzungsartenverfahren (VAV) u. Schwerstverletzungsartenverfahren (SAV). Erfragen, zu welcher Stufe das eigene KH gehört. Wenn nur DAV, dann müssen Pat. mit schwereren Verletzungen (z. B. offene Fraktur, Fraktur mit Gelenkbeteiligung) nach Erstversorgung an ein entsprechendes KH verlegt werden. Die **Einleitung eines DAV ist nicht erforderlich** bei isolierten Augen-/HNO-Verletzungen → Weiterleitung an Augen-/HNO-Arzt, der selbst einen D-Arzt-Bericht ausfüllt u. das DAV einleitet.

KH-Personal stellt sich häufig beim D-Arzt nach **Nadelstichverletzung** vor: Hier erforderliche Blutentnahmen u. Ind. zur PEP kennen.

1.5.5 Bescheinigung der Haftfähigkeit

Zweck Bei (alkoholisierten o. drogenintoxikierten) Pat., die in Polizeigewahrsam genommen werden sollen, muss ihre Haftfähigkeit von einem Arzt bescheinigt werden. Die Polizei muss sichergehen, dass während des Polizeigewahrsams keine KO durch unerkannte Verletzungen o. Intoxikationen auftreten.

Risiken

- Die Begutachtung des Pat. ist stets nur eine Momentaufnahme! Der beurteilende Arzt kann nicht wissen, ob der z. B. alkoholisierte Pat. weiter eintrübt, erbricht u. dabei aspiriert.
- Gerade als Anfänger lässt man sich gern „überreden", mal „eben" eine Bescheinigung auszustellen. Der begutachtende Arzt ist aber der Verantwortliche!

Empfehlung: Keine explizite Bescheinigung der „Haftfähigkeit" durch Dienstarzt! Nur entscheiden, ob stat. o. amb. Behandlung erforderlich. Sich durch Polizei nicht von indizierter stat. Ther. abhalten lassen! Bei stat. Ther. ggf. Verlegung in ein Justizvollzugs-KH möglich.

2 Wichtige Arbeitstechniken im Nachtdienst

Anja Kraemer

2.1 Checkliste

Checkliste

Vor jedem invasiven Eingriff:

- Pat. aufklären, sofern möglich.
- Desinfektion – mind. 90 s Einwirkzeit.
- Steriles Vorgehen:
  - Händedesinfektion.
  - Sterile Handschuhe.
  - Steriler Kittel.
  - Haube.
  - Mundschutz.
  - Sterile Abdeckung.
  - Sterile Tupfer.
  - Sterile Annaht.
  - Schutzhülle für Ultraschallsonde.
- Bei Neuanlage die Abnahme von mikrobiol. Material erwägen.
- Bei wachen Pat. ausreichend lokale Anästhesie.
- Jeden invasiven Katheter nur so lange wie nötig belassen.
- Bei Fieber o. entzündeter Eintrittsstelle Katheter entfernen u. Neueinlage an anderer Stelle (Katheterspritze u. BK aus dem Katheter mikrobiol. untersuchen lassen).

2.2 Punktionen und Zugänge

2.2.1 Peripher venöser Zugang

Indikation Wiederholte Gabe von Medikamenten i. v. oder Infusionen, Aderlass, Blutentnahme.

Material Standardgröße (▶ Tab. 2.1): 18 G (grün) o. 20 G (rosa), möglichst nicht kleiner verwenden. Größere Zugänge bei erwünschter höherer Durchflussrate (Massentransfusion), Aderlass.

Tipps bei schwierigen Venenverhältnissen

- Arm reiben u. leicht beklopfen. Großzügig Desinfektionsspray.
- Arm senken u. Pat. vor Anlegen des Stauschlauchs mehrmals Hand zur Faust schließen lassen („pumpen").
- Arm in warmes Wasser tauchen (alternativ mit warmen, feuchten Tüchern umwickeln), einige Minuten stauen. Achtung: Verfälschung von K^+-Bestimmung u. Gerinnungstests bei langer Stauung.
- Bei „Rollvenen" Y-förmigen Zusammenfluss wählen. Vene nach distal fixieren.
- Statt Stauschlauch RR-Manschette anlegen u. zwischen syst. u. diast. Wert einstellen.
- Bei mehreren i. v. Injektionen, dünnen Venen o. Entnahme großer Blutmengen (> 20 ml) ohne Vakuumsystem empfiehlt sich die Anwendung von Butterflys (19 G/1,1 – weiß, 21 G/0,8 – grün, 23 G/0,6 – blau).
- Ist bei schwer exsikkierten Pat. kein venöser Zugang möglich, im Zweifelsfall bis zu 1 l/d s. c. Infusion möglich.

Tab. 2.1 Durchflussraten von Venenverweilkanülen

Eigenschaften	Größe					
	22 G	20 G	18 G	17 G	16 G	14 G
Farbe	blau	rosa	grün	weiß	grau	orange
AD [mm]	0,9	1,1	1,3	1,5	1,7	2,2
ID [mm]	0,6	0,8	1,0	1,1	1,3	1,7
Durchfluss [ml/min]						
Wässrige Infusion	36	61	96	128	196	343

AD = Außendurchmesser; ID = Innendurchmesser

2.2.2 Zentraler Venenkatheter (ZVK)

Zugangswege

- Peripher: V. basilica, V. cephalica.
- Zentral: V. jugularis int. u. ext., V. brachiocephalica, V. subclavia, V. femoralis.

Zugangswege bei Kindern: ▶ 13.3. Seldinger-Technik: ▶ Abb. 2.1.

Indikation

- Einlumiger Katheter:
  - Kurze Verweildauer, reine Flüssigkeitssubstitution, kurzzeitige parenterale Ernährung o. Medikamentengabe (z. B. Amiodaron-Aufsättigung, Chemother., hoch dosierte K^+-Substitution).
  - Vorteil: geringeres Infektionsrisiko.
- Dreilumiger Katheter:
  - Gleichzeitige Applikation mehrerer Medikamente (z. B. Katecholamine u. Sedierung).
  - Hypovolämischer o. kardiogener, septischer Schock, Z. n. Reanimation etc.
- Schleuse für Pulmonaliskatheter o. passageren intrakardialen SM.

Material

- Einmalpunktionsset mit Plastikkatheter 14 G o. 16 G, ca. 70 cm lang für V. basilica u. V. cephalica, ca. 30 cm lang für V. jugularis u. V. subclavia.
- 10-ml-Spritze mit steriler NaCl-Lsg., 5–10 ml Lidocain 1 % mit Kanülen (z. B. 21 G – grün).

Periphere Zugangswege (V. basilica, V. cephalica)

Vorteil Bessere Kontrollmöglichkeit bei Blutungen i. R. von Gerinnungsstörungen.

Nachteil Thromboseneigung, große anatomische Variabilität, wird kaum noch genutzt.

Vorgehen

- Stauschlauch um Oberarm unter der sterilen Abdeckung.
- Kräftige Vene in Ellenbeuge aufsuchen u. stauen.
- Lokalanästhesie bei wachem Pat.
- Einmalpunktionsset vorbereiten.
- Punktion der V. basilica (medial) bevorzugen, sonst lateral V. cephalica.
- Vor dem Vorschieben des Katheters Stauschlauch lösen.

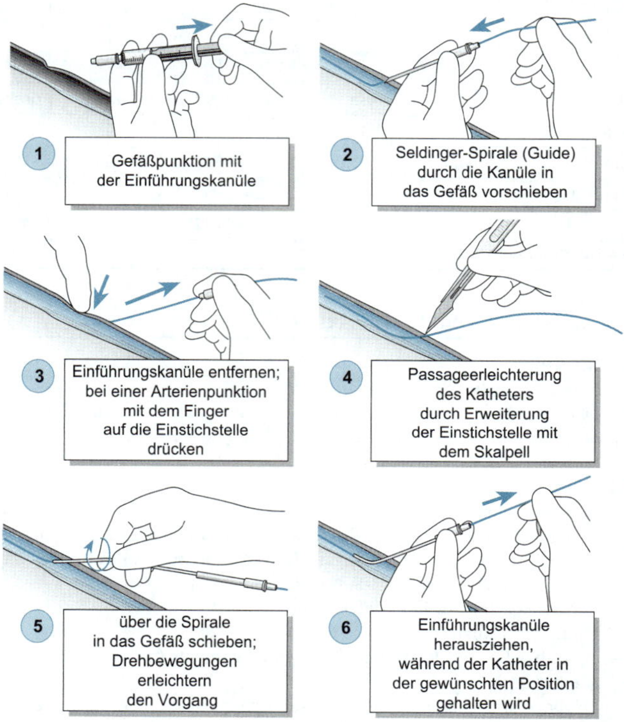

Abb. 2.1 Seldinger-Technik: Anwendung bei zentralvenösen o. art. Punktionen. Der Katheter wird über einen Führungsdraht (Mandrin) in das Gefäß vorgeschoben. Vorteil: geringere Traumatisierung, niedrigeres Infektionsrisiko [L106]

- Arm im Schultergelenk abduzieren, da Katheter häufig in rechtwinklig einmündender V. subclavia hängenbleibt.
- Faustregel für Einführungslänge: bei mittelgroßem Pat., bis sich das Katheterende in Höhe des Handgelenks befindet.
- Radiol. Kontrolle.
- Wenn nötig, Katheter zurückziehen, Katheter fixieren, sterilen Verband anlegen.

Jugularis-interna-Punktion (transmuskulärer Zugang)

Vorgehen

- Kopftieflage (ca. 15°), Kopf leicht zur Gegenseite drehen (max. 30°), **sonografische Kontrolle/Markierung der Punktionsstelle** (z. B. Eindrücken der Haut mit Schutzhülle einer Einmalpunktionskanüle – verwischt nicht bei Desinfektion, anders als bei farblicher Markierung).
- Punktionsort (für Rechtshänder re leichter): etwas unterhalb der sichtbaren Kreuzungsstelle der V. jugularis ext. mit dem M. sternocleidomastoideus u. ca. 1 cm lateral der tastbaren A. carotis (▶ Abb. 2.2).

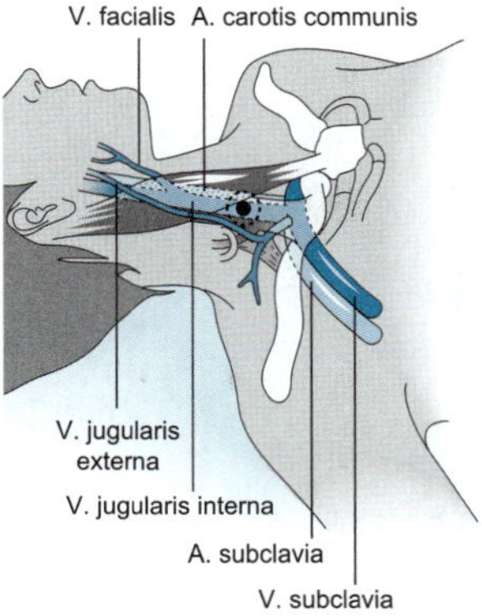

Abb. 2.2 Punktion der V. jugularis interna [L106]

- Sorgfältige Desinfektion u. sterile Abdeckung – Katheter vorbereiten (Schenkel durchspülen), Dreiwegehähne auf Katheterenden aufschrauben.
- Unter ständiger leichter Palpation der A. carotis Lokalanästhesie unter intermittierender Aspiration setzen, bei Finden der Vene Stichrichtung merken.
- Stichrichtung: 30° zur Haut Richtung Jugulum – Richtung Mamille.
- Mit Punktionsnadel mit kurzem kräftigem Stich durch die Haut, Vene **sonografisch gesteuert** aufsuchen.
- Vene liegt ca. in 3–4 cm Tiefe.
- Punktion erfolgreich, wenn venöses Blut leicht zu aspirieren ist. Wenn erfolglos, Stichrichtung unter sonografischer Kontrolle fächerförmig nach medial u. lateral variieren, Spritze ggf. zwischendurch ziehen u. durchspülen.
- Bei exsikkiertem Pat. ggf. erst bei Rückzug aspirabel, sonst ggf. Kopftieflage verstärken.
- Nach Erreichen der V. jugularis int. Punktionskanüle im Gefäß belassen, Spritze entfernen u. weiter nach Seldinger-Technik (▶ Abb. 2.1) vorgehen. Sichere venöse Lage mittels BGA o. sonografisch kontrollieren.
- Katheter re ca. 16 cm u. li 18 cm vorschieben (bei nicht vorschiebbarem Draht ggf. gesamten Draht um 180° drehen u. erneut vorschieben – nie gegen Widerstand vorschieben).
- Blut mit 10-ml-Spritze in einzelnen Schenkeln aspirieren u. erneut mit NaCl 0,9 % freispülen, danach NaCl-Infusion langsam einlaufen lassen. Nur bei sicherer Lage Medikamente o. parenterale Ernährung infundieren.
- Katheter durch Annähen fixieren.

! Bei Anlage Entnahme evtl. erforderlicher Blutkulturen erwägen.

Subclaviapunktion (infraklavikulärer Zugang)

Anatomie V. subclavia kreuzt 1. Rippe dorsal des medialen Claviculadrittels. Anteriore Lage zu A. subclavia u. Pleurakuppel.

Vorgehen

> Vor jeder Subclaviapunktion Pat. richtig lagern: 1–2 zusammengerollte Handtücher zwischen die Schulterblätter des Pat. legen, Arm des Pat. abduzieren u. leicht außenrotieren, Kopf leicht zur Gegenseite drehen (übersichtlichere anatomische Verhältnisse).

- Als Rechtshänder re Seite bevorzugen.
- Sorgfältige Desinfektion u. sterile Abdeckung.
- Punktionsort: ca. 1 cm infraklavikulär auf Höhe der stärksten Biegung der Clavicula (etwas lateral der MCL, ▶ Abb. 2.3).

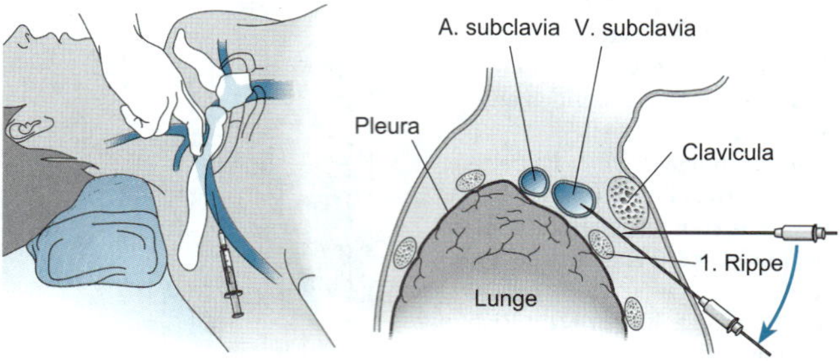

Abb. 2.3 Punktion der V. subclavia [L106]

- Katheter vorbereiten (wie bei Jugularis-interna-Punktion).
- 1–2 ml des Lokalanästhetikums als „Depot" unmittelbar an das Periost der Clavicula setzen; mit weiteren ca. 3–4 ml das umgebende Gewebe infiltrieren.
- Punktionskanüle mit kräftigem Stich durch die Haut zwischen aufgesetztem II. u. III. Finger der nicht punktierenden Hand unter ständiger Aspiration an Dorsalfläche der Clavicula heranführen. Nadelführende Hand gut abstützen, um ein „Ausrutschen" zu vermeiden.
- Punktionskanüle horizontal unter der Clavicula u. in ständigem Kontakt zu ihr in Richtung Jugulum vorschieben, dabei mit der nicht punktierenden Hand die Schulter nach dorsal drücken. Winkel zur Thoraxoberfläche: ca. 30°.
- Nach Überwinden eines Widerstands (Lig. costoclaviculare) erreicht man die V. subclavia in 4–6 cm Tiefe. Intraluminale Lage durch mühelose Blutaspiration kontrollieren.
- Punktionskanüle im Gefäß belassen, Spritze entfernen u. nach Seldinger-Technik (▶ Abb. 2.1) weiter vorgehen.
- Katheter re 10–15 cm u. li 15–20 cm einführen.
- Intravasale Lage des Katheters durch erneute Blutaspiration überprüfen.
- Infusion bis zur radiol. Lagekontrolle langsam laufen lassen. Erst danach Medikamente o. parenterale Ernährung infundieren.
- Katheter durch Annähen fixieren.

! Bei Anlage Entnahme evtl. erforderlicher Blutkulturen erwägen.

Korrekte Lage des ZVK im Röntgenbild

In der V. cava sup., ca. 2 cm oberhalb der Einmündung in den re Vorhof o. hoch im re Vorhof (d. h. im Rö-Bild ca. 2 QF unterhalb des Sternoklavikulargelenks).

> Treten unter Vorschieben des Führungsdrahts Extrasystolen (ES) auf, befindet dieser sich bereits im re Herzen. Führungsdraht vorsichtig bis zum Verschwinden der ES zurückziehen.

Komplikationen aller Zugangswege

- Pneumothorax (insb. V. subclavia).
- Art. Punktion (Blutungen, Gefahr des Hämatothorax → Kanüle sofort entfernen, Gefäß abdrücken u. Kopf hochlagern).
- Hämatom.

- Verletzung des Ductus thoracicus auf der li Seite (Chylothorax).
- Luftembolie (falls Beatmung mit PEEP – wenn möglich, PEEP auf 5 stellen).
- Verletzung des Plexus brachialis.
- Katheterfehllage mit HRST, Endokardverletzungen.
- Hochschlagen des Katheters nach kranial.
- Inf., Ursache für Fieber, Sepsis (abhängig v. a. von Verweildauer).
- Thrombophlebitis u. Thrombose (insb. V. basilica u. V. cephalica).

Immer zu beachten

- Bei Richtungskorrekturen Kanüle bis unter die Haut zurückziehen, dann erst mit veränderter Richtung vorschieben.

! Katheter nie gegen Widerstand vorschieben.

- Bei Fehllage des ZVK z. B. in den Arm o. kontralaterale Gefäße: ggf. Umseldingern bei frisch gelegtem ZVK. Zurückziehen u. bei stärker abduziertem, außen- o. innenrotierten Arm erneut vorschieben (**cave:** Sterilität, neues Set benutzen). Im Zweifel Neuanlage.
- Bei Exsikkose möglichst Pat. zunächst „auffüllen“, Kopftieflage.
- Obligate Rö-Kontrolle, ggf. Lagekorrektur.
- Vorsicht bei BZ- u. E'lytbestimmungen aus ZVK bei gleichzeitiger Infusion.

! Vor Seitenwechsel nach erfolgloser Punktion ggf. radiologisch Pneumothorax ausschließen, je nach Punktionsschwere.

ZVD-Messung

- ZVD nur in flacher Rückenlage des Pat. u. korrekter zentraler Lage des Katheters messbar; ZVD muss atemabhängig sein.
- Bei beatmeten Pat. kurze Beatmungspause. Falls nicht möglich, PEEP von gemessenem Druck abziehen.

Vorgehen

- Messvorrichtung ausrichten (z. B. mit Thoraxlineal). Re Vorhof = 0 cm, entspricht ⅔ des Abstands von WS zu Sternum beim liegenden Pat.
- Manometer mit Infusionslsg. (NaCl 0,9 %) füllen u. anschließend Dreiwegehahn zum Pat. öffnen (▶ Abb. 2.4): Messung des (atemvariablen) Venen-

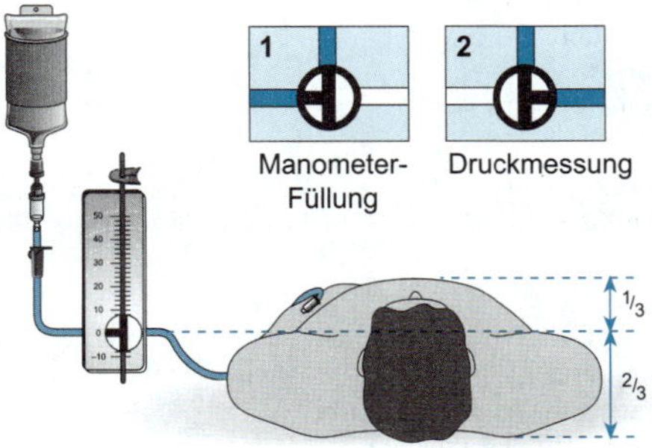

Abb. 2.4 ZVD-Messung [L106]

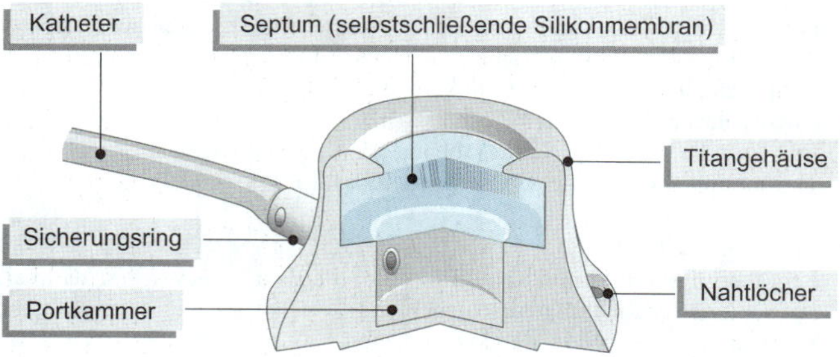

Abb. 2.5 Port [L157]

drucks in cm Wassersäule. Warten, bis Flüssigkeitssäule atemabhängig nicht mehr wesentlich sinkt. Messdauer sollte 3–5 min nicht überschreiten, sonst Wertverfälschung.

Normalwert Etwa 2–12 cmH_2O ≈ 1–9 mmHg (1 cmH_2O = 0,74 mmHg).

2.2.3 Injektion in einen implantierten Venenkatheter (Port)

Subkutan implantierter zentraler Venenzugang, bestehend aus einem Reservoir (3–4 cm Durchmesser), der mit Silikonmembran verschlossen ist. Die Membranen können mit speziellen Nadeln ca. 5.000-mal angestochen werden u. verbleiben meist lebenslang.

Portaufbau: ▶ Abb. 2.5.

Material

- Portnadeln:
  - z. B. Huber-Nadel mit 90° gewinkelter Kanüle zur Einmalpunktion.
  - z. B. Intrastick-System-Nadeln (z. B. Fresenius) in zwei Größen (kurze: 22 × 17 mm u. lange: 22 × 27 mm) bei längerer Verweildauer (z. B. Chemother.).
- Desinfektionsmittel.
- Sterile Handschuhe.
- Sterile Kompressen.
- 10-ml-Spritzen, NaCl 0,9 %.

! Keine Injektion in das Portsystem mit normalen Kanülen (Stanzdefekte)!

Durchführung

- Desinfektion; ggf. alte Nadel entfernen, hierbei Port mit der anderen Hand fixieren. Inspektion der Wunde/Injektionsstelle (Hämatome, Abszess). Erneute großflächige mehrmalige Desinfektion.

! Von da an obligat steriles Arbeiten.

- Port unter der Haut fixieren u. membranöse Seite sicher lokalisieren. Nadel senkrecht durch Haut u. Membran stechen, bis Kontakt zum Portboden

sicher gespürt wird. 20 ml NaCl 0,9 % injizieren, wobei das Injizieren leicht vonstattengehen muss. Bei möglichen Zweifeln an der Lokalisation der Nadel Blut aspirieren. Infusion/Injektion anschließen.
- Nach Abschluss jeder Injektion/Infusion das Portsystem je nach Herstellerangabe mit NaCl 0,9 % spülen, danach die Klemme an der Portnadel verschließen. Verband o. Entfernen der Nadel. Bei guten Wundverhältnissen kann die Nadel ca. 1 Wo. belassen werden.

Komplikationen Lokale Inf., Kathetersepsis, Blutungen beim Anstechen, Abrisse des Katheters, Dislokationen des Reservoirs, thrombotischer Verschluss des Katheters, Thrombosen.

> Ist ein Portsystem erst einmal bakt. besiedelt, ist eine Sanierung auch mit gezielter Antibiotikagabe oft nicht mehr erreichbar → aseptisches Vorgehen u. intensive Pat.-Schulung.

2.2.4 Probleme mit Infusionen

Nicht laufende Infusionen Sofern Katheter sicher intravasal liegt:
- Unterdruck in der Infusionsflasche → Belüftungsventil öffnen.
- Infusionsleitung ist abgeknickt.
- Verweilkanüle liegt an der Venenwand → etwas zurückziehen.
- Verweilkanüle verstopft → Anspülen mit physiol. NaCl-Heparin-Lsg. nur bei frisch liegender Kanüle. Je kleiner der Durchmesser der Spritze, desto höher der Spüldruck, z. B. Insulinspritze.
- Der Arm, an dem die Braunüle liegt, ist abgeknickt → Arm entsprechend lagern.

Alarmgebende Perfusoren oder Infusomaten
- Im System befindet sich Luft.
- Infusionsschlauch ist abgeknickt.
- Infusion läuft „para".
- Dreiwegehahn steht falsch/zu.
- Pat. liegt so, dass Vene komprimiert wird.

2.2.5 Arterielle Punktion und Zugänge

Arterielle Punktion

Indikation Kontinuierliche Blutdruckmessung, BGA (wenn Bestimmung aus Kapillarblut nicht ausreichend), Arteriografie.

Kontraindikationen
- Erhöhte Blutungsneigung (am Handgelenk relative KI).
- Inf. im umliegenden Gewebe.
- Pathol. Allen-Test v. a. bei art. Zugängen.
- Gefäßprothesen.

Punktionsort A. femoralis, A. radialis, A. brachialis.

Material
- Spezielle BGA-Spritze o. heparinisierte 2- bis 5-ml-Spritze mit dünner Kanüle (24 G für A. radialis, 21 G für A. femoralis).
- Hautdesinfektion, Tupfer, Handschuhe.

Durchführung bei A. femoralis ▶ Abb. 2.6.

- Pat. auf den Rücken mit gestreckter Hüfte lagern (evtl. Kissen unter das Gesäß schieben).
- Haut desinfizieren.
- A. femoralis unter dem Lig. inguinale mit Zeige- u. Mittelfinger so palpieren, dass sie zwischen den parallel liegenden Fingern verläuft.

! Merkhilfe: **IVAN** → (von) **I**nnen: **V**ene – **A**rterie – **N**erv.

- Lokale Anästhesie erwägen.
- Finger ca. 1 cm spreizen, dadurch gleichzeitiges Spannen u. Fixieren von Haut u. A. femoralis. Mit leerer Spritze unter Sog zwischen den beiden Fingern senkrecht zur Haut einstechen, bis Blut kommt. Oft lässt sich Blut erst beim langsamen Zurückziehen der Kanüle aspirieren.

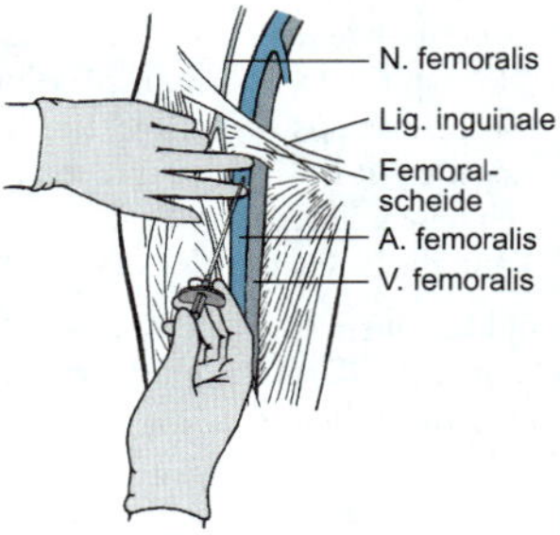

Abb. 2.6 Punktion der A. femoralis [L157]

- Bei gelungener Punktion der Arterie pulsiert helles Blut aus der Kanüle.
- Nach Herausziehen der Kanüle Punktionsstelle 5–10 min fest komprimieren. Danach Blutstillung kontrollieren.

! Falsches o. ungenügendes Komprimieren kann zu erheblichen Hämatomen führen.

- BGA-Spritze sofort luftdicht u. ohne Lufteinschluss verschließen u. ins Labor transportieren lassen.

Durchführung bei A. radialis ▶ Abb. 2.7.

- Handgelenk überstrecken, ggf. mit Mullbinde o. Pflasterstreifen am Bett fixieren.
- Kollateralkreislauf überprüfen (Allen-Test).
- Desinfektion.
- Punktionskanüle (z. B. 24 G) mit aufgesetzter Spritze im Winkel von 30–45° von distal nach proximal daumenseitig einführen. Weiteres Vorgehen wie oben.

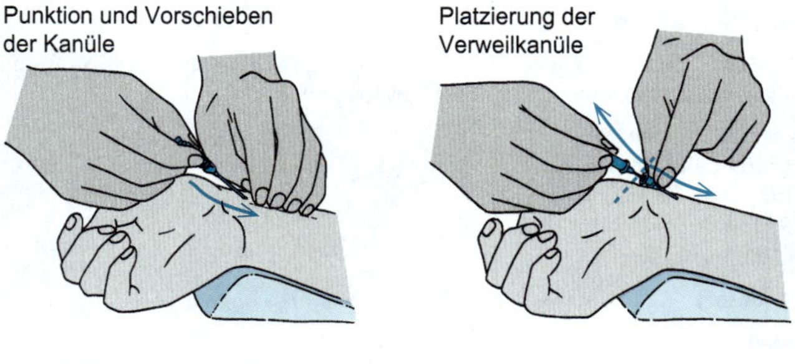

Abb. 2.7 Punktion der A. radialis [L157]

Allen-Test
- Test zur Überprüfung der Funktion des art. Kollateralkreislaufs an der Hand. Obligat vor jeder Punktion der A. radialis o. A. ulnaris.
- Durchführung: A. radialis u. A. ulnaris abdrücken → Hand blasst ab → A. ulnaris freigeben: Wird die Hand rot, ist Blutversorgung durch A. ulnaris ausreichend (pos. Allen-Test) → Punktion an dieser Hand möglich. Bleibt sie blass, ist Blutversorgung durch A. ulnaris unzureichend (neg. Allen Test) → keine Punktion an dieser Hand.

Arterieller Katheter

Indikation Dir. (invasive, blutige) Blutdruckmessung, rezid. Bestimmung art. Parameter (BGA, Säure-Basen-Status), Linksherzkatheter. Monitoring während großer OP o. auf ITS, ergänzend bei intrakranieller Druckmessung.

Kontraindikationen Wie art. Punktion.

Punktionsorte A. radialis, A. brachialis, A. femoralis.

Material
- A. radialis: Viggo-Prinzip (z. B. BD Flowswitch® bei stark sklerosiertem Arterienverlauf ggf. einfacher); Katheter 20 G, 8 cm lang (Seldinger-Technik).
- A. brachialis: Katheter 20 G, 8 cm lang (Seldinger-Technik).
- A. femoralis: Katheter 18 G, 12 cm lang (Seldinger-Technik).
- Desinfektionsmittel, Lokalanästhesie, sterile Handschuhe, sterile Kompressen u. Abdecktücher, Annaht, BGA.

Durchführung für A. radialis
- Kollateralkreislauf an der nichtdominanten Hand überprüfen (Allen-Test), Handgelenk überstrecken. Desinfektion. Lokalanästhesie s. c.
- Flowswitch – Verweilkanüle unmittelbar proximal des Lig. carpale im Winkel von ca. 30–45° zur Haut in die Arterie einstechen u. sehr langsam vorschieben. Bei Erreichen der Arterie strömt Blut in den Kanülenansatz. Jetzt Kanüle senken u. flach ca. 2 mm vorschieben (sichere intravasale Lage der Kanülenspitze).
- Äußere Kunststoffkanüle vorschieben, Punktionsnadel zurückziehen. Bei sicherer Lage spritzt das Blut rhythmisch aus der Kanüle.
- Bei art. Katheter – mit Punktionskanüle wie oben beschrieben punktieren, dann mit Seldinger-Technik wie bei ZVK (▶ 2.2.2).

! **Cave:** Weiches Ende des Führungsdrahts in die Kanüle einführen.
- Verweilkanüle o. Katheter am besten durch Naht fixieren.

Durchführung für A. femoralis
- Hautdesinfektion, evtl. Rasur, sterile Handschuhe u. Abdeckung.
- Leichte Außenrotation u. Abduktion (evtl. Kissen unter Gesäß schieben), Palpation der A. femoralis unterhalb des Lig. inguinale.

! Merke: **IVAN** → von **i**nnen **V**ene-**A**rterie-**N**erv (medial liegt die Vene, lateral der Nerv).
- Punktion mit entsprechender Kanüle (z. B. 18 G, 5 F) im Winkel von 45°, bis Blutaspiration möglich u. rhythmisches Pulsieren, dann weiter nach Seldinger-Technik wie bei ZVK (▶ 2.2.2).

! **Cave:** Weiches Ende des Führungsdrahts in die Kanüle einführen.
- Katheter immer durch Naht fixieren!
- Anschluss der Druckmessung. Bei Blutdruckmessung Zuleitung an den Druckaufnehmer (Transducer) anschließen u. Druckmesseinrichtung kalibrieren.

Immer zu beachten
- Art. Zugang regelmäßig mit NaCl 0,9 % spülen.
- Zugang eindeutig markieren („Arterie"): reduziert Risiko einer versehentlichen intraart. Injektion.
- Bei liegendem art. Katheter Durchblutung regelmäßig überprüfen.

2.2.6 Pleurapunktion und -drainage

Pleurapunktion

Indikation Diagn. o. ther. Punktion eines Ergusses o. eines Pleuraempyems, Zytostatika-Instillation.

Kontraindikation (relativ) Blutungsanomalien (z. B. Hämophilie, Antikoagulation, Thrombolysether.).

Material
- Punktionsset, z. B. mit Turkel-System.
- Rotanda-Spritze o. 50-ml-Spritze mit Dreiwegehahn u. sterilen Verbindungsschläuchen, Auffangbeuteln (**cave:** starre Punktionskanüle im Set enthalten, eher Alternativen wählen).
- Punktionskanülen 16 G/grau o. 17 G/gelb.
- Für die Gewinnung geringer Mengen Pleuraflüssigkeit genügt die Punktion mit einer 20-ml-Spritze mit aufgesetzter Kanüle (z. B. 21 G/grün).
- 5-ml-Spritze mit Lokalanästhesie u. Kanüle 21 G/grün.
- Probenröhrchen, Blutkulturflaschen (aerob/anaerob).
- Sterile Handschuhe, Desinfektionslsg., Pflaster, sterile Tupfer.

Durchführung
- Pat., wenn möglich, an der Bettkante mit nach vorn abgestützten Armen bequem sitzend lagern, ggf. mit Hilfe (▶ Abb. 2.8).
- Pleuraerguss sonografisch darstellen, dabei Punktionsstelle markieren (Fingernagel o. Kanülenkappe, Farbstift verwischt unter Desinfektion).
- Punktionsstelle möglichst dorsolateral in der hinteren Axillar- o. Skapularlinie wählen, so tief wie möglich, aber so, dass bei Exspiration noch sicher im Erguss. Nicht tiefer als 6.–7. ICR (**cave:** Leber u. Milz!).

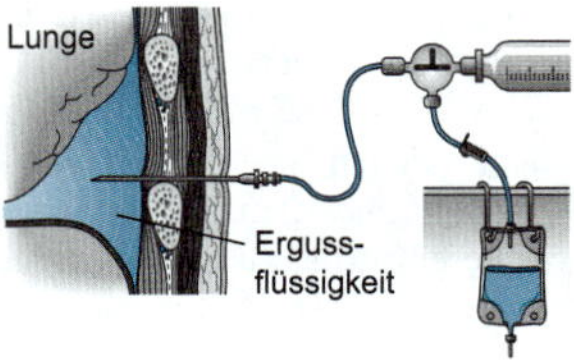

Abb. 2.8 Pleurapunktion [L106]

- Sterile Vorbereitung.
- Rippe im Bereich der markierten Punktionsstelle palpieren, zwischen II. u. III. Finger „festhalten".
- Lokalanästhetikum-Depot in Haut u. tiefer liegendes Gewebe setzen. Auf dem Oberrand der Rippe das Periost u. die tiefer liegende Thoraxwand infiltrieren. Zum Ausschluss einer Blutung u. zum Nachweis der intrapleuralen Lage Probeaspiration durchführen u. Nadel ohne weitere Lokalanästhesie zurückziehen.
- Turkel-System: Kleine Hautinzision mit Skalpell machen und Turkel mit einliegendem Mandrin vorschieben, bis Markierung von Rot auf Grün wechselt.
- Mandrin entfernen und Katheter komplett vorschieben.
- Rotanda-Spritze: Punktionskanüle mit aufgesetzter Spritze o. Braunüle unter ständiger Aspiration durch den Punktionskanal im re Winkel zur Haut auf der Rippenoberkante in die Pleurahöhle vorschieben.

- Sobald sich Pleuraflüssigkeit aspirieren lässt, Stahlnadel zurückziehen (Pneumothorax-Gefahr!) u. Plastikkanüle vorschieben.

! Lässt sich keine Flüssigkeit aspirieren, nie die Metallkanüle erneut in Plastikschlauch einführen, sondern Punktion mit neuer Nadel.

- Während eines Valsalva-Manövers ersten Schlauch, auf den unter sterilen Bedingungen ein Dreiwegehahn u. ein zweiter Schlauch montiert wurde, auf das Kanülenende setzen (sog. Zwei-Schlauch-System).
- 20-ml-Spritze auf Dreiwegehahn setzen u. Punktat für BGA, Bakteriologie usw. **steril** abziehen.
- Mit erneutem Valsalva-Manöver Kanüle o. Braunüle entfernen, Kompression u. steriler Verband.
- **Punktatmenge:** 1.500 ml/d. Keine bds. Punktion innerhalb von 24 h.
- Im Anschluss immer Rö-Kontrolle: Thorax p. a. in max. Exspiration. Bei sympt. Pat. sofort u. (ansonsten) 2–24 h später.

Bei blutig werdendem Erguss, Dyspnoe o. vasovagaler Reaktion Punktion sofort beenden. Hustenreiz (durch Aneinanderreiben der Pleurablätter) kündigt meist vollständige Drainage an.

Komplikationen

- Pneumothorax (▶ 5.2.1). **Cave:** kann sich klin. erst nach mehreren Stunden bemerkbar machen.
- Verletzung der Interkostalgefäße, Hämatothorax.
- Infektion.
- Sehr selten Lungenödem bei zu schnellem Ablassen des Ergusses durch Unterdruck.
- Verletzung intraabdom. Organe.
- Pleuritische Schmerzen.
- Vasovagale Reaktion mit Bradykardie u. Hypotonie.

Diagnostik von Pleurapunktat

Material:

- 2 Serumröhrchen, 1 BGA-Röhrchen.
- 1–2 sterile Röhrchen (z. B. weiße Serumröhrchen, aus denen die Glaskugeln zuvor entfernt werden), (1 EDTA-Röhrchen).
- 1 Paar Blutkulturflaschen (aerob/anaerob).

Untersuchung des Punktats:

- Makroskopische Beurteilung: serös, eitrig, blutig, lipämisch.
- Laborchemie aus:
  - Punktat: Gesamteiweiß, Glukose, LDH (Serumröhrchen), pH (BGA-Röhrchen).
  - Serum: Gesamteiweiß, Glukose, LDH (Serumröhrchen).
- Zytologie: je 5 ml Punktat in 1–2 sterile Röhrchen.
- Mikrobiologie: Untersuchung auf Bakterien u. Mykobakterien, Pilze (je nach mikrobiol. Labor entweder 5–10 ml in je eine anaerobe u. aerobe Blutkulturflasche o. 5 ml Punktat in steriles Röhrchen).

- Zelldifferenzierung ergibt bei maschineller Beurteilung oft falsch neg. Befunde bei Malignität, besser zusätzlich Blutausstrich (1 EDTA-Röhrchen) anfertigen lassen.
- Pilze sind sehr schlecht aus Pleurapunktaten anzüchtbar.

Pleuradrainage (Thoraxdrainage)

Indikationen

- Absolut: Spannungspneumothorax, Hämatothorax, Hämatopneumothorax, Pneumothorax mit Lamelle > 3 cm o. unter Beatmung, offenes Thoraxtrauma, Pfählungstrauma, Pleurodese, Empyem.
- Relativ: Rippenserienfraktur, rezid. Pleuraerguss.

Kontraindikationen Wie bei Pleurapunktion.

Material

- 10-ml-Spritze mit Kanüle (21 G) u. Lokalanästhesie.
- Steril verpacktes Drainageset mit Lochtuch, Ablagetuch, Kompressen, Tupfer, Skalpell, Nahtmaterial (Seide 1/0) mit Nadel, Nadelhalter, stumpfe Klemme, Schere, Schälchen.
- Thoraxdrainage (Größe abhängig von Ind., Hämatothorax Erw.: 28 Ch. u. größer; Kinder 12–16 Ch., **Pneumothorax**) o. Pleuracath®.
- Vorbereitete Unterwasserableitung, Saugpumpe, Pflaster, Schlitzkompressen, Fixomull®.

Wahl des Drainagetyps Je nach Ind.: Hämatothorax/Empyem: großlumige Thoraxdrainage. Pneumothorax: dünnlumige Drainage (Pleuracath®).

> **Notfalldrainage bei Spannungspneumothorax**
> 2./3. ICR in der Medioklavikularlinie (MCL) der betroffenen Seite mit möglichst großer Braunüle (14 G o. 12 G) **am Oberrand** der Rippe punktieren → sofortige Entlastung des Überdrucks.

Zugangswege ▶ Abb. 2.9.

- Anlage nach Bülau: 4.–5. ICR vordere bis mittlere Axillarlinie.
- Anlage nach Monaldi: 2.–3. ICR in der MCL bei Pneumothorax o. unklaren intrathorakalen Verhältnissen (Zwerchfellhochstand, -ruptur).

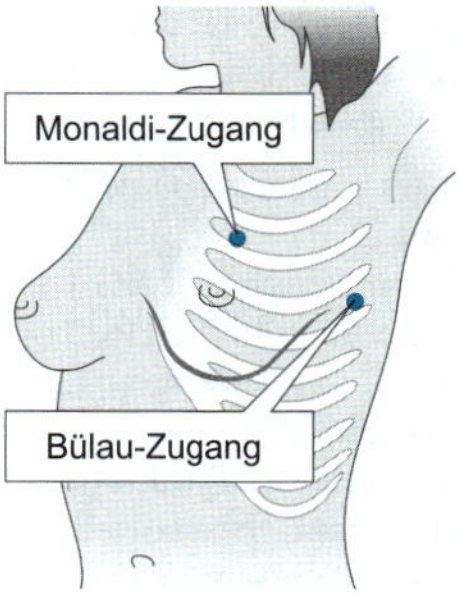

Abb. 2.9 Thoraxdrainage [L106]

Durchführung

- Pat. auf dem Rücken mit hinter dem Kopf abduziertem Arm lagern.
- Prämedikation mit Sedativum u. Analgetikum (z. B. 2,5–5 mg Midazolam u. 0,1 mg Fentanyl i. v.).
- Set u. Drainage vorbereiten.
- Punktionsort aufsuchen u. markieren.
- Großzügige Lokalanästhesie mit 10–20 ml (Haut, Subkutanraum, Thoraxwand, Pleura).
- Steril abwaschen.
- Großzügige Stichinzision der Haut mit Skalpell ca. 3 cm entlang der Rippe (Schnitt so groß setzen, dass sowohl ein Finger als auch die Drainage Platz hat).
- Stumpfe Präparation mit der Schere bis zur Pleura, mit der Schere die Pleura **am Oberrand der Rippe** durchstoßen u. anschließend Schere spreizen → hörbares Entweichen von Luft.

- Finger durch die Pleuraöffnung führen, ggf. Adhäsionen manuell lösen.
- Drainage entlang des Fingers vorbringen u. an dessen Stelle in die Pleurahöhle einbringen.
- Drainage apikal platzieren. Falls mit Mandrin gearbeitet wird, diesen zurückziehen.
- Drainage muss den gesamten intrapleuralen Raum erfassen.
- Äußeres Schlauchende zunächst mit Klemme abdichten.
- Fixationsfaden u. -knoten anbringen u. Drainage mit der vorgelegten Naht an der Haut fixieren.
- U-Naht um die Drainage anbringen (Tabaksbeutelnaht).
- Verband mit Schlitzkompressen ohne Abknicken der Drainage an der Haut. Mit Pflaster u. Fixomull® fixieren.
- Anschluss an das vorbereitete Ableitungssystem mit Sog.
- Anzeichen sicherer Lage: Beschlagen des Schlauchsystems, Verbesserung der Oxygenierung, Blutdruckanstieg bei hämodynamisch relevantem Spannungspneumothorax.

Einstellung des Sogs Mit niedrigem Sog, z. B. 5 cmH_2O beginnen u. innerhalb der nächsten Stunden auf 20 cmH_2O erhöhen. Ist die Lunge in der Rö-Thorax-Kontrollaufnahme voll entfaltet, Sog auf 20 cmH_2O belassen.

Komplikationen
- Verletzung von Organen, Gefäßen, Nerven.
- Infektion.
- Fehlplatzierung.
- Blutung.

2.2.7 Peritonealpunktion (Aszitespunktion)

Indikation
- Entlastungspunktion bei Aszites.
- Drainage bei Peritonitis o. Abszess.
- Bakteriol., zytol. u. enzymatische Aszitesdiagn. (▶ 6.7).

Kontraindikation
- Nur bei nicht ultraschallgesteuerter Punktion: große Ovarialzysten, Hydronephrose, Schwangerschaft.
- Vorsicht bei hämorrhagischer Diathese u. hepatischem Präkoma.

Punktionsorte
- Übergang vom äußeren zum mittleren Drittel der Linie vom Nabel zur Spina iliaca ant. sup. li (weniger Verwachsungen) o. re sowie in der Medianlinie zwischen Nabel u. Symphyse (▶ Abb. 2.10).
- Auf epigastrische Gefäße achten.

Diagnostische Punktion
Material
- Desinfektionsmittel, Kompressen, 5-ml-Spritze mit einer kleinen (grau) u. größeren (grün o. gelb) Nadel. Unterlage.
- Probenröhrchen, Blutkulturflaschen (▶ 2.2.6, Diagn. von Pleurapunktat).

Durchführung
- Blase entleeren lassen.
- Hautdesinfektion.

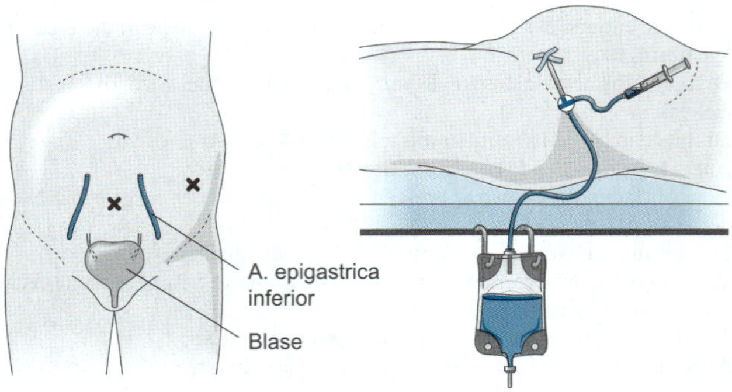

Abb. 2.10 Peritonealpunktion [L106]

- Lokalanästhesie der Haut: mit kleiner Kanüle Hautquaddel, dann mit größerer Nadel die tieferen Schichten infiltrieren.
- 20- bis 50-ml-Spritze mit grüner Kanüle (21 G) unter Aspiration in die Peritonealhöhle einführen (leichter Widerstand beim Durchstechen der Faszienschicht). Spritze füllen.
- Nadel schnell zurückziehen.
- Klebeverband.

Therapeutische Punktion

Material

- Steriles Arbeiten, zudem Unterlage.
- Braunüle (18 G/grün o. 17 G/weiß) o. spezielle Aszitespunktionsnadel, alternativ Turkel-System.
- Ableitungssystem u. Auffanggefäß.
- Pflaster.

Durchführung

- Punkt 1–4 wie bei diagn. Punktion.

! Um bei massivem Aszites ein Nachlaufen nach Zurückziehen der Nadel zu vermeiden: subkutan einstechen, Nadel entlang des Fettgewebes vorschieben, anschließend peritoneal stechen.

- Braunüle nach hinten, unten u. lateral vorschieben, wobei Pat., wenn möglich, pressen sollte.
- Wenn Aszites im Braunülenende sichtbar, Plastikteil weiter vorschieben u. Stahlnadel entfernen.
- Dreiwegehahn auf Braunüle aufschrauben, Ablaufsystem befestigen u. in das Auffanggefäß leiten.
- Turkel-System: kleine Hautinzision mit Skalpell machen und Turkel mit einliegendem Mandrin vorschieben, bis Markierung von Rot auf Grün wechselt.
- Mandrin entfernen und Katheter komplett vorschieben.
- Material für Aszitesdiagn. entnehmen, danach Aszites spontan komplett ablaufen lassen. Bei zwischenzeitlichem Stopp Pat. auf die Punktionsseite lagern.
- Nach der Punktion Braunüle entfernen u. steril abkleben. Bei Aszitesleck Punktionsstelle mit einem Stich übernähen.

Bei Punktion großer Aszitesmenge > 5.000 ml → Humanalbumin (6–8 g pro Liter Aszites) i. v.

Aszitesdiagnostik

- Wie bei Pleurapunktat (▶ 2.2.6).
- Zusätzlich:
  - Bei V. a. Pankreatitis: Amylase, Lipase (Serumröhrchen).
  - Bei V. a. Blutung (Peritoneallavage): Hkt bestimmen (> 2 % beweisen Blutung; EDTA-Röhrchen).

2.2.8 Harnblasenkatheter/-punktion

Transurethraler Katheter

Indikation

- Harnretention (neurogene Blasenentleerungsstörung, Prostatahyperplasie, prä-/postop.).
- Mikrobiol. Harnuntersuchungen.
- Messung der Urinausscheidung, Bilanzierung.
- Spül- bzw. Instillationsbehandlung.
- Temp.-Kontrolle.
- Abdom. Druckmessung.
- Ind. regelmäßig überprüfen.

Katheterarten

- Einmalkatheter zur Diagnostik.
- Blasenverweilkatheter:
  - Nelaton-Katheter (gerade, unspez. Anwendung).
  - Tiemann-Katheter (mit distaler Krümmung, erleichtert die Passage der hinteren Harnröhre beim Mann).
  - Katheter mit Temp.-Sonde.
- Großlumige Spülkatheter.

Blasenverweilkatheter aus Latex dürfen nicht > 5 d liegen. Bei Liegedauer > 5 d Silikonkatheter verwenden. Sie können je nach Urinbeschaffenheit u. Inkrustationen 4–6 Wo. liegen bleiben.

Material

- Katheter: M 14–18 Ch., F 10–12 Ch., Urinbeutel.
- Wasserdichte Unterlage, steriles Katheterset.
- Desinfektionsmittel, Gleitmittel, 10-ml-Spritze zum Blocken (in manchen Sets enthalten).

Durchführung

- Pat. auf wasserdichter Unterlage lagern: beim M Beine flach, bei der F Gesäß ggf. leicht hochlagern, Beine spreizen.
- Katheterset auspacken. Desinfektionsmittel (i. d. R. nicht steril verpackt) über die Tupfer gießen.
- Desinfektion mit den vorbereiteten Tupfern:
  - Dazu beim M den Penis mit der nicht katheterführenden Hand fassen u. Vorhaut zurückstreifen, Glans penis u. Meatus urethrae 3 × mit jeweils frischem Tupfer desinfizieren (ggf. 2. Handschuh zuvor überziehen).

  - Bei der F zuerst die Vulva von ventral nach dorsal desinfizieren, dann mit li Hand Labien spreizen u. kleine Schamlippen 3 × mit jeweils frischem Tupfer desinfizieren, zuletzt Harnröhrenöffnung desinfizieren.
- Gleitmittel steril anwenden, Einwirkzeit ca. 1 min, beim M Rückfluss durch Kompression der Harnröhre unterbinden.
- Katheter steril entnehmen, dazu ca. 5 cm von der Spitze entfernt fassen (Assistenz hilfreich, die den Katheter am Ende in der Folie hochhalten kann), vorsichtig in die Harnröhre einführen, beim M dabei den Penis mit der anderen Hand nach oben strecken.
- Urinfluss kontrollieren. Bei Wechsel eines bereits liegenden Dauerkatheters kann eine sofortige spontane Urinentleerung fehlen. Hier mit NaCl spülen u. kurz warten, bis verdünnter Urin abfließt.
- Beim Einmalkatheterisieren Urin auffangen u. Katheter danach entfernen.
- Beim Dauerkatheter noch 2 cm nach Urinfluss vorschieben, mit 10 ml Aqua dest. blockieren u. vorsichtig auf den Blasengrund zurückziehen.
- Urinbeutel anschließen, beim M Vorhaut reponieren.

> **!** Vorhaut unbedingt reponieren → Gefahr der Paraphimose!

Komplikationen Verletzung der Harnwege, HWI.

Suprapubischer Blasenkatheter

Indikation

- Harnableitung, wenn transurethrale Katheterisierung nicht möglich (Verletzungen, Urethralstrikturen).
- Postop. Urinableitung, sterile Harngewinnung.
- Längerfristige (Intensivpat.) o. dauerhafte Urinableitung zur Verminderung von Inf.

Kontraindikation V. a. Blasen-Ca.

Material

- Katheterset mit Malecot-Katheter 20 o. 24 G.
- 10-ml-Spritze mit Kanüle (22 G) für Lokalanästhesie.
- Einmalrasierer, Skalpell, sterile Tücher, Kompressen, breites Pflaster.

Punktionsort Etwa 3 cm oberhalb der Symphyse in der Medianlinie (Lokalisation mit Ultraschall).

Durchführung

- Pat. flach auf dem Rücken lagern.
- Blase muss gefüllt sein (Sono). Bei nicht gefüllter Blase entweder Flüssigkeitssubstitution oral oder i. v., bis Blase gefüllt, o. bei liegendem transurethralem Katheter retrograde Füllung mit steriler NaCl-Lsg. 0,9 %.
- Rasur u. Desinfektion der Haut.
- Lochtuch über Punktionsstelle platzieren. Lokalanästhesie der Haut u. in Stichrichtung bis zur Blase unter wiederholter Aspiration, bis Urin kommt. Stichtiefe merken.
- Stichinzision der Haut quer mit Einmalskalpell ca. 2 mm tief.
- Punktion mit der Hohlnadel mit innen liegendem Katheter senkrecht zur Körperoberfläche, bis Urin zurückfließt, Katheter vorschieben.
- Hohlnadel zurückziehen, aufsplitten u. entfernen (▶ Abb. 2.11), Urinbeutel anschließen.
- Katheter entweder mit Aqua dest. blocken o. mit einer Naht an der Bauchdecke fixieren, Verband.

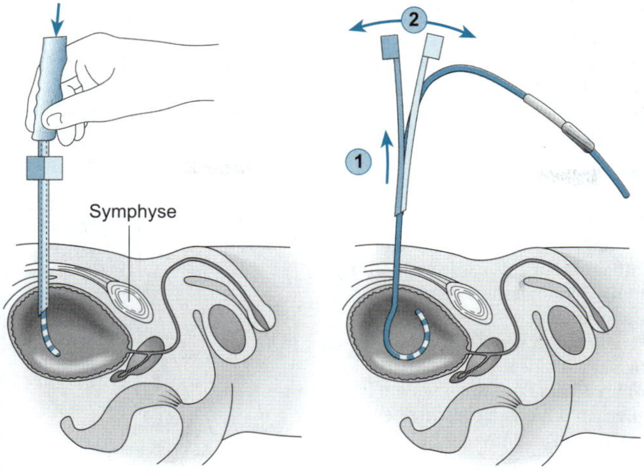

Abb. 2.11 Suprapubischer Blasenkatheter [L106]

Komplikationen

- Blutung durch Verletzung der hinteren Harnblasenwand → Beobachtung. Wenn kurzfristig, keine weiteren Maßnahmen.
- Blasentamponade bei starker Blutung → Urologen hinzuziehen.
- Peritonitis, Verletzung intraabdom. Organe → Chirurgen hinzuziehen, OP.

Katheterwechsel

- Transurethraler Katheter nach 4–8 Wo. (Ausnahme: Silastik-Langzeitkatheter alle 3 Mon.). Trüber Urin: Hinweis auf Inkrustierung o. Inf. → sofortiger Katheterwechsel.
- Suprapubischer Katheter mind. alle 2 Mon., Seldinger-Technik ist dabei vorzuziehen.

2.2.9 Lumbal-/Liquorpunktion

Indikation V. a. infektiöse ZNS-Erkr. (Meningitis, Enzephalitis), SAB (Ausnahmefall diagnostisch).

Kontraindikation Erhöhter Hirndruck! Relevante Blutungsanamnese (Antikoagulation, Hämorrhagie).

> **!** Sofern klin. Anzeichen eines erhöhten Hirndrucks vorliegen, sollte vor einer Liquorpunktion mittels cCT ein erhöhter Hirndruck ausgeschlossen werden. Die Spiegelung des Augenhintergrunds ist nicht ausreichend sicher.

Material

- 5-ml-Spritze mit dünner Nadel u. Lokalanästhesie (z. B. Lidocain 1 %).
- Atraumatische Spinalnadel (19 o. 21 G).
- 3 sterile Röhrchen ohne Innenbeschichtung.

2

Punktionsstelle

- Zwischen den Dornfortsätzen L4/5 o. L3/4 (▶ Abb. 2.12).
- Orientierung: Kreuzungspunkt der Verbindungslinie der Oberkante der Darmbeinschaufeln mit der WS = Höhe L3/4.

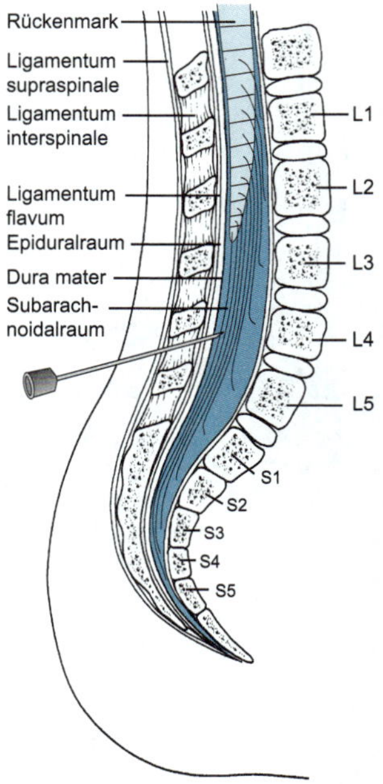

Abb. 2.12 Lumbalpunktion [L157]

Durchführung

- Evtl. Prämedikation (z. B. Midazolam 2,5–5 mg i. v.).
- Vor Liquorpunktion venöse Blutentnahme zur BZ- u. Eiweißbestimmung, Serologie zum Vergleich mit Liquorkonz.
- 3 sterile Röhrchen für Mikrobiologie, Zytologie u. klin. Chemie.
- Während der Punktion mit dem Pat. sprechen u. Vorgang beschreiben.
- Lagerung: Pat. entweder in Embryohaltung, Rücken an der Bettkante o. sitzend (mit Helfer).
- Punktionsort markieren u. großflächig desinfizieren.
- Lokalanästhesie.
- Spinalnadel mit Mandrin durch die Haut stechen. Zielrichtung schräg nach kranial Richtung Bauchnabel. Nach Überwinden des Widerstands des derben Lig. interspinale Nadel vorsichtig weiter vorschieben; Nadelöffnung soll nach lateral zeigen.
- Zwischendurch Mandrin herausziehen, einige Sekunden warten u. kontrollieren, ob schon Liquor abtropft, sonst Nadel mit Mandrin langsam weiter vorschieben.
- Liquor in Röhrchen sammeln (je etwa 1 ml), Reihenfolge beachten.
- Nadel herausziehen, steriles Pflaster, Punktionsstelle einige Minuten komprimieren. Pat. ggf. flach lagern.

> Eine postpunktionelle Flachlagerung für 24 h ist bei Verwendung heute üblicher atraumatischer Nadeln nicht erforderlich.

Komplikationen

- **Postpunktionelles Sy.:** diffuse Kopfschmerzen, Übelkeit, Ohrensausen u./o. Ohnmachtsneigung für 1–2 d nach der Liquorentnahme. *Ther.:* strenge Bettruhe, vermehrte Flüssigkeitszufuhr (1 l/24 h zusätzlich trinken), evtl. Infusion von 1 l E'lytlsg. in 24 h, Analgesie.
- Inf., Nervenverletzung, Blutung mit spinalem Hämatom.

2.2.10 Perikardpunktion

Indikation Akute Herzbeuteltamponade.

Material

- Große Kanüle (A.-femoralis-Punktionsset) o. besser Perikardpunktionskanüle, meist in einem abgepackten Perikardpunktionsset.
- 10-ml-Spritzen, Dreiwegehahn mit Verlängerungsschlauch.

Durchführung

- Echokardiografisch von li paraxiphoidal Erguss darstellen, Punktionstiefe u. -richtung abschätzen.
- Desinfektion der Haut, steril anziehen.
- Von li paraxiphoidal in Richtung li Schulter mit Kanüle o. Punktionsnadel mit aufgesetzter 10-ml-Spritze unter Aspiration dicht unter der Thoraxoberfläche vorschieben, bis nach Durchstechen des Perikards Flüssigkeit abzusaugen ist.
- Bei Verwenden einer Perikardpunktionskanüle Katheter mittels Seldinger-Technik (▶ Abb. 2.1) platzieren (hier mit einzelnen Dilatatoren vordehnen).
- Sono-Kontrolle durch Darstellen des Katheters im Perikarderguss o. EKG-gesteuerte Punktion: Für intrakardiale Ableitung zugelassenes EKG mit Krokodilklemme an Punktionsnadel anschließen; bei Berührung des Epikards ST-Hebung; dann Nadel sofort zurückziehen.
- Dreiwegehahn mit Verlängerung auf die Braunüle/Punktionskanüle aufschrauben u. unter langsamem Sog Erguss entleeren.
- Bei unklarer Ergussgenese Material für mikrobiol. u. pathol. Untersuchung abnehmen.

Weiteres Vorgehen nach Beschaffenheit des Ergusses

- Hämorrhagischer Erguss: Bestimmung von Hb u. Hkt im Vergleich mit peripherem Blut zur Unterscheidung zwischen versehentlicher Ventrikelpunktion u. Erguss.
- Nicht beherrschbare Tamponade → chir. Intervention.
- Hämoperikard infolge von Aortendissektion, Myokardruptur, Ventrikelpunktion, Trauma → kardiochir. Intervention.

2.3 EKG und elektrische Kardioversion

2.3.1 EKG

Durchführung und Auswertung

Im Nachtdienst üblich

- Bipolare Extremitätenableitungen (I, II, III) nach Einthoven.
- Unipolare Ableitungen nach Goldberger: aVR, aVL, aVF.
- Unipolare Brustwandableitungen nach Wilson: V_1–V_6.
- Ableitungen nach Nehb (Ergänzung zu den Ableitungen III u. aVF bei V. a. Hinterwandinfarkt).

Platzierung der Elektroden

- Elektroden anfeuchten (Kontaktspray).
- **Extremitätenableitung:** re Arm: rot; li Arm: gelb; li Fuß: grün; re Fuß: schwarz (Erde).

- **Brustwandableitungen** (▶ Abb. 2.13):
  - V_1: 4. ICR re parasternal.
  - V_2: 4. ICR li parasternal.
  - V_3: zwischen V_2 u. V_4.
  - V_4: 5. ICR li, medioklavikular.
  - V_5: 5. ICR li, vordere Axillarlinie.
  - V_6: 5. ICR li, mittlere Axillarlinie.
- **Linkserweiterte Ableitungen:**
  - V_7: 5. ICR li, mittlere bis hintere Axillarlinie.
  - V_8: 5. ICR li, hintere Axillarlinie.
  - V_9: 5. ICR li, dorsolateral – V. a. Lateralischämie.
  - Re-präkordiale Ableitung (V_3R–V_6R): spiegelbildlich zu den Brustwandableitungen bei V. a. auf re-ventrikulären Infarkt.

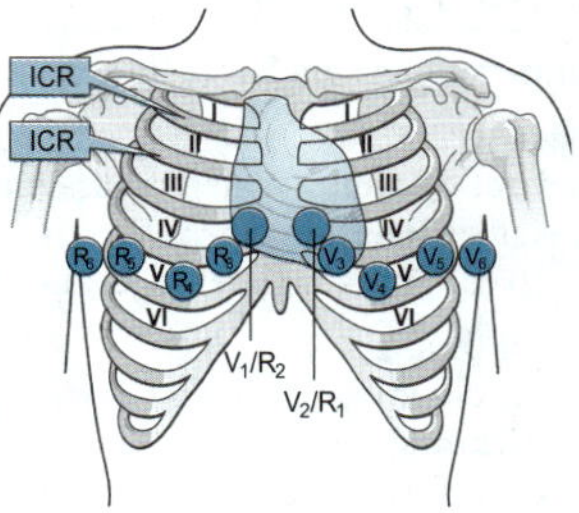

Abb. 2.13 Platzierung der EKG-Elektroden [L106]

Durchführung

- Pat. liegt auf dem Rücken.
- Geschwindigkeit einstellen (meist 50 mm/s).
- Jeweils ca. 15 s Einthoven-, Goldberger- u. Brustwandableitungen laufen lassen. Bei Bedarf Rhythmusstreifen mit 25 mm/s.
- EKG mit Namen, Geburtsdatum, aktuellem Datum u. Uhrzeit beschriften.

Mögliche Fehlerquellen

- Regelmäßig kleine Zacke in der Grundlinie mit einer Frequenz von 50/s bedeutet Wechselstrom. Ursachen: schlechte Erdung, Elektroden haften schlecht o. sind nicht befeuchtet, wackelnde Stecker, eingeschaltete Elektrogeräte in der Umgebung.
- Unregelmäßige kleingezackte Artefakte: muskuläre Ursachen wie Kältezittern, falsche Lagerung, Angst, M. Parkinson etc.
- Nulllinienschwankungen: lose Elektrode, Kabel unter Spannung, Husten, Bewegung der Extremitäten. Hilfe: „Block-Taste".
- Falsche Polung: Werden z. B. Elektroden des re u. li Arms vertauscht, kommt es zu neg. Kammerkomplexen in Ableitung I u. aVF.

Herzfrequenz

Regel: 600 dividiert durch Abstand in Zentimeter zwischen 2 R-Zacken (bei 50 mm/s Papiergeschwindigkeit).

Zeiten u. Lagetyp

Beurteilung u. Ausmessen von P-Zacke (Ableitung II), PQ-Dauer, QRS-Komplex, ST-Strecke, T-Welle, QT-Dauer u. U-Welle (▶ Abb. 2.14). QT-Dauer ist frequenzabhängig. Bestimmung des Lagetyps: ▶ Tab. 2.2.

Pathologische EKG-Befunde

▶ Tab. 2.3; HRST: ▶ 4.3. Relevante pathol. EKG-Befunde: ▶ 21.1.

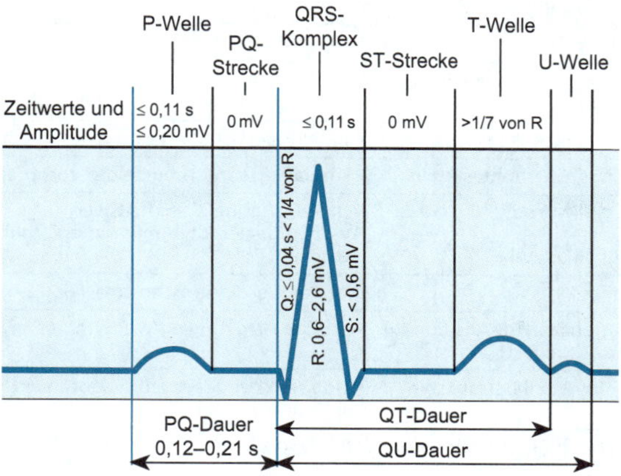

Abb. 2.14 Zeitwerte im EKG (Normalbefund) [A300]

Konkordant neg. T-Welle in aVR u. V_1 physiol.; bis etwa zum 30. Lj. auch in V_2.

Tab. 2.2 Vereinfachte Bestimmung des Lagetyps anhand der Extremitätenableitungen I, II, III

Lagetyp	Ableitung mit größter R-Zacke	Ableitung mit neg. QRS-Komplex	Zusatzkriterien
Linkstyp	I > II	III	
Indifferenztyp (Normaltyp)	II > I > III		alle drei QRS-Komplexe pos.
Sagittaltyp (Steiltyp)	II < III < I		alle drei QRS-Komplexe pos.
Rechtstyp	III > II	I	
Überdrehter Linkstyp	I	II, III	zwei überwiegend neg. QRS-Komplexe
Überdrehter Rechtstyp	III	I, II	zwei überwiegend neg. QRS-Komplexe

Tab. 2.3 Pathologische EKG-Befunde

Veränderung	Interpretation
Veränderungen der P-Welle (normal: ≤ 0,2 mV, ≤ 0,11 s)	
Abgeflachtes P in II bei Linkstyp	Kein Krankheitswert. DD: Vagotonie, Hypothyreose, Kardiomyopathie
Biphasisches P ohne Verbreiterung	Meist physiol. Evtl. Läsion der linksatrialen Leitungsbahn, Vorhofinfarkt, ektopes Reizbildungszentrum

Tab. 2.3 Pathologische EKG-Befunde *(Forts.)*

Veränderung	Interpretation
Biphasisches P > 0,11 s in I, II, V_5 u. V_6 (P mitrale)	Mitralstenose, konstriktive Perikarditis
Überhöhtes, spitzes P in II, III u. aVF	P pulmonale bei Überlastung des re Vorhofs
Verbreitertes, überhöhtes P	P cardiale (Überlastung beider Vorhöfe)
Neg. P in I bei Verpolung o. Situs inversus Neg. P in II, III u. aVF	In III bei LT ohne Krankheitswert AV-junktionaler Rhythmus ohne Krankheitswert
Wechselndes P	Wandernder Vorhofschrittmacher, ES, HRST
Kein P abgrenzbar, RR-Abstand wechselnd (Zirkeltest)	Absolute Arrhythmie, AV-Rhythmus
Abgeflachtes P in II bei Linkstyp	Kein Krankheitswert. DD: Vagotonie, Hypothyreose, Kardiomyopathie
Veränderungen der PQ-Dauer (normal: 0,12–0,21 s)	
Verkürzte PQ-Zeit, normale P-Welle	Tachykardie, Präexzitationssy. (▶ 4.3)
Verkürzte PQ-Zeit, verformte P-Welle	AV-junktionaler Rhythmus
Verlängerte PQ-Zeit, normale P-Welle	AV-Block I. Grades
Zunehmende PQ-Zeit, Ausfall eines QRS-Komplexes	Wenckebach-Periodik bei AV-Block II. Grades Mobitz I (ehemals Typ Wenckebach) (▶ 4.3)
Normale PQ-Zeit mit Kammersystolenausfall (kein QRS-Komplex nach P)	AV-Block II. Grades Typ Mobitz II mit 2:1- o. 3:1-Überleitung
Verlängerte PQ-Zeit, verformte P-Welle	Vagotonie; infektiös-toxisch, degenerative u. traumatische Herzerkr., SVES
Veränderungen des QRS-Komplexes (normal 0,6 mV, 0,08–0,11 s)	
Verbreiterte, tiefe Q-Zacken bei Infarkt	> ¼ der Amplitude der höchsten R-Zacke in den Extremitätenableitungen, > 0,04 s
Kleine Q-Zacken in V_2–V_4	Bei LAHB
Fehlende Q-Zacke in I, aVL, V_4–V_6, bes. bei Linkstyp	Nekrosen im Kammerseptum, LSB, WPW-Sy.
Q-Zacke in V_5–V_6	Linksherzhypertrophie
Kleine Q-Zacken in II, III, aVF	Physiol. beim Steiltyp
Veränderungen des QRS-Komplexes (normal: 0,6 mV, 0,08–0,11 s)	
QRS-Knotung („unglatte" Kammerkomplexe) ohne Verlängerung	Intraventrikuläre Erregungsausbreitungsstörungen ohne typisches Schenkelblockmuster
Linksherzhypertrophie	SV1, 2 + $RV_{5,\,6}$ ≥ 3,5 mV (Sokolow-Lyon) ST-Senkung in I, aVL, $V_{5,\,6}$ T-Negativierung in I, aVL, $V_{5,\,6}$; (überdrehter) Linkstyp RI ≥ 1,6 mV; RaVL ≥ 1,1 mV RI + SIII ≥ 2,5 mV (Gubner u. Ungerleider); RV4, 5, 6 ≥ 2,6 mV

Tab. 2.3 Pathologische EKG-Befunde *(Forts.)*

Veränderung	Interpretation
Rechtsherzhypertrophie	RV1 + SV5, 6 ≥ 1,05 mV (Sokolow-Lyon) Rechtstyp, Steiltyp; ST-Senkung in V_1–V_3 T-Negativierung in V_1–V_3 RV1 ≥ 0,7 mV; R/SV1 ≥ 1; R/SV5 ≤ 1 SV5 u. SV6 ≥ 0,7 mV
QRS verlängert (> 0,11 s)	
Linksschenkelblock (LSB) **Cave:** Endstreckenbeurteilung u. Infarktdiagnose kaum möglich (s. Sgarbossa-Kriterien ▶ 21.1.3)	*Inkomplett:* QRS-Zeit ≤ 0,11 s *Komplett:* QRS-Zeit > 0,11 s Deformierter QRS-Komplex in I, II, aVL, V_5, V_6, ST-Senkung mit präterminal neg. T in I, II, aVL, V_5 u. V_6 Oberer Umschlagpunkt V_6 > 0,05 s (Zuckerhutform) *Linksanteriorer Hemiblock* (LAHB): überdrehter Linkstyp + S-Persistenz bis V_6, kl. Q-Zacke in I u. AVL *Linksposteriorer Hemiblock* (LPHB): überdrehter Rechtstyp, kl. Q-Zacken in II, III, AVF, träger R-Anstieg
Rechtsschenkelblock (RSB)	*Inkomplett:* QRS-Zeit ≤ 0,11 s Doppelgipfliges R (rSR-Form) in V_1 u. aVR. Plumpes tiefes S in I *Komplett:* QRS > 0,11 s, QR-Zeit > 0,08 s (= oberer Umschlagspunkt) M-förmig deformierter QRS-Komplex v. a. in V_1 u. aVR
Bifaszikulärer Block	Kompletter LSB *LAHB + RSB:* überdrehter Linkstyp + RSB (häufigster bifaszikulärer Block) *LPHB + RSB:* überdrehter Rechtstyp + RSB
Veränderung der ST-Strecken	
ST-Strecken-Senkung	*Konvexbogig:* z. B. bei LV-Hypertrophie in I, aVL, $V_{5,\,6}$; bei RV-Hypertrophie in III, aVR, V_1, V_2; bei LSB zusätzlich QRS-Verbreiterung u. T neg. *Konkavbogig (muldenförmig):* z. B. Digitaliseffekt, ACS *Aszendierend:* unspez., bei Tachykardie *Horizontal, deszendierend:* z. B. ACS
ST-Strecken-Hebung	Nichtpathol. Hebungen in V_{2-4} bei vagotonen Jgl. möglich! Myokardinfarkt (▶ 4.2) Herzwandaneurysma (monatelange Persistenz des II. Infarktstadiums) LE (▶ 5.2, SIQIII-Typ, inkompletter RSB, S–V_6), Perikarditis (*konvexbogige* ST-Hebung in allen Ableitungen, Fehlen infarkttypischer Veränderungen wie R-Verlust, pathol. Quick)
Veränderung der T-Welle	
„Hohes" T	Vagotonie (Sinusbradykardie) 1. Phase des Herzinfarkts („Erstickungs-T"), Hyperkaliämie (QT-Verkürzung; zeltförmige, hohe T-Welle)

Tab. 2.3 Pathologische EKG-Befunde *(Forts.)*

Veränderung	Interpretation
T-Abflachung	Hypokaliämie (QT-Verlängerung, U-Welle, in schweren Fällen Verschmelzung von T- u. U-Welle) Myokarditis, KHK, beginnende LV-Hypertrophie
Präterminal neg. T	Normal in Ableitung III, bei Jgl. auch in V_{3-4} Pathol.: LV-Hypertrophie, KHK, Digitalis, Perikarditis
Terminal neg. T	Nichttransmuraler Infarkt, Peri-, Myokarditis, Intoxikation, rheumatische o. neoplastische Infiltration
U-Welle	
Hohe U-Welle	Vagotonie, Bradykardie, Sportlerherz, Hypokaliämie, Hyperthyreose, ZNS-Erkr.
Neg., biphasische U-Welle	Stets pathol. Bei LV-Hypertrophie (bes. in I, V_{4-6}), Rechtsbelastung (bes. in II, III, V_{1-2}), KHK (oft gleichzeitig ST-Strecken-Senkung), nach Herzinfarkt, LE, Schenkelblock, Extrasystolie

2.3.2 Elektrische Kardioversion/Defibrillation

Kardioversion

Bei der Kardioversion erfolgen die Gleichstromstöße synchron zum QRS-Komplex. Dadurch wird verhindert, dass der Stromstoß in die vulnerable Phase des Herzzyklus fällt u. Kammerflimmern auslöst.

Indikation Tachykarde HRST:

- Mit hämodynamischer Instabilität: VT, Vorhofflimmern/-flattern, paroxysmale SVT.
- Bei hämodynamischer Stabilität, wenn HRST durch Antiarrhythmika nicht ausreichend therapierbar, Rhythmisierung.

Kontraindikationen Sick-Sinus-Sy. ohne temporären SM-Schutz, VHF mit langsamer Ventrikelfrequenz, ausgeprägte Erregungsleitungsstörungen (höhergradige SA- u. AV-Blockierungen). Digitalisintoxikation.

Durchführung

Vorbereitung:

- Bei VHF > 48 h u. hämodynamischer Stabilität transösophagealer Ausschluss intrakardialer Thromben u. sofortige Antikoagulation, z. B. mit NMH gewichtsadaptiert o. mit Heparin-Perfusor (▶ 20.2).Alternative: 3-wöchige Antikoagulation, z. B. mit Phenprocoumon o. DOAK vor Kardioversion.
- Bei hämodynamischer Stabilität 8 h zuvor nüchtern lassen.
- EKG-Monitoring.
- O_2 2–6 l per Nasensonde, Ambu-Beutel, Intubationsbesteck in Reichweite.
- Ggf. Klebeelektroden (Klebepads) aufkleben.
- Venöser Zugang mit Dreiwegehahn, 500 ml NaCl- o. Ringer-Lsg.
- Defibrillator auf gewünschte J einstellen.

! Synchronisationstaste drücken!
- (Bei Verwendung von Paddles diese mit Elektrodenpaste bestreichen).
- Kurznarkose mit z. B.:
  - Propofol 1 % 1 mg/kg KG langsam i. v. **oder**
  - Midazolam 2,5–7,5 mg i. v. **oder**
- Etomidat 14–20 mg i. v. (7–10 ml), **ggf. mit**
  - Piritramid 7,5–15 mg (0,1–0,2 mg/kg KG) o. Fentanyl 0,05 mg i. v.

Kardioversion:
- Wenn Pat. schläft (keine Reaktion auf Sternumreiben), Energie (hier biphasisch) vorwählen:
  - **SVT** bzw. schmale Kammerkomplexe (Ausnahme VHF): initial 50 J → 100 J → 200 J.
  - **VT** bzw. breite Kammerkomplexe u. VHF: initial 100 J → 200 J (falls frustran ggf. Amiodaron-Zwischengabe).

! Vor bzw. zwischen den einzelnen Stromstößen **jedes Mal erneut** Synchronisationstaste drücken, vor jeder Stromstoßauslösung umstehendes Personal durch lautes Kommando, z. B.: „Alle weg vom Bett" (insb. bei Verwenden von Klebeelektroden) vorwarnen.
- Nach erfolgreicher Kardioversion des Vorhofflimmerns/-flatterns Antikoagulation für mind. 3–4 Wo. (abhängig vom CHA$_2$DS$_2$-VASC-Score) fortsetzen.

Platzieren der Klebeelektroden bzw. Paddles (▶ Abb. 2.15):

! So viel Herz wie möglich zwischen die Elektroden u. nicht unmittelbar auf Sternum o. Scapula, da Knochen sehr schlecht leiten.
  - **Anterior-lateral** (▶ Abb. 2.15): re Elektrode parasternal unter der Clavicula, andere li thorakal über der Herzspitze.

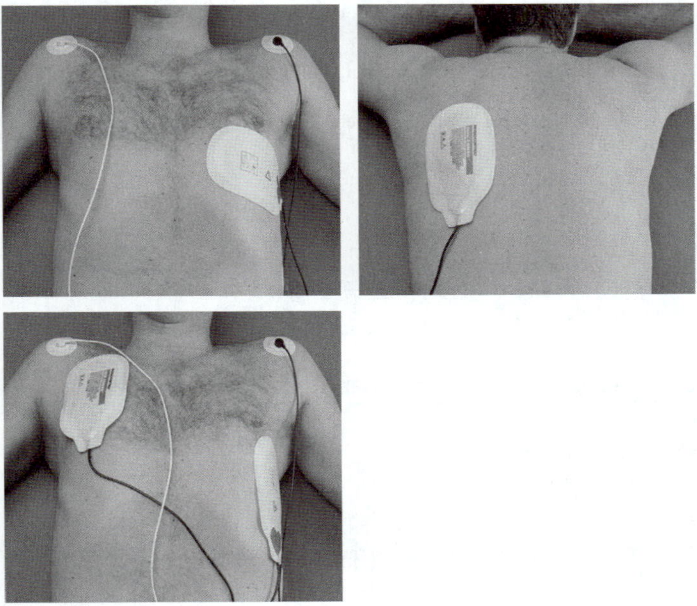

Abb. 2.15 Patch-Positionen: **a** und **b** anterior-posterior, **c** anterior-lateral [G963]

  - **Anterior-posterior** (▶ Abb. 2.15): eine Elektrode unter das li Schulterblatt, die andere li parasternal ca. in Höhe des 4. ICR.

! Bessere Erfolgsrate: Kardioversion in a.-p. Position (unproblematisch mit Klebeelektroden).

- Bei **SM-** o. **ICD-Trägern** mind. 10 cm Abstand zwischen Klebeelektroden/Paddles u. SM-/ICD-Aggregat. SM/ICD darf nicht im dir. Stromfluss zwischen Klebeelektroden/Paddles liegen.

Defibrillation

> Bei der Defibrillation erfolgt der Gleichstromstoß nicht synchron zum QRS-Komplex.

Indikation Kammerflimmern.

Durchführung

- CPR beginnen.
- Klebeelektroden o. Paddles wie bei Kardioversion platzieren (▶ 2.3.2).
- EKG ableiten, entweder über Paddles o. separate Elektroden.
- Energie vorwählen:
  - Biphasisches Gerät: initial 150 J, dann 200 J (in Ausnahmefällen 360 J).
  - Monophasisches Gerät: 360 J.

! Keine Synchronisation!

- Nach jeder Schockabgabe CPR zunächst über 2 min fortführen, dann Puls- (A. femoralis o. A. carotis) u. EKG-Kontrolle.

Komplikationen Kardioversion/Defibrillation

- Asystolie, häufig für einige Sekunden, bis Sinusrhythmus einsetzt. Bei lang anhaltender Asystolie → Reanimation (▶ 4.1).
- Kammerflimmern → Defibrillation.
- Art. Embolie, v. a. bei Vorhofthromben.
- Hautverbrennungen.
- Allergische Reaktion auf Narkotika.
- Erhöhung der kardialen Enzyme.
- Lungenödem.

> SM u. Defibrillatoren müssen nach Kardioversion o. Defibrillation immer kontrolliert werden.

2.3.3 Temporärer Schrittmacher

Indikation

Symptomatische bradykarde HRST:

- Symptomatischer Sinusarrest.
- AV-Block III. Grades.
- AV-Block II. Grades Typ Mobitz II mit Synkopen.
- Hämodynamisch relevante Bradyarrhythmia absoluta bei Vorhofflimmern o. -flattern.

Externe transthorakale Stimulation

- Als Sofortmaßnahme u. Überbrückung.
- Selbstklebende Elektroden präkordial (neg.) u. li unter der Scapula (pos.) anbringen.
- EKG als Triggersignal zusätzlich für Demand-Funktion anschließen. Stromstärke zwischen 40 u. 200 mA u. Dauer von 20–40 ms einstellen.
- Analgosedierung wg. schmerzhafter Muskelkontraktionen erforderlich (z. B. Fentanyl 0,05–0,1 mg plus Midazolam 2,5–7,5 mg, ggf. Perfusor s. innere Umschlagseite hinten).
- Stimulationsfrequenz 70/min, mit hoher Stromstärke beginnen u. rasch reduzieren.

Intrakardiale Stimulation

Zugangswege Wie für ZVK, bevorzugt: V. jugularis int. re oder V. subclavia li (ggf. permanenter SM im Verlauf geplant mit meist re-seitiger Implantation), V. femoralis re.

Material

- Wie bei ZVK (▶ 2.2.2).
- Schleuse (F5), SM-Kabel mit Anschlüssen für Einkammersystem ausreichend, SM.
- I. d R. gepacktes Set mit sterilen Kompressen, Schälchen für Desinfektionsmittel, Klemme, Tupfern. Beachte Ballonkatheter bei „blindem“ Einschwemmen.
- C-Bogen bei Einschwemmen über V. femoralis, Monitorüberwachung.

Durchführung **Einschwemmen über V. femoralis:**

- Pat. auf Durchleuchtungstisch lagern, an Monitor anschließen u. C-Bogen platzieren.
- Sterilen Tisch decken, SM-Kabel auspacken, Schleuse vorbereiten.
- Pat. entsprechend lagern (▶ 2.2).
- C-Bogen dort, wo später zur Platzierung berührt wird, steril abdecken. Punktionsstelle mehrfach mit Tupfer u. Desinfektionsmittel steril abwaschen.
- Punktion der V. femoralis, Schleuse in Seldinger-Technik platzieren. SM-Kabel über die Schleuse unter Sicht in re Vorhof vorschieben.
- Platzierung zur ventrikulären Stimulation: Spitze am Boden der re Kammer in leicht gestauchter Position (▶ Abb. 2.16).

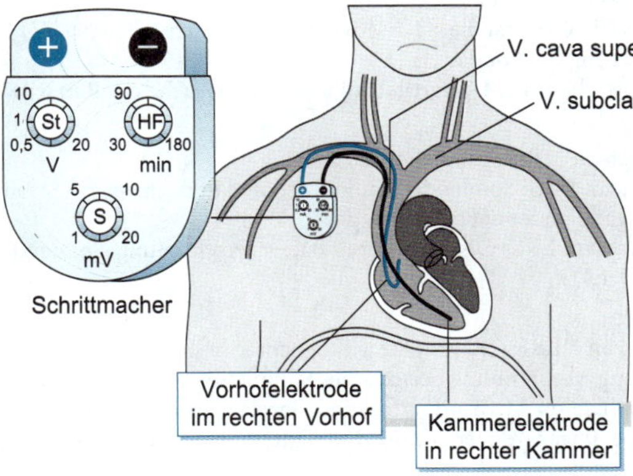

Abb. 2.16 Schrittmacher [L157]

Einschwemmen über V. jugularis int. oder V. subclavia:

- Punktion wie bei ZVK (▶ 2.2.2). Schleuse in Seldinger-Technik platzieren.
- SM-Kabel im „Kondom" belassen u. über die Schleuse langsam unter EKG-Kontrolle vorschieben. Ballon nach ca. 15–20 cm aufblasen u. weiter einschwemmen. **Cave:** bei jedem Rückzug des Kabels Ballon entlüften!
- Elektroden an SM-Aggregat anschließen: proximal am „Plus", distal am „Minus".
- SM-Kabel proximal (Gewinde an der Schleuse) fixieren, Stimulation beginnen – sichere Position des SM-Kabels bei effektiver Überleitung der Stimulation – Spike mit folgendem LSB.
- Anschließend mit Kompressen u. Verband fixieren.
- Rö-Kontrolle.
- Nach Umlagern des Pat. SM-Funktion überprüfen.

Einstellung des Schrittmachers

> VVI-Modus ist bei antibradykardem Pacing ausreichend.

- **Frequenz:** 70–90/min bei SM-Abhängigkeit, sonst ca. 20/min unter Eigenfrequenz
- **Sensing-Schwelle:** Erkennen der Eigenaktionen durch den Schrittmacher. Ermittlung der Sensing-Schwelle:
  - Stimulationsfrequenz unter Eigenfrequenz stellen. Bei adäquatem Sensing sistiert die Stimulation.
  - Sensing-Schwelle erhöhen (mV erhöhen!), bis Eigenaktionen nicht mehr korrekt erkannt u. am Monitor erkennbar sind. Optimale Lage, jedoch nicht immer erreichbar: Sensing-Schwelle > 5 mV (bei ventrikulärer Lage).
  - Sensing am SM-Aggregat auf die Hälfte der ermittelten Sensing-Schwelle einstellen.
- **Pacing-Schwelle (Reizschwelle):** minimal notwendige Stromstärke, die zur adäquaten Ventrikelstimulation nötig ist. Ermittlung der Pacing-Schwelle:
  - SM auf Demand-Funktion (meist VVI) einstellen.
  - Stimulationsfrequenz 20/min über die Eigenfrequenz einstellen.
  - Spannung (Stimulation) auf hohen Wert (5 V) stellen u. langsam reduzieren, bis auf dem Monitor keine effektiven SM-Aktionen (Spikes mit breiten QRS-Komplexen) erkennbar sind.
  - Optimale Reizschwelle < 1,5 V. Bei hohen Reizschwellen (> 3 V) Neuplatzierung der Sonde.
  - Stromstärke am SM-Aggregat auf das 2- bis 3-Fache der Reizschwelle einstellen.

Mögliche Probleme Bei Stimulationsausfall:

- Mit Spikes im EKG: Sondendislokation, erhöhte Reizschwelle → Stromstärke erhöhen, ggf. Sondenneuplatzierung.
- Ohne Spikes im EKG: Diskonnektion, Batterieerschöpfung, Sondendefekt, Aggregatdefekt.

Komplikationen

- Auslösen von HRST; CK-Erhöhung möglich.
- Hautreizung/Verbrennung bei externer Stimulation.
- Thrombophlebitis, Myokardperforation, Sondenverknotung, Elektrodendislokation bei intrakardialer Stimulation, Luftembolie, Pneumothorax, Trikuspidalklappeninsuff.

! Bei Myokardperforation → Elektrode belassen, Verlegung in kardiochir. Zentrum.

2.4 Bluttransfusion

2.4.1 Allgemeines

Aufklärung

- Es besteht generelle Aufklärungspflicht, die durch den transfundierenden Arzt selbst durchzuführen u. zu dokumentieren ist.
- Stets zwischen Nutzen u. Risiko abwägen, insb. Infektionsgefahr u. Immunisierung (hier v. a. hämatol. u. onkol. Pat. durch Bildung von HLA-AK) bedenken.

Verweigerung einer Transfusion

- Volljähriger mündiger Pat.: darf die Transfusion verweigern, auch bei akuter Lebensgefahr. Angehörige besitzen kein Bestimmungsrecht.
- Minderjähriger Pat.: Sollten Erziehungsberechtigte die Transfusion verweigern, kann die Transfusionserlaubnis beim Vormundschaftsgericht erwirkt werden.
- Bewusstseinsgetrübter o. bewusstloser Pat. in Lebensgefahr: Über die Transfusionsnotwendigkeit entscheidet ausschließlich der Arzt.

Anforderung von Blutkonserven

- Für Blutgruppenbestimmungen (AB0, Rhesusfaktoren) sowie AK-Suchtest müssen vom *transfundierenden Arzt* 10 ml Nativblut abgenommen werden.
- Röhrchen mit Namen, Vornamen u. Geburtsdatum beschriften.
- Anforderungsschein sorgfältig ausfüllen u. unterschreiben. In den meisten Kliniken enthält der Anforderungsschein kodierte Aufkleber, mit denen die Röhrchen beklebt werden müssen.

! Differenzierung evtl. vorliegender AK u. Bereitstellung verträglicher Präparate benötigen mehrere Stunden, ausgenommen Notfalltransfusionen ohne Kreuzprobe bei vitaler Ind.! Deshalb rechtzeitige Anforderung mit Ind.-Stellung u. wichtigen (transfusionsrelevanten) klin. Angaben.

Kreuzprobe (Verträglichkeitsprobe)

- Eine Kreuzprobe ist max. 72 h gültig u. muss nach dieser Zeit auch für bereits als verträglich getestete Präparate mit frisch entnommenem Blut erneut durchgeführt werden.
- Für FFP u. Thrombozytenkonzentrate (TKs) ist eine Kreuzprobe empfohlen.
- Ery-haltige Präparate u. (nach Möglichkeit) TKs müssen AB0- u. Rhesus-kompatibel transfundiert werden:
  - AB0-System: ▶ Tab. 2.4.
  - Rhesus-System: Ein Rh-neg. Empfänger muss Rh-neg. Erys erhalten. Ein Rhesus-pos. Empfänger kann Rh-pos. u. Rh-neg. Erys erhalten.

Tab. 2.4 Mögliche Transfusionen im AB0-System

Pat. mit Blutgruppe	darf erhalten:	
	EKs der Blutgruppe	FFP der Blutgruppe
0	0	0, A, B, AB
A	A, 0	A, AB
B	B, 0	B, AB
AB	AB, A, B, 0	AB

> Bei Rh(D)-neg. Mädchen sowie Rh(D)-neg. Frauen im reproduktionsfähigen Alter ist die Transfusion von Rh-pos. (D-pos.) EKs unbedingt zu vermeiden (ausgenommen lebensbedrohliche Situationen).

2.4.2 Gabe von Erythrozytenkonzentraten, Thrombozytenkonzentraten, Fresh Frozen Plasma

> Für alle Komponenten gilt: Angaben von Empfänger (Pat.) u. Spender, Blutgruppe u. Konservennummer, Chargennummer auf Präparat u. Begleitpapieren, Verfallsdatum überprüfen.

Erythrozytenkonzentrate (EKs)

Indikation Generelles Ziel ist es, eine anämische Hypoxie zu verhindern.

> Entscheidend für die Gabe von EKs sind nicht allein Laborwerte, sondern die Ursache einer Anämie, der zeitliche Verlauf u. das Vorliegen von Symptomen einer relevanten Anämie sowie das gleichzeitige Vorliegen schwerer Begleiterkr. (▶ Tab. 2.5).

Durchführung

> **Faustregel:** Bei normalgewichtigen Pat. steigert generell 1 EK den Hb um 1 g/dl bzw. den Hkt um 3–4 %.

Tab. 2.5 Transfusionsindikation

Hb-Bereich	Kompensationsfähigkeit/Risikofaktoren	Transfusion
< 7 g/dl (< 4,3 mmol/l)	–	ja
≥ 7und < 8 g/dl (≥ 4,3 und < 5 mmol/l)	Kompensation adäquat, keine Risikofaktoren	nein
	Kompensation eingeschränkt, Risikofaktoren vorhanden (z. B. KHK, Herzinsuff., zerebrovaskuläre Insuff.)	ja
	Hinweise auf anämische Hypoxie (physiol. Transfusionstrigger: z. B. Tachykardie, Hypotension, EKG-Ischämie, Laktatazidose)	ja
≥ 8 und < 10 g/dl (≥ 5,0–6,2 mmol/l)	Hinweise auf anämische Hypoxie (physiol. Transfusionstrigger: z. B. Tachykardie, Hypotension, EKG-Ischämie, Laktatazidose)	ja
≥ 10 g/dl (≥ 6,2 mmol/l)	–	nein

Merke: Die Hb-Konz. allein ist kein adäquates Maß des O_2-Angebots. Bei Hypovolämie gibt der Hkt den Ery-Mangel nicht korrekt wieder. Individuelle Faktoren können eine von den Empfehlungen abweichende Indikationsstellung erforderlich machen.

- AB0-Kurzbestimmung des Empfängers (Pat.) mittels Bedside-Test muss vom *transfundierenden Arzt* durchgeführt werden.
- Bedside-Karte mit Namen des Pat. u. Konservennummer beschriften, Ergebnis dokumentieren (Beschriftungsfeld der Testkarten ist abziehbar u. kann in die Kurve geklebt werden).
- EK-Gabe über Transfusionsbesteck mit Filterkammer (zur Hälfte mit Blut füllen). Möglichst großen Zugang (≥ 18 G/grün) verwenden.
- Keine gleichzeitige Applikation von Medikamenten über diesen Zugang.
- EKs nach Lieferung bzw. Erwärmung innerhalb von 6 h transfundieren.

! Die Transfusion muss vom Arzt selbst eingeleitet werden. Die ersten 50 ml rasch transfundieren u. Reaktionen des Pat. beobachten (Dyspnoe? Tachykardie? RR-Abfall?).

- Die Transfusionsdauer beträgt im Normalfall 1 h. Zur Vermeidung einer Volumenüberlastung bei Nieren-, Herzinsuff. nicht mehr als 4 Bluteinheiten in 3–4 h.
- Erwärmung auf Raumtemp. nur bei Massentransfusionen (> 50 ml EK/min), bekannten Kälte-AK u. Neugeborenen im speziellen Wärmeapparat (EKs 15 u. FFP 25 min).
- Leere Blutbeutel zur Klärung einer möglichen Transfusionsreaktion 24 h im Kühlschrank aufbewahren (s. u.).

Vorgehen bei Massentransfusion

Def.: nahezu kompletter bis vollständiger Blutaustausch innerhalb von 24 h.

- Mind. 2 großlumige Zugänge (z. B. 14 G/orange, 16 G/grau).
- Druckinfusion mit spezieller Manschette.
- Bei Massentransfusion gleichzeitige FFP-Applikation – Verhältnis FFP zu EK 1 : 2.
- Faustregel: FFP 15–20 ml/kg KG mit einer Geschwindigkeit von 30–50 ml/min bei Massenblutungen.

Vorgehen bei Notfalltransfusion

- Bedside-Test immer vor Transfusion. Unbedingt vor Transfusionsbeginn 20 ml Nativblut für nachträgliche Blutgruppenbestimmungen u. nachgezogene Kreuzprobe abnehmen.
- Bei bekannter Blutgruppe des Pat.: Bedside-Test, dann Transfusion.
- Bei unbekannter Blutgruppe: EKs der Blutgruppe 0 transfundieren, wenn möglich Rh-neg.

Vorgehen bei starker Blutung

- Mind. 2 großlumige Zugänge (≥ 12 G/grün) bevorzugt an je einem Arm. Nativblut zur Bestimmung von Blutgruppe, Kreuzprobe u. ggf. weiterer Laborparameter (BB, Quick, aPTT, Krea, Na^+, K^+) entnehmen.
- Infusion kristalliner Lsg., Ziel-RR_{syst} > 80 mmHg.
- Weiteren Konservenbedarf abschätzen u. EKs u. FFP bestellen.
- Gabe von gekreuzten EKs mittels Druckinfusion, bei vitaler Bedrohung ungekreuzte EKs (Notfalltransfusion).
- Bei anhaltender Blutung 1–2 FFP für jeweils 2 EKs.
- Nach den ersten 6 EKs Gabe von gepoolten TKs (danach 1 TK auf 4 EKs).
- Bei bestimmtem Gerinnungsfaktormangel Faktor gezielt substituieren.
- Ggf. die EK bei > 50 ml EK/min erwärmen.
- Wiederholt kleines BB, aPTT u. Quick bestimmen.
- Aufrechterhaltung der Urinproduktion von mind. 0,5 ml/kg KG/h.
- AK-Suchtest u. Coombs-Test.

Thrombozytenkonzentrate (TKs)

Indikation

- Massive u. bedrohliche Blutungen: Thrombozytensubstitution bei Thrombos < 100.000/μl.
- Große geplante OPs: Thrombozytensubstitution bei Thrombos < 50.000/μl.
- Weitere Ind.:

https://www.bundesaerztekammer.de/fileadmin/user_upload/_old-files/downloads/pdf-Ordner/MuE/Querschnitts-Leitlinien_BAEK_zur_Therapie_mit_Blutkomponenten_und_Plasmaderivaten-Gesamtnovelle_2020.pdf

- **Sonderfall:** Bei ITP (M. Werlhof ▶ 9.3.4), HUS, TTP, HELLP-Sy. o. Verbrauchskoagulopathie **nur** bei nicht beherrschbarer Blutung o. bei Notfall-OP. Prophylaktische Gaben sind nutzlos u. induzieren AK-Bildung.

Durchführung

> Die Gabe von 1 TK führt i. d. R. zu einem Anstieg der Thrombos um 20.000–30.000/μl. Kontrolle nach 1 h, 12 h u. 24 h.

- Thrombos werden i. d. R. über Standardtransfusionsbestecke sofort transfundiert (über 30 min).
- Es können bis zu 6 TKs über ein Besteck transfundiert werden (max. 6 h verwendbar).
- Bei TKs ist Kreuzprobe empfohlen.

> - Bei zu erwartender chron. Substitution (hämatol. Grunderkr.) möglichst HLA-Typisierung (zeitaufwendig, rechtzeitig anfordern!) vor der ersten Transfusion durchführen lassen, HLA-kompatible TKs verwenden.
> - Im Notfall hier Transfusionsbesteck mit Leukozytenfilter benutzen.

Fresh Frozen Plasma (FFP = gefrorenes Frischplasma, GFP)

Indikation

- Ersatz von Plasma bei Massentransfusionen.
- Faktor-V- u. -XI-Mangel (keine einzelnen Konzentrate verfügbar).
- Manifeste Gerinnungsstörungen mit gleichzeitiger Blutung, z. B. bei Verbrauchskoagulopathie.

Durchführung

> 1 ml Plasma/kg KG steigert den Spiegel der Gerinnungsfaktoren u. Inhibitoren um 1 %.

- FFP nach Lieferung aus der Blutbank unmittelbar im Wärmeapparat auftauen u. erwärmen. FFP nicht im Eisschrank lagern!
- FFP AB0-kompatibel mit Transfusionsbesteck transfundieren.
- Keine weiteren Infusionen gleichzeitig über den Zugang applizieren.

- FFP 15–20 ml/kg KG mit einer Geschwindigkeit von 30–50 ml/min bei Massenblutungen.
- Kinder u. Frauen im reproduktionsfähigen Alter mit Rh-neg. Blutgruppe sollten Rh-neg. FFP erhalten.

Transfusionsreaktionen

Reaktionen auf Blut o. Blutbestandteile treten sofort, Stunden o. Tage nach einer Transfusion auf.

Klinik ▶ Tab. 2.6.

Diagnosesicherung/weitere Maßnahmen
- Unmittelbar nach Stoppen der Transfusion 20 ml Nativblut u. 5 ml EDTA-Blut zur blutgruppenserol. Abklärung abnehmen.
- Zusätzlich großes BB, Krea, Na^+, K^+, Quick, aPTT, Bili, LDH, Hp, freies Hb i. S. u. i. U.
- Diensthabenden Transfusionsmediziner verständigen u. sofortige Rückgabe der transfundierten Konserve mit Transfusionsbesteck u. Begleitpapieren an die Blutbank veranlassen.
- Bei verzögert auftretender unspez. Reaktion: subjektives Befinden beobachten u. Vitalfunktionen kontrollieren.
- Ggf. auf ITS verlegen u. Ther. nach Klinik.

Tab. 2.6 Transfusionsreaktionen

Syndrom	Klinik	Pathologie	Therapie/ Prozedere
Febrile, nicht-hämolytische Transfusionsreaktion (FNHTR)	Fieber (≥ 38 °C o. Temp.-Anstieg um > 1 °C), Schüttelfrost, Juckreiz, selten RR-Abfall u. Bronchospasmus mit Atemnot, keine Anzeichen einer Hämolyse	HLA-AK Granulozyten-spez. AK Thrombozyten-spez. AK	Transfusionsstopp! Ausschluss Hämolyse Antihistaminika bei anaphylaktischem Schock Antipyretische Ther.
Hämolytische Transfusionsreaktion vom Soforttyp (AHTR)	Fieber, Schüttelfrost, Symptome der gestörten Mikrozirkulation (Schmerzen in Lendenregion, retrosternal, Röhrenknochen), Schockzeichen, Verbrauchskoagulopathie (Petechien, Blutungen), ANV, Bronchospasmus mit akuter Atemnot, Hämolyse	Vorliegen von Allo-AK im Empfängerserum gegen Antigene auf den transfundierten Erys Typischerweise bei AB0-inkompatibler Transfusion von EKs	Transfusionsstopp! Erneuter Bedside-Test Info Labor Hämolysediagn.: Haptoglobin, LDH, K^+ Bei schwerer hämolytischer Reaktion Schockther. (▶ 3.3.2), Ther. o. Prophylaxe des ANV (▶ 7.2) u. einer Verbrauchskoagulopathie (▶ 3.6)
Bakt. bedingte Transfusionsreaktion	Fieber > 39 °C o. Temp.-Anstieg um 2 °C in 24 h Schüttelfrost Sept. Schock, evtl. schon nach wenigen Millilitern, DIC	Kontaminiertes EK, v. a. gramneg. Endotoxinbildner	Transfusionsstopp! Blutkulturen aus EK und vom Pat. Breitbandantibiotikum Sympt. Therapie

2.5 Vorgehen bei Nadelstichverletzung

2.5.1 Allgemeines

2

Infektionsrisiko nach einer Nadelstichverletzung mit infiziertem Material:
- Hepatitis B: 6–40 %.
- Hepatitis C: 0,5–1,0 %.
- HIV-Inf.: 0,3 %.

Daher ist die aktive Hepatitis-B-Impfung für med. Personal unerlässlich!

Präventive Maßnahmen
- Konsequente Grundregeln der Hygiene u. Unfallverhütung beachten (bei jedem möglichen Kontakt mit Körpersekreten virusdichte Handschuhe tragen).
- Ggf. Mund- u. Augenschutz sowie Schutzkittel tragen.
- ! Injektionsnadeln **nicht in Plastikummantelung** zurückstecken (häufigste Ursache für Nadelstichverletzungen!). Gebrauchte Nadeln o. Skalpelle nicht biegen o. brechen.
- Gebrauchte Injektionsnadeln, Einmalskalpelle etc. **umgehend** in entsprechende Behälter entsorgen (ggf. Behälter in Pat.-Zimmer mitnehmen).
- Bei unruhigen Pat. Hilfestellung (Arm fixieren) geben lassen.
- Unbedingt Pflegepersonal über bek. Inf. informieren. Gewebe- u. Blutproben von infizierten Pat. immer deutlich kennzeichnen (z. B. „infektiös“).

Nach einer Nadelstichverletzung muss bis zum Beweis des Gegenteils von potenzieller Infektiosität ausgegangen werden.

Allgemeine Sofortmaßnahmen

▶ Abb. 2.17.

Sofort **D-Arzt-Bericht,** Hepatitis-Serologie B u. C sowie HIV-Test, ebenso vom Indexpat., falls bekannt (Einwilligung für HIV-Test erforderlich). Krankheitsstadium erfragen u. dokumentieren. Höheres Risiko bei hoher Viruslast.

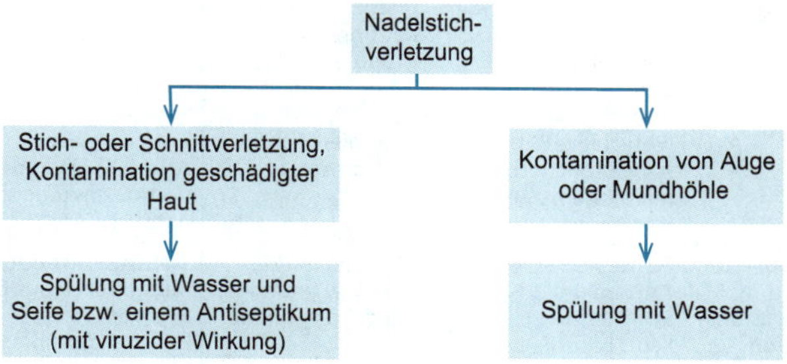

Abb. 2.17 Sofortmaßnahmen bei Nadelstichverletzungen [V492]

Kap. 2.5.1 Laboruntersuchungen bei Nadelstichverletzungen mit Infektionsrisiko
Tabelle unter https://else4.de/oaz

2.5.2 Spezielle Maßnahmen

Jedes Krankenhaus muss über eine schriftlich fixierte Behandlungsrichtlinie u. einen verantwortlichen Ansprechpartner verfügen (i. d. R. der Betriebsarzt). Aktuelle Vorgaben unter: www.rki.de.

Hepatitis B

Hepatitis-B-Impfstatus entscheidet über weiteres Vorgehen:

- Geimpft u. Anti-HBs-Titer > 100 IE/l: ausreichend.
- Geimpft u. Anti-HBs-Titer < 100 IE/l o. unklarer Titer: Auffrischungsimpfung.
- Ungeimpfte Person:
  - Simultane Aktiv-Passiv-Impfung binnen 48 h (optimal binnen 6 h).
  - Betroffene auf aktive Wiederholungsimpfung aufmerksam machen.
- Kontrolle von HBsAg, Anti-HBc-IgM sofort, nach 6 u. 12 Wo. sowie nach 6 Mon.

Hepatitis C

- Derzeit keine Impfmöglichkeit gegen Hepatitis C.
- HCV-AK (anti-HCV) sofort, nach 6 u. 12 Wo. sowie nach 6 Mon.
- HCV-RNA-PCR zur Frühdiagn. nach 2 Wo. u. ggf. erneut nach 6 Wo.
- Frühzeitige Ther. einer akuten Hepatitis C nach Leitlinie: www.dgvs.de.

Details unter www.deutsche-leberstiftung.de u. www.dgvs.de

HIV

Die medikamentöse Postexpositionsprophylaxe ist immer eine Individualentscheidung, je nach Risikokonstellation (aktuelle Empfehlungen www.rki.de/www.daignet.de). Ind. ▶ Tab. 2.7.

HIV-AK sofort, nach 4, 6 u. 12 Wo. sowie nach 6 u. 12 Mon.

Medikamentöse Postexpositionsprophylaxe:

- Generell wird eine PEP mit einer 3er-Komb. (z. B. 2 Nukleosidanaloga u. 1 Proteaseinhibitor) über mind. 28–30 d empfohlen.
- So früh wie möglich (optimal 2 h, max. 24 h nach Exposition)! Daher müssen Medikamente auch nachts verfügbar sein!
- Die Wirkung ist auch abhängig von der Vorbehandlung des Pat., an dem man sich evtl. infiziert hat. Daher sinnvollerweise Kontaktaufnahme nach der ersten Einnahme mit nächstgelegenem HIV-Schwerpunkt.
- Bei Unsicherheit bietet das RKI Mo–Fr ca. 9:00–17:00 (Tel. 030/18754 3467) Rat an; außerhalb der Dienstzeiten über die Infektionsepidemiologische Rufbereitschaft (Tel. 030/18754–0).

Tab. 2.7 Indikation zur Postexpositionsprophylaxe

Expositionsereignis	Viruslast bei Indexperson	
	> 50 Kopien/ml o. unbekannt	< 50 Kopien/ml o. unbekannt
Massive Inokulation (> 1 ml) von Blut o. anderer (Körper-)Flüssigkeit mit (potenziell) hoher Viruskonz.	**empfehlen**	**empfehlen**
Perkutane (blutende) Stichverletzung mit Injektionsnadel o. a. Hohlraumnadel Schnittverletzung mit kontaminiertem Skalpell, Messer o. Ä.	**empfehlen**	**anbieten**
Oberflächliche Verletzung ohne Blutfluss Kontakt von Schleimhaut o. verletzter/geschädigter Haut mit Flüssigkeit mit potenziell hoher Viruskonz.	**anbieten**	**nicht indiziert**
Perkutaner Kontakt mit anderen Körperflüssigkeiten als Blut (z. B. Urin o. Speichel) Kontakt von intakter Haut mit Blut (auch bei hoher Viruskonz.) Haut- o. Schleimhautkontakt mit Körperflüssigkeiten wie Urin u. Speichel	**nicht indiziert**	**nicht indiziert**

- **Hinweise** in der AWMF-S2k-Leitlinie unter https://register.awmf.org/de/leitlinien/detail/055-004

2.6 Beatmung

2.6.1 Notfalltabelle

Notfallintubation u. Notfallbeatmung: ▶ Tab. 2.8.

2.6.2 Grundlagen

Vor jeder invasiven Beatmung überprüfen, ob mögliche Ursachen für eine erschwerte Spontanatmung beseitigt wurden:

- Atemwege frei? → Mund u. Rachen inspizieren, Atemwege freimachen, absaugen.
- Medikamente als Ursache für Ateminsuff. (z. B. Opioide, insb. Schmerzpflaster, Benzodiazepine, Muskelrelaxanzien)? → antagonisieren.
- Schmerzbedingte Hypoventilation? → Analgesie.
- Bronchospasmus → β_2-Mimetika, Steroide, O_2 (**cave:** CO_2-Narkose bei bekannter chron. Hyperkapnie, strenge Überwachung, BGA-Kontrollen).
- Pneumothorax → Thoraxdrainage.
- Atelektasen → Masken-CPAP.

> O_2 per Sonde über Nase o. Mund ist ein wichtiges Medikament u. gehört bei Zeichen der Ateminsuff. immer zur initialen Ther.! Bis zu 5 l über Nasensonde, bei höherem Bedarf Hudson®-Maske.

Tab. 2.8 Notfälle: Intubation und Beatmung

Notfallintubation	Maßnahmen	Medikament/Therapie
	Präoxygenierung mit 100 % O_2 u. Maskenbeatmung Absaugen bei Bedarf 2 sichere venöse Zugänge Larynxspatel in 2 Größen bereitlegen lassen Tubusgröße: • M: 8,0–9,0 mm • F: 7,5–8,0 mm	**Sedativum,** z. B.: Propofol: 1,5–2,5 mg/kg KG i. v. *oder* Dormicum: 0,1–0,2 mg/kg KG i. v. *oder* Etomidat: 0,15–0,3 mg/kg KG i. v. *oder* Thiopental: 3–5 mg/kg KG i. v. **Analgetikum:** Fentanyl: 1–5 µg/kg KG i. v. *oder* Sufentanil: 0,3–1 µg/kg KG **Muskelrelaxanzien** nur bei Intubationserfahrung: Cis-Atracurium: 0,1 mg/kg KG i. v. **Notfallmedikamente:** Atropin 0,5–1 mg bei Vagusreizung mit Bradykardie o. Asystolie, Akrinor bei Blutdruckabfall, ggf. Adrenalin
Notfallbeatmung	**Parameter**	**Wert**
	Beatmungsmodus	BIPAP o. IPPV
	F_iO_2	1,0 → schrittweise reduzieren → Ziel S_aO_2 90–95 %
	Atemfrequenz	20/min (kurzzeitig) → 12/min, Hyperventilation vermeiden, leicht erhöhte pCO_2-Werte tolerieren
	I : E	1 : 1,5–2
	PEEP	5–10 cmH_2O
	p_{max}	25 cmH_2O (max. < 35 cmH_2O) → Ziel: AZV ≈ 6–8 ml/kg KG/min

Merke:
1 mg = 1.000 µg; 0,1 mg = 100 µg; 0,05 mg = 50 µg

2.6.3 Beatmung mit Ambu-Beutel

Indikation

- Überbrückung bei unzureichender Spontanatmung o. Atemstillstand bis zur definitiven Intubation.
- Kurzzeitige Alternative bei schwieriger o. unmöglicher Intubation.

Durchführung

- Atemmaske ausreichender Größe über Nase u. Mund platzieren.
- Kopf nur leicht überstrecken u. Unterkiefer mit Klein-, Ring- u. Mittelfinger nach vorn ziehen.
- Daumen u. Zeigefinger halten die Maske luftdicht auf das Gesicht (C-Griff, ▶ Abb. 2.18). Die andere Hand komprimiert den Ambu-Beutel. O_2 an Ambu-Beutel anschließen.

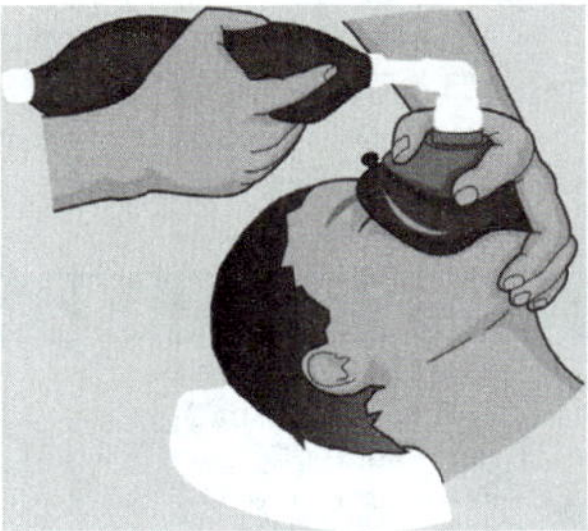

Abb. 2.18 C-Griff [L138]

- Frequenz 10–16/min, Thorax muss sich sichtbar heben. **Cave:** Beutel nicht komplett entleeren, sonst Überblähung. Bei zu hohem Druck deutlich erhöhtes Aspirationsrisiko.
- Bei erschwerter Haltung der Maske (großes Gesicht, eingefallene Wangen, Bart) Maske mit beiden Händen halten, weitere Person den Ambu-Beutel drücken lassen.

Hilfsmittel zur Freihaltung der Atemwege

- **Guedel-Tubus:** oropharyngealer Tubus, der Zunge u. Zungengrund fixiert. Gebräuchliche Größe bei Erw.: 4–5. Einführen mit der Spitze nach kranial bis zur Rachenhinterwand, dann um 180° drehen, bis äußere Gummiplatte an die Lippen reicht, möglichst fixieren. Größenbestimmung: Abstand Mundwinkel–Kieferwinkel.
- **Wendl-Tubus:** nasopharyngealer Tubus. Vor dem Einführen durch ein Nasenloch gut mit Lokalanästhetikum bedecken u. bis zur Abschlussplatte einführen. Nur zur Überbrückung, da er rasch verschleimt u. zu Nekrosen führen kann. Größenbestimmung: Abstand Nasenloch–Kieferwinkel.

2.6.4 Nichtinvasive Beatmung (NIV) mit Maske

Indikation ▶ Tab. 2.9.

- Kurzzeitig: bei akuter respir. Insuff., meist i. R. einer infektexazerbierten obstruktiven Atemwegserkr. u./o. Herzinsuff. (Lungenödem).
- Langfristig: schweres obstruktives o. gemischtförmiges Schlafapnoe-Sy., Herzinsuff. als Heimbeatmung.
- Vermeidung einer Intubation, oftmals möglich.

Wirkung

- Erhöhung der FRC u. Verhinderung eines Alveolarkollapses.
- Entgegenwirken u. Ther. von Atelektasen.
- Abnahme der Atemarbeit.
- Abnahme des Re-Li-Shunts.
- Entlastung des re Herzens durch Vorlastsenkung.

Kontraindikation

- Absolute KI:
  - Fehlende Spontanatmung.
  - Verlegung der Atemwege.
  - Blutungen aus Bronchialsystem o. GIT.
  - Ileus.
- Relative KI:
  - Bewusstloser o. nicht complianter Pat.
  - pH < 7,1.
  - Starke Verschleimung.
  - Keine für den Pat. spürbare Entlastung.

Tab. 2.9 Indikation zur (nicht-)invasiven Beatmung

• Af > 35/min • Art. O_2-Partialdruck (paO_2) < 50 mmHg unter O_2-Gabe (6 l/min) • CO_2-Partialdruck ($paCO_2$) > 55 mmHg mit pH-Wert < 7,2	• Schwitzen • Tachypnoe • Paradoxe Atmung (Einziehen der Bauchmuskulatur bei Inspiration) • Zunehmende Hyperkapnie, respir. Azidose • Zeichen der Hyperkapnie: Unruhe, Tachykardie, Hypertonie, Bewusstseinsstörungen, Somnolenz, Koma

Durchführung

- Auf ITS unter kontinuierlichem Monitoring von Vitalparametern, O_2-Sättigung, Bewusstsein, Arterienanlage zur engmaschigen BGA-Kontrolle.
- Maske muss ohne Leckage Mund u. Nase abdecken (reine Nasenmaske bei akuter respir. Insuff. nur selten indiziert).
- Pat. gut aufklären u. beruhigen, da häufig Angst unter der Maske.
- Bei agitiertem dyspnoischem Pat. Morphingabe erwägen.
- Intensive Pflege (Mund, Nase, Atemwege).
- Pat. nüchtern lassen.

Einstellung

Initialeinstellungen- im Verlauf an BGA und Patient anpassen:

- **CPAP** („continuous positive airway pressure“):
  - F_iO_2: 0,4–0,5.
  - CPAP + ASB („acute spontaneous breathing”): PEEP 3–6 cmH_2O; ASB 5–15 cmH_2O.
  - Flowtrigger niedrig halten: 2–3 l/min.
  - Ind.: respir. Insuff. I, Lungenödem.
- **BIPAP** („biphasic positive airway pressure“):
  - F_iO_2: 0,4–0,5.
  - BIPAP + ASB: PEEP 5–7cmH_2O (= EPAP, exspir. pos. Beatmungsdruck). IPAP 15 cmH_2O, ASB 5–10 (Differenz IPAP – PEEP).
  - Ind.: respir. Insuff. II, z. B. exazerbierte COPD (hier mit niedrigem PEEP beginnen).
  - Häufig besser toleriert, insb. bei Erschöpfung der Atemmuskulatur.

Komplikationen

- Abfall des venösen Rückstroms: RR-Abfall u. Sinken des HZV.
- Magenüberblähung, Aspirationsgefahr.

2.6.5 Intubation

Indikation

- Notfallintubation: Atemstillstand, Herz-Kreislauf-Stillstand.
- Respir. Insuff. mit Versagen der NIV-Therapie.
- Sicherung der Atmung: Gesichtsschädel- o. Halsverletzung, Polytrauma, Lungenkontusion, instabiler Thorax, Aspiration, Atemwegsobstruktion (akute Epiglottitis, Larynxödem, angioneurotisches Ödem, Retropharyngealabszess, Hämatom, Rauchgasinhalation, chem. Schädigung, Status asthmaticus).
- Sicherung der Atemwege: bewusstloser Pat., Intoxikation, Somnolenz, verminderte o. fehlende Schutzreflexe, schweres SHT, schwere obere GIT-Blutung vor Gastroskopie.

Orotracheale Intubation

Standardverfahren im Notfall.

Vorbereitung

- **Pat.-Vorbereitung:** Aufklärung bei ansprechbarem Pat., Zahnprothesen u. a. Fremdkörper aus dem Mund entfernen. Ggf. liegende Magensonde vorher entleeren.

Tab. 2.10 Tubusgröße und Einführtiefe

Alter	Gewicht [kg]	Charrière[1]	ID[1] [mm]	Einführtiefe ab Zahnreihe [cm]
Frühgeborene	< 2,5	12	2,5	10
Neugeborene	2,5–5	14	3,0	11
6 Mon.	5–8	16	3,5	11
1 J.	8–10	18	4,0	12
2–3 J.	10–15	20	4,5	13
4–5 J.	15–20	22	5,0	14
6 J.	20–25	24	5,5	15–16
8 J.	25–30	26	6,0	16–17
10 J.	30–45	28	6,5	17–18
12 J.	45–60	30	7,0	18–22
> 14 J.				
• F		30–34	7,0–8,0	20–24
• M		34–38	8,0–9,0	20–24

[1] Charrière = ⅓ mm
[2] D = Innendurchmesser

- **Benötigte Materialien:**
  - Laryngoskop, Macintosh-Spatel Größe 3 (Größe 1 für Säuglinge, Größe 2 für Kleinkinder, Größe 4 für sehr große Pat. mit langem Hals).
  - Endotrachealtubus mit max. möglichem Innendurchmesser verwenden, Führungsstab.
  - **Standardtubus:** Magill o. Oxford.
  - Spezialtuben: z. B. Doppellumentubus zur seitengetrennten Beatmung.
  - Empfohlene Tubusgröße: M 8,0–9,0 mm, F 7,5–8,0 mm, Kinder Größe des kleinen Fingers = Größe des Tubus (▶ Tab. 2.10).
  - 10-ml-Spritze zum Blockieren des Tubus.
  - Magill-Zange.
  - Stethoskop.
  - Ambu-Beutel.
  - Tubusfixation.
  - Absauggerät.
  - Venöser Zugang.
- **Narkosemedikamente:** ▶ Tab. 2.8.

Bei respir. erschöpften Pat. kommt es gehäuft nach der Intubation zum ausgeprägten RR-Abfall durch Wegfall der endogenen Katecholamine → vor der Intubation Katecholamine (z. B. Noradrenalin u. Dobutamin) bereitstellen u. Intubation nicht zu lange hinauszögern.

Oropharyngeale Intubation

- Bei geplanter Intubation Präoxygenierung mit 100 % O_2 u. Maskenbeatmung.
- Materialien u. Narkosemittel aufgezogen bereitlegen. Jemanden bestimmen, der die Medikamente injiziert.

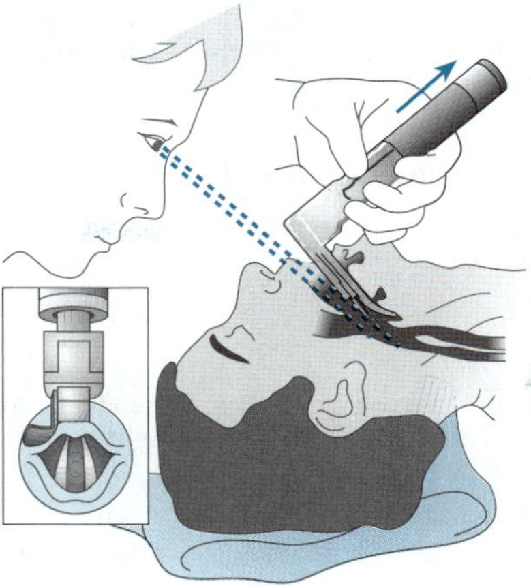

Abb. 2.19 Intubation [L106]

- Pat. in Rückenlage, mögliche Hindernisse (z. B. Bettgalgen) entfernen, Oberkörper leicht hochlagern, Kopf leicht überstrecken u. Unterkiefer nach vorn ziehen.
- Beginn der Intubation bei Erlöschen des Lidreflexes.
- Laryngoskop li Hand, Mund mit der re Hand öffnen.
- Einführen des Laryngoskops von der re Seite, bis Epiglottis sichtbar.
- Bei Schwierigkeiten, den Spatel einzuführen (Kiefersperre), Pat. stärker sedieren.
- Spatelspitze in epiglottische Falte einführen u. nach ventral u. kranial anheben, bis Stimmritze sichtbar (▶ Abb. 2.19), ggf. Krikoiddruck durchführen lassen.

! Keine Hebelwirkung mit dem Laryngoskopgriff ausüben! Bei verminderter HWS-Extension ist das Vorbiegen des Führungsstabs oft hilfreich.

- Mit der re Hand Tubus durch die Glottis einführen, bis die Markierung am Tubus die Stimmbänder passiert hat.
- Tubuscuff mit 10 ml Luft blocken.
- Tubuslage durch Beutelbeatmung u. Auskultation kontrollieren:
  - Kein Blubbern über dem Epigastrium? Beide Lungenflügel seitengleich belüftet?
  - Bei einseitigem Atemgeräusch: Tubus zu tief. Meist einseitige Intubation des re Hauptbronchus → Tubus entblocken u. zurückziehen, bis Atemgeräusch seitengleich!
  - Blubbern über dem Epigastrium, Ösophagusintubation → erneute Intubation.
  - Rö Thorax (obligat nach jeder Intubation).
  - Cuffdruck mit Cuffdruckmesser überprüfen (22–32 cmH_2O).
- Tubus fixieren.
- Magensonde legen.

Bei einem Unerfahrenen ist im Notfall die Überbrückung mit dem Ambu-Beutel bei gleichzeitiger O_2-Zufuhr ggü. einer Intubation vorzuziehen, bis ein erfahrener Kollege anwesend ist!

2.6.6 Larynxmaske und Larynxtubus

Indikation Schwierige Intubationsverhältnisse im Notfall, wenn Maskenbeatmung nicht möglich o. (Larynxtubus) Atemwegssicherung im Notfall für Ungeübte.

Larynxmaske

▶ Abb. 2.20.

Durchführung Analgosedierung erforderlich. Mundöffnung, Maske am Gaumen entlang einführen. Cuff aufblasen zur Abdichtung des Larynxraums. Kontrolle über Auskultation der Lunge.

Vorteil Einfache Handhabung, kaum Verletzungsgefahr.

Nachteil Kein Aspirationsschutz! 30 % Fehllage. Mageninsufflation bei höheren Beatmungsdrücken.

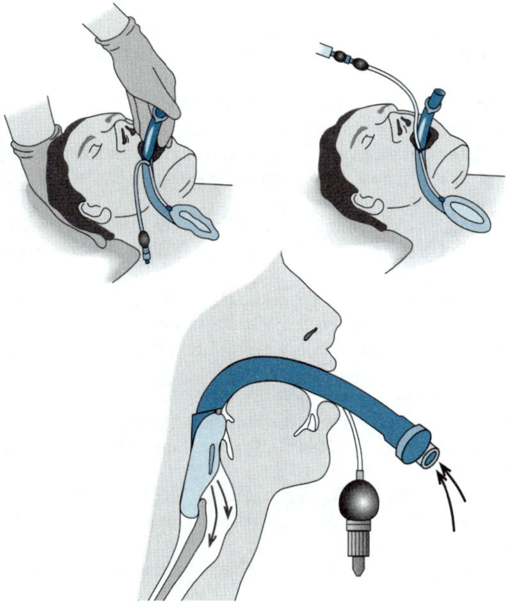

Abb. 2.20 Larynxmaske [L190]

Larynxtubus

- Auswahl nach Körpergröße (6 Größen), Kopf in Neutralstellung o. leicht überstrecken, Cuff entblocken.
- Mund mit li Hand öffnen, Tubus mittig einführen über Nasen-Rachen-Raum, bis Tubusmarkierung auf Höhe der vorderen Zahnreihe.
- Blockung mittels zugehöriger Spritze (60 mmHg), Auskultation der Lunge.

2.6.7 Koniotomie

Indikation Akute Verlegung der oberen Luftwege, erfolglose Intubationsversuche, Maskenbeatmung nicht möglich.

Durchführung Kopf überstrecken. Haut 1–2 cm quer in Höhe des Lig. conicum inzidieren. Danach Lig. conicum mit Koniotomiebesteck durchstechen. Dilatation der Öffnung u. dir. Aufsetzen des Ambu-Beutels o. Einführen eines Tracheostomatubus in Seldinger-Technik.

Notfall-Nadel-Koniotomie

Indikation Wie Koniotomie, nur zur Überbrückung.

Durchführung 14-G-Venenverweilkanüle unter Aspiration mit 10-ml-Spritze durch das Lig. conicum u. den ersten Trachealring stechen (**cave:** Verletzung der Tracheahinterwand), Metallkanüle zurückziehen, Aufsetzen eines 3,5-Tubuskonnektors – hierüber Bebeutelung. Alternativ: Verbindung einer 2-ml-Spritze mit der Viggo. Anschluss eines Fingertips auf Spritze u. Anschluss von High-Flow-O_2.

2.6.8 Maschinelle Beatmung

Notfallbeatmung

- Im Notfall auf peripherer Station vorübergehende Beatmung mit dem Medomaten® (transportables Beatmungsgerät) zum Transport auf ITS, zur OP o. bei Verlegung in ein anderes Haus.
- Beginn mit den Standardeinstellungen der Beatmung (▶ Tab. 2.11; Anpassung erfolgt nach BGA). Spezielle Beatmungsmodi sind den Intensivmedizinern vorbehalten.
- Heutzutage wird in Deutschland die druckkontrollierte Beatmung bevorzugt.

Analgosedierung

- Invasiv beatmete Pat. müssen analgosediert werden.
- Gängige Sedierungsschemata:

Tab. 2.11 Praktisches Vorgehen für die initiale Beatmungseinstellung

Parameter	Wert
Beatmungsmodus	BIPAP o. IPPV
F_iO_2	1,0 → schrittweise reduzieren → Ziel S_aO_2 90–95 %
Atemfrequenz	18/min (kurzzeitig) → 12/min, Hyperventilation vermeiden, leicht erhöhte pCO_2-Werte tolerieren
I : E	1 : 1,5–1 : 2
PEEP	5–10 cmH_2O
p_{max}	25 cmH_2O (max. < 35 cmH_2O) → Ziel: AZV ≈ 6–8 ml/kg/min

  - 1–7 d Propofol-Perfusor → 0,1–0,2 mg/kg/h u. Sufentanil-Perfusor → 0,15–0,7 µg/kg/h *oder*
  - Midazolam-Perfusor 0,03–0,1 mg/kg/h u. Sufentanil-Perfusor → 0,15–0,7 µg/kg/h.
- Alternativ, meist bei unzureichender Sedierung: Ketamin-Perfusor (s. innere Umschlagseite hinten), z. B. bei Bronchospasmus, inhalative Narkotika.

Monitoring der Beatmung

- Kontinuierliche Pulsoxymetriemessung, exspir. CO_2-Messung.
- Beatmungsparameter u. art. BGA 4- bis 8-stdl. messen, initial ¼-stdl.
- Rö Thorax tgl., tgl. Auskultieren der Lunge, Laborparameter je nach Krankheit u. Zustand des Pat.
- Blutdruckmessung kontinuierlich über art. Katheter.

Komplikationen

▶ Tab. 2.12.

Tab. 2.12 Komplikationen der Beatmung

Komplikation, Anzeichen	Ursache	Therapie
Tubuskomplikationen		
Obstruktion Massive Erhöhung des Beatmungsdrucks	Tubus abgeknickt Sedierung zu gering (auf den Tubus beißen) Sekretverlegung Verstopfter Filter	Kontrolle Tubusverlauf Beißschutz, Sedierung anpassen Absaugen Filter wechseln Falls keine Besserung, ggf. Umintubation
Ballonhernie	Verlegung der distalen Tubusöffnung durch Tubusmanschette	Entblocken + Tubuswechsel
Trachealulzera u. -stenosen bei LZ-Beatmung	Cuff > 25 mmHg LZ-Intubation	Cuff-Druck < 25 mmHg
Leckage	Diskonnektion, Cuff undicht, Tubus defekt	Umintubation
• Versuch der manuellen Beatmung mittels Ambu-Beutel über Tubus vor Umintubation • Bronchoskopische Diagn. erwägen vor Umintubation bei möglicher Stenose hinter dem Tubus (Atemwegsverlegung bei Atelektasen, Schleimpfropf etc.)		
Komplikationen der Beatmung		
Massive Erhöhung des Beatmungsdrucks, RR-Abfall, Tachykardie Rechtsherzbelastung	Pneumothorax → Spannungspneumothorax	Anlage einer Bülau-Drainage
Hyperventilationsbedingte Hypokapnie (pCO_2 ↓)	Stress, Schmerzen? Fieber, ausreichende Sedierung?	Symptomkontrolle I:E-Verhältnis kontrollieren, Af senken, AMV anpassen (6 ml/kg Soll-KG)
Hypoventilationsbedingte Hyperkapnie (pCO_2 ↑)	Atelektasen? COPD? Adipositas Pleuraerguss Sedierung zu tief? Morphinüberdosis	Bronchoskopie, AMV anpassen (6 ml/kg Soll-KG) Pleurapunktion

2.6.9 Extubation

Zeitpunkt der Extubation Individuell unterschiedlich, hängt von verschiedenen Faktoren ab, insb. von Beatmungsdauer, Beatmungsgrund, Begleiterkr. Bei längerer Beatmungsdauer ist vor der Extubation ein Weaning (Entwöhnung vom Respirator) erforderlich. Hierbei Sedierung ausschleichen u. die Invasivität der Beatmung bis hin zur Spontanatmung reduzieren. Das Weaning ist ein aufwendiges u. komplexes Verfahren u. nicht Aufgabe des Nachtdienstes.

Voraussetzungen
- Pat. adäquat wach, funktionierende Schutzreflexe.
- Stabile Herz-Kreislauf-Verhältnisse, geringe Katecholamine (besser keine).
- Af < 25/min, $pO_2 > 70$ mmHg, $pCO_2 < 45$ mmHg. Berücksichtigung der Lungenfunktion vor Intubation: bei Pat. mit Lungenerkr. auch schlechtere Werte akzeptabel.
- Ausgeglichene metab. Situation.
- Adäquate Oxygenierung (Horowitz-Quotient).

Durchführung
- Oberkörper hochstellen u. Pat. bequem lagern.
- Material für Reintubation bereithalten.
- Evtl. 50 mg Prednisolon i. v. ca. 30 min vor Extubation (Verminderung von Glottisödem durch mechanische Irritation).
- Mund, Rachen u. Magen absaugen.
- Enterale Ernährung (Sondenkost nicht vergessen) mind. 4 h zuvor pausieren.
- Tubusfixierung lösen, Tubus entblocken u. gleichzeitig unter endotrachealer Absaugung herausziehen.
- O_2-Sonde nasal mit 2–6 l O_2 o. Hudson-Maske mit > 6 l auf Mund u. Nase.
- Ständige Überwachung des Pat. in den nächsten Minuten, BGA-Kontrolle nach 10 min.
- Ggf. frühzeitig NIV-Therapie.

2.7 Sonden

2.7.1 Magen- und Dünndarmsonden

Magensonde

Indikation
- Kurzzeitsonde für diagn. Zwecke (nasale o. orale Applikation).
- Verweilsonden für Ernährung o. Sekretabsaugung (nasale Applikation), perkutane Sonden (keine Bedeutung im Bereitschaftsdienst).

Material
- Magensonde: großlumige zum Ableiten o. nasogastrale Verweilsonde zur Ernährung (75 cm lang, Ø 2–4 mm, flexibel).
- Xylocain®-Gel.
- Blasenspritze.
- Stethoskop.
- Fixiermaterial.
- Ggf. Becher mit Wasser.

Durchführung

- Aufrecht hinsetzen, Rücken abstützen, Kopf leicht nach vorn beugen.
- Sonde lässt sich besser handhaben, wenn man sie initial entrollt u. entgegengesetzt wieder aufrollt.
- Spitze gut mit Xylocain®-Gel benetzen.
- Nasenspitze leicht anheben u. Sonde horizontal in das Nasenloch vorschieben, dabei Pat. auffordern, wiederholt zu schlucken (ggf. Wasser trinken lassen).
- Sonde 40–50 cm vorschieben u. gastrale Lage durch Einblasen von Luft mit der Blasenspritze u. Auskultation des Luftaustritts im epigastrischen Winkel kontrollieren (Entfernung Naseneingang – Kardia ca. 45 cm).
- Bei Dyspnoe o. starkem Hustenreiz Sonde entfernen, Pat. zur Ruhe kommen lassen u. erneut versuchen.
- Bei intubiertem Pat. u. Schwierigkeiten unter Sicht mit Laryngoskop u. Magill-Zange Sonde platzieren.
- Sonde gut fixieren.

Immer beachten

- Bei länger liegender Sonde kann es durch Magensekretverlust zu E'lytverlusten, insb. K^+ (BGA-Kontrollen), Druckulzerationen u. Refluxösophagitis kommen.
- Die sicherste Lagekontrolle ist die radiol. Sondendarstellung.
- Bei Magenentleerungsstörungen, insb. bei tief sedierten Pat., erhöhte Aspirationsgefahr.
- Keine PVC-Sonden verwenden: Ulzerations- u. Perforationsgefahr!

Dünndarmsonden

Indikation Insb. langzeitbeatmete, sedierte Pat. mit Magenentleerungsstörungen, schwerer Pankreatitis; i. d. R. keine Bedeutung für den Nachtdienst.

Material

- Gastroskopieequipment.
- Dünndarmsonde.

Durchführung

- Platzierung der Sonde unter endoskopischer Sichtkontrolle.
- Pat. in Rechtsseitenlage bringen.
- Korrekte Lage 10 cm distal des Treitz-Bandes (radiol. Kontrolle).
- Beim Entfernen der Sonde Ballon, wenn vorhanden, entblocken u. Sonde stdl. um ca. 20 cm entfernen (Invaginationsgefahr), jeweils neu fixieren. Die letzten 50 cm auf einmal ziehen.

Die Sondenkost muss kontinuierlich über eine Ernährungspumpe appliziert werden.

2.7.2 Ösophagusballontamponaden

Ösophaguskompressionssonden sind schwierig zu legen u. komplikationsträchtig. Bei nicht lebensbedrohlicher Situation sollte zunächst eine Ösophagogastroskopie durchgeführt werden. Pat. müssen intensivmed. überwacht werden.

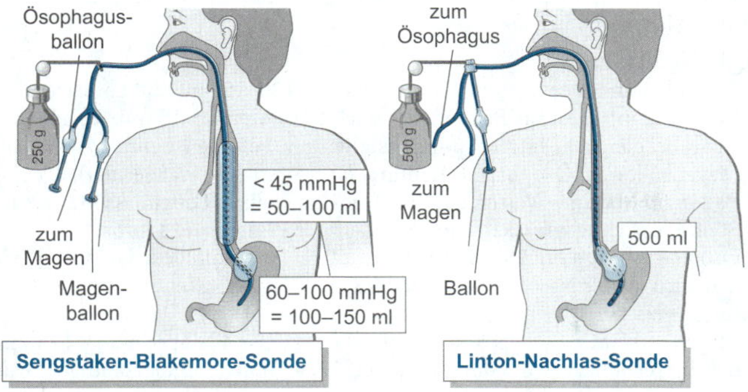

Abb. 2.21 Ösophagusballontamponaden [L106]

Indikation

- Gastroskopisch gesicherte akute Ösophagus- o. Fundusvarizenblutung, wenn endoskopische Blutstillung nicht direkt möglich o. erfolglos.
- Schwerer hypovolämischer Schock u. Varizenblutung wahrscheinlich (Leberzirrhose, Rezidivblutung).

Gängige Sonden

- **Sengstaken-Blakemore-Sonde** (▶ Abb. 2.21): besitzt 2 Ballons u. 3 Lumina: Magen – Magenballon – Ösophagusballon.
- **Linton-Nachlas-Sonde** (▶ Abb. 2.21): nur ein Ballon, der am Ösophagus-Magen-Übergang zu liegen kommt. Sie ist v. a. bei Fundusvarizen geeignet.

Die Platzierung ist für alle Sondentypen ähnlich.

Sengstaken-Blakemore-Sonde

Vorbereitung

Ballonprüfung:

- Aufblasen des Magenballons mit 100, 200 u. 300 ml Luft, hierunter Druckmessung über Druckkontrollöffnung mittels Hg-Manometer. Druckwerte für jeweiliges Volumen notieren.
- Wenn keine Leckage, Luft ablassen.

Vorbereitung des Pat.:

- Lagerung des Pat. mit ca. 45°-Kopfneigung.
- Nasen-Rachen-Raum mit Oberflächenanästhetikum (z. B. Lidocain-Spray, 8–10 Hübe) betäuben.
- Bewusstlose aspirationsgefährdete Pat. intubieren.

Einführen der Sonde

- Luft aus Magen- u. Ösophagusballon absaugen u. Druckkontrollöffnungen mit Plastikpfropfen versehen, um Deflation der Ballons während des Einführens zu sichern.
- Ballons mit Gleitmittel bestreichen (z. B. Xylocain®-Gel 2 %).
- Sonde über die Nase bis zur 50-cm-Markierung einführen (Sondenspitze im Magen).
- Während der Instillation von Luft das Epigastrium auskultieren.

! Danach Rö-Kontrolle! Spitze muss deutlich unterhalb des Zwerchfells liegen.

- Um Erbrechen während des Aufblasens des Ballons zu verhindern, sofort über Magenschlauch absaugen.

Endgültige Platzierung

- Magenballon unter Manometerkontrolle mit 100–150 ml Luft aufblasen.
- ! Wenn der intragastrale Ballondruck nach Einführen um 15 mmHg höher ist als bei gleichem extrakorporal insuffliertem Volumen, befindet sich der Magenballon im Ösophagus (Rupturgefahr! → erneute Platzierung).
- Ballon im Magen → Verschluss der Druckkontroll- u. Lufteinlassöffnungen.
- Sonde vorsichtig zurückziehen, bis federnder Widerstand spürbar.
- Ösophagusballon mit 25–30 mmHg (ca. 50 ml Luft) aufblocken u. verschließen.
- Schlauch an der Nase fixieren. Evtl. Zug mit 250–500 g (entsprechende Infusionsflaschen).
- Magen mit NaCl-Lsg. 0,9 % spülen, bis Aspirat klar. Bleibt es blutig, Erhöhung des intraösophagealen Ballondrucks auf 35–45 mmHg unter ständiger Druckkontrolle über Druckkontrollöffnung des Ösophagusballons (mind. stdl.).
- Bei fortbestehender Blutung Zug von außen auf die Sonde erhöhen.
- Magenabsaugung in kurzen Intervallen.
- Druck im Ösophagusballon möglichst niedrig halten (max. 45 mmHg).
- Steht die Blutung, alle 3 h Ösophagusballondruck um 5 mmHg bis auf 25 mmHg senken.
- Alle 6 h Ösophagusballon für 5 min entleeren, um Drucknekrosen zu vermeiden.
- Steht die Blutung bei einem intraösophagealen Druck von 25 mmHg, Ösophagustamponade für mind. 12 h fortsetzen, dann Luft ablassen. Ballon noch für weitere 4 h in seiner Position belassen.
- Sonde max. 24 h liegen lassen.

Entfernung

- Tritt in diesen 4 h keine Rezidivblutung auf, Sonde vorsichtig entfernen.
- Bei Regurgitation, Aspirations- u. Erstickungsgefahr ggf. Intubation vor Sondenanlage (bis nach der Entfernung).
- Zur sicheren Deflation des Ballons den extrakorporalen Teil der Sonde vor der Extubation durchtrennen (Schere am Pat.-Bett).

Linton-Nachlas-Sonde

- Platzierung im Magen wie Sengstaken-Blakemore-Sonde, dann mit 100 ml Luft aufblasen, zurückziehen, bis leichter Widerstand spürbar.
- Nachblocken bis zum Gesamtvolumen von 500 ml. Evtl. Zug mit 250–500 g (entsprechende Infusionsflaschen).
- Rö-Kontrolle, regelmäßiges Absaugen der proximalen u. distalen Öffnung, um Effektivität der Blutstillung zu überprüfen.
- Sonde max. 24 h liegen lassen.

> Für alle Sonden gilt: Ösophagogastroskopie nach Entfernen der Sonde, um alle Blutungsquellen zu identifizieren u. ggf. Ligatur o. Sklerosierung durchzuführen.

Komplikationen

- Aspirationspneumonie.
- Asphyxie (Dislokation des Ösophagusballons).
- Kardiaruptur (Dislokation des Magenballons).

2.8 ICD-Codes

Die wichtigsten ICD/OPS-Kodierungen bzgl. der Arbeitstechniken im Nachtdienst: ▶ Tab. 2.13.

Tab. 2.13 ICD/OPS-Codes: Arbeitstechniken im Nachtdienst

Prozeduren	OPS-Code
Intensivmedizinisches Monitoring	
Monitoring von Atmung, Herz u. Kreislauf ohne Messung des Pulmonalarteriendrucks u. des zentralen Venendrucks	8–930
Monitoring von Atmung, Herz u. Kreislauf mit Messung des zentralen Venendrucks	8–931
Monitoring von Atmung, Herz u. Kreislauf mit Messung des Pulmonalarteriendrucks	8–932
Anlage intravenöser Zugänge	
Legen u. Wechsel eines Katheters in zentralvenöse Gefäße	8–831 • 8–831.00 (Legen) • 8–831.2 (Wechsel)
Legen eines großlumigen Katheters zur extrakorporalen Blutzirkulation	8–831.04
Legen u. Wechsel eines Katheters in die A. pulmonalis	8–832 • 8.832.0 (Legen) • 8–832.2 (Wechsel)
Hypothermiebehandlung	8–607 • 8–607.0 (invasive Kühlung durch Anwendung eines speziellen Kühlkatheters) • 8–607.4 (nichtinvasive Kühlung durch Anwendung eines sonstigen Kühlpad- oder Kühlelementesystems)
Punktionen	
Perikardpunktion	8–152.0
Ther. Drainage der Pleurahöhle	8–144.2 (kleinlumig)
Diagn. Aszitespunktion	1–853.2
Ther. Spülung (Lavage) der Lunge u. der Pleurahöhle	8–173
Endoskopie	
Endoskopisches Einlegen eines Magenballons	8–127
Magenspülung	8–120
Beatmung	
Anlegen einer Maske zur maschinellen Beatmung	8–706
Einfache endotracheale Intubation	8–701
Elektrische Therapie	
Externe elektrische Defibrillation (Kardioversion) des Herzrhythmus (desynchronisiert)	8–640.1

Tab. 2.13 ICD/OPS-Codes: Arbeitstechniken im Nachtdienst *(Forts.)*

Prozeduren	OPS-Code
Synchronisiert (Kardioversion)	8–640.0
Temporäre externe elektrische Stimulation des Herzrhythmus	8–641
Temporäre interne elektrische Stimulation des Herzrhythmus	8–642
Reanimation	
Kardiale o. kardiopulmonale Reanimation	8–771
Sonstiges	
Komplexbehandlung bei Besiedelung o. Infektion mit nicht multiresistenten isolationspflichtigen Erregern	8–98 g
Transfusionen	
Transfusion von Vollblut, Erythrozytenkonzentrat u. Thrombozytenkonzentrat	8–800
Erythrozytenkonzentrat	8–800.c
1 TE bis unter 6 TE	8–800.c0
6 TE bis unter 11 TE	8–800.c1
Patientenbezogene Thrombozytenkonzentrate	8–800.6
Thrombozytenkonzentrat	8–800.g
1 Thrombozytenkonzentrat	8–800.g0
2 Thrombozytenkonzentrate	8–800.g1
Transfusion von Plasmabestandteilen u. gentechnisch hergestellten Plasmaproteinen	8–810
Rekombinanter aktivierter Faktor VII	8–810.6(3, 4, 5 ...)
Plasmatischer Faktor VII	8–810.7(3, 4, 5 ...)
Rekombinanter Faktor VIII	8–810.8(3, 4, 5 ...)
Plasmatischer Faktor VIII	8.810.9(3, 4, 5 ...)
Rekombinanter Faktor IX	8–810.a(3, 4, 5 ...)
FEIBA – Prothrombinkomplex mit Faktor-VIII-Inhibitor-Bypass-Aktivität	8–810.c(3, 4, 5 ...)
Von-Willebrand-Faktor	8–810.d(3, 4, 5 ...)
Faktor XIII	8–810.e(3, 4, 5 ...)
Antithrombin III	8–810.g(1, 2, 3 ...)
Fibrinogenkonzentrat	8–810.j(3, 4, 5 ...)
Prothrombinkomplex	8–812.5(0, 1, 2 ...)

3 Reanimation und Intensivmedizin

Anja Kraemer

3

3.1 Notfalltabelle und Checkliste

Notfallmaßnahmen: ▶ Tab. 3.1.

Tab. 3.1 Notfallmaßnahmen

	Maßnahmen	**Medikament/Therapie**
Notfallintubation	Präoxygenierung mit 100 % O_2 u. Maskenbeatmung Absaugen bei Bedarf 2 sichere venöse Zugänge Larynxspatel in 2 Größen bereitlegen lassen Tubusgröße: M 8,0–9,0 mm, F 7,5–8,0 mm	• **Sedativum** z. B. – Propofol: 1,5–2,5 mg/kg KG i. v. *oder* – Midazolam: 0,1–0,2 mg/kg KG i. v. *oder* – Etomidat: 0,15–0,3 mg/kg KG i. v. *oder* – Thiopental: 3–5 mg/kg KG i. v. • **Analgetikum:** – Fentanyl: 1–5 µg/kg KG i. v. *oder* – Sufentanil: 0,3–1 µg/kg KG • **Muskelrelaxanzien** (nur bei Intubationserfahrung): z. B. Cis-Atracurium: 0,1 mg/kg KG i. v. • **Notfallmedikamente:** – Atropin 0,5–1 mg bei Vagusreizung mit Bradykardie o. Asystolie – Akrinor bei Blutdruckabfall – Ggf. Adrenalin
	Parameter	**Wert**
Notfallbeatmung	**Beatmungsmodus**	BIPAP o. IPPV
	F_iO_2	1,0 → schrittweise reduzieren → Ziel S_aO_2 90–95 %
	Atemfrequenz	20/min (kurzzeitig) → 12/min, Hyperventilation vermeiden, leicht erhöhte pCO_2-Werte tolerieren
	I : E	1 : 1,5–1 : 2
	PEEP	5–10 cmH_2O
	p_{max}	25 cmH_2O → Ziel: AZV ≈ 6–8 ml/kg

Checkliste

Anamnese Aktuelle Beschwerden, Allergien, Medikamente, relevante Vorerkr., KH-Voraufenthalte, zeitliche Dynamik der Erkr., Pat.-Verfügung o. Ther.-Beschränkungen. SAMPLER/OPQRST-Schema ▶ 21.4.

Klinische Untersuchung

- Vitalparameter: Hf, RR, SpO_2.
- Atmung: Dyspnoe, Tachypnoe, Hyperventilation, Af.
- Haut: evtl. Zeichen der Zentralisierung (kalte, feuchte, blassgraue Extremitäten, periphere Zyanose), Rekapillarisierungszeit, Fieber, Halsvenenfüllung.
- Neurol. Untersuchung: fokale Ausfälle, Bewusstseinsveränderung, GCS, Pupillenstatus.

Labor

- BB, Gerinnung, Krea, E'lyte, GOT, GPT, LDH, CRP, PCT, Lipase, Laktat, BZ (CK, CK-MB, Trop. T).
- Art. BGA, ggf. zentralvenöse Sättigung, Blutkulturen (bei Inf.), U-Status, Uri-Kultur (bei Inf.), Abstriche.

- Bei V. a. Intoxikation: toxikol. Untersuchung (Urin, Blutbild): Alkohol, Opioide, Benzodiazepine etc., Blut ggf. asservieren.

Weitere Diagnostik

- **EKG:** Anzeichen eines Herzinfarkts (▶ 4.2.3), HRST (▶ 4.3).
- **Rö:**
  - Thorax: Aneurysma dissecans, Pneumo-, Hämatothorax, Pneumonie.
  - Abdomen: freie Luft.
- **Sono Abdomen:** freie Flüssigkeit (Blutung), septischer Herd.
- **Echokardiografie:** LV-Funktion, Wandbewegungsstörungen, Rechtsherzbelastungszeichen, Perikarderguss.
- **ZVD als Verlaufsparameter:** ↑ bei Rechtsherzversagen u. LE, ↓ bei Volumenmangel. Ggf. Pulmonaliskatheter. ZVD zur Verlaufskontrolle geeignet, nicht als Fixwert.
- Bei V. a. obere GIT-Blutung: **ggf. Ösophagogastroskopie.**

- 1 mg = 1.000 µg
- 0,1 mg = 100 µg
- 0,05 mg = 50 µg

3.2 Kardiopulmonale Reanimation (CPR)

3.2.1 ABCDE-Regel

▶ Tab. 3.2; Vorgehen bei Kindern ▶ 13.4.

Tab. 3.2 ABCDE-Regel für Erwachsene

	Klinik	Untersuchung	Intervention
A („airway")	Schnarchen, Gurgeln, Rasseln	Inspektion des Mund-Rachen-Raums, Fremdkörper entfernen, Kopf überstrecken	Esmarch-Handgriff (▶ Abb. 3.1) Absaugen, Wendl-/Guedel-Tubus, Beatmungsbeutel, Intubation
B („breathing")	Dyspnoe, Tachypnoe, Rasselgeräusch, einseitig abgeschwächtes Atemgeräusch	Inspektion, Auskultation, Palpation, Rö Thorax, ggf. Sono Pleura	Sauerstoffgabe, ggf. Diuretikum, Pleurapunktion/Entlastungspunktion, Thoraxdrainage
C („circulation")	Tachykardie, Hypotonie, Schock, HRST, Kreislaufstillstand	Pulsfrequenz, Pulsqualität, Rekapillarisierungszeit, Hautfeuchte, -farbe, -temp., EKG, RR	Volumengabe, Katecholamine, Defibrillation, Reanimation
D („disability")	Bewusstseinsveränderung, Somnolenz	GCS, BZ, cCT	Abhängig vom CT
E („exposure)	Körpertemperatur? Weitere Verletzungen?	Temp. messen, ggf. rektal, Body Check komplementieren	Entkleiden/Erwärmen Frakturen schienen Ggf. Immobilisation

Reanimation

> Bei fehlender Atmung u. nicht ansprechbarem erw. Pat. sofort mit 30 Kompressionen beginnen, gefolgt von jeweils 2 Ventilationen im **30:2-Rhythmus!** (▶ Abb. 3.4)

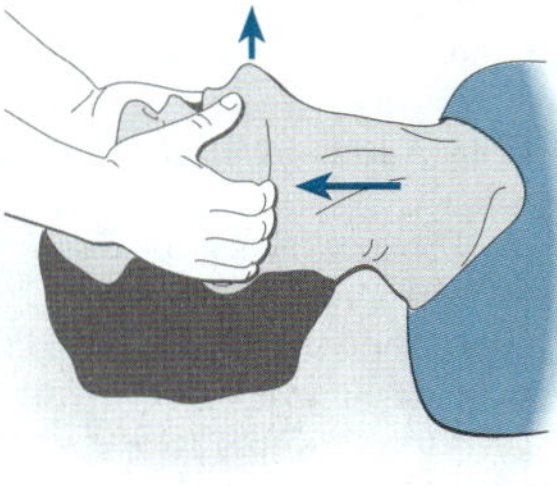

Abb. 3.1 Esmarch-Handgriff [L157]

- Lagerung: harte Unterlage.
- Druckpunkt: Mitte Sternum.
- Kompressionsfrequenz: 100–120/min; Kompressionstiefe: mind. 5–6 cm (Merke: z. B. im Takt von „Staying alive“ etc.).
- Herzdruckmassage nur kurz für Intubation unterbrechen.
- EKG-Paddles kleben.
- Defibrillation (▶ 2.3.2, ▶ Abb. 3.2):
  - Bei notwendiger Defibrillation (VT, Kammerflimmern) Thoraxkompression durchführen, bis Defi geladen ist → Schockabgabe (biphasisch: initial 150 J, dann 200 J).
  - Nach Schockabgabe Herzdruckmassage für 2 min im 30:2-Rhythmus vor erneuter Rhythmuskontrolle.
- EKG-Monitor zur DD: HRST (z. B. Kammerflimmern, Asystolie) u. Ther.-Kontrolle.
- Während der Reanimation differenzialdiagn. „Hs u. HITS“ (▶ Abb. 3.4) abklären u. therapieren.

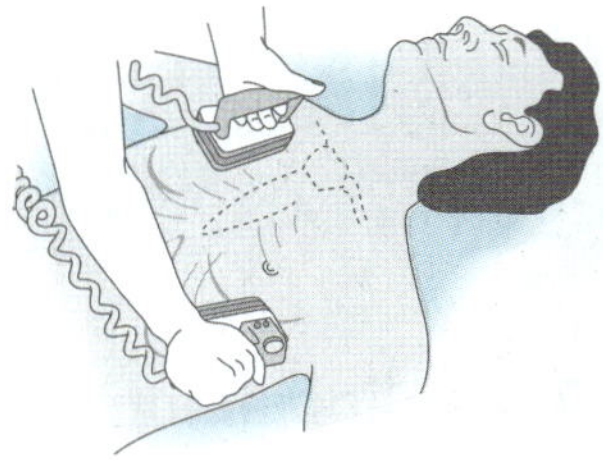

Abb. 3.2 Technik der Defibrillation [L106]

> Während der Reanimation über Krankengeschichte des Pat. informieren, um Progn. abzuschätzen (unheilbare Erkr., z. B. Karzinom). Vorliegen einer Pat.-Verfügung?

> Bei Bradykardie, bes. mit breiten QRS-Komplexen, immer an Hypoxie denken!

Beatmung

- Keine initiale Beatmung mehr, Kompression geht vor!
- Mund-zu-Mund, Mund-zu-Nase, Mund-zu-Tubus.
- Maskenbeatmung mit 100 % O_2 (Ambu-Beutel, Methode der Wahl für im Intubieren Ungeübte! ▶ Abb. 3.3).
- Intubation ▶ 2.6.5.
- Nach Intubation, wenn möglich, sofortige Kapnometrie.
- Bei drei frustranen Intubationsversuchen alternativen Atemweg wählen (z. B. Larynxtubus, -maske ▶ 2.6.6).
- Wenn Beatmung bzw. Intubation nicht möglich (z. B. bei Glottisödem) → Notfall-Nadel-Tracheotomie: 14-G-Venenverweilkanülen unter Aspiration

mit halb gefüllter 10-ml-Spritze durch das Lig. conicum o. Notfallkoniotomie (▶ 2.6.7).
- Maschinelle Beatmung ▶ 2.6.8. Erst nach Wiedererlangen des Kreislaufs, bis dahin manuelle Beatmung („return of spontaneous circulation", ROSC).

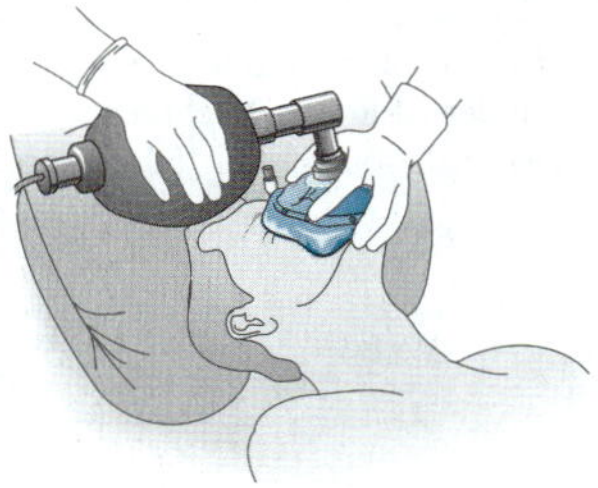

Abb. 3.3 Beatmung mit Ambu-Beutel: Maske mit Daumen und Zeigefinger über Mund und Nasenöffnung pressen, Unterkiefer nach vorn ziehen und mit den restlichen Fingern Kopf in reklinierter Stellung fixieren [L106]

Basismedikamente

- Venöser Zugang, Dreiwegehahn, parallel laufende Infusion (500–1.000 ml Volle'lytlsg.), da die Anflutzeit 1–3 min beträgt.
- Sollte die venöse Punktion zu lange benötigen → i. o. Zugang, hierüber medikamentöse Applikation. **Cave:** Infusion muss hier über einen Druckbeutel laufen.
- Die endotracheale Medikamentengabe spielt während der Reanimation keine Rolle.
- Adrenalin 1 mg (1 Amp. = 1 mg mit 9 ml NaCl 0,9 % verdünnen).
- Atropin 0,5–2 mg i. v. bei Bradykardie; keine Ind. bei Asystolie.
- Amiodaron: nach der 3. Schockabgabe 300 mg i. v. unverdünnt bei Kammertachykardie/-flimmern, als Repetitionsdosis 150 mg i. v. nach dem 5. erfolglosen Schock.
- Lidocain 100 mg als Alternative zu Amiodaron (nicht zusätzlich!) als Bolus unverdünnt bei Kammertachykardie/-flimmern, als Repetitionsdosis 50 mg i. v. nach dem 5. erfolglosen Schock.

Natriumbikarbonat (NaBi) hat keine generelle Ind. bei Reanimation als „blinde Pufferung". Die meist wichtigste Maßnahme zur Ther. der Azidose ist eine suffiziente Beatmung mit CO_2-Abatmung (initial hohe Beatmungsfrequenz). Eine Überkorrektur der metab. Azidose kann zu therapierefraktärem Kammerflimmern führen. Daher NaBi-Gabe nur nach BGA.
Bei Hyperkaliämie o. Intoxikation mit trizyklischen Antidepressiva wird NaBi empfohlen (50 mmol).

Zusätzliche Maßnahmen

Wenn der Pat. nach dem ROSC nicht adäquat reagiert, wird nach Reanimation unabhängig vom Primärrhythmus die **Hypothermie** empfohlen (Verfahren sind klinikabhängig; Kühlakkus, i. v. Kühlung mit Kühlkatheter etc.):

- Ziel-Temp. 32–36 °C (umstrittener Absolutwert) über mind. 12–24 h.
- Langsame Erwärmung 0,25–0,5 °C/h. Anschließend Fiebermodus über weitere 48 h.
- Während Kühlung Sedierung des Pat., bei Shivering Steigern der Sedierung.
- **KI der Hypothermie:** Sepsis, Multiorganversagen, Koagulopathie.
- **Kreislauf:** MAD 65 mmHg halten, Volumengabe ggf. Arterenolperfusor s. Umschlagseite.
- **Stressulkusprophylaxe.**
- **Blutzuckermonitoring:** Ziel-BZ 140–180 mmHg.

3.2.2 Therapie lebensbedrohlicher Rhythmusstörungen

Stufenschema bei Kammerflimmern ▶ Abb. 3.4.
Beginn der CPR, bis Defi bereit ist:

- Defibrillation (initial 150 J, dann 200 J biphasisch o. 360 J monophasisch).

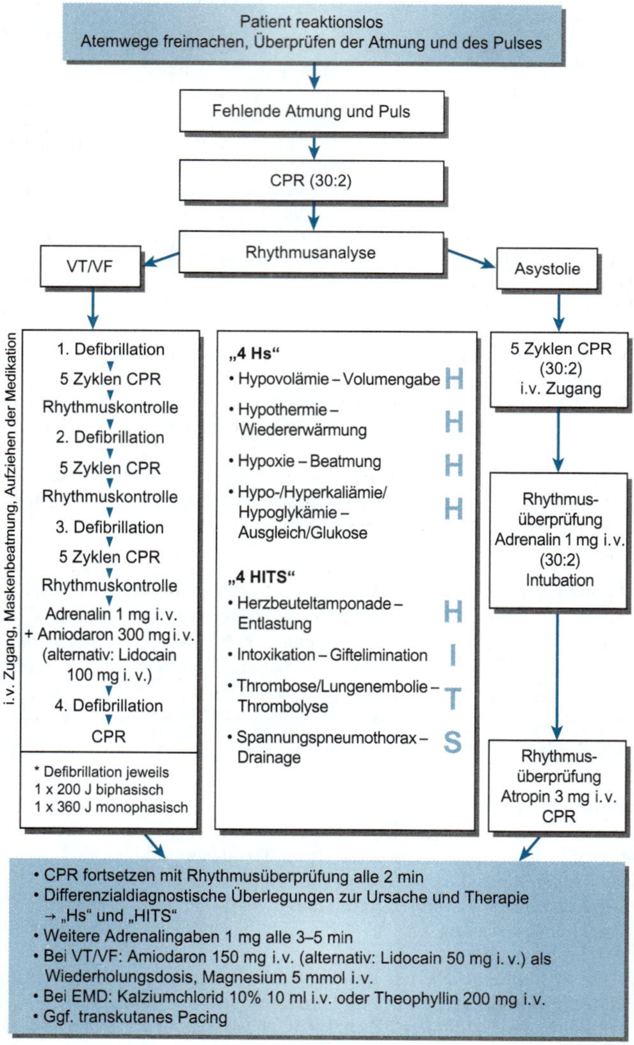

Abb. 3.4 Algorithmus der CPR [L139]

- Sofortiges Fortführen der CPR: 5 Zyklen (30 : 2), danach Puls- u. EKG-Kontrolle.
- Weiterhin Kammerflimmern → Defibrillation mit erneut 5 Zyklen CPR.
- Nach 3. Defibrillation Amiodaron 300 mg i. v. und Adrenalin 1 mg i. v. (1 : 10 verdünnt) unter Weiterführung der CPR (30 : 2). Alternativ zu Amiodaron Lidocain 100 mg i. v.
- Adrenalin 1 mg. i. v. (1 : 10 verdünnt), beginnend nach der 3. Schockabgabe, alle 3–5 min wdh.
- Amiodaron als Repetitionsdosis 150 mg i. v. nach dem 5. erfolglosen Schock; alternativ Lidocain als Repetitionsdosis 50 mg i. v.
- Optimale Oxygenierung durch Beatmung mit 100 % O_2 sicherstellen.
- Bei am Monitor sofort registriertem Kammerflimmern (Corolabor/ITS) 3-malige Schockabgabe hintereinander, dann Beginn der CPR.

Stufenschema bei Asystolie ▶ Abb. 3.4.

- Bei Asystolie 5 Zyklen CPR (30 : 2), alle 2 min Rhythmus- u. Pulskontrolle.
- Adrenalin 1 mg 1 : 10 verdünnt, i. v. sofortige Gabe, alle 3–5 min wdh.
- Falls ROSC u. anschließende Bradykardie → Atropin, ggf. temporärer SM (▶ 2.3.3).

Stufenschema bei elektromechanischer Entkopplung (EMD)

- Echo zum Ausschluss eines Perikardergusses bzw. einer LE.
- Kalziumglukonat 10 % 10 ml langsam (!) i. v. bei Hyperkaliämie, Hypokalzämie u. Überdosierung eines Kalziumkanalblockers.

3.2.3 Beendigung der Reanimation

- Suffizienter Kreislauf: Pulse an großen Arterien wieder tastbar, Haut wird rosig.
- Bei persistierender Asystolie > 20 min nach Beginn der ordnungsgemäß durchgeführten CPR: keine „Hs o. HITS", die zu beheben sind.
- Bei Ausbleiben eines ROSC bei Kammerflimmern individuelle Entscheidung abhängig von Alter, Vorerkr., Pat.-Wunsch etc.
- Ausnahme: Reanimation bei Unterkühlung, Intoxikation, Hyperkaliämie u. LE → ausdauernd reanimieren! Unter Lysether. 60–90 min, bei Unterkühlung erst einstellen bei regelrechter Körpertemperatur („no one is dead, until he is warm and dead!")

Aktuelle Version der Reanimationsleitlinien
unter https://cprguidelines.eu/

3.2.4 Vorgehen nach erfolgreicher Reanimation

▶ Abb. 3.5.

Keine zu frühe Extubation nach Reanimation → Stress → Katecholaminausschüttung → HRST.

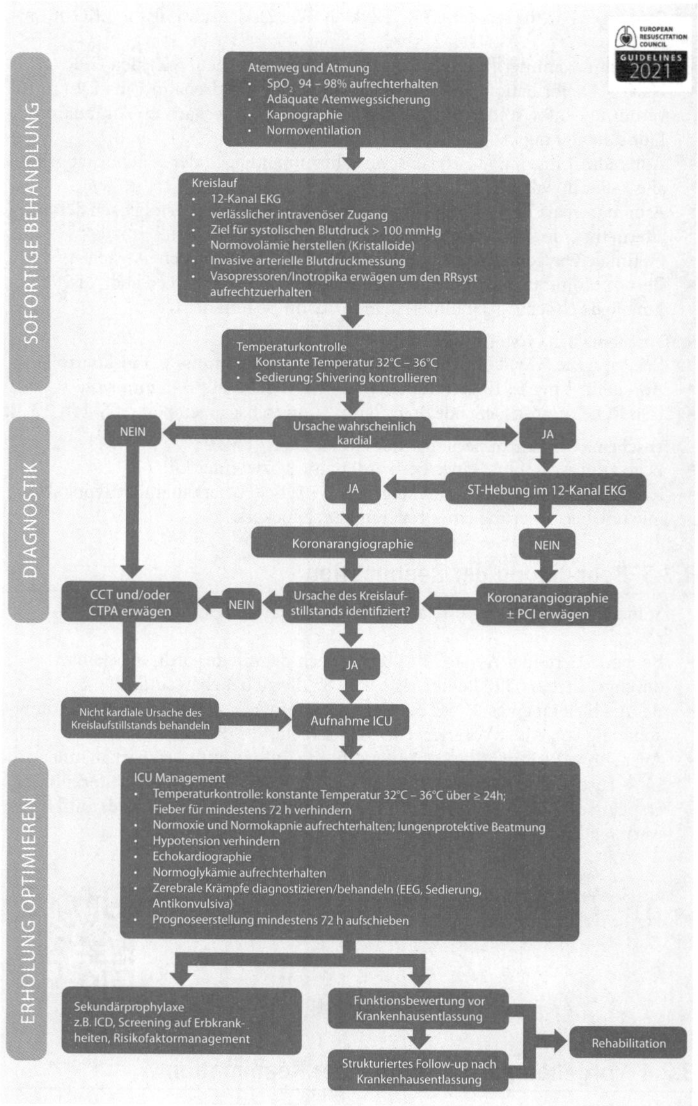

Abb. 3.5 **Postreanimationsalgorithmus (SBP = systolischer Blutdruck, PCI = perkutane Koronarintervention, CT = Pulmonalis-Angiografie, CTPA: CT-Angiografie. ICU = Intensivstation, EEG = Elektroenzephalografie, ICD = implantierbarer Kardioverter-Defibrillator) (ERC-Leitlinie 2021; © German Resuscitation Council (GRC) und Austrian Resuscitation Council [ARC] 2021) [F781-037]**

3.3 Schock

3.3.1 Definition

Lebensbedrohliche Verminderung der Mikrozirkulation mit Hypoxie der Gewebe u. metab. Störungen.

3.3.2 Diagnostisches/therapeutisches Vorgehen bei allen Schockformen

Wichtigste diagnostische Sofortmaßnahmen

Da es sich beim Schock um eine lebensbedrohliche Erkr. handelt, müssen Diagn. u. Ther. parallel erfolgen. Im Vordergrund steht die Stabilisierung von Kreislauf u. Atmung.
Diagnostik → Checkliste ▶ 3.1

Therapeutisches Vorgehen bei allen Schockformen

Schnelle Behandlung ist prognoseentscheidend!

- **Lagerung:**
  - Pat. hinlegen, ggf. Schocklage.
  - **Ausnahme:** ausgeprägte kardiale Insuff. u. Blutungen im Bereich von Kopf, Lungen u. oberem GIT → hier Oberkörper hochlagern.
- **Sicherung der Atmung:** O_2-Zufuhr, Versuch der nichtinvasiven Beatmung bei Lungenödem, ggf. Intubation, Beatmung.
- **Venöse Zugänge:** 2 großlumige Verweilkanülen, bei Katecholaminbedarf ZVK. **Cave:** keine Kopftieflage bei kardiogenem Schock.
- **Ausgleich von Volumendefiziten u./o. Blutverlusten:**
  - Akrinor initial ½ Amp. (vasokonstriktiv).
  - Isotone kristalloide Lsg. nach RR.
  - Bei Verlust von > 30 % des Blutvolumens Bluttransfusionen (EK u. FFP, Faustregel: 1 FFP auf 2–3 EK, ▶ 2.4.2).
- **Art. Zugänge:** zur kontinuierlichen art. BGA- u. Blutdruckmessung (ggf. PiCCO-Katheter v. a. im kardiogenen Schock).
- **Korrektur** von E'lytstörungen u. metab. Azidose ▶ 7.3.2.
- Bei anhaltender Hypotonie **Katecholamine (Noradrenalin → periphere Vasokonstriktion, Dobutamin** → pos. Inotropie).
- **Analgesie/Sedierung** bei Unruhe u. Angst (z. B. Morphin 10 mg/9 ml NaCl 0,9 % fraktioniert i. v./Lorazepam i. v./bukkal).
- **Kontrolle der Körpertemperatur:**
  - Bei Hypothermie (Körperkerntemperatur < 35 °C): warme Infusionen; warme Decken (▶ 3.12). Bei ausgeprägter Hypothermie, wenn vorhanden, CVVH/CoolGuard® zur Erwärmung.
  - Bei Hyperthermie (Körperkerntemperatur > 39,5 °C): nach RR Novaminsulfon 1 g als Kurzinfusion, Paracetamol (i. v., rektal), Kühlakkus (CoolGuard®, falls vorhanden).

3.3.3 Hypovolämischer Schock

Klinik

- Kollabierte Halsvenen (DD zum kardiogenen Schock).
- Hautturgor ↓, blasses, marmoriertes Hautkolorit.
- Ggf. Fieber.
- Konzentrierter Urin, Oligurie bis Anurie.
- Labor: Hkt ↑, meist Na^+ ↑. Hyperglykämie möglich.

Therapeutisches Vorgehen

- **Volumenersatz** möglichst über großvolumigen Zugang:
  - Isotone kristalloide Lsg.
  - Ziel: RR_{syst} von 90–100 mmHg.
- **O_2-Gabe;** ggf. Intubation u. Beatmung.
- **Bei anhaltender Hypotonie** ggf. unter laufendem Volumenausgleich Katecholamine:
  - Initial Noradrenalin-Perfusor.
  - Ggf. zusätzlich Dobutamin-Perfusor, bei Herzinsuff. (▶ 4.7).

Prognostisch wichtiger als die Art des Volumenersatzes ist der frühzeitige u. mit hoher Geschwindigkeit durchgeführte Volumenersatz.

3.3.4 Hämorrhagischer Schock

Sonderform des hypovolämischen Schocks, da zusätzlicher Verlust von O_2-Trägern.

Klinik ▶ 3.3.3. Hkt bei Blutverlust initial unverändert im Verlauf ↓.

Therapeutisches Vorgehen Volumenersatz.

! **Cave:** Bei schwerster traumatischer Blutung bedachte Volumensubstitution (Vermeidung weiterer Volumenverluste durch steigenden Blutdruck).

- Ziel: syst. art. Druck von 80–90 mmHg bei *nicht kontrollierbarer* traumatischer Blutung.
- Blutverluste durch Bluttransfusionen ersetzen (▶ 2.4.2). Frühzeitige FFP-Gabe erwägen.
- Bei Phenprocoumon-Einnahme o. DOAK-Ther. Gabe von PPSB. Ggf. spez. Antidotther. (für Rivaroxaban u. Apixaban vorhanden).
- Tranexamsäure bei nicht kontrollierbarer Blutung erwägen.
- Weiteres Vorgehen wie bei hypovolämischem Schock (▶ 3.3.3).

3.3.5 Kardiogener Schock

Klinik Orthopnoe, oft sitzender verängstigter Pat., blass, stark schwitzend, zyanotisch, Zeichen der Linksherzinsuff. (Distanzrasseln, Schaum vor dem Mund), Zeichen der Rechtsherzinsuff. (gestaute Halsvenen, ZVD ↑, Tachykardie, -arrhythmie); bei zunehmender Erschöpfung Somnolenz u. Bradykardie.
Anamnese: Bek. Herzinsuff. akut dekompensiert? Akute Ischämie als Genese? → EKG (Hebungen? HRST?). Fulminante LE? Perikarderguss?
Cave: schwere HRST bis hin zu Kammerflimmern oder Asystolie.

Therapeutisches Vorgehen

- **Lagerung:** erhöhter Oberkörper, Beine tief.
- **O_2-Gabe:** z. B. 4–6 l/min über Nasensonde, höhere Gabe über Hudson-Maske. BGA-Kontrolle.
- **Torasemid: 10–40 mg i. v., alternativ Furosemid 20–80 mg i. v.**
- **Sedierung/Analgesie:** Morphin 10 mg verdünnt auf 9 ml NaCl 0,9 % fraktioniert i. v.
  Cave: Übelkeit u. Erbrechen, Atemdepression.
- **Bei Hypotonie:** Dobutamin-Perfusor s. innere Umschlagseite hinten, bei weiterem RR-Abfall zusätzlich Noradrenalin-Perfusor.
- **Urindauerkatheter** zur Flüssigkeitsbilanzierung.
- **Volumenther.:** vorsichtig nach li-ventrikulärer Funktion, ggf. PiCCO o. Pulmonaliskatheter.
- Bei beginnender Erschöpfung u. Lungenödem: Diuretikagabe u. CPAP als Mittel der Wahl. Falls keine klin. Besserung: Intubation u. Beatmung (▶ 2.6).
- Bei konservativ nicht beherrschbarem u. infarktbedingtem kardiogenem Schock zügige Verlegung in kardiol. Zentrum mit PCI-Option, ECMO o. LVAD.
- Bei HRST spez. Ther. (▶ 4.3).
- Spez. Ther. bei Myokardinfarkt (▶ 4.2.3), LE (▶ 5.2.1), Perikardtamponade (▶ 4.7).

3

3.3.6 Anaphylaktischer Schock

Klinik Sekunden, Minuten, Stunden nach Zufuhr des Allergens Unruhe, Juckreiz, Niesen, Urtikaria. Später Schwindel, Fieber mit Schüttelfrost, Angstgefühl, Übelkeit, Erbrechen, Durchfall, Dyspnoe mit Bronchospasmus, Larynxödem, RR-Abfall u. Tachykardie. Evtl. Krampfanfälle, Bewusstseinsverlust, Kreislaufstillstand.

Therapeutisches Vorgehen

- Unterbindung weiterer Allergenzufuhr!
- 2 großlumige venöse Zugänge legen, ggf. ZVK.
- Frühzeitige u. schnelle Volumensubstitution mit Volle'lytlsg. über große Verweilkanülen o. ZVK.
- **Adrenalin:**
  - i. m.: 0,3–0,5 mg (Außenseite Oberschenkel), ggf. Repetition alle 5–10 min.
  - i. v.: 1 mg, verdünnt in 100 ml 0,9 % NaCl (pro ml 10 μg)→ fraktionierte Gabe. 10 μg/kg KG.
  - Per infusionem: Perfusor bei anhaltender Hypotonie 0,05–1 μg/kg KG.
  - Inhalation mit Adrenalin (3–5 ml à 1 mg/ml unverdünnt).
- **Antihistaminika:** H_1-Antagonisten kombiniert, z. B. Dimentidin 8 mg i. v., ggf. zusätzlich Ranitidin 50 mg i. v.
- Inhalative β_2-Mimetika bei Bronchospasmus.
- **Glukokortikoide:** z. B. Prednisolon 500–1.000 mg i. v. (Wirkung erst nach 10–30 min).
- Bei Larynxödem frühzeitige Ind. zur Intubation (▶ 2.6.5) o. Koniotomie (▶ 2.6.7).
- Wärmeentzug bei > 39 °C, z. B. Eisbeutel in die Leisten.

Kap. 3.3.6 Schweregrade der allergischen Reaktion
Skala unter https://else4.de/oaz

Kap. 3.3.6 Akutmaßnahmen bei Anaphylaxie nach Hauptsymptomatik
Algorithmus unter https://else4.de/oaz

3.4 Sepsis und septischer Schock

3.4.1 Definitionen

- **Sepsis:** akut lebensbedrohliche Organdysfunktion aufgrund einer fehlregulierten Körperantwort auf eine Infektion.
- **Septischer Schock:** ist Teil der Sepsis; sowohl die Zirkulation als auch der zelluläre Metabolismus sind so stark gestört, dass die Sterblichkeit damit deutlich erhöht wird.
- **Klinik des septischen Schocks:** persistierende Hypotension mit kontinuierlichem Vasopressorbedarf, um den MAD ≥ 65 mmHg zu halten, u. Serumlaktatspiegeln von > 2 mmol/l trotz ausreichender Volumen- bzw. Flüssigkeitsgabe.

Diagnosekriterien: SOFA-Score

Die initiale Erkennung u. das Screening möglicher Sepsispat. in der Ambulanz u. auf den peripheren Stationen sind wichtige Schritte zur schnellen Therapie. Hierzu dient der Sequential (Sepsis-Related) Organ Failure Assessment (SOFA) Score bzw. der **q**(uick)**SOFA**-Score:

- Af ≥ 22/min.
- Abfall des RR auf ≤ 100 mmHg.
- Bewusstseinsstörung.

Eine Organdysfunktion (wie bei der Sepsis) besteht, wenn sich der anschließende SOFA-Score des Pat. akut um ≥ 2 Punkte verschlechtert (▶ Tab. 3.3).

3.4.2 Diagnostisches und therapeutisches Vorgehen

Gleichzeitig Stabilisierung der Organfunktionen u. Suche des Infektionsherdes. Eine unverzügliche Antherapie verbessert die Prognose deutlich!

Tab. 3.3 SOFA-Score [H017-001]

System	Score				
	0	1	2	3	4
Atmung					
paO_2/F_iO_2 (mmHg)	≥ 400 (53,3)	< 400 (53,3)	< 300 (40)	< 200 (26,7) + Beatmung	< 100 (13,3) + Beatmung (kPa)
Gerinnung					
Thrombozyten (× $10^3/\mu g$)	≥ 150	≤ 150	< 100	< 50	< 20
Leber					
Bili mg/dl (µmol/l)	< 1,2 (20)	1,2–1,9 (20–32)	2,0–5,9 (33–101)	6,0–11,9 (102–204)	≥ 12,0 (204)
Herz-Kreislauf					
	MAP ≥ 70 mmHg	MAP < 70 mmHg	Dopamin* < 5 o. Dobutamin* (jede Dosis)	Dopamin* 5,1–15 o. Adrenalin* ≤ 0,1 o. Noradrenalin* ≤ 0,1	Dopamin* > 15 o. * Noradrenalin* > 0,1
ZNS					
GCS	15	13–14	10–12	6–9	< 6
Nieren					
Kreatinin mg/dl (µmol/l)	< 1,2 (110)	1,2–1,9 (110–170)	2,0–3,4 (171–299)	3,5–4,9 (300–400)	> 5,0 (440)
Ausscheidung ml/d				< 500	< 200

* Katecholamindosis in µg/kg KG/min über mind. 1 h

Sofortige Basistherapie

Zielwerte der Basistherapie
- (MAD) > 65 mmHg.
- $SvO_2 \geq 70\,\%$.
- Laktat ≤ 1,5 mmol/l bzw. dessen Abfall.
- Diurese ≥ 0,5 ml/kg/h.

Diagnostik u. Therapie ▶ Abb. 3.6, ▶ Tab. 3.4.

Die häufigste Ursache einer im KH erworbenen Sepsis bzw. eines septischen Schocks auf der ITS ist die beatmungsassoziierte Pneumonie.

Weitere Maßnahmen
- **Nierenersatzverfahren:** bei ANV (▶ 7.2.3) frühzeitig. CVVH indiziert bei hämodynamisch instabilen Pat.

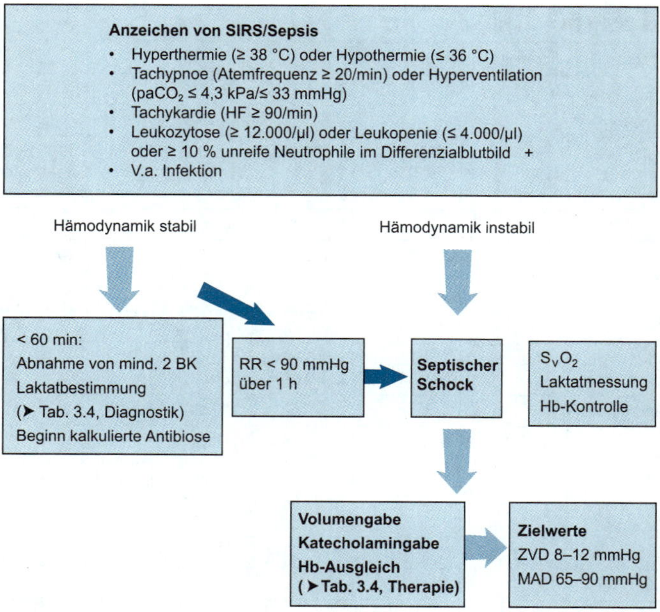

Abb. 3.6 Diagnostisches und therapeutisches Vorgehen bei Sepsis [L138]

Tab. 3.4 Diagnostik und Therapie bei Sepsis/septischem Schock

Diagnostik	Therapie
• **Labor:** BB, CRP, Procalcitonin, BZ, Krea, E'lyte, GOT, GPT, Bili, GGT, AP, CK, LDH, BGA, Laktat, Quick, PTT, Urinstatus • **Bildgebung: Rö**-Thorax, Sono, Echo ggf. TEE • **Mikrobiol. Diagn.** vor antibiotischer Ther.: – 2–3 Paar Blutkulturen, Urinsediment, Urinkultur – Ggf. Antigen- o. Endotoxinnachweis – Ggf. Trachealsekret, Stuhl (bei vorangegangener antibiotischer Ther. an *Clostridium difficile* denken) – Lumbalpunktion – Aszitespunktion, Pleuraerguss, Abszesse; Wundabstriche – Untersuchung von Fremdmaterial (ZVK, Drainagen, art. Zugänge), dabei Zugänge dir. wechseln! – Bei V. a. virale Ursache gezielte Labordiagnostik	• **Antiinfektiöse Ther.:** kalkulierte antibiotische Ther. mit Breitbandantibiotikum i. d. R. initial i. v. (▶ 20.1.2), ggf. Umstellung nach Erregernachweis u. Antibiogramm, ggf. antimykotische o. antivirale Ther. nach Klinik Ther. innerhalb von 60 min! • **Volumensubstitution:** bevorzugt mit kristalloiden Lsg. (Volle'lytlsg.) > 30 ml/kg KG in den ersten 3 h! anschließend nach Volumenstatus, 0,9 % NaCl-Lsg. vermeiden • **Je nach Schweregrad: ZVK (Trilumen), art. Zugang, Intubation** • **Katecholamine:** bei volumenrefraktärer Hypotonie Noradrenalin. Bei schlechter kardialer Pumpleistung Komb. mit Dobutamin • **Beatmung NIV o. invasiv:** frühzeitig bei schwerer Sepsis o. septischem Schock mit therapierefraktärer Hypoxie u. Hyperkapnie. Einstellung ▶ 3.2.3

- **Intensivierte Insulinther.:**
  - Normalinsulin-Perfusor (s. innere Umschlagseite hinten) mit Ziel-BZ ≤ 180 mg/dl.
  - Engmaschige BZ-Messung erforderlich (initial 1- bis 2-, später 4-stdl.). **Cave:** kapilläre Messung im septischen Schock oft falsch → BZ aus der BGA bestimmen.
  - ! Hypoglykämien unbedingt vermeiden.
- **Thromboseprophylaxe:** NMH o. UFH abhängig von Gerinnungsparametern u. Nierenfunktion. Bei Pat. im septischen Schock i. v. Antikoagulation; schlechte s. c. Resorption aufgrund der Mikrozirkulationsstörungen. Bei KI einer Antikoagulation Thrombosestrümpfe.
- **Stressulkusprophylaxe:** PPI (z. B. Omeprazol) o. H_2-Antagonist (z. B. Ranitidin) bei erhöhtem Ulkusrisiko. Pat. ohne Risiken brauchen keine Prophylaxe.
- **Ernährung:**
  - Beginn einer komb. oralen/enteralen u. – falls nötig – parenteralen Ernährung innerhalb der ersten 48 h, wenn enteral nicht möglich o. zu gering.
  - Keine Überernährung, 25 kcal/kg KG regulärer Bedarf, 75 % des Bedarfs in der Akutphase.
  - Regelmäßige Refluxkontrolle wird nicht mehr empfohlen. Bei Reflux Prokinetika anordnen.
- **Spurenelemente/Vitamine:** tgl. supplementieren.
- **Kranken- u. Atemgymnastik, Mobilisation.**
- **Sedierung:** wenn möglich, gering halten.
- **Therapieziele festsetzen, spätestens nach 72 h.**

Monitoring ▶ 3.15.

3.5 Akutes Lungenversagen (ARDS)

> Akute respir. Insuff. im Rahmen eines Schockgeschehens mit disseminierten interstitiellen Lungenveränderungen.

Ätiologie Prim. o. sek. Schädigung der Lunge.
- Primär:
  - Aspiration von Süß-/Salzwasser.
  - Inhalation von Rauchgasen o. toxischen Gasen.
  - Inhalation von hyperbarem O_2.
  - Pulmonale Infekte.
- Sekundär:
  - SIRS/Sepsis.
  - Schwere Traumata, Verbrennungen.
  - Massentransfusionen, DIC.
  - Pankreatitis, Urämie.
  - Intoxikationen (z. B. Heroin, Barbiturate).
  - Medikamente.

Klinik ▶ Tab. 3.5.

Diagnostisches Vorgehen
- **Anamnese:** Auftreten < 7 d nach auslösendem Ereignis.
- **Art. BGA:** erniedrigter Horowitz-Quotient (paO_2/F_iO_2) ▶ 3.5.

Tab. 3.5 Berlin-Definition	
ARDS-Stadium	**Charakteristika**
Mild	paO_2/F_iO_2 = 201–300 mmHg bei PEEP ≥ 5 cmH_2O
Moderat	paO_2/F_iO_2 = 101–200 mmHg bei PEEP ≥ 5 cmH_2O
Schwer	paO_2/F_iO_2 = ≤ 100 mmHg bei PEEP ≥ 5 cmH_2O

Tab. 3.6 „Lower F_iO_2/higher PEEP"-Modell														
F_iO_2	0,3	0,4	0,4	0,5	0,5	0,6	0,7	0,7	0,7	0,8	0,9	0,9	0,9	1,0
PEEP	5	5	8	8	10	10	10	12	14	14	14	16	18	18–24

3

- **Rö Thorax:** *bilaterale* Verschattung (Schmetterlingsfigur), im Verlauf diffuse Transparenzminderung mit konfluierenden Infiltrationen („weiße Lunge") mit pos. Bronchoaerogramm.

Therapeutisches Vorgehen

- Verlegung auf die ITS.
- **Schockther.:** allg. ▶ 3.3.2, bei septischem Schock ▶ 3.4.2.
- **Versuch einer NIV o. High Flow bei mildem ARDS.**
- **Intubation u. Beatmung ab moderatem ARDS** mit folgender Einstellung:
  - Niedriges Tidalvolumen ≤ 6 ml/kg Soll-KG.
  - Plateaudruck ≤ 30 cmH_2O, wenn möglich halten (bis zu 35 cmH_2O möglich).
  - Driving pressure (Pinsp-PEEP) ≤ 15cmH_2O.
  - PEEP in Abhängigkeit von F_iO_2 (▶ Tab. 3.6).
  - SaO_2 90–95 % bzw. paO_2 von 60–80 mmHg.
  - Erhöhte pCO_2-Werte akzeptabel (Grenze pH-Wert ohne Pufferung ≥ 7,2), bei Pat. mit erhöhtem intrakraniellem Druck nur unter Kontrolle desselben.
- Intermittierende Bauch- (135°) o. Seitenlagerung über 16 h. Sonst Oberkörper hochlagern (30–45°) ab moderatem ARDS.
- **Flüssigkeitsbilanzierung:** zurückhaltende Flüssigkeitsbilanzierung. Überwässerung vermeiden, vorsichtige Negativbilanzierung anstreben abhängig von Hämodynamik u. Auslöser des ARDS.
- **Low-Dose-Heparin:** z. B. NMH i. v. (▶ 20.2.1).
- **Antiinfektiöse Ther. bei Inf.:** initial kalkuliert entsprechend vermutetem o. gesichertem Infektionsherd, ggf. Umstellung bei Erregernachweis u. Antibiogramm.
- Stressulkusprophylaxe bei Pat. mit Risikofaktoren für ein Ulkus.
- Extrakorporale Verfahren (VV-ECMO) bei unter invasiver Beatmung u. Ausschöpfung der o. g. Maßnahmen nicht ausreichendem Gasaustausch (tel. Kontaktaufnahme mit Zentrum), i. d. R. aber erst nach dem Versuch der Bauchlage! Die ECMO gilt als Rescue-Ther. bei therapierefraktärem respir. Versagen.

3.6 Disseminierte intravasale Koagulopathie (DIC) und Verbrauchskoagulopathie

Verschiedene Erkr. führen zu einer intravasalen Aktivierung des Gerinnungssystems mit Bildung disseminierter Mikrothromben (DIC). Durch den dabei stattfindenden Verbrauch von Gerinnungsfaktoren u. Thrombos kann es zur hämorrhagischen Diathese (Verbrauchskoagulabilität) u. sek. Hyperfibrinolyse kommen.

Tab. 3.7 Parameter, die für eine DIC sprechen können (ISTH Overt DIC Score, klin. sichtbar), statischer Score, Momentaufnahme)

Parameter	ISTH-Score (overt DIC score)	Punkte
Grunderkrankung	erforderlich	1
Thrombozytenzahl [× 10^3/µl]	≥ 50, aber ≤ 100	1
	< 50	2
Fibrinmarker (Fibrinspaltprodukt, lösliches Fibrin, D-Dimere)	moderat ↑ deutlich ↑	2 3
Fibrinogen [g/l]	≤ 1	1
PT-Verlängerung	> 3,0, aber < 6,0 ≥ 6	1 2
DIC-Diagnose	**≥ 5 Punkte**	tgl. Wdh. empfohlen

Erkrankungen, die mit einer DIC einhergehen können

- Schock.
- Hämolyse, maligne Erkr. (v. a. metastasierendes Prostata-, Lungen-, Magen-, Kolon-Ca, Promyelozytenleukämie).
- Infektionen (gramneg. Sepsis, Malaria).
- Geburtshilfl. KO (vorzeitige Plazentalösung, „missed abortion", Fruchtwasserembolie, atonische Nachblutung).
- OP an thrombokinasereichen Organen (Prostata, Pankreas, Lunge).
- Hypernatriämische Dehydratation, diab. Koma, Pankreatitis, akutes Leberversagen, Leberzirrhose, Vaskulitis, Verbrennungen, Polytrauma, Schlangenbiss.
- Extrakorporaler Kreislauf, Kasabach-Meritt-Sy.

Diagnostisches Vorgehen

- Bei o. g. Erkr., die mit einer DIC einhergehen können, daran denken u. folgende **Laborparameter** regelmäßig kontrollieren: BB, Quick, PTT, AT III, D-Dimere, Fibrinogen, ggf. Fibrinmonomere, ggf. FXIII, Krea, E'lyte, GOT, GPT, GGT, CRP (▶ Tab. 3.7, ▶ Tab. 3.8).

Tab. 3.8 Verlaufsparameter, die für eine latente (klin. stumm) DIC sprechen: ISTH non-overt DIC score (dynamischer Score, Verlaufsbeobachtung)

Parameter	ISTH-Score (non-overt DIC score)	Punkte	Verlauf
Thrombozytenzahl [× 10^3/µl]	< 100	1	ansteigend –1
	≥ 100	0	stabil 0
			abfallend 1
PT-Verlängerung	> 3 s	1	abfallend –1
	≤ 3 s	0	stabil 0
			ansteigend 1
D-Dimer [µg/ml]	erhöht	1	abfallend –1
	normal	0	stabil 0
			ansteigend 1
Grunderkr. mit Risiko für DIC	ja	2	
	nein	0	

Tab. 3.8 Verlaufsparameter, die für eine latente (klin. stumm) DIC sprechen: ISTH non-overt DIC score (dynamischer Score, Verlaufsbeobachtung) *(Forts.)*

Parameter	ISTH-Score (non-overt DIC score)	Punkte	Verlauf
Antithrombin-Aktivität [%]	< 70	1	
	≥ 70	–1	
DIC-Diagnose		**≥ 5 Punkte**	

Tab. 3.9 DIC: symptomatische Therapie in Abhängigkeit vom Stadium

Phase	Therapie
Prä-DIC-Phase	Prophylaxe mit Low-Dose-Heparin über Perfusor (10.000 IE auf 50 ml NaCl 0,9 %): ca. 2 ml/h (= 400 IE/h) unter TZ- u. PTT-Kontrolle. PTT soll verlängert sein, bei Blutungsneigung 200 IE/h
Manifeste DIC	• Kein Heparin • TK: bei Blutungs-KO u. Thrombo-Abfall < 20.000/µl
Post-DIC	• Heparin: zur Unterdrückung der reaktiven Hyperkoagulabilität, aPTT auf 1,5- bis 2-Fache der Norm • i. d. R. keine Antifibrinolytika

- **ISTH-Kriterien einer DIC** unter https://www.mdcalc.com/calc/10203/isth-criteria-disseminated-intravascular-coagulation-dic

Therapeutisches Vorgehen ▶ Tab. 3.9. Wichtigste Maßnahme ist die Ther. der Grunderkr.!
Behandlung von KO: ANV ▶ 7.2, ARDS ▶ 3.5, hämorrhagischer Schock ▶ 3.3.4.

3.7 Koma

3.7.1 Differenzialdiagnose

▶ Tab. 3.10.

3.7.2 Einteilung und Schweregrad der Bewusstseinsstörung

▶ Tab. 3.11.

Tab. 3.10 Einteilung und DD des Komas

Einteilung	Ursachen
Toxisch • Exogen	• Alkohol (häufigste Komaursache) • Opioide • Benzodiazepine • Psychopharmaka • Gifte • Biguanide, Fruktose-Infusion bei Fruktoseintoleranz • (Laktatazidose)

Tab. 3.10 Einteilung und DD des Komas *(Forts.)*	
Einteilung	**Ursachen**
• Endogen	• Urämisches Koma • Hepatisches Koma
Endokrinologisch	• Coma diabeticum • Hypoglykämisches Koma • Addison-Krise • Thyreotoxisches Koma • Diabetes insipidus • Hyperkalzämische Krise • Hypophysäres Koma
Kardiovaskulär	• Schock • Adam-Stokes-Anfall
Zerebral	• Intrazerebrale Blutungen • SHT • Epilepsie • Meningitis/Enzephalitis • Generalisierter Krampfanfall
Psychisch	• Hysterischer Anfall
Anoxämisch	• Hyperkapnie bei schwerer respir. Globalinsuff. • Erstickung

Tab. 3.11 Schweregradbeurteilung der Bewusstseinstrübung mit der Glasgow Coma Scale (GCS) für Erwachsene [F210-010]		
Neurologische Funktion	**Reaktion**	**Bewertung**
Augen öffnen	spontan öffnen	4
	öffnen auf Ansprechen	3
	öffnen auf Schmerzreiz	2
	keine Reaktion	1
Verbale Reaktion	orientiert	5
	verwirrt, desorientiert	4
	unzusammenhängende Worte	3
	unverständliche Laute	2
	keine verbale Reaktion	1
Motorische Reaktion auf Schmerzreize	befolgt Aufforderung	6
	gezielte Schmerzabwehr	5
	Massenbewegungen	4
	Beugesynergien	3
	Strecksynergien	2
	keine Reaktion	1
Maximale Punktzahl		15
Minimale Punktzahl		3

3.7.3 Diagnostisches und therapeutisches Vorgehen

▶ Abb. 3.7.

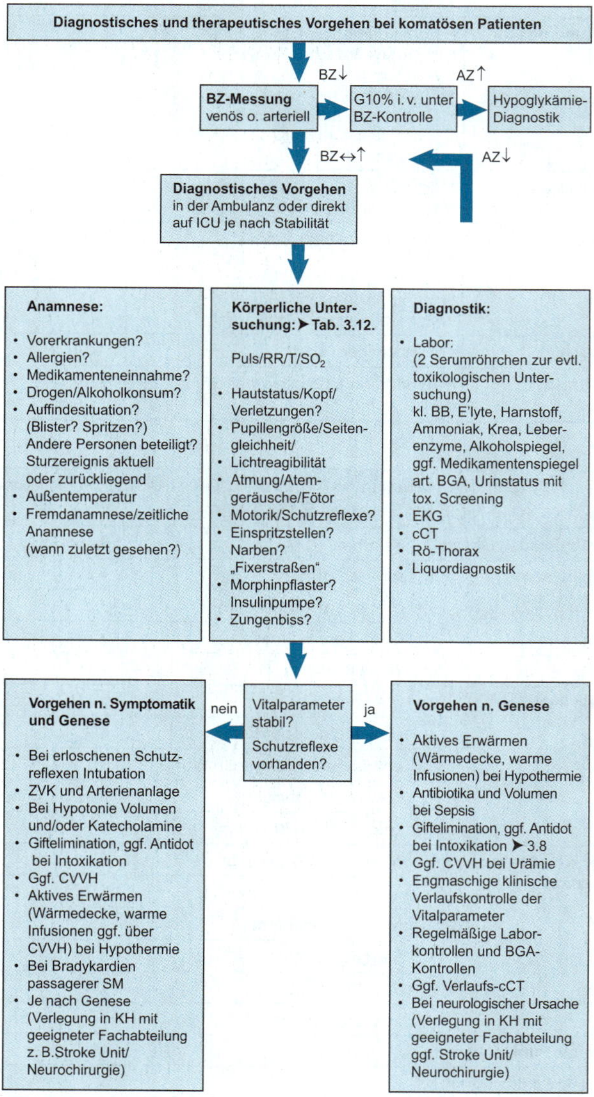

Abb. 3.7 Diagnostisches und therapeutisches Vorgehen beim komatösen Patienten [L138]

Immer BZ-Stix initial!

Zur körperl. Untersuchung bei komatösen Pat. ▶ Tab. 3.12.

- Bei der körperl. Untersuchung auf Opioidpflaster achten. Sie werden in der Medikamentenanamnese oft vergessen.
- Ebenso auf mögliche Insulinpumpe achten u. bei komatösem Pat. entfernen.

Tab. 3.12 Klinische Untersuchungsbefunde bei einem komatösen Patienten

Parameter	Befund
Haut (Farbe, Temp., Turgor, Exantheme)	• Zyanose oder kirschrote Haut (Intoxikation) • Exsikkosezeichen (Hyperglykämie) • Schwitzen (Hypoglykämie, Hyperthyreose) • Heiße, trockene Haut (thyreotoxisches Koma, Sepsis) • Ikterus/andere Leberhautzeichen (Coma hepaticum) • Café-au-lait-Haut (Coma uraemicum) • Gesichtsrötung (Hypertonie, Coma diabeticum, Sepsis) • Blässe (Schock, Hypoglykämie) • Infektionen (Sepsis) • Einstichstellen, (Fentanyl-)Pflaster
Fötor	• Alkoholgeruch • Aceton-Obst-Geruch (Coma diabeticum) • Foetor hepaticus (Coma hepaticum) • Harngeruch (Coma uraemicum) • Aromatischer Geruch (zyklische Kohlenwasserstoffe, Drogen) • Knoblauchgeruch (Alkylphosphate) • Bittermandel (Zyanide)
Atmung (Mund- u. Rachenraum inspizieren, Atemgeräusche, Atemmechanik)	• Stridor (Verlegung der Atemwege) • Hypoventilation (zentral dämpfende Pharmaka, Myxödem, metab. Alkalose) • Hyperventilation (Thyreotoxikose, Mittelhirnschädigung, metab. Azidose) • Kußmaul-Atmung (metab. Azidose, z. B. durch ketoazidotisches o. urämisches Koma) • Cheyne-Stokes-Atmung (Hirndrucksteigerung, Opioid-, CO-Intoxikation)
Motorik	• Halbseitenlähmung, pos. Babinski-Reflex (fokale zerebrale Läsion) • Tonuserhöhung (Hirnstammläsion) • Stereotype Walzbewegungen (zerebrale Läsion des Subkortex), Hyperkinesen (metab. o. toxische Hirnschädigung) • Muskelfibrillieren (Alkylphosphatintoxikation) • Tonuserschlaffung (Intoxikation, z. B. Opioide, Benzodiazepine)
Pupillen	• Miosis (Sympatholytika, Parasympathomimetika, Morphine, Ponsblutung) • Mydriasis (Parasympatholytika, Alkohol, Kokain, Adrenalin) • Anisokorie (Hirntumor, -abszess, -blutung, ischämischer Insult) • **Cave:** voroperierte Augen, akuter Glaukomanfall

3.8 Vergiftungen

3.8.1 Diagnostisches und allgemeines therapeutisches Vorgehen: Erstmaßnahmen

- **Sicherung der Vitalfunktionen** (ABCDE-Schema ▶ 3.2.1), evtl. großlumige Magensonde legen.
- **Asservierung von Material** zur toxikol. Analyse (Blut, Speisereste, Tabletten, Gläser, Flaschen, Urin, Mageninhalt, Stuhl).
- **Eigen-/Fremdanamnese** je nach Bewusstseinslage: Was eingenommen? Wie viel? Wann? Vorerkr.? Regelmäßige Medikamenteneinnahme? Drogenabhängigkeit? Blister vor Ort?
- **Körperl. Untersuchung:** Hautfarbe, Fötor, Af, Temp., Einstichstellen, Thrombophlebitiden, Abszesse, kardiopulmonaler u. neurol. Status inkl. Pupillengröße, bei Vergiftung über die Haut Kleidung entfernen u. Haut abspülen. **Cave:** Eigenschutz! Unbedingt Handschuhe tragen! Kleidung in Plastikbeutel asservieren. Toxidrome beachten (Übersicht: ▶ Tab. 3.13).
- **Venöser Zugang.**
- **Labor:** kleines BB, BZ, Krea, K^+, Na^+, CK, LDH, GOT, GPT, GGT, Quick, PTT, CHE, BGA (mit Met Hb, CO und Anionenlücke), ggf. Laktat, Serum für toxikol. Untersuchung.

Tab. 3.13 Toxidrome, ihre Symptome und auslösende Substanzen

Toxidrome	Symptome	Auslösende Substanzen	Antidot
Anticholinerges Syndrom	Tachykardie, Mydriasis, warme Haut, Mundtrockenheit, Harnverhalt, Erregung, Halluzinationen, Myoklonien, Hyperreflexie	• TZA • Neuroleptika • Antihistaminika • Stechapfel, Fliegenpilz, Engelstrompete	Physostigmin
Cholinerges Syndrom	Bradykardie, Miosis, Hypotonie, Schwitzen, Hypersalivation, Bronchospasmus, unkontrollierter Urin- u. Stuhlabgang, Lähmungen	• Cholinergika • Organophosphate: E605 (mittlerweile selten)	Atropin
Sympathomimetisches Syndrom	Tachykardie, Hypertonie, Mydriasis, Schwitzen, Blässe, Tremor, Unruhe	• Amphetamine • Kokain • Ecstasy	sympt. Ther.
Serotonerges Syndrom	Tachykardie, Hypertonie, Mydriasis, Schwitzen, Fieber, Tremor, Hyperreflexie, Halluzinationen, Delir	• SSRIs, TZA, MAO-Hemmer • LSD, Kokain, Ecstasy, Amphetamine	sympt. Ther.
Opioidsyndrom	Miosis, Atemdepression, Koma	Opioide – unabhängig von der Applikation	Naloxon
Extrapyramidales Syndrom	Speichelfluss, Dyskinesien, Zungen-/Schlundkrämpfe, Tortikollis	• Neuroleptika • MCP!	Biperiden

LSD: Lysergsäurediethylamid, MAO-Monoaminoxidase, MCP: Metoclopramid, SSRIs: selektive Serotonin-Wiederaufnahmehemmer, TZA: trizyklische Antidepressiva

- **12-Kanal-EKG, EKG-Monitoring, Pulsoxymetrie, RR-Messung.**
- 1.000 ml kristalloide Infusionslsg. (z. B. Volle'lytlsg.).
- Aktivkohle in RS mit Giftnotrufzentrale.
- **Bei bek. o. vermutetem Gift Kontakt mit Giftzentrale aufnehmen** (▶ 3.8.5).

3.8.2 Maßnahmen zur Giftelimination

Aktivkohle

Wirksamstes Verfahren zur prim. u. sek. Giftelimination.

Indikation Intoxikation/drohende Intoxikation nach peroraler Giftaufnahme zur Absorption fett- u. wasserlöslicher Gifte.

Kontraindikationen
- Mechanischer Ileus o. mögliche Darmperforation.
- Laugen- o. Säureingestion o. nach Einnahme organischer Lösungsmittel.

Durchführung
- Bei Bewusstseinsstörung Applikation über Magensonde nach vorangegangener Schutzintubation.
- Aktivkohle p. o. oder Magensonde mit Wasser aufschwemmen und z. B. Metoclopramid u. 15 Tr. Natriumpicosulfat zufügen.
- Bei Intoxikation mit Pharmakon mit hoher HWZ (z. B. Carbamazepin, Theophyllin) alle 2–4 h wdh. Dosierung:
  - Kinder < 1 J.: 0,5–1 g/kg KG.
  - Kinder > 1 J.: 1 g/kg KG.
  - Erw.: 0,5–1 g/kg KG.

Ohne die Komb. von Aktivkohle mit Laxanzien kommt es zwar zu einer initialen Absorption des Gifts, das aber bei verlängerter Darmpassage wieder von der Kohle freigesetzt u. dann verstärkt resorbiert wird.

Magenspülung und provoziertes Erbrechen

! Nur noch selten indiziert. Weniger wirksam als Aktivkohle. Strenge Ind.-Stellung! **Cave:** Aspirationsgefahr!

Magenspülung

Indikation Max. 30–60 min zurückliegende Giftingestion bei wachen, ansprechbaren Pat. Zur Giftelimination hochtoxischer Substanzen, insb. Psychopharmaka, die eine Magen-Darm-Atonie verursachen.

Kontraindikationen Krampfanfall, Schockzustand, Vergiftungen mit Säuren, Laugen, fettlöslichen Substanzen (z. B. Pflanzenschutzmittel), Schaumbildner. Bek. Verletzungen des Magen-Darm-Trakts.

Durchführung
- Lagerung in Linksseitenlage, leichte Kopftieflage. Bei bewusstlosem Pat. erst Intubation, dann Spülung in Rückenlage.

- Mehrmals mit 200–500 ml Wasser spülen, bis Spülflüssigkeit klar ist, insgesamt 10–20 l.
- Nach Ablassen der letzten Spülung Aktivkohle-Antiemetikum-Laxans-Mischung verabreichen.

> Entfernung giftiger Substanzen unter Sicht mit Gastroskop u. anschließende gezielte Spülung u. Absaugung.

Forcierte Diurese

Indikation Vergiftungen mit Barbituraten, Phenobarbital, Amphetamin, Salicylaten (ASS), Lithium, Thallium u. bei Hämolyse u. Rhabdomyolyse bei noch erhaltener Nierenfunktion.

Kontraindikation Überwässerung, Herz-, Niereninsuff., Hirnödem.

Durchführung
- Großlumiger peripherer venöser Zugang, ggf. ZVK.
- Ringer- o. NaCl-0,9 %-Infusionslsg.
- Blasendauerkatheter, stdl. Urinbilanz.
- Furosemid 20–40 mg i. v. oder als Perfusor mit 500 mg/50 ml NaCl 0,9 % 5–10 ml/h nach ZVD u. Ausscheidung.
- 4-stdl. Kontrolle von art. BGA, Krea, E'lyten.
- Bei Vergiftungen mit hydrophilen Barbituraten (Allo-, Apro- u. Butobarbital), Salicylaten o. Hämolyse u. Rhabdomyolyse (▶ 7.2.3) Urin alkalisieren, z. B. mit NaBi 100 ml langsam (über ¾–1 h) i. v., ggf. wiederholen → Ziel: Urin-pH > 7,8.

Dialyse, Plasmapherese, Austauschtransfusionen

- **Peritoneal-, Hämodialyse, Hämoperfusion:** bei schweren Vergiftungen mit dialysablen Giften u. bei Niereninsuff.
- **Plasmapherese:** bei Giften mit hoher Plasmaproteinbindung.
- **Austauschtransfusionen:** bei schweren Vergiftungen mit Blutgiften (CO, Met-Hb-Bildner).

3.8.3 Spezielle Vergiftungen

Inhalative Intoxikationen

Übersicht: ▶ Tab. 3.14.

Reizgasinhalation

Klinik Zunächst lokale Reizerscheinungen an Augen, Nase, Rachen, Trachea, Bronchospasmus, toxisches Lungenödem, oft nach symptomfreiem Intervall möglich.

Therapie
- **Stat. Überwachung** für 24–48 h empfohlen.
- **Haut u. Schleimhäute abwaschen.**
- **Prednisolon**: 100 mg/d i. v. bei schwerem Schleimhaut- u./o. Lungenödem.
- **Intubation:** bei respir. Insuff.
- **Frühe Tracheotomie:** bei zentralem Schleimhautödem (Hypopharynx, Larynx, Trachea).
- **Antibiotika:** bei schweren Schleimhautläsionen (Aminopenicillin plus Betalaktamase-Inhibitor o. Cephalosporin 2. Generation).
- Je nach Reizgas spez. Ther.

Tab. 3.14 Inhalative Intoxikation

Inhalativa	Ätiologie	Klinische Erscheinung	Arbeitsauftrag für die Notaufnahme	Spez. Therapie
CO	Möglichkeit der Exposition: Grillen im Innenraum, alte Heizungen/Öfen, Schwellenbrände, Motorabgase, Shisha-Bars	**Cave:** SpO_2 ist normal Geruch- u. farblos Kirschrote Fingernägel u. Haut **ZNS:** Kopfschmerz, Verwirrtheit, Sehstörungen, Bewusstlosigkeit **Kreislauf:** Herzinsuff., Lungenödem, Arrhythmien	EKG: ST-Strecken-Veränderungen/-Hebungen BGA mit CO-Bestimmung Sichern der Vitalparameter Hoch dosierte Sauerstoffgabe (NIV u. HFNC) Erwägen einer HBO-Ther.	HBO generell kontaktieren bei: • Bewusstlosen/komatösen Pat. • Neurol. o. psychiatrisch auffälligen Pat. • Pat. mit geringer Toleranz gegen CO: Schwangere, Sgl. u. Kleinkinder; Pat. mit KHK o. schwerer Lungenerkr. Nicht der Absolutwert des CO, sondern die Klinik führt!
CN	Möglichkeit der Exposition: Brandgase, Industriechemikalien, Kampfstoffe	**Cave:** Geruch nach Mandel/Marzipan Rosige Haut Übelkeit, Erbrechen Kopfschmerz, Verwirrtheit, Schwindel, Bewusstseinstrübung	EKG: ST-Strecken-Veränderungen/-Hebungen BGA	Hydroxycobalamin **Cave:** führt zur rötlichen Verfärbung von Urin u. Schleimhäuten – harmlos!

BGA: Blutgasanalyse; CN: Zyanid; CO: Kohlenmonoxid; EKG: Elektrokardiogramm; HBO: hyperbare Sauerstofftherapie; HFNC: High-Flow-Sauerstofftherapie; NIV: nichtinvasive Beatmung

CO-Intoxikation

Klinik

- Neurol.: Kopfschmerz, Verwirrtheit, Sehstörungen, Bewusstlosigkeit.
- Kreislauf: Herzinsuff., Lungenödem, Arrhythmie.

Therapie Abhängig von der Klinik, nicht vom Absolutwert des CO in der BGA.

- Sichern der Vitalparameter.
- Hoch dosierte Sauerstoffgabe.
- Hyperbare Sauerstoffther. (HBO).
  HBO generell erwägen bei:
  - Bewusstlosen/komatösen Pat.
  - Neurol. o. psychiatrisch auffälligen Pat.
  - Pat. mit geringer Toleranz gegen CO:
    - Schwangere, Sgl. u. Kleinkinder.
    - Pat. mit KHK o. schwerer Lungenerkr.

Kontakt zu Druckkammern
unter https://www.vdd-hbo.de/druckkammern/

Intoxikationen durch Medikamente

Übersicht: ▶ Tab. 3.15.

Tab. 3.15 Intoxikation durch Medikamente

Medikament	Ätiologie	Klinische Erscheinung	Arbeitsauftrag für die Notaufnahme	Spez. Therapie
Digitalis	Akzidentell (geringe ther. Breite) o. suizidal	Kardial: Arrhythmien, AV-Überleitungsstörungen GIT: Übelkeit, Erbrechen ZNS: Kopfschmerzen, Müdigkeit, Schlaflosigkeit, Verwirrungen, Psychosen Sonstiges: Störungen der Farbwahrnehmung	EKG: muldenförmige ST-Senkungen, AV-Blockierungen BGA mit E'lyten Digitalisspiegel bestimmen Einschätzung der Schwere der Intoxikation anhand von Klinik u. EKG	Kalium hochnormal halten Schwere Intoxikationen → intensivpflichtig! Dort: ggf. Aktivkohle u. Colestyramin Digitalisantidot (Fab-AK) Ggf. Dialyse Ggf. passagerer SM
Betablocker	Akzidentell o. suizidal	Kardial: Bradykardien, hochgradige AV-Blockierung ZNS: Bewusstseinstrübung Sonstiges: Hypoglykämien; Bronchospasmus	EKG: AV-Blockierungen, PR-Verlängerungen **Cave:** Glykogenolyse am Skelettmuskel gehemmt → Hypoglykämie-Gefahr v. a. bei Kindern groß	Glukagon Betamimetika Bei vitaler Gefährdung passagerer SM
Benzodiazepine	Akzidentell o. suizidal	ZNS: Gangunsicherheit, Bewusstseinstrübung, Atemdepression; paradoxe Reaktion (v. a. bei älteren Pat. möglich)	DD ausschließen, im Zweifel zerebrale Bildgebung z. A. ICB/Apoplex	Flumazenil
Trizyklische Antidepressiva	Akzidentell o. suizidal	Kardial: HRST, Hypotonie GIT: Übelkeit, Erbrechen ZNS: Verwirrtheit, Halluzinationen, Bewusstseinstrübung, anticholinerges Sy.	EKG: QRS-Komplex verbreitert BGA: Azidose – verstärkt die Toxizität	Ggf. Aktivkohle nach RS Giftnotrufzentrale Ggf. Natriumbikarbonat bei Verbreiterung des QRS-Komplexes
Paracetamol	Akzidentell o. suizidal	GIT: Übelkeit, Erbrechen, je nach Schwere u. Zeitpunkt (ab 72 h) Oberbauchschmerzen, Ikterus ZNS: ggf. hepatische Enzephalopathie	Bestimmung des Paracetamol-Spiegels – hiervon Dauer der Therapie u. etwaige Ind. zur Dialyse abhängig	Ggf. Aktivkohle nach RS Giftnotrufzentrale Verlegung ITS zur NAC-Ther. Dialyse

Tab. 3.15 Intoxikation durch Medikamente *(Forts.)*

Medikament	Ätiologie	Klinische Erscheinung	Arbeitsauftrag für die Notaufnahme	Spez. Therapie
Insulin	Akzidentell o. suizidal	Kardial: Hypotonie ZNS: Verwirrtheit, Bewusstlosigkeit, Krampfanfall Sonstiges: Kaltschweißigkeit	BGA	Glukosegabe

BGA: Blutgasanalyse; BZ: Blutzucker; EKG: Elektrokardiogramm; GI: Gastrointestinal; HRST: Herzrhythmusstörungen; ICB: Intrakranielle Blutung; NAC: N-Acetylcystein; SM: Schrittmacher; ZNS: Zentralnervensystem.

Digitalisintoxikation

Klinik

- **GIT:** Übelkeit, Erbrechen.
- **Herz:** alle brady- u. tachykarden HRST bis hin zu Kammerflimmern. Typisch für Digitalisintoxikation: bidirektionale VT (▶ 21).
- **E'lyte:** Hyperkaliämie möglich.
- **ZNS:** Sehstörungen mit Farbsehen, Benommenheit, Halluzinationen.

Therapie

Digitalisantidot: einzige wirkungsvolle Ther. bei digitalisinduziertem Kammerflimmern.

- **Giftelimination** fördern durch:
  - Allg. Maßnahmen zur Gifteliminierung (▶ 3.8.2, ▶ 3.8.4).
  - Cholestyramin: bei Digitoxin zur Unterbrechung des enterohepatischen Kreislaufs 4–8 g alle 6 h.
  - Digitalisantidot (▶ 3.8.4): bei schweren HRST o. zu erwartender akut lebensbedrohlicher Vergiftung.
- **Serumkaliumspiegel auf hochnormale Werte anheben.**

! **Cave:** Bei AV-Block ist K^+-Zufuhr kontraindiziert. Bei schwerer Digitalisintoxikation droht Hyperkaliämie.

- **Behandlung von HRST:**
  - Bei bradykarden HRST Versuch mit Atropin 0,5–1 mg, sonst temporärer SM (▶ 2.3.3), obligat bei $K^+ > 5$ mmol/l.
  - Bei ventrikulären HRST Versuch mit Phenytoin 5 mg/kg i. v.

Digitalisinduziertes Kammerflimmern lässt sich nicht durch Defibrillation beenden → Antidot (▶ 3.8.4)!

Paracetamol-Intoxikation

- Ind. für Antidotbehandlung ab 5 g Paracetamol (entspricht 10 Tbl. à 500 mg).
- Toxische Dosis > 10 g, letal bei > 15 g.

Klinik Nach 1–24 h: Übelkeit, Erbrechen, Oberbauchschmerzen, ab 24 h pathol. Leberwerte, nach 3–4 d Beginn des Leberversagens, nach > 5 d fulminante Lebernekrosen o. Rekompensation.

Therapie Acetylcystein. Infusionsschema:
- 150 mg/kg KG in 250 ml G5 % über 1 h, dann
- 50 mg/kg KG in 500 ml G5 % über 4 h, dann
- 100 mg/kg KG in 1.000 ml G5 % über 16 h (bei Aufnahme von > 250 mg/kg KG Paracetamol diese Stufe wdh.).

Intoxikationen durch Drogen

Übersicht: ▶ Tab. 3.16.

Opioidintoxikation

Klinik
- **Augen:** Miosis (Stecknadelkopfpupille). **Cave:** bei schwerer Hypoxie u. RR-Abfall Mydriasis möglich.
- **ZNS:** nach initialer Euphorie zunehmende Eintrübung bis zum Koma. Hirndruckzeichen (▶ 10.1.3), tonisch-klonische Krämpfe, erloschene MER.

3

Tab. 3.16 Intoxikation durch Drogen

Drogen	Anwendungsart	Klinische Erscheinung	Arbeitsauftrag für die Notaufnahme	Spez. Therapie
Kokain (Koks, Coke, Base, Crack)	p. o., p. i., nasal, i. v.	Sympathomimetisches Sy.: Hf ↑, Af ↑, Unruhe, Schwitzen Hypertensive Entgleisung Vasokonstriktion – **Cave:** bis zum Myokardinfarkt Euphorie, Erregung, Halluzinationen, Tremor, Krampfanfall Hyperthermie	EKG: Tachykardie, ST-Strecken-Veränderungen/-Hebungen BGA	Reizabschirmung, Beruhigung: Benzodiazepine Bei Halluzinationen: Haloperidol Krampfanfall: Benzodiazepine Myokardinfarkt: **Cave** Betablocker! O_2-Gabe, Benzodiazepine, ASS, Nitrate, ggf. Koronarangiografie LipidRescue
Ecstasy (MDMA) **Cave:** nicht verwechseln mit Liquid Ecstasy = Gamma-Hydroxybuttersäure (GHB) → dämpfend	p. o.	Sympathomimetisches Sy.: Hf ↑, Af ↑, Unruhe, Schwitzen Euphorie, Halluzinationen, Trismus, Bruxismus, Krampfanfall Fieber, Dehydratation, DIC, Rhabdomyolyse	EKG → Tachykardie, HRST BGA	Reizabschirmung, Beruhigung → nichtmedikamentös Medikamentös: Benzodiazepine Volumen, Sauerstoffgabe Bei Hyperthermie: ggf. Coolguard, kalte Infusionen etc. Bei maligner Hyperthermie: Dantrolen erwägen **Cave:** keine SSRIs gleichzeitig geben!
LSD (Acid)	p. o.	Tachykardie, Hypotonie Mydriasis, Hyperreflexie Hyperthermie Halluzinationen, Erregung	EKG, BGA	Reizabschirmung Benzodiazepine

Tab. 3.16 Intoxikation durch Drogen *(Forts.)*

Drogen	Anwendungsart	Klinische Erscheinung	Arbeitsauftrag für die Notaufnahme	Spez. Therapie
Heroin	i.v., p.i., p.o.	Typische Trias: Miosis, Atemdepression, Hypothermie	EKG BGA: Azidose (meist respir.)	Naloxon **Cave:** bei Abhängigkeit nur so viel langsam titriert geben bis Atemdepression aufgehoben ist!
Amphetamine (Speed, Pep) Kristallines Methamphetamin **(Crystal Meth)**	p.o.	Sympathomimetisches Sy.: Hf ↑, Af ↑, Unruhe, Schwitzen,	EKG: Tachykardie, HRST BGA	Beruhigung, ggf. Benzodiazepine

Af: Atemfrequenz; ASS: Acetylsalicylsäure; BGA: Blutgasanalyse; DIC: disseminierte intravasale Gerinnung; EKG: Elektrokardiogramm; Hf: Herzfrequenz; HRST: Herzrhythmusstörungen; LSD: Lysergsäurediethylamid; SSRIs: selektive Serotonin-Wiederaufnahmehemmer

- **Muskulatur:** Tonusverlust, Areflexie, tonisch-klonische Krämpfe.
- **Herz-Kreislauf:** RR ↓, Bradykardie.
- **Lunge:** respir. Insuff. durch zentrale Atemlähmung (evtl. auch toxisches Lungenödem).

! Komb. Missbrauch von Opioiden u. Benzodiazepinen: Potenzierung der atemdepressiven Wirkung.

- **GIT:** Übelkeit, Erbrechen, Darmatonie.
- Hypothermie.

Management

- Beachte Eigenschutz (freiliegende Spritzen etc.).
- Bei Atemstillstand o. respir. Insuff. (BGA) zunächst Maskenbeatmung, falls Antidot nicht wirkt, ggf. Intubation u. Beatmung (▶ 2.6).
- Je nach Vitalparametern: Opioidantagonisten, z. B. Naloxon (Narcanti®) 1 Amp. = 0,4 mg i. v. o. über nasalen Applikator!
- Dosis vorsichtig titrieren (nicht als Bolus geben, da sonst Entzugssymptome entstehen!).
- **Cave:** kurze HWZ → längere Nachbeobachtung, ggf. bis zu 24 h! Nach Abklingen der Wirkung evtl. Nachinjektionen nach 3 min (bis zu 3 ×). Falls nach Gabe von Naloxon keine Wirkung eintritt (Aufklaren, Besserung der Ateminsuff.), DD zu anderen Komaformen überdenken (▶ 3.7).

3.8.4 Wichtige Antidote

Übersicht: ▶ Tab. 3.17.

Kürzere HWZ von Flumazenil u. Naloxon → ausreichend lange Nachbeobachtung.

Tab. 3.17 Wichtige Antidote

Antidot	Indikation	Dosierung
Biperiden 1 Amp. = 5 mg/ml	• Parkinson-Sy. • Extrapyramidale Bewegungsstörungen bei Neuroleptika-Intoxikation (auch MCP-Überdosis) • Nikotinvergiftung • Vergiftung durch organische Phosphorverbindungen	2,5–5 mg = ¾–1 Amp. Biperiden langsam i. v.
Digitalisantidot (1 Amp. á 80 mg Antidot binden 1 mg Digitalis) Initial Allergietest durchführen: 0,1 ml Antidot-Lsg. auf 0,4 ml NaCl 0,9 % verdünnen – 0,1 ml am Unterarm i. c. applizieren; nach 15 min Quaddel mit Erythem bei Allergie	Digitalisintoxikation	Unbek. Menge: 6 Injektionsflaschen = 480 mg in je 20 ml NaCl 0,9 % gemeinsam als Kurzinfusion, z. B. initial 250 ml/h i. v. Bei Sistieren der HRST Infusionsrate reduzieren – Restmenge über 4–6 h Bek. orale Menge: primär Giftelimination (Aktivkohle), ca. 10–20 % der Gesamteinnahmemenge abziehen. Verbleibende Digitalismenge × 80 = erforderliche Antidotdosis
Flumazenil 1 Amp. = 0,5 mg/5 ml	Benzodiazepin-Intoxikation	Initial 0,2 mg Bolus i. v., dann 0,1 mg/min i. v., bis Pat. wach wird (Gesamtdosis 1 mg) **Cave:** HWZ!
Glukagon **Erw. u. Kinder > 25 kg** 1 Durchstechflasche = 1 mg	• Intoxikation mit Betablocker, Kalziumantagonisten vom Nicht-Dihydropyridin-Typ • Therapierefraktäre Hypoglykämie (kein Anstieg unter Glukosegabe, ständige Repetition nötig)	• Betablocker-/Kalziumantagonisten-Intoxikation: 0,2 mg/kg KG als Kurzinfusion, danach Gesamtdosis von 0,5 mg/kg KG über 12 h in ED o. als Perfusor (s. innere Umschlagseite hinten), nicht > 24 h anwenden • Insulin-, sulfonylharnstoffbedingte Hypoglykämie: 0,5–1 mg = ¾–1 Amp. i. v., evtl. 1–2 × wdh., ggf. Perfusor • **Cave:** engmaschige BZ-Kontrolle
Hydroxycobalamin 1 Amp. = 2,5 mg/ml	• CN-Intoxikation • Brandgasintoxikation	• 5 g (2 Ampullen à 2,5 g in je 100 ml NaCl 0,9 %) über 15 min i. v. • Kinder: 70 mg/kg **Cave:** i. d. R. einmalige Gabe – bei nach 2 h noch erhöhtem Laktat Repetitionsdosis von 5 g erwägen **Cave:** führt zur rötlichen Verfärbung von Urin u. Schleimhäuten – harmlos!
Naloxon 1 Amp. = 0,4 mg/ml	Fentanyl, Methadon, Pentazocin, Dextropropoxyphen, Tilidin bei Atemdepression, Somnolenz, Koma	Opioidüberdosierung titrieren: initial 0,4–2 mg = 1–5 Amp. i. v., Wdh. nach 3 min, max. 3 × möglich **Cave:** Bei Opioidabhängigen nur so viel spritzen, bis Atemdepression aufgehoben ist (Entzugssy.) **Cave:** HWZ!

Tab. 3.17 Wichtige Antidote *(Forts.)*

Antidot	Indikation	Dosierung
Physostigmin 1 Amp = 2 mg/5 ml	Vergiftung mit anticholinergen Substanzen (Parasympatholytika, Neuroleptika auf Phenothiazinbasis, Antidepressiva, Alkohol, Antihistaminika)	• Initial 2 mg = 1 Amp. langsam i. v. • Bei Wirksamkeit 2–4 mg = ¾–2 Amp. alle 20 min o. Perfusor (s. innere Umschlagseite hinten)
Silibinin (Inhalt der Durchstechflasche mit 35 ml G5 % o. NaCl 0,9 % auflösen → 1 ml = 1 mg Silibinin)	Knollenblätterpilzvergiftung	5 mg/kg KG über 1 h, dann 20 mg/kg KG/d verteilt auf 4 ED als Infusion über jeweils 2 h (bei 70 kg KG 4 × 350 mg)

BZ: Blutzucker; CN: Zyanid; G5 %: Glukose 5 %; Lsg.: Lösung; HRST: Herzrhythmusstörungen; HWZ: Halbwertszeit; MCP: Metoclopramid

Tab. 3.18 Giftinformationszentralen mit 24-h-Dienst

Ort	Telefon	Fax	E-Mail/Homepage
Berlin	030/19 24 0	030/30686–799	http://mail@giftnotruf.de http://www.giftnotruf.de/
Bonn	0228/19 24 0	0228/287–33278	http://gizbn@ukb.uni-bonn.de
Freiburg	0761/19 24 0	0761/270–44570	http://giftinfo@uniklinik-freiburg.de http://www.giftberatung.de/
Göttingen	0551/19 24 0	0551/38–31881	http://giznord@giz-nord.de http://www.giz-nord.de/
Mainz	06131/19 24 0	063131/232468	https://www.unimedizin-mainz.de/giz/uebersicht.html
München	089/19 24 0	089/4140–2467	http://tox.@lrz.tum.de http://www.toxinfo.org/

3.8.5 Giftinformationszentralen

Übersicht: ▶ Tab. 3.18.

3.9 Verbrennungen/chemische Verletzungen

Thermische o. chem. Einwirkungen führen zur Schädigung der Haut in unterschiedlicher Tiefe. Dies führt zum teilweisen o. vollständigen Absterben der Haut.

Diagnostisches Vorgehen

- **Anamnese:** Unfallmechanismus (Flamme, Explosion, chem. Agens), Ort (offener/geschlossener Raum), Expositionsdauer, Ursache, VE, Beschwerden.
- **Klin. Untersuchung:**
  - Körperl. Untersuchung nach ABCDE-Schema (▶ Tab. 3.2). **Cave:** hier ggf. durch zirkuläre Verbrennungen B-Problem.

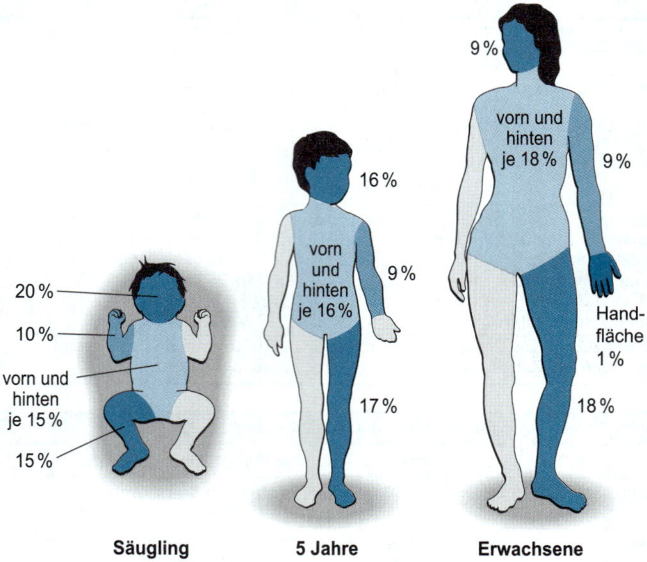

Abb. 3.8 Neuner-Regel [L190]

- Anzeichen eines Inhalationstraumas? Verbrennung des Gesichts, versengte Gesichts- u. Nasenbehaarung, Ruß im Gesicht o. Sputum, Zeichen der Atemwegsobstruktion (Stridor, Ödem, oropharyngeale Schleimhautschädigung)?

- **Labor:** BB, BZ, Krea, E'lyte, CK, Albumin, Gesamteiweiß, GOT, GPT, GGT, BGA inkl. Met Hb u. CO, Quick.
- **Klin. Untersuchung von Ausmaß u. Tiefe der Verbrennung:**
  - Pat. vollständig entkleiden. Auskühlen hierbei unbedingt vermeiden → Umgebungstemperatur anheben, Körper anschließend abdecken.
  - Ausmaß der Verbrennung nach der Neuner-Regel (▶ Abb. 3.8) abschätzen. **Merke:** Handfläche (inkl. Finger) des Pat. ≈ 1 % der KOF. Verbrennungen 1. Grades werden nicht mit eingerechnet.
- Tiefe der Verbrennung abschätzen (▶ Tab. 3.19).

- Bei Verbrennungen von > 10 % der KOF bzw. bei tiefen Verbrennungen Schockgefahr.
- Bei ausgedehnten Verbrennungen möglichst Überweisung an ein Verbrennungszentrum:
  Zentrale Vermittlung für Schwerverbrannte:
  - Tel: 040/42851–4950, -3999, Fax: 040/42851–4269
  - E-Mail: einsatzmeldungen@feuerwehr.hamburg.de

Tab. 3.19 Verbrennungstiefe

Grad	Klinik	Schädigung
I	Rötung, starker Schmerz (wie Sonnenbrand)	Hautschicht: Epidermis Oberflächliche Epithelschädigung ohne Zelltod
IIa	Blasenbildung, stark schmerzhaft, Wundgrund rosig u. rekapillarisierend, Haare fest verankert	Hautschicht: oberflächliche Dermis
IIb	Blasenbildung, reduzierter Schmerz Wundgrund blass, nicht o. nur schwach rekapillarisierend Haare leicht zu entfernen	Hautschicht: tiefe Dermis mit Haarfollikel u. Drüsenanhängsel
III	Gewebe nach Reinigung weiß, lederartig, hart, keine Schmerzen, keine Haare mehr vorhanden	Hautschicht: komplette Dermis
IV	Verkohlung, Lyse (bei chem. Schädigung)	Mitzerstörung von Subkutis, evtl. Muskeln, Sehnen, Knochen u. Gelenken

Kriterien für die Verlegung in ein Zentrum:

- Pat. mit Verbrennungen an Gesicht/Hals, Händen, Füßen, Anogenitalregion, Achselhöhlen, Bereiche über große Gelenke.
- Pat. mit > 10 % zweitgradig verbrannter KOF.
- Pat. mit drittgradig verbrannter KOF.
- Pat. mit mechanischen Begleitverletzungen o. Verletzungen, welche die Behandlung erschweren.
- Pat. mit Inhalationstrauma.
- Verätzungen durch Chemikalien.
- Verbrennungen durch Elektrizität inkl. Blitzschlag.
- Verbrennungspat., die eine spez. psychol., psychiatrische o. physische Betreuung benötigen.

Therapeutisches Vorgehen

Sofortmaßnahmen:

- Überprüfung der Vitalparameter.
- Zwei großlumige venöse Zugänge.
- Hypothermieprophylaxe.
- Bei chemischen Verbrennungen Entfernen der Kleidung u. Spülen mit Wasser (mind. 20 min) sowie Dekontamination. **Cave:** Eigenschutz!

Spezielle chemische Verbrennungen:
s. S2k-Leitlinie 2021 unter
https://register.awmf.org/de/leitlinien/detail/044-001

Weitere Ther.:

- **Schockther. (Volumenmangelschock)** obligat ab 10 % Verbrennung der KOF u. 8 % bei Kindern (▶ Abb. 3.8). Volumenbedarf nach Baxter-Formel: Ringerlaktat-Lsg.: 4 × kg KG × % verbrannte KOF/24 h. Kristalloide Lösungen!! Hiervon die Hälfte in den ersten 8 h.

- **Erstversorgung der Brandwunden:** sterile Abdeckung mit metallinen Verbrennungstüchern.
- **Analgosedierung:** Morphin 10 mg auf 10-ml-Spritze mit NaCl 0,9 % verdünnt aufziehen u. fraktioniert i. v. spritzen o. Fentanyl 1–2 µg/kg KG i. v. (z. B. 0,1 mg = 2 ml), Midazolam 5–7,5 mg fraktioniert i. v., ggf. Ketamin 0,5 mg/kg KG (z. B. 35 mg) langsam i. v., bei fehlendem Zugang auch intranasal möglich.
- Ggf. CPR nach den ERC-Algorithmus (▶ 3.4) u. Intubation (▶ 2.6.5).
- **Monitoring:**
  - RR, Puls, Temp., ZVD (Ziel 4–8 × cmH_2O), EKG, tgl. Gewicht (Anstieg bis zu 15 % am 3. Tag).
  - Dauerkatheter mit Temperatursonde, stdl. Urinbilanzierung, bei hohem Volumenbedarf intraabdom. Druck messen (< 12 mmHg).
- **Wundbehandlung** (▶ 10.2.2):
  - Verbrennungen Grad I: kons. Wundversorgung.
  - Grad IIa: Wundreinigung u. -abdeckung.
  - Grad IIb u. tiefere Verbrennungen: möglichst frühzeitige op. Behandlung (Nekrosenabtragung, Hauttransplantation).
  - Höhergradige Verbrennungen sollten in spez. Zentren durchgeführt werden.
- **Antiinfektiöse Ther.:** nur bei Inf., dann nach Antibiogramm, keine reguläre Prophylaxe.
- **Ther. von KO:** ANV ▶ 7.2, ARDS ▶ 3.5, septischer Schock ▶ 3.4, DIC u. Verbrauchskoagulopathie ▶ 3.6, paralytischer Ileus ▶ 10.4.4.
- **Stressulkusprophylaxe:** PPI i. v., später enteral.
- **Tetanusprophylaxe.**

> - Ketamin immer in Komb. mit Benzodiazepinen.
> - Vorsicht mit Katecholaminen → können zur Minderdurchblutung der Haut u. Vertiefung der Verbrennung führen.
> - Keine i. m. oder s. c. Spritzen wg. unklarer Resorption u. Nekrosegefahr.

3.10 Hitzschlag

> Lebensbedrohliche anhaltende massive Überwärmung des Körpers u. der Körperkerntemperatur.

Formen d. Hitzschlags

- Akute, anstrengungsassoziierte Verlaufsform: junge Menschen, keine VE, hoher Belastungsbereich, wärmeisolierende Kleidung.
- Klassische Form: ältere Pat., rel. VE, meist Begleitmedikation, hypovolämischer Ausgangspunkt, mehrere Tage erhöhte Umgebungstemperatur.

Klinik

- Temp. > 42 °C.
- ZNS: Kopfschmerzen, Schwindel, Erbrechen, Verwirrtheitszustände, Synkope, Krampfanfälle, Bewusstlosigkeit (GCS 3).
- Haut: initial rot u. heiß, später grau.
- Tachypnoe, Tachykardie, Hypo-, aber auch Normotonie.
- Muskelkrämpfe.

Diagnostisches Vorgehen

- **Klin. Untersuchung** nach ABCDE-Schema.
- **Temperaturmessung:** rektal, intravesikal kontinuierlich.
- **Labor:** BB, Krea, E'lyte, BZ (regelmäßig wdh.), CK, BGA, Quick.

Therapeutisches Vorgehen

- **Senkung der Körpertemperatur:** rasch, kalte nasse Tücher (6–15 °C), Coolpacks allein meist nicht ausreichend, invasive Kühlung via Coolguard (Pat. „um die Ecke [aus der Sonne] bringen u. kalt machen").
- **Infusionsther.:** 2 großvolumige Zugänge, kontrolliert mit kristalloiden Lsg. (z. B. Volle'lytlsg.). **Cave:** Verdünnungshyponatriämie, E'lytverschiebungen.
- **Ther. von KO:** Schock ▶ 3.3, Hirnödem ▶ 15.9, ANV ▶ 7.2 u. DIC ▶ 3.6, die letzten beiden infolge einer Rhabdomyolyse.

3.11 Elektrische Unfälle

Klinik Die Folgen eines elektrischen Unfalls sind abhängig von:

- Stromart: Gleichstrom, Wechselstrom (Wechselstrom im Niedervoltbereich z. B. üblicher Haushaltsstrom, i. d. R. 50 Hz bei 230 V; im Hochvoltbereich, z. B. Stromnetz DB, bis zu 15 kV).
- Spannung (U in Volt): Niedervolt < 1.000 V; Hochvolt > 1.000 V.
- Stromstärke (I in Ampere): lebensbedrohlich ab 25 mA.
- Einwirkdauer.
- Stromwiderstand (R in Ohm): Haut zwischen 100–1.000 Ω, Körperinnenwiderstand ca. 1.200 Ω.
- Stromweg durch den Körper.

Die Symptomatik ist sehr unterschiedlich:

- Hochvoltunfälle: eher Verbrennungen.
- Niedervoltunfälle: eher Arrhythmien.

Diagnostisches Vorgehen

Sofortige Diagn.:

- Anamnese: Unfallhergang, Höhe der Spannung, Stromart, initialer Bewusstseinszustand d. Pat., Beschwerden: Übelkeit, Erbrechen, Blutungen, Angina pectoris.
- **Klin. Untersuchung:** n. ABCDE-Schema (▶ Tab. 3.2).
  - Sichtbare Strommarken, Verbrennungen, Verbrennungen der Augen, später Katarakt.
  - Hypertonie.
  - Tachykardie, -arrhythmie, Kammerflimmern, Asystolie.
  - Tetanische Krämpfe.
  - Dyspnoe (Lungenödem).
  - Hyper-, Parästhesien, Hyporeflexie, Bewusstlosigkeit, Hirnödem.
  - Anzeichen eines Kompartmentsy.
- **12-Kanal-EKG:** Ischämiezeichen, Infarzierung, HRST.
- **Labor:**
  - Trop., CK, CK-MB, Krea, E'lyte, BZ, GOT.
  - BGA bei respir. Insuff., nach Reanimation.
- **Rö Thorax:** bei V. a. Lungenödem, nach Reanimation.
- **Sono Abdomen:** FAST-Schema (▶ Abb. 10.4).

Weitere Diagn.:
- **EKG:** bei initialer Pathologie o. Beschwerden.
- **Labor:** Trop. nach 4 h, CK, CK-MB, GOT nach 6 u. 12 h.
- **Urin:** Myoglobin.

Therapeutisches Vorgehen Sofortige Ther.:
- Asystolie/Kammerflimmern → Reanimation (▶ 3.2).
- HRST ▶ 4.3.
- Schock ▶ 3.3.
- Hirnödem ▶ 15.9.
- ANV ▶ 7.2.
- Ind. für stat. Aufnahme u. 24-h-Monitoring: auffälliges EKG, initiale Somnolenz, kardiale Vorerkr., Beschwerden (thorakale Schmerzen, Dyspnoe, Verwirrtheit), Strommarken, Schwangerschaft, Hochspannungsunfall.
- Chir. Sanierung bei Nekrosen (für Spezialzentren vorbehalten).
- Neurovaskuläre Dekompression bei Kompartmentsy.: unmittelbar.

Eine 24-h-Überwachung ist bei asympt. Pat. im Niederspannungsbereich nicht zwingend erforderlich.

3.12 Unterkühlung

- **Unterkühlung:** Absinken der Körperkerntemperatur auf < 35 °C. Akute Lebensgefahr bei Temp. < 26–30 °C (drohendes Kammerflimmern).
- **Erfrierung:** lokale Gewebeschädigung durch Kälte.

Klinik Stadien u. Klinik der Unterkühlung ▶ Tab. 3.20.

Tab. 3.20 Stadien und Klinik der Unterkühlung

Grad	Körpertemperatur [°C]	Klinik
I	35–32	• Muskelzittern • Schmerzen! • RR ↑ • Bewusstseinsklarer Pat. • Tachykardie • Haut blass u. kalt
II	32–28	• Kein Muskelzittern • Somnolenz, ggf. Koma • Keine Schmerzen • Bradykardie, Arrhythmie • RR normal o. ↓ • BZ ↓ • Reflexe abgeschwächt • Haut blaugrau
III	< 28	• Koma (Scheintod) • Puls nicht tastbar • Minimale Atmung • Keine Reflexe • HRST: extreme Bradykardie, Kammerflimmern • Pupillenerweiterung

Diagnostisches Vorgehen

Sofortige Diagn.:

- **Klin. Untersuchung:**
  - Blasse kalte Haut, Bewusstlosigkeit, Pupillenerweiterung. **Cave:** Scheintod bei Vita minima.
  - Erniedrigte Atemfrequenz u. -tiefe (führt zu Azidose).
  - Bei schwerer Hypothermie Diagnostik mit EKG, Echo u. $EtCO_2$ ergänzen, da die Lebenszeichen massiv herabgesetzt sein können.
- **Temp.:** Messung der Rektaltemperatur mit Spezialthermometer (Frühgeborenen- o. Elektrothermometer, da bei normalem Thermometer die Skala nicht ausreicht), sonst Urinkatheter mit Temperatursonde.
- **EKG:** Bradykardie. Im EKG verlängertes PR-Intervall, verbreiterter QRS-Komplex, J-Welle, ST-Hebung, Vorhofflimmern, Kammerflimmern.
- **Labor:** BGA, BB, Krea, E'lyte, CK, Tox-Screen (nach Anamnese).

3

Therapeutisches Vorgehen

Versorgung der Unterkühlung:

- Nur vorsichtige Mobilisation u. Lagerung, da durch Shiften des kalten Blutes ein Bergungstod auftreten kann.
- **Azidosekorrektur** (▶ 7.3).
- **Wiedererwärmung:**
  - Passive Wiedererwärmung bei Unterkühlung Grad I: warmer Raum (25–30 °C), Wolldecke, Wärmedecke, warme Kopfbedeckung, gewärmte Infusionen.
  - Aktive Wiedererwärmung bei Unterkühlung Grad II u. III: aufgewärmte Infusionslsg., Lavage, ggf. Dialyse, CoolGuard®, HLM.
- **CPR nach ERC-Algorithmus** (▶ 3.4) bei Kreislaufstillstand:
  - Ausreichend lange (bis zu mehrere Stunden).
  - ! Kammerflimmern bei Körpertemperatur < 30 °C spricht häufig nicht auf Defibrillation an (nicht mehr als 3 Defibrillationen), Medikamentengabe nicht bei Temp. < 30 °C, ab 30 °C sollte das Dosisintervall im Vergleich zu normaler Temp. verdoppelt werden. Herzdruckmassage u. Wiedererwärmung, z. B. mittels aufgewärmter Infusionslsg. (ca. 40 °C); Hämodialyse mit angewärmtem Dialysat, Coolguard oder HLM.

> **Cave:** „Nobody is dead until he is warm and dead."

Versorgung lokaler Erfrierungen:

- **Vorsichtige lokale Wärmeapplikation:** z. B. warmes Wasserbad unter Analgesie (z. B. Morphin 10 mg auf 10 ml NaCl 0,9 % verdünnt, fraktioniert i. v.).
- Keine Massage o. Abreibung.
- Tetanusprophylaxe.
- Steriler Verband. Später Nekrosenabtragung, ggf. Defektdeckung.

3.13 Ertrinken/Beinaheertrinken

- **Ertrinken:** Der Tod tritt infolge von O_2-Mangel ein. Erfolglose Reanimation o. Versterben innerhalb der ersten 24 h.
- **Beinaheertrinken:** Pat. lebt bei Rettung noch, Überleben eines Ertrinkungsunfalls > 24 h.
- **Prim. Ertrinken,** z. B., wenn die Person sich aufgrund eines mechanischen Hindernisses nicht über Wasser halten kann – keine Bewusstlosigkeit.
- **Sek. Ertrinken,** z. B. HRST, Hypoglykämie, Synkope, epileptischer Anfall, i. d. R. mit Bewusstlosigkeit.
- **Trockenes Ertrinken** durch reflektorischen Laryngospasmus (ca. 15 %).
- **Nasses Ertrinken:** Aspiration von großen Mengen Flüssigkeit.
  - **Süßwasser:** niedriger osmotischer Druck → Hypervolämie u. Hämolyse, Kammerflimmern durch E'lytverschiebung, hypotone Hyperhydratation.
  - **Salzwasser:** hoher osmotischer Druck → Hypovolämie, Lungenödem, Hämokonzentration, Hypotonie.

Diagnostisches Vorgehen

Wie bei allen akut lebensbedrohlichen Erkr. haben CPR-Maßnahmen oberste Priorität. Hierbei versuchen, die Ursache zu anamnestizieren.

- Klin. Untersuchung nach ABCDE-Schema (▶ Tab. 3.2).
- **Fremdanamnese: Unfallhergang, Vorerkrankungen, Vormedikation.**
- **Labor:** BZ, BGA, E'lyte (K^+ ↑, Na^+ ↓), BB (Hyper-/Hypovolämie), Krea, CK.
- **Temperaturmessung** rektal, intravesikal.
- **EKG, Rö Thorax.**
- **Neurol. Untersuchung:** cCT (Hirnödem?), ggf. EEG zur Diagnose des Hirnschadens/Hirntods.

Therapeutisches Vorgehen

Die Hypoxietoleranz ist durch die meist einhergehende Unterkühlung erheblich verlängert: ausdauernd reanimieren!

- **CPR** (▶ 3.4) nach ERC-Algorithmus.
- **Postreanimation:** Vorgehen nach ABCDE-Schema (▶ 3.2, ▶ 3.5).
- **Venöser Zugang,** ZVK im Verlauf.
- **Prophylaxe/Ther. der Unterkühlung:** nasse Kleidung entfernen, Hypothermiebehandlung (▶ 3.12).
- **Maschinelle Beatmung** (▶ 2.6.8).
- **Magensonde.**
- **Infusionsther.:** bei Hypovolämie kristalloide Lsg. (▶ 3.3.3).
- **Diuretika:** bei Hypervolämie z. B. 40 mg Furosemid i. v. o. 10 mg Torasemid.
- Beseitigung von E'lytstörungen/Azidoseausgleich (▶ 7.3).

Ther. der KO: ARDS ▶ 3.5, ANV ▶ 7.2, HRST ▶ 4.3, Hirnödem ▶ 15.9.

3.14 Fremdkörperaspiration

Ursachen Gefährdet sind Pat. mit:

- Bewusstseinsstörungen: Koma, Intoxikation, SHT, Reanimation, Schlaganfall, Narkose.
- Dysphagie: Ösophagus-Ca, Tumoren im Oropharynxbereich, Zenker-Divertikel, Refluxösophagitis, Sklerodermie.
- Neurol. bedingte Schluckstörungen: MS, M. Parkinson, Myasthenie, ALS.
- Iatrogen: (Re-)Intubation, Gastroskopie, Bronchoskopie, Magensonde, PEG-Ernährung, Kopftieflage.
- Kinder: Verschlucken von Spielzeug o. z. B. Erdnüsse, Erbsen.

Klinik Ggf. akute Dyspnoe, Trachealrasseln, Hustenreiz, Stridor (in-/exspiratorisch), Zyanose, Atemstillstand.

Diagnostisches Vorgehen

> Je nach klin. Befund nach Inspektion des Rachens u. digitaler Ausräumung sofort intubieren u. beatmen u./o. reanimieren

- Klin. Untersuchung nach ABCDE-Schema (▶ 3.2).
- **Vitalparameter:** Bewusstsein, Atmung, RR, Puls.
- **Inspektion:** Fremdkörper im Rachen erkennbar, große Struma, asymmetrische Thoraxexkursion.
- **Pulsoxymetrie:** Bestimmung der peripheren O_2-Sättigung.
- **Rö Thorax:** Zeichen der Überblähung (oft wegweisende initiale Veränderung bei Aspiration organischer Substanzen), Atelektasen, schattengebende Fremdkörper, Aspirationspneumonie, toxisches Lungenödem.
- **Laryngoskopie:** bei vermutetem Fremdkörper o. Tumor im HNO-Bereich. In Intubationsbereitschaft mit griffbereiter Absaugung u. Magill-Zange.
- **Bronchoskopie:** immer indiziert bei V. a. Aspiration. Initial mit flexiblem Bronchoskop, insb. zum Absaugen aspirierter Flüssigkeit u. evtl. anschließender Spülung, ggf. starre Bronchoskopie erforderlich (i. d. R. nur in pneumol. Abt. möglich).

Therapeutisches Vorgehen

> **Heimlich-Handgriff**
> Nur bei vitaler Bedrohung. Helfer umfasst Pat. von hinten, die Hände liegen im Epigastrium; mehrere kräftige Druckstöße in Richtung Zwerchfell. Beim liegenden Pat. kniet der Helfer mit gespreizten Beinen über dem Betroffenen, setzt die übereinander gelegten Hände im Epigastrium auf; mehrere Druckstöße in Richtung Zwerchfell. KO: Magen-, Leber-, Pankreas-, Aortenruptur, Regurgitation.

- **O_2-Gabe:** 4–6 l über Nasen- bzw. Mundsonde.
- **Freimachen der Atemwege:**
  - Heimlich-Handgriff.
  - Digitale Ausräumung des Nasen-Rachen-Raums, Absaugen ggf. unter laryngoskopischer Sicht.
  - Bronchoskopie anstreben.

- **Intubation u. Beatmung** bei respir. Insuff., Atemstillstand u. Mendelson-Sy. (Pneumonie durch Aspiration von Magensaft).
- **Antibiotische Ther.** bei Mendelson-Sy. Häufig Mischflora mit Anaerobiern (▶ 20.1).
- **Notfalltracheotomie** nur bei unmittelbar drohender Erstickung, da sehr riskant.

> Durch Bolusaspiration reflektorischer Herz-Kreislauf-Stillstand möglich → Reanimation ▶ 3.4.

3

3.15 Nächtliche Mitbetreuung der Intensivstation

Allgemeines Wird die ITS durch den Hausdienst mitversorgt, hat sich folgendes Vorgehen bewährt:
- Übergabe der Pat. zu Dienstbeginn u. -ende, möglichst am Pat.-Bett mit:
  - Besprechung der aktuellen Probleme.
  - Einstellungen an den Geräten.
  - Maßnahmen, die im Dienst durchgeführt werden müssen/wurden.
  - Ther.-Ziel, auch Ther.-Begrenzungen bei multimorbiden Pat.
- Befunderhebung, Dokumentation: 1 × pro Schicht Pat. untersuchen, mit Vorbefunden vergleichen, in Pat.-Kurve dokumentieren.

Verlegung auf die ITS
- Pat. muss auf der ITS mit Verdachtsdiagnose angekündigt werden.
- Benötigte Geräte (z. B. Beatmungsmaschine) vorbereiten lassen.
- Transport sollte vom Arzt i. d. R. unter Monitoring begleitet werden.
- Persönliche Übergabe des Pat. an das Pflegepersonal.
- Anordnungen schriftlich dokumentieren.
- Kontrollen der Vitalfunktionen u. Bilanzen festlegen (individuell je nach Krankheitssituation).

Anhaltspunkte für das Monitoring Körperl. u. orientierende neurol. Untersuchung einmal pro Schicht/Dienst. Parameter abhängig von Stabilität u. Krankheitsbild des Pat.:
- **Blutdruck:** 2-stdl., bei intraart. Katheter kontinuierliche Blutdruckmessung.
- **Pulsoxymetrie:** kontinuierliche Messung der kapillären O_2-Sättigung über Sensor an Finger, Nase o. Ohr u. des Pulses.
- **Urinausscheidung:** stdl.; normal 50–100 ml/h.
- **Temp.:** je nach Krankheitsbild 1 ×/Schicht o. kontinuierlich über vesikale Temperatursonde, z. B. bei Hypothermie o. Sepsis.
- **EKG-Monitor:** kontinuierlich mit Alarmsystem.
- **12-Kanal-EKG:** bei V. a. Infarkt 3- bis 6-stdl. sowie bei erneuten Beschwerden, sonst 24-stdl.
- **Af:** kontinuierlich bei beatmeten Pat.
- **BGA-Kontrolle:** bei respir. Insuff. o. zu Beginn der Beatmung individuell, z. B. ¼- bis ¾-stdl., sonst 4- bis 8-stdl.
- **Hämodynamik:** je nach Krankheitsbild ZVD 6- bis 8-stdl., HZV u. ggf. PiCCO-Messung 4- bis 8-stdl.

- **Rö Thorax:** keine tgl. Routinekontrollen. Je nach klin. Befund. Ggf. Kontrolle bei liegendem Tubus.
- **Labor:** Krea, E'lyte, BB, BZ, Gerinnung tgl., weitere Parameter nach Krankheitsbild.
- **Mikrobiologie:** MRSA-Abstriche, Wundabstriche.

3.16 ICD-Codes

Die wichtigsten ICD-Kodierungen bzgl. Reanimation u. Intensivmedizin: ▶ Tab. 3.21.

Tab. 3.21 ICD-Codes: Reanimation und Intensivmedizin

Störungsbild	ICD-Code
Herzstillstand mit erfolgreicher Wiederbelebung	I46.0
Plötzlicher Herztod	I46.1
Kammerflattern/Kammerflimmern	I49.0
Herzstillstand, nicht näher bezeichnet	I46.9
Schock, nicht näher bezeichnet	R57.9
Kardiogener Schock	R57.0
Hypovolämischer Schock	R57.1
Anaphylaktischer Schock	T78.2
Septischer Schock	R57.2
ARDS	J80.0-
Disseminierte intravasale Koagulopathie	D65.1
Heparininduzierte Thrombozytopenie I	D69.52
Heparininduzierte Thrombozytopenie II	D69.53
Koma	R40.2
Digitalis-Intoxikation	T46.0
Paracetamol-Intoxikation	T39.1
Opioid-Intoxikation	F11.0
Folgen von Verbrennungen, Verätzungen o. Erfrierungen	T95.-
Hitzschlag	T67.0
Unterkühlung	T68
Ertrinken u. nichttödliches Untertauchen	T75.1

4 Herz und Kreislauf

Anja Kraemer

4.1 Notfalltabelle und Checkliste

Kardiol. Notfälle: ▶ Tab. 4.1.

Tab. 4.1 Kardiologische Notfälle

Diagnose	Maßnahmen	Medikament/Therapie
Kammerflimmern	Defibrillation nicht synchronisiert *(200 J biphasisch/360 J monophasisch)* Reanimation (Hs u. HITS)	Amiodaron 300 mg (vor 4. Schockabgabe); 150 mg als Repetitionsdosis Alternativ: Lidocain 100 mg (vor der 4. Schockabgabe); 50 mg als Repetitionsdosis Suprarenin 1 mg alle 3–5 min
VT	Hämodynamisch instabil Kardioversion synchronisiert! *(200 J biphasisch)* O_2-Gabe Verlegung ITS Kontrolle E'lyte: Kalium! 12-Kanal-EKG (erneut nach Terminierung)	Amiodaron 300 mg in 100 ml G5 %, danach über ZVK als Perfusor *oder* Lidocain (bei ausbleibendem Ansprechen auf Amiodaron) 70–100 mg i. v. (1–1,5 mg/kg); ggf. als Perfusor Magnesium 2 g bei Torsade-de-Pointes-Tachykardie
Asystolie	Reanimation (Hs u. HITS)	Suprarenin 1 mg alle 3–5 min
AV-Block III°	O_2-Gabe Externe Patches kleben, ggf. extern stimulieren (**cave:** Sedierung bei noch wachem Pat.) Kontrolle E'lyte: Kalium, Medikamente!	Suprarenin 0,01–0,1 mg i. v. *oder* Orciprenalin (Off-Label-Use) Bolus: 0,25–0,5 mg i. v. (langsam) Über Perfusor: 10–30 µg/min
STEMI	12-Kanal-EKG O_2-Gabe bei $SO_2 < 90$ % Analgesie Oberkörperhochlagerung Herzkatheter (< 120 min)	ASS 75–250 mg i. v. Heparin 5.000 IE i. v. Morphin 4–8 mg i. v. bei Schmerzen
Lungenödem	O_2-Gabe (8–15 l über Maske) Oberkörperhochlagerung Intensivübernahme NIV Arterie, ggf. ZVK Ursachenbehebung (z. B. Tachyarrhythmia absoluta [TAA], RR-Entgleisung etc.)	Furosemid 40–80 mg i. v. Morphin 5 mg i. v. + 5 mg s. c. zu Beginn
Hypertensive Krise	O_2-Gabe bei $SO_2 < 94$ % Oberkörperhochlagerung	Urapidil 10–15 mg i. v. (bis 50 mg); als Perfusor, Erhaltungsdosis 9 mg/h *oder* Nitro 1–3 Sprühstöße (à 0,4 mg); als Perfusor 0,5–1 mg/h

Tab. 4.1 Kardiologische Notfälle *(Forts.)*

Diagnose	Maßnahmen	Medikament/Therapie
AVNRT	12-Kanal-EKG (unter Adenosin-Gabe weiterschreiben) Ggf. geringe Sedierung bei Agitation KV bei hämodynamischer Instabilität (synchronisiert 100–200 J)	Vagale Manöver Adenosin initial: 6–18 mg als Bolus (rasche Injektion) *(Pat. über kurze Wirkdauer informieren, bei kurzfristigem „Herzstillstand")* Ggf. Sedierung
Tachyarrhythmia absoluta	12-Kanal-EKG O_2-Gabe (bei SO_2 < 94 %) Ggf. ITS (abhängig von kardialen Vorerkr.) Antikoagulations-Check	Metoprolol 5 mg i. v. *oder* Digoxin 0,25 mg i. v. *oder* Digitoxin 0,25 mg i. v. Nur bei sicher bestehender Antikoagulation Amiodaron 150–300 mg als Kurzinfusion in 250 ml G5 %
Kardiogener Schock	O_2-Gabe (8–15 l über Maske) Oberkörperhochlagerung Intensivübernahme NIV (**cave:** Hypotonie) Arterie/ZVK Ursachenbehebung (z. B. TAA, RR-Entgleisung etc.)	Furosemid 40–80 mg i. v. Dobutamin-Perfusor (s. hintere Umschlagseiten)

4

Checkliste

First Impression AZ des Pat.? Pat. wach u. ansprechbar? Hautkolorit? Kaltschweißig? Thorakale Schmerzen (atemabhängig?) o. Dyspnoe? Vitalparameter? Pulsunregelmäßigkeiten?

Anamnese

- Kardiale Grunderkr. (KHK, Klappenfehler, Myokarditiden)? Herzrasen, Herzstolpern, Synkopen o. Schwindel? AP-Beschwerden? Dyspnoe? Körperl. Belastbarkeit in den letzten Tagen? Risikofaktoren in der Anamnese? Liegender ICD o. SM?
- Bek. Erkr. der Schilddrüse (SD) o. Hinweise darauf (▶ 8.3)? Nierenerkr. bekannt? K^+-Werte? Möglichkeit eines Alkoholentzugs ▶ 16.8.3? Schmerzen?
- Hinweise auf LE (▶ 5.2): postop., Bettruhe, tiefe Bein- o. Beckenvenenthrombose, begleitend Dyspnoe o. thorakale Schmerzen?
- Hinweise auf durchgemachten grippalen Infekt (Begleitmyokarditis)? Psychovegetative Faktoren?

Medikamentenanamnese Digitalis, Betablocker o. Betamimetika, Kalziumantagonisten, Theophyllin, Antiarrhythmika (proarrhythmogener Effekt)?

Klinische Untersuchung

- Herz: Auskultation → auffällige Geräusche (z. B. syst. Klick bei Mitralklappenprolaps-Sy., Hinweise auf Vitien)?
- Lunge: Stauungszeichen? Hinweise auf schwere Obstruktion? Evtl. pleuritisches Reibegeräusch bei LE? Abgeschwächtes Atemgeräusch basal?
- Hals: Halsvenenstauung? Struma?
- Extremitäten: Hinweise auf Thrombose? Periphere Ödeme? Anasarka?

EKG
- 12-Kanal-EKG mit langem Rhythmusstreifen schreiben (25 mm/s) innerhalb der ersten 10 min mit erweiterten Ableitungen (ausdrucken, am Monitor sind z. B. P-Wellen u. Flimmerwellen nicht ausreichend sichtbar!).
- Hinweise auf akute Ischämie?
- Orientierende Abschätzung der Malignität von HRST (▶ 4.3.1) nach:
  - Regelmäßigkeit.
  - Ventrikulär/supraventrikulär.
  - Hämodynamische Auswirkungen.

Weiterführende sofortige Diagnostik
- Labor: Herzenzyme, Trop., BNP, evtl. Entzündungszeichen (BB, CRP). E'lyte (insb. K^+), ggf. BGA (insb. bei instabilem Pat.).
- Medikamentenspiegel bei V. a. Intoxikation. Digitalis häufig dir. bestimmbar, SD-Parameter; evtl. Mg^{2+}.
- Rö Thorax: bei klin. V. a. Stauung o. Dyspnoe, Infiltrat, Pneu.
- Echokardiografie: EF, Vitien, Rechtsherzbelastung, Perikarderguss, Wandbewegungsstörungen?

4

4.2 Thorakale Schmerzen

4.2.1 Differenzialdiagnose

Thorakale Schmerzen gehören zu den häufigsten Nachtdienstproblemen. Aufgrund möglicher schwerwiegender Erkr. erfordern sie eine sofortige Diagn.
- Jeder Pat. mit thorakalen Schmerzen muss unverzüglich ärztlich gesehen werden!
- Pat. mit akuten retrosternalen Schmerzen bis zur ätiol. Klärung stat. überwachen!

Die häufigsten und wichtigsten Ursachen

▶ Tab. 4.2.

Tab. 4.2 Häufige DD bei akuten Thoraxschmerzen

Differenzialdiagnose	Typische Klinik
KHK • ACS • Stabile AP-Beschwerden	• Retrosternales Druck- o. Engegefühl, evtl. Ausstrahlung in li Arm, Unterkiefer o. Oberbauch • Angst- u. Beklemmungsgefühl, Pat. häufig kaltschweißig, Übelkeit • Nicht atem- o. bewegungsabhängig • Anamnestisch häufig rezid. Symptomatik, evtl. bek. KHK • Stabile AP-Beschwerden bessern sich unter Nitro u. in Ruhe
Lungenembolie (LE, ▶ 5.2)	• Klinik abhängig von Stadium bzw. Größe der Embolie • Plötzlicher Thoraxschmerz mit Dyspnoe ohne auskultatorische Ursache • Bei ausgedehnter LE Zeichen der Rechtsherzinsuff. mit Einflussstauung, Tachykardie u. RR-Abfall • Evtl. klin. Thrombosezeichen • Synkope

Tab. 4.2 Häufige DD bei akuten Thoraxschmerzen *(Forts.)*

Differenzialdiagnose	Typische Klinik
Aneurysma dissecans der thorakalen Aorta	• Plötzlich einsetzender massiver Schmerz (ggf. dem Verlauf der Dissektion folgend) Ausstrahlung in Rücken bei distaler Dissektion, typischerweise zwischen den Schulterblättern • Ggf. RR-Differenz li/re • Evtl. gestörte Organperfusion (periphere Ischämie, neurol. Ausfälle) bis hin zum Schock
Hypertensiver Notfall	• Thorakales Druck- u. Engegefühl, häufig begleitet von Dyspnoe bei deutlich erhöhtem RR • Evtl. andere Organsymptome (Schwindel, Sehstörungen, Kopfschmerzen, Erbrechen, Lymphödem) • Besserung der Beschwerden bei Senkung des RR (ähnlich der belastungsabhängigen stabilen AP)
Pleuritis	• Atemabhängiger, oft stechender, meist einseitig lokalisierter Schmerz • Häufig begleitende Infektzeichen o. Z. n. Infekt
Pneumothorax	• Plötzlich auftretende Dyspnoe, hypersonorer Klopfschall, aufgehobenes AG • Häufig junge Pat. • **Cave:** durch mögliche Ateminsuff. o. bei Spannungspneumothorax lebensbedrohlicher Verlauf möglich (▶ 5.2)
HWS-/BWS-Sy.	• Häufige Ursache unspez. Schmerzen am Thorax • Belastungsunabhängige, bewegungs- z. T. atemabhängige Schmerzen, evtl. Parästhesien, durch Kompressionsdruck verstärkbar • Meist degenerative WS-Leiden bekannt, Berufsanamnese erfragen
Gastrointestinale Ursachen • Perforiertes Ulcus ventriculi/duodeni • Refluxösophagitis/ Boerhave-/Mallory-Weiss-Sy. • Akute Pankreatitis • Choledocholithiasis, Cholezystitis	• Fast alle Ursachen eines akuten Abdomens können eine thorakale Schmerzsymptomatik verursachen! • Bei Anamnese genau GI-Beschwerden erfragen: Sodbrennen, Teerstuhl, Alkoholanamnese, Übelkeit, Erbrechen • Zur DD neben klin. Untersuchung im Labor auch BB u. Lipase bestimmen • Ggf. fieberhafte Temperaturen

Seltenere Ursachen

Peri-/Myokarditis

- **Klinik:**
  - Oft schweres Krankheitsgefühl, Pat. sitzt vornübergebeugt, Dyspnoe (flache Atmung), präkordialer, atemabhängiger Schmerz.
  - Bei Ergussbildung Nachlassen der Schmerzen.
  - Bei begleitender Endo- o. Myokarditis Palpitationen, Tachykardie, Fieber, Schwäche, rasche Ermüdbarkeit, Myalgien, Arthralgien, bei schwerem Verlauf Zeichen der Herzinsuff.
  - Ggf. Perikardreiben.
  - Auftreten einer Perikarditis auch postop. nach herzchir. Eingriffen (Postkardiotomiesy.) sowie nach Infarkt (Dressler-Sy.) möglich.
- **Klin. DD zu Angina pectoris (AP):** nicht belastungsabhängig, oft Schmerzzunahme bei Inspiration. Auskultationsbefund: perikardiales Reiben.

4

- **Diagn.:**
  - Labor: Leukos ↑, CRP ↑, CK u. Trop. können pos. sein.
  - EKG: konkave ST-Strecken-Hebung vom aufsteigenden S ausgehend über allen Ableitungen (▶ Abb. 4.1). Keine spiegelbildlichen T-Negativierungen wie bei Infarkt! Bei Erguss Niedervoltage möglich.
  - Echo: Nachweis eines Ergusses bei feuchter Perikarditis.

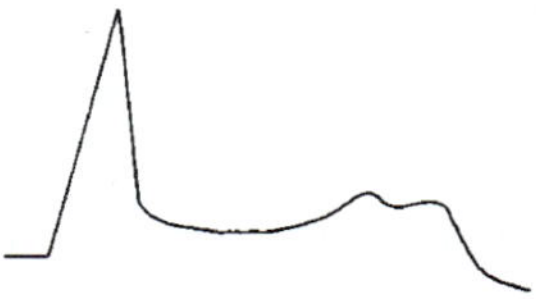

Abb. 4.1 EKG bei Perikarditis [L157]

! **Cave:** Perikardtamponade bei großem Erguss (kritisch sind die Geschwindigkeit der Ergussbildung u. die Beeinträchtigung der re-ventrikuläre Füllung).

Mitralklappenprolaps mit akutem Sehnenfadenausriss
- **Klinik:**
  - Minuten bis Stunden anhaltende, belastungsunabhängige li-thorakale Schmerzen möglich (selten).
  - Häufig HRST.
  - Herzinsuff. bei schwerer Mitralklappeninsuff. mit Lungenödem und respir. Insuff. bis hin zum kardiogenen Schock.
  - F 5 × häufiger sympt. als M.
  - Im EKG evtl. ausgeprägte ST-Senkung (DD myokardiale Ischämie).
- **Auskultation:** evtl. mittsystolischer Klick, evtl. Mitralklappeninsuff.-Systolikum.
- **Diagn.:** Echo. EKG meist unauffällig, allerdings Abflachung o. Inversion der T-Welle in II, III, aVF möglich.

Tachykarde HRST ▶ 4.3. Insb. tachykarde HRST können eine Mangelperfusion der Koronararterien hervorrufen u. damit ein retrosternales Druckgefühl im Sinne einer stabilen AP verursachen. Allerdings können HRST auch Ausdruck einer Ischämie sein!

Aortenvitien (v. a. Aortenstenose):
- **Klinik:**
  - Belastungsabhängige thorakale Druckschmerzen.
  - Häufig gleichzeitige Belastungsdyspnoe, anamnestisch evtl. Synkopen/Schwindel.
  - Auskultation: raues Systolikum P. m. 2. ICR re parasternal, ggf. Fortleitung in die Karotiden.
- **Diagn.:**
  - EKG: Zeichen der li-ventrikulären Hypertrophie u. unspez. T-Negativierungen als Zeichen der Innenschichtminderperfusion.
  - Echo u. ggf. zusätzliche (invasive) Diagnostik (TEE/Herzkatheter).

Roemheld-Syndrom (gastrokardialer Symptomkomplex) Durch Oberbauchmeteorismus mit evtl. Zwerchfellhochstand ausgelöste funktionelle Herzbeschwerden. Häufig verbunden mit Magenschmerzen u. Übelkeit. Ausschlussdiagnose.

Tietze-Syndrom Schmerzhafte Schwellung an der Knorpel-Knochen-Grenze der oberen Rippen. Durch Druck verstärkbar.

Funktionelle Herzbeschwerden und Da-Costa-Syndrom (Effort-Sy.): psychosomatischer Symptomkomplex. Chron. rezid., meist scharf umschriebene, schneidende Schmerzen von Sekunden bis Stunden Dauer, oft über der Herzspitze lokalisiert, belastungsunabhängig o. nach (nicht während) Belastung auftretend; evtl. Hyperventilation, Globusgefühl, Atemnot, Palpitationen. Häufig jüngere Pat. Ausschlussdiagnose!

Herpes zoster Auch nach Abklingen der typischen Hauteffloreszenzen können postzosterische Neuralgien persistieren (▶ 19.6).

4.2.2 Diagnostisches Vorgehen

Eine klare zeitliche Trennung zwischen Diagn. u. Ther. ist bei Pat. mit AP-Beschwerden nicht möglich. *Beispiel:* Während der Anamnese sollte ein Zugang gelegt u. ggf. die Nitrogabe angeordnet werden. Diagnostik s. Checkliste ▶ 4.1.

EKG-Diagnostik

DD u. Vorgehen bei akuten Thoraxschmerzen: ▶ Abb. 4.2.

EKG

Bei jedem Pat. mit Thoraxschmerzen innerhalb der ersten 10 min ein 12-Kanal-EKG mit erweiterten Ableitungen li- u. re-seitig schreiben.

4

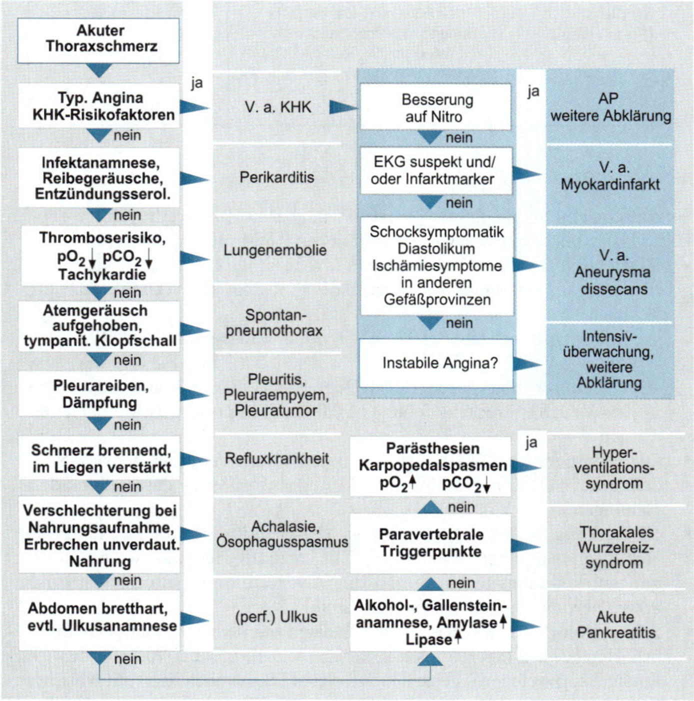

Abb. 4.2 Differenzialdiagnose und Vorgehen bei akuten Thoraxschmerzen [A300]

Initialstadium	Beträchtliche T-Überhöhung (Erstickungs-T); meist bei Klinikeinweisung nicht mehr nachweisbar	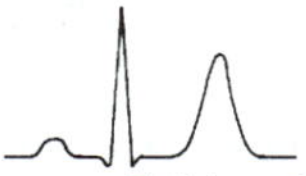
Stadium I (frisches Stadium)	ST-Hebung, mit Abgang aus dem absteigenden QRS-Schenkel, evtl. in den gegenüberliegenden Ableitungen spiegelbildliche Senkung	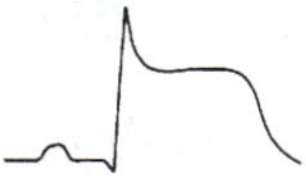
Zwischenstadium	ST-Hebung, Auftreten pathologisch tiefer Q-Zacken, evtl. R-Verlust, terminal spitz-negative T-Welle. ST-Hebung > 6 Wochen: an Aneurysma denken!	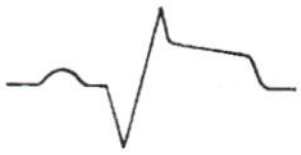
Stadium II (Folgestadium)	Rückbildung der ST-Hebung, T-Welle wird tiefer, spitzer, evtl. Aufbau einer kleinen R-Zacke, pathologische Q-Zacken persistieren (Pardée-Q)	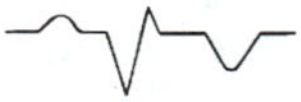
Stadium III (Endstadium)	Pathologische Q-Zacken, ST-Hebung nicht mehr nachweisbar, T-Wellen positiv, R-Zacke nimmt wieder an Höhe zu	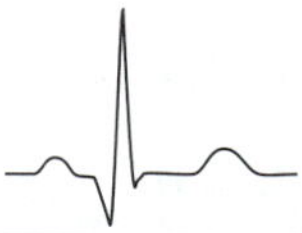

Abb. 4.3 EKG bei transmuralem Infarkt [L157]

Sofern möglich, Vergleich mit Vorbefunden, aber kein Zeitverlust durch Suchen! Für die Ischämiediagn. bes. wichtig sind neben **Rhythmus** u. **Lagetyp:**

- **ST-Hebung** (▶ Abb. 4.3): Bei akutem Myokardinfarkt (MI) typische ST-Elevation aus absteigendem Schenkel des R, R-Reduktion (DD Perikarditis: ▶ Abb. 4.1):
  - Infarkttypische Hebung: > 1 mV in mind. 2 Extremitätenableitungen.
  - Abl. V_2–V_3: M < 40 J. ≥ 0,25 mV, M > 40 J. ≥ 0,2 mV; F ≥ 0,15 mV.
  - Posteriorer Infarkt: isolierte ST-Depression ≥ 0,05 mV in den Ableitungen V_1–V_3 u. ST-Strecken-Hebung (≥ 0,05 mV) in post. Brustwandableitungen V_7–V_9.
- DD persistierende ST-Hebungen bei bestehendem Ventrikelaneurysma.
- Sehr seltene DD: Brugada-Sy. (sattelförmige o. zeltförmig deszendierende ST-Hebungen in V_1–V_3).
- **ST-Senkung** (▶ Abb. 4.4): z. B. bei akuter Ischämie, auch spiegelbildlich bei Hebungen in anderen Ableitungen (DD: entzündl. Herzerkr., unspez. Erregungsrückbildungsstörungen, z. B. dilatative Kardiomyopathie, Hypertrophie, art. Hypertonie o. Digitaliseffekt, Anämie).
- **Schenkelblock:** Beim LSB ist die Infarktdiagn. aus dem EKG nicht sicher möglich. Heranziehen der Sgarbossa-Kriterien (▶ 21.1.3). Daher Vorbefunde wichtig! Ein neu aufgetretener Schenkelblock (sowohl LSB als auch RSB) mit typischer Klinik spricht für einen akuten Infarkt u. sollte auch so behandelt werden. Beim RSB i. d. R. in Extremitätenableitung typische Infarkthebungen erkennbar.

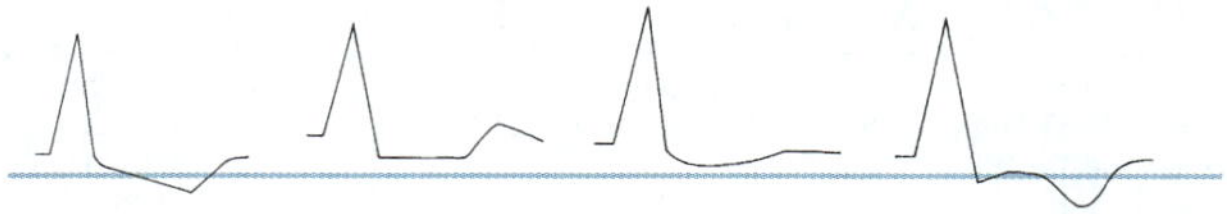

Abb. 4.4 ST-Strecken-Senkungen [L157]

- **R-Zacken:** R-Reduktion (Ischämiezeichen) bei transmuralem MI.
- **Q-Zacken:** Q-Welle > 0,04 s o. mind. ¼ der Amplitude der folgenden R-Zacke = Q-Pardee, bei Z. n. transmuralem MI. Spätzeichen (DD S_IQ_{III}-Typ bei LE, Septumhypertrophie). Sofern ein intramuraler Infarkt abgelaufen ist, kann das EKG wie in ▶ Abb. 4.5 aussehen (Non-Q-Wave-Infarkt).

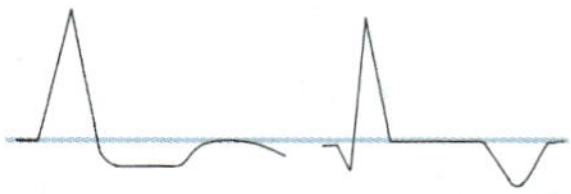

Abb. 4.5 EKG bei nicht-transmuralem Infarkt [L157]

> - Sofern aus dem ersten EKG keine klare Diagn. zu erhalten ist, sollte bei Pat. mit typischer Klinik nach 2–3 h ein neues EKG geschrieben werden, ebenso beim Auftreten erneuter AP-Beschwerden.
>
> ! Daher immer Verlaufs-EKGs anfertigen u. vergleichen.

Weiteres Labor

- Zum Ausschluss anderer Ursachen (LE, Pankreatitis etc.) spez. Parameter wie D-Dimere, Lipase, GGT, Laktat, CRP.
- Risikofaktoren (Blutfette, HbA_{1c}). TSH z. A. Hyperthyreose vor KM-Exposition.

> Pat. nicht unbegleitet in Rö-Abt. schicken! Zuerst Notfallversorgung u. Verlegung auf ITS bei typischer AP!

Bei nicht eindeutiger Klinik u. nicht eindeutigen Untersuchungsbefunden ist es schwierig, das ACS zu erkennen. Hilfestellung: ▶ Tab. 4.3.

4.2.3 Management des akuten Koronarsyndroms (ACS)

Definition des ACS

Leitsymptom des ACS ist der akute Thoraxschmerz. Das ACS wird anhand des ST-Strecken-Verlaufs im EKG u. einer Trop.-Erhöhung in verschiedene Kategorien eingeteilt, weil sich die Ther. – trotz eines gemeinsamen pathophysiol. Hintergrunds – grundlegend unterscheidet:

- **STEMI:** typischer Brustschmerz plus anhaltende ST-Strecken-Hebung in mind. 2 benachbarten EKG-Ableitungen.

Tab. 4.3 Wahrscheinlichkeit einer akuten Myokardischämie bei Thoraxschmerzen

hoch	mittel	niedrig
• Typische AP • Reversible ST-Senkungen • Reversible T-Wellen-Veränderungen	• Fragliche AP • Persistierende EKG-Veränderungen • Bek. KHK • ≥ 2 Risikofaktoren	• Atypische Thoraxschmerzen • Normales EKG • ≤ 1 Risikofaktor
Risikofaktoren: familiäre Belastung, Hypercholesterinämie, Diab. mell., Hypertonie, Rauchen, M > 60 J., F > 70 J.		

- **NSTEMI:** typischer Brustschmerz ohne anhaltende ST-Strecken-Hebung, aber evtl. persistierende o. dynamische ST-Strecken-Senkungen, mit laborchem. Ischämienachweis.
- **Instabile AP:** progrediente AP-Beschwerden, Ruhe-AP-Beschwerden, neu aufgetretene Beschwerden (innerhalb der letzten Wo.) ohne laborchem. Ischämienachweis.

Ther. Ziel: Verringerung von Ischämie u. Progression zum STEMI o. zum plötzlichen Herztod.

4

STEMI

Jeder akute STEMI erfordert eine sofortige Reperfusionsther. (▶ Abb. 4.6).

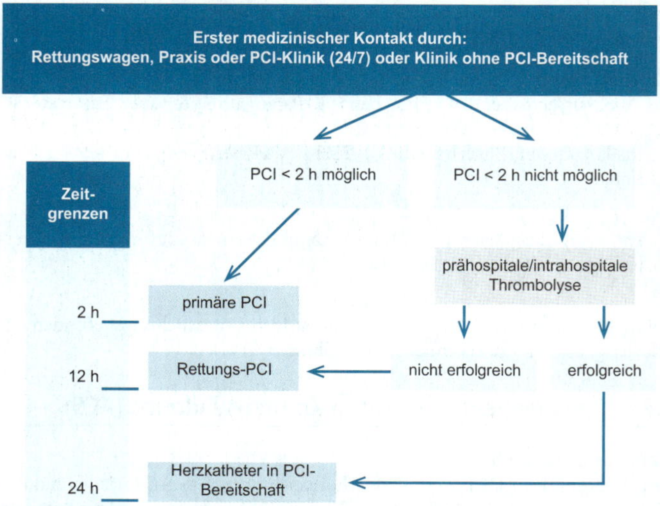

Abb. 4.6 Vorgehen STEMI [V492]

Vor dem ersten Nachtdienst die Möglichkeiten des eigenen Hauses einer 24-stündigen Herzkatheterbereitschaft u. ggf. der umliegenden Häuser erkunden. Telefonnummern der Ansprechpartner bereithalten, falls Pat. notfallmäßig in ein größeres Zentrum verlegt werden muss. Vorher klären, wie u. von wem der Notfalltransport im Ernstfall organisiert wird.

Pat. immer in Begleitung eines Notarztes verlegen!

Allgemeine Sofortmaßnahmen

▶ Tab. 4.1.

Jeder Infarktpat. – mit o. ohne KO – muss intensivmed. überwacht werden!

- **Lagerung:** Oberkörper aufrichten, evtl. beengende Kleidung entfernen. Pat. beruhigen.
- **EKG-Monitor:** engmaschige Kontrolle von RR, Puls, Atmung, Af.
- **O_2-Gabe** über Nasensonde 2–4 l O_2/min bei $SO_2 < 90\,\%$.
- Sicherer i. v. Zugang.
- **ASS:** 75–250 mg i. v., alternativ 150–300 mg p. o.
- **Nitro:** 0,8 mg (1 Kps. o. 2 Hübe) s. l.; möglich bei Beschwerden, wenn RR_{syst} > 120 mmHg, ggf. als Perfusor weiterführen. **Cave** bei re-ventrikulärem Infarkt!
- Loading mit ADP-Rezeptor-Blocker nur nach RS: Ticagrelor/Prasugrel o. Clopidogrel (telefonische RS Hintergrund o. Ziel-KH bei anstehender Verlegung).
- **Antithrombotische Begleitther. bei Pat., die nicht koronarangiografisch interveniert werden, sondern eine fibrinolytische Ther. erhalten:**
  - Fondaparinux: 2,5 mg i. v.
  - Enoxaparin 0,5 mg/kg KG mg i. v. Bolus.
  - Heparin 70–100 U/kg KG als Bolus i. v., anschließend i. v. Infusion von 50–70 U/kg KG (Ziel-PTT 50–70 s).
- **Schmerzbekämpfung:**
  - 4–8 mg Morphin verdünnt fraktioniert i. v. bei Schmerzen (nicht routinemäßig).
  - ! Atemdepression, insb. in Komb. mit Benzodiazepinen.
- ! Keine i. m. Injektionen zur Schmerzbekämpfung!
- **Bei stark agitierten Pat.** ggf. zusätzlich 5–10 mg Diazepam i. v.
- In Ruhe Diagn. besprechen u. versuchen, dem Pat. die Angst zu nehmen. Ther.-Option besprechen; ggf. Angehörige hinzubitten, Telefonnummer für Notfälle auf Pat.-Bogen dokumentieren.

Während der Erstmaßnahmen: Entscheidung PCI o. Lyse treffen (Hintergrund!).

Lysetherapie

Wenn man sich für die Lysetherapie entscheidet → frühzeitig starten (binnen 10 min nach Diagnosestellung).

Lyseschemata u. begleitende Heparinther. ▶ 20.2.1.

- **KI** abfragen u. dokumentieren (auch BB u. Gerinnung!), Aufklärung des Pat.

- Zweiter **i. v. Zugang,** wenn noch nicht gelegt.
- **KO:** Blutungs-KO, Reperfusionsarrhythmien.
- Partielle o. vollständige Rekanalisierung (Lyseerfolg!) kann angenommen werden bei:
  - rascher Rückbildung (ca. 90 min) der klin. Symptomatik u.
  - Rückbildung der ST-Hebungen um 50–75 %.
- I. d. R. hat jedes Haus ein eigenes Lyseregime (Alteplase/Reteplase/Tenecteplase). Vor dem ersten Nachtdienst klären!
- UFH 70–100 U/kg KG i. v. o. Enoxaparin 0,5 mg/kg KG i. v. zusätzlich als Bolus.
- Nach Einleitung der Lysetherapie Zuweisung zur PCI innerhalb von 2–24 h nach der Lyse empfohlen.
- Bei KI zur Verlegung nach der Lyse: EKG u. Labor (Herzenzyme u. Gerinnung, ggf. BB) 2 h nach Lyse, danach alle 6–8 h.

Komplikationen des STEMI

> Bei allen HRST: K^+-Spiegel auf hochnormale Werte (4,5–5,0 mmol/l) anheben.

4

Tachykarde ventrikuläre Rhythmusstörungen Sehr häufig (!), v. a. in den ersten 48 h:
- **VES** (häufig polymorphe VES, Couplets): sog. Warnarrhythmien. Frühzeitige Betablocker-Gabe kann das Risiko von Kammerflimmern vermindern u. senkt Gesamtletalität (z. B. 5 mg Metoprolol i. v., bei stabilem Pat. auch sofortige orale Ther. möglich: Metoprolol 50 mg, Bisoprolol 2,5–5 mg p. o.).
- **Kammertachykardie** ▶ 4.3 (VT) ohne Kreislaufdepression:
  - Sofern noch nicht gegeben: 5 mg Metoprolol i. v.
  - Sofern bereits Betablocker gegeben wurde (< 30 min), Pat. weiterhin stabil: Amiodaron 300 mg als KI (**cave:** immer in G5 %) über 20 min. Im Notfall auch als Bolus i. v.
  - Besteht VT weiter o. ist Pat. instabil (AP, RR-Abfall, Dyspnoe): sofortige elektrische, EKG-getriggerte Kardioversion in Kurznarkose (▶ 2.3.2).
- **VT mit Kreislaufdepression** (sog. hyperdynamer Kreislaufstillstand):
  - Sofortige Reanimation u. Defibrillationsversuch (▶ 2.3.2).
  - Nach ROSC: Sofern rezid. VT auftreten, erneute Amiodaron-Gabe (nach Kurzaufsättigung z. B. 600 mg = 4 Amp. à 150 mg in 500 ml G5 % über 24 h. **Cave:** Sollte allein laufen, da mit vielen Substanzen Ausflockung über ZVK).
- **Kammerflimmern u. Asystolie:** sofortige Reanimation u. Defibrillation (▶ 3.2).

Tachykarde supraventrikuläre Rhythmusstörungen
- **Tachyarrhythmia absoluta bei VHF:**
  - Bei fehlenden KI: 5 mg Metoprolol i. v. Bei KI gegen Betablocker: 5 mg Verapamil i. v.
  - Heparingabe (5.000 IE i. v.) mit anschließender kontinuierlicher i. v. oder s. c. Gabe.
  - Bei Erfolglosigkeit schnelle i. v. Digitalisierung (einzige Ind. für Digitalis beim MI; hier mit Vorsicht, da erhöhte Glykosidempfindlichkeit) mit initial 0,5 mg Digoxin, dann 0,125–0,5 mg nach 4 u. 12 h.
  - Alternativ: Kurzinfusion mit Amiodaron (150–300 mg in G5 % über 20 min).
- Betablocker u. Verapamil nicht gleichzeitig o. nacheinander verabreichen!

- Bei allen **hämodynamisch instabilen supraventrikulären HRST** ohne schnelle medikamentöse Verbesserung: EKG-getriggerte Kardioversion in Kurznarkose.
- **Bei hämodynamisch relevanter paroxysmaler SVT:** 5 mg Metoprolol i. v. oder 5 mg Verapamil langsam i. v.

Bradykardie/Leitungsstörungen

- **Sinusbradykardie:** i. d. R. nicht therapiebedürftig. Bei Hf < 40/min Atropin 0,5–1 mg i. v., evtl. nach 5 min wdh. Bei Versagen evtl. passagerer SM (RS Hintergrund; ▶ 4.2). Zur Überbrückung ggf. Orciprenalin 0,5 mg verdünnt langsam i. v. (Off-Label-Use), ggf. Perfusor (s. innere Umschlagseite hinten).
- **AV-Block II. Grades (Mobitz II) o. III. Grades:** Insb. beim Hinterwandinfarkt kommt es gehäuft zu AV-Blockierungen → drohender Adam-Stokes-Anfall; i. v. Atropin o. Adrenalin (verdünnt!) o. passagere SM-Anlage. Auch hier ggf. zur Überbrückung Orciprenalin.

Linksherzinsuffizienz und kardiogener Schock 20–50 % der Infarktpat.; Rö Thorax ▶ Abb. 21.22.

Killip-Klassifikation:

- Killip I: keine Anzeichen einer Herzinsuff.
- Killip II: feinblasige RGs der Lunge, 3. Herzton o. Jugularvenenstauung.
- Killip III: Lungenödem.
- Killip IV: kardiogener Schock o. ausgeprägte Hypotonie (Blutdruck < 90 mmHg) u. Zeichen der peripheren Vasokonstriktion (Oligurie, Zyanose).

Ther.: ▶ Tab. 4.4.

Akute Mitralklappeninsuffizienz durch Papillarmuskelabriss 1–2 % der Infarktpat.

! Seltene KO, für Anfänger schwierig zu diagnostizieren.

- **Klin. Zeichen:** rasch auftretender kardiogener Schock, neu aufgetretenes Systolikum über der Herzspitze.
- **Diagn.:** Echokardiografie, massive Mitralinsuff. Prinzipiell Vorgehen wie bei kardiogenem Schock. IABP (eine der letzten Ind.), rasche OP erforderlich.

Tab. 4.4 Therapie nach Killip-Klassifikation

Maßnahmen	Killip I	Killip II	Killip III	Killip IV
Sauerstoff (4–6 l/min), höher über Hudson-Maske	+	+	+	+
Morphingabe 4–8 mg i. v. (ggf. hiernach 2 mg alle 5–15 min)	+	+	+	+
Schleifendiuretikum (Furosemid 20–40 mg i. v., ggf. alle 1–4 h wdh.)		+	+	+
Nitrate (falls RR nicht hypoton)		+	+	+
Vorlastsenkung (ACE-Hemmer/AT-I-Antagonisten)		+	+	+
Invasive hämodynamische Überwachung			+	+
Nichtinvasive Beatmung (CPAP o. BIPAP) (▶ 2.6.4)			+	+
Inotropika (Dobutamin 250 mg Dobutamin/50 ml NaCl, 1–4 ml/h über Perfusor, s. innere Umschlagseite hinten)			+	+
IABP				+
LV-Unterstützungssysteme/ECMO				+

Komplikationen nach der Akutphase eines Herzinfarkts

Reinfarkt und Postinfarktangina
- Sofortige invasive Diagn. erforderlich.
- Je nach Vorbehandlung: übliche Ther. mit ASS, ADP-Hemmern, Heparin, (Betablocker).

Ventrikelruptur Selten.
- Herzwandruptur mit Herzbeuteltamponade, häufig gedeckte Perforation (auch VSD, dann seltener sympt.).
- Als klin. DD des späten kardiogenen Schocks bedenken. Hohe Letalität, sofortige Intervention notwendig.

Dressler-Syndrom (= Postmyokardinfarktsyndrom) 1–6 Wo. nach Infarkt o. aortokoronarem Venenbypass (ACVB-OP) auftretende Spätperikarditis.
- Im Nachtdienst als DD bei Postinfarktpat. mit Fieber bedenken (▶ 1.3.4) u. Diagn. für nächsten Tag anordnen (Echokardiografie, Labor mit Entzündungsparameter, antimyokardiale AK).
- Als DD bei Einflussstauung bei Perikarderguss bedenken.

Herzwandaneursyma und arterielle Embolien
- Tritt meist auf nach Infarkt im Bereich der Herzspitze nach LAD-Verschluss.
- Klinik meist symptomlos. HRST, progrediente Herzinsuff. u. art. Embolien möglich.
- Im Nachtdienst Diagnose einer akuten art. Embolie sehr wichtig (▶ 4.2.1). Suche nach Emboliequelle ist eine elektive Diagn. u. nicht im Nachtdienst erforderlich.
- Ther. Antikoagulation mit Heparin i. v. oder s. c.

4

Sonderformen des STEMI

Prinzmetal-Angina (vasospastische Angina mit reversibler ST-Hemmung)
- Häufig mit koronarangiografisch nachweisbaren nichtsignifikanten Stenosen assoziiert.
- Häufig jüngere Pat. u. Raucher, F > M.
- Sofern ein Pat. mit Hebungen im EKG sehr rasch (oft binnen 10 min!) beschwerdefrei wird: Daran denken u. zweites EKG schreiben lassen. Hebungen dann nicht mehr nachweisbar.
- Ther. werden Nitrate u. Kalziumantagonisten empfohlen.

Tako-Tsubo-Kardiomyopathie (Stresskardiomyopathie)
- Akute, durch Stress hervorgerufene reversible li-ventrikuläre Dysfunktion mit v. a. apikalen Wandbewegungsstörungen. AP-Beschwerden, Dyspnoe.
- Pat. meist weiblich (> 90 %), > 60 Lj., typische „Stressanamnese".
- EKG: infarktähnliche ST-Hebungen o. T-Wellen-Veränderungen.
- Trop. u. CK meist positiv.
- Echokardiografie: apikale bis mittventrikuläre Hypo- bis Akinesie („apical ballooning"), im Verlauf regredient.
- Ausschlussdiagnose bei unauffälligem Koronarstatus im Herzkatheter. Ther.: prim. Ther. wie beim Infarkt, gleiche KO möglich → Koronarangio u. anschließende intensivmed. Überwachung über 24–48 h!!!

! **Cave:** Keine Katecholamine! Bei kardiogenem Schock Levosimendan erwägen o. maschinelle Unterstützungssysteme.

ACS ohne ST-Hebung: instabile Angina pectoris und NSTEMI

Die Subgruppen der instabilen AP ohne o. mit Enzymanstieg (NSTEMI) werden gemeinsam betrachtet, da sie einer ähnlichen ther. Vorgehensweise unterliegen, die von einer Risikostratifizierung abhängig gemacht wird.

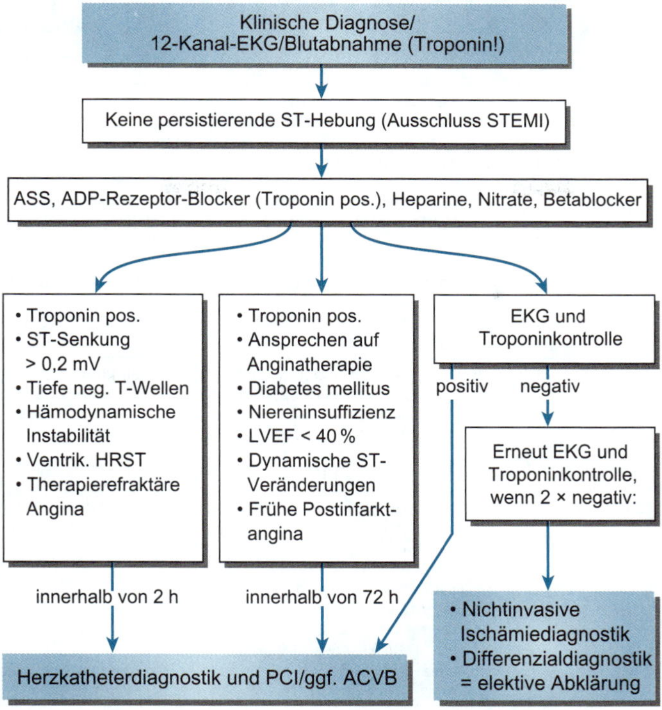

Abb. 4.7 Diagnose und Behandlungsstrategien bei instabiler AP/NSTEMI [L157]

Die Diagn. der instabilen AP (▶ Abb. 4.7) ohne bereits nachweisbare Laborparameter ist sicherlich schwieriger als die Diagn. des STEMI. Eine genaue Anamnese u. die Erhebung des Risikoprofils sind unbedingt erforderlich. Leitsymptom ist der akute thorakale Schmerz (▶ Abb. 4.2).

Praktisches diagnostisches Vorgehen bei V. a. ACS ohne STEMI

- Bei V. a. ein ACS Pat. klin., mittels EKG u. Labor untersuchen.
- 12-Kanal-EKG mit erweiterten Ableitungen schreiben, bei erneuten Beschwerden EKG wdh.
- Echokardiografie.
- Kardiale Marker bei V. a. ACS **sofort** bestimmen (CK, CK-MB, Trop.). Bei neg. Ergebnis nach ca. 4–6 h wdh. (Trop. nach 2–4 h pos.).
- Immer parallel auch nichtkoronare u. extrakardiale DD berücksichtigen.

Cave

Eine NSTEMI-Konstellation (EKG, Trop.- u. CK-Nachweis) kann auch durch eine Ischämie ohne Stenose bedingt sein (MINOCA: „myocardial infarction with non-obstructive coronary arteries") → Myokardinfarkt Typ 2 = Ungleichgewicht zwischen Sauerstoffbedarf u. Versorgung des Myokards (Bsp.: Anämie, respir. Insuff.).

Tab. 4.5 Empfehlungen zur invasiven Diagnostik

Zeitliche Empfehlung zur Koronarangio	Risikofaktoren
< 2 h (sofort invasiv)	• Hämodynamische Instabilität o. kardiogener Schock • Wiederkehrender o. bestehender Thoraxschmerz, der nicht auf medikamentöse Behandlung anspricht • Lebensbedrohliche Arrhythmien o. Herzstillstand • Mechanische KO eines MI • Akute Herzinsuff. unter dem Bild eines NSTEMI • Wiederkehrende dynamische ST- o. T-Wellen-Veränderungen, insb. mit intermittierender ST-Strecken-Hebung • ST-Strecken-Senkungen > 1 mm in ≥ 6 Ableitungen u. ST-Strecken-Hebung in aVR u./o. V_1 (Anzeichen einer Hauptstammstenose) • Neu aufgetretener LSB/RSB mit entsprechenden Beschwerden
< 24 h (früh invasiv)	• Anstieg o. Abfall des kardialen Trop. im Einklang mit MI • Z. n. Reanimation ohne ST-Strecken-Hebungen o. kardiogenen Schock • Dynamische ST- o. T-Wellen-Veränderungen (sympt. o. stumm) • GRACE-Score > 140
< 72 h (invasiv)	Mind. eines der folgenden Kriterien für intermediäres Risiko: • Diab. mell. • Niereninsuff. (eGFR < 60 ml/min/1,73 m^2) • LVEF < 40 % o. Herzinsuff. • Frühe Postinfarktangina • Rezente PCI • Stattgehabter CABG • GRACE-Risikoscore > 109 u. < 140 • Wiederkehrende Symptome o. Ischämie bei nichtinvasiven Tests
Nichtinvasive Tests	Keiner der genannten Risikofaktoren

Therapeutisches Vorgehen

- **Basismaßnahmen wie beim STEMI.**
- Dringlichkeit der Koronarangio nach GRACE-Score (www.gracescore.org) (▶ Tab. 4.5).

4.2.4 Management der stabilen Angina pectoris

> Die stabile AP zeichnet sich durch längeres Bestehen, gleichbleibende Provozierbarkeit sowie Reversibilität nach Belastung aus. Sie kann durch körperl. Anstrengung, hypertensive RR-Werte, tachykarde HRST o. Anämie entstehen. Nach Entlastung des Herzens sollte der Pat. rasch beschwerdefrei sein. Ist dies nicht der Fall, ist von einer Ruheangina o. einer Crescendo-Angina im Sinne eines ACS auszugehen. Weiteres Vorgehen ▶ 4.2.3.

Allgemeine Sofortmaßnahmen

- **Allg.:** Bettruhe, ggf. Oberkörperhochlagerung bis z. A. akuter MI.
- Ggf. nach RR 2 Hübe **Nitrospray bei Beschwerden,** ggf. nach 5 min wdh.
- **O_2** über Nasensonde 2–4 l/min bei Bedarf (SpO_2 < 90 %).

- **Entlastung des Herzens:**
  - RR-Optimierung: sofern nach Nitrat weiterhin hypertensive Werte vorliegen, Drucksenkung (▶ 4.6.4).
  - Hf-Optimierung: Liegen HRST vor?
  - Beruhigung des Pat. Bei erregtem Pat. z. B. 5 mg Diazepam p. o.

Nach erfolgreicher Anfallskupierung Voraussetzung: Pat. ist nach diesen Maßnahmen komplett beschwerdefrei, kreislaufstabil.

- Aufnahme des Pat. (i. d. R. Normalstation möglich). Regelmäßig RR u. Hf kontrollieren.
- Erneute Beschwerden in der Nacht, EKG-Veränderungen o. erneute HRST o. RR-Spitzen → Überwachung auf der ITS.
- Kontroll-EKG nach 3–4 h.
- Labor nach 3 h: Kontrolle Infarktenzyme (CK, CK-MB, GOT, LDH, Trop.), großes BB, Nüchternfette, HbA_{1c}.
- Bei bek. KHK: Koronarbefund heranziehen. Bei schwerer KHK auch bei Besserung Verlegung auf ITS erwägen.

! **Aufgabe des Nachtdienstes** ist Beschwerdefreiheit des Pat. u. Vermeidung von KO! Daher sind Differenzialther. u. Entscheidung über evtl. weitere Diagn. Aufgabe des Tagdienstes!

Patient wird nicht beschwerdefrei

- Aufnahme auf die ITS.
- Weiteres Vorgehen wie bei instabiler AP u. NSTEMI, Koronarindikation ▶ Tab. 4.5.

4.2.5 Therapeutisches Vorgehen bei nichtischämischen Thoraxschmerzen

Sofern man während der o. g. Diagn. die KHK als Ursache der akuten Schmerzsymptomatik eher ausschließen kann, bleibt v. a. nachts die Aufgabe, andere sofort therapiebedürftige Erkr. auszuschließen.

Vorgehen je nach Ursache

- **Lungenembolie** ▶ 5.2.
- **Pneumothorax:** chir. Vorstellung, Thoraxdrainage ▶ 2.2.6.
- **Gastrointestinale Erkr.** ▶ 6, ▶ 10.4.2.
- **Herpes zoster** ▶ 19.6.

Aortendissektion eines thorakalen Aortenaneurysmas/Aortenruptur

Bei begründetem V. a. Dissektion eines Aortenaneurysmas (typische Klinik, echokardiografisch AI + Aortenaneurysma o. Dissektionsmembran, im Rö Thorax bereits V. a. Aneurysma) o. einer gedeckten Aortenruptur muss **in der Nacht** die Klärung der OP-Ind. erfolgen. Die freie Perforation manifestiert sich allg. als massiver hämorrhagischer Schock.

- **Bei jedem Verdacht:** Hintergrund informieren u. Vorgehen (CT/TEE) besprechen, insb. Verlegung in Maximalzentrum.
- **OP-Ind.** (stellt durchführende Abt.!):
  - Offene o. gedeckte Ruptur.
  - Dissektion Stanford A (Dissektion der A. ascendens, ca. 70 % d. F., mit o. ohne Einschluss der zerebralen Gefäße).

- Ggf. Stanford B (Dissektion der A. descendens, nach Abgang der A. subclavia sinistra); hier ggf. intravaskuläre Stentimplantation (TEVAR).
- Eine **Klassifikation** ist sicher nur mittels Angio-CT u./o. TEE (Typ A) zu ermitteln.
- **Allg. Maßnahmen bei Typ-B-Dissektionen:**
  - Sofortige Bettruhe, Analgosedierung des Pat., intensivmed. Monitoring.
  - Strengste RR-Einstellung auf Werte < 120 mmHg syst. (z. B. Urapidil/Nitro-Perfusor).
  - Niedrig dosierter Betablocker.
  - Mehrere großlumige Zugänge, Arterie, Kreuzblut abnehmen.

! **Komplikationen:**
  - Herzbeuteltamponade, Aortenklappeninsuff., Verlegung der Koronararterien (DD MI!) bei Typ A.
  - Hämatothorax, Blutung ins Mediastinum o. Abdomen, Verlegung der Nieren-Mesenterialarterien.

Pleuritis

Bei starken Schmerzen Analgetikum (z. B. Paracetamol/NSAR ▶ 1.3.2). Ursächliche Erkr. therapieren, z. B. bei Pneumonie Beginn einer Antibiotikather. (▶ 5.5.4).

HWS-/BWS-Syndrom

▶ 11.3. NSAR, z. B. Diclofenac 50 mg p. o. oder 100 mg Supp., evtl. leichtes Schlafmittel mit muskelrelaxierender Wirkung, z. B. Diazepam 5 mg p. o., Akupunktur.

4.3 Herzrhythmusstörungen (HRST)

4.3.1 Ätiologie und Differenzialdiagnose

Die subjektive Wahrnehmung von Herzrasen o. Herzstolpern lässt wenig Rückschluss auf die Bedrohlichkeit der zugrunde liegenden HRST zu. Oft werden z. B. harmlose, vereinzelt auftretende SVES als bes. störend empfunden. Maligne Rhythmusstörungen treten v. a. bei Pat. mit vorbestehender kardialer Grunderkr. auf. Sofortige Ther. dann einleiten, wenn es durch die HRST zum RR-Abfall u./o. Zeichen einer akuten Herzinsuff. kommt.

Ätiologie

Im Nachtdienst kommt i. d. R. der akuten Ther. von HRST mehr Bedeutung zu als der Ursachenforschung. Dennoch sollte man die wichtigsten Auslöser im Hinterkopf behalten, um rasch therapierbare Ursachen auch nachts zu beheben u. Notfallsituationen wie das ACS nicht zu übersehen.

- Herzgesunde:
  - Vagotonie bei Sportlern.
  - Stresssituationen (Sympathikotonus ↑), psychovegetative Faktoren.
  - Alkohol o. Drogen.
- Organische Herzkrankheit:
  - Erworbene Störungen: KHK, Kardiomyopathien, Myokarditiden, hypertensive Herzkrankheit.
  - Angeborene Störungen: Klappenvitien, angeborene QT-Zeit-Verlängerungen, Präexzitationssy.

- Extraorganische Ursachen:
  - E'lytstörungen: Hypo- u. Hyperkaliämien (▶ 7.5), Hypomagnesiämie.
  - Hormonelle Störungen: Hypo- u. Hyperthyreosen.
  - Medikamenten-NW.
  - Pulmonale Erkr. u. Störungen im kleinen Kreislauf: LE, Cor pulmonale, pulmonale Erkr. mit Hypoxämie.
  - Intoxikationen.

Differenzialdiagnose

Keine Angst vor HRST!

Gerade dem Anfänger erscheinen HRST als eines der unübersichtlichen Kapitel der Medizin; i. d. R. ist aber durch einige wenige Überlegungen eine sichere Zuordnung möglich (▶ Abb. 4.8).

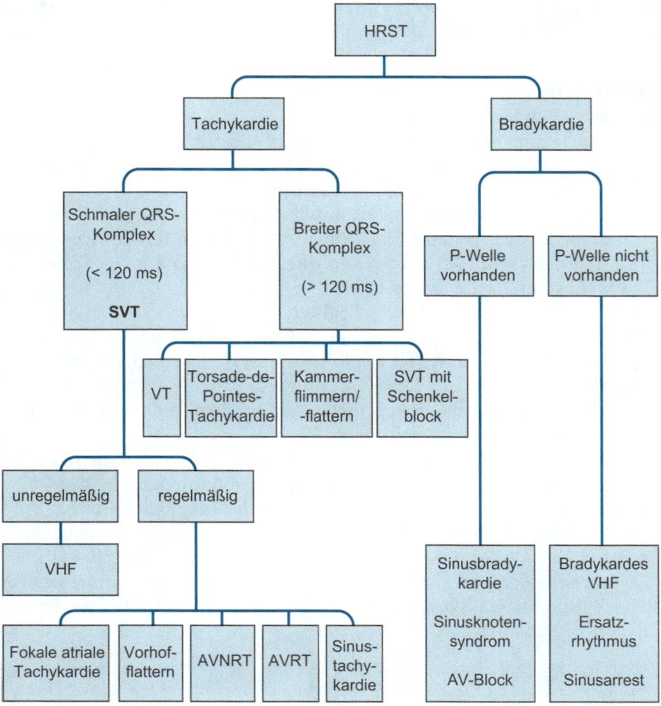

Abb. 4.8 DD Herzrhythmusstörungen [L138]

Anhand des EKG kann primär unterschieden werden zwischen Tachykardien mit schmalem Kammerkomplex (< 0,12 s), die immer supraventrikulären Ursprungs sind, und Tachykardien mit breitem Kammerkomplex. Bei verbreitertem Kammerkomplex können zugrunde liegen: ventrikuläre Tachykardien (VT), supraventrikuläre Tachykardien (SVT) mit aberrierender Leitung/bei vorbestehendem Block (P-Wellen nachweisbar) o. atrioventrikuläre Tachykardien (Präexzitationssy.).

Tachykarde Rhythmusstörungen

Supraventrikuläre tachykarde Rhythmusstörungen

▶ Tab. 4.6.

Weitere Form supraventrikulärer HRST: fokale atriale Tachykardie

- Unifokal: oft bei Herzgesunden. EKG: monomorphe, aber veränderte P-Wellen-Konfiguration, wechselnde Überleitung möglich (▶ Abb. 4.9).
- Multifokal: bei kardialer Grunderkr. EKG: mind. 3 verschiedene P-Konfigurationen, wechselnde PP- u. PQ-Intervalle.

Eine Vorhoftachykardie mit AV-Block spricht bis zum Beweis des Gegenteils für eine Digitalisintoxikation!

Ventrikuläre tachykarde Rhythmusstörungen

Ventrikuläre Extrasystolen (VES):

- Vereinzelte monomorphe VES sind häufig u. ungefährlich.
- Gehäufte VES (u. polymorphe unterschiedlich deformierte Kammerkomplexe) sind i. d. R. stets als pathol. anzusehen.
- **Einteilung:** kann nach der Lown-Klassifikation erfolgen, die allerdings keinen großen progn. Wert hat und kaum noch genutzt wird. Wichtiger ist das Fehlen o. das Vorhandensein nicht anhaltender VT (nsVT = non-sustained VT = selbstlimitierend binnen 30 s).
- Folgt jeder Normalaktion 1 o. 2 VES: Bi- o. Trigeminus.
- **EKG:** schenkelblockähnliche Veränderungen des QRS-Komplexes, kompensatorische postextrasystolische Pause. Keine vorausgehende P-Welle.

Ventrikuläre Tachykardie (VT):

! Pat., die bereits eine antiarrhythmische Ther. erhalten, können auch VT mit Kammerfrequenzen < 140/min zeigen (Slow-VT).

! Immer pathol., da häufig Übergang zu Kammerflattern o. -flimmern, v. a. bei vorgeschädigtem Herzen, dadurch sofortige Ther. notwendig.

- **EKG:** Hf 140–220/min. Regelmäßige Tachykardie mit monomorphen, schenkelblockartig deformierten verbreiterten QRS-Komplexen (> 0,12 s, ▶ Tab. 4.7), P-Wellen ohne Beziehung zum QRS-Komplex (▶ Abb. 4.10).
- Zu unterscheiden sind nicht-anhaltende VT („non-sustained“, innerhalb von 30 s selbstlimitierend) u. anhaltende („sustained“) VT mit schlechter Progn. u. hoher Rezidivneigung.

Wichtigste DD zur VT: SVT mit Schenkelblock o. aberranter Leitung!

Sonderform: Torsade-de-Pointes-Tachykardie:

- **Auslöser:** Hypokaliämie, angeborenes QT-Zeit-Sy. o. Medikamente, die zur Verlängerung der QT-Zeit führen (z. B. Antiarrhythmika, Chinidin, trizyklische Antidepressiva, Antibiotika, Antimykotika).

Tab. 4.6 DD supraventrikulärer tachykarder Herzrhythmusstörungen

Rhythmusstörung	Ätiologie	EKG	Beispielbilder [L157]
Sinustachykardie	Häufig reaktiv bei Fieber, Anämie, Herzinsuff., Hypovolämie, Stress, Medikamenten-NW (Sympathomimetika, Theophyllin, Atropin), Entzugssymptomatik, LE, Hyperthyreose	Hf 100–140/min (selten bis 180/min). Nach jeder P-Welle normal geformter QRS-Komplex (bei HF ↑ evtl. Verschmelzung P- u. T-Wellen)	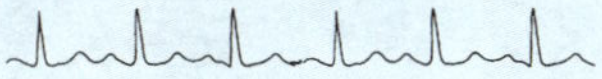
Supraventrikuläre Extrasystolen	Häufige Form der HRST, auch bei Herzgesunden; i. d. R. harmlos. Hypokaliämie?	Schmaler QRS-Komplex, vorher einfallend, mit deformierter, neg., z. T. auch versteckter P-Welle. Nichtkompensierende postextrasystolische Pause	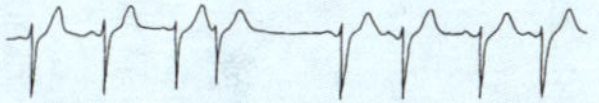
Vorhofflattern	Meist angeborener struktureller Herzfehler	Vorhoffrequenz 220–350/min, sägezahnartige P-Wellen, gut erkennbar in Abl. V_1 „Common type" (–) P-Wellen in II, III, aVF „Uncommon type" (+) P-Wellen in II, III, aVF	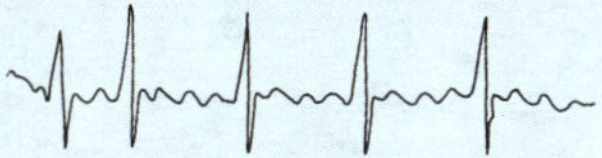
Vorhofflimmern **Cave:** ohne Antikoagulation Emboliegefahr!	*Kardiale Genese:* KHK, Vitien, v. a. Mitralvitien, Sick-Sinus-Sy. etc. *Extrakardiale Genese:* RR, LE, Hyperthyreose, Alkoholkonsum („Holiday Heart"), idiopathisch etc.	Vorhoffrequenz 350–600/min, evtl. Flimmerwellen in Abl. V_1 erkennbar. Unregelmäßige, schmale QRS-Komplexe	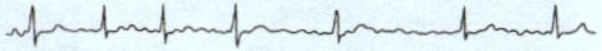
AV-Knoten-Reentry-Tachykardie (AVNRT)	Meist jüngere Pat., angeborene Störung im Bereich des AV-Knotens	Kammerfrequenzen von 160–220/min (i. d. R. schmal), P-Welle meist nicht sichtbar	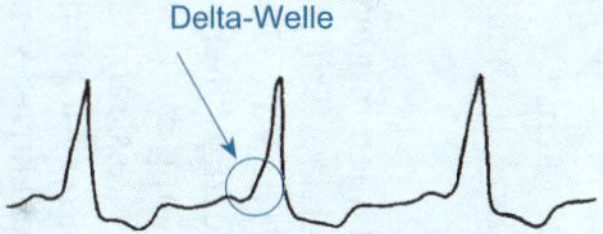
Atrioventrikuläre Reentry-Tachykardie (AVRT)	Retrograde Vorhoferregung über akzessorisches Leitungsbündel – Reentry-Tachykardie. Häufigste Form: WPW-Sy. (Präexzitationssy.)	Wenn Hf ↑, meist schmale Kammerkomplexe (breite Kammerkomplexe bei antidromer Form), P-Welle neg. o. nicht erkennbar. Während des Sinusrhythmus (SR) verkürzte PQ-Zeit, evtl. Deltawelle im anfallsfreien Intervall (WPW-Sy.), evtl. verbreiterter QRS-Komplex, Erregungsrückbildungsstörungen	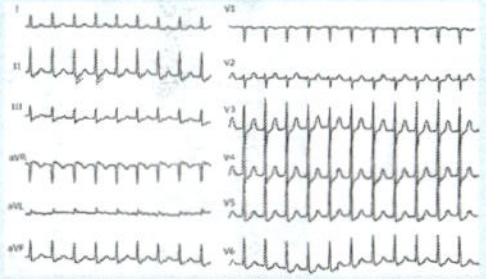

- **EKG:** Kammertachykardie mit wechselnder QRS-Achse.

! Schneller Übergang in Kammerflimmern!

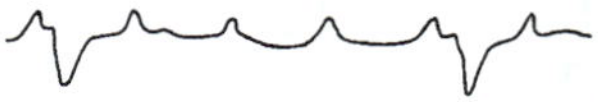

Abb. 4.9 Unifokale atriale Tachykardie [L157]

Herzrhythmusstörungen mit hyperdynamem Herz-Kreislauf-Stillstand
Ventrikuläre HRST wie VT o. Torsaden erfordern eine sofortige Ther., gehen aber nicht zwangsläufig mit einem hyperdynamen Herz-Kreislauf-Stillstand einher. Kammerflattern u. -flimmern treten aufgrund ineffektiver Ventrikelkontraktionen mit Herz-Kreislauf-Stillstand auf.

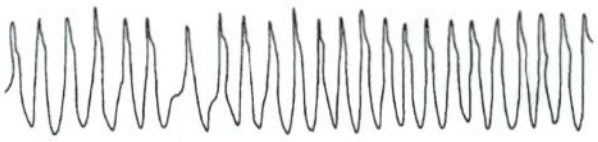

Abb. 4.10 Ventrikuläre Tachykardie [L157]

- **EKG Kammerflattern:** Hf 250–400/min. Breite, haarnadelförmig deformierte QRS-Komplexe, fließender Übergang zu Kammerflimmern.
- **EKG Kammerflimmern:** Hf > 400/min. Unregelmäßige Flimmerwellen in allen Ableitungen, keine QRS-Komplexe erkennbar, wechselnde Amplitude.

Bradykarde Rhythmusstörungen mit Nachweis einer P-Welle
▶ Tab. 4.8.

Tab. 4.7 DD ventrikuläre Tachykardie (VT) vs. supraventrikuläre Tachykardie (SVT) mit breitem Kammerkomplex

	VT	SVT mit Aberration
AV-Beziehung	AV-Dissoziation (50 %)	PQ-Strecke meist regelmäßig
QRS-Komplex	Fusionssystolen, „ventricular capture beats"	meist konstant
Frequenzkonstanz	geringe Variationen von Schlag zu Schlag	typisch konstant
Lagetyp	–90 bis –180°	meist Links- o. Indifferenztyp
QRS-Initialvektor	grob verändert	unverändert
Hauptausschlagrichtung R-Zacke	konkordant von V_1 nach V_6	diskordant von V_1 nach V_6
QRS-Dauer	oft > 0,14 s	meist 0,12–0,14 s
Schenkelblockbild	bizarrer, atypischer Schenkelblock	vorwiegend typischer RSB
RSB	**V_1:** QRS mono- o. biphasisch R, Rr', R > r; Knotung im absteigenden Schenkel, qR; **V_6:** S > R	**V_1:** QRS triphasisch, rsR', rSR', rsr'; **V_6:** S < R
LSB	**V_1:** R breit (> 30 ms), S träg abfallend > 60 ms nach Beginn des QRS; **V_2–V_6:** S tiefer als in **V_1**; **V_6:** Q-Zacken, qR, QR, QS, R-Achse: rechtstypisch	**V_1:** R schmal (< 30 ms) o. fehlend, S-Abfall beginnend < 60 ms nach QRS-Beginn; **V_2–V_6:** S weniger tief als in **V_1**; **V_6:** keine o. kleine Q-Zacken, R-Achse: selten rechtstypisch

Pat. mit VT sind meist älter u. haben eine KHK o. eine strukturelle Herzerkr.

Tab. 4.8 DD bradykarde Herzrhythmusstörungen mit P-Welle

Rhythmusstörung	Ätiologie	EKG	Beispiel-EKG-Bilder [L157]
Sinusbradykardie	Häufig bei Vagotonus u. im Schlaf, dann harmlos. Evtl. beginnendes Sick-Sinus-Sy. Bei lang anhaltenden Frequenzen am Tag < 40/min häufig sympt. (Schwindel, Schwäche)	Regelmäßige P-Wellen, gefolgt von normal konfiguriertem QRS-Komplex, Hf < 60/min	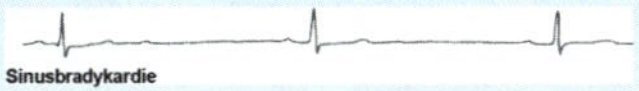
Sick-Sinus-Sy.	Sportler Bradykardisierende Medikation KHK, Vitien	• Persistierende sympt. Sinusbradykardie • Intermittierender Sinusarrest o. SA-Block • Tachykardie-Bradykardie-Sy.: Wechsel bradykarder SR mit paroxysmaler SVT o. VHF. Nach Ende der Tachykardie häufig längere asystolische Pause (Konversionspause), bis (bradykarder) SR wieder einsetzt	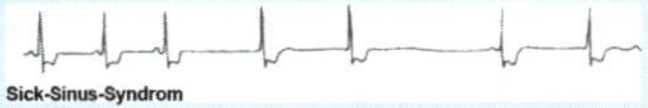
SA-Block ! Als DD der Synkope (▶ 4.5) bedenken		• **I. Grades:** im Oberflächen-EKG nicht erkennbar • **II. Grades:** – **Typ 1:** Verkürzung der PP-Intervalle bei gleichbleibender PQ-Zeit, bis eine Herzaktion komplett ausfällt – **Typ 2:** Ausfall einer Herzaktion ohne vorherige Änderung der PP-Intervalle • **III. Grades:** totaler SA-Block, entspricht Sinusstillstand! Mit Latenz evtl. Anspringen eines Ersatzrhythmus	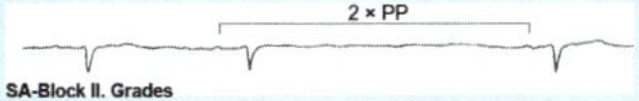

Tab. 4.8 DD bradykarde Herzrhythmusstörungen mit P-Welle *(Forts.)*

Rhythmusstörung	Ätiologie	EKG	Beispiel-EKG-Bilder [L157]
AV-Block Bei plötzlichem Auftreten eines AV-Blocks III. Grades evtl. *Morgagni-Adams-Stokes-Anfall.* Hier besteht Lebensgefahr bei fehlendem Anspringen eines ventrikulären Ersatzrhythmus		• **I. Grades:** verlängerte PQ-Zeit > 0,2 s. • **II. Grades:** – **Typ I (Mobitz I):** kontinuierliche Verlängerung der PQ-Zeit bis zum Ausfall eines QRS-Komplexes nach vorangehender P-Welle (Supra-His-Block → schneller Ersatz) – **Typ II (Mobitz II):** fixiertes Blockierungsverhältnis bei gleichbleibender PQ-Zeit (Infra-His-Block → langsamer Ersatz) • **III. Grades:** totaler AV-Block, komplette Dissoziation von Vorhof- u. Kammererregung.	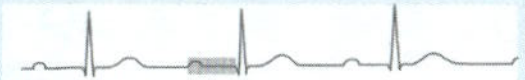 AV-Block I. Grades 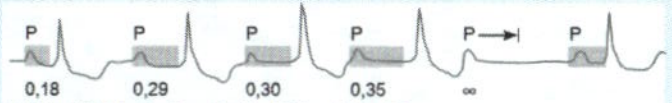 AV-Block II. Grades Typ Mobitz I (Wenckebach) 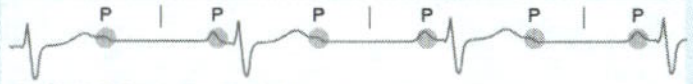 AV-Block II. Grades Typ Mobitz II 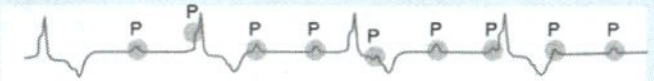 AV-Block III. Grades

Tab. 4.9 DD bradykarde Herzrhythmusstörungen ohne P-Welle

Rhythmusstörung	Ätiologie	EKG
Bradyarrhythmia absoluta	Häufig bei fortgeschrittener kardialer Grunderkr. **Cave:** Medikamentenanamnese	Kein Nachweis von P-Wellen, sondern Flimmerwellen, am besten sichtbar in V_1 u. V_2. Unregelmäßige QRS-Komplexe
Ersatzrhythmen	Sek. (AV-Knoten-Bereich) u. tertiäre SM-Zentren (Ventrikel), i. d. R. nur passiv mit einer niedrigen Eigenfrequenz, wenn der Sinusrhythmus versagt o. eine AV-Blockierung vorliegt In vereinzelten Fällen können sie jedoch als aktive Heterotopiezentren mit pathol. gesteigerten Frequenzen die SM-Funktion zeitweise übernehmen (z. B. akzelerierter idioventrikulärer Rhythmus, DD VT!) → immer pathol. (myokardiale Ischämie, Digitalisintoxikation, Hyperkaliämie etc.)	Schmale (suprahisär) o. breite (infrahisär) Kammerkomplexe. P-Wellen können (AV-Block III°), müssen aber nicht vorhanden sein

4

Asystoliegefahr bei akuten AV- o. SA-Blockierungen wesentlich größer als bei Sinusbradykardien o. Bradyarrhythmia absoluta.

Bradykarde Rhythmusstörungen ohne Nachweis von P-Wellen

▶ Tab. 4.9.

4.3.2 Diagnostisches Vorgehen

Sofortige Diagnostik

Checkliste: ▶ 4.1.

Bes. Pat. mit Begleiterscheinungen wie thorakalen Schmerzen, RR-Abfall, Synkope o. Dyspnoe müssen sofort untersucht u. behandelt werden.

- Dringlich: Pat. mit objektivierbaren Pulsunregelmäßigkeiten, Tachy- (Hf > 100/min) o. Bradykardie (Hf < 60/min), hämodynamischer Instabilität, Begleitsympt. wie Dyspnoe, thorakalen Schmerzen, Synkope.
- Weniger dringlich: Pat. mit subjektivem Herzstolpern (Palpitation), ohne klin. objektivierbare Auffälligkeiten von Puls o. Frequenz o. Begleitsympt. Trotzdem müssen diagn. HRST sorgfältig ausgeschlossen werden (EKG über mind. 5 min beobachten, evtl. Monitor).

EKG

- 12-Kanal-EKG u. EKG mit Rhythmusstreifen (ausdrucken, am Monitor sind z. B. P-Wellen u. Flimmerwellen nicht ausreichend sichtbar!).
- Orientierende Abschätzung der HRST nach folgenden Aspekten (▶ 4.3.1):
  - Regelmäßigkeit.
  - Ventrikulär/supraventrikulär.

- Hämodynamische Auswirkungen.
- Kardiale Grunderkr.? Hinweise auf akute Ischämie?

Anamnese/Krankenakte

- Kardiale Grunderkr. bekannt (KHK, Klappenfehler, Myokarditiden?). Bereits früher Herzrasen, Herzstolpern gefühlt? Anamnestisch Synkopen o. Schwindel? AP-Beschwerden? Risikofaktoren? Körperl. Belastbarkeit in den letzten Tagen? Liegender ICD o. SM?
- Medikamentenanamnese: Digitalis, Betablocker o. Betamimetika, Kalziumantagonisten, Theophyllin, Antiarrhythmika (proarrhythmogener Effekt)?
- Bek. SD-Erkr. o. Hinweise darauf (▶ 8.3)?
- Nierenerkr. bekannt? K^+-Werte?
- Möglichkeit eines Alkoholentzugs (▶ 16.8.3)? Drogen? Schmerzen?
- Hinweise auf LE (▶ 5.2): postop., Bettruhe, tiefe Bein- o. Beckenvenenthrombose, begleitend Dyspnoe o. thorakale Schmerzen?
- Hinweise auf durchgemachten grippalen Inf. (Begleit[peri]myokarditis)?
- Psychovegetative Faktoren?

Weiterführende sofortige Diagnostik

- **Labor:**
  - E'lyte (insb. K^+), Herzenzyme, Trop., evtl. Entzündungszeichen (BB, CRP).
  - Medikamentenspiegel bei V. a. Intoxikation. Digitalis häufig dir. bestimmbar.
- **Rö Thorax:** bei klin. V. a. Stauung o. Dyspnoe, Infiltrat.

Weiterführende elektive Diagnostik

- **Labor:** Kontrolle der Herzenzyme, SD-Parameter; evtl. Mg^{2+}-Spiegel, BNP.
- **EKG:** Kontrolle mit Rhythmusstreifen, Langzeit-EKG, evtl. Belastungs-EKG bei V. a. KHK (Belastungsischämie?) o. Sick-Sinus-Sy. (fehlender Frequenzanstieg unter Belastung).
- **Echokardiografie:** Li-ventrikuläre Funktion, Rechtsherzbelastung? Vitien? Perikarderguss?
- Invasive Diagn. bei V. a. KHK u. elektrophysiol. Abklärung gehören i. d. R. nicht zur Entscheidung des Nachtdiensthabenden. Einzige Ausnahme: V. a. ACS/instabiler Pat. (▶ 4.2).

> Bei jeder akut aufgetretenen höhergradigen HRST muss ein frischer MI ausgeschlossen werden.

4.3.3 Therapeutisches Vorgehen

Behandlungsindikation

HRST bei Herzgesunden haben i. d. R. keinen Krankheitswert – bei leichten subjektiven Beschwerden u. ungestörter Hämodynamik keine Behandlungsind. Keine EKG-Kosmetik!

Wichtige Behandlungsind. im Nachtdienst sind:

- Objektivierbare Symptome infolge gestörter Hämodynamik (kritische Tachy- o. Bradykardien mit absinkendem HZV).
- Potenziell maligne HRST: komplexe ventrikuläre HRST bei Pat. mit myokardialer Grunderkr. u. eingeschränkter li-ventrikulärer Funktion.
- Maligne HRST wie anhaltende VT, Kammerflattern u. -flimmern.

Antiarrhythmika

Grundregeln

Gerade dem Anfänger erscheinen Ind. u. Auswahl der vorhandenen Antiarrhythmika völlig undurchschaubar. Daher einige Grundregeln für die ersten Nachtdienste:

- Prinzipiell ist die kausale Behandlung der HRST die wichtigste Maßnahme. Aber: Im Nachtdienst kann keine ausführliche Ischämiediagn. durchgeführt werden → VT dir. behandeln.
- Wenn möglich, immer ein 12-Kanal-EKG während der Rhythmusstörung schreiben (wichtig für mögliche elektrophysiol. Ther. im Verlauf!).
- Grundsätzlich nur ein Antiarrhythmikum einsetzen. Sind mehrere erforderlich, auf bewährte, empfohlene Komb. zurückgreifen.
- Sich mit den (wenigen) Notfallantiarrhythmika vertraut machen (Dosierung, Applikationsweise, Wirkdauer u. NW).

Mit den folgenden Antiarrhythmika u. ggf. Elektrother. bzw. passagerer Stimulation können nahezu alle der o. g. HRST behandelt werden.

Antitachykarde Antiarrhythmika

▶ Tab. 4.10.

Tab. 4.10 Antitachykarde Antiarrhythmika

Antiarrhythmika	Medikament und Dosierung	Besonderheit	Wirkungsweise
Betablocker Klasse-II-Antiarrhythmika **Ind.**: Sinustachykardie/TAA	z. B. Metoprolol 5 mg i. v. Maximaldosis fraktioniert 20 mg i. v.	Keine gleichzeitige Gabe von Kalziumantagonisten vom Nicht-Dihydropyridin-Typ → Gefahr höhergradiger AV-Blockierungen	Bradykardisierend am Sinus- u. am AV-Knoten
Kalziumantagonisten vom Nicht-Dihydropyridin-Typ **Klasse-IV-Antiarrhythmika** **Ind.: Sinustachykardie/TAA**	z. B. Verapamil 5 mg i. v., wdh. Gabe nach ca. 15 min Diltiazem 0,25 mg/kg i. v. als Bolus nach 15 min, ggf. wdh. mit 0,35 mg/kg	Keine gleichzeitige Gabe von β_1-selektiven Betablockern → Gefahr höhergradiger AV-Blockierungen	Bradykardisierend am Sinus- u. am AV-Knoten
Digitalis Herzglykoside **Ind.: TAA**	Digoxin: • Initial 0,25–0,5 mg i. v., dann • 2 ×/d 0,25 mg i. v. für 2–3 d Digitoxin: • Initial 0,1–0,25 mg i. v., dann • 3 ×/d 0,1 mg für 3–5 d	E'lytkontrolle **Cave:** Wirkungsverstärkung unter Hypokaliämie u. Hyperkalzämie Spiegelkontrolle im Verlauf Anpassung bei Nieren- (Digoxin) u. Leberinsuff. (Digitoxin)	Bradykardisierend am Sinus- u. am AV-Knoten

Tab. 4.10 Antitachykarde Antiarrhythmika *(Forts.)*			
Antiarrhythmika	**Medikament und Dosierung**	**Besonderheit**	**Wirkungsweise**
Amiodaron **Klasse-III-Antiarrhythmika** **Ind.:** TAA o. VT	150–300 mg in Kurzinfusion über 20 min in 250 ml G5 % Als Perfusor: schnelle Aufsättigung: 7 Amp. à 150 mg in 50 ml = 21 mg/ml → 2 ml/h = 42 mg/h = 1 g/24 h Langsame Aufsättigung 2 Amp. à 150 mg in 50 ml = 6 mg/ml → 4,2 ml/h = 5,2 mg/h = 600 mg/24 h	**Cave:** TSH u. Jodallergie Als Perfusor nur über ZVK Tgl. EKG-Kontrolle bei potenzieller QT-Zeit-Verlängerung **Cave:** dient der Rhythmuskontrolle–kann wie eine elektr. Kardioversion zur Konversion führen! Emboliegefahr bei unklarer Dauer u. ohne mind. 48 h Antikoagulation u. TEE	Bradykardisierend am Sinus- u. am AV-Knoten
Lidocain **Klasse-Ib-Antiarrhythmika** **Ind.: VT**	100 mg i. v. als Bolus		Bradykardisierend am Sinus- u. am AV-Knoten
Ajmalin Klasse-Ia-Antiarrhythmikum **Ind.:** SVT mit aberranter Überleitung (Ther. der Wahl bei WPW-Sy.) VT FBI*-Tachykardie	1 Amp. 10 ml à 50 mg, langsam (5 min) unter Monitorkontrolle i. v.		Bradykardisierend am Sinus- u. am AV-Knoten
Adenosin A_1-Adenosin-Rezeptor-Blockade **Ind.: AVNRT**	Beginn mit 6 mg, ggf. 12 mg o. 18 mg, bei Erfolglosigkeit max. 24 mg i. v. unter EKG-Kontrolle **Cave:** neue Amp. à 5 mg, 10 mg, 15 mg	**Cave:** HWZ < 10 s. Rasche Injektion unter laufender NaCl-Infusion **Cave:** kann bei vorliegender KHK Ischämie hervorrufen Antidot: Theophyllin KI: AV-Block Grad II–III, VHF mit akzessorischer Leitung, obstruktive pulmonale Erkr.	Kurzfristige komplette AV-Blockierung

FBI: fast broad irregular

Antibradykarde Antiarrhythmika

▶ Tab. 4.11.

Spezielle Therapie tachykarder Rhythmusstörungen

Sinustachykardie

- i. d. R. keine spez. antiarrhythmische Behandlung – meist extrakardiale Genese. Ausnahme: manifeste Hyperthyreose, hier Betablockertherapie (▶ 8.3).
- Behandlung der Grunderkr., z. B. Volumenausgleich bei Hypovolämie (▶ 3.3.3), Fiebersenkung (▶ 1.3.4), Analgesie bei Schmerzen.

Tab. 4.11 Antibradykarde Antiarrhythmika

Antiarrhythmika	Medikament u. Dosierung	Besonderheit	Wirkungsweise
Atropin	0,5–1 mg i. v. Dosierung bis 3 mg i. v.	Sehr selten bei i. v. Gabe Kammerflimmern möglich Applikation unter Monitorkontrolle	Parasympatholytika
Adrenalin	1 mg auf 100 ml NaCl → 10 µg/ml je nach Bedarf titrieren, beginnend mit 1 ml Perfusor 5 mg auf 50 ml: → 2(–10) µg/min (= 1,2 ml/h)	Sehr selten bei i. v. Gabe Kammerflimmern möglich. Applikation langsam unter Monitorkontrolle	Sympathomimetika
Orciprenalin	0,5 mg in 10 ml NaCl 0,9 %, davon 1–2 ml i. v., ggf. Wdh. möglich Perfusor mit 10–30 µg/min	Einsatz nur bei medikamentös nicht anders beherrschbaren Bradykardien zur Überbrückung bis SM-Ther.	**Off-Label-Use bei Bradykardien** β_1- u. β_2-Sympathomimetikum

4

Supraventrikuläre Extrasystolen (SVES)

- i. d. R. keine Behandlung.
- Ther. nur bei erheblichen subjektiven Beschwerden mit niedrig dosierten Betablockern, z. B. Metoprolol 25–50 mg p. o.

Vorhoftachykardien

AV-Knoten-Reentry-Tachykardien (AVNRT)

Abgestuftes Vorgehen:

- Im Anfall bei hämodynamischer Stabilität: Vagusreiz (z. B. Karotisdruck, (modifiziertes) Valsalva-Pressmanöver, Trinken von kaltem Mineralwasser) unter EKG-Kontrolle.
- Bei Erfolglosigkeit medikamentöses Vorgehen: kurzzeitige AV-Blockade mit Adenosin i. v. (s. o.).
- Bei Erfolglosigkeit weitere Optionen: Verapamil 5–10 mg i. v. oder Diltiazem 0,25 mg/kg i. v. oder Metoprolol 5–10 mg langsam i. v.

! Die i. v. Gabe von Betablockern ist bei vorausgegangener Gabe von Verapamil o. Diltiazem u. umgekehrt kontraindiziert → wechselseitige Verstärkung der neg. dromotropen Wirkung.

- Bei hämodynamischer Instabilität o. weiterer Unwirksamkeit Kardioversion (▶ 2.3.2) in Kurznarkose.

Atrioventrikuläre Reentry-Tachykardien (AVRT)/Präexzitationssyndrom

- Klin.: meist plötzlich einfallende Tachykardie, Schwindel, Palpitationen, Synkope.
- Ther. abhängig von der Hämodynamik:
  - Hämodynamisch stabil zunächst vagale Manöver; wenn unwirksam, abhängig von der Leitungsrichtung der akzessorischen Leitung:
    - Orthodrome Leitung: Adenosin (6–18 mg), bei Fehlschlagen Verapamil 5–10 mg i. v. oder Diltiazem 0,25 mg/kg i. v., alternativ Betablocker, falls weiterhin unwirksam: Kardioversion.

- Bei antidromer o. unklarer Leitung: Ajmalin 50 mg langsam i. v. unter EKG-Kontrolle oder Flecainid i. v. oder Propafenon i. v., falls weiterhin unwirksam: Kardioversion.
- Auch hier bei kreislaufinstabilen Pat.: Kardioversion in Kurznarkose.
- **Cave:** bei gleichzeitigem VHF: Ajmalin i. v.

Beim Präexzitationssy. mit VHF sind Verapamil, Digitalis u. Adenosin kontraindiziert, da es zu einer Verkürzung der Refraktärzeit des akzessorischen Bündels kommt u. damit Kammerflimmern auftreten kann. Daher bei Unsicherheit bzgl. der EKG-Diagn. (Vorhoftachykardie mit o. ohne Präexzitation) Verapamil meiden.

Fokale atriale Tachykardien

- Kausale Ther. (z. B. Digitalisintoxikation ▶ 3.8.3). Elektrophysiol. Untersuchung u. Ablation als Ther. der Wahl.
- Sympt. mit Betablockern, Kalziumantagonisten o. Antiarrhythmika der Klasse Ia, Ic o. III (▶ Tab. 4.11).
- Bei schwerer Symptomatik: Kardioversion. **Cave:** Tachykardie kann nach Beenden wieder spontan einsetzen; medikamentöse Ther. zusätzlich nach Kardioversion.

4

Vorhofflattern und -flimmern

Prinzipielle Ther.-Maßnahmen:

- Frequenzkontrolle mittels Betablocker o. Verapamil o. Diltiazem.
- Antikoagulation.
- Rhythmisierung – Zeitpunkt abhängig von der Hämodynamik, bei hämodynamischer Instabilität sofort Kardioversion, alternativ geplant o. medikamentös mit Amiodaron.
- Elektrophysiol. Untersuchung u. ggf. Ablation.

Vor elektiver Rhythmisierung bei hämodynamisch stabilem Pat. mittels TEE Thrombenausschluss (sofern die Rhythmusstörung > 48 h besteht). Ausnahme: Pat., die nachweisbar effektiv (Antikoagulanzienheft) dauerhaft antikoaguliert sind.
Pat., die sich innerhalb der ersten 48 h vorstellen, könnten dir. rhythmisiert werden.
Cave: Viele Pat. bemerken die Phasen des Vorhofflimmerns o. -flatterns nicht immer, daher kann die Rhythmusstörung auch bereits deutlich länger bestehen.
Im Nachtdienst sind bei hämodynamisch stabilen Pat. daher **Frequenzkontrolle, Antikoagulation** u. Ther. der KO (z. B. dekompensierte Herzinsuff. mit Lungenödem, Ther. eines K^+-Mangels) erforderlich.
Frequenzkontrolle: Ziel Kammerfrequenz < 90–100/min in Ruhe. Maßnahmen:

- Bei fehlenden KI 5–10 mg Metoprolol i. v. unter EKG-Kontrolle o. 5–10 mg Verapamil i. v. oder Diltiazem 0,25 mg/kg i. v. unter EKG-Kontrolle.
- Bei sehr tachykardem Vorhofflimmern u. -flattern zusätzliche schnelle Digitalisaufsättigung:
  - Digoxin: initial 0,25–0,5 mg i. v., dann 2 ×/d 0,25 mg i. v. für 2–3 d; danach orale Erhaltungsdosis 0,25 mg/d.
  - Digitoxin: initial 0,1–0,25 mg i. v., dann 3 ×/d 0,1 mg für 3–5 d; danach orale Erhaltungsdosis 0,07–0,1 mg/d.
  - **Cave:** Digitalis senkt nur Frequenz in Ruhe, nicht bei Belastung. Daher i. d. R. Komb. mit Betablocker (vorzugsweise) o. Kalziumantagonist erforderlich.

! Vor i. v. Digitalisierung K^+-Spiegelkontrolle! Bei Hypokaliämie K^+-Substitution vor Digitalisierung!

- Vorhofflattern kann durch Digitalisierung in stabileres VHF überführt werden.
- Bei Erfolglosigkeit u. weiterhin bestehender ausgeprägter Tachykardie (> 130/min): in zeitlichem Abstand zu o. g. Antiarrhythmika Kurzinfusion mit 150 mg Amiodaron → nur bei sicherer Antikoagulation o. vorherigem TEE; Ausnahme kreislaufinstabiler Pat. im Notfall.
- Bei kreislaufinstabilen Pat. (z. B. tachykardes Vorhofflattern mit schneller Überleitung): elektrische Kardioversion (▶ 2.3.2). **Antikoagulation** (▶ 20.2):
  - KI prüfen. Vor Beginn BB u. Quick, PTT.
  - Heparin: High-Dose-Heparinisierung (▶ 20.2.1).
  - NMH: z. B. Enoxaparin gewichtsadaptiert 2 ×/d.
  - DOAK: z. B: Rivaroxaban, Apixaban etc.
- Die Ablationsther. ist keine Notfallbehandlung u. sollte mit ausreichender Aufklärungszeit, vorheriger Antikoagulation u. TEE in spezialisierten Zentren erfolgen.

Ventrikuläre Rhythmusstörungen

Ventrikuläre Extrasystolen

Die Behandlung richtet sich nach Art u. Häufigkeit der VES (Klassifikation nach Lown), Zeichen einer hämodynamischen Auswirkung der HRST u. der zugrunde liegenden Erkr. Pat. mit schwerem Ventrikelschaden u. anamnestisch höhergradigen HRST zeigen ein erhöhtes Risiko für den plötzlichen Herztod (Herz-Kreislauf-Stillstand durch anhaltende VT o. Kammerflimmern) u. bedürfen daher einer frühzeitigen antiarrhythmischen Behandlung.
Im Nachtdienst gilt:

- Kardial nicht vorerkrankt: medikamentöse Therapie nur bei ausgeprägten subjektiven Beschwerden z. B. mit Mg^{2+} p. o. oder niedrig dosierten Betablockern, z. B. Metoprolol 25–50 mg/d p. o.
- Akutther. bei Pat. mit kardialer Vorerkr. (abgestuftes Vorgehen):
  - K^+- u. Mg^{2+}-Spiegel hochhalten.
  - Betablocker, z. B. Metoprolol p. o., bei höhergradigen VES ggf. Monitorüberwachung und i. v. Gabe.
  - Bei akuter Herzinsuff. unter Monitorüberwachung langsame Amiodaron-Aufsättigung (300 mg über 20 min i. v., danach 600–900 mg über 24 h. **Cave:** bei i. v. Gabe ZVK nötig).
  - Hintergrund informieren.

Ventrikuläre Tachykardie

> Notfallsituation! Sofortiges Handeln erforderlich, auch bei noch kreislaufstabilen Pat.!

- **Nicht-anhaltende ventrikuläre Tachykardien (nsVT) ohne hämodynamische Instabilität:**
  - K^+- u. Mg^{2+}-Spiegel hochhalten, O_2-Gabe.
  - Betablocker-Ther. mit kardioselektiven Betablockern etablieren o. erhöhen. z. B. Bisoprolol 2,5–5 mg o. Amiodaron 300 mg als Kurzinfusion langsam über 5 min i. v. bei Pat. mit Herzinsuff. Anschließend ggf. p. o. Aufsättigung.

- **Anhaltende ventrikuläre Tachykardien (sVT):** Bei hämodynamischer Instabilität schnelle Entscheidung zur (synchronisierten!) Kardioversion in Kurznarkose, erweitertes hämodynamisches Monitoring. Nach elektrischer Kardioversion ggf. Amiodaron-Aufsättigung, Hintergrund informieren.
- Ursachen abklären: Hinweise auf Myokardinfarkt (EKG, Echo, Labor, ▶ 4.2.3).
- E'lythaushalt beachten – Kalium-, Kalzium- u. Magnesiumspiegel.
- Ergänzende Maßnahmen: Herzinsuff.-Ther. ergänzen o. ggf. steigern.
- Komplikationen der VTs behandeln: Lungenödem, kardiale Dekompensation, kardiogener Schock (▶ 3.3.5).
  - Ggf. Lidocain bei Unwirksamkeit der vorherigen Antiarrhythmika: 1–1,5 mg/kg KG langsam i. v. Wdh. nach 5–10 min mit ⅓–½ Dosis möglich.

Torsade-de-Pointes-Tachykardie

Ursachen

- Medikamente, die zu einer QT-Zeit-Verlängerung führen.
- Angeborene QT-Zeit-Verlängerungen, z. B. beim kongenitalen QT-Sy.
- Begünstigend für TdP-Tachykardien sind Bradykardien und Hypokaliämie, LV-Hypertrophie

Kap. 4.3.3 QT-Zeit-verlängernde Medikamente
Liste unter https://else4.de/oaz

Therapie

- Mg^{2+}-Sulfat initial 1–2 g (= 4–8 mmol) 2 min als Kurzinfusion i. v., Wdh. nach 5–15 min mit gleicher Dosierung, im Anschluss 3–20 mg/min. Spiegelkontrolle → Zielspiegel > 2 mmol/l.
- Bei Erfolglosigkeit u. durch Bradykardie induziertes Rezidiv der Torsaden Anhebung der Hf medikamentös o. durch interne Stimulation (passagerer SM) (Hintergrund informieren).
- Medikamente absetzen.
- K^+ auf hochnormale Werte anheben.

Kammerflattern und -flimmern

- Herzdruckmassage sofort beginnen. Dann externe Defibrillation mit 200 J.
- Weitere Reanimation nach ACBDE-Regeln (▶ 3.2, ▶ Abb. 3.4).
- Bei rasch rezid. Kammerflimmern 300 mg Amiodaron i. v., alternativ 100 mg Lidocain i. v.

Spezielle Therapie bradykarder Rhythmusstörungen

Bei Bradykardie besteht oft eine Reflexhypertonie. RR nur bei sehr schweren hypertensiven Werten senken!

Sinusbradykardie

- Ther. nur bei akuter Symptomatik (z. B. Synkope, RR-Abfall) notwendig.
- Atropinsulfat 0,5–1 mg i. v. unter Monitorkontrolle.

- Bei mangelhaftem Ansprechen evtl. Orciprenalin 0,5–1 mg in 10 ml NaCl 0,9 % verdünnt, evtl. als Perfusor (s. hintere Umschlagseite) – Off-Label-Use.

Sinusknotensyndrom

Im Nachtdienst sympt. Ther. der nachweisbaren HRST:
- Bei tachykardem VHF Frequenzkontrolle u. Antikoagulation.
- Bei bradykardem VHF Absetzen der bradykardisierenden Medikation, Antikoagulation u. ggf. Atropinsulfat 0,5–1 mg i. v. oder Orciprenalin unter EKG-Kontrolle, K-Kontrolle.
- Bei Sinusbradykardie Ther. wie oben.

! **Cave:** Bei notwendiger elektrischer Kardioversion von Vorhoftachykardien bei Sinusknotensy. besteht die Gefahr langer asystolischer Pausen u. rezid. Vorhoftachykardien. Hier entsprechend Medikamente u. ggf. externen SM-Schutz bereithalten.

- Langfristig medikamentöse antitachykarde Behandlung nach Implantation eines SM zum Schutz vor Bradykardien.

Sinuatriale Leitungsblockierung

- **SA-Block I. Grades:** Leitungsverzögerung von Sinusknoten auf den Vorhof – im EKG nicht zu erkennen.
- **SA-Block II. Grades:** regelmäßige Leitungsverzögerung, kann sich als Bradykardie äußern → falls sympt., erfolgt medikamentöse Behandlung (s. Sinusbradykardie).
- **SA-Block III. Grades:** komplett unterbrochene Leitung vom Sinusknoten auf den Vorhof. Behandlung wie AV-Block III. Grades, sollte kein Ersatzrhythmus vorliegen → Asystolie.

Atrioventrikuläre Blöcke

- **AV-Block I. Grades u. AV-Block II. Grades (Typ Mobitz I):** bei stabiler Klinik außer kausalen Maßnahmen (Absetzen bradykardisierender Medikamente) keine Akutther. erforderlich; bei starker Bradykardie u. klin. Symptomatik evtl. Atropinsulfat 0,5–1 mg i. v. unter Monitorkontrolle.
- **AV-Block II. Grades o. Mobitz II:** Monitorkontrolle. Gefahr des totalen AV-Blocks. SM-Versorgung (passager o. dir. permanent), ggf. Überbrückung mit Suprarenin-Perfusor o. Orciprenalin bei klin. Symptomatik.
- **AV-Block III. Grades:** Monitorkontrolle. SM-Versorgung (passager o. dir. permanent), ggf. Überbrückung mit Suprarenin-Perfusor o. Orciprenalin bei klin. Symptomatik. Atropin zeigt hier keine Wirkung. Passagere SM-Anlage (▶ 2.3.3; Hintergrund) bis zur endgültigen SM-Versorgung.

Asystolie

Reanimation ▶ 3.2.

Verlegung auf die Intensivstation

- Alle Pat. mit objektivierbarer klin. Symptomatik. Bei neu aufgetretenen höhergradigen HRST Überwachung dieser Pat. auch nach Konversion in Sinusrhythmus über Nacht!
- Bei anhaltender sympt. Bradykardie < 50/min o. Tachykardie > 120/min ggf. Monitoring.
- Bei V. a. ACS o. große LE.
- Bei allen Ind. für temporären SM.

Aufnahme ambulanter Patienten

Aufnahme i. d. R. **nicht notwendig** bei:

- Nicht objektivierbaren HRST nach wiederholten EKG-Dokumentationen u. stabilem RR, keiner Synkope o. Anzeichen einer Minderperfusion, z. B. AP-Beschwerden.
- Nachweis vereinzelter SVES u. fehlender kardialer Grunderkr.

Aufnahme notwendig:

- Nach Synkope zur Überwachung u. Klärung der Ursache (▶ 4.5).
- Bei V. a. ACS o. LE (▶ 4.2.3, ▶ 5.2).
- Bei gehäuften u. höhergradigen symptomatischen ES unklarer Genese zur Überwachung, insb. bei kardialer Vorerkr.
- Bei neu aufgetretenem v. a. tachykardem Vorhofflimmern/-flattern zur Klärung der Ursache u. Rhythmisierung.
- Bei Begleitsymptomen, z. B. Schwindel, Thoraxschmerzen zur Überwachung.
- Bei instabilen Herz-Kreislauf-Verhältnissen (Hypotonie) zur Überwachung.

4

4.4 Schrittmacherpatienten

4.4.1 Tipp für den Nachtdienst

Im Nachtdienst sollte man sich auf das Erkennen der Dysfunktion u. die sympt. Ther. der Rhythmusstörung konzentrieren. Das Umprogrammieren der jeweiligen Systeme setzt gute Kenntnisse der Programmierungssoftware voraus u. kann i. d. R. auch am nächsten Tag durch einen erfahrenen Kollegen erfolgen.

4.4.2 Antibradykarde Schrittmacher

Dysfunktionen antibradykarder SM stellen selten eine Notfallsituation dar. Dennoch können Palpitationen bei unkoordinierten SM-Aktionen sehr unangenehm sein, und bei komplettem Funktionsausfall können sympt. o. auch gefährliche Bradykardien auftreten.

Normales EKG des Schrittmacherpatienten

- **Reine Eigenaktionen:** Konfiguration von P-Welle u. QRS-Komplex nicht verändert, häufig jedoch unspez. Veränderungen der Kammerendteile möglich. Programmierte SM-Frequenz liegt unter Eigenfrequenz.
- **Reine SM-Tätigkeit:**
  - Bei Vorhofstimulation: Spike gefolgt von P-Welle.
  - Bei Kammerstimulation: Spike gefolgt von schenkelblockähnlich deformiertem QRS-Komplex (i. d. R. LSB-artig, da Stimulation im re Ventrikel erfolgt).
  - Bei Zweikammersystemen auch spontane Vorhofaktion (P-Welle ohne Spike) u. danach Spike mit deformiertem Kammerkomplex (= VAT-Mode) möglich.
- Wechsel von Spontan- u. SM-Aktionen (Parasystolie, ▶ Abb. 4.11).
- Evtl. intermittierende Fusionsschläge (▶ Abb. 4.12) mit deformierten QRS-Komplexen (Eigenaktion erfolgt verzögert, SM-Stimulation aber bereits ausgelöst).

Rhythmusstörungen bei normaler Schrittmacherfunktion

Auch bei normaler SM-Funktion können tachykarde HRST auftreten, die man nicht als Fehlfunktion des SM werten darf. Die Behandlung dieser Rhythmusstörungen richtet sich nach den allg. Behandlungskriterien bei HRST (▶ 4.3). Die Rhythmusstörung kann jedoch eine Umprogrammierung erforderlich machen. *Beispiel:* DDD-SM ohne Mode-Switch u. neu aufgetretene paroxysmale tachykarde absolute Arrhythmie bei VHF.

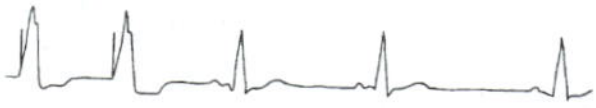

Abb. 4.11 Parasystolie [L157]

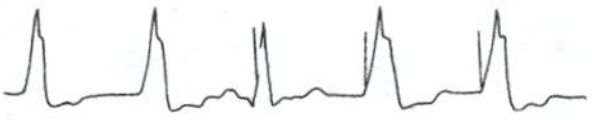

Abb. 4.12 Fusionsschläge (Kombinationssystolen) [L157]

> Bei Kammertachykardien, Kammerflattern o. Kammerflimmern stellt ein SM keine KI für Defibrillation dar. (Auf ausreichenden Abstand der Patches zum SM achten!) Nach Kardioversion o. Defibrillation jedoch SM-Kontrolle.

Schrittmacherdysfunktion

▶ Tab. 4.12.

Diagnostisches Vorgehen

- **SM-Ausweis** zeigen lassen: Stimulationsart? Programmierte Stimulationsfrequenz? Hysterese? Implantationsdatum?
- **Ruhe-EKG** mit langem Rhythmusstreifen (25 mm/s), zusätzl. unter Magnetauflage.
- Überprüfung der Herzschrittmachertasche.
- Vergleich der programmierten Daten mit EKG: Typ des SM, Art u. Lokalisation der Stimulation (EKG), programmierte Frequenz (Stimulationsfrequenz).

! Klärung: Rhythmusstörung SM-bedingt o. nicht? Rhythmusstörung akut bedrohlich o. nicht?

- **Rö Thorax:** bei V. a. Sondendislokation o. Elektrodenbruch evtl. zusätzlich Durchleuchtung.

Prozedere bei Patienten mit Schrittmacherdysfunktion

- **Bei sympt. Bradykardie** (z. B. RR-Abfall):
  - Verlegung auf die ITS.
  - Sicherung der Vitalfunktionen.
  - RS Hintergrund.
  - Vorgehen ▶ 4.3 u. evtl. Versorgung mit temporärem SM (▶ 2.3.3).
  - Nach Stabilisierung Vorstellung in kardiol. Abt.
- **Ausreichende Spontanfrequenz mit stabilen Kreislaufverhältnissen:**
  - EKG-Monitoring (Telemetrie, Intermediate Care, ggf. Verlegung auf die ITS).
  - Kontinuierliche Monitor- u. RR-Kontrolle, um kritisches Absinken der Hf sofort zu bemerken.
  - RS Hintergrund.
  - Bei stabilen Verhältnissen am Folgetag Vorstellung in kardiol. Abt.
- **Bei sympt. Tachykardie** Vorgehen wie in ▶ 4.3.

Tab. 4.12 Schrittmacherabfrage und Troubleshooting

Abfrageparameter	Sollwerte	Pathol. Ergebnisse	Pathomechanismus	Troubleshooting	Erweiterte Diagnostik
Batteriestatus/-laufzeit	OK 2,8V bei 1,0 kΩ	EOL-/EOL*-Kriterium	Vollständige Batterieerschöpfung	Sofortiger Aggregatwechsel	
		ERI*	Noch nicht vollständige Batterieerschöpfung	Empfehlung des zeitnahen Aggregatwechsels (innerhalb der nächsten 3 Mon.)	
Impedanz	300–1.000 Ω	> 1.500 Ω	V. a. Sondenbruch	Sondenrevision	Rö-Thorax
		< 200 Ω	V. a. Sondenisolationsdefekt		
Sonden-/Elektrodenstatus **Cave:** Stimulation u. Empfindlichkeit → programmierbar **Wahrnehmung u. Reizschwelle → Messwerte**	Atriale Sonde Wahrnehmung: (P-Welle) > 1,0 mV Reizschwelle: 1,5–3,5 V/0,2–0,6 ms Ventrikuläre Sonde Wahrnehmung: (R-Zacke) > 5,0mV Reizschwelle: 1,5–3,5 V/0,2–0,6 ms	Entrance-Block (▶ Abb. 4.13)	Wahrnehmung ineffektiv → im EKG zeigen sich Spikes trotz vorhandener Eigenaktion, teils kein zeitlicher Zusammenhang zu sehen	Empfindlichkeit erniedrigen → mind. Hälfte der gemessenen Wahrnehmung (Sensing)	
		Exit-Block (▶ Abb. 4.14)	Stimulation ineffektiv → im EKG führt SM-Spike zu keiner P-Welle o. QRS-Komplex	Stimulation erhöhen → mind. doppelt so hoch wie die gemessene Reizschwelle	

Tab. 4.12 Schrittmacherabfrage und Troubleshooting *(Forts.)*

Abfrage-parameter	Sollwerte	Pathol. Ergebnisse	Pathomechanismus	Troubleshooting	Erweiterte Diagnostik
SM-Einstellung	Funktionsmodus: DDD, VVI, AAI SM-Grundfrequenz Intervalle u. Refraktärzeiten				
Rhythmusstörungen		Vorhofflimmern/-flattern mit dir. Überleitung auf die V-Stimulation		Umstellen auf VVI o. DDI Mode-Switch programmieren	
		Fernfeldwahrnehmung	SM-Aktionen in der jeweils anderen Herzhöhle werden als Eigenaktion gedeutet	Umstellung von uni- auf bipolare Wahrnehmung	
		Oversensing (▶ Abb. 4.15)	Impulse werden als Eigenaktionen gedeutet, obwohl es keine sind – z. B. T-Wellen-Oversensing	Ggf. Empfindlichkeit erhöhen	
		Undersensing (▶ Abb. 4.15)	Eigene Herzaktionen werden nicht wahrgenommen u. der SM stimuliert trotz Eigenaktion	Ggf. Empfindlichkeit reduzieren	
		Pacemaker-Tachykardie (PMT)	Ventrikuläre Stimulation wird als atriale Aktion gedeutet u. führt zur erneuten ventrikulären Stimulation	PVAB o. PVARP verlängern	
			Atriale Stimulation wird als Kammeraktion gedeutet u. führt zur Unterdrückung der ventrikulären SM-Stimulation	PAVB verlängern	
Weitere Auffälligkeiten		Muskelzucken/ Zwerch-fellzucken	Zu hoher Stimulationsstrom greift auf umliegende Muskeln über, v. a. bei unipolarer Stimulation	Umstellen der Sonden von uni- auf bipolar Ggf. Stimulationsvolt reduzieren	Rö-Thorax-Sondenlage/-perforation
			Sondendislokation oder Perforation	Sondenrevision	

* EOL: End-of-Life-Kriterium; EOS: End-of-System-Kriterium; ERI: elective replacement indicator

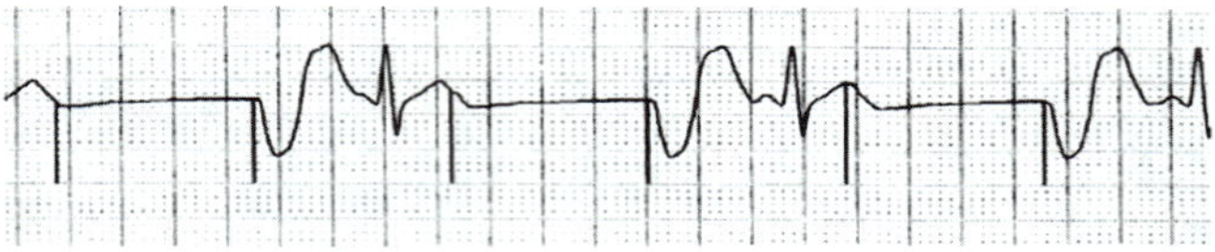

Abb. 4.13 Entrance-Block [H388-001]

> Die Funktion des SM kann man durch Magnetauflage **nicht** ausschalten! Nach Magnetauflage stimuliert der SM durchgehend mit der programmierten (herstellerspez.) Magnetfrequenz (z. B. VVI 70/min, DDD 80/min).

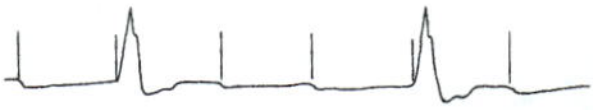

Abb. 4.14 Fehlende Impulsbeantwortung/Exit-Block [L157]

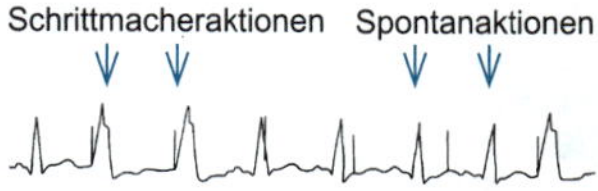

Abb. 4.15 Sensing-Defekt [L157]

4.4.3 Antitachykarde Schrittmacher (ICD)

> **Tipp für den Nachtdienst**
> Derzeit gibt es Systeme, die eine antitachykarde Ther. sowohl im Vorhof als auch im Ventrikel auslösen können. Für den Nachtdienst sind nur Aggregate mit antitachykarder Ther. im Ventrikel (also Ther. von Kammertachykardien u. -flimmern) von Bedeutung.
> Der Funktionsausfall antitachykarder Systeme kann zu lebensbedrohlichen HRST führen.

Rhythmusstörungen bei ICD-Patienten

Häufig stellen sich ICD-Pat. vor, wenn sie eine Schockabgabe bemerkt haben. Zur Beurteilung, welche Art der Rhythmusstörung vorlag u. ob eine adäquate Ther.-Abgabe erfolgte, muss das Gerät abgefragt werden. Da dies i. d. R. im Nachtdienst nicht immer möglich ist u. die Rhythmusstörungen auch häufig eine weitere Diagn. erfordern (z. B. Ischämiediagn., Verbesserung der antiarrhythmischen Ther.), empfiehlt es sich, den Pat. auf die ITS aufzunehmen u. bis zur Abfrage am Rhythmusmonitor zu überwachen.

Diagnostisches und therapeutisches Vorgehen

Diagnostik

- Bei V. a. ICD-Auslösung o. -Fehlfunktion → Überwachung des Pat. auf **ITS,** Kontrolle der Vitalparameter, ICD-Kontrolle.
- Besteht weiterhin eine akut bedrohliche HRST wie eine hämodynamisch relevante VT (meist slow VTs, die vom ICD nicht detektiert werden) o. ein „electrical storm" (> 3 VTs in 24 h)?
- **Anamnese u. körperl. Untersuchung** mit bes. Augenmerk auf HRST, AP-Beschwerden o. Dyspnoe in den letzten Tagen, hämodynamische Stabilität?
- **Kontrolle von Herzenzymen u. E'lyten** sofort, evtl. Kontrolle von Medikamentenspiegel (Amiodaron) am nächsten Tag.

Therapie

- **VTs/slow VTs:** Amiodaron i. v., Kalium hochnormal halten, ggf. externe Defibrillation bei ICD-Dysfunktion.

Mögliche Störungen antitachykarder Systeme

Tachykardie wird nicht erkannt

- **Mögliche Ursachen:**
  - Sensing-Defekt.
  - Frequenz der Tachykardie liegt unter programmierter Interventionsfrequenz (slow VT).
- **Ther.:** Jede VT wird therapiert wie beschrieben (▶ 4.3). Falls eine medikamentöse Unterbrechung nicht gelingt, auch hier elektrische Kardioversion in Kurznarkose.

Unerwünschte Elektroschockabgabe

- **Mögliche Ursachen:**
  - Elektrodendefekt.
  - Fälschliches Erkennen einer VT, z. B. bei tachykarder absoluter Arrhythmie (v. a. bei Systemen ohne Vorhofsonde).
- **Ther.:** Ausschaltung der antitachykarden Ther. im Zweifel durch Magnetauflage. Monitorüberwachung.

4.5 Synkope

4.5.1 Definition

Die Synkope ist keine Erkr., sondern ein Symptom. Sie ist definiert als vorübergehender Bewusstseinsverlust mit raschem Einsetzen, kurzer Dauer u. spontaner, vollständiger Erholung.

4.5.2 Differenzialdiagnose

Aufgabe des Diensthabenden

Zunächst ist zwischen tatsächlichen Synkopen u. nichtsynkopalen Anfällen zu unterscheiden. Bei fast ⅓ aller Pat. lässt sich keine Ursache für die Synkope finden. Mittels genauer Anamnese lassen sich aber häufig viele Ursachen ausschließen.

Im Nachtdienst ist v. a. die Erkennung akuter Notfälle (anhaltende HRST, intrazerebrale Blutungen) wichtig. Bei den meisten anderen Fällen reicht eine elektive Diagn. am nächsten Tag aus. Prinzipiell ist es wichtig, Pat. mit einer kardialen Ursache der Synkope zu erkennen, da die Langzeitprogn. dieser Pat. im Vergleich zu anderen deutlich vermindert ist.

Häufige Ursachen von Synkopen

▶ Tab. 4.13.

Tab. 4.13 Häufige Ursachen von Synkopen (in absteigender Häufigkeit)

Art der Synkope	Ursachen
(Nerval vermittelte) Reflexsynkope	• Karotissinussy. (hypersensitiver Karotissinus mit Auslösung des Karotissinusreflexes = vagusvermittelte Bradykardie bis hin zur Asystolie o. massiver RR-Abfall durch Kopfbewegungen o. leichten Druck, z. B. beim Rasieren, Sicherheitsgurt) • Vasovagale Synkope (durch Vagusreiz ausgelöste Vasodilatation u. Bradykardie führen zur Bewusstlosigkeit. Vorboten: evtl. Übelkeit, Schwitzen, Gähnen, Schwäche). Meist eher harmlos • Situative Synkope (Husten, Schreck, Niesen, Erbrechen, Miktion)
Kardial (z. B. mit daraus resultierendem Adams-Stokes-Anfall: zerebrale Minderdurchblutung durch akute HRST)	Arrhythmiebedingt: • Sinusknotensy. • AV-Blockierungen • SVT o. VT • Angeborene rhythmogene Syndrome (Long-QT-Sy., Brugada-Sy. ▶ 4.2.2) • Medikamenteninduzierte Arrhythmien • Konversionspausen Strukturell kardial: • Herzklappenfehler (v. a. Aortenstenose) • Obstruktive Kardiomyopathie • Myxom (selten) • Akuter MI • Perikardtamponade • LE • Akute Aortendissektion
Orthostatisch	• Autonome Dysregulation (Multisystematrophie, M. Parkinson etc.) • Volumenmangel (Blutungen, Durchfall, endokrinol. Störungen) • Medikamenteninduzierte orthostatische Synkope

Bewusstseinsstörungen anderer Ursachen

- Metab. Störungen (Hypoglykämie, hyperosmolares Koma, Hypoxie).
- Sepsis.
- Exsikkose.
- Drop Attacks: Versagen der Beine meist ohne Bewusstlosigkeit durch vertebrobasiläre Insuff. ohne Prodromi. Häufig bei älteren Pat.
- Epilepsie, Kataplexie.
- Psychogene Störungen, z. B. bei Hyperventilation (▶ 7.3.5), Somatisierungsstörungen.
- Intoxikationen.
- Subarachnoidalblutung, TIA, Subclavian-Steal-Phänomen.

4.5.3 Diagnostisches Vorgehen

Sofortige Diagnostik

Krankenakte/Anamnese

- **Eigen- u. Fremdanamnese:**
  - In welcher Situation ist die Synkope aufgetreten? Welche Position, welche Tätigkeit wurde ausgeführt (bei Schmerzen, nach längerem Stehen, unmittelbar nach Lagewechsel, Husten, Miktion, Armbewegungen)?
  - Prodromi (ohne Prodromi häufig bei kardialer Synkope)?
  - Dauer der Bewusstlosigkeit?
  - Hat Pat. gekrampft o. kam es zu Urin- o. Stuhlabgang?

- **Begleitsymptome:** Thorakale Schmerzen, Atemnot, neurol. Ausfälle (TIA), Kopfschmerzen?
- **Vorerkrankungen:** Kardiale Grunderkr. (z. B. Aortenklappenstenose, KHK, absolute Arrhythmie, SM), Hypertonie o. bek. Gefäßsklerose als Auslöser zerebraler Durchblutungsstörungen? Epilepsie?
- Anamnestisch **wiederholt Synkopen?** In welchen Situationen?
- **Medikamente,** die HRST auslösen können (z. B. Digitalis, Antiarrhythmika der Klasse I) o. RR-Abfall bewirken (z. B. Betablocker, Nitrate, ACE-Hemmer, Diuretika)?
- Bestehen im Moment Beschwerden: Schmerzen nach Sturz? Kopfschmerzen? Lähmungs- o. Taubheitsgefühle?
- **Familienanamnese:** Hinweise auf Familienangehörige, die an plötzlichem Herztod verstorben sind?
- **Krankenakte:** letzte RR-Werte u. vorliegende (Langzeit-)EKGs.

Körperliche Untersuchung

- **Bewusstseinslage:** Pat. normal ansprechbar, zeitlich/räumlich orientiert?
- **Vitalparameter:**
  - Puls: Frequenz, Unregelmäßigkeiten, peripheres Pulsdefizit, absolute Arrhythmie? Seitendifferente Pulse bei einseitiger Stenose der A. subclavia/A. brachialis.
  - RR: Hypotonie z. B. bei Kollaps, Seitendifferenz bei Stenose der A. subclavia/A. brachialis. Daher bds. messen! Bei bewusstseinsklarem Pat. RR im Stehen u. Liegen.
  - Sättigung: Hinweis auf Hypoxie?
- **Herz:** Hinweise auf Aortenklappenstenose o. Mitralvitium?
- **Gefäße:** Pulse allseits tastbar? Stenosegeräusche über den Karotiden o. den Aa. subclaviae?
- **Thorax:** Rippenfrakturen (Druckschmerzhaftigkeit, Instabilität)? Bei V. a. Rippenfraktur auch auf Zeichen eines Pneumothorax achten. Hinweise auf kardiale Dekompensation?
- Abtasten der Schädeldecke nach Druckschmerz, Schwellungen o. Instabilitäten nach Sturz.
- Mundhöhle: Zungenbiss? Alkoholfötor?
- Inspektion der Extremitäten, Hinweis auf Verletzungen, Thrombosezeichen?
- **Neurol. Untersuchung:**
  - Pupillen: dir. konsensuelle Lichtreaktion, Isokorie (Pupillen gleich groß?)
  - Seitendefizit der Extremitäten? Gangstörung? Hinweis auf PNP? (▶ 15.2).

EKG

- Hinweise auf **akute Ischämie o. HRST?** Hinweis auf akute Rechtsherzbelastung (LE)?
- EKG-Veränderungen, die den hochgradigen **V. a. eine arrhythmogene Synkope** nahelegen, sofern keine akuten HRST nachweisbar sind:
  - Bifaszikulärer Block (definiert als LSB o. RSB komb. mit LAHB o. – selten – LPHB).
  - Alternierender Schenkelblock.
  - AV-Block II. Grades Typ Mobitz II o. AV-Block III. Grades.
  - Infarkttypische Q-Zacken u. Erregungsrückbildungsstörungen.
  - Verlängertes QT-Intervall.
  - Asympt. Sinusbradykardien (< 40/min) o. Sinuspausen > 3 s in Abwesenheit auslösender Medikamente.

  - Tachykarde HRST: schnelle SVT (z. B. Präexzitation), VT.
  - RSB mit ST-Hebungen in V_1–V_3 als Hinweis auf ein Brugada-Sy.

Labor
- BZ-Stix (immer).
- BB, E'lyte u. Herzenzyme, Trop., D-Dimere.

Elektive Diagnostik (je nach klinischen Hinweisen)
- **Rö** bei V. a. Frakturen
- **Neurol. Konsil:** cCT zum Blutungsausschluss bei begründetem Verdacht (dann auch sofort!), ebenso bei jedem erstmaligen Krampfanfall. Doppler/Duplex der Hirngefäße.
- **Langzeit-EKG:** bei rezid. unklaren Ereignissen Eventrecorder.
- **Echokardiografie.**
- **Belastungs-EKG.**
- **Kipptischuntersuchung:** Schellong-Test zum Nachweis einer orthostatischen Dysregulation.
- **Karotisdruckversuch** nach Ausschluss einer Karotisstenose.
- **Invasive kardiol. Diagn., elektrophysiol. Untersuchungen.**

4

4.5.4 Therapeutisches Vorgehen

Bewusstloser Patient Bei noch bewusstlosem Pat. Aspiration u. Verlegung verhindern: stabile Seitenlagerung, evtl. Guedel-Tubus (bei bewusstlosem Pat., sonst Wendl-Tubus). **Cave:** Bewusstseinsverlust bei Synkope kurzzeitig, dann rasche Erholung. Bei längerer Bewusstlosigkeit daher an andere Ursachen denken (Koma ▶ 3.7)! Hintergrund informieren! cCT durchführen nativ u. mit KM.

Bewusstseinsklarer Patient Ausführliche Anamnese u. Formulierung einer Verdachtsdiagnose. Dann entsprechendes Vorgehen:
- Zunächst sympt. Ther.:
  - **Orthostatische Dysregulation/Kollaps:** Beine hochlagern, ggf. i. v. Flüssigkeit (500 ml Ringer i. v.).
  - **HRST** (▶ 4.3); bei HRST mit RR-Abfall Verlegung auf die ITS. Ebenso Rhythmusmonitoring bei Long-QT-Sy. u. höhergradigen Blockierungen.
  - **Aortenklappenstenose:** Bettruhe, Monitoring. Tagdienst: zügig Diagn. (Echo, ggf. ergänzend Linksherzkatheter) durchführen.
- Neurol. Vorstellung bei V. a. TIA/Drop Attack o. epileptischen Anfall (▶ 15.6); cCT.
- Bei Z. n. Schädelprellung: engmaschige neurol. Überwachung (Pupillenreaktionen), Kontrolle von Puls u. RR, ggf. cCT v. a. unter (D)OAK.
- Bei bek. schwerer kardialer Grunderkr. Monitorüberwachung. Bei V. a. akute Ischämie Vorgehen wie bei ACS (▶ 4.2.3).

> Unklare Synkopen mind. bis zum nächsten Tag intensivmedizinisch überwachen.

4.6 Arterielle Hypertonie, hypertensive Krise und hypertensiver Notfall

4.6.1 Definitionen

- **Hypertensive Krise** („hypertensive urgency"): kritischer Blutdruckanstieg (> 230/130 mmHg) ohne klin. Symptome eines akuten Organschadens.
- **Hypertensiver Notfall** („hypertensive emergency"): kritischer Blutdruckanstieg mit vitaler Gefährdung durch Organschäden.

4.6.2 Differenzialdiagnose bei erhöhten Blutdruckwerten

Aufgabe des Diensthabenden

Zu den häufigsten Gründen, weshalb man im Nachtdienst angefunkt wird, gehören meist in den Routinerunden am Abend u. am frühen Morgen gemessene RR-Werte > 160/80 mmHg. Viele dieser Werte sind nicht akut therapiebedürftig und, obwohl durch mehrere Messungen bestätigt, auch nicht akut besorgniserregend. Erhöhte RR-Werte werden meist bei Pat. mit bek. chron. Hypertonie, die neu eingestellt werden soll, gemeldet. **Im Nachtdienst** ist v. a. die Unterscheidung zum hypertensiven Notfall sehr wichtig, da in diesem Fall eine unverzügliche Ther. erfolgen muss.

4

Wichtig ist nicht nur die Höhe des Blutdrucks, sondern das Bestehen einer klin. Symptomatik!

Ursachen

Häufige Ursachen

- **Reaktive RR-Erhöhung:** durch erhöhten Sympathikotonus bei Aufregung o. Schmerzen. Häufig bei neu aufgenommenen Pat. o. vor u. nach belastenden Eingriffen.
- **Chron., akzelerierte essenzielle Hypertonie:** Pat. mit bek. essenziellem Hypertonus unter unzureichender Behandlung (z. B. nicht ausreichende Monother. o. periop. nicht eingenommene vorbestehende antihypertensive Medikation).
- **Medikamentös induziert:** NSAR, Sympathomimetika, Steroide, orale, Kontrazeptiva, EPO, Lakritz, Drogen.

Seltenere Ursachen

- **Sek. Hypertonien** – meist jüngere Patienten, akute Hypertonie bei sonst unauffälligem RR, schwere Hypertonie o. hypertensiver Notfall, Organschäden wie renoparenchymatöse o. renovaskuläre Hypertonie u. endokrine Hypertonie (Cushing-Sy., Phäochromozytom, prim. Hyperaldosteronismus, Hyperparathyreoidismus), Schlafapnoe-Sy., Aortenisthmusstenose. Beim Phäochromozytom z. B. findet man häufig eine aufgehobene zirkadiane Rhythmik u. anfallsweise Blutdruckkrisen.
- **Zentrale Hypertonie,** z. B. bei Enzephalitis o. Hirntumor, akutem Hirninfarkt o. -blutung: entsprechende neurol. Begleitsymptomatik (Meningismus, neurol. Ausfälle, ▶ 15.5).
- **Vegetative Begleiterscheinung bei Entzugssymptomatik** (▶ 16.4.7).

Tab. 4.14 Mögliche klinische Komplikationen eines hypertensiven Notfalls

Organsystem	Komplikationen	Klinik/Symptome
ZNS	Blutungen (SAB, ICB), Infarkt, Enzephalopathie	Kopfschmerzen, Sehstörungen, Übelkeit, Erbrechen, Schwindel, Benommenheit, Verwirrtheit, Koma, Parästhesien, Paresen, Meningismus
Herz	ACS, Herzinsuff., Lungenödem, HRST, kardiogener Schock	Cor: AP, Hinweis auf HRST? Vitien? Pulmo: Stauung? Spastik (reaktive Hypertonie bei Dyspnoe, DD: Asthma cardiale!)?
Augen	Papillenödem, Blutungen	Sehstörungen
Gefäße	Aortendissektion (bei vorbestehendem Aneurysma mit Gefahr der Ruptur u. Unterversorgung der abgehenden Gefäße [Niereninsuff.])	Reißende thorakale Schmerzen Ggf. Blutdruckdifferenz Ggf. akute Extremitätenischämie Nasenbluten Ggf. neurol. Ausfälle bei Beteilung der Karotiden
Niere	Akute Niereninsuff. mit Oligurie/Anurie, Proteinurie	Lungenödem Periphere Stauungen, Schläfrigkeit, Pruritus (bei Urämie)

4

- **Schwangerschaftshypertonie** (EPH-Gestose ▶ 12.3.8): relativ hohe Gefahr der hypertensiven Entgleisung.
- Reaktiver RR-Anstieg bei **bradykarden HRST.**
- **Volumenhochdruck** bei überwässerten Dialysepat.
- Mögliche klin. KO eines hypertensiven Notfalls: ▶ Tab. 4.14.

4.6.3 Diagnostisches Vorgehen

Sofortige Diagnostik

Anamnese u. körperl. Untersuchung gehören zu jeder Diagnostik. Bei stat. Pat. oder klin. Symptomatik (kein Notfall) ist i. d. R. nachts auch keine weitere Diagn., sondern nur eine angemessene Ther. erforderlich.

Anamnese/Krankenakte

- Bek. Hypertonus? Bisherige RR-Werte?
- Welche Beschwerden zeigt Pat. (Kopfschmerzen, Sehstörungen, Übelkeit, Schwindel, Dyspnoe, AP-Beschwerden, Nasenbluten, Parästhesien)?
- Liegen Hinweise auf eine sek. Hypertonie vor (Nierenerkr., evtl. auch Diab. mell. mit Nierenbeteiligung, Nierenarterienstenose, endokrinol. Erkr. wie Hyperthyreose, Phäochromozytom, Cushing- o. Conn-Sy.)?
- Postop. Pat.? Starke Schmerzen? Stress/Angst?
- Bei F: Vorliegen einer Schwangerschaft?

Körperliche Untersuchung

- Inspektion der **Gesichtsfarbe:** weiß, blass z. B. bei Phäochromozytom, sonst i. d. R. rosig. Vollmondgesicht bei Hyperkortisolismus.
- Auskultation: Cor/Pulmo/Abdomen/Karotiden ggf. Leisten.
- **Gefäßstatus:** RR-Differenzen? Stenosegeräusche? Hinweis auf pAVK?
- **Periphere Ödeme?**
- **Neurol. Untersuchung:** Pupillen? Orientierend Gesichtsfeldausfälle? Seitendefizite? Meningismus? Bewusstseinslage.

Weiterführende Diagnostik bei hypertensivem Notfall

- **Labor:**
  - E'lyte, Krea, Harnstoff, Urinstatus. Bei Thoraxschmerzen Infarktenzyme.
  - Bei V. a. Phäochromozytom Sammeln der Katecholamine im Anfall beginnen.
- **EKG:** Hinweise auf hypertensive Herzkrankheit (Linksherzhypertrophie)? Ausschluss einer frischen Ischämie u. HRST.
- **Rö Thorax:** Stauungszeichen? Beurteilung der Herzgröße.

Diagnostik am nächsten Tag

- **Sono Abdomen:** Nierenveränderungen, Nebennieren (Phäochromozytom)?
- **Duplexsono** der Nierenarterien z. A. einer Nierenarterienstenose.
- **Labor:** z. A. einer sek. Hypertonie SD-Parameter, evtl. Sammelurin auf Katecholamine, Kortisol, Plasma-Aldosteron u. -Renin...

4.6.4 Therapeutisches Vorgehen

Schwangerschaftshypertonie ▶ 12.3.8.

Allgemeine Sofortmaßnahmen

- Vor einer Ther. den **Blutdruck** bei jedem Pat. an beiden Armen **kontrollieren.**
- **Oberkörperhochlagerung,** ggf. O_2.
- RR-Manschette liegen lassen u. alle 5 min Kontrollmessung.
- Bei erhöhten RR-Werten aufgrund psychischer Belastung **Pat. beruhigen,** evtl. leichte Sedierung. Zunächst keine medikamentöse RR-Senkung.

> Zielwert der RR-Senkung zunächst ca. bis 160/110 mmHg. Nicht zu drastisch wg. Hirnischämiegefahr, bes. bei generalisierter Arteriosklerose.

Hypertensiver Notfall

- **Pat. beruhigen.**
- **i. v. Zugang** legen. Fraktioniert 10 mg Urapidil. Bei V. a. Apoplex kontrollierte Senkung mit Urapidil bei RR-Werten > 220 mmHg syst. u. 120 mmHg diast.
- **RR** nachmessen, bei AP-Beschwerden und V. a. ACS kurz wirksame Kalziumantagonisten wie Nitrendipin vermeiden.
- Verlegung auf **ITS bei ausbleibender Besserung.**
- **Weitere RR-Senkung** auch je nach Begleitsymptomatik:
  - **Bei Überwässerung u. drohendem Lungenödem:** Furosemid 20–40 mg i. v. o. Torasemid 10–20 mg i. v., Urapidil 10–15 mg i. v., danach ggf. Urapidil-Perfusor (50 mg Urapidil auf 10 ml NaCl 0,9 %, 1–15 ml/h), alternativ Nitro 1–2 Hübe s. l. wdh. o. zusätzlich Nitro-Perfusor (50 mg Nitro auf 50 ml 0,9 % NaCl-Lsg., 1–6 ml/h).
  - **Bei Tachykardie und V. a. Entzugssymptomatik:** Clonidin 0,15 mg (= 1 Amp.), ggf. nach 30 min nochmals 0,3 mg Clonidin.
  - **Alternative bei Bradykardie:** Dihydralazin 6,25 mg (= ¼ Amp.) langsam i. v., ggf. nach 30 min nochmals 12,5 mg.
  - **Bei AP-Beschwerden:** Nitro-Perfusor (50 mg Nitro auf 50 ml 0,9 % NaCl-Lsg., 1–6 ml/h); ggf. zusätzlich oraler Betablocker.
- Ggf. **kausale Ther.** erwägen, z. B. hypertensiver Notfall infolge terminaler Niereninsuff. u. Überwässerung: Hämodialyse.

! Ultima Ratio bei nicht beherrschbaren RR-Werten: **Nitroprussidnatrium.** Starker Vasodilatator. Anwendung nur mit ausreichender intensivmed. Erfahrung. Applikation nur über ZVK. **Cave:** Bildung von Met-Hb u. Zyanid, daher nur für die Akutbehandlung. Vorher Hintergrund anrufen!

Hypertensive Krise

- Normalerweise reicht es, den RR nach 15–30 min zu kontrollieren u. innerhalb von 24 h durch orale Gabe von Antihypertensiva langsam zu senken.
- Eine Ind. zur vorsichtigen RR-Senkung besteht nur bei wiederholten RR-Werten > 200/110 mmHg o. beim o. g. hypertensiven Notfall mit vitaler Bedrohung.
- Orale Ther., z. B. Nitrendipin 5 mg o. Captopril 12,5–25 mg, möglich.
- Ggf. Erhöhung der bestehenden antihypertensiven Medikation u. sinnvolle Ergänzung zur Kombinationsther. **Cave:** Betablocker zeigen als Antihypertensivum erst nach 10–14 d eine Wirkung.
- Bei jeder Entgleisung mögliche Ursache klären: Überlaufblase, Schmerzen, neurol. Erkrankung Anzeichen Apoplex/ICB, beginnendes Delir?

4.7 Akute Herzinsuffizienz

4.7.1 Klinik und Differenzialdiagnose

Tipp für den Nachtdienst
Eine akute Herzinsuff. kann i. R. einer neu aufgetretenen kardialen Störung o. einer Dekompensation einer vorbestehenden chron. Herzinsuff. auftreten.

DD Dyspnoe ▶ 5.2.

Klinische Symptomatik

- **Leitsymptom:** Dyspnoe (▶ 5.2). Meist plötzliche Exazerbation von Atemnot, Orthopnoe, massiven Angstgefühlen, Schwindel, Schweißausbruch, evtl. schaumigem Auswurf.
- **Asthma cardiale:** nächtlicher Husten u. anfallsweise Orthopnoe.
- **Halsvenenstauung,** evtl. Anasarka, evtl. Übelkeit u. epigastrische Schmerzen.
- **Sympathikotone Überaktivität:** Tachykardie, evtl. HRST (können auch Ursache der Dekompensation sein!), feucht-kalte Haut.
- **Bei zusätzlichem Vorwärtsversagen:** Schwindel, zerebrale Funktionsstörungen, insb. bei älteren Pat., ggf. Oligurie bis Anurie.

Ursachen einer akuten kardialen Dekompensation

- Kardiale Ischämie (ACS mit o. ohne STEMI). Kardiale Dekompensation kann Leitsymptom der Verschlechterung einer chron. KHK sein!
- Hypertensiver Notfall.
- Dekompensation kardialer Vitien, v. a. Mitralvitien, Aortenvitien: nach oft jahrelangem symptomlosem Verlauf Erstmanifestation mit Links-/Globalinsuff.
- Tachykarde u. bradykarde HRST (häufig: paroxysmales tachykardes VHF ▶ 4.3), Tachymyopathien, infektassoziierte Tachykardien.
- SM-Funktionsstörungen.
- Myokarditiden.
- Störungen der diast. Ventrikelfüllung: Perikardtamponade, konstriktive Perikarditis, hypertensiver Notfall bei Ventrikelhypertrophie (diast. Dysfunktion, HFpEF [„heart failure with preserved ejection fraction“]).

- Überwässerung bei Kardiomyopathien.
- Compliancemangel bei Einnahme der Herzinsuff.-Medikation (v. a. ältere Pat. lassen häufig mal Diuretika weg, z. B. bei Inkontinenzproblemen).

4.7.2 Diagnostisches Vorgehen

> Jeder Pat. mit akut aufgetretener Atemnot muss sofort gesehen werden!

Anamnese/Krankenakte

- Seit wann besteht Dyspnoe? Aus welcher Situation heraus aufgetreten? AP-Beschwerden?
- Vorerkr.: Kardiale Erkr.? Hypertonus? HRST? Weitere Risikofaktoren? Niereninsuff.? Nikotin-/Alkoholabusus?
- Medikamentenanamnese: derzeitige Ther.? Ther.-Umstellung bei bek. chron. Herzerkr.? → evtl. Ursache einer Exazerbation. Früher kardiotoxische Medikamente (Zytostatika)?
- Fieber, Husten mit Auswurf als Hinweis auf Stauungspneumonie?
- Z. n. fieberhaftem Inf., viraler Inf. in der Vorgeschichte.

Körperliche Untersuchung

- **AZ** u. O_2-Sättigung: NIV-Ther. erforderlich? Intubation?
- **Lunge:** Typische feuchte RG? Basale Dämpfung bei Pleuraerguss? Spastik (Asthma cardiale)? Infiltrative RG? Normales AG, z. B. bei hypertensivem Notfall u. interstitiellem Lungenödem?
- Ödeme? Einflussstauung?
- **Herz:** Vitien? Rhythmisch? Tachykardie/Bradykardie?
- **RR** ↑ z. B. bei hypertensiver Krise (Auslöser einer akuten Linksherzdekompensation).
- **RR** ↓ als Folge der Linksherzinsuff. u. drohendem Low-Output (kardiogener Schock ▶ 3.3.5) o. bei gestörter Ventrikelfüllung.

Weiterführende sofortige Diagnostik

- **EKG.**
- **Labor:** BB, Herzenzyme, Troponin (Trop.), E'lyte u. Krea, BNP, BGA (art./kapillär o. venös).
- **Rö Thorax** (▶ Abb. 21.22).
- **Echokardiografie:** bei begründetem V. a. z. B. Perikarderguss sofort, ansonsten am nächsten Tag. Pleuraergüsse? Punktionswürdig?

4.7.3 Therapeutisches Vorgehen

Initiales Management

- **Lagerung:** Bettruhe, Oberkörper hochlagern, Beine tief (z. B. im „Herzbett").
- **O_2-Gabe:** 2–6 l/min über Nasensonde, bei höherem Bedarf Hudson-Maske.
- **Urapidil:** falls gleichzeitig bestehende hypertensive Entgleisung (5–10 mg i. v.) o. Nitro (2 Hübe 0,4–0,8 mg s. l.).
- **Bei starker Unruhe** ggf. sympt. Begleitther., z. B. mit Morphin 2–5 mg i. v. **Cave:** Atemdepression. Bei Niereninsuff. besser Hydromorphon (0,5–1 mg i. v.).
- Initial **Furosemid** 20–40 mg o. Torasemid 10–20 mg i. v., weitere Dosierung nach Ther.-Effekt u. Krea; evtl. weiter über Perfusor (s. innere Umschlagseite hinten).

- **Urindauerkatheter** zur Flüssigkeitsbilanzierung. Flüssigkeitsrestriktion (Trinkmenge z. B. 1.500 ml/d).
- **Bei kardiogenem Schock** ▶ 3.3.5.
- Kausale Ther.:
  - Rhythmusstörungen ▶ 4.3.3.
  - Hypertensiver Notfall ▶ 4.6.4.
  - ACS ▶ 4.2.3.

Intensivtherapie des Lungenödems Bei nicht ausreichender Wirksamkeit: Verlegung auf ITS.
Fortsetzung der eingeleiteten Maßnahmen:
- **Bei RR ↑:** Urapidil über Perfusor (50 mg/10 ml NaCl, nach RR 1–15 ml/h) o. Nitro-Perfusor (50 mg/50 ml NaCl, nach RR 0,5–1 ml/h), ggf. Diuretikagabe wdh.
- **Bei RR ↓ u. drohendem kardiogenem Schock:** pos. inotrope Substanzen = Katecholamingabe (▶ 3.3.5).

! **Bei drohender respir. Erschöpfung:** vorzugsweise Beginn mit nichtinvasiver Beatmung (▶ 2.6.4), Ind. großzügig stellen! Bei persistierender Hypoxämie Intubation.

4

Durch rasches Handeln mit O_2-Gabe, Sedierung, Nitro- u. Diuretikagabe sowie nichtinvasive Beatmung über Maske lässt sich die Intubation häufig vermeiden!

4.8 Akute Schwellung einer Extremität

4.8.1 Differenzialdiagnose

Bei akuter Beinschwellung besteht bis zum Beweis des Gegenteils Thromboseverdacht u. damit prinzipiell die Gefahr einer LE. Im Zweifelsfall bei begründetem klin. Verdacht entsprechende Ther. beginnen. Die Schwellung ist allerdings ein Spätsymptom bei Thrombose, daher auch bei anderen klin. Zeichen (z. B. ziehende Schmerzen) u. entsprechenden Risikofaktoren (z. B. Immobilisierung) früh daran denken. Ebenso gibt es, gerade bei stat. Pat., häufig andere Ursachen für eine akut aufgetretene Schwellung einer o. beider Extremitäten.

Eine bds. Beinschwellung schließt die tiefe Beinvenenthrombose (TVBT) nicht aus!

Ursachen

Häufige Ursachen
- **Phlebothrombose:** tiefe, meist Beinvenenthrombose mit intravitaler, intravasaler, lokalisierter Gerinnung von Blutbestandteilen.
  - **Ätiologie:** postop., Immobilisation, Verletzungen im Bein-Becken-Bereich, Z. n. TVT, schwere Varikose, Adipositas, Herzinsuff. mit Diuretikatherapie, Malignome (V. a. Magen, Pankreas, Lunge, Lymphome, gyn. u. urol. Tumoren), angeborene u. erworbene Thrombophilien (Protein-C-, Protein-S-, AT-III-Mangel, APC-Resistenz, Antiphospholipid-Sy.), Östrogentherapie (gleichzeitiger Nikotinabusus potenziert das Risiko).

- **Klinik:** akute, meist einseitige Schwellung des betroffenen Beins (in 60 % li Bein, in 10 % beide Beine). Begleitend Schwere- u. Spannungsgefühl, ziehender Schmerz, Überwärmung u. Zyanose.
- **Thrombophlebitis:** Entzündung der oberflächlichen Venen, häufig nach Bagatelltraumata, Infusionen, Injektionen. Lokale Schwellung, Vene als schmerzhafter, verdickter Strang palpabel, Überwärmung u. Rötung der Haut.
- **Rechtsherzinsuff.:** i. d. R. über längeren Zeitraum (Tage bis Wo.) Ausbildung eines bds. Unterschenkelödems. In Einzelfällen, z. B. nach ungewohnten Anstrengungen, kann es auch innerhalb von Stunden akut zu kardial bedingten Ödemen kommen.
- **Chron. venöse Insuff.:** häufige Ursache. Venöse Hypertonie im Stehen mit Venen- u. Hautveränderungen aufgrund von Venenklappeninsuff. (angeboren o. meist erworben). Zunächst reversible, im weiteren Verlauf persistierende Ödeme mit Gefahr des Ulcus cruris venosum. Konsequente Kompressionsther. erforderlich.

> Die typische Trias Schwellung, Schmerz u. Zyanose findet sich bei deutlich weniger als 50 % aller Pat.!

Seltenere Ursachen ▶ Tab. 4.15.

Tab. 4.15 Seltenere Ursachen einer akuten Extremitätenschwellung

Lymphödem	Schwellung des Subkutangewebes mit Stau der Lymphflüssigkeit. Primär = Lymphgefäße anlagegestört (selten u. selten akut) o. sek., z. B. durch Tumor, OP, Trauma, Entzündung, Infektionen, lymphatische Filariose ! DD zur Phlebothrombose: Zehen sind mitbetroffen u. quaderförmig angeschwollen (Kastenzehen), Stemmer-Zeichen
Medikamenten-NW	z. B. Knöchelödem bei Kalziumantagonisten, NSAR
Eiweißmangelödeme (Hypalbuminämie)	z. B. bei nephrotischem Sy., Leberzirrhose (▶ 6.5) etc. ! Meist generalisiert mit Beteiligung der Augenlider
Paravasat	Nach Infusion (obere Extremität). Bei Standardinfusionslsg. Kompression. Nach Chemother. spezielle Behandlung ▶ 9.2.1
Erysipel	Akute Entzündung der Haut (Korium) durch β-hämolysierende Streptokokken der Gruppe A. Schwellung u. ausgeprägte lokale u. systemische Entzündungszeichen (scharf begrenzte flammende Rötung, Fieber, Leukozytose; ▶ 19.4.2). Eintrittspforte = Hautverletzung
Phlegmasia coerulea dolens	Selten! Fulminant verlaufende Thrombose des gesamten venösen Querschnitts einer Extremität. Venöse Stauung komprimiert die Umgebung → Erliegen der art. Zirkulation. Extremität sehr schmerzhaft, max. geschwollen, zyanotisch u. kühl. **Cave:** Lebensgefahr durch Entstehung eines hypovolämischen Schocks mit Verbrauchskoagulopathie o. Auslösung einer LE! Die art. Zirkulationsstörung kann zur Gangrän führen. Sofortige Intensivther. u. chir. Intervention!
Paget-von-Schroetter-Sy.	Thrombose der V. brachialis, V. axillaris o. V. subclavia. Ausgelöst durch große Anstrengung (Sport, Tragen schwerer Taschen = Thrombose par effort), länger liegenden Verweilkatheter (ZVK, Port-System) nach SM-, Defi-Implantation o. Thoracic-Outlet-Sy.

Tab. 4.15 Seltenere Ursachen einer akuten Extremitätenschwellung *(Forts.)*	
Baker-Zyste	Anschwellung poplitealer Schleimbeutel v. a. bei chron. Entzündungen (z. B. rheumatische Arthritis) o. Kniegelenkschaden. Einseitige, weiche, evtl. fluktuierende Schwellung im Kniekehlen- o. prox. Unterschenkelbereich. Diagnosesicherung sonografisch, Ther. operativ. KO: bei Ruptur starke Unterschenkelschwellung u. lokale Entzündungsreaktion möglich (DD Unterschenkelvenenthrombose)
Muskelfaserriss	Anamnestisch meist nach Trauma o. „ungeschickter" Bewegung. Sonografisch evtl. Hämatomnachweis
Kompartmentsyndrom (▶ 10.1.11)	Meist durch Einblutung o. Flüssigkeitsansammlung verursachte Kompression der Gefäße innerhalb eines begrenzten Raumes mit folgender Minderperfusion u. Ischämie (Beine, abdom. Kompartment)

4.8.2 Diagnostisches Vorgehen

Aufgabe des Diensthabenden Im Nachtdienst ist v. a. das Erkennen der Phlebothrombose sehr wichtig. Anamnese u. körperl. Untersuchungsbefund allein sind nicht ausreichend. Der weitere diagn. Prozess sollte von der Einschätzung der klin. Wahrscheinlichkeit abhängig gemacht werden (▶ Tab. 4.16).

Anamnese/Krankenakte

- Genauer Beginn u. Begleitumstände (z. B. Trauma) der Beinschwellung?
- Begleitsymptome: lokale Schmerzen, Bewegungseinschränkung, thorakale Schmerzen o. Hustenreiz? Fieber? Vorerkr.? Risikofaktoren für Beinvenenthrombose (Wells-Score ▶ Tab. 4.16), genaue Medikamentenanamnese, Raucher?
- Anamnestisch o. in der Familie Thrombosen bekannt (familiärer AT-III Mangel)?
- Bei immobilisierten o. postop. Pat.: konsequente Thromboseprophylaxe durchgeführt (Strümpfe, Heparin)?

Tab. 4.16 Wells-Score für die TVT [F210-006]

Symptom/Beobachtungen	Punkte
Aktive Neoplasie	1
Paralyse, Parese o. Immobilisation der verdächtigen Extremität	1
Kürzliche Bettruhe > 3 d u./o. großer chir. Eingriff vor < 12 Wo.	1
Schmerzen/Verhärtung entlang der tiefen Beinvenen	1
Geschwollene Extremität	1
Einseitig geschwollener Unterschenkel (> 3 cm im Vergleich zur Gegenseite, Messung 10 cm distal der Tuberositas tibiae)	1
Ödem mit Dellenbildung (eindrückbar)	1
Vorhandensein von nichtvarikösen oberflächlichen Kollateralvenen	1
Frühere dokumentierte TVT	1
Existenz einer Alternativdiagnose, die mindestens so wahrscheinlich ist wie die TVT	–2
Score < 2: niedrige Wahrscheinlichkeit für TVT **Score ≥ 2:** hohe Wahrscheinlichkeit für TVT	

- Bei amb. Pat.: orthopädische Maßnahmen, z. B. Kniepunktion; Z. n. längerer Flug- o. Busreise?

Körperliche Untersuchung

- **Objektivierung der Schwellung durch Nachmessen:** 15 cm proximal des oberen Patellarands u. 15 cm distal des unteren Patellarands sowie auf Knöchelhöhe zirkulär Beinumfänge bds. messen (Messstelle markieren mit wasserfestem Filzstift, Werte für Verlaufskontrolle in Kurve festhalten). Umfangsdifferenz > 3 cm kann Zeichen für TVT sein.
- **Inspektion der Beine:** Diffuse o. umschriebene Schwellung? Zyanose? Überwärmung? Prall gespannte Haut? Entzündl. Rötung? Dilatation oberflächlicher Venen (sog. Warnvenen).
- **Palpation:** Konsistenz der Schwellung (Weiches eindrückbares Ödem? Harte Schwellung? Fluktuation?). Thrombosierte Vene evtl. palpabel. Palpation der peripheren Pulse: **art. Durchblutung normal?**
- **„Thrombosetests“:** Fußsohlendruckschmerz (Payr-Zeichen). Wadenschmerz bei Dorsalflexion des Fußes bei gestrecktem Bein (Homans-Zeichen) u. Wadenkompressionsschmerz (Meyer-Zeichen). **Cave:** können sehr unzuverlässig sein.

Weiterführende sofortige Diagnostik Diagn. Algorithmus bei V. a. Phlebothrombose: ▶ Abb. 4.16.

4

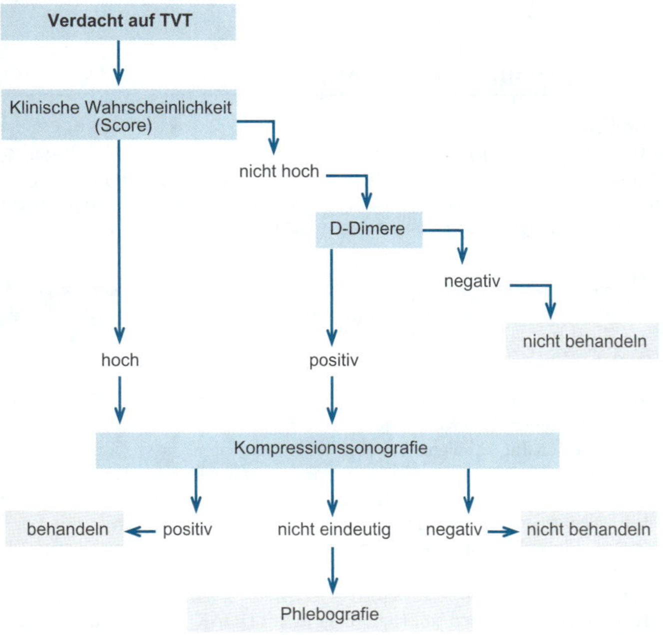

Abb. 4.16 Diagnostischer Algorithmus bei V. a. Phlebothrombose (gilt nicht in der Schwangerschaft) [L139]

- **Labor:**
  - BB, Quick, PTT (vor Antikoagulation erforderlich), Krea (vor Ther. mit NMH erforderlich).
  - D-Dimere: bei niedriger Wahrscheinlichkeit einer LE erst D-Dimer-Bestimmung hiervon abhängig, ob zusätzlich noch eine Bildgebung erfolgt (**cave:** auch erhöht bei OP, Schwangerschaft, Malignomen u. Entzündungsreaktionen).
  - ! Altersadjustierte D-Dimer-Grenzwerte (Alter × 10 µg/l bei Pat. > 50 J.).
- **Kompressionssono:** Methode der 1. Wahl sowohl zum Nachweis als auch z. A. einer Phlebothrombose. Am Oberschenkel 95–100 % Sensitivität u. Spezifität, am Unterschenkel allerdings deutlich abhängiger vom Untersucher (bei geübtem Diagnostiker aber ähnlich hoch); ggf. selbst Oberschenkel untersuchen u. am nächsten Tag Unterschenkel nachschallen lassen.
- **CT-Thorax mit Angio der Pulmonalgefäße:** bei hoher klin. Wahrscheinlichkeit sofort.
- EKG.
- **Echokardiografie:** bei V. a. LE (Dyspnoe, Trop. u./o. BNP ↑, EKG-Veränderungen) grob orientierend bzgl. Rechtsherzbelastung.
- **Evtl. chir. Konsil:** bei V. a. Phlegmasia coerulea dolens (Hintergrund).
- **Abklärung der Thromboseursache in unklaren Fällen:**
  - Ausschluss eines Malignoms (Sono Abdomen, Rö Thorax, ggf. Gastro- u. Koloskopie, Gyn-Konsil, PSA).
  - Thrombophiliediagn. bei jüngeren Pat. erst sinnvoll 3 Mon. nach Abklingen der Thrombose.

4

4.8.3 Therapeutisches Vorgehen

Thrombose

Bei gesicherter **Phlebothrombose** ist die sofortige u. suffiziente Antikoagulation erforderlich, um eine Thrombusprogredienz u. LE zu vermeiden. Ebenso gehört eine sofortige Kompressionsbehandlung zur Vermeidung des postthrombotischen Sy. dazu (KI: Phlegmasia coerulea dolens u. pAVK).

> Bei nicht bestätigter Verdachtsdiagnose in der Nacht (z. B. Duplexsono noch nicht erlernt) u. hoher Wahrscheinlichkeit „Als-ob"-Behandlung des Pat. bis zum nächsten Tag.

- **Kompressionsbehandlung:** in der Nacht mit elastischer Binde (Thrombosestrümpfe dienen der Prophylaxe u. reichen nicht aus) inkl. des Oberschenkels. Am nächsten Tag kann ein Kompressionsstrumpf der Klasse II angepasst u. bestellt werden. KI: Phlegmasia coerulea dolens u. pAVK.
- **Mobilisation/stat. Aufnahme:** Bei einer Thrombose im Bereich des Unterschenkels ist entgegen früheren Empfehlungen keine Bettruhe erforderlich.→ Amb. Pat. mit Thrombose brauchen daher, sofern die Gabe der Antikoagulanzien u. die Kompression gesichert sind, **nicht** stat. aufgenommen zu werden. Ausnahme: Linderung der Beschwerden bei stark schmerzhafter Beinschwellung.
- **Antikoagulanzienther.** sofortiger Beginn mit DOAK, alternativ mit Heparin in **ther.** Dosierung (High-Dose-Heparinisierung o. nach KG dosierte NMH ▸ 20.2.1). **Cave:** Für die Prophylaxe gelten niedrigere Dosierungen. Prinzipiell Überlappung mit OAK-Ther. bei Phenprocoumon bis INR > 2, Edoxaban u.

Dabigatran: 5 d; vorher Ther. mit parenteralem Antikoagulans. Bei Apixaban u. Rivaroxaban keine Vortherapie nötig.
- **Lysether.** bei Phlebothrombose:
  - Ind. wird kaum noch gestellt (Hintergrund!), bei LE ▶ 5.2.
  - Phlegmasia coerulea dolens, sofern keine OP möglich ist.
  - Phlebothrombose mit LE Stadium III–IV (▶ 5.2).

Thrombophlebitis

- **Am Arm:** Entfernung noch evtl. liegender Braunülen, Lokalbehandlung mit Heparinsalbe, regelmäßig Alkoholwickel, Kompressionsverband (auch nachts), nächtliche Hochlagerung, Analgesie.
- **Am Bein:** Kompressionsverband u. Mobilisation. Low-Dose-Heparinisierung bei Thrombophlebitis der V. saphena magna u. ausgeprägtem Befund bei bettlägerigen Pat.
- **Allgemein Thrombophlebitiden mit Bezug zu tiefen Venen oder bei > 5 cm bei oberflächlichen Venen:** Antikoagulation für 4–6 Wo.

4.9 Akute Extremitätenschmerzen

4.9.1 Differenzialdiagnose

Die Ursache akut auftretender Extremitätenschmerzen ist meist vaskulär o. orthopädisch. Im Nachtdienst steht der Ausschluss eines akuten art. Verschlusses im Vordergrund.

Vaskuläre Ursachen

- **Akuter Arterienverschluss:** häufigster angiol. Notfall:
  - In 70–80 % embolischer Verschluss. Emboliequelle in 90 % d. F. kardial (z. B. VHF, Mitralklappenfehler, Endokarditis), in 10 % extrakardial (z. B. arteriosklerotische Plaques).
  - In 10–20 % finden sich art. Thrombosen auf dem Boden einer pAVK. Sehr selten Gefäßkompressionen von außen, Arteriitiden.
  - Klinik gekennzeichnet durch die „**6P**" (distal des Verschlusses): **Pain** (Schmerz), **Paleness** (Blässe), **Paresthesia** (Gefühlsstörung), **Pulselessness** (Pulslosigkeit), **Paralysis** (Bewegungsunfähigkeit), **Prostration** (Schock). Die Ischämietoleranz der Extremitäten liegt bei ca. 5 h. Bei sehr distalem Verschluss (Digitalarterie) kann Klinik aber auch unspez. sein (Parästhesien führend).
  - **Cave:** bds. Symptome bei Leriche-Sy. mit Verschluss der Aorta abdominalis.
  - Lebensbedrohliche KO: Kreislaufversagen u. Schock, später Gangrän. Bei kompletter Ischämie über ca. 6–12 h kann nach Reperfusion eine Rhabdomyolyse mit metab. Azidose, Hyperkaliämie, Myoglobinurie u. ANV auftreten (Tourniquet-Sy.).
  - Lokalisation: Femoralisgabel > Unterschenkel/Fußarterien > A. poplitea > Aortenbifurkation > Armarterien.
- **pAVK** in Stadien III u. IV: Im Stadium III nach Fontaine kommt es zum Auftreten von Ruheschmerzen, die sich beim Absenken des Beins bessern. Kalte Extremität.

- **Venöse Durchblutungsstörungen:** Sowohl eine chron. venöse Stauung (z. B. bei postthrombotischem Sy.) als auch eine akute TVBT (▶ 4.8) kann Extremitätenschmerzen verursachen.
- **Phlegmasia coerulea dolens** (▶ 4.8.1): ebenfalls fehlende art. Pulse durch venösen Kompressionsdruck.
- **Akutes Aneurysma dissecans** (▶ 4.2): fehlende Pulse an beiden Beinen bzw. auch an den Armen.
- **Raynaud-Sy.** (v. a. Hände): durch Vasospasmen ausgelöste Ischämie meist der Fingerarterien (prim. Raynaud-Sy.), Dauer bis 30 min. Keine Nekrosen.

Nichtvaskuläre Ursachen

- **Degenerative Gelenkerkr.** (Arthrose): häufig nach ungewohnten Belastungen (z. B. neu verordneter KG) Aktivierung einer vorbestehenden Arthrose. Klin. Crepitatio u. schmerzhafte Bewegungseinschränkung, evtl. Rötung u. Schwellung des betroffenen Gelenks (▶ 11.4).
- **Traumata** (▶ 10.1).
- **Myo- o. Tendopathien:** Myopathien treten nach chron. Fehlbelastungen o. ungewohnten Anstrengungen auf u. führen zum Muskelhartspann. Tendopathien sind ebenfalls Folge chron. Überlastung. Häufig nächtliche Schmerzen z. B. beim Supraspinatus-Sy. (Periarthritis humeroscapularis) durch Liegen auf der Schulter. Außerdem Beschwerden bei bestimmten Bewegungen sowie Druck über den Sehnenansatzpunkten.
- **Ischialgien** (▶ 11.3): bei Bandscheibenprolaps Schmerzausstrahlung in die Extremitäten möglich. Begleitend bestehen Sensibilitätsstörungen u. Reflexausfälle.
- **Gichtanfall** (▶ 11.4.2): Akuter Anfall manifestiert sich typischerweise am Großzehen- o. Daumengrundgelenk, kann aber generell alle Gelenke betreffen.
- **Neurol. Ursachen:**
  - **PNP mit „Burning-Feet-Sy.“:** anfallsweise, meist nachts auftretendes „Brennen“ der Füße bei Polyneuropathie, z. B. bei Diab. mell.
  - **Restless-Legs-Sy.:** v. a. abends u. nachts auftretende quälende Missempfindungen in den Beinen. Viele Pat. beschreiben diese Missempfindungen auch als ziehende u. reißende Schmerzen im Ober- u. Unterschenkel. Kurzzeitige Linderung durch z. T. unwillkürliches Bewegen der Beine.
- **Wadenkrämpfe,** z. B. bei Mg^{2+}-Mangel.
- **Kompartmentsy.:** i. d. R. posttraumatisch (nach Frakturen) durch Ödem ausgelöste Mikrozirkulationsstörung innerhalb einer Faszienloge (Kompartiment), häufig im Unterschenkel. Lokale Anschwellung, Hautrötung, Schmerzen, Parästhesien, Bewegungseinschränkung. **Cave:** Periphere Pulse bleiben erhalten. Kann auch als Folge eines länger bestehenden art. Verschlusses auftreten.
- Weitere Ursachen für nichtvaskuläre akute Gelenkschwellungen ▶ 11.4.

4.9.2 Diagnostisches Vorgehen

Sofortige Diagnostik

Anamnese/Krankenakte

- Beginn u. Auslöser der Symptomatik, z. B. ungeschickte Bewegung, Trauma?
- Begleiterscheinungen: Bewegungseinschränkung, Gefühlsstörung, Kältegefühl?
- Vorerkr. durchsehen: pAVK bzw. Risikofaktoren für Arteriosklerose (Rauchen, Hypertonus, Fettstoffwechselstörung)?

4

- VHF, Vitien, Kunstklappen, Z. n. Herzinfarkt o. Endokarditis als Emboliequelle? Ausreichende Antikoagulation?
- Bek. venöse Durchblutungsstörungen o. degenerative Gelenkerkr.?

Körperliche Untersuchung

- **Inspektion** der Extremität: Blässe, Zyanose, Schwellung (evtl. Ausmessen, ▶ 4.8.2), Rötung, Gelenkschwellung.
- **Palpation:** Kälte, Überwärmung, periphere Pulse (vgl. Aufnahmebefund).
- **Auskultation:** Stenosegeräusche über den peripheren Arterien? Vitientypische Geräusche.
- **Messung des syst. Blutdrucks am Knöchel** bei nicht eindeutig tastbarem Puls; ggf. zusätzlich mit Taschendoppler (schnell u. einfach zu erlernen).
- **Neurol. Untersuchung:** seitengleiche Sensibilität, Reflexe, grobe Kraft?
- Aktive u. passive Gelenkbeweglichkeit.
- „Bandscheibenzeichen": Lasègue (▶ 15.2.1).

EKG VHF als mögliche kardiale Emboliequelle.

Labor BGA, BB, Quick, PTT vor Antikoagulation u. evtl. OP, Krea u. K^+. BSG und CRP bei V. a. entzündl. Ursache, D-Dimere bei V. a. Thrombose, Laktat, ggf. CK, GOT, GPT ggf. LDH, TSH.

Farbduplexsono/Sono Abdomen Bei V. a. akuten Arterienverschluss o. TVBT (Standarduntersuchung, ggf. Hintergrund anrufen).

Angiografie **(evtl., RS Hintergrund).** Nur bei inkompletter Ischämie. Wenn Anamnese, Klinik u. Sono-Befund eindeutig für eine Embolie u. kompletten Verschluss des Gefäßes sprechen → sofortige OP. In unklaren Fällen ist eine Angiografie indiziert. CT-Angio mit KM-Darstellung der Gefäße.

Elektive Diagnostik am nächsten Tag/nach erfolgter Therapie

- Suche nach Emboliequellen (TEE).
- Nach Ausschluss eines akuten art. Verschlusses weiterführende Diagn. Für nächsten Tag planen (Rö bei V. a. aktivierte Arthrose, orthopädische Vorstellung, neurol. Konsil).

4.9.3 Therapeutisches Vorgehen

Bei arteriellem Verschluss

- Chir. Dienst informieren, Pat. **nüchtern** lassen. Embolektomie mittels Fogarty-Ballonkatheter möglichst innerhalb der ersten 6 h (ggf. GC-Zuweisung).
- **i. v. Zugang** legen: 5.000–10.000 IE **Heparin** i. v.
- **Schockprophylaxe** (Volumengabe): z. B. 500 ml Ringer i. v.
- **Extremität tief lagern** (verbesserter Perfusionsdruck) u. in Watte verpacken (senkt Wärmeverlust).
- **Schmerzbekämpfung:** z. B. Pethidin 75–100 mg i. v. als Kurzinfusion o. Morphin 4–8 mg i. v.

! Keine i. m. Injektionen vor Antikoagulation o. Lyse.

- **Intensivüberwachung,** so rasch wie möglich Embolektomie.
- Sofern keine Embolektomie möglich: lokale Fibrinolyse (▶ 20.2.3; Hintergrund!).
- Im Anschluss immer High-Dose-Heparinisierung (▶ 20.2.1).

> Keine Vasodilatatoren (Steal-Effekt)!

Bei nichtarteriellem Verschluss

- **Schmerzen bei chron. pAVK:** Analgetika ▶ 1.3.2. Im Tagdienst Abklärung weiterer ther. Möglichkeiten (PTCA, Bypass-OP, durchblutungsfördernde Maßnahmen). Nimmt Pat. Thrombozytenaggregationshemmer?
- **Aktivierte Arthrose** (▶ 11.4): orthopädische Vorstellung, bei sicherer Diagnose amb. am nächsten Tag. Orale Schmerzther., z. B. mit Diclofenac (▶ 1.3.2).

4.10 ICD-Codes

Die wichtigsten ICD-Kodierungen für Diagnosen im Bereich Kardiologie u. Gefäßerkr.: ▶ Tab. 4.17.

Tab. 4.17 ICD-Codes: Herz- und Kreislauferkrankungen

Krankheitsbild	ICD-Code
Krankheiten der Arterien, Arteriolen u. Kapillaren	
Atherosklerose der Extremitätenarterien	I70.2
Becken-Bein-Typ, Stadien nach Fontaine	I70.20 (Stadium I) I70.21 (Stadium IIa) I70.22 (Stadium IIb) I70.23 (Stadium III) I70.24 (Stadium IV) I70.25 (Stadium IV mit Gangrän)
Arterielle Embolie u. Thrombose	I74.-
Embolie u. Thrombose der Extremitätenarterien, nicht näher bezeichnet inkl. periphere arterielle Embolie	I74.4
Koronare Herzerkrankung	
Atherosklerotische Herzkrankheit	I25.1- I25.10 ohne hämodynamisch wirksame Stenosen I25.11 Ein-Gefäß-Erkrankung I25.12 Zwei-Gefäß-Erkrankung I25.13 Drei-Gefäß-Erkrankung
Chron. ischämische Herzkrankheit, nicht näher bezeichnet	I25.9
Angina pectoris, nicht näher bezeichnet Instabile Angina pectoris	I20.9 I20.0
Akuter transmuraler Myokardinfarkt	I21.- I21.0 (Vorderwand) I21.1 (Hinterwand) I21.2 (sonstige Lokalisation inkl. Lateral-/Seitenwand etc.)
Akuter subendokardialer Myokardinfarkt inkl. NSTEMI	I21.4
Akuter Myokardinfarkt, nicht näher bezeichnet	I21.9
Alter Myokardinfarkt, nicht näher bezeichnet	I25.19

Tab. 4.17 ICD-Codes: Herz- und Kreislauferkrankungen *(Forts.)*

Krankheitsbild	ICD-Code
Kardiomyopathie (CM)	
Kardiomyopathie	I25.5 (ischämisch) I42.0 (dilatative CM) I42.1 (hypertroph obstruktive CM) I42.2 (hypertroph nichtobstruktive CM) I42.6 (alkoholische CM) I42.80 (arrhythmogene rechtsventrikuläre CM)
Vitien	
Aortenklappeninsuffizienz	I35.1
Aortenklappenstenose	I35.0
Mitralklappeninsuffizienz	I34.0
Mitralklappenstenose	I34.2
Trikuspidalklappeninsuffizienz	I36.1
Trikuspidalklappenstenose	I36.0
Sonstiges	
Akute Perikarditis, nicht näher bezeichnet	I30.8
Akute Myokarditis, nicht näher bezeichnet	I40.9
Herzrhythmusstörungen	
AV-Block	I44.0 (AV-Block I°) I44.1 (AV-Block II°) I44.2 (AV-Block III°)
Präexzitationssyndrom	I45.6
Kardiale Erregungsleitungsstörung, nicht näher bezeichnet	I45.9
Krankheiten der Venen, Lymphgefäße und Lymphknoten, anderenorts nicht klassifiziert	
Thrombose, Phlebitis u. Thrombophlebitis der unteren Extremitäten, nicht näher bezeichnet	I80.3
Lungenembolie mit Angabe eines akuten Cor pulmonale	I26.0
Lungenembolie ohne Angabe eines akuten Cor pulmonale	I26.9

5 Lunge

Kathrin Starke

5.1 Notfalltabelle und Checkliste

Pulmol. Notfälle: ▶ Tab. 5.1.

Tab. 5.1 Pulmologische Notfälle

Diagnose	Maßnahmen	Medikament/Therapie
Fulminante Lungenembolie	• O_2-Gabe • Echokardiografie, ggf. CT Thorax • ITS-Aufnahme • Labor: inkl. D-Dimer, BNP, Trop.	• Heparin 5–10.000 IE • Dosierung Alteplase bei LE: 10 mg i.v. als Bolus, danach 90 mg i.v. über 2 h (alternativ: 100 mg/2 h o. akzeleriert 0,6 mg/kg KG über 15 min)
Pneumothorax	• O_2-Gabe • Rö Thorax	Bei größerer Luftmenge: Anlage einer kleinlumigen Thoraxdrainage, z. B. Ch. 14–16 Sog (–5 bis –10, ggf. bis zu –20 cmH_2O) • → bei apikalem Pneu in Monaldi-Position, 2 ICR MCL • → bei Mantelpneumothorax in Bülau-Position, 5.–7. ICR in der mittleren Axillarlinie (▶ 2.2.6) Analgesie zur Anlage u. solange die Drainage liegt
Spannungs-pneumothorax	• Rö-Thorax- o. Sono-Kontrolle • O_2-Gabe	• Nadeldekompression 2.–3. ICR medioklavikulär • Anschließend Anlage einer kleinlumigen Thoraxdrainage
Exazerbierte COPD	• Vorsichtige O_2-Gabe • BGA (O_2-Therapie bei respir. Insuff. Typ 1 (hypoxämisch): Ziel $SO_2 > 90\,\%$, pO_2 60 mmHg) • Ggf. ITS • BGA: pH < 7,35, pO_2 < 50 mmHg, CO_2 > 50 mmHg → NIV-Einleitung • Labor: inkl. D-Dimer, ggf. PCT	• Kurz wirksame β_2-Mimetika: 100–200 µg, ggf. steigern • Anticholinergika 250–500 µg • Terbutalinsulfat ½ Amp. s. c. bei Bedarf • Prednisolon-Äquivalent 40 mg/d p. o., initial 50 mg i. v. • Ggf. 40 mg Furosemid i. v. bei Rechtsherzbelastung • Theophyllin sehr zurückhaltend, nur in Ausnahmefällen • Morphin 5 mg i. v., ggf. zusätzlich s. c. (ggf. Promethazin 15 Tr. bei Bedarf) (1 mg = 1 Tr.)
Akuter Asthmaanfall- Kurzatmig, normales Sprechen nicht möglich • > 25 Atemzüge/min • Puls > 110/min • Peak-Flow: PEF < 50 % vom Sollwert	• O_2-Gabe • Rasch wirksames β_2-Sympathomimetikum • 2–4 Hübe alle 10 min, ggf. nach 10–15 min wdh. • Anticholinergikum inhalieren (2–4 Hübe Ipratropium) • Inhalation: vernebeltes Salbutamol 2,5 mg (entspr. 2,5 ml); Dosis kann verdoppelt werden • Ipratropiumbromid 0,5 mg • Atemerleichternde Lagerung	**Schwerer Anfall** • β_2-Sympathomimetikum i. v. (0,25–0,5 mg Terbutalin s. c. oder Reproterol 0,09 mg i. v.) • 50–100 mg Prednisolon i. v. • Magnesium 2 g i. v. • Morphin 5 mg i. v., ggf. zusätzlich s. c. **Lebensbedrohlicher Anfall:** zusätzlich ggf. Suprarenin inhalativ

Checkliste

First Impression AZ des Pat.? Pat. wach, ansprechbar? Dyspnoe, Atemhilfsmuskulatur, drohende Erschöpfung? Vitalparameter: RR, Puls, O_2-Sättigung. Af, Fieber?

Anamnese
- Beginn, Auslöser der Luftnot, Husten, Schmerzen, Angst? Beschwerden dem Pat. bekannt? Vorerkr., Bettlägerigkeit, Z. n. OP, TBVT als Risiko für eine LE?
- Relevante Vorbefunde (z. B. Rö Thorax, BGA, EKG), Allergien, Berufsanamnese.
- **Medikamentenanamnese:** Medikamente (z. B. Betablocker) Morphin-, Buprenorphin- o. Fentanylpflaster (Schmerz- o. Tumorpat.? Überdosierung?).
- **Reiseanamnese:** Ort u. Zeitpunkt.

Klinische Untersuchung
- **Bewusstseinslage:** Somnolenz/Verlangsamung (Zeichen einer schweren respir. Störung). Koma: z. B. bei kardiogenem Schock, Herzstillstand; Intoxikation, Agitiertheit: z. B. bei Hyperventilationstetanie.
- **Hautkolorit:** Blässe: Anämie. Zyanose: peripher (z. B. Linksherzinsuff.), zentral (Atemwegsobstruktion mit zentraler Atemantriebsstörung o. bei Polyglobulie).
- **Körperhaltung:** aufrecht sitzend, meist mit beiden Armen abgestützt, flach liegend: bei akuter Rechtsherzdekompensation, Schonhaltung: Pleuritis, muskuloskelettale Schmerzen, akutes Abdomen.
- **Hals:** erhöhter jugularvenöser Puls bei oberer Einflussstauung.
- **Mundhöhle:** Fremdkörper, z. B. bei Aspiration, Schleim.
- **Ödeme:** Beinödeme: symmetrisch: Herzinsuff., einseitig: evtl. mit vermehrter Venenzeichnung u. Wadendruckschmerz bei TBVT, Anasarka (präsakrale Ödeme): v. a. durch Herzinsuff. bei bettlägerigen Pat.
- **Herz:** Hf, Rhythmus (regelmäßig, unregelmäßig, RR an bd. Armen Geräusch (Vitien).
- **Lunge:** Af, Atemtiefe, *Perkussion:* Klopfschall, *Auskultation:* RG: ohrnah/ohrfern, *Atemgeräusch:* abgeschwächt, exspir. Giemen, Brummen, inspir. Stridor, *Stimmfrenitus* („99") o. *Bronchophonie* („66"): einseitig verstärkt bei Infiltration.

Weiterführende sofortige Diagnostik
- **EKG:** 12-Kanal-EKG, Rhythmusstreifen (25 mm/s) HRST? Ischämiezeichen? Infarkt? LE?
- **Labor:** Basis: BB, CK, CK-MB, GOT, E'lyte, Glukose, Quick, aPTT, CRP? LDH. Ergänzend: Trop. bei V. a. kardiale Ischämie; D-Dimere bei V. a. Thrombose o. LE.
- **Art. BGA:** Objektivierung der Dyspnoe (ITS-Ind.?), Azidose? Hyperkapnie? Verlaufsbeurteilung (Ther.-Erfolg? Intubation?).
- **Rö Thorax:** meist erst Stabilisierung o. ITS-Verlegung. Herzgröße, Stauungszeichen? Infiltrat? Erguss? Atelektase? Überblähung? Pneumothorax?

Sonstige Diagnostik
- **Sono:** Pleuraerguss? Pneu?
- **Echokardiografie:** Akutes/chron. Cor pulmonale (LE)? LV-Funktionsstörung (EF)? Perikarderguss, -tamponade; Vitium? Aortendissektion?
- **Spiral-CT Thorax mit KM:** bei V. a. hämodynamisch relevante LE, abklärungsbedürftiger Rö-Thorax-Befund, HR-CT (1-mm-Schichten ohne KM bei V. a. interstitielle Lungenerkr.).
- **Lungenfunktionstest:** Bodyplethysmografie, Diffusionsmessung bei V. a. obstruktive, restriktive o. komb. Ventilationsstörung. Bei V. a. Asthma bronchiale o. asthmatische Komponente: Body mit Reversibilitätstestung u. Provokationstest im kortikosteroidfreien Intervall.

5.2 Dyspnoe (Luftnot)

5.2.1 Differenzialdiagnose akute Dyspnoe

Subjektiv unangenehme Wahrnehmung des Atmens, die sich aus qualitativen Empfindungen von unterschiedlicher Intensität zusammensetzt (Lufthunger, vermehrte Atemarbeit, Engegefühl, Angst, Depression).

Häufiges Nachtdienstproblem mit vielfältiger Genese. Neben harmlosen Ursachen ist die Dyspnoe jedoch i. d. R. Ausdruck einer schweren Funktionsstörung von Lunge o. Herz.

Häufige Differenzialdiagnosen

Akute Linksherzdekompensation/Lungenödem

▶ 4.7.

Klinik

- Orthopnoe, Husten, evtl. schaumiger Auswurf, periphere Zyanose, Tachykardie, Panik, Angst.
- Auskultation: feuchte, eher feinblasige RGs, evtl. „Distanzrasseln", evtl. Giemen („Asthma cardiale").

Differenzialdiagnose ▶ 4.7.1.

5

Akute Atemwegsobstruktion, COPD-Exazerbation, akuter Asthmaanfall

▶ 5.2.2, ▶ 5.2.3.

Klinik

- Atemwege: Husten, Auswurf (gelbgrün bei Infektexazerbation). Auskultatorisches Giemen u. Brummen, verlängertes Exspirium. Evtl. Zeichen des Lungenemphysems (hypersonorer Klopfschall, Fassthorax). Bei massiver Atemwegsobstruktion evtl. abgeschwächtes Atemgeräusch („silent lung": Warnzeichen!).
- Einsatz der Atemhilfsmuskulatur: Kutschersitz, Lippenbremse.
- Unruhe.
- Tachykardie infolge von Obstruktion u. evtl. bereits eingenommener Medikamente (β_2-Sympathomimetika).
- Erst bei progredienter Erschöpfung: Zyanose, Somnolenz.

Differenzialdiagnosen Asthma bronchiale, COPD.

Lungenembolie (LE)

▶ 5.2.2, ▶ 5.2.3.

Klinik

- Akute Dyspnoe, meist nach längerer Bettruhe o. nach OP. Angst, Panik.
- Evtl. akute, atemabhängige thorakale (pleuritische) Schmerzen, Giemen.
- **Bei schwerer LE:** RR-Abfall, Tachykardie u. Schock. Seltener Hämoptysen (v. a. bei Lungeninfarkt). Evtl. Zeichen der akuten Rechtsherzinsuff., z. B. obere (erhöhter jugularvenöser Puls) o. untere Einflussstauung (druckschmerzhafte Hepatomegalie).

> Kleine LE sind sehr häufig u. werden meist übersehen. An die Möglichkeit denken, gerade auch bei Pat. mit schwergradiger COPD u. eingeschränkter Mobilität! Rezid. LE sind eine der häufigsten Ursachen für die Entwicklung eines Cor pulmonale.

Pneumonie

▶ 5.5.

Klinik

- Fieber (fehlt oft bei älteren Pat.), Tachypnoe (> 25 Atemzüge/min), Husten, evtl. Auswurf.
- Bei begleitender Pleuritis atemabhängige Schmerzen.
- Auskultatorisch klingende (ohrnahe) RGs.
- Zeichen der akuten Linksherzinsuff. bei gleichzeitig bestehender Herzinsuff.
- Atemwegsobstruktion bei vorbestehender COPD o. Asthma bronchiale.

Akute Exazerbation einer interstitiellen Lungenerkrankung

Anamnese Atemnot, v. a. unter Belastung, trockener Reizhusten, zunehmend, Sprechdyspnoe.

Klinik Tachypnoe, basales Knisterrasseln bds. (Sklerosiphonie), Hypoxämie bis zur Lippenzyanose, oft Rechtsherzdekompensation mit Beinödemen.

Labor LDH ↑ (beim Schub einer IPF), infektbedingter Schub: Leukozytose, CRP u. PCT-Anstieg.

Rö Thorax Zunahme der interstitiellen Zeichnung bds., infektbedingt Infiltrate o. Atelektasen; CT: Milchglastrübung zunehmend.

Histologie Akuter o. organischer Alveolarschaden („diffuse alveolar damage", DAD) o. – weniger häufig – organisierende Pneumonie.

Therapie Nach Ausschluss einer alternativen Diagn. wie LE, Pneumothorax, Herzinsuff.:

- Hoch dosierte Kortikosteroide (Pulstherapie o. mind. 1 mg/kg KG), Breitspektrumantibiotika, vorsichtige Volumenther., Sauerstoffther. (High-Flow) o. NIV; insgesamt fehlende Evidenz, aber hohe Letalität!! 85 % in 3–13 d bei Intensivpflichtigkeit.
- Invasive Beatmung eher zurückhaltend, nur als Brücke zur Transplantation.

Hyperventilationssyndrom

Ursachen Akute emotionale Belastung, psychische Dekompensation.

Klinik Tachypnoe, Panik, Erregung, periorale Kribbelparästhesien, Schwindel, Sehstörungen, Kopfschmerzen, Pfötchenstellung der Hände, Muskelkrämpfe.

Therapie Beruhigen. In Plastikbeutel zurückatmen lassen.

Seltenere Differenzialdiagnosen

Päd. Notfälle: ▶ 13.8.4.

Atelektase

Klinik

- Husten, evtl. mit Auswurf.
- Klopfschalldämpfung mit fehlendem Atemgeräusch.

5

- Dyspnoe gewöhnlich nur bei akuter Atelektase eines Lungenflügels, seltener bei Atelektase eines Lungenlappens.
- Inspir./exspir. Stridor bei Fremdkörper, z. B. Zahnkrone, Prothesen, Murmeln, Fremdkörperdislokation (Stent, Ventil).

Differenzialdiagnosen Pneumonie (▶ 5.5), zentrales Bronchial-Ca, Fremdkörperaspiration (▶ 3.14).

Pneumothorax

▶ 5.5.2, ▶ 5.2.3, Rö: ▶ Abb. 21.8.

Klinik
- Akut einsetzende Dyspnoe mit Angst, trockenem Husten, atemabhängigem Thoraxschmerz.
- Auskultatorisch fehlendes Atemgeräusch bei hypersonorem Klopfschall.
- Bei Spannungspneumothorax progrediente Verschlechterung mit oberer Einflussstauung durch Mediastinalverlagerung. Ggf. Schock.

Risikofaktoren Jgl. mit asthenischem Körperbau, Raucher mit bullösem Emphysem, nach stattgehabter Pleurapunktion, ZVK-/Sheldon-/SM-/Defi-Anlage o. Thoraxtrauma, -OP, bei Pneumonie, unter Beatmung. Selten: Pat. mit Lymphangioleiomyomatose (LAM) Pat. mit Marfan-Sy.

Pleuraerguss

Klinik Zunehmende Belastungsdyspnoe, Orthopnoe, Husten, Zyanose, abgeschwächtes Atemgeräusch über dem Erguss, Klopfschalldämpfung. Rö: ▶ Abb. 21.11.

Differenzialdiagnosen
- Herzinsuff., Trauma.
- **Einseitig:** Trauma, maligner Erguss, Pneumonie, Chylothorax, iatrogen nach Punktion, Tbc, Empyem, LE, rheumatische Erkr.

Therapie Sofortige Punktion (▶ 2.2.6) bei sympt. Erguss.

Rippenserienfraktur

Klinik Atemabhängige Schmerzen, bei Druck Krepitation der verschieblichen Rippenfragmente. Evtl. Zeichen des Pneumothorax o. Hautemphysems (Knistern bei Palpation).

Therapie Analgetika. Bei Hämatothorax Punktion, ggf. Pleuradrainage (▶ 2.2.6).

Fremdkörperaspiration, Schleimverlegung

Klinik
- Plötzlich einsetzende Dyspnoe, trockener Husten, inspir. u./o. exspir. Stridor.
- Evtl. thorakale Schmerzen, Zyanose (Warnsignal).
- Evtl. Zeichen der Atelektase.

Akute Bronchitis

Klinik Husten, Fieber, Auswurf, auskultatorisch Brummen.

Differenzialdiagnosen Überwiegend viral, bakt. Infekte.

Therapie
- Antibiotische Ther. bei pulmonalem bakt. Infekt o. Aspiration von Magensaft.
- Virale Genese → sympt. Ther.: Antipyretika, Analgetika, ggf. SABA („short acting beta agonists").
- Inhalation.

- Antitussiva z. N. bei quälendem Reizhusten.
- Kurzzeitig inhalatives Glukokortikoid nur bei hyperreagiblem Bronchialsystem infolge des Infekts für ca. 6 Wo., dann absetzen.

Primäre pulmonale Hypertonie (selten!!)

Klinik

- Akute Dyspnoe, Zyanose.
- Pulmonale Dekompensation, meist bei gleichzeitigem Inf. o. in fortgeschrittenem Stadium.

Therapie

- O_2 2–6 l/min.
- Pulmonalen Inf. antibiotisch therapieren: akute Bronchitis → Makrolide, Aminopenicilline plus Betalaktamase-Inhibitor (Amoxicillin plus Clavulansäure o. Ampicillin plus Sulbactam). Reservemittel: Fluorchinolone IV (▶ 20.1.2). Pneumonie: ▶ 20.1.3.
- Ther. der Herzinsuff. bei akuter Dekompensation (▶ 4.7).
- Spez. medikamentöse Ther.: inhalativ Iloprost; s. c. Treprostinil (Ansprechrate geringer). Oral Bosentan, Sildenafil.

Weiterführende Diagnostik Echokardiografie, Rechtsherzkatheter.

Restriktive Lungenerkrankungen

Ursachen Silikose, Asbestose, Sarkoidose, Tbc; exogen allergische Alveolitis, Lungenfibrose, Z. n. Lungen-OP; pulmonale Mitbeteiligung bei rheumatischen Erkr.

Klinik Progrediente Belastungsdyspnoe, Knistern (Sklerosiphonie) = „velcro crackles", v. a. basolateral.

Therapie

- O_2 2–6 l/min.
- Infektexazerbation antibiotisch therapieren: akute Bronchitis → Makrolide, Aminopenicilline plus Betalaktamase-Inhibitor (Amoxicillin plus Clavulansäure o. Ampicillin plus Sulbactam). Reservemittel: Fluorchinolone IV (▶ 20.1.2). Pneumonie: ▶ 20.1.3.
- Obstruktion: antiobstruktive Ther.

Weiterführende Diagnostik (am nächsten Tag) Lungenfunktion, Diffusion, BGA, 6-min-Gehtest, präzipitierende IgG-AK (Alveolitis), -IgE, ANA, ANCA, ACE, RF, anti-CCP, Arbeitsplatz-/Berufs-/Hobbyanamnese (Taubenhalter etc.).

Laryngospasmus

▶ 17.6.

Ursachen V. a. Larynxreizung, z. B. nach Intubation, Bronchoskopie, „vocal cord dysfunction".

Klinik Inspir. Stridor u. Erstickungsgefühl/Angst!!

Quincke-Ödem

Ursachen Allergisches Angioödem; ACE-Hemmer (0,2 % der Pat.), hereditäres Angioödem bei C1-Esteraseinhibitor-Mangel.

Klinik Schwellung von Glottis, Zunge u. Gesicht mit inspir. Stridor u. Hustenreiz. Oft andere Zeichen der anaphylaktischen Reaktion, z. B. Urtikaria, Juckreiz.

Therapie
- Bei allergischer Glottisschwellung: Prednison 250–1.000 mg i. v., Antihistaminika.
- Bei C_1-Esteraseinhibitor-Mangel ggf. 500–1.000 IE C1-Esterase-Inhibitor (Berinert). Alternativ Icatibant 30 mg s. c.

Tracheomalazie, Trachealstenose

Klinik Inspir. Stridor.

Differenzialdiagnosen Retrosternale Struma, Langzeitintubation/-beatmung, Tumor, Systemerkr. (Granulomatose mit Polyangiitis), rezid. Polychondritis, fibrosierende Mediastinalveränderungen (M. Ormond, IgG4-assoziierte sklerosierende Atemwegserkr.).

Therapie Intubation (▶ 2.6.5), Notfalltracheotomie (▶ 2.6.7), invasive o. nichtinvasive Beatmung, immunsuppressive Ther.).

Intoxikation

▶ 3.8.

Ursachen Durch Medikamente o. Stoffe verursachte metab. Azidose, Met-Hb-Bildner (z. B. Anilin, CO), Zyanide.

Klinik Luftnot, evtl. Kußmaul-Atmung.

Neurogene oder muskuläre Erkrankung

▶ 15.

Klinik Hyperventilation, Luftnot mit Erstickungsangst bei flacher Atmung.

Differenzialdiagnosen Erhöhter Hirndruck, Muskelerkr. (Muskeldystrophie Duchenne), Neuropathien (Guillain-Barré-Sy.), Motoneuronerkr. (ALS), Endplattenerkr. (Myasthenie).

Hepatopulmonales Syndrom/Intrapulmonale Shunts

Klinik Zunahme der Luftnot im Stehen (Platypnoe), Abfall der O_2-Sättigung im Stehen.

5.2.2 Diagnostisches Vorgehen

Checkliste: ▶ 5.1.

5.2.3 Therapeutisches Vorgehen

Allgemeine Sofortmaßnahmen

- Pat. (u. sich selbst) beruhigen.
- Lagerung mit erhöhtem Oberkörper, O_2-Gabe über Nasensonde 2–4 l/min.
- **Cave:** CO_2-Retention bei vorbek. respir. Insuff. Typ 2 (ventilatorische Insuff.). bei RR-Entgleisung z. B. 2 Hübe Nitro.
- Bei bek. Asthma bronchiale o. COPD 2 Hübe eines inhalativen β_2-Sympathomimetikums o. über Verneblermaske inhalieren lassen.

Lungenembolie (LE)

Einteilung nach hämodynamischem Status

Zunächst Pat. nach **hämodynamischem Status** in 2 Risikoklassen einteilen. Weiteres Vorgehen nach unterschiedlichen risikoadaptierten Algorithmen:

Tab. 5.2 Wells-Score

Kriterium	Punkte
Prädisponierende Faktoren	
Frühere TVT oder LE	+ 1,5
Frische OP oder Immobilisation	+ 1,5
Krebserkrankung	+ 1
Symptome	
Hämoptyse	+ 1
Klinische Zeichen	
Herzfrequenz > 100 Schläge/min	+ 1,5
Klinische Zeichen einer TVT	+ 3
Klinische Einschätzung	
Alternative Diagnose ist unwahrscheinlicher als LE	+ 3
Klinische Wahrscheinlichkeit	
Niedrig	0–1
Mittel	2–6
Hoch	≥ 7

- V. a. Hochrisiko-LE: bei hämodynamischer Instabilität (kardiogener Schock, anhaltende Hypotonie RR_{syst} < 90 mmHg).
- V. a. Nicht-Hochrisiko-LE.

Hochrisiko-LE

- Sofortiges Spiral-CT des Thorax. Falls CT nicht möglich, Notfall-Echokardiografie → bei LE-Nachweis im CT o. indir. LE-Zeichen in der Echokardiografie (re-ventrikuläre Dysfunktion) → **Thrombolyse.**

Nicht-Hochrisiko-LE

- Abschätzung der **klin. Wahrscheinlichkeit** einer TVT/LE mittels Wells-Score (▶ Tab. 5.2).
- Bei geringer/mittlerer Wahrscheinlichkeit: Bestimmung D-Dimer → wenn neg. → LE ausgeschlossen.
- Bei pos. D-Dimer o. hoher Wahrscheinlichkeit: Spiral-CT des Thorax → bei LE-Nachweis → **Antikoagulation.**
- Abhängig vom Schweregrad ist über die Art der Therapie u. die stat. Versorgung (Intensiv- vs. Normalstation) o. gar eine amb. Behandlung zu entscheiden (s. u.).

Schweregrade ▶ Tab. 5.3.

Eine alternative Schwergradeinteilung ist die der European Society of Cardiology (ESC) von 2008. Sie klassifiziert die LE anhand ihrer Frühsterblichkeit (▶ Tab. 5.4).

Therapie der Lungenembolie

- Meist Verlegung auf ITS.
- Bettruhe, Oberkörperhochlagerung.
- **O_2-Gabe,** z. B. 2–8 l/min über Nasensonde, die bei durch den Mund atmenden Pat. im Mund platziert werden sollte (bei hohem O_2-Fluss O_2-Maske, Hudson-Maske).

Tab. 5.3 Einteilung und Schweregrade der Lungenembolie				
	Grad I	**Grad II**	**Grad III**	**Grad IV**
Klinik	hämodyn. stabil ohne RV-Dysfunktion	hämodyn. stabil mit RV-Dysfunktion	Schock, RR_{syst} < 100 mmHg, Puls > 100/min	Reanimationspflicht
PA-Mitteldruck	normal < 20 mmHg	meistens normal	25–30 mmHg	> 30 mmHg
PaO_2	> 75 mmHg	evtl. ↓	< 70 mmHg	< 60 mmHg
Gefäßobliteration	periphere Äste	Segmentarterien	ein PA-Ast o. mehrere Lappenarterien	ein PA-Ast u. mehrere Lappenarterien (PA-Stamm)
Letalität	gering	< 25 %	> 25 %	> 50 %

Tab. 5.4 Einteilung der Lungenembolie nach der Frühsterblichkeit			
	niedrig (< 1 %)	**mittel (3–15 %)**	**hoch (> 15 %)**
Schock o. Hypotonie	nein	nein	ja (→ Therapie)
RV-Dysfunktion	nein	nein/ja*	möglich
Trop. ↑	nein	nein/ja*	möglich
Therapie	frühe Entlassung	stat. Ther.	Thrombolyse o. Embolektomie

* mind. eines der beiden Kriterien

5

- **Antikoagulation** (High-Dose-Heparinisierung, ▶ 20.2.1):
  - NMH: Tinzoparin o. Enoxaparin gewichtsadaptiert (▶ Tab. 20.10).
  - Heparin-Bolus von 5.000–10.000 IE, danach ca. 1.000 IE/h über Perfusor (s. innere Umschlagseite hinten, ▶ Tab. 20.9). Ziel: Verlängerung der PTT auf das 1,5- bis 2-Fache. High-Dose-Heparinisierung schon bei begründetem V. a. LE.
  - Frühzeitiger Beginn (D)OAK nach RS Hintergrund.
- **Analgesie** bei starker Agitiertheit u. Schmerzen: z. B. Morphium 1 Amp. = 10 mg/10 ml NaCl 0,9 % fraktioniert i. v.
- Sedierung, z. B. Diazepam 3–5 mg i. v.
- **Lysetherapie** (▶ 20.2.3):
  - Ind.: Entscheidung zur Lysether. stets mit Hintergrund absprechen.
  - Dosierung Alteplase bei LE: 10 mg i. v. als Bolus, danach 90 mg i. v. über 2 h.
  - Durchführung (▶ 20.2.3) mit entsprechender Heparin-Begleitther. (▶ 20.2.1).
  - ! Lysether. bei massiver LE erfolgt immer aus vitaler Ind.: Deshalb die absoluten KI relativieren (▶ 20.2.3)!
- **Alternative zur Lysether.:** intravasale Thrombektomie; bei im Haus o. in der Nähe vorhandener Kardiochirurgie: Notfallembolektomie nach Trendelenburg.
- Bei **Hypotonie** Noradrenalin-Perfusor mit 5 mg/50 ml → 1–25 ml/h (1. Wahl), bei niedrigem HZV Dobutamin-Perfusor mit 250 mg/50 ml → 6–12 ml/h.
- Bei **schwerem Schock** Adrenalin-Perfusor (▶ 3.3).
- Bei **respir. Insuff.** (pO_2 < 50 mmHg) Intubation u. Beatmung (▶ 2.6).
- Bei **Kreislaufstillstand:** lang anhaltende Reanimation (60–90 min) u. Lysether.

Akute Atemwegsobstruktion

O_2-Gabe

- Bei wachem Pat. O_2 über Nasensonde, nach Pulsoxymetrie o. BGA, Zielsättigung 90–92 % bei bek. COPD; bei gesichert bek. Asthma bronchiale hohe Sauerstoffgaben möglich, da Gefahr der Hyperkapnie erst zum Zeitpunkt der Erschöpfung besteht.

! **Cave:** Bei vorbestehender chron. Hyperkapnie besteht Gefahr der CO_2-Retention mit „CO_2-Narkose" unter O_2-Ther. mit Somnolenz bis zum Koma → BGA-Kontrollen.

> Bei Pat. mit chron.-obstruktiver Bronchitis u. bereits vorbestehender Hyperkapnie ist die Gefahr einer „CO_2-Narkose" unter O_2-Gabe sehr viel höher als bei Pat. mit Asthma bronchiale, bei denen es fast nie zur Eintrübung unter O_2 kommt. Deswegen im Status asthmaticus O_2 großzügig dosieren: zunächst wichtigstes Medikament zur Beruhigung des Pat.! Bei vorbek. Hyperkapnie max. 2 l O_2/min.

Hoch dosierte antiobstruktive Therapie

- **Glukokortikoidstoß:** 50–100 mg Prednison i. v. oder oral initial, dann 40 mg p. o. 1 ×/d über insgesamt 5 d, dann absetzen (COPD) o. auf vorbestehende Dosis reduzieren.
- **Inhalative Bronchodilatatoren:**
  - Bspw. ein β_2-Sympathomimetikum (Salbutamol-Inhalationslsg.; Erw. 10 Tr./3 ml NaCl 0,9 %, Kinder 3 Tr./3 ml NaCl 0,9 %) über Verneblermaske o. gleichzeitig komb. mit z. B. Ipratropiumbromid 2–4 Hübe (Erw. max. 20, Kinder < 12 J. max. 4–5 Hübe) zur verdünnten Salbutamol-Lsg.
  - Alternativ: bis zu 20 Hübe eines β_2-Sympathomimetikums als Dosieraerosol. Mit 5 Hüben beginnen, danach 2 Hübe alle 5 min. **Cave:** bei akuter Exazerbation kaum wirklich richtig inhalierbar für die Pat.
  - Da die inhalative Ther. oft nicht ausreicht, zusätzlich systemische Bronchodilatatoren: 1 bis max. 5 Amp. Reproterol, verdünnt auf 100 ml NaCl 0,9 % langsam i. v. oder alternativ Terbutalin 0,5–1 Amp. s. c.
- **Nur im absoluten Ausnahmefall bei Nichtansprechen auf die zuvor genannten Maßnahmen: Theophyllin** 1 Amp. mit 200 mg/250 ml NaCl 0,9 % (max. Dosis für nicht vorbehandelte Pat. 5 mg/kg KG) als Kurzinfusion zur Aufsättigung über 5–10 min, danach ca. 1 mg/kg KG/h über Perfusor (z. B. 720 mg auf 50 ml NaCl 0,9 %, mit 2–6 ml/h). Nach 12 h Dosisreduktion auf 0,8 mg/kg KG/h. Bei Vorbehandlung mit Theophyllin Aufsättigungsdosis halbieren. Am nächsten Morgen Blutspiegelkontrolle: 1 mg/kg KG Theophyllin erhöht den Blutspiegel um ca. 2 mg/l.
- **Aufgrund der kardialen NW (höhergradige HRST) sollte – außer in der o. g. Ausnahmesituation – auf Theophyllin verzichtet werden!!**
- **Morphin 5 mg s. c. bei Angst/Panik, ggf. auch Lorazepam 0,5 mg (s. l.).**

> **Tachykardie**
> - Meist Ausdruck des erhöhten Sympathikotonus. Durch verdünnte u. langsame Gabe der Sympathomimetika kommt es i. d. R. zu keiner Verschlechterung der Tachykardie.
> - Verapamil o. Digoxin kann bei pulmonaler Hypertonie tödlich sein! Die Tachykardie ist i. d. R. sek. u. limitiert sich von selbst mit Besserung der Obstruktion.

Sedierung

- Nur bei Panikattacken o. starker Agitiertheit u. unter kontinuierlicher Überwachung: z. B. Promethazin 15 Tr. p. o., alternativ 5–10 mg Morphin langsam fraktioniert i. v. oder s. c.
- Bei nicht beherrschbarer Panik 1–5 mg Lorazepam (p. o., s. l.) (Antagonisierung mit Flumazenil).

> Nicht die Geduld verlieren! Medikamente benötigen eine gewisse Zeit bis zum Wirkungseintritt. Zu viel auf einmal schadet mehr, als es nützt, v. a. die zu starke Sedierung ist die häufigste Todesursache!

Ausreichende Flüssigkeitszufuhr (oral oder i. v.) 100–200 ml/h, bis zu 4 l/d. **Cave:** Herzinsuff.

Antibiotische Therapie Bei V. a. Infektexazerbation (purulentes Sputum). Ursache häufig Pneumokokken, *Haemophilus influenzae*, Streptokokken; bei nosokomialem Inf. (auch Pat. aus Pflegeheimen) o. langfristiger Steroidvormedikation vermehrt gramneg. Keime ▶ 20.1.

> **Antibiotika bei exazerbierter COPD**
> ▶ 20.1.3. Antibiotika-Erstgabe bei bek. schwergradiger COPD (Stadium IV nach GOLD o. Grad D) möglichst noch in der Notaufnahme, sonst direkt auf der Station (▶ 5.4).

K^+-Substitution Bei Hypokaliämie, meist infolge der antiobstruktiven Medikation. K^+-Substitution mit KCl oral o. 1 Amp. KCl 20 mval/500 ml NaCl 0,9 % o. Ringer-Lsg. i. v.

Beatmung Bei Verschlechterung der Bewusstseinslage o. progredienter körperl. Erschöpfung NIV mit Nasen-Mund-Maske (▶ 2.6.4), sonst Intubation (▶ 2.6.5) u. Beatmung (▶ 2.6.8).

> Anfall nicht unterschätzen, häufig Rebound!

Pneumothorax

Zunächst abschätzen, ob ein Spannungspneumothorax (progrediente Symptomatik, zunehmende obere Einflussstauung, Kreislaufschock durch Mediastinalverlagerung) vorliegt, der ein sofortiges Handeln erfordert, o. ein Pneumothorax ohne Spannungssymptomatik.

> Bei beatmeten Pat. mit plötzlicher, sonst nicht erklärbarer Verschlechterung der Beatmungs- u. Kreislaufparameter daran denken!

Pneumothorax ohne Spannungssymptomatik

> Bei V. a. Pneumothorax **Verlegung auf die ITS.**

Diagnostik

- Rö Thorax (▶ Abb. 21.8).
- Sono Thorax.
- Bei beatmeten Pat. o. großen Emphysemblasen CT Thorax.

Therapie

- Bei kleinem Spontanpneumothorax (im Rö Thorax ca. fingerbreit, < 3 cm) Bettruhe, flach liegen. Luft sollte innerhalb von 3–4 d resorbiert sein. O_2-Gabe beschleunigt Resorption.
- Bei größerer Luftmenge: Anlage einer kleinlumigen Thoraxdrainage, z. B. Ch. 14–16 mit Sog (–5 bis –10, ggf. bis zu –20 cmH_2O):
  - → bei apikalem Pneu in Monaldi-Position, 2. ICR MCL.
  - → bei Mantelpneumothorax in Bülau-Position, 5.–7. ICR in der mittleren Axillarlinie (▶ 2.2.6), Bettruhe, tgl. Rö-Kontrolle, Thromboseprophylaxe. Nach vollständiger Ausdehnung der Lunge Sogtherapie beenden u. nach 24 h mit Rö- o. Sono-Kontrolle. Je nach Befund u. Genese des Pneus Entfernen der Drainage.
- Bei fehlender Ausdehnung der Lunge: Legen einer 2. Drainage (selten notwendig, wenn Drainage unter Durchleuchtung platziert wurde), ggf. Thoraxchirurgie zur VATS.
- Begleitendes Hautemphysem bildet sich meist unter Absaugung zurück. Bei massivem Haut- u./o. Mediastinalemphysem CT-Thorax zur Evaluation (Trachea-, Bronchusruptur), ggf. Thoraxchirurgie.
- **Analgesie:** z. B. mit Paracetamol 0,5 g 4–6 ×/d p. o., Metamizol 500 mg 4 ×/d p. o., bei starken Schmerzen auch Morphin 5 mg s. c.
- **Antitussiva:** Reduktion des Hustenreizes durch Paracodein 4–6 × 20–40 Tr./d p. o.
- Ggf. O_2-Gabe über Nasensonde 2–6 l/min.

Spannungspneumothorax

> Akute Lebensgefahr! Deshalb sofortige Verlegung auf die ITS.

- Bei akuter hochgradiger Luftnot u. typischem Untersuchungsbefund sofortige Punktion im 2. o. 3. ICR mit Braunüle (grün o. größer) in der ventralen MCL am Oberrand der Rippe (▶ 2.2.6). Luft entweicht unter Druck.
- Direkt anschließend Saugdrainage.

> Ungenügend gesicherte Absaugschläuche bei unruhigen Pat. führen regelmäßig zur Diskonnektion. Auch an Katheterverstopfung durch Koagel/Fibrin denken! Deshalb engmaschige Überwachung durch entsprechend geschultes Personal.

Indikation zur Verlegung auf die ITS

- Linksherzdekompensation, die nicht sofort auf die Ther. anspricht.
- Schwere Pneumonie mit hypoxämischer Insuff. (Typ 1 bzw. Insuff.).
- Atemwegsobstruktion mit progredienter Verschlechterung, ventilatorische Insuff. (Hyperkapnie → NIV!), Status asthmaticus.
- Spannungspneumothorax.
- V. a. Herzinfarkt.
- V. a. LE.

5.3 Husten und Auswurf

5.3.1 Definition

Reflexartige o. willkürliche max. Exspiration nach Aufbau eines hohen Druckgradienten bei geschlossener Stimmritze.

5.3.2 Differenzialdiagnose

Reizhusten

- **Akute Tracheitis o. Bronchitis:** v. a. bei viralem Infekt. Evtl. begleitet von Hämoptysen. Meist auch andere Symptome eines grippalen Inf. (z. B. Kopfschmerzen, Fieber, Knochenschmerzen, Schnupfen).
- **Reizung der Trachea:** z. B. durch Fremdkörperaspiration, endotrachealen Tumor o. Kompression der Trachea, z. B. durch Struma, Lk o. Mediastinaltumoren.
- **Reizung der peripheren Atemwege:** Atelektase, LE, interstitielles Ödem, Fibrose.
- **Atemwegsobstruktion:** Reizhusten kann einziges Symptom eines Asthma bronchiale sein!
- **Pleurareizung:** z. B. bei Pneumothorax, Pleuritis o. akuter LE.
- **Keuchhusten:** wird bei Erw. wg. des schleichenden Beginns oft verkannt! Inkubationszeit 7–10 d, dann 1–2 Wo. subfebrile Temperaturen, Husten, Schnupfen. Typischerweise inspir. Stridor, „Stakkatohusten", Erstickungsgefühl, evtl. Erbrechen.
- **Medikamente:** insb. ACE-Hemmer, in vereinzelten Fällen auch AT_1-Blocker.
- Allergie.
- Asthma cardiale.
- Gastroösophagealer Reflux.
- Selten: ösophagotracheale Fistel, Zenker-Divertikel.

Produktiver Husten

- **Infektexazerbation einer chron. Bronchitis:** chron. Husten mit vermehrtem, meist gelbgrünlichem Auswurf.
- **Pneumonie.**
- **Akute Bronchitis:** bei vermehrtem Auswurf an bakt. Superinf. denken.
- **Andere Erkr.:** Bronchiektasen, Mukoviszidose, Lungen-Tbc, Bronchial-Ca.
- Wässrig: Fistel, Aspiration.

5.3.3 Diagnostisches Vorgehen

Sofortige Diagnostik

Anamnese/Krankenakte

- Dauer? Akut (≤ 3 Wo.) o. chron. Husten (> 3 Wo.).
- Risikofaktoren (Rauchen, Schluckstörung, Immobilität, Grunderkr.).
- Begleitsymptome wie Dyspnoe, thorakale Schmerzen, Fieber?
- Reizhusten? Auswurf? (Auswurf in ein Gefäß abhusten lassen u. betrachten).
- Erster Hustenanfall nach Trinken o. Essen? → Hinweis auf Aspiration, z. B. bei Schluckstörung, ösophagobronchialer Fistel.

- Postop., Bettlägerigkeit, Trauma als Hinweis auf eine LE.
- Rauchinhalation?
- Medikamente?
- Zeitliche Zusammenhänge (beruflich, nach Anstrengung, nach Allergenkontakt, nach Infekt?).

Körperliche Untersuchung
- **Auskultation:** Giemen u. Brummen v. a. bei Infektexazerbation einer chron.-obstruktiven Bronchitis, ohrnahe RG bei Pneumonie.
- Herzgeräusche, Insuffizienzzeichen.
- **Beine:** Thrombose (▶ 4.8).
- **Rachen:** Schwellung?

Sofortige Untersuchungen
- **Rö Thorax:** bei V. a. Pneumonie, Aspiration o. Pneumothorax.
- **Labor:** BB, BGA, aPTT, Quick, D-Dimere bei V. a. LE (▶ 5.2), CRP.

Elektive, nicht sofortige Untersuchungen
- **Echokardiografie:** bei V. a. nichtmassive LE.
- **Spiral-CT-Thorax mit KM:** bei unklaren Rö-Thorax-Befund, Ausdehnung einer LE?
- **Lungenfunktion:** mit Bronchospasmolyse bei Obstruktion. Ggf. unspez. bronchiale Provokationstestung, z. B. Metacholin-Test bei V. a. allergische Genese.
- **Bronchoskopie mit BAL:** bei unklarem radiol. Befund o. anhaltender Symptomatik.
- **Schluckdiagn.:** Neurogene Dysphagie? Zenker-Divertikel? Fisteln?
- HNO-Vorstellung: NNH-Diagnostik, Sinusitis.
- Rhinomanometrie, pH-Metrie: Reflux? Gastroskopie.
- **Allergietestung.**

5.3.4 Therapeutisches Vorgehen

Spezielle Maßnahmen bei Reizhusten Gabe eines Antitussivums (z B. 20 Tr. Codein p. o. u./o. Noscapin).

Generelle Maßnahmen bei Husten
- Inhalation über Verneblermaske mit NaCl-Lsg. (generell zu empfehlen) o. stark verdünnten ätherischen Ölen (z. B. 1–2 Tr. aus einer Gelomyrtol®-Kps./3 ml NaCl). **Cave:** kann zu Obstruktion führen, insb. bei Asthmatikern.
- Bei Atemwegsobstruktion 2 Hübe eines β_2-Sympathomimetikums.
- Bei bronchialer Hyperreagibilität inhalatives Kortikosteroid, kurz o. lang wirksamer β_2-Agonist, Letzterer aber nur in Komb. mit einem inhalativen Steroid!
- Medikamente, die als Ursache vermutet werden, absetzen.
- Bei V. a. LE: ▶ 5.2.
- Ausreichende Flüssigkeitszufuhr bei produktivem Husten mit sehr zähem Schleim. Der Nutzen von Mukolytika ist umstritten.
- Bei gastroösophagealem Reflux: PPI.
- Chron. Entzündung der oberen Atemwege: nasales Kortikosteroid, orales Antihistaminikum.

> An potenziell lebensbedrohliche Erkr. wie LE o. Pneumothorax denken, auch wenn die Ursachen für Husten gewöhnlich nicht akut bedrohlich sind.

5.4 Hämoptyse/Hämoptoe

5.4.1 Definitionen

- **Hämoptyse:** Aushusten von blutig tingiertem Sputum o. geringen Blutmengen (< 50 ml) bis zu 300 ml/24 h.
- **Hämoptoe:** Aushusten großer Blutmengen > 300 ml reinen Blutes in 24 h o. akute Blutung von ca. 150 ml.

5.4.2 Differenzialdiagnose

- Akute u. chron. Entzündungen von Trachea u. Bronchien (z. B. hämorrhagische Tracheobronchitis, chron. Bronchitis, Bronchiektasen).
- Bronchial-Ca.
- Pneumonie, Lungenabszess.
- Tbc.
- Lungeninfarkt bei LE.
- Schwere pulmonalart. Hypertonie.
- Thoraxtrauma.
- Fremdkörperaspiration.
- Behandlung mit Antikoagulanzien
- Blutung i. R. einer hämorrhagischen Diathese (▶ 9.3.4).
- M. Osler.
- Granulomatose mit Polyangiitis (GPA) (früher Wegener-Granulomatose), Goodpasture-Sy. (selten).
- **Cave:** Differenzierung von **Pseudo-Hämoptysen** bei Epistaxis, Pharynx-Ca o. oberer GIT-Blutung.

5.4.3 Diagnostisches Vorgehen

Sofortige Diagnostik

Anamnese/Krankenakte

! Bei massiver Blutung sofortigen Transport auf ITS organisieren.

- Beginn, Auslöser, Erstereignis?
- Blutmenge (Fäden im Sputum, Teelöffel, Esslöffel, Tasse), Farbe (hellrotes Blut spricht für art. Blutung), Beschaffenheit (bereits koaguliert, schaumig).
- Vorerkr. (z. B. chron. Bronchitis, Pneumonie, Tumorerkr.).
- Medikamente (z. B. ASS, Phenprocoumon; Warfarin-Natrium, Lysether., Heparin, DOAKs).
- Stattgehabte Untersuchungen (z. B. Bronchoskopie am Vortag, transthorakale Punktion, Zahnarztbesuch, HNO-Besuch).

Körperliche Untersuchung

- **Körperl. Zustand:** Dyspnoe, Hinweis auf Kachexie z. B. bei Tumor, Tbc.
- **Haut/Schleimhäute:** Hautfarbe, Konjunktiven, Nagelbett: anämisch? Uhrglasnägel bei chron. Bronchitis, Bronchiektasen o. Bronchial-Ca, chron. Cor pulmonale.
- **Mundhöhle, Nasen- u. Rachenraum:** Blutungsquellen sichtbar?
- **Cor:** Tachykardie, Tachyarrhythmie.

- **Lunge:**
  - Auskultation: RGs (bds. bei massiver Blutaspiration, Zeichen der kardiopulmonalen Stauung mit Lungenödem), Bronchialatmen, abgeschwächtes Atemgeräusch bds. o. einseitig.
  - Perkussion: umschriebene Dämpfung durch aspiriertes Blut o. Hämatothorax.
- **Beine:** Zeichen der TBVT?

Sofortige Untersuchungen

- **Labor:** Quick, aPTT, BB (Anämie, hämorrhagische Diathese?) CRP?
- **Rö Thorax:** Infiltrat als Ausdruck einer Blutaspiration o. einer vorbestehenden Pneumonie, Hinweis auf Lungeninfarkt (keilförmiges, peripheres Infiltrat), z. B. bei LE, bds. diffuse schmetterlingsförmige, milchglasartige o. feinnoduläre Verdichtung bei diffuser alveloärer Hämorrhagie (z. B. bei schwerer art. Hypertonie).
- **Bronchoskopie:** bei anhaltender Blutung mit der Möglichkeit der gleichzeitigen Blutstillung. Ggf. starre Bronchoskopie.

Elektive, nicht sofortige Untersuchungen

- **Spiral-CT, Thorax-CT mit KM:** bei unklarem radiol. Befund, V. a. LE, Bronchiektasen o. Tbc.
- **Bronchoskopie:** zur Differenzierung lokalisierter/diffuser Blutung, BAL für Mikrobiologie; Bronchial-Ca?
- ÖGD bei unklarer Blutungsquelle.
- HNO-Untersuchung.
- Echokardiografie: Linksherzinsuff., LE, pulmonale Hypertonie.

5.4.4 Therapeutisches Vorgehen

Sofortige Therapie

- **Bei unkomplizierter Hämoptyse** keine Sofortther. erforderlich:
  - Ggf. Antitussivum (z. B. Paracodin 20 Tr.) u. Beruhigung, z. B. Promethazin 5–10 Tr.
  - Pat. nüchtern lassen.
  - Evtl. blutungsverstärkende Medikamente pausieren.
  - Ggf. O_2-Gabe 1–2 l/min über Nasensonde.
- **Bei massiver Hämoptoe:**
  - Sofortige Verlegung auf die ITS.
  - Starre Bronchoskopie (meist nur in pneumol. Zentren möglich) o. endotracheale Intubation mit doppellumigem Tubus zur seitengetrennten Beatmung (durch erfahrenen Kollegen) mit der Möglichkeit zur Lokalisation der Blutungsquelle u. Blutstillung. Koagulation, Ballontamponade, medikamentöse Stase: Noradrenalin 1 : 10.000 verdünnt 10–30 ml. Bei zentraler Blutung: Konsolidierung durch APC o. Neodym-YAG-Laser.
  - Bei V. a. Autoimmunerkr.: Immunsuppression (Prednisolon 1 g/24 h i. v. + Cyclophosphamid 0,5 g/24 h (Granulomatose mit Polyangiitis, früher M. Wegener).
  - Ösophagogastroduodenoskopie bei GI-Blutungsquelle.
  - Maschinelle Beatmung für mind. 24 h mit bronchoskopischer Kontrollinspektion.
  - Kreislaufstabilisation (Volumen, ggf. EK, FFP, Gerinnungsfaktoren; Katecholamine: Adrenalin, Noradrenalin).
  - Katheterembolisation bei protrahierter Blutung > 24 h, antibiotische Prophylaxe.

> Ein Blutsturz ist meist nicht durch den blutungsbedingten Volumenmangelschock, sondern viel häufiger durch die akute respir. Insuff. durch massive Blutaspiration lebensbedrohlich.

5.5 Pneumonie

5.5.1 Allgemeines

> In Industrieländern ist die Pneumonie die am häufigsten zum Tod führende Infektionskrankheit.

Unterscheidung zwischen amb. erworbener (CAP) u. nosokomialer Pneumonie (HAP) bzgl. Risikostratifizierung u. initialer kalkulierter Antibiotikather. (▶ 20.1.3).

5.5.2 Diagnostisches Vorgehen

Sofortige Untersuchungen

- **Labor:** BGA, BB, CRP, E'lyte, Krea, GOT, GPT, GGT, Legionellen-Antigen i. U. bei V. a. Leginonellenpneumonie.
- **Rö Thorax** (▶ Abb. 5.1, ▶ Abb. 21.9): Infiltratnachweis, kardiopulmonale Stauung? Erguss?
- Mikrobiol. Erregerdiagn.: Sputum! (Trachealsekret, BAL), Blutkultur (▶ Tab. 5.5).

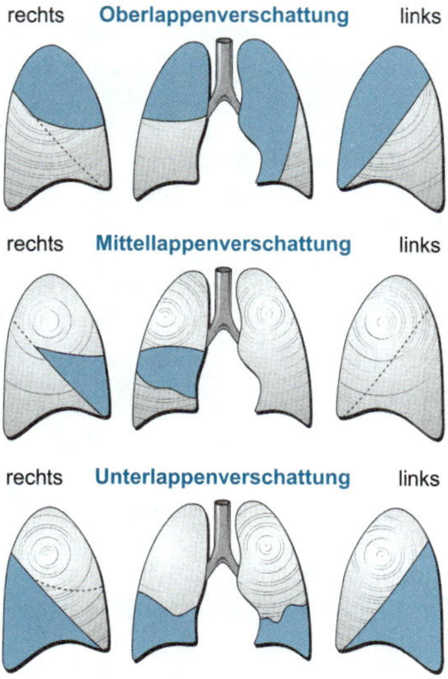

Abb. 5.1 Typische Verschattungen bei Lobärpneumonie [L106]

Tab. 5.5 Häufigste Erreger der CAP in Deutschland	
Häufigkeit	**Erreger**
Sehr häufig (40–50 %)	*S. pneumoniae*
Gelegentlich (5–10 %)	*H. influenzae* *M. pneumoniae*, respir. Viren
Selten (< 5 %)	*S. aureus* *Legionella* spp., *C. pneumoniae*
Etwa 20–25 %	Erreger ungeklärt

Eine BGA dient v. a. dazu, die Gefährdung des Pat. abzuschätzen: schlechte Progn. bei $pO_2 < 60$ mmHg u. $pCO_2 > 45$ mmHg. Bei Azidose an septischen Schock denken!

5.5.3 Risikostratifizierung

Die Einschätzung des Sterblichkeitsrisikos erfolgt nach dem CRB-65-Risikoscore (▶ Tab. 5.6).

Risiken für eine Pseudomonas-aeruginosa-Pneumonie

- Schwere strukturelle chron. Lungenerkr. mit Antibiotika-Vortherapie o. vorausgegangener Hospitalisierung in den letzten 3 Mon., z. B. COPD mit Lungenemphysem.
- Bekannte Kolonisation durch *P. aeruginosa*.
- Bronchiektasen.
- Mukoviszidose.

Risikofaktoren für Aspirationspneumonie

- Neurol. Grunderkr.: zerebrovaskuläre Erkr.; neurodegenerative Erkr., Epilepsie.
- Stenosen im oberen GIT: oropharyngeale Neoplasien, Hypopharynx-Ca, Ösophagus-Ca, Zenker-Divertikel, Achalasie.
- Bettlägerigkeit.
- Intoxikationen.

Einschätzung der Stabilität: ▶ Tab. 5.7.

Tab. 5.6 Risikostratifizierung bei Pneumonie	
CRB-65-Risikoscore (jeweils 1 Pkt./Kriterium)	**Risikoklasse* und Sterblichkeit**
• Pneumoniebedingte Desorientiertheit („mental confusion") • Atemfrequenz ≥ 30/min („respiratory rate") • $RR_{syst} < 90$ mmHg o. $RR_{diast} \leq 60$ mmHg („blood pressure") • Alter > **65** J.	• **Risikoklasse 1** = 0 Pkt. (Sterblichkeit niedrig: ca. 1 %) • **Risikoklasse 2** = 1–2 Pkt. (Sterblichkeit mittel: ca. 8 %) • **Risikoklasse 3** = 3–4 Pkt. (Sterblichkeit hoch: ca. 31–34 %)
* Die Risikoklasse wird durch Addition jeweils eines Punktes für ein Kriterium errechnet. Eingruppierung der Pat. in die Risikoklassen.	

Tab. 5.7 Einschätzung der Stabilität und entsprechende Aufnahmestation

Zeichen der klin. Stabilität	Zeichen der klin. Instabilität
	Majorkriterien: Beatmung (NIV/MV) o. septischer Schock Minorkriterien: hohes Risiko der intensivmed. Therapienotwendigkeit, wenn > 2 der folgenden 9 Minorkriterien vorhanden sind:
• Hf ≤ 100/min • Af ≤ 24/min • RR_{syst} ≥ 90 mmHg • Temperatur ≤ 37,8 °C • Sichere Nahrungsaufnahme: oral o. sichere Zugänge • Bewusstseinszustand: normal bzw. Wiedererreichen des vorbestehenden Zustands bei ZNS-Erkr. • Keine Hypoxämie: pO_2 ≥ 60 mmHg bzw. SaO_2 ≥ 90 % unter Raumluft bzw. (bei Pat. mit O_2-Pflichtigkeit)	• Schwere akute respir. Insuff. (PaO_2 ≤ 55 mmHg bzw. ≤ 7 kPa bei Raumluft) • Af ≥ 30/min • Multilobäre Infiltrate im Rö Thorax • Neu aufgetretene Bewusstseinsstörung • Systemische Hypotension mit Notwendigkeit der aggressiven Volumentherapie • ANV (Harnstoff-N ≥ 20 mg/dl) • Leukopenie (Leukozyten < 4.000 Zellen/mm^3) • Thrombozytopenie (Thrombos < 100.000 Zellen/mm^3) • Hypothermie (Temperatur < 36 °C)

[1] Notwendigkeit der Intubation u. maschinellen Beatmung
[2] Notwendigkeit der Gabe von Vasopressoren (septischer Schock)

5.5.4 Therapeutisches Vorgehen

Allgemeinmaßnahmen

- Bei **Exsikkose** reichlich Flüssigkeit p. o. oder i. v. (z. B. Ringer mit 60–200 ml/h). **Cave:** Linksherzdekompensation.
- **O_2-Gabe:** bei wachen Pat. 2–6 l/min über Nasensonde. **Cave:** CO_2-Retention bei COPD-Pat. mit vorbestehender ventilatorischer Insuff. (art. BGA).
- **Fiebersenkung:** v. a. bei älteren Pat. u. Temperaturen > 38,5 °C, bei Kreislaufsymptomen des Fiebers (z. B. Tachykardie, Hypotonie. DD: septischer Schock, ▶ 3.4).
- **Thromboseprophylaxe:** insb. bei älteren Pat. (▶ 20.2) NMH.
- **Beatmung:** nichtinvasiv (CPAP/BIPAP-Ther.) o. invasiv (▶ 2.6) bei respir. Insuff.
- **Ther. der Begleiterkr.:** z. B. antiobstruktive Medikation bei COPD o. Asthma bronchiale (5.2.3), Linksherzinsuff. (▶ 4.7.3).
- **Relevanten Pleuraerguss punktieren** u. Ergussdiagn. (▶ 2.2.6) durchführen, wenn Empyem → Drainage (▶ 2.2.6).

Antibiotische Therapie

Antibiotika-Erstgabe möglichst noch in der Notaufnahme, sonst dir. auf Station (▶ Tab. 5.8). Ziel: 1 bis max. 4 h nach Klinikeintritt!!

Begründung der Deeskalation bzw. Fokussierung Nach Einleitung der kalkulierten Initialtherapie, die risikostratifiziert die häufigsten Erreger erfassen soll, ist bei Nachweis bestimmter Erreger aus mehreren Gründen eine Deeskalation der initial „breiten" Therapie angezeigt, ggf. mit Fokussierung auf die nachgewiesenen Erreger:

- Bessere Wirksamkeit.
- Geringerer Selektionsdruck bzw. geringere Resistenzinduktion.
- Reduktion der unerwünschten Wirkungen bzw. Therapietoxizität.
- Niedrigere Kosten, z. B. durch Einsparung von Kombinationstherapien.

Für die Deeskalation u. gezielte Therapie bakteriämischer Pneumokokkenpneumonien mit Penicillin wurde eine Reduktion der Krankenhausletalität beschrieben.

Tab. 5.8 Initiale kalkulierte antimikrobielle Therapie der ambulant erworbenen Pneumonie

Schweregradklasse	Primärtherapie	Alternativtherapie
Leichte Pneumonie ohne Komorbidität → orale Therapie	Amoxicillin 3 × 1 g i. v./d	Clarithromycin 2 × 500 mg/d p. o./i. v. Azithromycin 1 × 500 mg/d p. o./i. v. Levofloxacin 2 × 500 mg/d p. o./i. v. Moxifloxacin 1 × 400 mg/d p. o./i. v. Doxycyclin Loading-Dose 200 mg, dann 1 × 200 mg/d
Leichte Pneumonie mit Komorbidität (chron. HWI, ZNS-Erkr. mit Dysphagie, schwere COPD, Bronchiektasen, Bettlägerigkeit, PEG) → orale Therapie	Amoxicillin/Clavulansäure 3 × 2,2 g	Moxifloxacin 1 × 400 mg/d p. o./i. v., Levofloxacin 2 × 500 mg/d p. o./i. v. nach Aufklärung über Risiken u. NW der Fluorchinolone (Tendinitiden, GI-NW, Torsaden, QT-Zeit-Verlängerung, Depressionen u. a., ZNS-Störungen)
Mittelschwere Pneumonie → i. d. R. Sequenztherapie	Amoxicillin/Clavulansäure ± Makrolid für 3 d Ampicillin/Sulbactam 3–4 × 3 g i. v. ± Makrolid für 3 d Cefuroxim 3–4 × 1,5 g i. v. oder Ceftriaxon 1 ×2 g i. v. o. Cefotaxim 3–4 × 2 g jeweils ± Makrolid für 3 d	Moxifloxacin 1 × 400 mg/d p. o./i. v., Levofloxacin 2 × 500 mg/d p. o./i. v.
Schwere Pneumonie → Beginn immer i. v., Sequenztherapie prinzipiell möglich	Piperacillin/Tazobactam 3–4 ×4,5 g i. v. o. Ceftriaxon 1 × 2 g i. v. o. Cefotaxim 3–4 × 2 g i. v. jeweils + Makrolid für 3 d	Moxifloxacin, Levofloxacin (Monotherapie nicht bei septischem Schock)

S3-Leitlinie CAP (ambulant erworbene Pneumonie), Stand: 24.4.2021: https://register.awmf.org/de/leitlinien/detail/020-020

5.6 Viruspneumonie

5.6.1 Allgemeines

Klinik Hohes Fieber, nichtproduktiver trockener Husten, Luftnot, Thoraxschmerzen, Naselaufen (Rhinitis), Kopfschmerzen (Zephalgien), Muskel- u. Gelenkschmerzen (Myalgien, Arthralgien); bei Influenza saisonal, November bis März/April.

Häufigste Viren Influenza A u. B, RSV, HPV (v. a. bei Kindern); seltener: Adeno-, Metapneum-, SARS-CoV u. SARS-CoV-2-, MERS-Corona- u. Hantaviren; sehr selten: HSV (Neugeborene), VZV, Masern, Röteln, Windpocken, Denguevirus.

Pathophysiologie Tröpfcheninf. über Mund o. Nase → Lunge. Das Virus penetriert u. infiltriert die oberflächlichen Zellen der Atemwege u. der Alveolen → Zelltod. Leukozyten, v. a. Lymphozyten, aktivieren Zytokine als Immunantwort, dies führt zu einem Flüssigkeitseinstrom („capillary leakage") in die Alveolen. Die Komb. aus

Zelldestruktion u. Alveolarödem führt zur Störung des Gasaustauschs mit Hypoxämie. Gefahr der bakt. Superinf.
Prävention Impfung!!!

Therapie
- Influenza A + B: innerhalb der ersten 48 h nach Symptombeginn: Oseltamivir o. Zanamivir für 5 d.
- RSV: keine spez. Ther.
- HSV u. VZV: Aciclovir.
- CMV: Ganciclovir.
- Bisher keine gesicherte Therapie für SARS-Coronaviren, MERS, Adeno-, Hanta- o. Parainfluenzaviren. Sympt. Ther.: Antipyretika, Volumenther., Sauerstoffther.

5.6.2 Exkurs: SARS-CoV2-Verdacht

Maßnahmen
- Strikte Einhaltung der Händedesinf. gem. den 5 bek. Ind., insb. vor u. nach Handschuhnutzung.
- Strikte Isolierung des Pat. im Einzelzimmer mit eigener Nasszelle u., falls vorhanden, einem Vorraum.
- Vor Betreten des Pat.-Zimmers folgende persönliche Schutzausrüstung anlegen:
  - Kopfhaube.
  - Dicht anliegende Atemschutzmaske: FFP2, FFP3 bei in hohem Maße zu erwartendem Sekret (z. B. bei Absaugung o. Bronchoskopie).
  - Einmal-Langarmkittel (gelb) + ggf. Schutzbrille.
  - Einmal-Schutzhandschuhe.

5

COVID-19: schwerer Verlauf
Betrifft Pat. mit folgenden Kriterien:
- Nachgewiesene Inf. mit SARS-CoV-2 (PCR des Abstrichs positiv) u. ein weiteres Kriterium:
  - Pulmonale Infiltrate im Rö Thorax o. im CT o.
  - Vorliegen von krankheitsbezogenen AEP-Kriterien:
    - A1: plötzliche Bewusstlosigkeit o. akuter Verwirrtheitszustand (Koma o. Nichtansprechbarkeit).
    - A2: Pulsfrequenz: < 50/min o. > 140/min.
    - A3: RR_{syst} < 90 o. > 200 mmHg, RR_{diast} < 60 o. > 120 mmHg.
    - A7 (modifiziert): … anhaltendes o. intermittierendes Fieber (> 38,0 °C o. < 35,0 °C).
    - A9: schwere Elektrolytstörung o. Blutgasentgleisung o. aktuelle Entgleisung harnpflichtiger Substanzen.
    - A10 (modifiziert): akute o. progrediente respir. Störungen.
- Tachypnoe mit Af ≥ 30 o.
- Akute respir. Insuff. (SaO_2 < 90 % o. PaO_2 ≤ 60 mmHg bei Raumluft bei nichtschwangeren Erw. (Schwangere 92–95 %) o.
- Akute bzw. akut-auf-chron. Hyperkapnie ($PaCO_2$ ≥ 50 mmHg u. pH < 7,34).

Therapie bei schwerem u./o. kritischem COVID-19-Verlauf
- Flüssigkeitssubstitution.
- Empirisch wie bei amb. erw. Pneumonie (CAP):
  - Aminopenicillin + BLI + Makrolid (5– d): Moxifloxacin 400 mg p. o. oder Levofloxacin 2 × 500 mg für 3 d, dann 1 × 500 mg.

  - O_2-Ther. bei PaO_2 < 65 mmHg o. SaO_2 < 90.
  - Ziel: SaO_2 > 90 %; > 92–95 % bei Schwangeren.
- Bei beatmungspflichtigen Pat. Dexamethason 6 mg p. o./MS 1/d für 10 d (RECOVERY-Studie).
- Remdesivir umstritten.
- Antipyretische Ther. muss tgl. reevaluiert werden

COVID-19: Therapiehinweise und Empfehlungen
https://www.rki.de/DE/Content/InfAZ/N/Neuartiges_Coronavirus/Therapie/Therapie_Tab.html

5.7 ICD-Codes

Die wichtigsten ICD-Kodierungen für Diagnosen im Bereich Pulmologie: ▶ Tab. 5.9.

Tab. 5.9 ICD-Codes: pulmologische Krankheitsbilder

Krankheitsbild	ICD-Code
Dyspnoe	R06.0
Lungenödem	J81
COPD	J44.9-
Exazerbierte COPD	J44.1-
Asthma bronchiale	J45.9
Lungenembolie ohne Cor pulmonale	I26.9
Lungenembolie mit Cor pulmonale	I26.0
Bronchopneumonie	J15.9
Lobärpneumonie	J18.1
Interstitielle Pneumonie	J84.9
COVID-19-Pneumonie: Virus ist bestätigt	U07.1
COVID-19-Pneumonie: Virus ist noch nicht identifiziert	U07.2
Spez. Verfahren zur Untersuchung auf SARS-CoV-2	U997.0
Atelektase	J98.1
Pneumothorax	J93.9
Pleuraerguss	J90
Fremdkörperaspiration	T17.9
Akute Bronchitis	J20.9
Primäre pulmonale Hypertonie	I27.0
Sekundäre pulmonale Hypertonie	I27.9
Silikose	J62.8
Asbestose	J61

Tab. 5.9 ICD-Codes: pulmologische Krankheitsbilder *(Forts.)*

Krankheitsbild	ICD-Code
Sarkoidose	D86.9
Tbc	A16.9
Exogen allergische Alveolitis	J67.9
Laryngospasmus	J38.
Tracheomalazie	Q32.4
Hämoptysen	R04.8
Spannungspneumothorax spontan	J93.0
Spannungspneumothorax sonstiger	J93.1

6 Gastrointestinaltrakt

Youmna Souiai

6.1 Notfalltabelle und Checkliste

Gastroenterol. Notfälle ▶ Tab. 6.1.

Tab. 6.1 Gastrointestinale Notfälle

Diagnose	Maßnahmen	Medikament/Therapie
Instabile obere/ untere GIT-Blutung	Kreislauf stabilisieren Großlumige Zugänge EK-Gabe ggf. ungekreuzt Notfallgastro/Sigmo	Infusion von Volle'lytlsg. 80 mg Pantozol i. v. Erythromycin 250 mg in 500 ml NaCl 0,9 %; ggf. Terlipressin
Übelkeit, Erbrechen, Durchfall	Zugang	Infusionen; ggf. K-Substitution. **Cave:** langsam 1 Amp. Metoclopramid (10 mg) in 500 ml Volle'lytlsg. **Cave: Parkinson** 1 Amp. Dimenhydrinat (62,5 mg), Kurzinfusion
Leberkoma	Großlumiger Zugang Kreislauf stabilisieren	Laktulose (10–20 ml 2–3 ×/d) 500 ml Glukose 5 % plus 5 Amp. Ornithinaspartat (à 5 g/Amp.); ggf. Rifaximin
Akute Pankreatitis	Großlumiger Zugang Kreislauf stabilisieren	ca. 1.000 ml Volle'lytlsg./h Analgesie Metamizol 1–2,5 g, Kurzinfusion. **Cave:** Allergie, Agranulozytose Dipidolor 7,5 mg, Kurzinfusion

6

Checkliste

First Impression

- Vigilanz: Wach, ansprechbar? Atmung: Dyspnoe, Tachypnoe? Hautkolorit: Blass, ikterisch, kaltschweißig? Kreislauf: Blutdruck, Puls?
- Blutungszeichen? Erbrechen: Blut/Hämatin? Stuhl: Hämatochezie/Teerstuhl?

Anamnese

- Schmerzen akut vs. chron., zunehmend/wandernd, Schmerzcharakter stechend, dumpf, kolikartig, Vernichtungsschmerz.
- Begleit- bzw. Vorerkr. Lebererkr., Nierenerkr., abdom. OPs, VHF, Schwangerschaft, Malignome.

Vegetative Anamnese Alkoholkonsum, Drogen, Gewichtsabnahme/-zunahme, Bauchumfang, wechselndes Stuhlverhalten.

Medikamentenanamnese Antikoagulanzien inkl. Thrombolytika, ASS, Daptomycin, NSAR, Steroide, PPI?

Klinische Untersuchung

- Abdomen weich/gespannt/hart. Druckschmerz lokal/diffus/peritonitisch.
- Digital-rektale Untersuchung: Blut, Resistenzen, Tumor?
- Peristaltik normal, rege, hochgestellt, spärlich, „Totenstille“?

EKG 12-Kanal-EKG mit langem Rhythmusstreifen (25 mm/s).

Sonografie Cholezystitis, GB-Hydrops, Aortendissektion, Milzruptur, Harnaufstau Nieren, Überlaufblase, freie Flüssigkeit, dilatierte Darmschlingen, Schwangerschaft.

Weiterführende sofortige Diagnostik

- **Labor:** BB, CRP, E'lyte, Krea, Harnstoff, Lipase, Transaminasen, GGT, AP, Bili, Laktat, ggf. Kreuzblut, U-Status.
- **Rö Thorax/ggf. CT Abdomen in RS Chirurgie:** Infiltrat, Pneumothorax, freie Luft.

6.2 Gastrointestinale Blutung

6.2.1 Differenzialdiagnose

Die akute GIT-Blutung stellt die häufigste Notfallsituation in der Gastroenterologie dar und hat vielfältige Ursachen, das Primärmanagement ist jedoch unabhängig von der zugrunde liegenden Störung. Bis zu 80 % der Blutungen sistieren spontan. Manche können aber auch innerhalb von Minuten zu einem schweren hämorrhagischen Schock führen. Akute Blutungen entstammen 5-mal häufiger einer Läsion des oberen Verdauungstrakts (oral des Treitz-Bandes). Blutungen des unteren Verdauungstrakts sind eher chron., jedoch gelegentlich ebenfalls akut u. lebensbedrohlich.

Ursachen der oberen GIT-Blutung nach Häufigkeit

- Ulcus duodeni o. ventriculi 30–40 %.
- (Reflux-)Ösophagitis.
- Gastroduodenale Erosionen.
- Mallory-Weiss-Sy.
- Ösophagusvarizen.
- Tumoren, z. B. Magen-Ca.
- Angiodysplasien.

Ätiologie der unteren GIT-Blutung

- Divertikel (bei älteren Menschen häufigste Ursache für untere GIT-Blutung im Kolon).
- Kolitis: CED, infektiöse/ischämische Kolitis.
- Tumoren.
- Anorektal: Hämorrhoiden, Analfissuren, Ulzera.
- Angiodysplasien.
- Iatrogen, z. B. Nachblutungen nach Interventionen (Polypektomie etc.).
- Selten: Dünndarmblutungen, Mesenterialinfarkt.
- Obere GIT-Blutungen, wenn sie massiv sind.

6

- Jede GIT-Blutung erfordert die umgehende Beurteilung durch einen Arzt. Auch aus einer anfangs „harmlosen Blutung“ kann sich schnell eine bedrohliche Situation entwickeln. Ursache u. Schwere der Blutung müssen rasch geklärt werden (▶ Tab. 6.2).
- 20–30 % der Pat. bluten aus zwei o. mehr Läsionen; 10 % der GIT-Blutungen verlaufen letal.
- **Cave:** Evtl. vorhandene Therapie mit Antikoagulanzien wird nicht berücksichtigt!

6.2.2 Bluterbrechen

Diagnostisches Vorgehen

Anamnese/Krankenakte

- **Frisches rotes Blut o. „Kaffeesatzerbrechen“?**
- Bei amb. Pat. **anamnestische Angaben objektivieren:** nicht jedes „schwarze Erbrechen“ = Hämatinerbrechen.

Tab. 6.2 Vereinfachter Blatchford-Risikoscore für Nichtvarizenblutungen

Niedriges Risiko	Hohes Risiko
Alle folgenden Punkte: • Puls u. RR normal • Hb u. Harnstoff normal • Keine Herz- o. Lebererkr.	≥ 2 der folgenden Punkte: • Hypotonie • Hb ↓ o. Harnstoff ↑ • Herz- u. Lebererkr.

- **Relevante Vorerkr.** (Ulkusleiden, bek. Lebererkr., Refluxkrankheit, Inf., Tumorleiden, entzündl. Darmerkr., PEG, Alkoholabusus).
- **Beschwerden:** Schluckstörungen, Sodbrennen, abdom. Schmerzen, zuvor heftiges Erbrechen (Mallory-Weiss-Sy.)?
- Abschätzung der Schwere: Wie oft erbrochen? Wie oft blutigen Stuhl abgesetzt?
- Erstereignis o. Rezidivblutung?
- Ursache aus dem HNO-Bereich? (z. B. Nasenbluten, Tumor).
- Ursache bronchopulmonal? (z. B. Husten, bek. Lungenerkr.).

Körperliche Untersuchung

- **Erbrochenes ansehen:** meist „kaffeesatzartig". Bei starker Blutung, Anazidität o. erst gerade verschlucktem Blut rotes Bluterbrechen, bei Hämoptysen hellrotes schaumiges Blut.
- **Abdom. Palpation:** Druckschmerz, Peristaltik, Aszites? Rektale Untersuchung.
- Falls PEG vorhanden u. Anamnese unklar, Anspülen mit 100 ml Wasser, um Mageninhalt zu gewinnen.
- **Untersuchung des HNO-Raums:** (Zungenbiss, Schleimhautläsionen, Nasenbluten), ggf. HNO-Konsil.
- **Auskultation der Lunge** bei V. a. Hämoptysen: feuchte RG, Hinweis auf pulmonale Erkr. Im Zweifel Rö-/CT-Thorax.
- **Zeichen der Anämie:** Blässe, Schwäche, Schwindel, Luftnot, Vigilanzminderung.
- **Zeichen der Hypovolämie:** trockene Haut/Schleimhäute, Kaltschweißigkeit, Hypotonie, Tachykardie.

Weiterführende sofortige Diagnostik

- **Labor:** BB (**cave:** normaler Hb/Hkt schließt eine Blutung nicht aus: Verdünnung aus dem Extravasalraum dauert mehrere Stunden!), Blutgruppe, Kreuzblut für 4–6 EK u. 2 FFP (falls erhebliche Blutung), Quick, PTT, Fibrinogen, E'lyte, Krea, BZ, Transaminasen, Lipase, Laktat, CRP.
- **Elektive Diagn.:** iFOBT. 20 % falsch neg., 10 % falsch pos.; Eisengabe beeinflusst Ergebnis nicht!

Therapeutisches Vorgehen

Kleine Blutungen ohne Kreislaufreaktion, normaler Hb

- Großlumiger, sicherer **i. v. Zugang,** Infusion von Volle'lytlsg.
- **Kreislaufüberwachung,** weiter engmaschige Hb-Kontrollen.
- Nahrungskarenz.
- Bei Hämatinerbrechen u./o. Teerstuhl ohne Kreislaufreaktion reicht es i. d. R., die Endoskopie für den nächsten Tag zu planen. Aufklärung im Dienst nicht vergessen. Immer RS Endoskopie OA nehmen.

Größere obere GIT-Blutungen

Initiales Management (▶ 3.3.4).

> Hilfe organisieren bei schwerer oberer GIT-Blutung mit Schock, Intubation bei Aspirationsgefahr, rasche Verlegung auf ITS, dort weitere Diagn., rechtzeitig Hintergrund informieren.

> **Kap. 6.2.2 Initiales Management bei Bluterbrechen**
> Algorithmus unter https://else4.de/oaz

- Nach Möglichkeit **Verlegung auf ITS.**
- **Bei Aspirationsgefahr:** Ind. zur Intubation überdenken.
- **Kreislaufstabilisation:**
  - Mehrere großlumige periphervenöse Zugänge zur Volumensubstitution (ggf. ZVK): kristalloide Lsg. 1–2 l frei Hand.
  - ! Mehrere großlumige Zugänge sind zunächst wichtiger als ein ZVK. Bei schlechter Venenlage rasche Blutabnahme aus der Leiste. Dann können Blutkonserven gekreuzt werden, während ein Zugang gelegt wird.
  - Transfusion bei normaler kardiopulmonaler Funktion bei Hb < 7 g/dl (Ziel: 7–9 g/dl), bei massiver Blutung ggf. auch schon früher. FFP nicht routinemäßig, sondern nur bei Massentransfusionen (▶ 2.4.2) u. Gerinnungsstörungen (Ziel: Hkt > 30 %). Jede Konserve erhöht den Hkt um ca. 3–4 %.
  - Rechtzeitiges chir. Konsil: OP-Ind. diskutieren bzw. Verlegung in Zentrum mit Möglichkeit zur interventionellen Angiografie.
- **Initial PPI:** z. B. 80 mg Omeprazol o. Pantoprazol als Bolus o. 40 mg Esomeprazol als Kurzinfusion i. v., dann 40 mg alle 8 h, über 72 h o. bis zur Endoskopie kontinuierlich über Perfusor (8–10 mg/h). **Cave:** H_2-Rezeptor-Blocker reichen nicht aus.
- Ggf. Sedierung u. O_2-Zufuhr.
- Gabe von Erythromycin (Motilin-Rezeptor-Agonist) 250 mg i. v. 30–120 min vor der Endoskopie zur Magenentleerung. **Cave:** Off-Label-Use. KI: Allergien, verlängerte QT-Zeit. Alternativ: Gabe von Metoclopramid.

Kriterien zur Einschätzung des Risikos und Notfallendoskopie ▶ Tab. 6.2 u. ▶ Abb. 6.1.

> Hochrisikopat. sollten binnen 12–24 h einer Endoskopie unterzogen werden. Um die Frage nach dem Zeitpunkt zu beantworten, sollte man zwei Fragen stellen:
> 1. Blutet der Pat. noch aktiv?
> 2. Ist der Pat. akut gefährdet?
>
> Werden beide Fragen bejaht → Notfallendoskopie. Wird nur eine der Fragen bejaht → früh (binnen 12–24 h) endoskopieren. Werden beide Fragen verneint u. liegt keine portale Hypertension vor, kann in Einzelfällen auch länger gewartet werden.

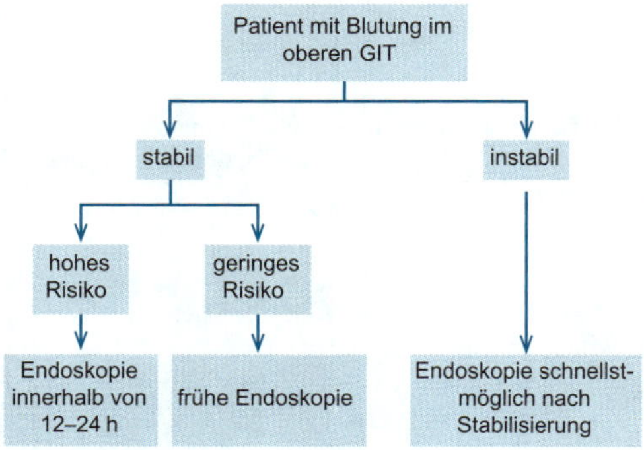

Abb. 6.1 Endoskopie bei Patienten mit oberer GIT-Blutung [V492]

Bei **Notfallendoskopie** (bei schwerer oberer GIT-Blutung mit Bluterbrechen Intubation vor Endoskopie → Aspirationsschutz). Klärung der Blutungsursache u. Blutstillung durch Unterspritzung mit verdünntem Adrenalin 1 : 10.000 u./o. NaCl o. Fibrinkleber u./o. mechanische Blutstillung durch Metallclips o. Over-the-Scope-Clips, meist bei sichtbarem Gefäßstumpf, ggf. bei diffusen Blutungen Hämospray.

! Volumensubstitution u. Endoskopie parallel durchführen!

- Bei Blutung aus A. gastroduodenalis o. bei endoskopisch nicht stillbarer Blutung, Information der Interventionsradiologie o. Chirurgie zur Notfall-OP.

> Alle Pat. mit Ulkusblutung u. Hochrisikostigmata in der Endoskopie sollten für 72 h eine hoch dosierte PPI-Ther. erhalten: initialer Bolus von 80 mg, gefolgt von einer Dauerinfusion von 8 mg/h über 72 h. Alternativ scheinen Boli von 3 × 40 mg gleichermaßen effektiv zu sein.

Im weiteren Verlauf

- **Engmaschige Kontrolle von RR u. Puls (Ziel syst. 90–100 mmHg, senkt Rezidivblutungsrisiko).** Flüssigkeitszufuhr. **Cave:** Nieren- u. Herzinsuff.
- **Hb-Kontrollen** alle 2–4 h, ebenso regelmäßig Quick, PTT.
- **Überwachung von Urinausscheidung u. Stuhlgang:** häufiges Abführen von Teerstuhl ist Hinweis für persistierende o. rezid. Blutung.
- **Bei V. a. Aspiration:** Rö Thorax (neg. Rö-Befund schließt allerdings eine Aspiration nicht aus, Klinik berücksichtigen) u. antibiotische Abdeckung mit Breitbandantibiotika, auch gegen Anaerobier (z. B. Ampicillin/Sulbactam 3 × 3 g i. v. o. Ceftriaxon 1 × 2 g i. v. ▶ 20.1).

Akute Ösophagusvarizenblutung

- Bei klin. hohem V. a. Varizenblutung Gabe von **vasoaktiven Substanzen** vor der Endoskopie. Zur Auswahl stehen:
  - **Terlipressin** 2 mg i. v., ggf. alle 4 h wdh. **Cave** NW: Myokardischämie, HZV-Erniedrigung, abdom. Schmerzen, Hyponatriämien. Relative KI: KHK. Ggf. Komb. mit Nitropflaster o. -Perfusor.

  - **Somatostatin**-Bolus von 250 µg, dann Perfusor von 250 µg/h i. v.
  - **Octreotid**-Bolus von 50 µg, dann Perfusor von 25–50 µg/h i. v.
  - **Vasokonstriktorther. sollte bei Bestätigung der Diagnose 3–5 d fortgesetzt werden.**
- **Notfallendoskopie:**
  - Standard ist heute die Gummibandligatur mit möglichst vielen Ringen von kaudal nach kranial, beginnend am ösophagokardialen Übergang.
  - Versagen Ligaturtherapie → Sklerosierung der blutenden Varizen mit Polidocanol o. Cyanoacrylat bei Fundusvarizen.
- Bei **persistierender Blutung** o. mangelnder Übersicht → Checkliste: Erythromycin gegeben, Rechtsseitenlagerung versucht? Vasoaktive Substanzen erhalten? Falls keine endoskopische Ther. gelingt:
  - **Ballonkompression** (genaue Sondenanlagebeschreibung beachten!) mit Sengstaken-Blakemore-Sonde (Doppelballonsonde: Rö-Kontrolle, bei Fehlplatzierung [▶ 2.7.2] des gastralen Ballons im Ösophagus Perforationsgefahr) o. Linton-Nachlas-Sonde (bei Fundusvarizen besser). Lage u. Füllung kontrollieren, regelmäßiges Anspülen nicht vergessen (Rezidivblutung).
  - **ELLA-Danis®-Stent:** beschichteter Metallstent, der über einen Draht endoskopisch u. unter Rö-Kontrolle, aber auch notfallmäßig ohne Durchleuchtung positioniert werden kann.
  - **Nach Einsatz eines dieser Bridgingverfahren:** Reevaluation TIPS-Anlage.

  ! Unbedingt frühzeitig Antibiotikather., z. B. Ceftriaxon 1 × 2 g i. v./24 h o. Ciprofloxacin i. v. 2 × 400 mg/24 h.
- **Leberkomaprophylaxe** bereits in der Nacht beginnen:
  - Laktulose z. B. 3 × 10–30 ml bzw. bis Durchfall eintritt. Alternativ: 2 ×/d als Einlauf (300 ml Laktulose + 700 ml H_2O).
  - Bei Enzephalopathie ggf. Darmdekontamination Rifaximin 2 × 400 mg p. o. zusätzlich zu Laktulose.
  - Ornithinaspartat 4–5 Amp. à 5 g in 500 ml G5 %.
- **Wenn Endoskopie nicht verfügbar:**
  - Vasoaktive Substanz geben.
  - Sonde o. Stent legen.
  - Kreislauf stabilisieren.
  - Pat. in geeignete Klinik mit Reanimationsmöglichkeit verlegen, unter ärztl. Begleitung (NA/RTW).

Kap. 6.2.2 Präendoskopisches Management bei vermuteter gastrointestinaler Blutung
Empfehlungen der S2k-Leitlinie Gastrointestinale Blutung unter https://else4.de/oaz

6.2.3 Blut im Stuhl

Diagnostik

Anamnese/Krankenakte

- **Frisches rotes Blut** (Hämatochezie): i. d. R. Blutung aus Kolon/Rektum, bei rascher Passage o. sehr starker Blutung auch aus dem Magen/Duodenum. Bei älteren Pat. oft Angiodysplasien, sonst meist Divertikelblutungen, Karzinome, Polypen. Bei jungen Pat. an entzündl. Darmerkr. denken.

- **Blutauflagerungen auf dem Stuhl o. hellrote spritzende Blutung:** meist Hämorrhoiden, Erkr. von Rektum o. Analkanal.
- **Teerstuhl** (Meläna):
  - Schwarzer glänzender klebriger Stuhl (schon bei relativ geringer Blutung (60 ml).
  - Blutungsquelle fast immer im oberen GIT, Blutungsbeginn etwa vor 6–10 h, kann aber auch noch bis zu 5 d nach Sistieren einer Blutung auftreten.
  - ! Schwarzer Stuhl auch durch Eisensubstitution, Kohletbl., Wismut, Blaubeeren o. Spinat.
- **Relevante Vorerkr.:** bei Teerstuhl ▶ 6.2.2 (Bluterbrechen), bek. Hämorrhoiden, Karzinom, Divertikel, Angiodysplasien, Gerinnungsstörungen, Gastroenteritis, Auslandsaufenthalte, chron. Darmerkr.
- **Beschwerden:** Schmerzen, Krämpfe, Z. n. schmerzhafter Defäkation o. heftigem Pressen, Fieber.
- **Medikamente:** Antikoagulanzien, ASS, NSAR.

Körperliche Untersuchung

- **Zeichen der Anämie:** Blässe, Skleren, Schwäche, Schwindel, Luftnot.
- **Zeichen der Hypovolämie:** trockene Haut/Schleimhäute, Kaltschweißigkeit, Hypotonie, Tachykardie.
- **Abdom. Untersuchung:** Druckschmerz, Abwehr, Peristaltik, Aszites.
- **Rektale Untersuchung:** Hämorrhoiden (meist hellrote spritzende Blutung), Fissuren, Hinweis auf Karzinom o. Polypen, Anal- o. Rektumprolaps, Fremdkörper, iFOBT.

Weiterführende sofortige Diagnostik **Labor:** BB, Blutgruppe, Kreuzblut für 2–4 EK u. 2 FFP (falls erhebliche Blutung), Quick, PTT, E'lyte, Krea, Transaminasen, Lipase, Laktat, CRP.

Therapeutisches Vorgehen

Sofortiges therapeutisches Vorgehen

- Großlumiger, sicherer **i. v. Zugang,** Gabe von Infusionslsg.
- **Kreislaufüberwachung,** weiter engmaschige Hb-Kontrollen.
- Nahrungskarenz.
- **Bei hellroter spritzender rektaler Blutung:** Prokto-/Rektoskopie auch in der Nacht zur Lokalisation der Blutungsquelle u. ther. Blutstillung.
- **Bei Teerstuhl mit Hb-Abfall, stärkerer Hämotochezie** u./o. Zeichen eines hypovolämischen Schocks muss zunächst eine Gastroduodenoskopie erfolgen. Weiteres Management wie bei größerer oberer GIT-Blutung (▶ 6.2.2).
- Falls endoskopisch eine obere GIT-Blutung ausgeschlossen wurde, ggf. Sigmoidoskopie u. Vorbereitung in der Nacht für Koloskopie mittels Abführmittel, bei Kreislaufinstabilität Verlegung auf ITS. Angio-CT, wenn Blutungsquelle weiterhin nicht identifizierbar!

6.3 Übelkeit und Erbrechen

6.3.1 Differenzialdiagnose

Übelkeit u. Erbrechen sind häufige u. unspez. Symptome. Sie treten bei GIT-Erkr. auf, können aber auch Ausdruck anderer, z. T. lebensbedrohlicher Erkr. (z. B. Herzinfarkt, hypertensive Krise, Schock) u. medikamentöser NW sein.

Ursachen von Übelkeit und Erbrechen

- **GIT:** Leitsymptom des Ileus u. beim akuten Abdomen (▶ 10.4.2), Ösophagitis/Gastritis (Alkohol, Medikamente), Ulcus ventriculi o. duodeni, Cholezystitis u. -lithiasis, Pankreatitis, Appendizitis, akute Gastroenteritis (Nahrungsmittel, Viren, Bakterien), Karzinome, Magenentleerungsstörungen z. B. bei diab. Gastroparese.
- **Kardiopulmonal:** ACS (▶ 4.2.3), Stauungsgastropathie bei Herzinsuff., Hyper- u. Hypotonie, HRST, Schock, hypertensive Krise, Myokardinfarkt.
- **Medikamentös:** z. B. Digitalis, NSAR, Antibiotika, PONV, Opioide, Zytostatika, Betablocker, Diuretika, orale Antidiabetika, Eisen, Hormone, K^+-Brausetbl. etc.
- **ZNS:** häufig bei Migräne. Erhöhter Hirndruck durch Blutung o. Tumor, Meningitis, Enzephalitis. M. Menière (▶ 15.7.2), Kinetosen (Reisekrankheit).
- **Durchblutung:** Angina abdominalis, Mesenterialinfarkt, disseziierendes u. rupturiertes Bauchaortenaneurysma.
- **Endokrin:** Schwangerschaft, diab. Ketoazidose, Hypoglykämie, Hypokortisolismus (M. Addison ▶ 8.4), Hyperkalzämie z. B. bei prim. Hyperparathyreoidismus, Hyperthyreose, autonome Neuropathie.
- **Urogenital:** Pyelonephritis, Urolithiasis, akutes Skrotum (▶ 14.6).
- **Infektiös-toxisch:** Hepatitis, Intoxikationen, Nahrungsmittelallergie, Sepsis.
- **Andere Ursachen:** Urämie (▶ 7.2), Glaukomanfall (▶ 18.4), Z. n. Radiatio, vegetativ bei Angst, Aufregung, Schmerzen.

6.3.2 Diagnostisches Vorgehen

Anamnese/Krankenakte

- **Art des Erbrechens:**
  - Anfallsweises Erbrechen, z. B. bei Migräne (Kopfschmerz, Augenflimmern), M. Menière (Ohrensausen, Schwindel).
  - Schwallartig: SAB.
  - Regelmäßig intermittierendes Erbrechen, z. B. im 12- bis 48-h-Rhythmus, bei Magenausgangsstenose o. Sy. der zuführenden Schlinge.
- **Begleitsymptome:** Oberbauchschmerzen (Peritonitis, Ulkus, Pankreatitis, Cholezystitis, Cholezystolithiasis), Kopfschmerzen (Hypertonus, Migräne, Hirndruck, Meningitis), Schwindel.
- **Zeitpunkt des Erbrechens:** morgens (Schwangerschaft, Alkoholismus), nachts (Ulcus duodeni), sofort nach dem Essen (akute Gastroenteritis, Hepatitis, psychogen), verzögert nach dem Essen (Magenentleerungsstörung, Pylorusstenose, Vagotomie)?
- Erleichterung durch Erbrechen bei Ulkus, nicht bei Gallen- u. Pankreaserkr.
- **Gewichtsverlust:** länger dauernde organische Erkr., Anorexia nervosa.
- **Zusammensetzung des Erbrochenen:** unverdaut (z. B. Achalasie, Ösophagusstenose, Divertikel), blutig, gallig, kaffeesatzartig?
- Medikamente, Toxine, berufliche Exposition.
- Bek. Vorerkr.: Ulkusleiden, Diab. mell., vorangegangene OP. **Cave:** bei KHK-Pat. Myokardinfarkt als DD.

Körperliche Untersuchung

- **GIT:** Hernien, OP-Narben, Zeichen des Ileus (z. B. fehlende o. hochgestellte Darmgeräusche), peritonitische Zeichen (Abwehrspannung, kontralateraler Loslassschmerz), Hepatosplenomegalie, Lokalisation der Schmerzen.
- **Haut:** Exsikkose (stehende Hautfalten, trockene Zunge, Oligurie), Ikterus, Hyperpigmentation (M. Addison).

- **Kreislauf:** Bradykardie (bei Digitalisintoxikation o. erhöhtem Hirndruck), Tachykardie (bei Schmerzen, Fieber, Hypovolämie).
- **Pupille:** Miosis (z. B. Opioidvergiftung), Mydriasis (z. B. akuter Glaukomanfall, Erregung), Nystagmus (vestibulär, Kleinhirn), Pupillendifferenz (z. B. ZNS-Blutung, Apoplexie; Hirndruckerhöhung: Kopfschmerzen, Übelkeit, fokale Zeichen, ▶ 10.1.3).

Weiterführende sofortige Diagnostik

- **Labor:**
  - BB, BSG, Krea, E'lyte, Laktat, BGA (metab. Alkalose, Azidose), CK, GOT, GGT, AP, Gerinnung, Lipase, BZ, Urinstatus, Schwangerschaftstest.
  - Ggf. Digitalisspiegel, Toxikologie. Porphyrine abnehmen u. für Untersuchung am nächsten Morgen konservieren.
- **Je nach Verdacht u. Dringlichkeit:**
  - Sono Abdomen.
  - EKG.
  - Rö Thorax u. Abdomen, ggf. CT Abdomen.
  - Bei V. a. ein zerebrales Ereignis noch nachts cCT. Ggf. neurol. u. chir. Konsil.
- **Elektive Untersuchungen:** Gastroskopie, Kontrastuntersuchungen meist in der Nacht nicht erforderlich.

6.3.3 Therapeutisches Vorgehen

Akute Erkrankungen, die sofortiges Handeln erfordern

- Nicht gastroenterol. Erkr.:
  - Neurol.: Hirndruckerhöhung, SHT (▶ 10.1.3), Meningitis (▶ 15.5).
  - Ophthalmol.: akuter Glaukomanfall (▶ 18.4)
  - Otol.: M. Menière (▶ 15.7.2).
  - Urol.: akutes Skrotum (z. B. Hodentorsion ▶ 14.6), Urolithiasis.
  - Kardiovaskulär: Herzinfarkt (▶ 4.2), akute Herzinsuff., LE (▶ 5.2) HRST (▶ 4.3), hypertensive Krise (▶ 4.6), Schock (▶ 3.3).
  - Metab.: ketoazidotisches Koma, Hypoglykämie (▶ 8.2.2).
- Gastroenterol. Erkr.: akutes Abdomen (▶ 10.4.2).

Diese Erkr. gilt es auszuschließen, bevor sympt. Ther. erfolgt.

Initiales Management (in aufsteigender Reihenfolge):

- **Metoclopramid:** 10 mg i. v., evtl. alle 8 h wdh.; nicht bei Kindern/M. Parkinson/mechanische Obstruktion. Alternativ **Dimenhydrinat** 150 mg Supp. o. 100 mg i. v. Flüssigkeitssubstitution mit Infusionen, E'lytausgleich. E'lytstörungen (z. B. Hypokaliämie) nicht übersehen, möglichst parenteral substituieren, da K^+ p. o. oft Übelkeit induziert.
- **Zytostatikainduziertes Erbrechen:** Ondansetron 3 × 8 mg/d p. o. oder 4 mg i. v. (▶ 9.2.1). Alternativ auch Granisetron o. Dolasetron.
- **Dexamethason:** 2 × 4–8 mg als Kurzinfusion i. v.

Aufnahme ambulanter Patienten

- Bei unklaren Beschwerden o. vorliegenden Begleitsymptomen (z. B. Kreislaufstörungen, Exsikkose) stat. Aufnahme u. Beobachtung unter Nahrungskarenz u. Flüssigkeitssubstitution i. v.
- Pat. kann entlassen werden bei leichter Gastroenteritis ohne Fieber u. Entzündungszeichen (sympt. Ther. z. B. mit Metoclopramid) u. leichten Formen

6

der Migräne (▶ 15.3; ASS, Paracetamol, Ergotamin-/Koffeinpräparate) nach Symptombesserung.

6.4 Diarrhö

6.4.1 Definition

≥ 3 ungeformte Stühle tgl., Stuhlkonsistenz vermindert bis flüssig (Wassergehalt > 75 %), Stuhlmenge vermehrt (250 g/d), akut: kürzer als 14 d.

Akute Durchfälle sind meist infektiöser Genese, chron. Diarrhöen haben meist andere Ursachen.

6.4.2 Differenzialdiagnose

Allgemeine Ursachen

- **Infektiös:**
  - Bakterien: *E. coli,* Salmonellen, Shigellen, *C. jejuni,* Yersinien, *C. difficile.*
  - Viren: Rota-, Parvo-, Noroviren.
  - Parasiten: *Entamoeba histolytica, Gardia lamblia.*
- **Lebensmittelvergiftungen:** *Staph. aureus, Bacillus cereus, C. perfringens.*
- **Medikamentös:** Mg^{2+}-haltige Antazida, Digoxin, Anticholinergika, Laxanzien, Zytostatika.
- **Antibiotikaassoziierte Diarrhöen:** nach Ampicillin, Cephalosporinen, Clindamycin, Chinolonen. Schwerstform als pseudomembranöse Kolitis durch *C. difficile.*
- **Toxisch:** Pilze, Arsen, Quecksilber.
- **Nahrungsmittelallergie** bzw. pseudoallergische Reaktionen: z. B. Erdbeeren, Schalentiere, Milch, Glutamat.
- **Dünndarmerkr.:** z. B. M. Crohn, Malabsorptionssy., bakt. Fehlbesiedelung, Durchblutungsstörungen, Laktose-/Fruktoseunverträglichkeit, Zöliakie/Sprue, M. Whipple.
- **Dickdarmerkr.:** z. B. Colitis ulcerosa, ischämische Kolitis, kollagene Kolitis, Strahlenkolitis, Kolon-Ca, Adenome (bes. tubulovillöse).
- **Nach chir. Ther.:** z. B. Sy. der zuführenden Schlinge, Dumping-Sy., Gallensäureverlustsy., bakt. Fehlbesiedelung.
- **Exokrine Pankreasinsuff.**
- **Endokrine u. Stoffwechselstörungen:** Diab. mell., Hyperthyreose, M. Addison, Karzinoid u. a.
- **Vegetativ:** bei Angst, Nervosität (Ausschlussdiagnose), Reizdarmsy.
- **Sonstige:** Kollagenosen, AIDS, neurol. Erkr., Urämie.

Ätiologie der blutigen Diarrhö

- **Infektiöse Enterokolitiden:** *C. jejuni,* Shigellen, Salmonellen, Yersinien, enteroinvasive *E. coli* (z. B. EHEC), *C. difficile,* Amöben u. Schistosomen, Tbc.
- **Nichtinfektiöse Enterokolitiden:** Divertikulitis, Mesenterialinfarkt, ischämische Kolitis, inkomplett stenosierendes Kolon-Ca, Colitis ulcerosa, M. Crohn, Invagination, Volvulus, Endometriose, untere Intestinalblutung.

6

6.4.3 Diagnostisches Vorgehen

Erste Überlegungen des Diensthabenden

- Besteht eine akute Gefährdung des Pat. durch Erkr., die ein sofortiges Handeln erfordern?
  - Exsikkose, drohendes Nierenversagen, schwere E'lytentgleisungen?
  - Hoch entzündl. o. bereits septisches Krankheitsbild?
  - Drohendes o. bereits vorhandenes akutes Abdomen o. toxisches Megakolon?
  - Schwere GIT-Blutung?
- Sofern Pat. aufgenommen werden muss: Hinweise auf infektiöse Ursache? Isolation?

Anamnese/Krankenakte

- Dauer der Erkr.? Akut o. chron.?
- Durchfallcharakteristik, Sistieren nach Fasten, nahrungsabhängig? Beimengungen von Blut? Schmerzhafte Stuhlentleerungen o. sonst Schmerzen?
- Stuhlbeschaffenheit/-aussehen, Anzahl der Stühle?
- Begleiterscheinungen (Schmerzen, Fieber, Übelkeit, Hautausschläge).
- Vorerkr., zurückliegende OP.
- Medikamente, Laxanzien, Immunsuppression?
- Ernährung? Weitere Personen betroffen?
- Auslandsaufenthalte?

Körperliche Untersuchung

- **Bes. beachten:** Exsikkosezeichen, Exantheme, Darm-, Gefäßgeräusche, Meteorismus, tastbare Resistenzen, Ödeme, Kreislaufveränderungen.
- Rektale Untersuchung.
- Temperatur.
- **Abschätzen der Erkrankungsschwere:** Dehydratation (häufig bei älteren Pat.)? Metab. Azidose (Hyperventilation, BGA)? Hypokaliämie?

Weiterführende Diagnostik

- **Labor:** BB, E'lyte, BSG, Krea, Harnstoff, BZ, Lipase, Transaminasen, Laktat, CRP, BGA. Ggf. Multiplex-Schnelltest, Stuhluntersuchungen u. Serologie für den nächsten Tag planen.
- Ggf. **Sono Abdomen:** flüssigkeitsgefüllte Darmschlingen, Kokarde, Pendelperistaltik, Leber- u. Pankreasauffälligkeiten?
- Ggf. **CT Abdomen** z. A. Ileus, Perforation, toxisches Megakolon etc.

6.4.4 Therapeutisches Vorgehen

Stationäre Patienten

- **Salzreiche Nahrung u. viel trinken:** Hausmittel Salzstangen u. Cola durchaus legitim o. fertige Lsg. Ggf. i. v. Flüssigkeits- u. E'lytersatz, dazu Zuckergabe. Ind. zur parenteralen Flüssigkeitssubstitution großzügig stellen, v. a. bei älteren Pat.
- **Keine blinde Antibiotikather.** außer in schweren Fällen (Dysenterie, Sepsis).
- Antisekretorische Mittel, Aktivkohle etc. sind umstritten. Motilitätshemmer, z. B. Loperamid 4 × 2 mg nur bei Reise- o. chron. sekretorischen Diarrhöen. **Cave:** nicht bei Kindern < 2 J., nicht bei infektiöser Enterokolitis.
- **Bei V. a. antibiotikaassoziierte Kolitis:** auslösendes Antibiotikum absetzen, Stuhlproben auf *C.-difficile*-Toxin testen. Fidaxomicin 2 × 200 mg. Alternativ: Vancomycin 4 × 125 mg/d p. o oder Metronidazol 3 × 500 mg/d p. o.
- **Unterstützung der Darmflora** durch Probiotika o. probiotischen Joghurt. **Cave:** KI bei Immunsuppression.

- **Isolation bei V. a. infektiöse Enteritis,** zumindest eigene Toilette. **Cave:** Viele infektiöse Enteritiden sind meldepflichtig. Meldung binnen 24 h → Tagdienst.

Aufnahme ambulanter Patienten Häufige Ursache bei amb. Pat.: **Lebensmittelvergiftung.** Brechdurchfall wenige Stunden nach Verzehr toxinhaltiger Nahrungsmittel (z. B. Tiefkühlkost, Fleisch, Geflügel, Eier, Milchprodukte, Speiseeis). **Erreger:** Salmonellen (Inkubationszeit 12–36 h), *Staph. aureus* (1–2 h), *C. botulinum* u. *perfringens.* Bei sonst gesunden Pat. ist keine antibiotische Ther. erforderlich (Ausnahme: Botulismus).

- Leichtere infektiöse Durchfälle werden sympt. versorgt u. können amb. bleiben.
- Bei schweren Diarrhöen mit Begleitsymptomatik o. Blutbeimengungen im Stuhl stat. Aufnahme, Nahrungskarenz, ggf. parenterale Ernährung.

6.5 Ikterus

6.5.1 Definition und Bedeutung

Gelbfärbung von Haut, Schleimhäuten u. Skleren durch Ablagerung von Bili, an den Konjunktiven sichtbar ab einem Gesamt-Bili > 2 mg/dl.

Der Ikterus ist selten ein akut auftretendes Problem. Ein akuter Verschlussikterus mit Schmerzen u. Fieber, Leberausfallskoma, ein Ikterus bei Sepsis u. Schock müssen noch **im Nachtdienst** diagnostiziert u. behandelt werden.

6.5.2 Differenzialdiagnose

Prähepatischer Ikterus (Hämolyse)

Hämolytische Anämien (▶ 9.3.1), ineffektive Erythropoese, Resorption größerer Hämatome, Transfusionszwischenfälle, Hämolyse z. B. nach Herzklappen-OP.

6

Hepatischer Ikterus (intrahepatische Cholestase)

- **Akute Hepatitis** o. akuter Schub einer chron. Hepatitis o. Leberzirrhose durch:
  - **Infektionen:** häufig Virushepatitiden (A–E), Begleithepatitis bei anderen Viren (z. B. CMV, EBV, Coxsackie), Bakterien (z. B. Leptospirosen, Brucellose, Salmonellen), Parasiten (z. B. Malaria, Amöben, Echinokokken etc.).
  - **Intoxikationen:** Alkohol, Pilze (Knollenblätterpilz).
  - **Arzneimittel:** Paracetamol, Isoniazid, Thyreostatika, Methyldopa, Hormone, Ajmalin, Halothan, Neuroleptika, Antibiotika, 5-FU u. a. Chemotherapeutika etc.
- **Stauungsleber** bei Rechtsherzinsuff., Budd-Chiari-Sy.
- Autoimmunhepatitis (AIH).
- **Stoffwechselerkr.:** M. Wilson, Hämochromatose, α_1-Antitrypsin-Mangel, Mukoviszidose.
- Primär biliäre Zirrhose, primär sklerosierende Cholangitis.
- Lebertumoren, Metastasen.
- Schwangerschaftsspez. Lebererkr., meist benigner idiopathischer Ikterus.
- Seltene familiäre Hyperbilirubinämien: z. B. Gilbert-Meulengracht- (harmlos), Crigler-Najjar-, Dubin-Johnson-, Rotor-Sy.

Posthepatischer Ikterus (extrahepatische Cholestase)

Abflussstörungen der Galle durch Enge o. Hindernis in den Gallenwegen durch:

- **Verschlüsse im Gangsystem:** Choledocholithiasis, Cholangitis, Gallengangs-/Papillenkarzinom, Strikturen, Parasiten (z. B. Askariden, Bilharziose).
- **Kompression des Gangsystems von außen:** Cholezystitis, Pankreatitis, evtl. mit Pseudozysten, Pankreas(kopf)-Ca, Lymphome, andere Tumoren, *Echinococcus*-Inf. der Leber, Leberabszess.

6.5.3 Diagnostisches Vorgehen

Anamnese/Krankenakte

- Bewusstsein? Bei Störung der Vitalfunktionen ITS benachrichtigen.
- Krankheitsverlauf: akut o. chron.?
- Kolikartige Schmerzen, Übelkeit u. Erbrechen: Erkr. der Gallenwege (Gallensteine?), Pankreaserkr. bekannt?
- Pruritus, entfärbter Stuhl, brauner Urin → hepatisch o. posthepatisch?
- Kachexie, Gewichtsverlust, B-Symptomatik: Pankreas-Ca, andere Tumoren.
- Abgeschlagenheit, Arthralgien: Virus-, Begleit-, Autoimmunhepatitis.
- Schüttelfrost, Fieber: Cholangitis, Abszess.
- Medikamente, Alkohol: medikamentös-toxisch bedingte Hepatitis?
- Familienanamnese: z. B. M. Wilson, familiäre Hypercholesterinämie.
- Vorerkr. u. Vormedikation, Transfusionen erhalten?
- Auslandsaufenthalt, Drogenabusus, sexuelle Kontakte?
- Dyspnoe, Herzinsuff. bekannt?

Körperliche Untersuchung

- **Schmerzen im re Oberbauch,** evtl. Courvoisier-Zeichen (palpable schmerzlose Gallenblase bei Pankreaskopf-Ca), lokalisierte Abwehrspannung bei Cholezystitis u. Cholangitis, evtl. mit beginnender Perforation.
- **Leberklopfschmerz** (Kapselspannung bei Hepatitis u. Stauungsleber): Leber tastbar? Konsistenz?
- **Reduzierter AZ u. Ernährungszustand** sowie zentralnervöse Störungen, Spidernävi, Palmarerythem, Störung der Körperbehaarung, Gynäkomastie u. Hodenatrophie sowie Aszites weisen auf chron. Lebererkr. hin.
- Kayser-Fleischer-Kornealring: M. Wilson.
- Foetor hepaticus: Leberkoma.

6

Sofortige Diagnostik

- **Labor:** BB, E'lyte, Krea, Transaminasen, Gesamt-Bili (dir. u. indir.), Cholestaseenzyme (AP, GGT), Lipase, CRP, Quick, PTT, ggf. Ammoniak, EBV-Schnelltest, LDH u. Haptoglobin bei V. a. Hämolyse (ggf. Coombs-Test).
- **Sono Abdomen:** erweiterte intra- o. extrahepatische Gallengänge (Doppelflintenphänomen), Gallensteine, Lebergröße u. -echogenität, Zirrhosezeichen, Tumoren, Metastasen, Lk?
- Ggf. chir. Konsil.

> Sono zur DD ist immer sofort erforderlich, auch nachts!

Elektive Diagnostik

- **Bei Fieber:** Abnahme von mindestens zwei unabhängigen Blutkultursets.
- **Falls OP geplant:** Kreuzblut für EK, Rö Thorax, evtl. Rö Abdomen.

- **Virusserologie u. spez. AK** bei entsprechendem Verdacht: Hepatitis-A, B, C, E-Serologie, ANA, AMA, LKM, SMA, p-ANCA, CMV, EBV u. Coxsackie.
- Bei unklarem Befund (z. B. fraglicher Steinabgang) **Endosono** für den nächsten Tag planen.
- Bei mechanischem Galleabflusshindernis möglichst **ERCP** (Steinentfernung o. bei Tumor Drainage-/Stenteinlage) am nächsten Tag (Aufklärung ggf. bereits in der Nacht).

6.5.4 Therapeutisches Vorgehen

Stationäre Patienten

- **i. v. Zugang** bei akutem Geschehen o. schlechtem AZ, sympt. Ther. (Analgetika, Antiemetika, Flüssigkeitssubstitution, ggf. parenterale Ernährung).
- **Antibiotische Ther.:** bei Cholangitis, Cholezystitis, Abszessen u. extrahepatischer Cholestase vor der ERCP: Ampicillin/Sulbactam (3 × 3 g) o. Ceftriaxon (2 g/d) + Metronidazol (500 mg 3 ×/d); ▶ 20.1, Piperacillin + Tazobactam (3 × 4,5 g) bei Vorliegen weiterer Risikofaktoren z. B. für MRE.
- Bei unklarer Hepatitis Absetzen aller nicht zwingend erforderlichen Medikamente.
- Kontrolle von Vitalparametern, Temperatur u. Vigilanz.
- Nahrungskarenz nur bei geplanter OP o. ERCP.
- Bei Leberversagen ▶ 6.5.
- Bei Sepsis ▶ 3.4.

Sofortige OP-Ind.:

- Perforierte Gallenblase mit galliger Peritonitis.
- Gangränöse Cholezystitis u. Gallenblasenempyem.

Aufnahme ambulanter Patienten Jeden Pat. mit neuem o. zunehmendem Ikterus stat. aufnehmen.

6.6 Leberkoma/Leberversagen

6.6.1 Definitionen

- **Leberausfallkoma:** Leberkoma durch ungenügende Entgiftung bei bestehender Leberschädigung (meist Zirrhose).
- **Akutes Leberversagen:** Ausfall der Leberfunktion bei Pat., die keine chron. Lebererkr. hatten.

6.6.2 Differenzialdiagnose

Ursachen des Leberausfallkomas: Inf., GIT-Blutung, E'lytstörung, Medikamente (Diuretika, Sedativa, PPI), Exsikkose (Erbrechen/Diarrhöen, Aszitespunktion), Obstipation, OP, proteinreiche Kost.

Ursachen des akuten Leberversagens:

- Fulminante Virushepatitis, Intoxikation (z. B. Paracetamol, Drogen, Knollenblätterpilz, Chemikalien, Nahrungsergänzungsmittel/Vit., Kräuterpräparate.
- Medi-assoziiert (Tuberkulostatika, Antibiotika, Antiepileptika etc.), Pfortaderthrombose, Budd-Chiari-Sy., Schwangerschaftshepatitis, HELLP-Sy., Schockleber, M. Wilson, AIH, Malignome.

LiverTox®-Datenbank:
https://www.ncbi.nlm.nih.gov/books/NBK547852/

6.6.3 Diagnostisches Vorgehen

Anamnese/Krankenakte

- Medikamente, Nahrungsmittel, Alkohol?
- Berufsanamnese.
- Familienanamnese (Stoffwechselstörungen), Fremdanamnese.
- Vorerkr.?

Körperliche Untersuchung

- Vigilanz, Sprache, Flapping-Tremor (▶ Tab. 6.3)?
- Ikterus, Foetor hepaticus?
- Gerinnungsstörungen, Blutungen?
- Leberhautzeichen, Aszites?
- Vitalparameter, Hyperventilation durch Ammoniak.

Weiterführende sofortige Diagnostik

- **Labor:**
  - Transaminasen, dir./indir. Bili, Cholestaseenzyme, Syntheseparameter (Quick, PTT, CHE, AT III, Fibrinogen), BB, E'lyte, Krea, Harnstoff, Lipase, BZ, CRP, BGA, Laktat, ggf. Ammoniak.
  - Elektrophorese, Virusserologie bei unklarer Ätiol., Spezialuntersuchungen.
- **Sono,** ggf. mit Duplex.
- Ggf. frühzeitige Kontaktaufnahme mit Transplantationszentrum.

6.6.4 Therapeutisches Vorgehen

Initiales Management

- **Intensivüberwachung** Kontrolle der Vitalparameter, Temperatur, Einfuhr- u. Ausfuhrbilanz, regelmäßiger Neurostatus, BGA. Kreislaufüberwachung (Arterie, ZVK, wenn möglich).

Tab. 6.3 Klinische Stadien der hepatischen Enzephalopathie (HE)

Stadium	Charakteristika
Latente HE/Grad 0	Normale Bewusstseinslage, nur in psychometrischen Tests zu erfassen
Grad I	Verlangsamung/Schläfrigkeit, Sprachstörung, Konzentrationsschwäche, Fingertremor
Grad II	Leichte Somnolenz/Lethargie, Persönlichkeitsveränderungen, leichte Verwirrtheit, verwaschene Sprache, Flapping-Tremor: Wird Pat. aufgefordert, die Hand bei gestreckten Fingern gerade zu halten, treten pro Sekunde 1–3 Flexionen im Handgelenk auf
Grad III	Starke Somnolenz, deutliche Verwirrtheit, Hyper-/Hyporeflexie, Rigidität, Foetor hepaticus
Grad IV	Koma, erloschene Reflexe, starker Foetor hepaticus

- Absetzen aller potenziell hepatotoxischen Medikamente u. ggf. bei V. a. medikamentös-toxische Ursache **Einleitung einer spez. Ther.,** z. B. bei Paracetamol-Intoxikation, ACC-Schema: ▶ 3.8.3.
- **Thiamin hoch dosiert** i. v. (großzügige Indikationsstellung bei geringstem Verdacht einer Wernicke-Enzephalopathie).
- Leberausfallkoma:
  - **Laktulose** z. B. 3 × 10–30 ml bzw. bis Durchfall eintritt. Alternativ: 2 ×/d als Einlauf (300 ml Laktulose + 700 ml H_2O).
  - Bei Enzephalopathie ggf. Darmdekontamination: Rifaximin 2 × 400 mg p. o. zusätzlich zu Laktulose.
  - Ornithinaspartat (metabolisiert Ammoniak zu Harnstoff): bei akuter hepatischer Enzephalopathie 20 g/d i. v., bei chron. hepatischer Enzephalopathie 3 × 9 g/d.
- **Flüssigkeitsrestriktion** zur Vermeidung von Hirnödem u. Aszitesbildung/-zunahme.
- Wichtig sind ausreichende **Glukosezufuhr** u. Stabilisierung der Gerinnungsfunktion.
- **Gerinnungsstörungen:** Vit. K 10 mg/d i. v., bei DIC (▶ 3.6), Gabe von Gerinnungsfaktoren bei Hypervolämiegefahr eher zurückhaltend.
- **Labor:** BZ stdl., BB, Krea, E'lyte, Bili, PTT, Quick, AT III 2–3 ×/d.
- Korrektur des E'lyt- u. Säure-Basen-Haushalts.

Parenterale Ernährung bei Leberinsuffizienz über ZVK Gesamtenergiezufuhr von 30–35 kcal/kg KG (Idealgewicht!) pro Tag anstreben.

- **Glukose:**
  - 2–5 g/kg KG/d (max. 400 g/d) als 40 % Glukoselsg.
  - Zusätzlich Thiamin bei Leberzirrhose oder V. a. Mangelernährung (z. B. C2-Abusus).
  - ! Keine Fruktose, kein Sorbit o. Xylit (Gefahr der Laktatazidose).
- **E'lyte nach Laborwerten.**
  - ! **Cave:** Einem erniedrigten Na^+ liegt meist eine Verdünnungshyponatriämie zugrunde, die nicht durch Na^+-Gabe, sondern durch Flüssigkeitsrestriktion behandelt werden muss.
  - ! Hyponatriämie nicht mit NaCl-Infusionen behandeln (Kunstfehler)!
- **Keine Fettemulsionen im Leberkoma.**
- **Eiweiß/Aminosäuren (AS)/Vitamine:**
  - Eiweißzufuhr von ca. 60 g/d für die meisten Pat. angemessen.
  - Eiweißzufuhr auch bei HE nicht unter 1 g/kg KG reduzieren. Gefahr katabolischen Stoffwechsels, Sarkopenie.
  - Ggf. eiweißfrei nur bei Pat. mit HE und GIT-Blutung für 3–5 d.
  - Verzweigtkettige AS 1,2–3 g/kg KG/d.
  - Zink u. Multivitaminsupplementation.

Therapie häufiger Komplikationen

- **GIT-Blutung** ▶ 6.2.
- **Gerinnungsstörung:** Quick-Erniedrigung, Thrombozytopenie. Bei Absinken des Quick < 30 % Gabe von Vit. K (10–30 mg i. v.) u. FFP o. Faktorenkonzentraten (z. B. PPSB). Bei Absinken der Thrombos < 20.000/µl u. Blutung Gabe von TKs. Bei Blutung Quick 40 % u. Thrombos 50.000/µl anstreben, Heparin max. 200–400 IE/h.
- **Hirnödem:** 30°-Oberkörperhochlagerung. Osmotische Ther. mit Manitollsg. i. v. oder Glycerollsg., sofern Nierenfunktion normal ist. Intubation u. ggf. Hyperventilation bei drohender Einklemmung.

- **Sepsis, Pneumonie:** nach Abnahme von Blutkulturen gezielte antibiotische Ther. ▶ 20.1.
- **Respir. Insuff.:** Intubation u. Beatmung.
- **Akute Begleitpankreatitis:** wird oft übersehen (▶ 6.8).
- **Kardial: Arrhythmien,** art. Hypotonie.
- **Hepatorenales Sy.:** schlechte Progn., Prozedere ▶ 6.7.4.

Zu drastische diuretische Ther. kann zum hepatorenalen Sy. (▶ 6.7.4) führen!

6.7 Aszites

6.7.1 Hinweis

Beim unkomplizierten Aszites ist nachts i. d. R. keine bes. Ther. erforderlich. Es gibt jedoch KO des Aszites, die nachts entsprechende Maßnahmen nötig machen.

6.7.2 Spannungsaszites

Klinik

- Vorgewölbtes, gespanntes, meist glänzendes Abdomen, im Liegen ausladende Flanken.
- Dyspnoe.
- Evtl. Übelkeit u. Erbrechen.

Diagnostisches Vorgehen

- **Anamnese:**
  - Ursache des Aszites, z. B. Leberinsuff., Peritonealkarzinose, schwere Rechtsherzinsuff.
  - Medikamente: Diuretika, lebertoxische Substanzen, Medikamente mit verstärkter Na^+-Retention.
  - **Körperl. Untersuchung:** Darmgeräusche, Beinödeme, Kollateralkreislauf?
  - **Sono Abdomen:** Menge des Aszites, Genese?
- **Labor** (vor Punktion): BB, Quick, PTT, E'lyte, Krea.

Therapeutisches Vorgehen

- **Wasser u. NaCl-Restriktion bei ausgeprägtem/therapierefraktärem Aszites u. Hyponatriämie.**
- **Medikamentöse Ther.:**
  - Spironolacton beginnen mit 100 mg p. o. 1 ×/d, Steigerung auf max. 200 mg/d.
  - Ggf. zusätzlich Schleifendiuretikum wie Furosemid o. Torasemid 10–20 mg p. o.
    Cave: Niereninsuff., Hyponatriämie (< 125 mmol/l), HE ab Grad II.
  - ! Tgl. Gewichtskontrolle zur Kontrolle des Ther.-Erfolgs (besser als Bauchumfang).
  - Bei schwerem rezid. Aszites auch ggf. initial diuretische Ther. i. v. (mangelnde Resorption nach oraler Gabe durch ausgeprägte portale Hypertension).

- **Entlastungspunktion** (▶ 2.2.7): bringt dem Pat. rasch Erleichterung, daher auch nachts erwägen u. Ausschluss einer SBP (▶ 6.7.3), bei Punktion großer Volumina (> 5 l) Albuminsubstitution i. v. empfohlen **(6–8 g/l Aszites).**

6.7.3 Spontan bakterielle Peritonitis (SBP)

Infektion der Bauchhöhle ohne identifizierbare Infektionsquelle bzw. intraabdom. Ursache. Definiert über Nachweis von > 250 neutrophile Granulozyten/mm^3 Aszites. Häufig gramneg. Keime. Hohe Letalität u. Rezidivrate.

Klinik

- Fieber, abdom. Schmerzen.
- Übelkeit, Erbrechen.
- Generalisierte AZ-Verschlechterung manchmal einziges Symptom.

Bei jedem Pat. mit Aszites u. Fieber an eine SBP denken!

Diagnostisches Vorgehen

- **Anamnese u. körperl. Untersuchung** (wie bei Spannungsaszites).
- **Sonografischer Nachweis** von Aszites.
- **Labor:** BB, CRP, Quick, PTT, Na^+, K^+, Krea.
- **Diagn. Aszitespunktion** (▶ 2.2.7), Nachweis von > 250 neutrophilen Granulozyten/µl (> 500 Leukos/µl) → wegweisender Befund.
- **Keimnachweis** durch Beimpfung von Blutkulturflaschen (aerob u. anaerob; ▶ 2.2.6).

Therapeutisches Vorgehen

- **Aszitesther.** wie bei Spannungsaszites (▶ 6.7.2).
- **Antibiotische Ther.:** Cephalosporin der 3. Generation, z. B. Ceftriaxon 2 g i. v. 1 ×/d. Antibiose sofort nach Abnahme der Diagn. beginnen! Bei Aszites u. GI-Blutung immer Antibiotika, da hohes Risiko für SBP! Rezidivprophylaxe mittels Gyrasehemmer (z. B. Norfloxacin 400 mg/d).
- **Kontrollpunktion ca. 48 h** nach Beginn der Therapie (Abnahme um mind. 25 % des Ausgangswerts) → ggf. Umstellung auf Carbapenem.
- Gabe von Albumin am 1. Tag (1,5 g/kg KG) u. am 3. Tag (1 g/kg KG).

6.7.4 Hepatorenales Syndrom

Funktionelles Nierenversagen bei Pat. mit Leberzirrhose mit Aszites oder alkoholischer Steatohepatitis nach Ausschluss anderer Ursachen (Diuretika, Hypovolämie, Inf., Schock, Medikamente, andere parenchymatöse Nierenerkr.).

Einteilung

- **Typ 1:** rasches Nierenversagen, mit Verschlechterung der Nierenfunktion (Verdoppelung des Krea) in < 2 Wo. → schlechte Prognose.
- **Typ 2:** eingeschränkte Nierenfunktion auf stabilem Niveau o. langsam fortschreitend. Oft refraktärer Aszites!

Auslöser Vielseitig: insb. Inf., forcierte Diurese, GI-Blutung, zu rasche Abpunktion von Aszites, Verschlechterung der Leberfunktion.

Klinik Zunehmende Oligurie, Asziteszunahme, Ödeme.

Diagnostisches Vorgehen

- **Anamnese,** Medikamentenanamnese u. körperl. Untersuchung.
- **Sono** von Abdomen, Nieren u. Blase (Ausschluss postrenales Nierenversagen).
- **Labor:**
  - BB, Quick, PTT, Urinstatus (i. d. R. normal), Na^+, K^+, Krea → Hyponatriämie, Krea ↑ (wegweisender Befund in der Nacht).
  - Na^+-Ausscheidung im Urin (< 10 mmol/l), Urinosmolalität, Ausschluss prim. Nierenerkr. (Auto-AK), Leberfunktionsparameter.

Therapeutisches Vorgehen in der Nacht bei HRS I

- Keine kausale Ther. bekannt.
- ITS. Genaue Ein- u. Ausfuhrkontrolle.
- Absetzen von Diuretika, NSAR, leber- u. nephrotoxischen Medikamenten.
- **Albumin** 20–40 g/d über 2–3 d als Komb.-Ther. mit **Terlipressin** 3 mg/d als Dauerinfusion o. 1 mg i. v. alle 6 h wdh., stufenweise Dosiserhöhung nach 3 d bei Nichtansprechen (max. 12 mg/d).
- Alternativ: Noradrenalin. **Cave:** keine zusätzliche Terlipressin-Gabe.
- Nierenersatzverfahren: keine Verbesserung der Prognose, z. B. nur zur Überbrückung bei erwarteter Verbesserung der Leberfunktion o. bis Lebertransplantation.
- Transjugulärer intrahepatischer portosystemischer Shunt (TIPS) zu erwägen.

6.8 Akute Pankreatitis

6.8.1 Differenzialdiagnose, Klinik und Komplikationen

6

Differenzialdiagnosen Ulcus duodeni/ventriculi mit Perforation, Mesenterialinfarkt, akute Cholezystitis, Ileus, Myokardinfarkt, basale Pneumonie, Pleuritis, LAE.

Ursachen

- Gallensteinleiden u. Alkoholmissbrauch (oft akut auf chron.) häufigste Ursachen mit je ca. 40 %.
- Idiopathische Pankreatitis (15 %).
- Hypertriglyzeridämie (10 %): meist Triglyzeride > 1.000 mg/dl
- Pankreasgangveränderungen, z. B. P. divisum, Duodenaldivertikel etc.
- Postinterventionell: z. B. nach ERCP (5 %).
- Weitere Risikofaktoren: Nikotin, Diab. mell. Typ 2.
- Infektiöse Ursachen: meist viral (Mumps, Coxsackie), bakt., Parasiten.
- Medikamente: Azathioprin, Valproinsäure, Antibiotika, Virostatika, Statine, Ciclosporin A, Diuretika, HIV-Therapeutika, 5-ASA, Östrogene u. a.
- Hereditär (junge Pat., pos. Familienanamnese).
- Autoimmun (erhöhter IgG4-Spiegel, chron. Verlauf).
- Andere: abdom. Trauma, Schwangerschaft, rheumatische Erkr., CED etc.

Klinik

Diagnose akute Pankreatitis, wenn mind. 2 von 3 Kriterien erfüllt:
1. Typische abdom. Schmerzen → akut einsetzender Oberbauchschmerz, oft gürtelförmig in den Rücken ausstrahlend.
2. Erhöhung der Lipase auf mind. 3-Fache der oberen Norm (Höhe korreliert nicht mit Schweregrad!).
3. Bildmorphol. charakteristischer Befund.

- Begleitsymptome: Übelkeit, Erbrechen, evtl. Gesichtsrötung (Flush).
- Gespanntes, druckschmerzhaftes Abdomen (sog. Gummibauch), spärliche Darmgeräusche (Subileus). Bei biliärer Pankreatitis auch Ikterus u. Koliken.
- Bei schwerem Verlauf Schock- u. Sepsiszeichen.

Komplikationen

- Kreislaufschock, DIC, Sepsis.
- ARDS, ANV.
- Arrosion von GIT-Gefäßen mit massiver Magen-Darm-Blutung.
- Milzvenen- u. Pfortaderthrombose, Pankreasabszesse.
- Postakute Pankreaspseudozysten.
- Im Verlauf bakt. Inf. von Nekrosen mit septischen KO.

Trotz der lebensbedrohlichen KO wird das Krankheitsbild häufig unterschätzt!

6.8.2 Diagnostisches Vorgehen

Sofortige Diagnostik

- **Labor:**
  - Lipase: Anstieg nach 3–6 h, spezifischer als Amylase. Die Höhe des Lipaseanstiegs korreliert nicht mit der Schwere des Krankheitsbildes. Normalisierung nach 5–20 d. Beim Schub einer chron. Pankreatitis kann der Lipaseanstieg gering sein.
  - BB, E'lyte (Hypokaliämie), Ca^{2+}, CRP, Krea, BZ, Eiweiß, BGA, Gerinnung, AP, GGT, Transaminasen (Cholestasezeichen?), Laktat, LDH, CK, Troponin zum ACS-Ausschluss.
  - CRP eignet sich gut als Prognosefaktor, auch Anstieg von Krea u. Hkt spricht für schweren Verlauf.
  - Falls GPT 3-fach erhöht, biliäre Genese sehr wahrscheinlich.
- **EKG** (Ausschluss ACS).
- **Sono Abdomen:** 1. Organbeurteilung (Ödem, freie Flüssigkeit, Nekrosen, Verkalkungen als Zeichen einer chron. Pankreatitis, Pseudozysten); 2. Ursachensuche: Gallensteine, Cholestase, Pankreaskopf-Ca. Häufig eingeschränkte Organbeurteilbarkeit bei Subileus.
- **Rö Thorax:** Plattenatelektasen, Pneumonie, Erguss (v. a. li-seitig), ARDS?
- **Keine CT** zur Diagnosesicherung!

Elektive Diagnostik (Tagdienst)

- **MRT** Abdomen/MRCP: nichtinvasiv, Gallenwege gut darstellbar, gute Differenzierung von Nekrosen, Abszessen.
- **Angio-CT:** Verfahren zur Beurteilung der Schwere der Pankreatitis, aber nur bei schwerer Pankreatitis u. kompliziertem Verlauf ab 3 d nach Symptombeginn sinnvoll.

6

- **Endosonografie:** ideal zur Klärung der Genese. Akut oft nicht sinnvoll (präpapilläres Konkrement, kleine intraduktale Veränderungen, Pancreas divisum?).
- Bei biliärer Genese → **ERCP** möglichst innerhalb von 24 h.

6.8.3 Therapeutisches Vorgehen

Akutversorgung, Allgemeinmaßnahmen

- Abhängig von Verlauf u. Ursache: bei schwerem Verlauf Intensivüberwachung.
- ! **Volumentherapie:** ausreichende Volumensubstitution mittels Volle'lytlsg. (initial insb. Ringer-Laktat) 1–2 l als Bolus, bis zu 200–250 ml/h (Normalgewichtige) bzw. 3 ml/kg/h in den ersten 24–48 h → prognoseentscheidend. **Cave:** schwere Herzinsuff. o. terminale Niereninsuff. Bei Schocksymptomatik ZVK legen u. Volumensubstitution anpassen.
- **Oxygenierung optimieren:** ggf. O_2 per Nasensonde geben.
- **Analgesie.**
- **Keine Nahrungskarenz.** Enterale Ernährung ist sogar wünschenswert, falls bei Schmerzen u. ggf. Subileus toleriert. Ggf. nasogastrale o. besser jejunale Sonde (Reflux, Magenausgangsstenose).
- Alternativ **parenterale Kaloriensubstitution,** falls enterale Ernährung nicht möglich.
- **Thromboseprophylaxe.**

Schmerzbekämpfung und spezielle Therapie

- **Analgesie:** 1 g Metamizol als Kurzinfusion, ggf. wdh. Bei stärkeren Schmerzen Pethidin 50 mg o. Piritramid 7,5 mg als Kurzinfusion. Morphinderivate sind nicht kontraindiziert.
- Periduralanästhesie: Bupivacain 0,25 % mit 2,5–4,5 ml/h.
- **PPI** zur Stressulkusprophylaxe, z. B. Omeprazol 40 mg/d i. v.
- **Antibiotika:** bei biliärer Ursache ▶ 6.5.4. Ansonsten keine prophylaktische Gabe, auch nicht bei hohen CRP-Spiegeln. Bei infizierten Nekrosen Ultraschall-, CT- o. EUS-gestützte Feinnadelaspiration anstreben zur Resistenztestung.
- Carbapenem z. B. Meropenem 3 g/d i. v. als 3 Einzelgaben o. kontinuierlich. Alternativ: Imipenem/Cilastatin 3 × 500 mg i. v.
- Rechtzeitige Erkennung u. Ther. von KO (ANV ▶ 7.2, ARDS ▶ 3.5, septischer Schock ▶ 3.4).
- Bei drohendem Alkoholentzug (▶ 16.4.7) frühzeitig gegensteuern, z. B. Haloperidol 5 mg langsam i. v. oder Clonidin-Perfusor.

> Das richtige initiale Management in den ersten 24 h mit ausreichender Flüssigkeitssubstitution, guter Oxygenierung u. Analgesie beeinflusst bei einer akuten Pankreatitis den weiteren Verlauf entscheidend.

6.9 ICD-Codes

Die wichtigsten ICD-Kodierungen bzgl. gastrointestinaler Erkr. sind ▶ Tab. 6.4 zu entnehmen.

6

Tab. 6.4 ICD-Codes: Gastrointestinale Erkrankungen

Krankheitsbild	ICD-Code
Gastrointestinale Blutungen	
Hämatemesis	K92.0
Meläna	K92.1
Gastrointestinale Blutung, nicht näher bezeichnet	K92.2
Akute hämorrhagische Gastritis	K29.0
Nichtinfektiöse Enteritis und Kolitis	K50–K52
M. Crohn des Dünndarms	K50.0
M. Crohn des Dickdarms	K50.1
Colitis ulcerosa	K51.-
Ulzeröse (chronische) Pankolitis	K51.0
Colitis ulcerosa, nicht näher bezeichnet	K51.9
Toxische Gastroenteritis und Kolitis (inkl. medikamenteninduzierte Gastroenteritis u. Kolitis)	K52.1
Nichtinfektiöse Gastroenteritis u. Kolitis, nicht näher bezeichnet	K52.9
Übelkeit u. Erbrechen	R11
Ikterus, Gelbsucht, nicht näher bezeichnet	R17
Aszites	R18
Alkoholische Leberzirrhose	K70.3
Leberversagen, andernorts nicht klassifiziert	K72.-
Akutes u. subakutes Leberversagen	K72.0
Chronisches Leberversagen	K72.1
Virushepatitiden	
Akute Virushepatitis A	B15.-
Virushepatitis A ohne Coma hepaticum, inkl. Hepatitis A (akut), (durch Viren) o. n. A.	B15.9
Akute Virushepatitis B	B16.-
Akute Virushepatitis B ohne Delta-Virus u. ohne Coma hepaticum, inkl. akute Hepatitis B (viral) o. n. A.	B16.9
Chronische Virushepatitis	B18.-
Chronische Virushepatitis B ohne Delta-Virus	B18.1
Chronische Virushepatitis C	B18.2
Sonstige chronische Virushepatitis	B18.8
Pankreatitis	K85.-
Idiopathische akute Pankreatitis	K85.0-
Biliäre akute Pankreatitis	K85.1-
Alkoholinduzierte akute Pankreatitis	K85.2-
Sonstige akute Pankreatitis	K85.8-

7 Wasser- und Elektrolythaushalt

Elvin Huseynov

7.1 Notfalltabelle und Checkliste

Notfälle: ▶ Tab. 7.1.

Tab. 7.1 Notfälle: Störungen des Wasser- und Elektrolythaushalts

Diagnose	Maßnahmen	Medikament/Therapie
Akutes Nierenversagen	Prärenal?: Volumenmangel? Kardiorenales Sy.? Postrenal?: akuter Harnverhalt? (Sono, ggf. per Einmalkatheter) Flüssigkeitsbilanzierung Nierenadaptierte Gabe der Medikamente, nephrotoxische Medikamente absetzen	Je nach Genese: Volumengabe mit Volle'lytlsg. o. Volumenentzug – medikamentös vs. Dialyse Keine Gabe von Schleifendiuretika beim oligo-anurischen Pat. mit ANV (ohne Zeichen einer Volumenüberladung) Bei Volumenüberladung Furosemid 40–80 mg i. v.
Hypokaliämie	Bei $K^+ < 3$ mmol/l → EKG, ggf. Rhythmusüberwachung	Sofort orales Kalium (z. B. 2 Tbl. Kalinor® Brause [80 mmol K^+]), Kalium i. v. 20–40 mval KCl in 500/1.000 ml Volle'lytlsg.
Hyperkaliämie	Bei $K^+ > 6$ mmol/l → EKG u. Rhythmusüberwachung	$K^+ > 6{,}5$ mmol/l o. EKG-Veränderungen: 20 ml Kalziumglukonat 10 % über 5–10 min i. v., Wirkeintritt sofort u. kurzfristig durch Membranstabilisierung Zusätzl.: 200 ml Glukose 20 % + 20 IE Normalinsulin über 20 min i. v.
Hyperkalzämie	Hyperkalzämische Krise bei Gesamtkalzium > 3,5 mmol/l	Rehydrierung mit 3–5 l NaCl 0,9 % i. v. 60–80 mg Furosemid/d), Prednisolon 40–60 mg/d, für den Tagdienst: ggf. Bisphosphonat (z. B. Pamidronat 60–90 mg i. v. über 2 h). Ggf. Calcitonin: 100 IE s. c. alle 12 h u. Steroide: 50–100 mg/d Prednisolon i. v. 2–4 h
Hyponatriämie	Bei schweren neurol. Symptomen, akuter Hyponatriämie < 48 h o. Na^+ < 120 mmol/l	150 ml NaCl 3 % i. v. über 30 min, dann Na^+-Kontrolle, ggf. Infusion wdh.

7

Checkliste

First Impression
AZ des Pat? Bewusstseinslage? Vitalparameter: Hf, RR, Fieber? Atemfrequenz?
Anamnese Beschwerden akut o. chronisch? Aktuell: Erbrechen/Durchfall? Flankenschmerzen/Koliken? Luftnot? Harnträufeln, Harnverhalt? Blasenkatheter? Urinmenge, -farbe (konz. bei Exsikkose) Muskelschwäche?
Vorerkrankungen Vorbek. Niereninsuff. o. andere Nierenerkr., Diab. mell., art. Hypertonie, sonstige Vorerkr.? Gewichtszu- o. -abnahme?
Medikamentenanamnese Diuretika, ACE-Hemmer, NSAR, Antibiotika (Gentamicin, Vancomycin), Kontrastmittel.
Klinische Untersuchung Fötor? Haut/Zunge: Exsikkosezeichen? Cor? Pulmo? Ödeme? Anasarka? Abdomen, Nierenlager?

Weitere Diagnostik
- **EKG:** HRST, Erregungsrückbildungsstörungen?
- **Labor:** BB (Anämie, Inf.), Hkt (Exsikkose), BZ, Krea/GFR (Retention), E'lyte (Hyperkaliämie, Hypo-/Hypernatriämie, Hyperkalzämie), Transaminasen, GGT (hepatorenales Sy.), Quick, CRP.
- BGA.
- **Urinstix, Urinkultur u. Blutkultur** bei Fieber, V. a. Inf.
- **Sono Abdomen:** Harnblase (Harnverhalt)? Nierengröße (Schrumpfniere?) Nierenbecken (freie Flüssigkeit)? Nierensteine (Harnstau)? Aszites, Pleuraergüsse? Prostatavergrößerung? Lk?

7.2 Akutes Nierenversagen (ANV, AKI)

7.2.1 Ätiologie und Stadien

Abnahme der Urinproduktion (Oligurie/Anurie) o. Anstieg des Serum-Krea > 50 % des Ausgangswerts. Entscheidend sind frühzeitige Diagnostik u. Abklärung der Ätiol.
- **Oligurie:** Urinproduktion < 500 ml/d (< 20 ml/h).
- **Anurie:** Urinproduktion < 100 ml/d (< 5 ml/h).

Ätiologie: ▶ Tab. 7.2.

Drei Phasen des ANV:
1. **Initialphase:** asympt. o. Symptome der Grunderkr.
2. **Phase des manifesten Nierenversagens:** progrediente Abnahme der GFR, Anstieg der Retentionswerte, oligurischer o. nichtoligurischer Verlauf, Gefahr der Überwässerung, Linksherzinsuff., Lungen-, Hirnödem, Hyperkaliämie, metab. Azidose, Urämie.
3. **Diuretische o. polyurische Phase:** Verlust von Wasser, E'lyten.

7.2.2 Diagnostisches Vorgehen

Klinische Untersuchung
- Bewusstsein: Somnolenz (Coma uraemicum)? Foetor uraemicus?
- Blutdruck: Hypotonie (Exsikkose, Schock)?
- Cor: Vitium? Hf.
- Lunge: feuchte RG (Lungenödem?), abgeschwächtes Atemgeräusch (Pleuraerguss)?
- Abdomen: Nierenlager dolent („-itis", Urolithiasis? Harnaufstau)? Palpation Harnblase (suprapubischer Schmerz, Harnblase prall gefüllt)? Ödeme/Anasarka? Haut/Zunge: Exsikkosezeichen? Graues Hautkolorit (Hinweis auf chron. Niereninsuff.), Vorhandensein vom Dialyseshunt?

Sofortige Diagnostik

Bei jedem ANV Sono Harnblase u. Nieren!

Tab. 7.2 Die häufigsten Ursachen des ANV

Lokalisation (Häufigkeit)	Ursachen	
Prärenal (60 %)	Zirkulatorisch-ischämisch	• Schock (hämodynamisch, septisch etc.) ▶ 3.3 • Abfall von HZV u. MAP (Linksherzinsuff., hochgradige Aortenklappenstenose etc.) • Hypovolämie (Blutverluste, Exsikkose) • Zytokinvermittelte renale Vasokonstriktion • Systemische Vasodilatation (Sepsis) • Renale Vasokonstriktion bei hepatorenalem Sy.
Renal (35 %)	Dekompensierte chronische Niereninsuff.	
	Makrovaskuläre Genese	• Vaskulitis • Nierenarterienembolie unterschiedlicher Genese • Aortendissektion mit Beteiligung der Nierenarterien
	Mikrovaskuläre Genese	• Rasch progrediente Glomerulonephritis (RPGN) • IgA-Nephropathie • HUS
	Akute Tubulusnekrose	• Ischämisch • Toxisch (medikamentös, Kontrastmittel) • Rhabdomyolyse (Verbrennung, Trauma, Drogenabusus, exzessive körperl. Belastung, Lipidsenker) • Plasmozytom (Verstopfung durch Leichtketten) • Hepatorenales Sy.
Postrenal (5 %)	Harnverhalt durch	• Abflusshindernis (BPH, Tumor) • Medikamente: z. B. Opioide, Psychopharmaka, Parasympatholytika • Verstopfter Blasenkatheter • Neurogen (z. B. akute Querschnittlähmung, zerebrale Erkr.)

- **Labor:**
  - BB (Anämie, Entzündung), Hkt (Exsikkose?), BZ, Krea/GFR (Retention), E'lyte (Hyperkaliämie, Hypo-/Hyper-Na^+, Hyperkalzämie, Hyperphosphatämie?), Transaminasen, GGT (hepatorenales Sy.), Quick, CRP.
  - BGA (Azidose? mit/ohne Kompensation? BE?).
  - Urinstix: Leukozyturie u. Erythrozyturie mit/ohne Nitrit weisen auf HWI hin, Erythrozyturie u. Proteinurie auf GN, fehlende Erythrozyturie schließt Urolithiasis nicht aus.
  - Urinkultur u. Blutkultur bei Fieber/Infektzeichen (vor Antibiotikagabe).
- **Sono Abdomen:** Harnblase prall gefüllt, Hinweise auf Tamponade? Nierengröße (Schrumpfniere?) Nierenbecken gestaut? Nierensteine? Aszites, Pleuraergüsse? Prostatavergrößerung?
- EKG: HRST? ST-Strecken-Veränderungen?
- Rö Thorax: wenn kein postrenales Nierenversagen vorliegt.

Weiterführende, nicht sofortige Diagnostik

- **Urinlabor:**
  - Urinsediment: Hämaturie, Proteinurie, granulierte Zylinder deuten auf renale Ursache hin. Dysmorphe Erys typisch für GN. Bei prä- u. post-

Tab. 7.3 Differenzierung zwischen prärenaler Funktionseinschränkung und renaler Form des akuten (oligurischen) Nierenversagens

Urin	prärenal	renal
Kreatinin-Clearance $Krea_{Urin}/Krea_{Plasma}$	> 15	< 15
Fraktionierte Na^+-Exkretion $(Na^+_{Urin} \times Krea_{Plasma})/(Na^+_{Plasma} \times Krea_{Urin}) \times 100$	< 1	> 1
Fraktionierte Harnstoffausscheidung (unabhängig vom Diuretikagebrauch) $Fe\ HS = HS_{Urin} \times Krea_{Serum})/(HS_{Serum} \times Krea_{Urin})$	< 35 % **Cave:** kardiorenales Sy.! Hier: prärenal ≠ Volumenmangel	> 35 %

renaler Ursache oft keine Veränderungen. 24-h-Sammelurin (Eiweißausscheidung).
  - Fraktionierte Natrium- o. fraktionierte Harnstoffausscheidung (Bestimmung von Natrium, Harnstoff, Krea i. U. u. i. S.) zur DD prärenale vs. renale/postrenale Störung (▶ Tab. 7.3).
- **Duplex-Sono:** bei V. a. Nierenarterienverschluss bzw. Nierenvenenthrombose.
- **CT Abdomen:** Nachweis von Nierensteinen (Low-Dose nativ), bei V. a. Tumor.
  Cave: Bei Nierenversagen strenge Ind. der KM-Gabe!
- **Labor:** Phosphat, Immundiagn. bei V. a. GN i. R. einer Systemerkr. (v. a. ANA, ANCA, AK gegen Basalmembran, ASL) Elpho, Immunelektrophorese bei V. a. Plasmozytom.

7.2.3 Therapeutisches Vorgehen

Behandlung der Grundkrankheit

Immer zuerst Volumenmangel (prärenales Nierenversagen) u. Harnverhalt (postrenales Nierenversagen) ausschließen → häufige Ursache u. schnelle ursächliche Ther. möglich.

- **Schock** (▶ 3.3), **Sepsis** (▶ 3.4).
- **Exsikkose:** Flüssigkeitsbedarf abschätzen Flüssigkeitszufuhr mit Volle'lytlsg. (kein NaCl 0,9 % wg. Gefahr einer hyperchlorämischen Azidose), bei alten Pat. vorsichtige Substitution (z. B. 80–120 ml/h) (**cave:** Herzinsuff.!) ggf. unter sono- u. echokardiografischer Kontrolle.
- **Akuter Harnverhalt** (▶ 14.4).
- **Toxisch/medikamentös:** Medikamente absetzen.
- **Rhabdomyolyse, Hämolyse, Intoxikationen:**
  - 3–5 l/24 h Volle'lytlsg.
  - Harnalkalisierung (Kalium-Natrium-Hydrogencitrat 4 × 2,5 g/d p. o.), evtl. Dialyse.

Weiteres Management des ANV

- Überlegung Verlegung auf **ITS je nach pH, Kalium, Volumenstatus, Urämie etc.**
- DK, Ein- u. Ausfuhrbilanzierung.
- **Volumendefizite** ausgleichen. Faustregel bei Anurie: Flüssigkeitszufuhr = extrarenale Verluste (Erbrechen, Durchfall, Wundsekrete) plus 600 ml.

- Potenziell **nephrotoxische Medikamente absetzen** o. in ihrer Dosis der eingeschränkten Nierenfunktion anpassen. K^+-haltige Lsg. o. K^+-sparende Diuretika sowie ACE-Hemmer möglichst absetzen.
- **Keine zeitgleiche Gabe von Schleifendiuretika u. Flüssigkeit zur „Nierenspülung".**
- **Bei Hyperkaliämie** (▸ 7.5.2):
  - $K^+ < 6$ mmol/l: Kaliumbinder (z. B. Natriumpolystyrensulfonat 15 g p. o., Patiromer 8,4 g).
  - $K^+ > 6$ mmol/l: 200 ml Glukose 20 % + 20 IE Altinsulin über 20 min (**cave:** Hypoglykämiegefahr) + Kaliumbinder.
- **Metab. Azidose** (▸ 7.3.2): Bikarbonatgabe bei pH < 7,1 erwägen (**cave: Hyperkapnie).**
- **Herzinsuff.** ▸ 4.7.
- **Gewichtskontrolle o. Flüssigkeitsbilanzierung** tgl. (Perspiratio insensibilis ca. 1 l/d; bei Fieber > 37 C° 500 ml pro 1 °C).
- **Antibiotika** bei Hinweis auf Entzündung.
- **Ind. zum Nierenersatzverfahren** (s. Kasten), insb. bei septischem Schock. Für das ANV wird als initiales Ersatzverfahren i. d. R. die kontinuierliche venovenöse Hämodialyse (CVVHD) über einen Sheldon-Katheter angewandt. Nephrol. Konsil.

> ! In der polyurischen Phase sind Pat. durch Verluste von Wasser u. E'lyten bedroht → engmaschige E'lytkontrollen u. parenterale Flüssigkeitssubstitution.

> **Indikation zum Nierenersatzverfahren (A-E-I-O-U)**
> - **A** – ausgeprägte **Azidose.**
> - **E** – E'lytentgleisung $K^+ > 6{,}5$ mmol/l (akute Lebensgefahr bei sehr schnellem K^+-Anstieg u. HRST).
> - **I** – Intoxikation.
> - **O** – Overload (kons. nicht beherrschbare Volumenüberladung).
> - **U** – Urämiesymptome.

Behandlung des Dialysepatienten im Nachtdienst Bei Vorliegen eines der o. g. Probleme Dialyseeinleitung o. Verlegung an nahegelegenes Dialysezentrum nach RS mit Kollegen, Nephrologen.

Röntgenkontrastmitteluntersuchungen und Nierenversagen

- Bei eingeschränkter Nierenfunktion u. notwendiger KM-Gabe auf ausreichende u. frühzeitige Hydrierung achten.
- Potenziell nephrotoxische Substanzen (Metformin 1–2 d vor der Untersuchung bis 48 h danach) absetzen.

Anpassen der Arzneimitteldosis bei Niereninsuffizienz

- Faustregel: Applikation der normalen Initialdosis, weitere Dosen entsprechend der erhöhten HWZ reduzieren.
- Bei Medikamenten mit geringer ther. Breite (z. B. Aminoglykoside) Möglichkeit der Dosierung nach Serumspiegel nutzen.
- Dosisanpassung zahlreicher Medikamente unter http://www.dosing.de.

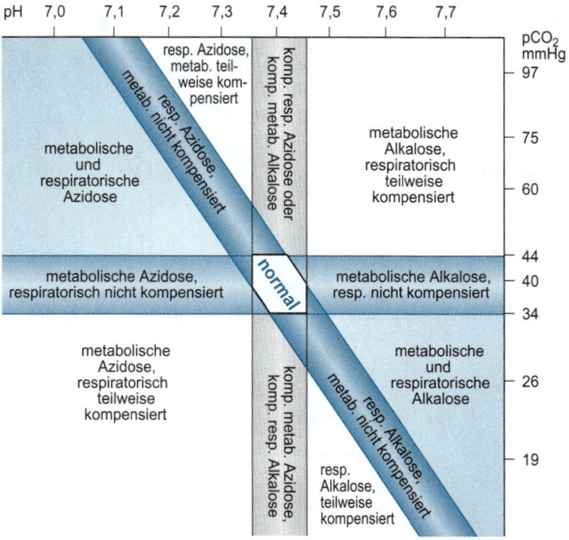

Abb. 7.1 Säure-Basen-Nomogramm [L106]

7.3 Säure-Basen-Haushalt

7.3.1 Pathophysiologie

- **Azidose:** erniedrigter art. Blut-pH-Wert (pH < 7,35).
- **Alkalose:** erhöhter art. Blut-pH-Wert (pH > 7,45).

Verursacht durch pathol. Anhäufung von Säuren bzw. Basen. Regulation erfolgt über Atmung (respir.) u./o. Niere u. Pufferung im Blut (metab.). Solange pH zwischen 7,35–7,45 ist, spricht man von einer kompensierten Störung. Respir. Störungen werden metab. u. umgekehrt kompensiert (▶ Abb. 7.1, ▶ Tab. 7.4).

Faustregel: Metabolisch Miteinander → Bei metab. Störungen verändern sich pH, Bikarbonat u. pCO_2 stets gleichsinnig.

7.3.2 Metabolische Azidose

Prim. Abnahme des Bikarbonats (HCO_3^-) i. S. mit Reduktion des Blut-pH u. sek. Abfall des pCO_2.

Tab. 7.4 Entgleisungen des Säure-Basen-Haushalts

		pH	pCO_2 [mmHg]	Bikarbonat [mmol/l]	BE [mmol/l]
Normalwerte		7,37–7,45	35–46 (m) 32–43 (w)	21–26	–2 bis + 2
Metab. Azidose	akut	↓	↔	↓	–
	teil-/kompensiert	↓ o. ↔	↓	↓	–
Metab. Alkalose	akut	↑	↔	↑	+
	teil-/kompensiert	↑ o. ↔	↑	↑	+
Respir. Azidose	akut	↓	↑	↔	↔
	teil-/kompensiert	↓ o. ↔	↑	↑	+
Respir. Alkalose	akut	↑	↓	↔	↔
	teil-/kompensiert	↑ o. ↔	↓	↓	-

Ätiologie Pathogenetische Hinweise gibt die Anionenlücke (Differenz zw. Anionen- u. Kationenfraktion): $Na^+ - (HCO_3^- + Cl^-)$ (normal: 3–11 mmol/l).

Mit erweiterter Anionenlücke „Additionsazidose":

- **Ketoazidosen:** diab. Koma (Bildung von Ketonkörper), Alkoholabusus, Hunger.
- **Laktatazidosen:** anaerob-laktazider Stoffwechsel durch Gewebehypoxie z. B. bei Kreislaufversagen o. respir. Insuff., Sepsis, Leberzerfall. Selten Laktatazidose durch Metformin.
- **Akute u. chron. Niereninsuff.**
- **Vergiftungen:** Salicylate (ASS!), Paracetamol, Methanol u. Ethylalkohol, Ethylenglykol, CO.

Übelkeit u. Erbrechen bei Peritonitis können Ausdruck einer Azidose sein.

Mit normaler Anionenlücke:

- **Bikarbonatverlust gastrointestinal o. renal:** Diarrhö; enterale Fisteln u. Drainagen; Uretersigmoidostomie u. Ileumblase, renal-tubuläre Azidose.
- **Medikamente:** Carboanhydrasehemmer (z. B. Acetazolamid), Zufuhr von chloridhaltigen Säuren (z. B. Ammoniumchlorid [Lakritze]).

Klinik

- Vertiefte Atmung (Kußmaul-Atmung), Luftnot, Tachypnoe (Versuch, respir. zu kompensieren).
- Somnolenz, Lethargie, Desorientiertheit, Wesensveränderung, Stupor.
- Hyperkaliämie durch Kaliumverschiebung in den (EZR).
- Vasodilatation, verminderte Reaktivität der Gefäßmuskulatur auf Katecholamine.

Diagnostisches Vorgehen

- **Labor:** BGA Cl^-, HCO_3^-, Laktat, E'lyte, BB, BZ, Krea, U-Stix (Keton?).
- **EKG.**

Merkwort für Ursachen der „Additionsazidose": KUSSMAUL
Ketonkörper, **U**rämie, **S**alicyl**S**äure, **M**ethanol, **A**ethylenglykol, (**U**rämie), **L**aktat.

Eine Azidose geht meist mit einer Hyperkaliämie einher (Azidose u. normales K^+ bedeutet immer K^+-Mangel).

Therapeutisches Vorgehen
- Behandlung der Grundkrankheit.
- Sicherung von Ventilation u. Hydratation.
- Bei akuter metab. Azidose (pH < 7,2 o. HCO_3^- < 15 mmol/l) Natriumbikarbonatgabe erwägen. Berechnung der benötigten Bikarbonatmenge in mmol: $NaHCO_3$ = neg. BE × kg KG × 0,3, davon 50 % vorsichtig infundieren.

! Hirnödem bei zu schneller Substitution, Na^+-Überlastung des Organismus, Kaliumshift nach intrazellulär (K^+-Substitution!).

Eine respiratorische Kompensation durch Tachypnoe sollte nicht als Luftnot wahrgenommen werden (auf pO_2 in der BGA achten).

Wichtig ist vorsichtiges Substituieren. Zunächst max. 50 % des errechneten Bedarfs „blind" ersetzen, dann weiter nach BGA-Kontrolle. Bei zu schnellem Ausgleich u. Überdosierung Hyperkapnie, CO_2-Narkose, Abfall des ionisierten Kalziums u. Auslösen therapierefraktärer VES bis hin zum Kammerflimmern möglich.

7.3.3 Respiratorische Azidose

Pulmonale Ventilationsstörung mit CO_2-Retention.

Ätiologie
- **Atemwege:**
  - Obstruktive u. restriktive Ventilationsstörungen (z. B. COPD).
  - Lungenödem, Pneumonie.
- **Insuff. der Atemmuskulatur** (z. B. Myasthenia gravis, Poliomyelitis, ALS), Erschöpfung der Atemhilfsmuskulatur, reflektorisch bei Schmerzen (Pleuritis, Fraktur), Zwerchfellatrophie bei Langzeitbeatmung.
- **Zentrale Atemstörung:** z. B. medikamentös induziert (Morphinderivate, Barbiturate, Benzodiazepine), zerebrale Ereignisse (SHT, Blutung, Ischämie).

Klinik
- Atemnot, Tachypnoe.
- Hyperkaliämie.
- Zunehmende Vigilanzminderung, Desorientiertheit bis zum Koma.
- HRST.
- Ggf. bei chron. hypoxischer respir. Insuff.: Polyglobulie, Trommelschlegelfinger, pulmonale Kachexie.

Diagnostisches Vorgehen

- **Labor:** art. BGA, E'lyte einschl. Cl^- u. HCO_3^-.
- **Rö Thorax, Sono Pleura, CT-Thorax.**

Therapeutisches Vorgehen

> Prim. Ther. ist die suffiziente Ventilation mit Beseitigung von Hyperkapnie u. Hypoxämie.

- **Leichte Azidose** (pH 7,30–7,35): Pat. beobachten, BGA wdh. Grunderkr. therapieren. Eine Behandlung der Azidose ist i. d. R. nicht erforderlich. **Cave:** Bei Asthmatikern kann eine leichte respir. Azidose auf eine beginnende respir. Insuff. hinweisen.
- **Mittlere Azidose** (pH 7,20–7,29): Wenn die Grunderkr. nicht sofort ausreichend therapiert werden kann, Pat. auf ITS verlegen. NIV (▶ 2.6.4), BGA alle 30 min.
- **Schwere Azidose** (pH < 7,20): Beseitigung der Atemstörung, Atemwege freimachen, NIV (▶ 2.6.4), ggf. Intubation u. Beatmung.
- Absetzen von Medikamenten, die den Atemantrieb hemmen (z. B. Sedativa, Opioide).

> Bei einer reinen respir. Azidose ist Bikarbonat kontraindiziert.

7.3.4 Metabolische Alkalose

Ätiologie

- **Gastrointestinaler Säureverlust** durch Erbrechen o. Absaugen (länger liegende Magensonden), auch Diarrhö.
- **Diuretika** (Hypokaliämie).
- **Mineralokortikoidüberschuss** (iatrogen: Ther. des septischen Schocks mit Hydrocortison; Conn-Sy., M. Cushing, Lakritzabusus).
- **Überhöhte Alkalizufuhr** (Bikarbonatgabe). Nach Transfusionen (Citratzufuhr).
- **Schwere Hypokaliämie.**
- **Posthyperkapnisch** (unter/nach Beatmung insb. bei initial schwerer Hyperkapnie), da die metab. Regulation langsamer ist.

Klinik

- Vigilanzminderung, Verwirrtheit.
- E'lytstörungen: Hypokalzämie u. Hypokaliämie mit EKG-Veränderungen, HRST, Tetanie, Darmatonie.
- Flache Atmung wg. resp. Kompensation.

Diagnostisches Vorgehen **Labor:** E'lyte einschl. Cl^- u. HCO_3^-, BGA.

Therapeutisches Vorgehen

- Diuretika absetzen.
- **Volumensubstitution** mit Volle'lytlsg.
- **K^+-Substitution bei Hypokaliämie:** bei leichter Störung u. kooperativem Pat. auch oral (**cave:** Übelkeit, verminderte Resorption bei Durchfall), bei schweren Entgleisungen auf ITS über ZVK.

7.3.5 Respiratorische Alkalose

Ätiologie

- Häufig Hyperventilation durch Angst, Erregung o. Schmerzen, psychisch.
- Fieber, Hyperthyreose, Delirium tremens.
- Peritonitis, Sepsis.
- Dekompensierte Leberzirrhose.
- Beatmung, Weaning.
- „Bedarfshyperventilation" bei Hypoxie (z. B. Lungenembolie, -ödem).

Klinik

- Schwindel, Aufregung, vegetative Symptomatik, Benommenheit, Reizbarkeit.
- Kribbelparästhesien (häufig an den Fingern, perioral), Angst.
- Atemnot.
- Tetanie, Hypokaliämie, Kollaps.

> Hypoxämie trotz Hyperventilation (pCO_2 ↓) – an LE o. großen Pleuraerguss denken!

Diagnostisches Vorgehen

- **Labor:** E'lyte einschl. Cl^- u. HCO_3^-, BGA.
- Rö Thorax, Sono Pleura.

Therapeutisches Vorgehen

- **Ursache** des gesteigerten Atemantriebs **therapieren:** Fieber senken, Analgesie, Grundkrankheit therapieren.
- Bei Unruhe **Sedierung** (z. B. Lorazepam 1 mg s. l., Midazolam 1–2 mg i. v.).
- Bei psychogener Hyperventilation **CO_2-Rückatmung** (Tütenatmung).
- **Bei Beatmung:** Parameter anpassen (delta-P = P_{insp} – PEEP reduzieren, Af reduzieren); ggf. Pat. tiefer sedieren.

> Respir. Alkalose kann zu Bronchokonstriktion führen.

7.4 Ödeme

7.4.1 Differenzialdiagnose

> Flüssigkeitseinlagerungen in den interstitiellen Raum.

Häufigste Ursache generalisierter Ödeme ist die Herzinsuffizienz. Ödeme entwickeln sich meist über einen längeren Zeitraum.

Generalisierte Ödeme

- **Herzinsuff.:** meist peripher betonte, symmetrische Ödeme. Bei bettlägerigen Pat. Ödemlokalisation an Rücken u. Flanken („Anasarka"), zusätzlich oft Aszites u. Pleuraergüsse. Bei vorwiegender Linksherzinsuff.: Lungenstauung bis Lungenödem.
- **Niereninsuff.:** akut o. chron., ansteigende Retentionsparameter, Oligurie/Anurie, „Fluid Lung", Unterschenkelödeme, Aszites.

7

- **Nephrotisches Sy.:** Ödeme durch Eiweißmangel (Proteinurie, Hypertonie, Ödeme v. a. periorbital, Gewichtszunahme, Hypertonie).
- **Leberzirrhose:** Albumin ↓, sek. Hyperaldosteronismus, Zeichen der portalen Hypertension, Aszites.
- **Hungerödem:** Mangelernährung o. Malassimilation, Tumorleiden.
- **Eiweißmangel/-verlust:** Verbrennungen, M. Crohn, Colitis ulcerosa, Zöliakie, *C.-difficile*-assoziierte Diarrhö.
- **Medikamentös induziertes Ödem:** Kalziumantagonisten (z. B. prätibial durch Amlodipin), NSAR, Glukokortikoide, Antidepressiva, Hydralazin, Östrogene u. a.
- **Wasser- u. E'lytstörung:** Hyperhydratation, chron. Nierenversagen, Präeklampsie.
- **Endokrin:** Hyperaldosteronismus, M. Cushing, Schwartz-Bartter-Sy.

Lokalisierte Ödeme

- **Akute o. chron. venöse Zirkulationsstörung,** z. B. Phlebothrombose: meist einseitige Extremitätenschwellung, Schmerz, livide Verfärbung, Spannungsgefühl. Chron. venöse Insuff.; bei Immobilität, postthrombotisches Sy.
- **Lymphödem:** Haut nicht verfärbt, schmerzlos. Entwicklung meist von distal nach proximal, Zehen mit einbezogen (postop., Abflussstauung nach Lk-Exstirpationen, bei Neoplasien, nach Radiatio; durch Inf., idiopathisch).
- **Allergisches Ödem,** z. B. angioneurotisches Quincke-Ödem: akuter umschriebener Beginn, meist im Gesicht auftretend, ggf. Urtikaria, Juckreiz, evtl. Eosinophilie. Insektenstiche.
- **Entzündl. Ödem:** infektiös/nichtinfektiös, „heiße" Schwellung; z. B. Erysipel, Thrombophlebitis.
- **Myxödem:** prätibiale Schwellung bei Hypothyreose u. Lipödem: Fettpolster + Lymphödem (spart Füße aus).

7.4.2 Diagnostisches Vorgehen

> Bei akut aufgetretenen Ödemen sind immer eine sofortige Diagn. u. Ther. indiziert.

Sofortige Diagnostik

Anamnese/Krankenakte

- **Bek. Vorerkr.** (Herz-, Leber-, Niereninsuff., Stoffwechselerkr., bek. allergische Diathese, Alkoholabusus, Tumorerkr.).
- **Ereignisse** Hinweis auf Allergie, Verletzung, Insektenstich, Beginn, Dauer, Symptomatik (mit o. ohne Schmerzen etc.).
- **Varikose** (Thrombophlebitis), venöse Stase in den Beinen, z. B. durch längere Immobilisation (Phlebothrombose).
- **Medikamente** (medikamentös bedingtes Ödem).
- Gewichtszunahme.

Körperliche Untersuchung

- **AZ:** Dyspnoe? Stridor, Kachexie?
- Haut/Schleimhäute:
  - Generalisiertes o. lokalisiertes Ödem?
  - Rötung o. Überwärmung im ödematösen Gebiet (entzündlich?)

- Einstichstellen (Insektenstiche), kleine/große Verletzungen.
- Schmerzhaft (Ödem bei Phlebothrombose), wegdrückbar.
- Lymphome (Lymphödem bei Tumorerkr.).
- Mundhöhle/Rachen (z. B. Zungenschwellung).
- Obere Einflussstauung mit Gesichtsschwellung (z. B. Infiltration von V. cava superior durch Lungen-Ca).

- **Lunge:** Auskultation: feuchte RGs (Lungenstauung), Dämpfung über den basalen Lungenabschnitten (Pleuraerguss), Stridor?
- **Cor:** Tachykardie/Arrhythmie (Hinweise auf Anaphylaxie?).
- **Kreislauf:** Hypertonie (Präeklampsie bei Schwangerschaft? Akute GN?), Hypotonie (Schock?).

> Beim **Quincke-Ödem** mit Atemnot bzw. Stridor keine Untersuchung des Rachens mit dem Spatel: Gefahr des „Zuschwellens" mit Intubationspflichtigkeit. Ggf. Intubationsbereitschaft.

Sofortige Untersuchungen **Labor:** BB, E'lyte, Krea, Transaminasen, Gesamteiweiß/Albumin, INR, CRP. Ggf. weiterführende Diagn.

Weiterführende Diagnostik (je nach klin. Hinweisen):

- **EKG:** HRST?
- **Sono:** Pleura-, Perikarderguss, Stauungsleber, Aszites.
- **Duplex-Sono der Venen:** bei V. a. Thrombose.
- **Rö Thorax:** kardiopulmonale Stauung, Herzvergrößerung.
- **Echokardiographie:** Linksherzinsuff. (syst./diast.), Rechtsherzinsuff.
  Nicht sofortige Untersuchungen Gesamteiweiß, Elektrophorese, IgE-Gesamt (allergische Genese), Urinstatus, 24-h-Urin auf Proteinurie, ggf. Disk-Elektrophorese, ggf. Urin-E'lyte, spezielle Untersuchungen (V. a. C1-Esterase-Mangel).

7.4.3 Therapeutisches Vorgehen

> Zunächst kausale Therapie anstreben. Rekompensation vorsichtig u. schonend durchführen (Hypotonie, Nierenversagen etc.). Bei beginnendem Lungenödem, erheblicher Tachykardie o. akuten Ödemen mit Störungen der Vitalfunktionen (z. B. allergischem Ödem) umgehend mit Ther. beginnen.

Ursachengemäße Therapie

- **Behandlung der Grunderkr.,** lebensbedrohlicher Zustände (anaphylaktischer Schock ▶ 3.3.6, Lungenödem ▶ 5.6.1 o. Präeklampsie ▶ 12.3.8) auf der ITS.
- **Kardiale Ödeme** ohne Lungenödem u. Luftnot, die bereits länger bestehen:
  - Einleitung o. Optimierung der Herzinsuff.-Ther. (▶ 4.7.3).
  - Diuretikather. möglichst in erster Tageshälfte geben, um Nykturie zu vermeiden (falls kein DK). Falls eine schnellere Entwässerung nötig ist, Furosemid, z. B. 20–80 mg i. v., Flüssigkeitsbilanzierung, evtl. DK, ggf. + Thiazid (sequenzielle Nephronblockade) u./o. Spironolacton.
  - Low-Dose-Heparinisierung, ggf. Beine elastisch wickeln; bei massiven Ödemen initial nur ein Bein im Wechsel (sonst Gefahr des Lungenödems bei massiver Ödemmobilisation).
  - Ggf. Flüssigkeitsrestriktion auf ca. 1,5 l/d, Salzrestriktion.
  - Initial tgl. **Kontrolle von Retentionsparametern u. E'lyten.**

- Bei **allergischem Ödem** (z. B. Quincke-Ödem) Prednisolon je nach Schweregrad 50–500 mg i. v., Dimetinden 1–2 Amp. i. v. **Cave:** sedierender Effekt, Fahrtauglichkeit ↓, Schlafstörung durch Kortikosteroide.
- DD hereditäres Angioödem: C1-Esterase-Inhibitor-Mangel. Icatibant 30 mg s. c. o. C1-Esterase Inhibitor (20 IE/kg KG) substituieren.
- Bei **lokaler allergischer Reaktion:** physikalische Maßnahmen, antihistaminhaltige Salben u. ggf. orales Antihistaminikum, z. B. Cetirizin 10 mg p. o..
- Phlebothrombose ▶ 4.8, chron. venöse Insuff.: Antikoagulation, elastisch wickeln. Bds. Beinödeme nicht unkritisch als kardial bedingt einstufen, auch an bds. Phlebothrombose denken!
- Lymphödem → ggf. Tumorsuche, Lymphdrainage.
- Leberzirrhose ▶ 6.6.
- Nierenversagen ▶ 7.2.
- Ggf. auslösendes Medikament absetzen.
- Präeklampsie ▶ 12.3.8.
- Bei Eiweißmangel → eiweißreiche Kost/Trinkergänzungsnahrung, ggf. Diskussion parenterale Ernährung o. Albuminsubstitution.

Aufnahme ambulanter Patienten
- Alle Pat. mit unklaren Ödemen o. Ödemen mit Störungen der Vitalfunktionen stat. aufnehmen.
- Bei allergischen Reaktionen ohne Ödeme in Mund u. Atemwegen nach Behandlung zunächst Beobachtung. **Cave:** Rebound-Effekt nach Steroidgabe.

7.5 Kaliumhaushalt

7.5.1 Hypokaliämie

Verteilungsstörungen: Alkalose, nach Insulinther., nach β_2-Mimetikather., durch K^+-freie Infusionen.

Klinik
- Muskelschwäche bis Paresen, Adynamie, Verwirrtheit, Koma.
- Obstipation bis Ileus.
- Evtl. Polyurie, Polydipsie.
- Brady- o. Tachykardie, VHF, VES bis Kammerflimmern.
- Hypotonie.
- DD: bei Hypertonie an Hyperaldosteronismus u. M. Cushing denken.

Diagnostisches Vorgehen
- **Labor:** E'lyte, Krea, BZ, BGA.
- **EKG:** PQ-Zeit, QT-Zeit-Verlängerung, T-Wellen-Abflachung bis -Negativierung, U-Welle, evtl. TU-Verschmelzungswelle, supraventrikuläre u. ventrikuläre HRST (▶ Abb. 7.2).

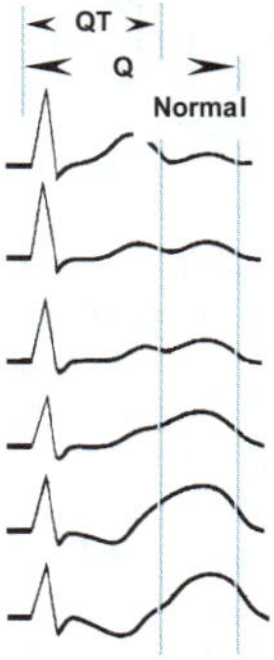

Abb. 7.2 EKG bei fortschreitender Hypokaliämie [L106]

7

Therapeutisches Vorgehen

- **Kausal:** z. B. Diuretika/Laxanzien pausieren o. ändern. Grunderkr. behandeln.
- **Substitution:** orales Kalium (z. B. Kalinor® Brausetbl. [40 mmol] o. Kalinor retard® Kps. [8 mmol]). Parenteral: peripher max. 40 mmol/l, sonst Gefahr einer Phlebitis. Falls mehr erforderlich → ZVK u. K^+-Perfusor (50 mmol KCl in 50 ml) mit 5–20 mmol/h. **Cave:** bei schneller Gabe Asystoliegefahr!

> - 1 mmol Serumkaliumdefizit entspricht einem Mangel von 100 mmol, bei einem Ausgangswert < 3 mmol/l sogar bis 200 mmol.
> - Bei Hypokaliämie u. Azidose erst Kaliumdefizit ausgleichen (durch Korrektur der Azidose Gefahr weiterer Hypokaliämie).

7.5.2 Hyperkaliämie

> K^+ > 5,0 mmol/l.

Ätiologie

- **Übermäßige enterale o. parenterale Zufuhr,** kaliumhaltige Infusionen, Massentransfusion.
- **Verminderte renale Ausscheidung: ANV, chron. Niereninsuff.,** meist aggraviert durch übermäßige K^+-Zufuhr (Obst, Diätsalz) o. Medikamente, die Hyperkaliämie induzieren.
- **Medikamente:** K^+-sparende Diuretika, ACE-Hemmer, AT_1-Antagonisten, Aldosteronantagonisten, Betablocker, NSAR, Antibiotika, Digitalis etc.
- **Azidose, Insulinmangel** (entgleister Diab. mell.).
- **Freisetzung durch Zellschaden:** Hämolyse, Trauma, Verbrennung, Hämatome, Zytostatikatherapie.
- **NNR-Insuff.** ▶ 8.4.
- **Pseudohyperkaliämie:** durch **artifizielle Hämolyse der Blutprobe** bei zu langer Stauung vor Blutentnahme (**bei unplausiblem K^+-Wert immer durch erneute Blutentnahme ausschließen!**), massiver Thrombo- o. Leukozytose (z. B. CML).

Klinik

! Oft symptomarm.
- Parästhesien, Hypo-/Areflexie, Muskelschwäche bis Paresen.
- Obstipation.
- Brady- u. tachykarde HRST.

Diagnostisches Vorgehen

- **Labor:** E'lyte, Krea, LDH, CK, BZ, BB, BGA, am nächsten Tag Urinkalium, Haptoglobin.
- **EKG:** flaches P, AV-Blockierungen, QT-Zeit verkürzt, überhöhte T-Welle, Schenkelblockbilder mit breiten deformierten QRS-Komplexen, ventrikuläre HRST bis Kammerflattern, -flimmern, Bradykardien, Asystolie (▶ Abb. 7.3).

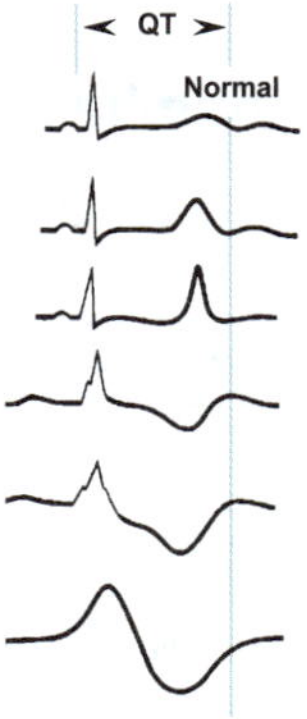

Abb. 7.3 EKG bei fortschreitender Hyperkaliämie [A300]

- **Sono:** Bei V. a. postrenales Nierenversagen.

Therapeutisches Vorgehen

- **Kausal:** Medikamente pausieren. Azidose behandeln. K^+-Zufuhr stoppen.
- **Sympt.: bei $K^+ > 6$ mmol/l** orale Kaliumbinder, z. B. CPS-Pulver® 15 g Btl. in 100 ml Wasser 1–4 ×/d p. o. (Anwendung als Klysma ebenfalls möglich) o. Patiromer (8,4 g) p. o. (**cave:** Wirkeintritt in 4–7 h) u. Glukose + Insulin (z. B. 100 ml G20 % + 10 IE Normalinsulin) i. v. über 30 min (Wirkdauer 4–6 h). Ggf. i. v. Schleifendiuretika.

Notfallbehandlung bei $K^+ > 6$ mmol/l

- **Dialysepat. sind meist an chron. Hyperkaliämie gewöhnt.**
- **EKG schreiben u. Rhythmusüberwachung am Monitor (IMC)!**
- Förderung der Umverteilung des K^+ nach intrazellulär:
  - **Bei schwergradiger, lebensbedrohlicher Hyperkaliämie (K^+ > 6,5 mmol/l o. EKG-Veränderungen) als Erstmaßnahme** 10 ml Kalziumglukonat 10 % über 5–10 min i. v. unter EKG-Kontrolle, Wirkeintritt sofort (Membranstabilisierung), Wirkdauer 30 min. KI: Digitalisierung u. Hyperkalzämie.
  - **Anschließend bzw. in sonstigen Fällen:** 200 ml Glukose 20 % + 20 IE Altinsulin über 20 min i. v., ggf. nach BZ- u. E'lytkontrolle wdh. Wirkeintritt nach ca. 30 min, Wirkdauer 4–6 h. **Cave:** bei Niereninsuff. Insulindosis reduzieren, Hypoglykämiegefahr!
  - Ggf. β_2-Sympathomimetika (z. B. Salbutamol 2 Hübe per inhalationem) repetitiv können den K^+-Spiegel senken. NW: Tachykardie, Hypertonie.
  - Bei metab. Azidose Natriumbikarbonat 8,4 % 50–100 ml über 30 min i. v. (Wirkdauer ca. 2 h). **Cave:** Volumenbelastung, Extravasat → Gewebenekrose.
- Entfernung des K^+ aus dem Körper:
  - Forcierte Diurese, z. B. Furosemid 40–80 mg i. v. Flüssigkeitsverlust ggf. durch Volle'lytlsg. ersetzen.
  - Ind. zur Dialyse bei Versagen der kons. Maßnahmen großzügig stellen.

7.6 Kalziumhaushalt

7.6.1 Hypokalzämie

$Ca^{2+} < 2{,}2$ mmol/l (Gesamtkalzium), in BGA (ionisiert) < 1,1 mmol/l.

Ätiologie

- Vit.-D-Stoffwechselstörungen mit sek. Hyperparathyreoidismus bei chron. Niereninsuff., Malassimilations-/Malabsorptionssy., Leberzirrhose, unter antikonvulsiver Ther., Mangel an Sonnenlicht, Mangelernährung, Alkoholismus.
- Akute Pankreatitis.
- Hypoparathyreoidismus.
- Hypalbuminämie, z. B. bei nephrotischem Sy., Leberzirrhose.
- Polyurische Phase des ANV.

- Medikamentös bedingt: Schleifendiuretika, Gentamicin, Cisplatin.
- Hypomagnesiämie: z. B. bei Alkoholismus.
- Hyperphosphatämie: Niereninsuff., massiver Zellzerfall.
- Massentransfusion (Citrat bindet Kalzium).
- Vermehrter Bedarf: Schwangerschaft, Stillen, bei Beginn einer Osteomalazie-ther. mit Vit. D.
- Malignome: osteoblastische Metastasen (Mamma-, Prostata-Ca), Leukämien, medulläres Schilddrüsen-Ca (Calcitoninerhöhung).

Klinik

- **Akut:** Parästhesien, Pfötchenstellung, Tetanie, zerebraler Krampfanfall, Hyperreflexie.
- **Chron.:** trophische Hautstörungen, Alopezie, Nagelquerrillen, Katarakt, Diarrhö, Osteopathie.

Diagnostisches Vorgehen

- **Sofortige Diagn.:**
  - Labor: E'lyte, Krea, Ca^{2+}, Phosphat, AP, BGA, je nach Klinik Lipase, CRP, BB.
  - EKG: QT-Zeit-Verlängerung, HRST.
- **Weiterführende Diagn.:** Labor: PTH, Vit.-D-Metaboliten.

Therapeutisches Vorgehen

- **Behandlung der Grunderkr.**
- **Kalziumsubstitution:**
  - Ca^{2+}-Brausetbl. bis 2 g/d.
  - Bei Vit.-D-Mangel: Substitution, z. B. 1.000 IE, 1/d p. o.
  - Bei Niereninsuff.: Calcitriol 0,25 µg/d p. o.

Notfallbehandlung bei hypokalzämischer Krise (Ca^{2+} < 1,3 mmol/l)

- 10 % Ca^{2+}-Glukonat 20–40 ml über 10–15 min i. v. **Cave:** nie bei digitalisierten Pat.!
- Langsame Infusion von 10 % Ca^{2+}-Glukonat (z. B. in G5 %), bis Symptomatik rückläufig.
- Ggf. Mg^{2+} mit substituieren.
- Laborkontrolle.

7.6.2 Hyperkalzämie

Ca^{2+} > 2,7 mmol/l, in BGA (ionisiert) > 1,3 mmol/l.

Ätiologie

- Malignome (häufigste Ursache): osteolytische Knochenmetastasen (Mamma-, Prostata-Ca), Plasmozytom, paraneoplastisch (durch Bildung von PTH-ähnlichem Protein).
- Endokrin: prim. Hyperparathyreoidismus, Hyperthyreose, M. Addison.
- Immobilisation.
- Sarkoidose.
- Medikamentös: Vit.-D- o. -A-Intoxikation, Thiazide, Lithium, Kationenaustauscher, Östrogene, Tamoxifen.
- Pseudohyperkalzämie durch langes Stauen.

Klinik

- Oft asympt. Zufallsbefund!
- **Niere:** Polyurie, Polydipsie → Exsikkose, evtl. Anurie, Nephrolithiasis, -kalzinose.
- **GIT:** Übelkeit, Erbrechen, Appetitlosigkeit, Obstipation, Pankreatitis, Ulkuskrankheit.
- **Herz:** HRST, oft Bradykardien, verstärkte Digitaliswirkung.
- **Neuromuskulär:** Muskelschwäche, Hyporeflexie, psychotische Veränderungen, Somnolenz bis Koma.

Diagnostisches Vorgehen

- **Sofortige Diagn.:**
  - Labor: BB, E'lyte, Krea, Ca^{2+}/albuminkorrigiertes Ca^{2+}, Phosphat, AP, CRP.
  - EKG: QT-Zeit-Verkürzung, bradykarde HRST.
- **Elektive Diagn.** (nach klin. Hinweis): Rö Thorax bei V.a. Sarkoidose, Tbc.
- **Weiterführende Diagn.:**
  - Labor: BSG, Eiweiß-Elektrophorese, Immunfixation, PTH intakt, ggf. auch „parathormone-related protein" (PTHrP), Vit.-D-Metaboliten.
  - Sono: Abdomen u. Schilddrüse.
  - Weitere bildgebende Verfahren: bei V.a. Tumor (z.B. CT-Thorax, Abdomen-, Plasmozytom-CT).

Therapeutisches Vorgehen

- **Kalziumzufuhr stoppen,** evtl. auslösendes Medikament absetzen. Ther. der Grunderkr.
- Flüssigkeitsdefizit ausgleichen.
- **Bei maligner Grunderkr.:** Bisphosphonate, z.B. Pamidronsäure 30–90 mg i.v. über 2 h o. Zoledronsäure 4 mg über 15 min i.v., alle 3–4 Wo. wdh. **Cave:** Niereninsuff.

Notfallbehandlung einer hyperkalzämischen Krise (Ca^{2+} > 3,5 mmol/l)

- Rehydrierung mit 3–5 l Volle'lytlsg.
- Schleifendiuretika zur Förderung der Kalziumausscheidung: z.B. Lasix 40–120 mg i.v.
- Bisphosphonate: z.B. Pamidronat 45–90 mg in 500 ml NaCl 0,9 % über 2–4 h als einmalige Infusion.
- Ggf. Calcitonin: 100 IE s.c. alle 12 h. **Cave:** allergische Reaktionen.
- Steroide: 50–100 mg/d Prednisolon i.v.
- Hämodialyse.

7

7.7 Natriumhaushalt

7.7.1 Hyponatriämie

Na^+ < 135 mmol/l.

Häufig! Bei > 15 % aller KH-Pat.

Ätiologie

- **Hypovolämisch:**
  - Renaler Salzverlust: Diuretika (Thiazide), Hypoaldosteronismus, renal tubuläre Azidose, in Reparationsphase nach ANV.

  - Extrarenaler Salzverlust: GI-Verlust (Erbrechen, Durchfall, Peritonitis), Pankreatitis.
- **Euvolämisch:** SIADH, M. Addison, Hypothyreose, psychogene Polydipsie, Drogen (Ecstasy/MDMA).
- **Hypervolämisch:** Leberzirrhose, chron. Herzinsuff., hydropisch dekompensierte Niereninsuff.

> Pseudohyponatriämie bei normaler Osmolalität infolge ausgeprägter Hyperglykämie o. Hyperlipidämie. Ein Anstieg der Plasmaglukose um 100 mg/dl geht mit einem Abfall des Serum-Na^+ um 1,6–2,4 mmol/l einher.

Regulation von Osmolarität/Volumen des EZR Die Osmolarität des Serums u. das Volumen des EZR werden von der Na^+-Konz. bestimmt:
- Flüssigkeitszufuhr: Durstgefühl.
- Flüssigkeitsausscheidung: ADH (Wasserrückresorption in den Sammelrohren der Niere) modifiziert durch RAAS, ANP.

Eine Hyponatriämie ist i. d. R. Ausdruck einer Störung des Wasserhaushalts (u. nicht eines Salzmangels!), d. h. eines Wasserüberschusses im Verhältnis zur Na^+-Konz. Ein **relativer** Wasserüberschuss ist auch bei Hypovolämie (absoluter Volumenmangel) möglich (hypovolämische Hyponatriämie, ▶ Abb. 7.4)!

> **Formel zur Abschätzung der Osmolarität im Serum:**
> Osmolarität [mmol/kg] = 2 × Na^+ [mmol/l] + Glukose [mg/dl]/18 + Harnstoff [mg/dl]/6
> Normalwert: 280–295 mmol/kg

Klinik
- Zeichen der Volumenstörung (Volumenmangel o. Ödeme) *plus*
- Zentrale Symptome als Ausdruck des Hirnödems: Übelkeit, Unwohlsein, Bewusstseinsstörungen, Delir, zerebrale Krämpfe (abhängig von der Geschwindigkeit, mit der sich die Hyponatriämie entwickelt), bei chron. Hyponatriämie Gangstörung → cCT.

Diagnostik
- Labor: BB, E'lyte, Harnsäure, Na^+ i. S. u. i. U., Krea, Albumin, Lipide, Osmolalität i. S. u. i. U. (bei SIADH: Urinosmolalität > 100 mosmol/l, Na^+ i. U. > 40 mmol/l), BGA.
- Rö Thorax, Sono: Zeichen des Lungenödems? Volumenstatus?
- Weitere Diagnostik: cCT, cMRT, Lumbalpunktion: Zeichen des Hirnödems, Enzephalitis?

Therapie

> - Grunderkrankung behandeln.
> - Bei Volumenmangel Voll'e'lytlsg. 50 ml/h infundieren.
> - Bei schweren neurol. Symptomen o. bei akut entstandener Hyponatriämie < 48 h u. Na^+ < 115 mmol/l sofortige Infusion von 50 ml NaCl 3 % (Herstellung: 23 ml 10 % NaCl + 77 ml 0,9 % NaCl = 100 ml 3 % NaCl) über 2 h, dann Na^+-Kontrolle, ggf. Infusion wdh. Serum-Na^+ darf max. um 6–8 mmol/l in 24 h steigen!
> - Bei zu rascher Substitution schwerwiegende osmotisch bedingte neurol. KO.

7

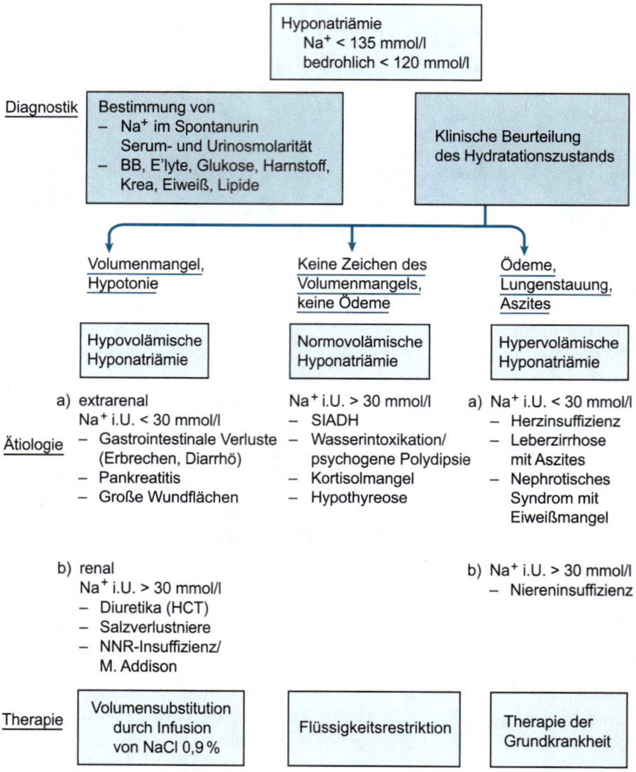

Abb. 7.4 Hyponatriämie: Ätiologie und Differenzialdiagnose [L138]

Syndrom der inadäquaten ADH-Sekretion (SIADH)

Synonym Schwarz-Bartter-Sy.

Ursachen

- Paraneoplastisch, neuroendokriner Tumor, kleinzelliges Lungen-Ca.
- Medikamentös induziert: Opioide, NSAR, Carbamazepin, Thiaziddiuretika, SSRIs, trizyklische Antidepressiva, Vincristin.
- Idiopathisch.

Labor Hypoosmolarität i. S. (< 275 mOsm/kg) konz. Urin (> 100 mOsm/kg).

Therapie

- Flüssigkeitsrestriktion auf 1 l/d.
- Absetzen möglicher auslösender Medikamente.
- Ggf. ADH-Rezeptor-Antagonist Tolvaptan (Samsca® 15 mg). Keine Akuttherapie.
- Keine NaCl-Gabe! Weitere Verschlechterung möglich.

7.7.2 Hypernatriämie

$Na^+ > 145$ mmol/l.

Ätiologie

- Unzureichende Flüssigkeitszufuhr.
- Starker Verlust von Wasser über Haut u. Lunge.
- Erkr. mit reinem o. vorwiegendem Wasserverlust.
- Iatrogen: übermäßige Substitution hypertoner Lsg. (z. B. Natriumbikarbonat), erhöhte Zufuhr von Mineralokortikoiden, z. B. bei Ther. des septischen Schocks.
- Renal: osmotische Diurese, am häufigsten bei entgleistem Diab. mell.
- Diab. insipidus.

Klinik

- Durst, Fieber, Hautturgor ↓.
- Bewusstseinsstörungen, Krampfanfälle.
- Tachykarde HRST, RR ↓.

Diagnostisches Vorgehen

- **Sofortige Diagn.:**
  - Labor: BB, E'lyte, BZ, Krea, BGA, CRP, Urinstix (HWI?), Urin-Osmolalität.
  - Rö Thorax: bei V. a. Pneumonie.
- **Weiterführende Diagn.:** Durstversuch bei V. a. Diab. insipidus: ausgeschlossen, wenn Serumosmolalität nach 12 h Dursten < 295 mosmol/l u. Urinosmolalität > 800 mosmol/l. Nur unter stat. Überwachung durchführen. Minirin®-Test zur DD renaler/zentraler Diab. insipidus.

Therapeutisches Vorgehen

- Bei reinem Wasserverlust Substitution G5 %; ca. 50 % des geschätzten Defizits in den ersten 24 h ausgleichen.
- Bei zusätzlichem Na^+-Defizit (z. B. Coma diabeticum) isotone NaCl-Lsg., ebenfalls ca. 50 % des geschätzten Defizits.

Berechnung des Wasserdefizits (Liter):
Serum-Na^+ – 135 mmol/l)/(135 mmol/l) × kg KG × 0,3

Abschätzung des Wasserverlusts nach Symptomen eines ca. 70 kg schweren Erwachsenen

- Nur Durst: ca. 2 l.
- Zusätzlich trockene Haut u. Schleimhäute: 2–4 l.
- Zusätzlich Kreislaufprobleme (Puls ↑, RR ↓, ZVD ↓: > 4 l).

Hirnödem bei zu raschem Ausgleich der Hypernatriämie möglich!

7.8 ICD-Codes

Die wichtigsten ICD-Kodierungen bzgl. Störungen des Wasser- u. E'lythaushalts: ▶ Tab. 7.5.

Tab. 7.5 ICD-Codes: Störungen des Wasser- und Elektrolythaushalts

Krankheitsbild	ICD-Code
Akutes Nierenversagen	N17.-
Chron. Niereninsuffizienz	N18.-
Harnverhalt	R33
Anurie u. Oligurie	R34
Exsikkose	E86
Azidose inkl. metabolisch/respiratorisch/Laktatazidose	E87.2
Alkalose inkl. metabolisch/respiratorisch	E87.3
Hypernatriämie	E87.0
Hyponatriämie	E87.1
Hyperkaliämie	E87.5
Hypokaliämie	E87.6
Hyper-/Hypokalzämie	E83.58

8 Endokrinologie und Stoffwechsel

Elvin Huseynov

8.1 Notfalltabelle und Checkliste

Endokrinol. Notfälle: ▶ Tab. 8.1.

Tab. 8.1 Endokrinologische Notfälle

Diagnose	Maßnahmen	Medikament/Therapie
Hypoglykämie	i. v. Zugang	BZ ↓; orale Glukosegabe nicht möglich, Pat. bewusstlos: 50 ml Glukose G40 % i. v. als Bolus Anschließend G10 % i. v. weiter, 1 mg s. c. Glukagon falls kein i. v. Zugang möglich/verfügbar
Hyperglykämie	Bei Aspirationsgefahr: Magensonde Bei Koma: Intubation	10 IE Normalinsulin i. v. als Bolus Volumen- u. Kaliumsubstitution
Myxödemkrise	Aufwärmen Intubation bei Hypoventilation	Prednisolon 100–250 mg i. v. Volumensubstitution Levothyroxin 250 µg i. v.
Thyreotoxische Krise	i. v. Zugang Bei Hyperthermie: Fiebersenkung; kühlende Maßnahmen	Thiamazol 80 mg langsam i. v. Prednisolon 100–250 mg i. v. Volumensubstitution (z. B. initial 1.000 ml Volle'lytlsg.) Sedierung: 5–10 mg Diazepam i. v. Bei Tachykardie: Propranolol 1–5 mg i. v.
Addison-Krise	i. v. Zugang	Hydrocortison 100 mg i. v. 50 ml G40 % plus 500 ml Volle'lytlsg. Volumensubstitution
Hypokalzämische Tetanie	i. v. Zugang	Kalziumglukonat 10 % 10–40 ml i. v. Ggf. Sedierung: 5–10 mg Diazepam i. v.
Hyperkalzämische Krise	Bei Serumkalzium > 3,5 mmol/l	Volumensubstitution (1.000 ml NaCl 0,9 % o. Volle'lytlsg.) 60–80 mg Furosemid/d), Prednisolon 40–60 mg/d, für den Tagdienst: ggf. Bisphosphonat (z. B. Pamidronat 60–90 mg i. v. über 2 h), Calcitonin initial 100 IE s. c. oder i. m.
Phäochromozytom	i. v. Zugang Blutdruckmonitoring	Urapidil 25–50 mg i. v. titrierend

8

Checkliste

First Impression
AZ u. Bewusstsein? Mundgeruch (Alkohol)? Hautkolorit (kalt/warm/trocken)? Kaltschweißig? Atemstörung (Kußmaul-Atmung)? Unruhe? Vitalparameter?

Anamnese Bek. Stoffwechselerkr.? Diab. mell., insulinpflichtiger o. nicht insulinpflichtiger Diab. mell., HbA_{1c} bek.? Neue Therapieeinleitung? Insulineinstellung? BZ-Werte in den letzten Tagen/Diätfehler/Abweichungen vom bisherigen Spritzschema? Nebennierenerkr.? Kortisonther. in der Vorgeschichte? Aktuelle Begleiterkr. (Fieber, Inf., Gastroenteritis?), Erkr. der Schilddrüse (SD) bekannt? Z. n. SD-OP o. Radiojodther.?

Medikamentenanamnese Antidiabetika? Insulin? Kortison? Diuretika? SD-Hormone? Thyreostatika? Einnahme jodhaltiger Substanzen (z. B. Jodid, Amiodaron, Antitussiva)? Kontrastmittelgabe?

Klinische Untersuchung
- Allg. körperl. Untersuchung:
  - Haut: blass, Café-au-lait-Flecken, Pergamenthaut.
  - Cor: Hf bradykard/tachykard.
  - Atmung: tachypnoisch, bradypnoisch, Foetor? (Aceton?)
  - Abdomen: weich, Pseudoperitonitis?
- Neurol. Untersuchung: Doppelbilder, Verschwommensehen, verwaschene Sprache (z. B. hypo-/hyperglykämisches Koma).

EKG Tachykardie, Bradykardie, T-Welle überhöht (Hyperkaliämie?).
Weiterführende sofortige Diagnostik Labor: BGA, BZ! E'lyte, HbA_{1c}, U-Status.

8.2 Blutzuckerentgleisungen

8.2.1 Bedeutung

BZ-Entgleisungen treten am häufigsten bei Pat. mit bek. Diab. mell. auf. Bei entsprechender Symptomatik fällt daher die Diagnosesicherung durch einfache Durchführung eines BZ-Stix nicht schwer.
Schwieriger sind die Erkennung u. Behandlung von BZ-Entgleisungen bei Pat. mit Erstmanifestation eines Diab. mell. („Manifestationskoma") o. bei Stoffwechselgesunden, bei denen eine Hypoglykämie z. B. nach Alkoholkonsum auftreten kann.

8.2.2 Hypoglykämie

Ätiologie

- **Diab. mell.** (▶ Tab. 8.2): Überdosierung von Insulin, Sulfonylharnstoffen (häufigste Ursache). Normale Insulin-, Glinid- o. Sulfonylharnstoffdosis bei verringerter Nahrungsaufnahme (auch in suizidaler o. krimineller Absicht). Nicht angepasste Insulindosis bei ungewohnter körperl. Belastung. WW mit Antidiabetika (NSAR, Betablocker), nach Absetzen von Medikamenten (z. B. Steroide, Pille). Bei schwangeren Diabetikerinnen postpartal.
- **Stoffwechselgesunde:** nach Alkoholexzess mit Nahrungskarenz (häufig auch bei Diabetikern) o. als Folge eines verstärkten Vagotonus bei vegetativer Labilität.
- **Dumping-Sy. Bei Magenoperierten, diab. Gastroparese, Pankreatitis.**
- **NNR- o. Hypophysenvorderlappeninsuff.:** Ausfall kontrainsulinärer Hormone ▶ 8.4.
- Selten Insulinome, Leberzell-Ca o. paraneoplastische Sekretion insulinähnlicher Peptide, Leber- od. Niereninsuff. (verminderte Glukoneogenese).

Klinik

Je nach gewohntem BZ-Niveau u. Geschwindigkeit des Abfalls kann eine Hypoglykämie schon bei Werten < 100 mg/dl (z. B. bei Diabetikern) o. erst bei BZ < 50 mg/dl (Hypoglykämiewahrnehmungsstörung z. B. bei langjährigen Diabetikern) sympt. werden.

Tab. 8.2 Mögliche Ursachen für niedrige BZ-Werte im Nachtdienst bei Insulintherapie

Zeit	Ursache
Vor dem Abendessen (ca. 17:00 Uhr)	• Mittags- o. Nachmittagsmahlzeit zu knapp • Morgendl. Verzögerungsinsulin zu hoch • Normalinsulin zum Mittag zu hoch • Körperl. Aktivität am Nachmittag
Vor dem Schlafengehen (ca. 22:00 Uhr)	• Verzögerungsinsulin o. Normalinsulinanteil am Abend zu hoch • Spätmahlzeit zu knapp • Körperl. Aktivität am Abend
Nachts (0:00–3:00 Uhr)	• Spätmahlzeit zu knapp • Basalrate zu hoch • Normalinsulin zum Abendbrot zu hoch • Maximum der Insulinwirkung bzw. anhaltend starke Hormonwirkung in insulinempfindlicher Phase
Morgens (nüchtern)	• Spätmahlzeit zu knapp • Alkoholgenuss • Verzögerungsinsulin am Abend zu hoch • Intensiver Sport am Vorabend • Langzeitdiabetes mit fehlender Gegenregulation
Für alle Zeiten gilt: Essensmenge? Spritz-Ess-Abstand zu kurz? Fehlerhafte Insulinapplikation?	

- **Autonome Symptome (i. d. R. BZ < 70 mg/dl):** Schwitzen, Zittern, Herzklopfen, Heißhunger, Angstgefühle, Kältegefühl (adrenale Gegenreaktion), Tachykardie, Unruhe.
- **Neuroglykopenische Symptome (i. d. R. BZ < 50 mg/dl):** Schwäche, Konzentrations- u. Sehstörungen, Benommenheit, Verwirrtheit, Schwindel, Kopfschmerz.
- **Spätphase (i. d. R. BZ < 30 mg/dl):** Doppelbilder, Verschwommensehen, verwaschene Sprache, Wesensveränderungen, primitive Automatismen (Schmatzen, Greifen), epileptiforme Krämpfe, schließlich Somnolenz u. Koma.

Diagnostisches Vorgehen

Anamnese/Krankenakte

- Begleitsymptome.
- Vorerkr.? Diab. mell. o. a. Stoffwechselerkr. bekannt?
- Bei bek. Diab. mell.: BZ-Werte in den letzten Tagen → Hinweise auf Hypoglykämien? Bisherige Antidiabetika, Diätfehler (sehr häufig). Bei Insulinther.: Abweichungen vom bisherigen Spritzschema? Insuline vertauscht? Fehlinjektion? Suizidal?
- Ungewohnte körperl. Aktivität?
- Medikamente.
- Alkohol?

Körperliche Untersuchung

- **Allgemeinzustand:**
  - Schwäche.
  - Heißhunger.
- **Bewusstseinslage/Psyche:**
  - Präkoma/Koma.
  - Neurol. Ausfälle: Sprach-/Sehstörungen, Paresen, pos. Babinski, Krampfanfälle, Tremor, Parästhesien.

- Delirante Zustände, Angst, Unruhe.
- **Haut:** feucht. Oft starkes Schwitzen.
- **Kreislauf:** Tachykardie, RR ↑.

Sofortige Untersuchungen **Labor:** BZ(-Stix), BGA, E'lyte, Krea, BB, ggf. Lipase, ggf. bei Verdacht Alkoholbestimmung.

Weiterführende Diagnostik (am nächsten Tag) Bei Nichtdiabetikern weitere Abklärung: gleichzeitige Bestimmung von Serum-BZ, HbA_{1c}, Seruminsulin u. C-Peptid, TSH, ggf. Kortisol, Fastentest.

Therapeutisches Vorgehen

Sofortige Glukosegabe

- **Pat. bei Bewusstsein, Schlucken möglich, BZ < 70 mg/dl:** 15–30 g schnell resorbierbare Kohlenhydrate p. o. (z. B. 3–4 Täfelchen Traubenzucker, 200 ml Fruchtsaft), anschließend langsam resorbierbare Kohlenhydrate (z. B. 1–2 Scheiben Brot); ggf. Wdh. nach 15 min (falls BZ weiterhin 50–60 mg/dl).
- **Pat. nicht bei Bewusstsein, Schlucken nicht möglich:** 40–50 ml Glukose G40 % i. v. als Bolus. Anschließend weiter mit G10 % i. v.; sobald möglich, Aufnahme von Kohlenhydraten p. o. Wdh. der BZ-Messung nach 15–20 min u. 30–60 min. Nicht ausreichender BZ-Anstieg o. ausbleibende Besserung → erneute Behandlung, ITS/IMC-Aufnahme. Ziel-BZ: 150–200 mg/dl.
- **Sulfonylharnstoffbedingte Hypoglykämie:** ITS/IMC-Aufnahme, 10 % Glukoselsg. mit 20–40 ml/h (möglichst ZVK). Nach Aufklaren mind. 24–48 h überwachen, 2-stdl. BZ-Kontrollen. BZ-Ziel: 150–200 mg/dl. **Cave:** chron. Niereninsuff. → verzögerter Abbau!

> - Die sulfonylharnstoffbedingte Hypoglykämie hat oft einen protrahierten Verlauf (Niereninsuff.!). Deshalb ausreichend lange Überwachung, mind. 24–48 h.
> - Alle Pat. mit zentralnervöser Störung o. sulfonylharnstoffbedingter Hypoglykämie gehören auf die ITS.

Glukagon Wenn i. v. Zugang nicht möglich → 1 mg Glukagon s. c. oder i. m. (stabile Seitenlage, Glukagon induziert Übelkeit → Aspirationsgefahr).

8.2.3 Hyperglykämie

Differenzialdiagnose

- **Mäßig erhöhte BZ-Werte:** meist i. R. einer BZ-Einstellung auffallend.
- **Insulinmangel → Coma diabeticum.** Zwei Formen:
  - **Ketoazidotisches Koma:** persistierender BZ > 250 mg/dl + Ketonurie; alle Altersgruppen, Entwicklung über Stunden bis Tage, in ⅔ d. F. bei Typ-1-Diab. (absoluter Insulinmangel).
  - **Hyperosmolares Koma:** bei BZ > 600 mg/dl; meist ältere Menschen, Entwicklung meist über mehrere Wo., überwiegend bei Typ-2-Diab. (relativer Insulinmangel).

8

Ursachen

Inf. (häufigste Ursache), Behandlungsfehler (▶ Tab. 8.3), Neumanifestation von Diab., Myokardinfarkt, Pankreatitis, OP, Gravidität, medikamentös (Betablocker, Thiazide, Glukokortikoide).

Tab. 8.3 Ursachen für hohe BZ-Werte im Nachtdienst bei Insulintherapie

Zeit	Ursache
Vor dem Abendessen (ca. 17:00 Uhr)	• Mittags- o. Nachmittagsmahlzeit zu reichlich • Zwischenmahlzeit zu groß • Morgendl. Verzögerungsinsulin zu gering • Normalinsulin zum Mittag zu gering • Hypoglykämie am Vormittag
Vor dem Schlafengehen (ca. 22:00 Uhr)	• Abendessen zu reichlich • Normalinsulin zum Abendessen zu gering • Stress am Spätnachmittag/Abend
Nachts (0:00–3:00 Uhr)	• Spätmahlzeit zu reichlich • Basalrate zu gering • Bei Ketose: Infektfolge
Morgens (nüchtern)	• Spätmahlzeit o. Abendessen zu reichlich • Verzögerungsinsulin am Abend zu gering/zu früh injiziert • Nächtl. Hypoglykämie (Somogyi-Effekt) • Dawn-Phänomen (Dämmerungsphänomen) wg. nächtl. GH-Ausschüttung (Wachstumshormon) mit nachfolgender Hyperglykämie
Für alle Zeiten gilt: Infekt? Spritz-Ess-Abstand zu kurz? Fehlerhafte Insulinapplikation? Bei Insulinpumpenträger an Unterbrechung der Insulinzufuhr denken!	

Klinik

- **Hyperglykämie:** mäßige Hyperglykämie meistens asympt. Mit weiterer Entwicklung: Polyurie u. Polydipsie (Diurese o. Trinkmenge > 3 l/d), Schwäche, Übelkeit, Abdominalbeschwerden bis Pseudoperitonitis, Muskelkrämpfe, Exsikkose, warme Haut, Hypotonie, Tachykardie, Somnolenz, Koma.
- **Coma diabeticum** (DD Koma ▶ 3.7.1):
  - Herz-Kreislauf: Volumenmangel, Schock.
  - Nieren: Polyurie → Dehydratation → ANV.
  - Abdomen: Pseudoperitonitis, Magen-Darm-Atonie.
  - Bewusstsein: Präkoma/Koma, Atemstörung (Kußmaul-Atmung).

Diagnostisches Vorgehen

Anamnese/Krankenakte **Begleitsymptome/-erkr.:** Infektzeichen, postop., Trauma, Gravidität?

- **Bek. Diab. mell.:** BZ-Werte in den letzten Tagen → Hinweise auf Entgleisungstendenz? Bisherige Antidiabetika, Diätfehler (sehr häufig). Bei Insulinther.: Abweichungen vom bisherigen Spritzschema? Wie viel IE Insulin zuletzt gespritzt? (> 20 IE → s. c. Gabe auf 2 Stellen verteilen, sonst Resorptionsstörung).
- Medikamente.

Körperliche Untersuchung

- **Allgemeinzustand:**
  - Körperl. Schwäche?
  - Durst?
  - Erbrechen?

- **Bewusstseinslage/Psyche:**
  - Verwirrtheit, Delir, Somnolenz, Präkoma, Koma.
  - Neurol. Ausfälle: Eigenreflexe, Paresen, pos. Babinski, Krampfanfälle, Tremor, Atemstörungen (Kußmaul).
- **Haut:**
  - Warm, trocken.
  - Schwitzen.
- **Diurese:** Polyurie, Oligurie/Anurie.
- **Cor:** Tachykardie, HRST (Hypokaliämie).
- **Lunge:** vertiefte Atmung, Tachypnoe.
- **Kreislauf:** RR, Kollaps- o. Schockzeichen.
- **Abdomen:** pseudoperitonitische Reizerscheinungen, Magen-Darm-Atonie?

Sofortige Untersuchungen Bei schweren/sympt. Entgleisungen:
- **Labor:** BGA (**cave:** BZ-Stix: häufig nur „high" bei Werten > 500 mg/dl!), BB, E'lyte, Krea, CRP, CK, Phosphat, U-Stix (Ketonkörper, HWI, Glukosurie), Lipase, GOT, GPT, GGT.
  - Ketoazidotisches Koma: BZ > 250 mg/dl, Ketonurie. BGA: metab. Azidose, pH ↓, Bikarbonat ↓, Anionenlücke ↑ (durch Ketonkörper).
  - Hyperosmolares Koma: BZ > 600 mg/dl. BGA: keine o. nur diskrete Azidose.
- **EKG:** Zeichen der Hypokaliämie, HRST, Ischämiezeichen?
- **Rö Thorax:** Infiltrate? Pulmonalvenöse Stauung?

Verlaufskontrollen/weiterführende Diagnostik unter ITS-Monitoring
- **In den ersten 12 h:**
  - Stdl. BZ, RR, Puls, K^+, Urinmenge.
  - 2- bis 4-stdl.: BGA mit E'lyten (Cl^-, Laktat, Na^+/K^+, Ca^{2+}).
  - Nach 6–8 h: Phosphat, CK, Transaminasen, Amylase, Albumin, Krea (1 ×/d).
  - EKG.
  - Keton i. U. bei ketoazidotischem Koma.
  - Serumosmolarität.
- **In den folgenden 24 h:**
  - 2-stdl.: BZ, ZVD, K^+, Urinmenge.
  - 4- bis 6-stdl.: BGA mit E'lyten (Cl^-, Laktat, Na^+/K^+, Ca^{2+}).
  - 1 ×/d: Ketone i. U., Serumosmolarität, Phosphat, BB, pathol. Parameter, Krea.
- Weitere Untersuchungen nach vermuteter auslösender Ursache.

Therapeutisches Vorgehen

Hyperglykämie ohne Begleiterscheinungen (z. B. im Routine-BZ-Profil)
- Ist der Wert für den betreffenden Pat. auffallend?
- Ist der gemessene Wert ein „Ausrutscher", der durch einmalige Gabe von Normalinsulin aufgefangen werden sollte, o. ist die Einstellung prinzipiell zu verbessern (z. B. durch Erhöhung des Verzögerungsinsulins)?
- Moderat erhöhte Werte (< 250 mg/dl) u. Wohlbefinden des Pat. → abwarten, evtl. weitere BZ-Kontrolle nach 1–2 h; bes. in der Anfangsphase mit oralen Antidiabetika o. Insulin nicht ständig „dazuspritzen".
- Bei anhaltend erhöhten bzw. steigenden Werten (> 250 mg/dl) → Gabe von Normalinsulin.
- Regel: 1 IE Normalinsulin senkt BZ um ca. 30 mg/dl (bei BZ-Werten < 200 mg/dl).

Coma diabeticum

- Für die Akutther. des Coma diabeticum ist die Differenzierung in ketoazidotisches o. hyperosmolares Koma unwesentlich.
- Die beim Coma diabeticum ablaufenden Wasserverschiebungen im ZNS gleichen sich erst allmählich aus. Trotz Normalisierung der BZ- u. pH-Werte bessert sich die Bewusstseinsstörung daher mitunter erst verzögert.

- **Verlegung auf ITS.**
- **Zugänge:**
  - ZVK (▶ 2.2.2).
  - Blasenkatheter zur Bilanzierung (▶ 2.2.8).
  - Magensonde bei Erbrechen u. Magenatonie.
  - Bei tiefem Koma ggf. Intubation u. Beatmung (▶ 2.6).
- **Rehydratation** (▶ Tab. 8.4):

Tab. 8.4 Rehydratation beim Coma diabeticum

Zeitpunkt	ZVD	$NaCl^-$/Ringer-Lsg. [ml/h]
1. Stunde		1.000
Anschließend nach ZVD u. Urinausscheidung	0 (cmH_2O)	1.000
	1–3 (cmH_2O)	500
	4–8 (cmH_2O)	250
	9–12 (cmH_2O)	100
Nach der 8. Stunde		250, meist ausreichend
In den ersten 24 h beträgt der durchschnittliche Flüssigkeitsbedarf 5–6 l.		

  ! Rehydratation ist die wichtigste Maßnahme!
  - Zur Volumensubstitution möglichst Volle'lytlsg.
  - Insgesamt ca. 10 % des KG in den ersten 12 h.
  - Bei Herzinsuff. Volumensubstitution nach ZVD-Verlauf: bei ZVD > 8 cmH_2O → ¾ der Infusionsmenge, bei ZVD > 12 cmH_2O → ¼ der Infusionsmenge (▶ Tab. 8.4).
  - Bei Niereninsuff.: Infusionsmenge nach Ausscheidung (Bilanzierung).
  - Bei Na^+ > 165 mmol/l: NaCl-Lsg. 0,45 % o. hypoosmolare Volle'lytlsg.

  ! **Cave:** Ind. für hypotone Natriumlsg. streng stellen → Gefahr einer zu raschen Flüssigkeitsverschiebung in den Liquorraum!
  - BZ < 300 mg/dl: G5 % mit 80–100 ml/h, ggf. Volumensubstitution reduzieren.
  - BZ < 120 mg/dl: G10 % 80–100 ml/h, ggf. Insulin reduzieren.
  - Orale Nahrungsaufnahme möglich: Glukoseinfusion absetzen.
- **Insulinsubstitution:** langsamer Ausgleich (50 mg/dl/h) → wenige KO.
  - Initialbolus 10 IE Normalinsulin i. v., dann 4–8 IE/h Normalinsulin über Perfusor (50 IE/50 ml). Ziel: BZ für die nächsten 24 h nicht < 250 mg/dl senken.
  - Falls BZ-Abfall < 10 % in den ersten 2 h → zusätzlich Insulinbolus: 0,2 IE/kg KG i. v., BZ-Kontrolle nach 1 h. Falls kein Effekt, Verdoppelung der kontinuierlichen Insulinzufuhr, Kontrolle nach 1 h.

  ! Insulingabe im Notfall i. v., nicht s. c. wg. unsicherer Resorption.

! BZ nicht zu rasch senken (Gefahr: Hirnödem/Retinaschaden).

- **K^+-Substitution** (▶ Tab. 8.5):
  ! Durch die anfängliche Azidose können K^+-Werte im Normalbereich liegen (Azidose u. normales K^+ bedeutet immer K^+-Mangel). Bei Einsetzen der Insulinwirkung u. Rückbildung der metab. Azidose kann sich ein K^+-Mangel entwickeln.
  - Ind.: $K^+ < 6$ mmol/l u. Diurese > 30 ml/h.
  - Normale Nierenfunktion → K^+-Zufuhr näherungsweise pro 1 IE Insulin 1,5 mmol KCl.
- **Azidosekorrektur:**
  ! Eine leichte Azidose bedarf keiner medikamentösen Korrektur: durch Hemmung der Lipolyse unter Insulinwirkung selbstständige Korrektur.
  - Ind.: pH < 7,1.
  - Berechnung: NaBi 8,4 % (ml) = 0,3 × neg. BE × kg KG. Davon 25 % der Dosis über 2 h infundieren (**cave:** Hypokaliämie, Hirnödem!).
- **Phosphatsubstitution:**
  - Ind.: Phosphat < 0,5 mmol/l. KI: Niereninsuff.
  - Durchführung nicht sofort, Phosphatbestimmung im Tagdienst.
  - Dosierung: 50 mmol/24 h, max. 4,5 mmol/h.
  ! **Cave:** bei Hypokalzämie, Hypernatriämie osmotische Dehydratation.
- **Thromboseprophylaxe:** Low-Dose-Heparin (▶ 20.2), Stressulkusprophylaxe (falls Risikofaktoren für GI-Blutungen vorliegen).
- **Antibiotikather.:** wenn Infekt, kalkulierte Ther. (▶ 20.1).

Tab. 8.5 Substitutionsdosis von Kalium bei Coma diabeticum in Abhängigkeit vom pH-Wert

pH	K^+ [mmol/l]				
	< 3	3–3,9	4–4,9	5–5,9	≥ 6
< 7,1	20–25	15–20	10–15	5–10	–
> 7,1	20	15	10	5	–
Max. 240 mmol/d, max. 20 mmol/h Nur bei K^+ < 2,0 mmol/l o. Lähmungen bis 40 mmol/h					

Aufnahme ambulanter Patienten

Bei manifester BZ-Entgleisung stat. Aufnahme zur Ursachensuche u. Einstellung.

8.3 Verdacht auf Hyperthyreose

8.3.1 Klinik und Differenzialdiagnose

Die Diagnose erfolgt anhand klin. Kriterien (**Burch-Wartofsky-Score,** www.mdcalc.com/burch-wartofsky-point-scale-bwps-thyrotoxicosis) u. nicht anhand der Höhe der SD-Hormonspiegel. Erhöhte SD-Hormonspiegel allein sind zur Diagnosestellung nicht geeignet, u. eine Thyreotoxikose kann auch mit normalen peripheren SD-Werten einhergehen. Daher sind Anamnese u. klin. Untersuchung für die Diagnosestellung wegweisend.

8

Hyperthyreose

Ursachen

- **Immunogen** (M. Basedow): Auto-AK (Thyreotropin-Rezeptor-AK = Thyreoidea-stimulierende Ig) gegen TSH-Rezeptor der Thyreozytenmembran.
- **Funktionelle SD-Autonomie.**
- **Thyreoiditiden** (subakute Thyreoiditis de Quervain, Silent-Thyreoiditis, Postpartum-Thyreoiditis).
- **Jodexzess** (Amiodaron, Kontrastmittel).
- **Hyperthyreosis factitia** (Überdosierung von SD-Hormonen, artifizielle Einnahme).
- **Seltene Ursachen:**
  - Extrathyreoidale Bildung von SD-Hormonen (Struma ovarii, funktionell aktive Metastasen eines differenzierten SD-Ca).
  - Sek. Hyperthyreosen (TSH-produzierende Hypophysenadenome, zentrale SD-Hormonresistenz, HCG-Exzess, z. B. Chorionkarzinom).

Klinik

- Nervosität, innere Unruhe, Hyperaktivität, Reizbarkeit, Schlafstörungen, feinschlägiger Fingertremor.
- Palpitationen (meist Sinustachykardie, evtl. ES).
- Warme, feuchte Haut, erhöhte Stuhlfrequenz, Haarausfall, KG ↓ bei gutem Appetit, Myopathie (Oberschenkelmuskulatur).
- Erhöhte RR-Amplitude.
- Bei älteren Menschen häufig oligosympt. Verlauf mit depressiver Verstimmung u. AZ-Verschlechterung.
- Pathognomonisches prätibiales Myxödem bei immunogener Genese (sehr selten). Endokrine Orbitopathie nur bei immunogener Hyperthyreose (Typ Basedow) in 40 % d. F.

Wichtigste Differenzialdiagnosen

- Tachykarde HRST (▶ 4.3): vegetative Symptomatik meist geringer ausgeprägt.
- Hyperkinetisches Herzsy.: Tachykardie, hohe RR-Amplitude, stark ausgeprägtes Angstgefühl → Ausschlussdiagnose.
- Beginnendes Entzugsdelir; akute psychotische Zustände.
- Akute Infektion, Sepsis.
- Intoxikationen (z. B. Amphetamine).
- B-Symptomatik bei Malignom.
- Phäochromozytom.
- Bei F: Wechseljahre.

Thyreotoxische Krise

Klinik Exazerbation einer meist unbek. Hyperthyreose o. Autonomie, z. B. durch Jodexposition (Gabe von KM!) o. nach OP bei florider Hyperthyreose.

Stadieneinteilung nach Herrmann

- **Stadium I:** Tachykardie, Arrhythmien, Hyperthermie, Adynamie, Diarrhö, Dehydratation, Tremor, Unruhe, Agitation, Hyperkinesie, ggf. erhöhte SD-Hormonspiegel.
- **Stadium II:** wie Stadium I mit Desorientierung, Somnolenz, Stupor o. Psychose.
- **Stadium III:** wie Stadium I mit Koma, Kreislaufversagen, evtl. NNR-Insuff. Letalität > 20 %.

8.3.2 Diagnostisches Vorgehen

Anamnese/Krankenakte

- SD-Erkr. bekannt? Z. n. SD-OP o. Radiojodtherapie?
- Begleitsymptome?
- Medikamentenanamnese: SD-Hormone? Thyreostatika? Einnahme jodhaltiger Substanzen (z. B. Jodid, Amiodaron, Antitussiva)?
- KM-Untersuchungen? Jodhaltige Hautdesinfektionsmittel?

> Eine Hyperthyreose kann auch noch nach länger zurückliegender Jodexposition auftreten.

Körperliche Untersuchung

- **Gesamtinspektion:** AZ u. EZ, Vitalparameter.
- **Hände:** feucht-warm. Feinschlägiger Tremor?
- **Hals:** Struma, evtl. mit palpatorischem o. auskultatorischem Schwirren.
- **Augen:** endokrine Orbitopathie?
- **Cor:** Tachykardie/Arrhythmie?
- **Lunge:** Stauungszeichen bei kardialer Dekompensation.

Sofortige Untersuchungen

- **EKG:** Tachykardie, HRST, Ischämiezeichen.
- **Labor:** E'lyte inkl. Ca^{2+}, Krea, BB, CRP.
- **Rö Thorax:** kardiopulmonale Stauung.

> Bei HRST o. massiver Tachykardie mit begleitendem RR-Abfall, Zeichen kardialer Dekompensation o. Bewusstseinsstörungen ist sofortiges Handeln geboten.

Weiterführende Diagnostik

- **Labor:** fT_3, fT_4, TSH basal; Auto-AK: TRAK u. Anti-TPO
- **Sono u. Szintigrafie** der SD
- **Echo:** Ausschluss kardiale Erkr.

8.3.3 Therapeutisches Vorgehen

V. a. Hyperthyreose ohne schwerwiegende Begleitsymptome

Bei Tachykardie o. SVES Betablocker, z. B. Metoprolol 5 mg i. v. oder Propranolol. **Cave:** Hypotonie, Herzinsuff. o. Bronchialobstruktion. Bei Herzinsuff. u. Tachyarrhythmie → Digitalisierung.

> - Bei gesicherter Hyperthyreose: Thiamazol 10–30 mg/d o. Carbimazol 15–45 mg/d.
> - Schon bei V. a. Hyperthyreose Jod meiden (KM, Hautdesinfektionsmittel, Amiodaron), vor notwendiger KM-Gabe Natriumperchlorat geben.

Thyreotoxische Krise

Supportive Maßnahmen

- **Intensivüberwachung, ZVK.**
- **Flüssigkeits- u. Elektrolytsubstitution:** 4–6 l/d nach ZVD (Volle'lytlsg. o. G5 %).
- **Hyperthermie:** Fiebersenkung, ggf. kühlende Maßnahmen (z. B. Eisbeutel).
- **O_2-Gabe** mit 2–6 l/min, evtl. intermittierende Beatmung.
- **Thrombembolieprophylaxe:** Low-Dose-Heparinisierung (▶ 20.2); bei VHF Full-Dose-Antikoagulation.
- **Hochkalorische Ernährung:** ca. 3.000 kcal/d; in Einzelfällen bis 8.000 kcal/d.
- **Sedierung:** z. B. mit Diazepam 5–10 mg langsam i. v.

Medikamentöse Therapie

- **Thyreostatika:** Thiamazol 40–80 mg langsam i. v. alle 8 h; ggf. Ersatz durch Propylthiouracil 75–100 mg p. o. alle 6–8 h. Bei **Tachykardie o. Hypertonie:** Betablocker, z. B. Propranolol (1–5 mg i. v. oder 3 × 20–40 mg über Magensonde) o. Metoprolol 5 mg i. v. unter Monitorkontrolle.
- **Glukokortikoide** (Beseitigung einer relativen NNR-Insuff.), z. B. Prednisolon 100–250 mg i. v./d, o. Hydrocortison 100 mg als Bolus, dann 250 mg/24 h i. v.
- Bei Zeichen der Herzinsuff. Digitalisierung.

! Keine Behandlung der Herzinsuff. o. Hypotonie mit Katecholaminen, da diese aufgrund erhöhter Rezeptorempfindlichkeit zu lebensgefährlichen HRST führen können.

- Bei lebensbedrohlicher jodinduzierter Krise evtl. Plasmapherese u. Notfallstrumektomie.

Aufnahme ambulanter Patienten

- Pat. bei neu aufgetretenen HRST unklarer Genese o. bei V. a. thyreotoxische Krise stat. aufnehmen.
- Bei klin. blander Hyperthyreose meist amb. Behandlung möglich.

Das **Euthyroid-Sick-Syndrom** entsteht bei akuten oder chron. Erkr. durch Inhibition der Typ-I-Dejodinase u. Aktivierung der Typ-III-Dejodinase durch Zytokine. Konversion $T_4 \rightarrow T_3$ reduziert.

Low-T_3-Syndrom	**Low-T_3- und T_4-Syndrom**
T_3 ↓, T_4 normal, fT_4 normal o. ↑, TSH normal Bei Sepsis, Ernährungsstör., medikamentös (Kortikosteroide, Amiodaron)	T_3 ↓, T_4 ↓, fT_4 normal, TSH normal o. ↓ Lange dauernde Krankheiten **Cave:** erhöhte Mortalität

8.4 Addison-Krise (akute Nebennierenrinden-insuffizienz)

8.4.1 Ätiologie und Klinik

> Häufigste Erstmanifestation einer NNR-Insuff.

Ätiologie Häufigste Auslöser sind Gastroenteritiden, andere Inf., emotionaler Stress.

- **Fehlende Dosisanpassung bei bek. NNR-Insuff.** bei Inf., Erbrechen u. Diarrhö, Verletzungen, OPs o. chron. Belastungen.
- **Abruptes Absetzen einer Langzeit-Glukokortikoidtherapie,** oft präop.
- **Stressbelastung** bei latenter NNR-Insuff.: z. B. extreme körperl. Belastung, OP, Fieber etc.
- **Akuter Ausfall der Nebennieren:** z. B. durch Inf. wie Tbc, Trauma o. OP, bds. Thrombose der V. adrenalis, Nebenniereninfarkt (Waterhouse-Friderichsen-Sy. bei Meningokokkensepsis., v. a. bei Kindern), Einblutung in die Nebennieren unter Antikoagulanzien, Autoimmunerkr. (häufigste Form der NNR-Insuff.), Nebennierenmetastasen.
- **Sek. NNR-Insuff.:** Hypophysenschädigung z. B. durch Inf., traumatisch o. ischämisch. Selten postpartale Hypophysennekrose (Sheehan-Sy.).

Wichtige Differenzialdiagnosen Hypoglykämie, Hyponatriämie/Hyperkaliämie, Azidose anderer Genese, andere Schockursachen, akutes Abdomen.

Klinik (durch Kortisol- u. Aldosteronmangel):

- Adynamie (Leitsymptom), Apathie, Somnolenz, Delir, generalisierte Krämpfe, Koma.
- Hypovolämie, Oligurie/Anurie, Hypotension bis zum Schock.
- Abdominalbeschwerden, Pseudoperitonitis, Erbrechen.

8.4.2 Diagnostisches Vorgehen

> Bei entsprechendem Verdacht ist sofortiger Ther.-Beginn vor Diagnosesicherung einer NNR-Insuff. oft lebensrettend.

Anamnese/Krankenakte

- Bek. NNR-Insuffizienz?
- Bes. Belastungssituationen: Gastroenteritis, Inf., OP, Stress, Sport?
- Medikamentenanamnese: Steroid-Langzeitther., Complianceproblem?
- Bek. Tumorleiden mit Nebennieren- o. Hypophysenbefall?

Körperliche Untersuchung

- **Notfallausweis vorhanden?**
- **Bewusstseinslage:** Apathie, Stupor, Somnolenz, Koma?
- **Haut:**
  - Exsikkose?
  - Hyperpigmentierung (bes. lichtexponierte Stellen; nur bei prim. NNR-Insuff., nicht im akuten Ausfall).
  - Hautblutungen (bei Waterhouse-Friderichsen-Sy.).

- **Kreislauf:** Hypotonie.
- **Abdomen:** Pseudoperitonitis.

Sofortige Diagnostik

- **Labor:** K^+ ↑, Na^+ ↓, ($Na^+/K^+ < 30$), Ca^{2+} ↓, BZ ↓, BGA (metab. Azidose), Hkt ↑, BB (Lymphozytose, Eosinophilie), Urinstix, CRP.
- **Mikrobiologie:** bei Fieber > 39 °C Blutkulturen, Urinkultur.
- **Rö Thorax:** Pneumonie, Raumforderung.
- **Elektiv** (je nach Klinik): Sono Abdomen/Abdomenübersicht bei abdom. Schmerzsymptomatik.

Weiterführende Diagnostik

- **Labor:** ACTH, Kortisol, ACTH-Test, Kortisol-Tagesprofil, CRH-Test, Aldosteron i. S., NNR-Auto-AK (Steroid-21-Hydroxylase-AK).
- **Bildgebende Untersuchung der Nebennieren:** Sono, Abdomenleeraufnahme (Verkalkungen der Nebennieren), ggf. CT-Abdomen, MRT.

8.4.3 Therapeutisches Vorgehen

Therapie der akuten Addison-Krise

> **!** Keine Verzögerung der Ther. bei instabilen Pat.!

- Verlegung auf **ITS.**
- ! **Bei Verdacht** initial:
  - ACTH u. Kortisol abnehmen.
  - Hydrocortison 100 mg i. v. als Bolus, danach 200 mg/24 h i. v. kontinuierlich oder i. v. Boli (50 mg) alle 6 h (▶ Tab. 8.6).
- **ZVK.**

Tab. 8.6 Anpassungen der Substitutionsdosis von Hydrocortison bei bekannter Nebenniereninsuffizienz

Situation	Dosisanpassung	Dauer
Längere sportliche Aktivität	Zusätzliche orale Einnahme von 5–10 mg Hydrocortison	30–60 min vor Beginn der geplanten Aktivität
Emotionaler Stress		
Kleinere OP	Zusätzliche Dosis 1 h präop., Dosisverdoppelung für die nächsten 24 h	
Fieber > 38 °C	Tgl. Hydrocortison-Dosis × 2	Bis Beschwerdebesserung
Fieber > 39 °C	Tgl. Hydrocortison-Dosis × 3	Bis Beschwerdebesserung
Größere OP	100 mg Hydrocortison als Bolus, dann 200 mg/24 h kontinuierlich i. v. oder 50 mg Hydrocortison alle 6 h i. v. oder i. m.	
Gastroenteritis (persistierendes Erbrechen) u./o. Diarrhö	100 mg Hydrocortison als Bolus i. v.; dann 200 mg/24 h kontinuierlich i. v. oder 50 mg Hydrocortison alle 6 h i. v. oder i. m.	Bis Beschwerdefreiheit

- Initial 50 ml G40 % plus 500 ml NaCl 0,9 %. Weitere Substitution mit NaCl 0,9 % o. G5 % nach ZVD u. Serum-Na^+ u. BZ. Langsamer Ausgleich der Hyponatriämie (max. 6 mmol/l in 24 h).

! **Cave:** keine K^+-haltigen Infusionen.

- **Hypovolämischer Schock** ▶ 3.3.3.

! **Cave:** Hypotension oft katecholaminresistent.

- Thrombose-, Stressulkusprophylaxe.
- Bei Inf. kalkulierte Antibiotikather. ▶ 20.1.
- Evtl. Ausgleich einer metab. Azidose, zuvor suffiziente Beatmung sicherstellen.

8.5 ICD-Codes

Die wichtigsten ICD-Kodierungen bzgl. endokrinol. Erkr. u. Stoffwechselstörungen: ▶ Tab. 8.7.

Tab. 8.7 ICD-Codes: Endokrinologische und Stoffwechselerkrankungen

Krankheitsbild	ICD-Code
Diabetes mellitus	
• **Typ-1-Diabetes**	**E10.-**
– mit Koma: als entgleist bezeichnet	E10.01
– mit Ketoazidose: als entgleist bezeichnet	E10.11
– mit sonstigen näher bezeichneten Komplikationen	E10.6-
– mit sonstigen näher bezeichneten Komplikationen: nicht als entgleist bezeichnet	E10.60
– mit sonstigen näher bezeichneten Komplikationen: als entgleist bezeichnet	E10.61
– ohne Komplikationen	E10.9-
– ohne Komplikationen: nicht als entgleist bezeichnet	E10.90
– ohne Komplikationen: als entgleist bezeichnet	E10.91
• **Typ-2-Diabetes**	**E11.-**
– mit Koma: als entgleist bezeichnet	E11.01
– mit Ketoazidose: als entgleist bezeichnet	E11.11
– mit sonstigen näher bezeichneten Komplikationen	E11.6-
– mit sonstigen näher bezeichneten Komplikationen: nicht als entgleist bezeichnet	E11.60
– mit sonstigen näher bezeichneten Komplikationen: als entgleist bezeichnet	E11.61
– ohne Komplikationen	E11.9-
– ohne Komplikationen: nicht als entgleist bezeichnet	E11.90
– ohne Komplikationen: als entgleist bezeichnet	E11.91

Tab. 8.7 ICD-Codes: Endokrinologische und Stoffwechselerkrankungen *(Forts.)*

Krankheitsbild	**ICD-Code**
Schilddrüse	
Hyperthyreose (Thyreotoxikose)	E05.-
Hyperthyreose mit diffuser Struma inkl. Basedow-Krankheit Toxische diffuse Struma, toxische Struma o. n. A.	E05.0
Thyreotoxische Krise	E05.5
Hyperthyreose, nicht näher bezeichnet	E05.9
Nebenniere	
Sonstige Krankheiten der Nebenniere	E27.-
Primäre Nebennierenrindeninsuffizienz inkl. akute NNR-Insuffizienz NNR-Krise	E27.1
Sonstige und nicht näher bezeichnete NNR-Insuffizienz inkl. Hypoaldosteronismus, Nebennierenblutung, Nebenniereninfarzierung NNR-Insuffizienz o. n. A.	E27.4

8

9 Hämatologie und Onkologie

Ioannis Tsoukakis

9.1 Notfalltabelle und Checkliste

Hämatol. u. onkol. Notfälle: ▶ Tab. 9.1

Tab. 9.1 Hämatologische und onkologische Notfälle

Diagnose	Symptome	Maßnahmen/Therapie
Vena-cava-superior-Sy.	**Obere Einflussstauung:** Hals- u. Gesichtsschwellung, Dyspnoe, Husten, Zungenschwellung, Kollateralgefäße an Brustwand, Schluckbeschwerden, Stridor, Zyanose, neurol. Symptome	**Vitalzeichen, O_2-Sättigung, Oberkörperhochlagerung, sicherer i. v. Zugang, Furosemid i. v. O_2-Zufuhr,** bei kardiopulmonaler Instabilität Verlegung auf ITS, ggf. Intubation. Ggf. ther. Antikoagulation (RS Hintergrund!) **Notfall-CT-Thorax** zur Ursachenabklärung, ggf. Kontakt Radiologie zur Planung eines Cava-Stents Ggf. Vorbereitung Bronchoskopie (mit EBUS) für den Tagdienst
Rückenmarkkompression	Schmerzen, Urin-/Stuhlinkontinenz, Gangataxie, Dysästhesien entlang des Rückens, Parästhesien, Einschränkung der Tiefensensibilität, Muskelschwäche, Parese, Spastik	Bei allen Tumorpat. mit Rückenschmerzen an neurol. Untersuchung denken! Bei neurol. Ausfällen Notfall-**MRT der WS (falls nicht vorhanden, dann CT)** u. neurochir. Vorstellung, Frage OP o. Radiatio **Dexamethason initial 16 mg i. v.,** anschließend 4 mg 6 ×/d i. v.
Hyperkalzämie	**GI:** Übelkeit, Erbrechen, abdom. Beschwerden, Pankreatitis, Ulkus, kann initial asympt. sein! **Renal:** Polyurie, Polydipsie, Nykturie, Exsikkose **Kardial:** Arrhythmien, AV-Block, QT-Zeit-Veränderungen **Neurol.:** Müdigkeit, Somnolenz, Koma	Vitalzeichen, i. v. Zugang **Labor:** Blutbild, Gerinnung, Elektrolyte, LDH, Harnsäure, CRP, TSH, BGA (ionisierendes Kalzium!). Sicherer i. v. Zugang, EKG **Cave:** auch bei asympt. Pat. mit Hypoalbuminämie u. normalen Kalziumwerten albuminkorrigiertes Kalzium berechnen o. ionisiertes Kalzium bestimmen, um falsch normale Kalziumwerte nicht zu übersehen Bei signifikanter/sympt. Hyperkalzämie (> 3–3,5 mmol/l) Verlegung auf ITS, ggf. Kontakt Nephrologie zur **Überprüfung der Ind. zur Dialyse** **Ther.:** forcierte Diurese (z. B. 3–4 l isotone Lsg./d, nach initialer Bewässerung 60–80 mg Furosemid/d), Prednisolon 40–60 mg/d, für den Tagdienst: ggf. Bisphosphonat (z. B. Pamidronat 60–90 mg i. v. über 2 h), Calcitonin, Behandlung der zugrunde liegenden Erkr., wenn möglich Ursachenabklärung (für den Tagdienst vorbereiten): Labor: PTH, PTHrP, Vit. D, Phosphat. Bildgebung: CT (Osteolysen?) Engmaschige E'lytkontrolle (Kalium, Natrium, unter forcierter Diurese ggf. Substitution)

Tab. 9.1 Hämatologische und onkologische Notfälle *(Forts.)*

Diagnose	Symptome	Maßnahmen/Therapie
Tumor-lyse-Syndrom	Übelkeit, Erbrechen, Durchfall, Ödembildung, Herzinsuff., Arrhythmien, Muskelkrämpfe, Vigilanzminderung, Synkope, epileptische Anfälle, plötzlicher Herztod Labor: Hyperurikämie, Hyperphosphatämie, Hypokalzämie, Krea-Anstieg	RS Hintergrund! Vitalzeichen, i. v. **Flüssigkeitssubstitution,** z. B. NaCl 0,9 % Lsg. 3–4 l/d, Urinausscheidungsziel: 100 ml/h Ggf. Furosemid, Überwachung auf ITS **Allopurinol** 300 mg/d p. o, bei Niereninsuff. **Rasburicase** 0,1–0,2 mg/kg (**cave:** KI bei G6PD-Mangel) Bei kardiopulmonaler Instabilität Akutdialyse erwägen
Unverträglichkeitsreaktionen nach Therapie mit monoklonalen AK	Fieber, Schüttelfrost, Kopfschmerzen, Übelkeit/Erbrechen, Hypertonie, seltener Hypotonie, Bronchospasmus, Transaminasenerhöhung, Thrombozytopenie	Infusion beenden. Vitalzeichen, Auskultation Lunge (Bronchospasmus?) Paracetamol 1 g bei Fieber/Schüttelfrost, systemische Steroide, z. B. Prednisolon 100 mg i. v., Antihistaminika (z. B. Dimetindenmaleat 1 Amp. 4 mg i. v.) Bei Überwindung der Symptome ggf. Wiederbeginn der Ther. mit der halben Infusionsgeschwindigkeit (RS Hintergrund!) Bei kardiopulmonaler Instabilität Verlegung auf ITS
Hirnmetastasen	**Zeichen eines erhöhten intrakraniellen Drucks:** Übelkeit, Erbrechen, Zephalgien, allg. Schwäche, Ataxie, Wesensveränderungen, Vigilanzschwankungen, Epilepsie	cMRT Mittel der Wahl, in der Notfallsituation meist CT mit KM ausreichend **Ther.:** initial 12–24 mg Dexamethason i. v., anschließend 8 mg alle 8 h. RS Strahlenther. (Tagdienst)

Checkliste

First Impression AZ des Pat. (ECOG-Status bzw. Karnofsky-Index, www.kompetenznetz-leukaemie.de/content/aerzte/scores/performance_status/). Hautkolorit (Blässe, Ikterus, Zyanose)? Schmerzen? Dyspnoe? Vitalparameter? Blutungs- (Petechien, Hämatome) o. Thrombosezeichen?

Anamnese

- B-Symptome (ungewollter Gewichtsverlust von > 10 % des KG in den letzten 6 Mon., Nachtschweiß, Fieber).
- Schmerzen, körperl. Belastbarkeit, Appetitlosigkeit, Dyspnoe, Husten, dysurische Beschwerden, Stuhlunregelmäßigkeit, Urinverfärbung, Umfangsvermehrung Beine/Bauch.
- Impfstatus, gehäufte Inf., Blutungsneigung, Thrombosen, Allergien.
- Familienanamnese: hämatol./onkol. Erkr. in der Familie, Blutungs-/Thromboseneigung. Vorerkr.
- Medikamentenanamnese.
- Berufliche Anamnese.
- Rauchen? Alkohol?
- Vorsorgeuntersuchungen: Koloskopie ab 50 J., bei Frauen: regelmäßige gyn. Untersuchung inkl. Brustertastung, bei Männern: ab 45 J. Prostata-/Enddarm-Vorsorgeuntersuchung mit Tastuntersuchung u. PSA-Bestimmung.

Klinische Untersuchung
- **Augen:** Pupillen isokor? Lichtreaktion?
- **Mund:** Anhalt für Soor? Petechien? (Asymmetrische) Vergrößerung der Tonsillen?
- **Hals:** Halsvenenstauung?
- **Lk-Status:** zervikal, nuchal, supraklavikulär, axillär, inguinal (frei verschieblich? schmerzhaft?)
- **Herz:** perikardiales Reiben?
- **Thorax:** *Auskultation:* abgeschwächte Atemgeräusche (Pleuraerguss?), Brummen/Giemen als Zeichen der Obstruktion. *Perkussion:* hyposonorer Klopfschall (Erguss?), Kollateralkreisläufe (Hinweis auf obere Einflussstauung)?
- **Abdomen:** Anhalt für Aszites? Milz/Leber tastbar? Tastbare Raumforderung? Kollateralkreisläufe?
- **Extremitäten:** Symmetrische/asymmetrische Ödeme (Thrombose? Einflussstauung? Lymphabflusshindernis)?
- **Neurol. Untersuchung:** Paresen? Kraftverlust? Sensibilitätsstörung? Hinweis auf Sehstörung/Hemianopsie/Doppelbilder?

Weiterführende sofortige Diagnostik
- **Labor:** Diff-BB, ggf. peripheren Blutausstrich anfertigen lassen, Retikulozyten, Krea, E'lyte, Gerinnung (INR, PTT, AT III, Fibrinogen, D-Dimere), Kalzium, Phosphat, Harnsäure, LDH, CRP, Transaminasen, Bili, SD-Parameter.
- KM-Punktion für den nächsten Tag aufklären.
- Ggf. Sono Abdomen/Pleura (Lebermetastasen? Splenomegalie? Intraabdom. Lk? Pleuraerguss?), ggf. orientierte Echokardiografie (Perikarderguss?).
- **Cave:** Bei V. a. akute Leukämie u. Zeichen einer Verbrauchskoagulopathie peripherer Blutausstrich u. Kontakt Hintergrund bereits in der Nacht, da bei Vorliegen einer Promyelozytenleukämie (AML M3) eine sofortige Therapieeinleitung erforderlich ist!

9.2 Nachtdienstprobleme auf onkologischen Stationen

9.2.1 Nebenwirkungen der Zytostatikatherapie

Onkol. Pat. haben oft sehr komplexe Krankheitsbilder u. sind oft schwer krank. Die genaue Zuordnung der Beschwerden kann daher sehr schwierig sein. So können Übelkeit u. Erbrechen durch eine Zytostatikather., durch Opioide, aber auch durch eine Subileussymptomatik o. auch durch Angst ausgelöst sein.
Die genaue Untersuchung u. Anamnese der Pat. kann gerade in der Nacht sehr zeitaufwendig sein, ist aber aufgrund der bes. Situation unumgänglich.

9

Granulozytopenie

▶ 9.3.2.

Übelkeit und Erbrechen

Klinik

- **Akut:** innerhalb der ersten 24 h nach Zytostatikagabe (z. B. Cisplatin nach 2–4 h, Carboplatin nach 6–10 h).
- **Verzögert:** später als 24 h bis zu 5 d nach Zytostatikagabe; beruht auf NW am GIT (Darmmukositis, Darmparalyse).
- **Antizipatorisch:** Tage bis Stunden vor Beginn der Ther. (Angst, Konditionierung auf Erbrechen bei vorherigen Zyklen).
- Durch Tumorhyperkalzämie (▶ 7.6.2).

Allgemeines

- Zytostatika haben unterschiedliche emetogene Potenz. Die emetogene Potenz von Komb.-Chemother. richtet sich nach dem Zytostatikum mit der stärksten emetogenen Potenz. Diese ist in vielen Fällen dosisabhängig.

! Cisplatin (> 50 mg/m^2), Oxaliplatin, Carboplatin (AUC ≥ 4), Carmustin, Dacarbazin, Procarbazin, Cyclophosphamid (> 1,5 g/m^2), Melphalan u. die Komb. Anthrazykline/Cyclophosphamid (Mamma-Ca) besitzen sehr hohe emetogene Potenz.

! Orale Tumortherapeutika können ebenfalls Übelkeit verursachen. Hier gelten Abemaciclib, Avapritinib, Binimetinib, Bosutinib, Cabozantinib, Ceritinib, Crizotinib, Fedratinib, Enasidenib, Imatinib, Lomustin, Midostaurin, Niraparib, Procarbazin, Rucaparib, Selinexor, Temozolomid, Trifluridin/Tipiacil als hoch/moderat emetogen.

- Standard ist die Prophylaxe! Je nach emetogenem Potenzial der geplanten Chemother. Pat. darüber aufklären! Vor jedem neuen Zyklus Wirksamkeit der bisherigen Antiemese evaluieren u. ggf. anpassen.

Prophylaxe und Therapie

- **Mäßig emetogene Ther.:** Komb. Serotoninantagonist, z. B. Ondansetron 8 mg bis 3 ×/d i. v. oder p. o. oder Granisetron 1 mg i. v., mit Dexamethason 8 mg als Kurzinfusion i. v.
- **Hoch emetogene Ther.:** Prophylaxe mit NK_1-Rezeptor-Antagonisten, z. B. Aprepitant 125 mg p. o. an Tag 1, 2 u. 3 je 80 mg 1 ×/d (zusätzlich zu Dexamethason u. Serotoninantagonist). Olanzapin 5–10 mg an den Tagen 1–4 hat eine hohe Wirksamkeit auch in der Primärprophylaxe gezeigt und wird von internationalen Leitlinien empfohlen (**cave:** Off-Label-Use) (Hesketh et al. 2017; Hashimoto et al. 2020).
- Bei Übelkeit/Erbrechen trotz LL-gerechter Prophylaxe/Erstlinientherapie Olanzapin 5 mg p. o. für 3 d, alternativ Benzodiazepine, z. B. Lorazepam 1–2 mg p. o. u./o. Haloperidol 1 mg p. o. 1–3 ×/d o. MCP 3 × 10 mg p. o./i. v. für max. 5 d.

! Wichtig: Dokumentation des Erbrechens trotz Prophylaxe, damit vor der nächsten Gabe eine intensivere Prophylaxe erfolgen kann.

! Bei fehlender Besserung immer **an andere Ursachen denken**

> Leitlinie „Antiemese bei medikamentöser Tumortherapie“; Stand: 03/2019: onkopedia.com/de.

Stomatitis nach Zytostatikatherapie

Gehäuft tritt eine Stomatitis unter Zytostatikather. (z. B. bei 5-FU-Gabe) auf.

- **Prophylaktische Maßnahmen:**
  - Regelmäßiges Spülen mit desinfizierenden Lsg., z. B. Chlorhexidin-Gurgellsg.
  - Lokale Kryotherapie mit Lutschen von Eiswürfeln 30 min vor Ther.
- **Sympt. Ther.:**
  - Intensive Mund-/Zahnhygiene (weiche Bürste).
  - Panthenol-Lutschtbl.
  - Mund u. Rachen mit Ringelblumen-/Salbeitee ausspülen lassen.
  - Bei massiven Schmerzen Schmerzstillung mit Oberflächenanästhetikum (z. B. Lidocain-Spray). Bei fehlender Besserung systemische Schmerzther. nach WHO-Schema.
- **Zeichen eines Pilzbefalls** (weißliche, abstreifbare Schleimhautbeläge): antimykotische Ther. u. Mundspülung mit Antimykotika-Suspension (Amphotericin B- o. Nystatin-Lsg. 5 ×/d).
- **Massive Stomatitis:** rechtzeitige vorübergehende parenterale Ernährung.

Paravasate nach Zytostatikatherapie

Bes. gefährlich sind Paravasate von Vincristin, Vinblastin, Vinorelbin, Doxorubicin, Epirubicin, Oxaliplatin u. Mitomycin C.

Allgemeine Therapiemaßnahmen

- Zytostatikagabe sofort unterbrechen.
- Zugang unter Aspiration entfernen.
- Extremität hochlagern, ruhigstellen, ggf. Einleitung von substanzspez. Maßnahmen.
- Bei größeren Paravasaten rechtzeitig mit einem plastischen Chirurgen Kontakt aufnehmen. Gewebenekrosen/Ulzeration ab Tag 7.
- Selbstschutz bedenken!
- Genaue Dokumentation von Substanz, Ausmaß u. Sofortmaßnahmen in Pat.-Akte.

Spezifische Therapiemaßnahmen Je nach Wirkstoff ist eine zusätzliche Sofortther. erforderlich (▶ Tab. 9.2).

Tab. 9.2 Spezielle Therapiemaßnahmen bei Zytostatika-Paravasaten

Wirkstoff	Schädigungstyp	Substanzspez. Maßnahmen
Amsacrin	**gewebenekrotisierend**	DMSO topisch/Kälte
Bendamustin	gewebereizend	keine
Bortezomid	gewebereizend	keine
Brentuximab Vedotin	potenziell **gewebenekrotisierend**	Hyaluronidase s. c./Wärme
Busulfan	gewebereizend	keine
Cabazitaxel	gewebereizend	3 h kühlen
Carboplatin	gewebereizend ab 10 mg/ml	keine
Carmustin	gewebereizend, selten **gewebenekrotisierend**	keine

Tab. 9.2 Spezielle Therapiemaßnahmen bei Zytostatika-Paravasaten *(Forts.)*		
Wirkstoff	**Schädigungstyp**	**Substanzspez. Maßnahmen**
Cisplatin	**gewebenekrotisierend > 0,4 mg/ml,** gewebereizend	DMSO topisch/Kälte
Dacarbazin	gewebereizend	kein Sonnenlicht!
Dactinomycin	**gewebenekrotisierend**	DMSO topisch/Kälte
Daunorubicin	**gewebenekrotisierend**	Dexrazoxan i. v. oder DMSO topisch/Kälte
Daunorubicin liposomal	gewebereizend	trockene Kälte
Docetaxel	gewebereizend, selten **gewebenekrotisierend**	3 h kühlen, evtl. Hyaluronidase s. c.
Doxorubicin	**gewebenekrotisierend**	Dexrazoxan i. v. oder DMSO topisch/Kälte
Doxorubicin liposomal	gewebereizend	trockene Kälte
Epirubicin	**gewebenekrotisierend**	Dexrazoxan i. v. oder DMSO topisch/Kälte
Etoposid	gewebereizend	einmalig milde trockene Wärme evtl. 150 IE Hyaluronidase s. c.
Fluorouracil	gewebereizend ab 50 mg/ml	keine
Gemcitabin	gewebereizend	keine
Idarubicin	**gewebenekrotisierend**	Dexrazoxan i. v. oder DMSO topisch/Kälte
Melphalan	gewebereizend	keine
Mitomycin C	**gewebenekrotisierend**	DMSO topisch/Kälte
Mitoxantron	**gewebenekrotisierend**	DMSO topisch/Kälte
Oxaliplatin	gewebereizend, selten **gewebenekrotisierend**	Keine kalten Umschläge!
Paclitaxel	**gewebenekrotisierend**	3 h kühlen, Hyaluronidase s. c.
Streptozocin	gewebereizend	keine
Teniposid	gewebereizend	keine
Trabectedin	gewebereizend	keine
Treosulfan	gewebereizend	keine
Vinblastin	**gewebenekrotisierend**	Hyaluronidase s. c./Wärme
Vincristin	**gewebenekrotisierend**	Hyaluronidase s. c./Wärme
Vindesin	**gewebenekrotisierend**	Hyaluronidase s. c./Wärme
Vinflunin	**gewebenekrotisierend**	Hyaluronidase s. c./Wärme
Vinorelbin	**gewebenekrotisierend**	Hyaluronidase s. c./Wärme

Substanzspez. Maßnahmen:
- Lokale Kälteapplikation über 24–72 h.
- DMSO(99)-Lsg., topisch (auftragen, nicht einreiben), 3 ×/d für 14 d.
- Bis zu 1.500 IE Hyaluronidase s. c.
- Bei Anthrazyklin-Paravasaten (Doxorubicin, Daunorubicin, Epirubicin, Idarubicin) ist die 1. Wahl die Gabe von Dexrazoxan i. v. max. 6 h, 24 h u. 48 h nach Auftreten des Paravasats. RS mit Hintergrund (sehr teuer!). Sofortiger Kontakt mit plastischer Chirurgie! 2. Wahl DMSO/Kälte.

9.2.2 Akute Nebenwirkungen einer Immuntherapie mit Checkpoint-Inhibitoren

Die Immuntherapie mit monoklonalen Antikörpern (MoAbs), die gegen das zytotoxische T-Lymphozyten-assoziierte Antigen 4 (CTLA4) und den programmierten Death-1-Rezeptor (PD-1) und dessen Liganden PD-L1 gerichtet sind, wird zunehmend mit zahlreichen Indikationen eingesetzt. Daher sind Toxizitäten durch diese Behandlungen immer häufiger eine Herausforderung im klin. Alltag.

Klinik

- **Haut:** Exanthem, Juckreiz, Brennen, Verhärtung bis hin zu schwerem bullösem Pemphigoid → je nach Schweregrad ggf. dermatol. Vorstellung.
- **Endokrinol. Störungen:** Hypothyreose (prim./sek. i. R. einer Hypophysitis mit VL-Insuff.), Hyperthyreose bis hin zu thyreotoxischer Krise → TSH, fT_3, fT_4, Hypophysitis/Hypophyseninsuff. mit Kopfschmerzen, Fatigue, Hypotonie, E'lytstörungen, Sehstörungen → FSH, LH, TSH, NNR-Insuff. bis hin zur Addison-Krise → Kortisol!, Typ-1-Diabetes.
- **Herz:** Myokarditis (thorakaler Schmerz, Luftnot, Arrhythmie u. a.).
- **GI-Trakt/Leber:** Leberwerterhöhung (GOT/GPT), Kolitis (Diarrhöen, abdom. Schmerzen, Blutung u. a.), Magenulkus, Pankreatitis (akut und chronisch).
- **Lunge:** Pneumonitis (Luftnot, Reizhusten, thorakale Schmerzen).
- **Neurol. Störungen:** Meningitis, Enzephalitis, Guillain-Barré-Sy., Myasthenia gravis u. a. → neurol. Vorstellung.
- **Muskuloskelettal:** Myositis, Arthritis, Polymyalgia rheumatica u. a.
- **Niere:** ANV → Krea, Harnstoff, Urinstatus und Sediment (Proteinurie?).

Therapie

- Bei entsprechender Anamnese einer Immunther. immer **daran denken!**
- Prinzipiell können bei milden Symptomen die erweiterte organspez. Diagnostik sowie die weiteren ther. Entscheidungen im Tagdienst erfolgen.
- Bei stark sympt. Pat. (ab Grad 2) oder lebensbedrohlichen Situationen sollte eine Ther. schnellstmöglich eingeleitet werden. Diese Initialther. besteht in den meisten Fällen aus systemischen Steroiden (z. B. **Prednisolon 0,5–2 mg/kg KG**). Für mehr Informationen zum Toxizitätsgrad u. den diagn. u. ther. Algorithmen wird auf die ESMO- sowie die NCCN-Leitlinie verwiesen.

- ESMO Clinical Practice Guidelines: Management of Toxicities from Immunotherapy: ESMO Clinical Practice Guideline for diagnosis, treatment and follow-up. Stand: 18. Oktober 2022; https://www.annalsofoncology.org/article/S0923-7534(22)04187-4/fulltext (letzter Zugriff: 8.9.2023).
- NCCN Clinical Practice Guidelines in Oncology: Management of Immunotherapy-Related Toxicities, Version 1.2022; https://jnccn.org/view/journals/jnccn/20/4/article-p387.xml (letzter Zugriff: 8.9.2023).

9.2.3 Akute Nebenwirkungen einer Strahlentherapie

Klinik

- **„Strahlenkater":** Müdigkeit, Erbrechen u. Kopfschmerzen, Übelkeit. Je nach bestrahlter Region (z. B. Kopf-Hals) Schluckstörungen u. trockene Schleimhäute.

- **Lokale Strahlenreaktion:** reversible Hautveränderungen (ähnlich wie bei Sonnenbrand), z. B. Rö-Erythem o. -Dermatitis, radiogene Mukositis, Enteritis (Diarrhöen), Ösophagitis (Schluckbeschwerden).

Therapeutisches Vorgehen

- Ausreichende Flüssigkeitszufuhr, rasche parenterale Zufuhr. Ggf. Tagdienst als Memo Magensonde o. PEG vorschlagen.
- **Bei Schmerzen:** analgetisches Stufenschema (▶ 1.3.2).
- **Bei Schluckauf:** Versuch z. B. mit MCP 1 Amp. i. v.
- Unter Ther. keine lokale Anwendung von Salben u. Puder. Behandlung der betroffenen Hautareale nur nach RS mit Strahlentherapeuten, z. B. mit Dexpanthenol-Salbe. Keine reizenden Kleidungsstücke über Bestrahlungsgebiet.
- Bei Diarrhöen Loperamid 2 mg nach jedem Durchfall bis 16 mg/d.

9.2.4 Schmerztherapie: besondere Aspekte auf onkologischen Stationen

> Die Schmerzther. bei Tumorpat. unterscheidet sich nicht grundsätzlich von der bei anderen chron. Schmerzpat. Auch hier gilt die Leitfrage: Akuter o. chron. Schmerz (▶ 1.3.2)?

- Viele Pat. erhalten bereits aus verschiedenen Gründen eine **Schmerztherapie.** Daher genaue Medikamentenanamnese (z. B. keine Komb. verschiedener Opioide!), um eine ausreichende zusätzliche Bedarfsmedikation zu erreichen. Eine komplette Umstellung der Ther. ist in der Nacht nicht erforderlich, häufig reicht die zusätzliche Gabe o. Verkürzung des Einnahmeabstands.
- Liegen evtl. Hinweise auf **Resorptionsstörungen** vor (z. B. bei Peritonealkarzinose mit Subileus o. ausgeprägtem Aszites)? Dann parenterale Gabe bevorzugen.
- Ist Pat. eher ängstlich u./o. kann nicht einschlafen? Dann ggf. zusätzlich Neuroleptika (▶ 1.3.1) o. Benzodiazepine (▶ 1.3.1). Für viele schwer kranke Pat. ist es eine wesentliche Erleichterung, wenn sie nachts eine Weile „abschalten" können.
- Bei bek. **Knochenmetastasen:** NSAR, z. B. Diclofenac 50–100 mg alle 6–8 h o. Ibuprofen 200–400 mg alle 4–6 h **(KI bei älteren Pat. u. Pat. mit kardiovaskulären Risikofaktoren beachten).** Zur Prophylaxe von GI-Beschwerden evtl. Gabe von PPI. Bisphosphonat-Ther. indiziert (Tagdienst).
- **Viszerale Schmerzen** durch Tumorinfiltration o. Spannungsschmerzen von Hohlorganen: Metamizol 500–1.000 mg alle 4–6 h. Bei kolikartigen Schmerzen Komb. mit Spasmolytika, z. B. Butylscopolamin 3–5 × 10–20 mg s. c. oder i. v. Bei Hinweisen auf begleitende neuropathische Schmerzen (brennend, einschießend) Koanalgetika ansetzen (z. B. Pregabalin, Beginn mit 2 × 50 mg p. o.).
- Bei weiter bestehenden Schmerzen angepasste Ther., z. B. mit schnell wirksamen Opioiden, z. B. Morphin 5–10 mg s. c. Bei persistierenden Schmerzen ggf. Morphium-Perfusor, z. B. 50 mg/50 ml (initial 0,5–1 ml/h) nach Wirkung dosieren (s. innere Umschlagseite hinten), bei infauster Prognose ggf. zusätzlich Midazolam.

> Insb. onkol. Pat. sind aus Angst vor Induktion einer Abhängigkeit sowie einer Atemdepression häufig analgetisch unterversorgt. Dabei ist gerade die suffiziente Schmerzther. der wichtigste Baustein einer palliativen Therapie.

Tab. 9.3 Akute und chronische Anämie

Anämie	Mögliche Ursache	Klinik*
Akut	• Akute Blutung (Trauma, GIT-Blutung, postop.) • Selten schwere Hämolyse, Hämoptoe o. hämorrhagische Diathese	• Tachykardie, Hypotonie, Dyspnoe bis hin zum Schock (▶ 3.3) • Durchblutungsstörungen • (Apoplex, AP)
Chronisch	• Chron. Blutung, z. B. durch GIT-Blutverlust (Eisenmangel), Hypermenorrhö (häufig durch Pat. nicht bemerkt) • Chron. Bildungsstörung (Eisen-, Vit.-B_{12}-Mangel, chron. Entzündung, Tumoranämie)	• Länger andauernde Schwäche u. Leistungsknick, Müdigkeit • Evtl. Zeichen einer Tumorkachexie

* Abhängig von Dauer u. Ausmaß der Anämie u. Begleiterkr.

9.3 Unklare Blutbildveränderungen und erhöhte Blutungsneigung im Nachtdienst

9.3.1 Anämie

Differenzialdiagnose Die genaue DD der Anämie gehört nicht zu den Aufgaben im Nachtdienst. In der Nacht ist v. a. die Unterscheidung zwischen akuter u. chron. Anämie entscheidend (▶ Tab. 9.3). Daher bei der körperl. Untersuchung Augenmerk auf akute Blutungszeichen legen. In den meisten Fällen liegen diese aber auf der Hand.

Diagnostisches Vorgehen
- BB, Kreuzblut für Blutgruppe, Gerinnung (Hinweis auf mikrozytäre Anämie? → eher chron.), Na^+, K^+, Krea.
- Zur DD (am nächsten Tag ausreichend): Diff-BB, LDH, Bili (dir. u. indir.), Ferritin, Eisen, Hp, Retikulozyten, Vit. B_{12}, Folsäure.

Therapeutisches Vorgehen Ther. richtet sich nach Art der Blutung, klin. Symptomatik u. Begleiterkr. des Pat. Blutungsschock ▶ 3.3.4; Transfusion ▶ 2.4.
- **Chron. Anämie:**
  - Eine chron. Anämie ohne klin. Symptomatik erfordert in der Nacht i. d. R. keine weitere Ther. u. keine Transfusion. Weitere Diagn. für den nächsten Tag planen (Gastro-, Koloskopie, gyn. Untersuchung).
  - Eine chron. Anämie bedarf einer Transfusion bei klin. Beschwerden (Dyspnoe, AP) o. bek. schweren Begleiterkr. u. drohenden klin. Beschwerden (schwere KHK, pAVK, COPD). Richtwert: Hb > 8 g/dl. **Cave:** nicht zu rasche Transfusion.
- Eine **akute Blutungsanämie** muss sofort behandelt werden:
  - Bis zum Eintreffen der gekreuzten EKs (im Schock nicht warten → Notfall-EKs! ▶ 2.4.2) Volumenersatz mittels Infusionlsg., z. B. 1.000–2.000 ml Ringer-Lsg. Zwei i. v. Zugänge legen.
  - Ausreichende O_2-Zufuhr.
  - Je nach Ätiol. weiterführende Maßnahmen: Lokalisation des Blutungsherdes (endoskopische Diagn., ggf. Re-OP).

- Bei Kreislaufinstabilität rasche Verlegung auf ITS.
- Bei Zeichen einer (akuten) Hämolyse (LDH-Erhöhung, erhöhtes indir. Bilirubin, erniedrigtes Haptoglobin) Vit. B_{12}, Folsäure und dir. Coombs-Test abnehmen. Bei V. a. Autoimmunhämolyse (pos. Coombs-Test, Anamnese!) u. schwerer/sympt. Anämie Prednisolon 1 mg/kg KG (RS Hintergrund!).

9.3.2 Granulozytopenie und neutropenisches Fieber

Absolute neutrophile Granulozyten < 1,5/nl.

Ätiologie

- Häufigste Ursache einer akut aufgetretenen Granulozytopenie sind neben einer infektiösen Ursache mit z. B. septischem Verlauf medikamentös-toxische NW.
- Alle Zytostatika führen in unterschiedlichem Ausmaß zur KM-Depression. Granulozyten u. Thrombos erreichen ihre Tiefstwerte ca. 8–14 d nach Beginn der Zytostase.

Klinik

- Eine **Granulozytopenie** von 0,5–1,0/nl führt nicht zwangsläufig zu einer klin. Symptomatik. Ist keine klin. Symptomatik nachweisbar, ist i. d. R. keine Ther. nötig.
- Die **„kritische Grenze"** beträgt 0,5/nl. Hier kommt es nahezu immer zu (meist bakt.) Inf. Typische Symptome (Entzündungszeichen können dabei aber abgeschwächt sein): Schüttelfrost, Fieber, Schleimhaut- u. Tonsillenulzerationen, evtl. Sepsis.

Diagnostik bei neutropenischem Fieber

- Sorgfältige **körperl. Untersuchung** mit bes. Berücksichtigung von Infektionsherden.
- **Labor:**
  - BB mit absoluten Neutrophilen, CRP, PCT, Gerinnung, Na^+, K^+, Krea.
  - Blutausstrich für den Tagdienst bereits anfertigen lassen.
  - Mind. 2-malige Abnahme von je einer aeroben u. anaeroben Blutkultur (darunter auch aus ZVK u. art. Kathetern).
  - Urinstatus, -sediment u. Uricult.
  - Art. BGA.
- **Sono Abdomen (Hepatosplenomegalie? Kolitis? Freie Flüssigkeit?).**
- **CT-Thorax bei persistierendem Fieber > 3 d trotz breiter antibiotischer Ther. z. A. von Pilzinfiltraten. Rö Thorax hat bei Fieber in der Neutropenie keinen diagn. Wert, da oft auch bei pulmonalem Fokus keine Infiltrate sichtbar sind.**

Therapeutisches Vorgehen

Fieber bei Granulozytopenie ist ein Notfall, der eine sofortige kalkulierte antibiotische Ther. erfordert! Die Diagnostik zur Fokussuche soll nicht den Beginn der empirischen antibiotischen Ther. verzögern.

- Auch bei unklarer Inf. **breite antibiotische Ther.** (▶ 20.1), z. B. Meropenem 3 × 1 g i. v. oder Imipenem/Cilastatin 3 × 500–1.000 mg i. v. Alternativ z. B. Piperacillin/Tazobactam 3 × 4,5 g i. v. oder Ceftazidim 3 × 1 g i. v. Bei bek. MRSA-Besiedelung zusätzlich Vancomycin (initial 2 × 1 g) i. v. oder Teicoplanin 1 × 400 mg i. v.
- Kontakt zu potenziell infektiösen Pat. meiden, ggf. Einzelzimmer. Saubere Kleidung, konsequente Händedesinfektion, auch zwischen Pat.-Kontakten innerhalb des Zimmers.
- **Ausreichende Flüssigkeitszufuhr,** ggf. parenterale Infusion, z. B. mit Ringer-Lsg.
- **Bei granulozytärer Bildungsstörung:** Gabe von Wachstumsfaktoren: G-CSF. Frühestens 24 h nach Chemother. Bsp. Filgrastim 30 Mio. IE (< 60 kg), 48 Mio. IE (> 60 kg) s. c. tgl. Alternativ: Pegfilgrastim 6 mg s. c. (einmalige Gabe) 24 h nach Chemother. KI: myeloische Neoplasien.
- **Soorprophylaxe:** vor den Mahlzeiten Amphotericin-B-Lsg. (4 × 5 ml Suspension).
- Systemische Pilzprophylaxe, Herpes-Prophylaxe kann i. d. R. vom Tagdienst ausgeführt werden.
- Entfernung parenteraler Zugänge bei katheterassoziierten Inf.
- **Bei protrahierter tiefer Granulozytopenie u. Lungeninfiltration** neben Antibiotikather. auch Antimykotika, z. B. Voriconazol (Tag 1: 2 × 6 mg/kg KG, ab Tag 2: 2 × 4 mg/kg KG); RS mit Hintergrund!

9.3.3 Leukozytose

Leukos > 9.000/µl, davon neutrophile Granulozyten > 7.700/µl (> 60 %), Lymphozyten > 4.000/µl (> 34 %).

Die meisten Veränderungen spiegeln eine Verschiebung bei den neutrophilen Granulozyten wider.

Differenzialdiagnose

- DD der Leukozytose ist prinzipiell nicht Aufgabe im Nachtdienst. Wichtig ist, lebensbedrohliche Inf. zu erkennen u. die Verdachtsdiagnose einer schweren hämatol. Erkr. zu stellen, um somit bereits in der Nacht eine rasche Diagn. für den nächsten Tag zu planen.
- Leukozytenwerte > 30.000/µl sind selten reaktiver Art.

Diagnostisches Vorgehen

In der Nacht

- Sorgfältige **körperl. Untersuchung** mit bes. Berücksichtigung der klin. Zeichen einer Sepsis, des Lk-Status u. der Milz sowie von Infektherden.
- **Labor:**
  - Diff-BB, wenn möglich; Gerinnung, CRP, PCT, LDH, Na^+, K^+, Krea, Kalzium, Harnsäure.
  - Anfertigung eines peripheren Blutausstrichs (Beurteilung, sofern möglich. Dies fällt dem Anfänger aber häufig schwer!). Bei massiver Leukozytose (> 40.000/µl) o. Leukozytose mit Thrombozytopenie u. LDH-Erhöhung Hintergrund kontaktieren zwecks rascher morphol. Ausstrichbefundung z. A. einer akuten Leukämie (auch an Feiertagen!), ggf. Kontakt mit einem hämato-onkol. Zentrum.
  - Urinstatus, -sediment u. Uricult.

- Bei V. a. infektiöse Ursache Blutkulturen.
- **Sono Abdomen.**
- **Rö Thorax.**

Für den nächsten Tag planen

- **Großes Labor:** Diff-BB, Eisen, Ferritin, Vit. B_{12}, Folsäure, Hp, Retikulozyten, Immunglobuline quantitativ, Elpho, β_2-Mikroglobulin, Blutausstrich, sofern noch nicht geschehen.
- Pat. über Ind. u. Risiken einer **Beckenkammbiopsie** aufklären.

Therapeutisches Vorgehen

Sofern kein Fieber u. keine eindeutigen Entzündungszeichen vorliegen → in der Nacht keine weitere Ther., ansonsten gezielte Infektther.

9.3.4 Erhöhte Blutungsneigung (hämorrhagische Diathese)

Erhöhte Blutungsneigung durch Koagulopathie, Thrombo- o. Vasopathie (meist erworben, selten angeboren).

Klinik und Ätiologie

Ein häufiges u. schwerwiegendes hämatol. Problem im Nachtdienst ist eine erhöhte Blutungsneigung, d. h., dass Blutungen ohne adäquaten Anlass auftreten o. zu lange bzw. zu stark anhalten. Äußert sich klinisch i. d. R. als starke posttraumatische Blutung, Nasenbluten, GIT-Blutung, Hämaturie o. Blutungen aus venösen Kathetern (immer pathol.). Häufig sind auch Blutungen nach Dialyse bzw. Shunt-OP (durch Heparingabe). Es gibt allerdings auch – gerade unter zu strenger Antikoagulanzienther. – spontane Blutungen (z. B. Muskeleinblutungen im Psoasbereich).
Eine hämorrhagische Diathese ist meist **medikamenteninduziert** (Antikoagulanzien) o. tritt i. R. einer Verbrauchskoagulopathie bei Schock (DIC, ▶ 3.6) o. nach Inf. auf (▶ Tab. 9.4). Bes. bei DIC können massive, nur schwer beherrschbare Blutungen auftreten.

Tab. 9.4 Ursachen und Diagnostik hämorrhagischer Diathesen

	Koagulopathie	Thrombopathie, Thrombopenie	Vasopathie
Klinik	Hämatome (Blutung in Subkutis u. Muskulatur) Bei schweren Formen: Hämarthros (v. a. Pat. < 15 J.)	Stecknadelkopfgroße Blutungen (Petechien) Kleinflächige Kapillarblutungen v. a. der unteren Extremität (Purpura) Flächenhafte Blutungen (Ekchymosen u. Sugillationen) Schleimhautblutung	Uncharakteristisch, meist petechial mit Hauteffloreszenzen u. Purpura. Ebenfalls Ekchymosen
Orientierende Diagnostik			
Quick	erniedrigt[1]	normal	normal
PTT	verlängert[2]	normal	normal
Blutungszeit	normal	verlängert	verlängert
Rumpel-Leede-Test	normal	normal o. pathol.	pathol.

[1] Normal bei Mangel an FVIII, FIX, FXI, FXII
[2] Normal bei FVII-Mangel

Keine i. m. Injektionen, keine Gabe von Heparin, Thrombozytenaggregationshemmern u. DOAK!

Differenzialdiagnose

- **Medikamentenwirkungen u. -NW** (am häufigsten):
  - Orale Antikoagulanzien (Procoumon → INR ↑, Quick ↓). Bei INR > 5 deutlich erhöhte spontane Blutungsgefahr. Aber auch unter ther. Werten erhöhte Blutungsgefahr, z. B. bei versehentlichen i. m. Injektionen, Pleurapunktion.
  - DOAK: Dabigatran, Apixaban, Rivaroxaban, Edoxaban; ▶ 20.2.1).
  - Heparine, insb. NMH bei älteren Pat. u. Niereninsuff. (an HIT II denken (▶ 20.2.1).
  - Lysether.
  - Thrombozytenaggregationshemmer: ASS u. Clopidogrel, Ticagrelor/Prasugrel (duale Plättchenhemmung, z. B. nach ACS).
  - GpIIb-/-IIIa-Rezeptor-Antagonisten: Tirofiban o. Eptifibatid (▶ 20.2.2).
  - Antibiotikather.: Gerinnungsstörung durch Störung der Vit.-K-Resorption u. Überempfindlichkeiten, die zu einer Thrombopenie führen.
  - Zytostatikather.
- **Thrombozytenbildungsstörungen** bei Mangelzuständen o. Knochenmarkschaden (Alkohol, Knochenmetastasen).
- **DIC** (▶ 3.6).
- **Lebererkr.**
- Seltene Ursachen: Immunthrombozytopenie, thrombotische Mikroangiopathien:
  - **HUS** → Schädigung des glomerulären Endothels (häufig durch EHEC), Diarrhöen, dann Bildung von Blutgerinnseln.
  - **TTP** → Bildung von Mikrothrombosen v. a. in Nieren/Gehirn (neurol. Symptomatik!).
  - **Labor:** Thrombos ↓, Krea ↑, LDH ↑, Hb-Abfall, Fragmentozyten, kein Hp, neg. Coombs-Test. Bei Verdacht Hintergrund informieren!

Diagnostisches Vorgehen

Prüfung der Vitalzeichen (Puls, RR, Atmung).

Anamnese/Krankenakte

- **Begleitsymptome:** Übelkeit, Erbrechen (Erbrochenes wie „Kaffeesatz“)? Farbe von Stuhl u. Urin in den letzten Tagen (Teerstühle/Hämaturie)?
- **Erhöhte Blutungsneigung bekannt?**
- **Medikamentenanamnese:** Einnahme gerinnungshemmender Medikamente? Medikamente, die auf andere Weise die Gerinnung beeinflussen können?
- Bek. Leberfunktionsstörung? Alkoholismus?
- Bek. Erkr. mit Beteiligung des Knochenmarks (z. B. Leukämie)?
- Bek. Malignom als evtl. Blutungsquelle o. Ursache für erhöhte Blutungsneigung (z. B. Kolon-, Magen-, Pankreas- o. Prostata-Ca)?
- Menstruation (Hypermenorrhö, Gravidität)?

Körperliche Untersuchung

- **Haut:** Petechien (v. a. an Extremitäten o. tieferliegenden Körperteilen), Sugillationen, Ekchymosen.
- **Hämatome:** in Kutis o. Subkutis. Gelenkschwellung als Hinweis auf Hämarthros. Ausmaß von Blutungen in u. unter die Haut wird leicht unterschätzt. Intramuskuläre Hämatome führen klin. oft zu ausgeprägten Schmerzreaktionen (z. B. bei Einblutung in re M. psoas, DD: Appendizitis, ausgeprägte Lumboischialgie).
- **Abdomen:** Hepatomegalie u. Leberhautzeichen (Spidernävi, Venenzeichnung, Abdominalglatze) als Zeichen einer Lebererkr., Splenomegalie. Bei GIT-Blutung Hinweise auf Perforation (Peritonismus, Druckschmerz; ▶ 6.2.1).
- **Rektale Untersuchung:** Blut o. Teerstuhl am Fingerling?
- **Rumpel-Leede-Test:** RR-Manschette 5 min lang über RR_{diast} aufpumpen. Bei Vasopathie o. Thrombozytopenie zahlreiche punktförmige Blutungen distal der Manschette.

Weiterführende sofortige Diagnostik

- **Labor:** Gerinnungsstatus (Quick, PTT, TZ, Fibrinogen, AT III, D-Dimere). BB mit Thrombos, Hb, Hkt, Blutgruppe, Kreuzprobe. Bei V. a. Koagulopathie, falls im Labor möglich, Bestimmung der Gerinnungsfaktoren VIII, IX, XIII.
- **Bei massiver Blutung:** Suche nach Blutungsquelle (Gastroskopie, Sono). Blutstillung (evtl. chir.) anstreben.

Therapeutisches Vorgehen

- **Bei schwerer Blutung mit RR-Abfall:**
  - 2–3 großlumige Zugänge, Blutabnahme.
  - Bis zum Vorliegen der Kreuzproben: Kristalloide (z. B. Ringer).
  - Bluttransfusion (▶ 2.4). Bei Gerinnungsstörungen gezielte Substitution der einzelnen Faktoren i. d. R. in der Nacht nicht möglich. Ersatzweise FFP (▶ 2.4.2). Ausnahme: Substitution der Vit.-K-abhängigen Gerinnungsfaktoren bei Blutungen o. Notfall-OP unter Procoumon (PPSB ▶ 20.2). Bei Schleimhautblutungen, anhaltender Epistaxis, Menorrhagie, Hämoptysen Tranexamsäure (initial 10 mg/kg KG i. v., gefolgt von Dauerinfusion 1 mg/kg).
  - Verlegung auf ITS.
- **Bei äußerlicher Blutung:** Druckverband, Kühlen, ggf. Extremität hochlagern.
- Spezielle Maßnahmen zur Blutstillung **bei GIT-Blutungen** ▶ 6.2, Epistaxis ▶ 17.5, postop. Blutung ▶ 10.7.
- **Blutung als Heparin-NW:** Heparinther. sofort beenden, evtl. Antagonisierung der Heparinwirkung mit Protamin; 1.000 IE antagonisieren 1.000 IE Heparin. Genaue Ther. ▶ 20.2.1.
- **Bei Thrombozytopenie:**
  - Ursache (z. B. Thrombozytenaggregationshemmer) ausschalten, sofern möglich.
  - Bei drohenden Blutungen (Thrombos < 10.000) o. bei Blutungszeichen (z. B. Hämoptysen, Epistaxis, GIT-Blutung) u. Thrombos < 30.000/µl Gabe von TKs. Bei geplanter OP TKs bei Thrombos < 50.000). Bluttransfusionen bei entsprechendem Hb- u. Hkt-Abfall.

Querschnitts-Leitlinien (BÄK) zur Therapie mit Blutkomponenten und Plasmaderivaten. Stand: 21.8. 2020; https://www.bundesaerztekammer.de/fileadmin/user_upload/_old-files/downloads/pdf-Ordner/MuE/Querschnitts-Leitlinien_BAEK_zur_Therapie_mit_Blutkomponenten_und_Plasmaderivaten-Gesamtnovelle_2020.pdf

  - Engmaschige Kontrolle von Puls, RR, Temp., 1- bis 2-stdl. Kontrolle von Hb, Hkt, evtl. ZVD-Kontrolle, i. v. Flüssigkeitssubstitution mit isotoner Lsg.
  - Bei laufender Substitutionsther. Kontrolle der Gerinnungsparameter z. B. in stdl. Abständen.
  - Frühzeitige Benachrichtigung des Chirurgen, falls op. Blutstillung erforderlich erscheint (RS Hintergrund).
- **Immunthrombozytopenie (ITP)**): im Nachtdienst Beschränkung auf Blutstillung u. Herz-Kreislauf-Stabilisierung. Bei bek. Diagnose o. dringendem Verdacht (**cave:** ITP ist eine Ausschlussdiagnose) je nach Schweregrad Einleitung einer Steroidther.:
  - Dexamethason 40 mg p. o. oder i. v., alternativ Prednison 1–2 mg/kg KG p. o.
  - Bei schwerem Verlauf u. Mittel der Wahl präop. u. präpartal: Immunglobuline (0,8–1,0 g/kg KG/g. i. v.) als Infusion. **Cave:** allergische/anaphylaktische Reaktionen.
  - Bei akuter Blutung oder vor Notfalleingriff/Notfall-OP zusätzlich Gabe von TKs.
- **Thrombotische Mikroangiopathien:**
  - **HUS:** sympt. (Volumen, E'lyte), evtl. Plasmapherese, forcierte Diurese. In schweren Fällen Hämodialyse.
  - **TTP:** notfallmäßige Plasmapherese.
- **Blutungen bei bek. Hämophilie:** Blutstillung (Ruhigstellung, Druckverband, Hochlagerung, Faktorensubstitution). Falls möglich, Beseitigung der Blutungsquelle (Chirurg). Ggf. Analgesie mit milden Opioiden. Kontaktaufnahme mit betreuender Gerinnungsambulanz.

9.4 ICD-Codes

Die wichtigsten ICD-Kodierungen für Diagnosen im Bereich Hämatologie/Onkologie sind ▶ Tab. 9.5 zu entnehmen.

Tab. 9.5 ICD-Codes: hämatologische/onkologische Krankheitsbilder

Krankheitsbild	ICD-Code
Agranulozytose u. Neutropenie	D70.-
Arzneimittelinduzierte Agranulozytose u. Neutropenie, inkl. Agranulozytose u. Neutropenie infolge zytostatischer Therapie	D70.1-
Arzneimittelinduzierte Agranulozytose u. Neutropenie, nicht näher bezeichnet, inkl. arzneimittelinduzierte Agranulozytose u. Neutropenie o. n. A.	D70.19

Tab. 9.5 ICD-Codes: hämatologische/onkologische Krankheitsbilder *(Forts.)*

Krankheitsbild	ICD-Code
Sonstige Neutropenie	D70.6
Sonstige Krankheiten der Leukozyten	D72.-
Eosinophilie	D72.1
Sonstige näher bezeichnete Krankheiten der Leukozyten	D72.8
Purpura u. sonstige hämorrhagische Diathesen	D69.-
Idiopathische thrombozytopenische Purpura, inkl. Evans-Syndrom, Werlhof-Krankheit	D69.3
Thrombozytopenie, nicht näher bezeichnet, als transfusionsrefraktär bezeichnet	D69.60
Thrombozytopenie, nicht näher bezeichnet, nicht als transfusionsrefraktär bezeichnet	D69.61
Sonstige näher bezeichnete hämorrhagische Diathesen	D69.8-
Hämorrhagische Diathese, nicht näher bezeichnet	D69.9
Stomatitis u. verwandte Krankheiten	K12.-
Sonstige Formen der Stomatitis	K12.1
Orale Mukositis (ulzerativ)	K12.3
Embolie u. Thrombose der V. cava	I82.2
Tumorlyse-Syndrom	E88.3

10 Chirurgie und Traumatologie

Sebastian Kalverkamp

10.1 Ambulanz

10.1.1 Notfalltabelle und Checkliste

Traumatol. Notfälle: ▶ Tab. 10.1.

Tab. 10.1 Traumatologische Notfälle

Diagnose	Maßnahmen	Medikament/Therapie
Polytrauma	ABCDE-Algorithmus „Treat first what kills first" Versorgung durch Schockraumteam Trauma-Spiral-CT, wann immer möglich	Intubation bei: SpO_2 < 90 % u. Ausschluss Pneumothorax, respir. Insuff., hämodynamischer Insuff. (RR_{syst} < 90 mmHg) u. SHT (GCS < 9) Zurückhaltende Volumenther. (kristalline Infusionen, hypertone Kochsalzlsg. bei hämodynamischer Instabilität) Blut kreuzen!
Schädel-Hirn-Trauma	Oberkörperhochlagerung Immobilisation HWS bei schwerem SHT bis z. A. Wirbelkörperverletzung Stat. Überwachung SpO_2 > 90 % Normotension anstreben	Intubation bei GCS < 9 Mannitol (20 % Mannitol 125–250 ml i. v.) o. Hyperventilation o. hypertone Kochsalzlsg. (7,5–10 % NaCl 75–100 ml als KI) bei Hirndruck
Thoraxtrauma	O_2-Gabe Sofortige Entlastungspunktion bei Spannungspneumothorax Thoraxdrainage bei Hämato-/Pneumothorax (24–32 Ch.)	Intubation bei Af > 29/min, ggf. NIV-Ther. bei instabilem Thorax Notfallthorakotomie bei Drainageförderung (> 1.500 ml nach Anlage o. 250 ml/h über 4 h) Notfallperikardiotomie/Notfallthorakotomie bei Perikardtamponade
Abdominaltrauma	O_2-Gabe Schockbekämpfung Wärmeerhalt Notfalllaparotomie bei fulminantem Schock mit Nachweis freier abdom. Flüssigkeit, Ausschluss Hämatothorax/Perikardtamponade	Kristalline Infusion, ggf. hypertone Kochsalzlsg. Relaxierung möglichst erst abgedeckt im OP
Proximale Femurfraktur	Rö Beckenübersicht u. Oberschenkel proximal Bei Schmerzen u. aufgeschobener OP ggf. Extensionsbehandlung	Analgesie: Metamizol (1 g i. v.), großzügig Opioide (Piritramid 7,5–15 mg als Kurzinfusion) OP: bei Schenkelhalsfraktur OP < 48 h Bei pertrochantärer Femurfraktur < 24 h

Checkliste

First Impression Pat. wach u. ansprechbar? Hautkolorit? Sichtbarer großer Blutverlust? Intubiert? Reanimation?

Anamnese

- **Mechanismus:** Rasanztrauma? Seitaufprall? Airbag ausgelöst? Angeschnallt gewesen? Initial bewusstlos? Fahrgastzelle? Technische Rettung? Zeit Unfall → Schockraum?
- **Eigenanamnese:** Vorerkr.: Krampfleiden u. neurol. Erkr., Diab. mell. u. a. Stoffwechselerkr.

- **Medikamentenanamnese:** Blutungsneigung (OAK: z. B. Phenprocoumon, ASS, DOAK: z. B. Apixaban, Dabigatran, Thienopyridine: z. B. Clopidogrel, Prasugrel N, Alkohol-, Drogen- u. Medikamenteneinfluss [Sedativa etc.]).

Klinische Untersuchung
- ABCDE-Check („Treat first what kills first") → **Merke:** Bei Befundverschlechterung im Verlauf sofort wieder zu ABCDE!
- Vigilanzprüfung, Schmerzen?
- Auskultation Thorax → bei fehlendem Atemgeräusch sofortige Punktionsentlastung bei Spannungspneumothorax (einmaliger Versuch!), dann sofortige Thoraxdrainagenanlage!
- Palpation der Körperhöhlen (Schädel, Thorax, Abdomen, Becken) → bei instabilem Becken Beckenschlinge!

Diagnostik
- **FAST** (Focused Assessment with Sonography in Trauma): freie Flüssigkeit in Morrison-Pouch, Koller-Pouch, Douglas, subxiphoidal (Perikard).
- **eFAST** (extended FAST): FAST + Sono des Recessus costodiaphragmaticus bds. + ant. Lunge (Pneumothorax).
- **Unmittelbar dringl. Intervention akut erforderlich? Nach Notfall-CT Reevaluation:**
  - Ventilationsproblem → Intubation.
  - Freie Blutung → Abbinden von Majorblutungen, EKs ungekreuzt transfundieren.
  - Perikardtamponade → Notfallperikardiotomie.
  - Schwere thorakale Blutung → Notfallthorakotomie.
  - Schwere abdom. Blutung → Notfalllaparotomie.
  - Wenn Pat. noch wach → Narkose.
  - Reposition grob dislozierter Extremitäten.

Weiterführende klinische Diagnostik
- **Rö:** Thorax, Beckenübersicht.
- **Labor:** Kreuzblut, BB, E'lyte, Gerinnung, CK, Trop.
- **EKG:** Zeichen einer Tamponade? Möglicher Auslöser des Unfalls (HRST etc.).
- **Traumaspiral-CT:** Bei Umlagerung auf CT → Back-Check (Palpation des Rücken-Achsenskeletts u. Kontrolle sichtbarer Verletzungen).

Besondere Situation
- Reanimation seit wann?
  - > 10 min? → Abbruch.
  - ≤ 10 min? → Notfallthorakotomie.
- Keine Reanimation.

10.1.2 Polytrauma

Gleichzeitige Verletzung mehrerer Organe o. Organsysteme, die einzeln o. in Komb. lebensbedrohlich sind.

Schockraumversorgung

Polytrauma erfordert zwingend Schockraumversorgung!

Schockraumindikation: wann?
- **Verletzungsabhängig:**
  - Ersteinschätzung nach ABCDE-Schema.

10

- Respir. Störung nach Trauma/instabiler Thorax (notwendige Atemwegsicherung, SpO_2 < 90 %, AF < 10/min oder > 29/min).
- Schock (Hypotonie < 90 mmHg, HF > 120/min, Schockindex < 0,9, positiver eFAST).
- GCS ≤ 12.
- Hypothermie < 35 °C.
- Penetrierende Verletzung Hals/Rumpf.
- Schussverletzung Hals/Rumpf.
- Fraktur von > 2 proximalen Knochen o. mechanisch instabile Beckenfraktur.
- Amputation proximal der Hände u. Füße.
- Sensomotorisches Defizit nach WS-Verletzung o. offenes SHT.
- Verbrennung > 20 % KOF o. > Grad 2a.
- Z. n. prähospitaler Intervention.
- Geriatrische Pat. (RR < 100 mmHg, V. a. SHT mit GCS ≤ 14, ≥ 2 verletzte Körperregionen).

- **Mechanismusabhängig:**
  - Verkehrsunfall mit:
    - verstorbenen Insassen.
    - herausgeschleuderten Insassen.
    - Intrusion des Fahrgastraums > 50–75 cm.
    - Δv = 30 km/h.
    - ≥ 2 frakturierte lange Röhrenknochen; bei geriatrischen Pat. ≥ 1 frakturierter langer Röhrenknochen.
  - Sturz aus großer Höhe (> 3 m).

Schockraumindikation: wer?

- Beteiligte Kompetenzen in Abhängigkeit der Versorgergröße!
- Sich mit der Struktur im Haus vertraut machen! (vgl. Grundversorger, lokales bis überregionales Traumazentrum).
- 2 Ärzte mit notfallmed. u. notfallchir. Kompetenz (FA Ortho/Unfall-, Viszeral- o. Allgemeinchirurgie u. FA Anästhesie) im Basisteam.

Die Vorgaben zur Zusammensetzung nach Traumanetzwerk-DGU sind je nach Versorgertyp u beachten.
(Hinzuziehen der Spezialfachgebiete i. R. des Traumanetzwerks, konsiliarisch o. der im Hause verfügbaren: zwingend Neuro- u. Gefäßchirurgie, fakultativ Thoraxchirurgie, plastische Chirurgie, MKG).

- 2 Pflegekräfte mit notfallmed. u. notfallchir. Kompetenz (i. d. R. Ambulanz- u. Anästhesiepflege) im Basisteam MTRA.
- Erweitertes Schockraumteam: zusätzliche Fachärzte aus den chir. Fachgebieten, Anästhesie u. Radiologie sowie Pflegepersonal in Abhängigkeit des Versorgertyps bis hin zur Möglichkeit der zeitgleichen Versorgung von 2 Pat.

Schockraum – einheitliche Sprache!

- **ATLS – ABCDE-Regel** (international vereinheitlichter Algorithmus):
  - **A** – *Airway:* Atemwege frei? Nein! → sofortige Behandlung (Absaugen, Reklinieren, Gebiss entfernen etc.).
  - **B** – *Breathing:* Atmet der Pat.? Nein! → sofortige Behandlung (Beatmung).
  - **C** – *Circulation:* Ist Kreislauf vorhanden? Nein! → Reanimation, i. v. Zugang mit Volumengabe, ggf. Katecholamine, Majorblutung versorgen.
  - **D** – *Disability:* neurol. Defizit?
  - **E** – *Environment.*
- Erst danach: differenzierte klin. Untersuchung.

OP-Zeitpunkt/operative Phasen

Bei Stich- u. Pfählungsverletzungen die verletzenden Gegenstände erst im OP-Saal entfernen!

- **Erste op. Phase:** Sofort-OP lebensbedrohlicher Verletzungen.
- **Erste Stabilisierungsphase:** Normalisierung der Organperfusion, Voraussetzungen für 2. OP-Phase (Minuten bis Stunden) schaffen. Ausgleich Verbrauchskoagulopathie/Intensivmedizin.
- **Zweite op. Phase:** Versorgung von Verletzungen mit sehr hoher Priorität (z. B. offene Frakturen). Kritische Abwägung, ob Zustand des Pat. diesen Eingriff erlaubt.
- **Zweite Stabilisierungsphase** (ein bis mehrere Tage): Minimierung der Sekundärfolgen.
- **Dritte op. Phase:** Versorgung der Verletzungen mit aufgeschobener Dringlichkeit, z. B. geschlossene Frakturen bei gegebener OP-Ind.

10.1.3 Schädel-Hirn-Trauma (SHT)

Klinik und Einteilung

Gewalteinwirkung auf den Schädel mit konsekutiver Funktionsstörung des Gehirns.

Definition

- **Offenes SHT:** Vorliegen einer Verletzung der Dura mit Kontakt der Außenwelt zum intrakraniellen Raum mit höherer Infektgefährdung u. schwereren Folgeschäden bzw. höherer Mortalität.
- **Geschlossenes SHT:** Fehlen einer Duraverletzung.

Einteilung ▶ Tab. 10.2.

Diagnostisches Vorgehen

Anamnese ▶ Tab. 10.1. Wichtig sind Eigen- u. Fremdanamnese zur **Klärung des Unfallhergangs.**

Körperliche Untersuchung
Neurol. Statuserhebung:

Tab. 10.2 Einteilung des Schädel-Hirn-Traumas (SHT) nach Tönnis, Loew und Hermann

SHT-Grad	Symptome
1	Bewusstlosigkeit (nicht Amnesie) < 5 min, vollständige Rückbildung aller Symptome innerhalb von 5 d.
2	Bewusstlosigkeit > 5, aber < 30 min, völlige funktionelle Rückbildung o. Endstadium mit geringen verbleibenden Störungen innerhalb von 30 d.
3	Bewusstlosigkeit > 30 min. Bleibende Defekte mit Funktionsstörungen sind obligatorisch.
4	Schwere neurol. Defekte machen den Pat. auf Dauer pflegeabhängig u. unfähig zur Kontaktaufnahme.

- Einschätzung der Bewusstseinslage anhand der GCS (▶ 3.7.2).
- Amnesie (retrograd + anterograd).
- (Starker) Kopfschmerz.
- (Wiederholtes) Erbrechen.
- Epileptische Anfälle.
- Pupillenstörung.
- Sichtbare Liquorfistelung (Liquoraustritt aus Nase o. Gehörgang).
- Schädelfraktur (z. B. Stufenbildung, sichtbare Deformierung).
- Suche nach mögl. Begleitverletzungen, insb. an WS, Thorax u. Abdomen.

> Größte Relevanz hat nicht nur die initiale Klinik, sondern auch die dynamische Änderung der Klinik im Verlauf!
> Je schneller die Befundverschlechterung, umso schwerer das Trauma → schnellerer Tod o. schwerere Schäden!

Apparative Diagnostik

- Goldstandard ist das kranielle CT (cCT)! Durchzuführen bei jedem Pat. mit:
  - GCS < 15.
  - Amnesie.
  - mehrfachem Erbrechen.
  - Zeichen o. Verdacht einer knöchernen Schädel- o. Duraverletzung.
  - Gerinnungsstörung o. klin. V. a. Gerinnungsstörung (verlängerte Blutung oberflächlicher Wunden).
  - Anfall.
- **Cave:** Erschwerte Beurteilung bei Alkohol-, Drogen- o. Medikamenteneinfluss, daher niedrige Schwelle zur Durchführung eines CT!

Therapeutisches Vorgehen

Grundsätze der Akutversorgung

- Bei Bewusstlosigkeit o. Bewusstseinsstörung immer interdisziplinäres Schockraummanagement (Verringerung der übersehenen Komb.-Verletzung).
- Immobilisation der HWS bei jedem schweren SHT bis z. A. einer Verletzung (15 % Wahrscheinlichkeit für gleichzeitige HWS-Verletzung!).
- Intubation bei GCS < 9.
- Art. O_2-Sättigung > 90 % halten!
- Keine Unterschreitung eines RR_{syst} < 90 mmHg (bei Polytrauma mit schwerem Blutverlust Kopf vor Abdomen etc.).
- Neurochir. Intervention bei raumfordernden Verletzungen.
- Ausgleich einer Gerinnungsstörung bei nachgewiesener Verletzung.
- Vorübergehende Mannitolgabe (20 % Mannitol 125–250 ml) u./o. Hyperventilation bei V. a. Einklemmung (Pupillenstörung, Streckkrämpfe, progrediente Bewusstseinsstörung) o. hypertone Kochsalzlsg. (7,5–10 % NaCl 75–100 ml als KI) bei Hirndruck.
- Stat. Behandlung.
- Ggf. Entlassung in die „häusliche Überwachung": intensive Aufklärung → Pat. mit GCS = 15 u. Fehlen von Risikofaktoren (Gerinnungsstörungen, Alkohol etc.), Erbrechen u. Amnesie.
- Grundsätzlich → Ind. zur stat. Überwachung von mind. 24 h!
- Bei persistierender Bewusstlosigkeit (GCS < 8), progredienter Bewusstseinsstörung, Pupillenstörungen, Krampfanfällen o. Lähmungen → an neurochir. Intervention denken.

  - Im Hause möglich?
  - Sonst neurochir. Konsilvorstellung bei früheren Stadien (etwa i. R. von Traumanetzwerken).
- CT-Verlaufskontrollen: bei progredienter Bewusstseinsstörung o. im CT nachgewiesenen Verletzungen u. stabilem Bewusstseinszustand nach 4–8 h.
- Bei knöchernen o. duralen Verletzungen → immer Verlegung in Haus mit Möglichkeit der neurochir. Versorgung, ggf. auch Möglichkeit der gesichtschir. (MKG, HNO) Begutachtung u. Versorgung.

Therapie Stat. Behandlung gem. Algorithmus SHT-Leitlinie (▶ Abb. 10.1):
- In der Anfangsphase 30-Min.-Kontrolle der Vitalparameter u. der neurol. Reaktion.
- Analgesie (z. B. NSAR, Metamizol, Opioid).
- Thromboseprophylaxe bei fehlender KI (z. B. größere intrakranielle Blutung).
- Antibiotikagabe bei offenem SHT sehr kontrovers diskutiert, daher keine Empfehlung!
- Bei V. a. erhöhten intrakraniellen Druck → 30°-Oberkörperhochlagerung, **Osmother.** nach RS Hintergrund, Mannitol 150 ml i. v. über 15 min u./o. Hyperventilation o. hypertone Kochsalzlsg. (7,5–10 % NaCl 75–100 ml als KI).
- **Cave:** Keine Gabe von Glukokortikoiden bei nachgewiesener erhöhter Letalität in der Frühphase!

> **!** **Warnsymptome: erhöhter intrakranieller Druck**
> - **Zunehmende Bewusstseinsstörung.**
> - Schwindel, progredienter Kopfschmerz, repetitives Erbrechen.
> - Anfälle (Strecksynergismen).
> - Okulomotorische Symptome: Pupillenstörungen (einseitige Mydriasis), verzögerte/erloschene Lichtreaktion (innere Okulomotoriuslähmung), später evtl. totale Ophthalmoplegie (Blick nach außen unten).
> - Beteiligung vegetativer Zentren → Cushing-Reflex: Bradykardie, Hypertonie, ggf. Hyperthermie, Atemlähmung.

10.1.4 Wirbelsäulentrauma

> - Liegt i. d. R. bei größeren Gewalteinwirkungen durch Rasanztraumata, Sturz aus größeren Höhen o. Sportunfällen vor!
> - Tritt auch bei niederenergetischen Traumata mit Stürzen vornehmlich beim älteren Pat. auf, begünstigt durch Pathologien der Knochenstruktur (Osteoporose) u./o. degenerativer Versteifung der Wirbelsegmente (Osteochondrose).
> - Immobilisation, bis geklärt ist, ob die Fraktur stabil o. instabil ist.

Diagnostisches Vorgehen

Anamnese ▶ Tab. 10.1. Beim bewusstlosen Pat. ist die Rekonstruktion des Unfallmechanismus zur Abschätzung der Verletzungsausdehnung entscheidend.

Unfallmechanismusfolgen
- Kompression.
- Distraktion.

- Rotation:
  - Nicht nur knöcherne Verletzungen in Form von Frakturen, sondern auch diskoligamentäre Verletzungen.
  - Bes. Gefahr der potenziellen Verletzung von Nervenstrukturen des Markraums u. der segmental austretenden Spinalnerven.

Körperliche Untersuchung

! Immer in Immobilisation des Achsenskeletts!
- Schmerzlokalisation.
- Palpation der Wirbelsegmente mit Erkennen von Stufenbildungen o. paravertebralem Muskelhartspann.

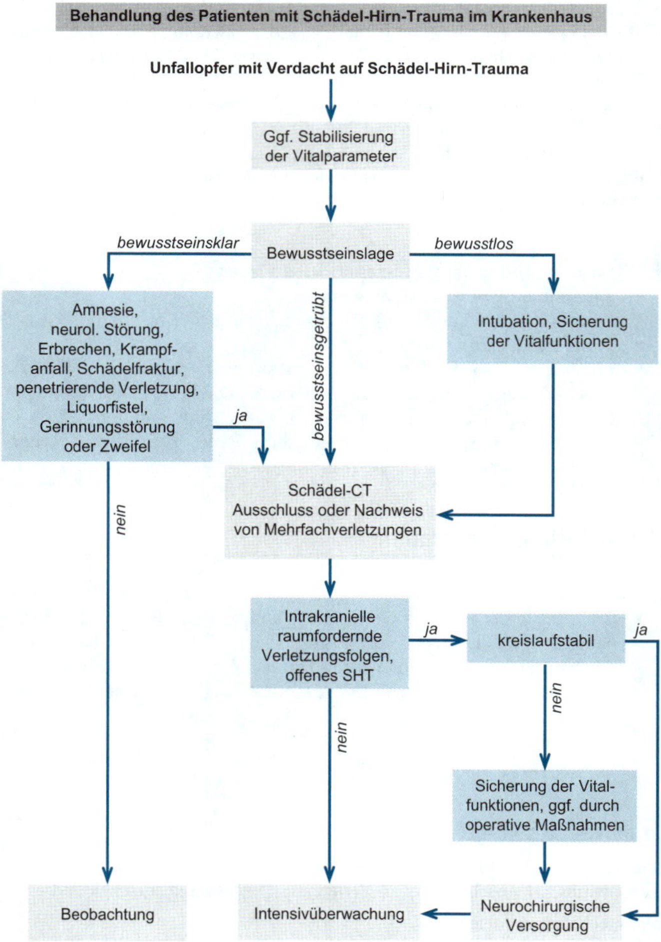

Abb. 10.1 Behandlung des Patienten mit Schädel-Hirn-Trauma im Krankenhaus [W1124]

- Genaue neurol. Untersuchung (Motorik, Sensibilität, Reflexe).
- Funktionelle Untersuchung nur beim bewusstseinsklaren Pat. ohne Rasanztrauma, ohne wesentlichen Druckschmerz u. bei fehlender Neurologie!

Bildgebende Diagnostik

- Rö der HWS in 2 Ebenen mit Dens-Zielaufnahme.
- Rö der BWS u. LWS in 2 Ebenen.

Hinweise auf Instabilität im Standardröntgen

- Translation/Luxation.
- Fraktur der oberen u. unteren Deckplatten.
- Fraktur der WK-Hinterkante.
- Abstandsvergrößerung der Bogenwurzeln in der a. p. Aufnahme.
- Keilwirbelbildung > 20°.

- Bei neurol. Ausfällen o. Auffälligkeiten in der konventionellen Bildgebung großzügige Ind.-Stellung zum CT!
- Bei bewusstlosen, bewusstseinsgestörten Pat. u. bei Polytrauma immer CT-Diagnostik (Traumaspirale).
- Sono Abdomen: Ausschluss von Begleiterkr. (insb. Thorax, Niere, Pankreas).

Bei fehlenden Auffälligkeiten im CT u. doch hochgradig verdächtiger Klinik auf eine WS-Verletzung kann im Einzelfall auch eine MRT-Diagnostik genaueren Aufschluss über diskoligamentäre Verletzungen bringen!

Therapeutisches Vorgehen

Wirbelsäulenverletzung allgemein

- Stabile Wirbelkörperfraktur nur bei isolierter Verletzung des ventralen Bandapparats u. der vorderen ⅔ des Wirbelkörpers (vordere Säule ▶ Abb. 10.2): kons. Ther. möglich.
- Alle anderen Verletzungen sind instabil u. werden i. d. R. operativ versorgt!
- Frühzeitige Versorgung bei anzunehmender o. gesicherter neurol. Schädigung in Abhängigkeit des Gesamtzustands am ersten Tag.

Wirbelsäulenverletzung speziell

(▶ Tab. 10.2).

- HWS-Fraktur o. -Luxation: Halskrawatte bis zur op. Versorgung (seltener auch langfristige Immobilisation, z. B. mittels Halofixateur!).

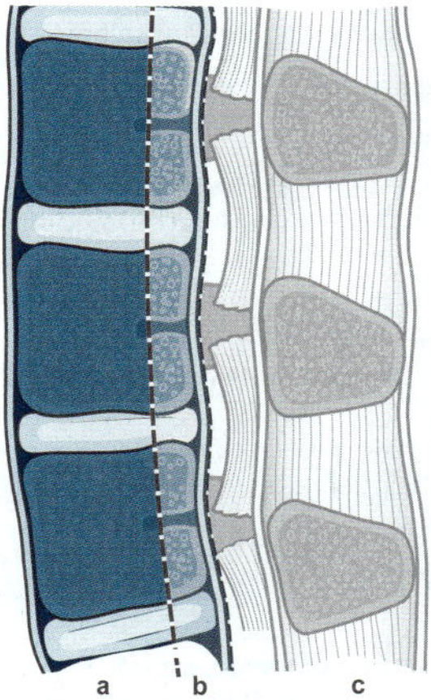

Abb. 10.2 Säulenmodell nach Denis [L255]

- BWS- u. LWS-Verletzungen:
  - Stabil:
    - Analgesie.
    - Bettruhe.
    - Mobilisation im 3-Punkt-Stützkorsett unter Rö-Verlaufskontrollen (Sinterung!).
  - Instabil:
    - Analgesie (NSAR, Piritramid).
    - Strikte Bettruhe bis zur op. Versorgung (selten interventionelle Behandlung mittels Vertebro- o. Kyphoplastie).

> Komplette o. inkomplette Querschnittsymptomatik ist immer Ind. für sofortige OP!

HWS-Distorsion

Anamnese ▶ Tab. 10.1.

Klinik
- Häufig Latenz vom Unfall bis zum Auftreten.
- In ca. 90 % d. F. Zerrung der Halsweichteile (Distorsion), dadurch tage- bis wochenlang schmerzhafte Verspannung der Halsmuskulatur.
- Ziehender Nackenschmerz bis in den Hinterkopf o. Rücken (meist einseitig).
- Schmerzhafte Bewegungseinschränkung der HWS, gelegentlich mit ein- o. doppelseitiger Ausstrahlung der Schmerzen in Schulter(n) u. Arm(e).
- Gelegentlich Kribbelparästhesien in Armen u. Händen o. sogar motorische Schwächen.
- Paravertebraler Muskelhartspann.

Diagnostik Rö HWS: Steilstellung ohne Frakturzeichen.

Therapie
- Analgesie (NSAR).
- Funktionelle Ther./Physiother. (keine Immobilisation!!!).

10.1.5 Thoraxtrauma

Es werden stumpfe (95 % in Europa) u. penetrierende Verletzungen unterschieden.

> Bei instabilem Pat., instabilem Thorax, paradoxer Atmung o. aufgehobenem Atemgeräusch sowie jeder penetrierenden Verletzung sofortige Schockraumversorgung initiieren (▶ 10.1.2)!

Klinische Untersuchung
- Inspektion (Deformierung des Thorax, offene Verletzung).
- Palpation (Stufenbildung, Instabilität).
- Perkussion (Hinweis auf veränderte Lungengrenzen: z. B. bei Erguss o. Zwerchfellverletzung).
- Auskultation (einseitige Atemgeräusche → Hinweis auf Pneumo- o. Hämatothorax).
- Unfallmechanismus erfragen: bei Seitaufprall erhöhtes Risiko einer Aortenverletzung auch ohne (wesentliche) Frakturen.

Diagnostik

- Rö Thorax 2 Ebenen u. Hemithorax in 2 Ebenen, ggf. Sternum-Zielaufnahme.
- Bei Schwangerschaft o. Kindern in stabilem Zustand ggf. nur Sono (geübter Untersucher notwendig!).
- Bei Rippenserienfraktur (v. a. mehrfragmentär), Sternumfraktur o. Verschattung der Lunge → großzügig CT Thorax.
- Bei penetrierender Verletzung → immer CT Thorax.
- EKG (Rhythmusstörungen bei Contusio cordis, Niedervoltage).
- Ggf. Echokardiografie (v. a. bei Sternumfraktur).
- Labor mit Herzenzymen (CK, CK-MB, Trop.).

Therapie der knöchernen Verletzungen

- **Rippenprellung, isolierte Rippenfraktur u. unkomplizierte Rippenserienfraktur:**
  - Analgesie (NSAR).
  - Anleitung Atemübungen.
  - Stat. Ther. nur bei Risikokonstellation (Alter, Antikoagulanzien, immobil).
  - Verlaufskontrolle i. d. R. ambulant.
- **Komplizierte Rippenserienfraktur** (Stückfrakturen, begleitender Randwinkelerguss):
  - Stat. Überwachung.
  - Analgesie (NSAR, Piritramid, ggf. PDK).
  - Intensivierte Atemther. (z. B. Tri-ball-, Mediflo-Atemtrainer).
  - Respir. Einschränkung o. paradoxe Atmung → Intensivther. mit NIV-Beatmung, ggf. Intubation bei Verlaufskontrolle mittels Sono o. Rö-Diagnostik.
  - Instabiler Thorax u. starke Schmerzen o. Beatmung → frühzeitige op. Stabilisierung des Thorax erwägen!
- **Sternumfraktur:**
  - Stat. Überwachung.
  - Analgesie (NSAR, Piritramid).
  - Laborverlaufskontrollen der Herzenzyme.
  - Echo-Verlaufskontrolle.
  - Bei Instabilität o. Komb.-Thoraxtrauma (v. a. bei begleitenden WS-Verletzungen) frühzeitige op. Stabilisierung erwägen!

Therapie bei Verletzungen von Lunge oder Mediastinum

- **Pneumothorax:**
  - Bei Klinik eines Spannungspneumothorax (progrediente Luftnot, hämodynamische Instabilität, einseitiges Atemgeräusch) sofortige Entlastung mittels Kanülenpunktion im 2./3. ICR Medioklavikularebene!
  - Thoraxdrainagenanlage unter sterilen Kautelen in Monaldi-Position (▶ Abb. 10.3).
  - Bei apikalem Pneumothorax (bis 5 cm ohne Mantelkomponente) u. respir. Unauffälligkeit → kons. Ther.-Versuch (regelmäßige Verlaufskontrollen, intensive Atemther. u. O_2-Gabe).
- **Hämatothorax:**
  - Anlegen einer Thoraxdrainage möglichst unter Sono-Kontrolle basal in den Recessus.
  - Bei hämodynamischer Instabilität Einlage in Bülau-Position (▶ Abb. 10.3).
  - Bei initial hoher Blutförderung von > 1.500 ml o. persistierender Blutung (250 ml/h für mehr als 4 h) bei instabilem o. stabilem Pat. → explorative Thorakotomie (Werte abhängig von Pat.-Konfiguration u. klin. Gesamtsituation), bei stabilem Pat. alternativ videoassistierte Thorakoskopie (VATS).

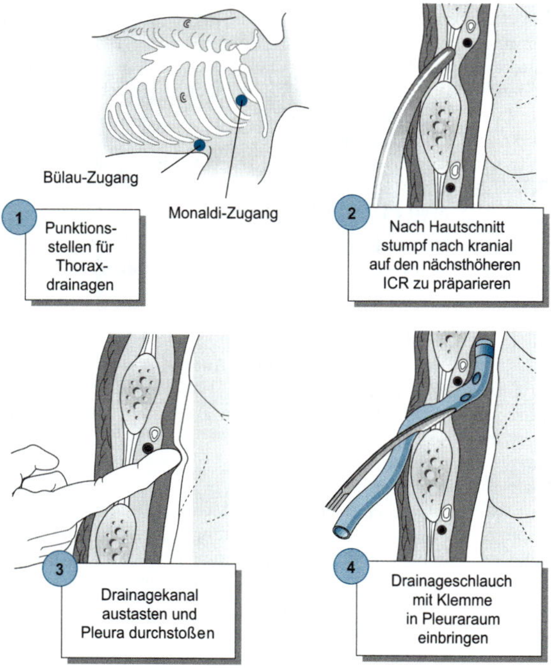

Abb. 10.3 Monaldi-/Bülau-Drainage [L106]

- **Offener Pneumothorax** (Luftgeräusche atemabhängig):
  - Luftdichter Verband.
  - Thoraxdrainagenanlage.
- Lungenkontusion:
  - I. d. R. konservativ.
  - Bei größeren Pneumatozelen o. großer Lungenbeteiligung frühzeitige Vorstellung in Thoraxchirurgie.
  - Bei fulminanter Blutung Intubation (ggf. mit Bronchusblocker im blutenden Segment).
  - Bei respir. Insuff. ECMO zum Lungenersatz erwägen.
- **Perikardtamponade:**
  - Sofortige Entlastung mittels Perikardpunktion (i. d. R. nicht ausreichend) o. inferiorer Perikardiotomie.
  - Ggf. Notfallthorakotomie (a. e. li.) o. Sternotomie.
- **Aortenruptur** (meist kurz hinter dem Bogen):
  - Stentimplantation.
  - Notfallthorakotomie.

Therapie bei penetrierenden Verletzungen

- Fremdkörper belassen!
- Entfernung im OP unter Thorakotomie o. Thorakotomiebereitschaft!

- Bei hämodynamischer Instabilität aufgrund einer penetrierenden Verletzung Notfallthorakotomie!

10.1.6 Abdominaltrauma

- Meist stumpfe Verletzung des Abdomens mit Kompressions- o. Scherverletzungen der intraabdom. Organe!
- Penetrierende Verletzungen sind äußerst selten!
- Gefahr:
  - Große Blutverluste bei Verletzung gut durchbluteter Organe u. instabiler/flexibler Wandung.
  - Möglichkeit der zweizeitigen Ruptur (Leber, Milz).
  - Schwere Erkr. bei Verletzung der Verdauungsorgane mit bakt. Inf. (Darmflora) u. Selbstverdauung (Pankreaszerreißung).
  - Multiorganversagen durch Sepsis o. Blutverlust.

Klinische Untersuchung

- Inspektion (offene Verletzung, Gurtmarken).
- Palpation (Abwehrspannung).
- Schmerzlokalisation.

Diagnostik

- FAST bei Polytrauma o. instabilem Pat. (▶ Abb. 10.4).
- Differenzierte Sono (Parenchymschäden, Darmwandverdickung).
- Bei auffälligem Sono-Befund o. starken Schmerzen → großzügig CT indizieren.

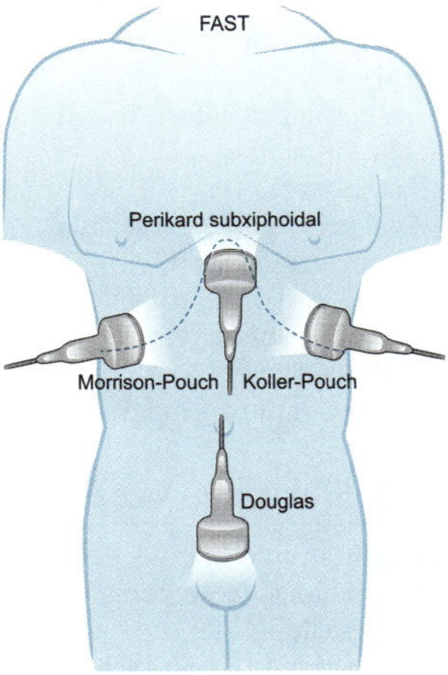

Abb. 10.4 FAST [L255]

Therapie

- i. v. Zugang.
- Analgesie (NSAR, Piritramid, Metamizol).
- Ggf. Volumenther.
- Stat. Überwachung.
- Bei Parenchymeinblutungen → Intensivüberwachung mit regelmäßigen Verlaufskontrollen (Gefahr der zweizeitigen Ruptur).
- Bei Blutung, Organverletzungen sowie penetrierenden Verletzungen → Laparotomie.
- Bei hämodynamisch stabilen Pat. kann bei penetrierender Verletzung eine Laparoskopie erfolgen.

! Bei unsicheren Befunden → ggf. Laparoskopie.

Bei hämodynamischer Instabilität, Nachweis freier Flüssigkeit intraabdom. sowie z. A. schwerer Thoraxverletzungen o. freier Blutungen sofortige Notfalllaparotomie!

Vorgehen bei Notfalllaparotomie:
- Anästhesiol. Relaxierung möglichst erst im OP mit bereitstehendem OP-Team u. abgedecktem Pat.!
- I. d. R. mediane Laparotomie (Möglichkeit der Verlängerung nach thorakal).
- Initiales Abstopfen der vier Quadranten zur Übersichtsgewinnung.
- Bei diffuser Blutung (v. a. der Leber) ggf. Packing mit temporärem Bauchdeckenverschluss.

10.1.7 Beckentrauma

Klinische Untersuchung
- Inspektion (offene Verletzung).
- Palpation:
  - Stufen.
  - Instabilität.
  - Schmerz bei Kompression.

Diagnostik
- Rö Beckenübersicht.
- Bei Frakturnachweis o. starken Schmerzen CT Becken.
- Überwachung der Vitalwerte bei hoher Blutverlustgefahr.

Therapie
- Bei Instabilität sofort Anlage Beckenschlinge.
- Stat. Aufnahme.
- i. v. Zugang.
- Analgesie (NSAR, Piritramid).
- Radiol. u. klin. Stabilität → Bettruhe.
- Radiol. u./o. klin. Instabilität → op. Versorgung (Fixateur, Zwinge).
- Hämodynamisch relevante Blutung in das Becken → ggf. angiografische Embolisation.
- Massive Blutung → op. Packing (äußerst selten).

10.1.8 Frakturen

Allgemeines Vorgehen
- Ziel: schonende Reposition in anatomische Stellung unter Analgesie.
- Ruhigstellung.
- Verhinderung einer erneuten Dislokation.
- Ausheilung unter vollständigem Funktionserhalt ermöglichen.
- Beachtung der 3-R-Regel: Reposition – Retention – Rehabilitation.

Diagnostik
- Schonende Untersuchung ohne extensive Funktionsbewegung.
- Rö-Diagnostik (mit angrenzenden Gelenken) in mind. 2 Ebenen.
- Kontrolle der Motorik, Sensibilität u. Durchblutung.
- Inspektion u. Klassifikation der Gewebeschädigung: ▶ Tab. 10.3.

Therapie (▶ 10.3).
- Bei **geschlossenen Frakturen** anschließend stabile Schienung.
- Bei **offenen Frakturen** Versorgung im OP:
  - **I:** Wundversorgung u. Schienung (wie bei konservativer Ther.).
  - **II–IV:** umgehende op. Säuberung, Débridement, Stabilisierung u. Verband (ggf. Vakuumther.). Einleitung einer antibiotischen Behandlung.

! An Tetanus-Impfschutz denken.
- Chir. Techniken ▶ 10.2.

Tab. 10.3 Klassifizierung des Weichteilschadens bei Frakturen (nach Tscherne und Gotsen)

Klassifikation	Charakteristika
Geschlossene Frakturen	
Fr G 0	Geringer Weichteilschaden, einfache Bruchform
Fr G I	Oberflächliche Schürfung, einfache bis mittelschwere Bruchform
Fr G II	Tiefe kontaminierte Schürfung, lokalisierte Haut- o. Muskelkontusion, alle Bruchformen
Fr G III	Ausgedehnte Hautkontusion, Hautquetschung o. Zerstörung der Muskulatur, subkutanes Décollement, dekompensiertes Kompartmentsy., alle Bruchformen
Offene Frakturen	
Fr O I	Fehlende o. geringe Kontusion, unbedeutende bakt. Kontamination, einfache bis mittelschwere Bruchform
Fr O II	Umschriebene Haut- u. Weichteilkontusion, mittelschwere Kontamination
Fr O III	Ausgedehnte Weichteildestruktion, häufig zusätzlich Gefäß- u. Nervenverletzungen, starke Wundkontamination
Fr O IV	Totale o. subtotale Amputation

10.1.9 Spezielle Verletzungen der oberen Extremität

Allgemeine Prinzipien

Verletzungen der oberen Extremität kommt bei polytraumatisierten Pat. nachgeordnete Priorität zu. Dringlich zu versorgen sind in der ersten OP-Phase:

- Schwere Blutungen (prim. verbinden o. ggf. mit Tourniquet stoppen!).
- Nervenläsionen.
- Offene Frakturen.
- Dislozierte Frakturen o. Luxationen.

Das Versorgungsprinzip staffelt sich in:

1. Stabilisierung des Knochens (Fixateur o. definitiv).
2. Rekonstruktion der Durchblutung (ggf. Gefäßersatz).
3. Rekonstruktion von Nerven.
4. Deckung größerer Weichteildefekte (Vakuumverband, ggf. Schaumstoffe).

Schultergürtel

Klinische Untersuchung

- Typischerweise Schmerzen nach Sturz auf die Schulter o. indir. bei missglückter Abfangbewegung.
- Schmerzbedingte Bewegungseinschränkung.
- Deformitäten (können erste Hinweise auf Verletzungsentität geben).
- Palpation mit Darstellung des P. m. des Schmerzes.
- Prüfung auf offene Verletzung (Ind. zur sofortigen OP!).
- pDMS (bei Einschränkung D u. S ist häufig die op. Versorgung notwendig!).

Röntgendiagnostik

- Rö in 2 Ebenen u. Clavicula-Zielaufnahme.
- Fraktur des proximalen Humerus → Rö der nächsten Gelenkebene bedenken.

- Ausschluss einer Fraktur → ggf. gehaltene Aufnahme (Rö bei Gewichtzug am Arm).
- Ausschluss einer Pathologie der vorangegangenen Bilder → klin. Funktionsuntersuchung (Elevation, Adduktion, Abduktion).

Therapie Bei allen Verletzungen Analgesie (NSAR, Metamizol).

Schulterluxation

Die häufigste Schulterluxation ist die Ausrenkung nach vorn!

Klinische Untersuchung

- Meist typische Haltung des Pat. mit abduziert fixiert gehaltenem Arm.
- Starke Schmerzen.
- Abtasten (Delle, leere Pfanne).
- Anamnese (habituelle Luxation).
- Kontrolle pDMS.

Diagnostik Rö in 2 Ebenen (z. B. a.-p. und Scapula Y).

Therapie

> Bei der ersten Reposition ist i. d. R. eine ausreichende Analgosedierung (ggf. mit Relaxierung) notwendig!
> Eine op. Reposition ist selten notwendig (frustraner Versuch, frühe Reluxation).

- (Gewaltfreie) Reposition in anatomische Position (z. B. nach Arlt, Hippokrates; ▶ Abb. 10.5).
- Anlage einer Außenrotationsorthese.
- Rö-Kontrolle nach Reposition (Dokumentation, ggf. Darstellung von Bankart-Läsion, Hill-Sachs-Defekt).

Rotatorenmanschettenruptur

Vorgehen

- Radiol. Ausschluss einer Fraktur.
- Schmerzen bei Abduktion u. Rotation (außen wie innen).
- Ggf. höher stehender Humeruskopf.
- Sonografische Darstellung.
- Immobilisation mit Gilchrist-Verband.
- Verlaufskontrolle u. frühelektives MRT (v. a. bei Erw. bis zur 4. Dekade).
- Mobilisation, ggf. OP.

Schultereckgelenksprengung

Einteilung ▶ Abb. 10.6.

Vorgehen

- Radiol. Ausschluss einer Fraktur.
- Ther. stadienabhängig.

Claviculafraktur

Vorgehen

- Radiol. Frakturnachweis (medial, mittleres Drittel, lateral).
- Anlage eines Rucksackverbands.
- OP (v. a. lateral, disloziert o. bei starker Verkürzung, Nerven- o. Gefäßläsionen).

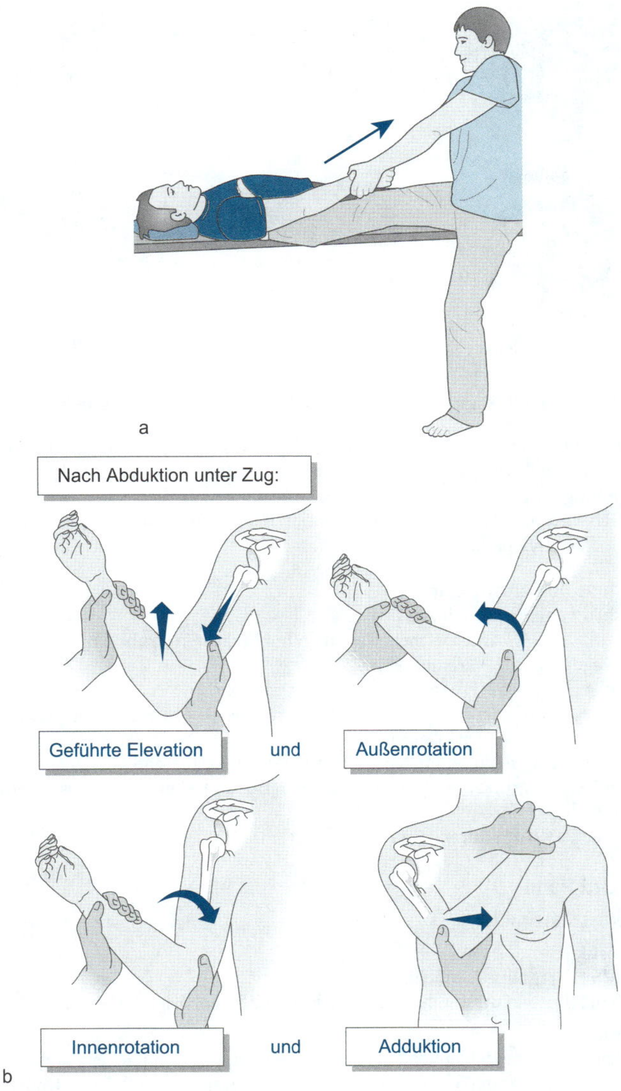

Abb. 10.5 Schulterluxation: Reposition nach Hippokrates [L235]

Scapulafraktur

- Seltene Fraktur (meist bei Rasanztrauma).
- Ergänzende Rö Scapula-Zielaufnahme.
- Bei Gelenkbeteiligung o. Komb.-Verletzung großzügige CT-Ind.
- Ther. meist konservativ.

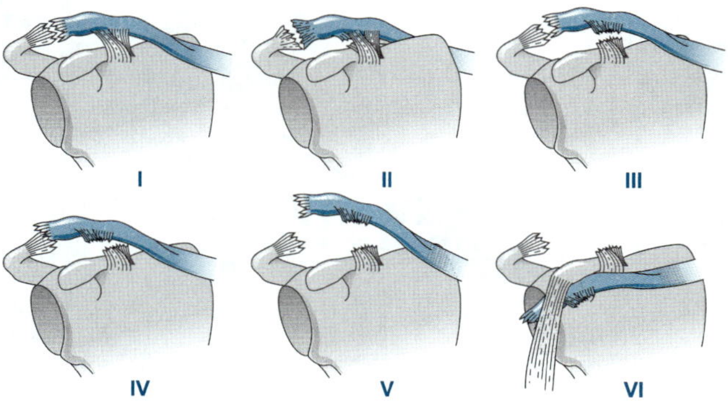

Abb. 10.6 Schultereckgelenksprengung: Einteilung nach Rockwood [L106]

- OP bei Floating Shoulder (als Halsfraktur in Komb. mit Claviculafraktur u. Verletzung des angrenzenden Bandapparats) mit meist ausreichender Versorgung durch Verplattung der Claviculafraktur.
- OP bei grober Dislokation von Akromion o. Proc. coracoideus sowie im Bereich der Gelenkflächen.

Proximale Humerusfraktur

- Schädigung des N. axillaris prüfen.
- Großzügige CT-Ind. bei mehrfragmentären Frakturen (frühelektiv).
- Anlage Gilchrist-Verband (▶ 10.2.3).
- Konservativ bei 2-Fragment-Fraktur ohne wesentliche Dislokation.
- OP bei dislozierter Fraktur mit Platte o. PHN bei 3- o. 4-Fragment-Fraktur ohne wesentliche Dislokation.
- Bei multifragmentären u. dislozierten Frakturen o. älteren Pat. häufig nur Prothese aufgrund der Gefäßzerreißungen mit konsekutiver Nekrosegefahr möglich.
- Bei Luxationsfrakturen Hintergrund verständigen.

Arm und Hand

Humerusschaftfraktur

Diagnostik

- DMS (N. radialis, A. brachialis).
- Rö in 2 Ebenen unter Einschluss der beiden benachbarten Gelenke.

Therapie

- Konservativ (bei fehlender Nerv- o. Gefäßverletzung + einfacher Fraktur).
  - Ausbehandlung im Oberarm-Brace unter regelmäßigen Rö-Kontrollen.
  - **Cave:** hohe Dislokationstendenz bei Querfrakturen → ggf. hier doch prim. Osteosynthese.
- I. d. R. elektive OP, bis dahin Ruhigstellung im Gilchrist-Verband.
- Sofortige OP-Ind.:
  - Gefäß- o. Nervenläsion.
  - Polytrauma.
  - Mehrfragmentäre sowie offene Brüche.

  - Drohende Fragmentdurchspießung.
  - Irreponible Frakturen (Muskelinterposition, großer knöcherner Defekt).

Distale Humerus- und Ellenbogenfraktur

Vorgehen

- Rö distaler Oberarm mit vollständiger Abbildung des Ellenbogengelenks in 2 Ebenen; ggf. CT.
- Prim. Ruhigstellung in Oberarmgipsschiene.
- Elektive OP.
- **Cave:** Dokumentation N. ulnaris → Läsion des N. ulnaris ausschließen.

Ellenbogenluxation

Vorgehen

- Rö Ellenbogengelenk in 2 Ebenen.
- Reposition in Analgosedierung.
- Anlage einer Oberarm-Gelenkorthese bzw. -Gipsschiene.
- Bei weiterer Stabilität in der Verlaufskontrolle kons. Prozedere mit frühfunktioneller Ther. (ggf. mit Orthese).
- Bei Instabilität prim. o. sek. op. Versorgung.

Radiuskopffraktur

- Rö Ellenbogen in 2 Ebenen u. Radiuskopf-Zielaufnahme.
- Kons. Ther.:
  - Ggf. Gelenkpunktion zur Schmerzther.
  - Oberarmgipsschiene.
  - Frühfunktionelle Ther.
- Op. Ther. nur bei dislozierter Fraktur.

Unterarmschaftfraktur

Einteilung

- Komplette Unterarmschaftfraktur.
- Luxationsfraktur:
  - **Monteggia-Fraktur:** Ulnafraktur mit Sprengung des proximalen radioulnaren Gelenks.
  - **Galeazzi-Fraktur:** Radiusschaftfraktur im distalen Drittel mit Sprengung des distalen Radioulnargelenks.
- Isolierte Radius- o. Ulnaschaftfraktur.

Vorgehen

- Rö mit Hand- u. Ellenbogengelenk in 2 Ebenen (häufige Komb.-Verletzungen: Monteggia-Fraktur, Galeazzi-Fraktur).
- Reposition in Analgosedierung u. Ruhigstellung in Oberarm-Gipsschiene.
- Elektive OP (ausgenommen isolierte nichtdislozierte Ulnaschaftfraktur → Parierfraktur).

Distale Radiusfraktur

- Zweithäufigste Fraktur.
- **Cave:** N.-medianus-Schädigung (▶ Abb. 10.7).
- Oft Begleitverletzung (Scaphoid, perilunäre Luxation, diskoligamentäre Instabilität distales Radioulnargelenk).

Vorgehen ▶ Abb. 10.8.

- Reposition u. Anlage einer Unterarmgipsschiene.
- Frühelektive op. Versorgung bei allen instabilen Frakturen.

Reposition ▶ Abb. 10.9.

- Aushängen der Hand im Mädchenfänger (1., 2. u. 4. Finger).
- Kontinuierlicher Zug mit Gewicht am Oberarm.
- Reposition unter Analgesie (ggf. Bruchspaltanästhesie ▶ 10.2.1).

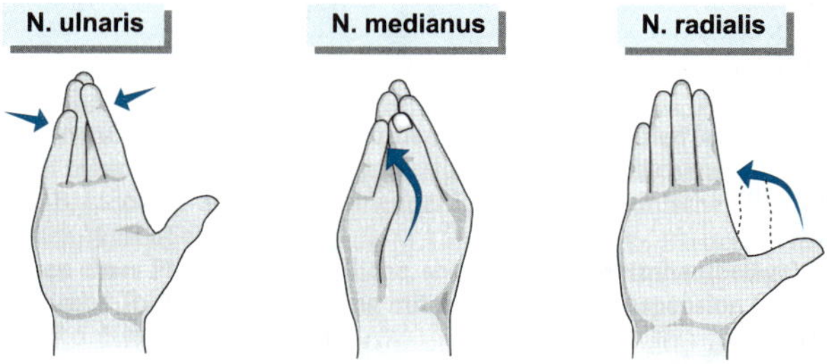

Abb. 10.7 Klinische Innervationsprüfung: Wenn die Bewegung ausgeführt werden kann, ist der Nerv intakt. [L157]

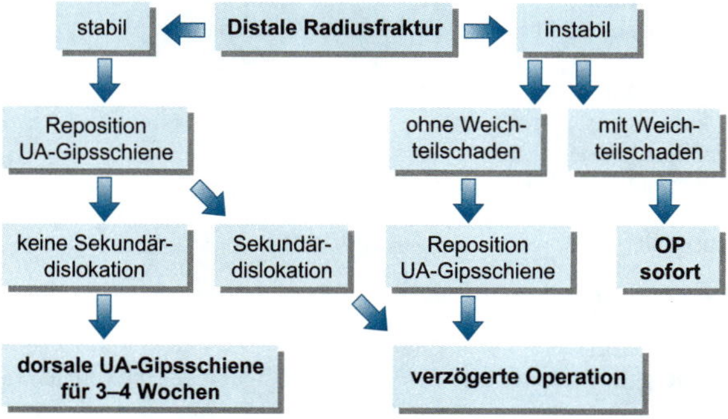

Abb. 10.8 Vorgehen bei distaler Radiusfraktur (UA: Unterarm) [L157]

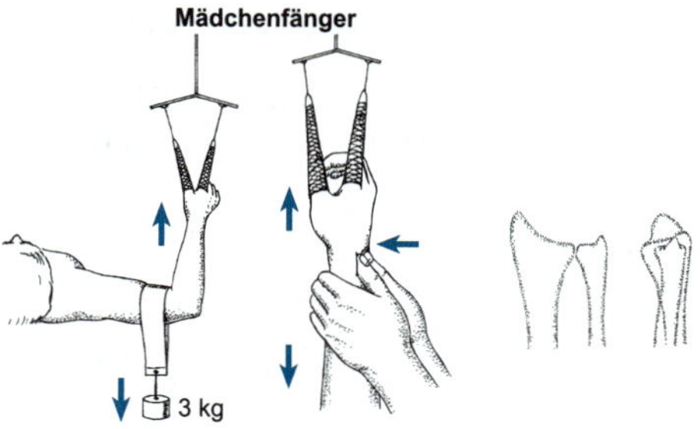

Abb. 10.9 Repositionstechnik bei distaler Radiusfraktur [L157]

Scaphoidfraktur

Vorgehen

- Rö Hand in 2 Ebenen u. zusätzliche Stecher-Aufnahme.
- Bei V. a. Fraktur u. gesicherter Diagnose Durchführung eines CT.
- Ruhigstellung in Unterarmgipsschiene in Funktionsstellung unter Einschluss des Metacarpale I für 4 bis max. 12 Wo. (bei stabilen Frakturen).
- Bei allen instabilen Frakturen op. Versorgung.

Mittelhandfraktur

Vorgehen

- Rö Hand in 2 Ebenen u. Schrägaufnahme.
- Reposition.
- Ruhigstellung in Intrinsic-plus-Schiene (▶ Abb. 10.10).
- OP bei starker Dislokation o. Rotationsfehler (elektiv).

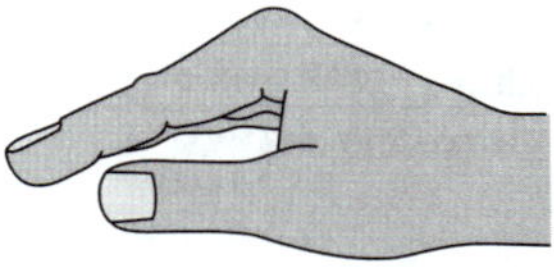

Abb. 10.10 Ruhigstellung in Intrinsic-plus-Stellung [L139]

> Bei der Reposition neben der Achsenstellung auch auf korrekte Rotationsstellung achten. Dabei zeigen bei Faustschluss alle Finger in Richtung Os naviculare.

Fingerfrakturen

Vorgehen

- Rö Finger in 2 Ebenen.
- Ruhigstellung in Fingerschiene, ggf. Entlastung eines subungualen Hämatoms durch Nageltrepanation ▶ 10.3.2, ▶ Abb. 10.26.
- Bei Dislokation o. Gelenkbeteiligung op. Versorgung.

Fingerluxation

- Reposition in Oberst-Leitungsanästhesie (▶ 10.2.1).
- Fingerschiene für 1 Wo., dann funktionelle Ther.
- Op. Versorgung bei Instabilität (Beurteilung erfordert handchir. Erfahrung, frühzeitige Vorstellung).

Strecksehnen- und Beugesehnenverletzung

- Alle Beugesehnenverletzungen → handchir. op. Versorgung.
- Alle Strecksehnenverletzungen mit Ausnahme der Rupturen im distalen Interphalangealgelenk (vgl. → handchir. op. Versorgung).

Fingeramputationen

Amputatverpackung ▶ Abb. 10.11.

Indikation zur Replantation ▶ Tab. 10.4.

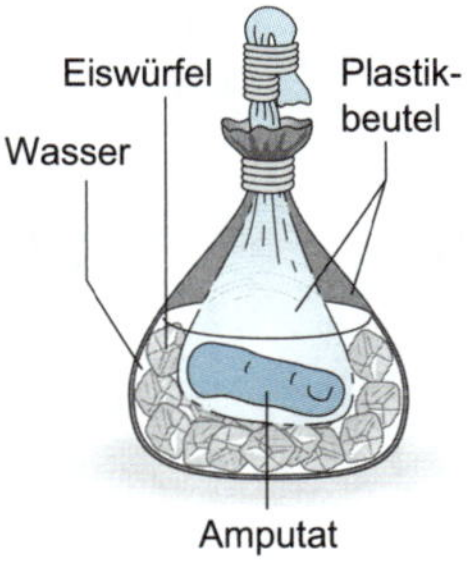

Abb. 10.11 Amputatverpackung [L190]

Tab. 10.4 Indikation zur Replantation

Absolute Indikation	Relative Indikation	Keine Indikation
• Daumen • Mehrere Langfinger bei schwerer Verletzung weiterer Langfinger • Hand, Arm • Skalp • Penis	• Langfingerendglied • Einzelne Finger • Schwere Traumatisierung des Amputats • Unterschenkel, Fuß • Bein	• Lebensbedrohliche Begleitverletzung • Ungenügender Zustand des Amputats (z. B. falsche Behandlung o. Unfallereignis)

Vorgehen

- Provisorische Versorgung des Stumpfes.
- Versorgung des Amputats.
- Sofortige handchir. Vorstellung.

10.1.10 Spezielle Verletzungen der unteren Extremität

> Für alle immobilisierenden Verfahren gilt die zwingende Ind. zur Thromboseprophylaxe!

Hüftgelenknahe Verletzungen

Hüftluxation

- Rö Beckenübersicht.
- pDMS.
- Reposition in Intubationsnarkose mit vollständiger Relaxierung.
- Lagerung in Schiene mit Außenrotationsschutz.

Proximale Femurfrakturen

Häufigste Frakturen!!!

Femurkopffraktur

- Klassifikation nach Pipkin: ▶ Abb. 10.12.
- Rö Beckenübersicht u. Hüfte axial.
- Großzügig CT/MRT bei unklarem Befund und suspekter Klinik.
- Große Gefahr der Hüftkopfnekrose!

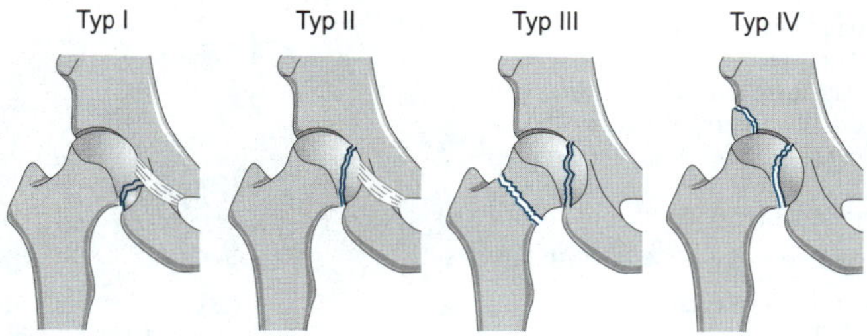

Abb. 10.12 Einteilung der Femurkopffrakturen nach Pipkin [L157]

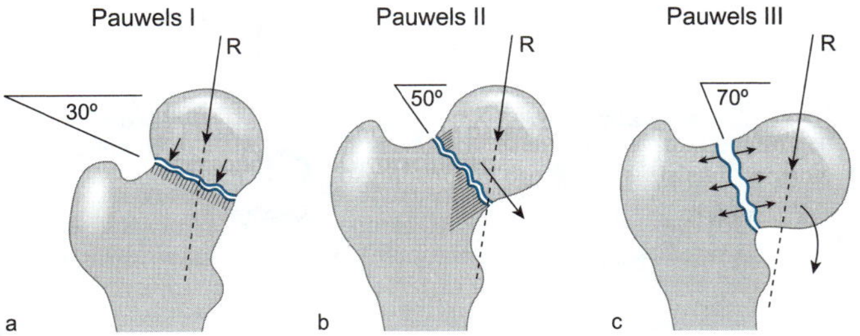

Abb. 10.13 Pauwels-Klassifikation der Schenkelhalsfrakturen [L138]

- Gelenkerhaltende Ther. bei nicht dislozierter Fraktur u. jüngeren aktiven Pat.
- Ansonsten Gelenkersatz o. partieller Gelenkersatz.

Schenkelhalsfraktur

- Klassifikation nach Pauwels: ▶ Abb. 10.13.
- Rö Beckenübersicht u. Oberschenkel axial.
- Kons. Ther. nur bei impaktierten u. leicht abgekippten Frakturen.
- Bei älteren multimorbiden Pat. Endoprothese (Duokopf, TEP).
- Bei jungen mobilen Pat. eher Osteosynthese (Schrauben, dynamische Hüftschraube).
- OP möglichst binnen 48 h.
- Pneumonieprophylaxe.

Pertrochantäre Femurfraktur

- Rö Beckenübersicht u. Oberschenkel axial.
- Immer op. Ther. anstreben (Ausschluss dauerhaft bettlägerige Pat. mit schwerer Komorbidität).
- Op. Versorgung mittels Osteosynthese (dynamische Hüftschraube, intramedulläre Nagelung).
- OP binnen 24 h.
- Pneumonieprophylaxe.

Femurschaftfraktur, distale Femurfraktur

- Rö in 2 Ebenen mit Hüft- u. Kniegelenk (oder i. R. der Polytraumdiagnostik → Traumaspirale).
- Überprüfung periphere Durchblutung, Motorik u. Sensibilität (pDMS; **cave:** Kompartmentsy.! Wiederholte Kontrollen in den ersten 24 h!) (▶ 10.1.11).
- Lagerung in Beinschiene bis zur op. Versorgung.
- Bei deutlicher Dislokation o. Gefäß- u. Nervenschäden sowie offenen Frakturen o. Polytraumatisierung sofortige OP (intramedulläre Nagelung, Plattenosteosynthese, Fixateur externe).

Kniegelenknahe Verletzungen

Allgemeines Vorgehen

- Rö Knie in 2 Ebenen mit Patella-Zielaufnahme.
- Großzügig CT/MRT bei mehrfragmentären Frakturen o. unklaren Befunden Durchleuchtung zur Evaluation der Bewegungsdislokation.

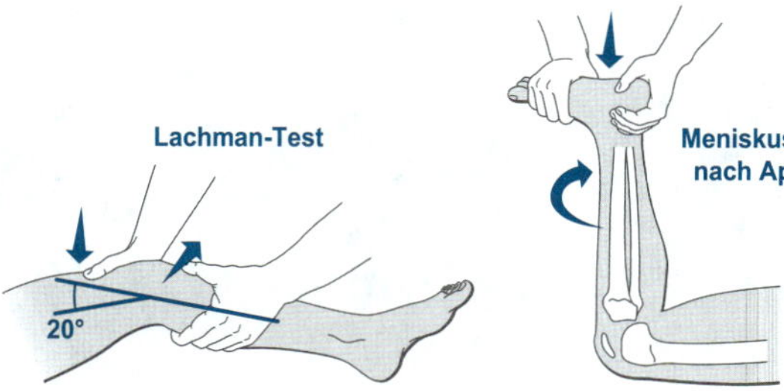

Abb. 10.14 Tests zum Nachweis einer Meniskus- bzw. vorderen Kreuzbandläsion [L106]

- **Cave:** Verletzung A. poplitea.
- Kniegelenkpunktion bei Erguss.
- Lagerungsschiene bis zur Versorgung.

Klinische Untersuchung allgemein
- Erguss? Weichteilschwellung?
- Aktive u. passive Beweglichkeit?
- Mediale o. laterale Aufklappbarkeit in 30°-Beugung u. Streckung?
- Vordere o. hintere Schublade in 30°-Lachman-Test, ▶ Abb. 10.14) u. 90°-Beugung.
- **Cave:** Die Untersuchung des verletzten Kniegelenks ist aufgrund der Schmerzhaftigkeit oft nur eingeschränkt aussagefähig. Daher nach Abklingen der akuten Schmerzen unbedingt subtile Nachuntersuchung!

Patellafraktur

Vorgehen
- Konservativ bei nichtdislozierten Frakturen bis 40° Beugung mit Behandlung in Kniegelenksperrorthese.
- Op. Versorgung bei prim. o. sek. Dislokation.

Tibiakopffraktur

Vorgehen
- **Cave:** N.-peroneus-Läsion.
- Lagerung in Beinschiene (▶ 10.2.3) bis zur op. Versorgung nach Abschwellen.

Knieluxation

Vorgehen
- **Cave:** Verletzung A. poplitea (Dissektion).
- Reposition in Analgosedierung.
- Kniegelenksperrorthese.
- Großzügige Ind. zur Arthroskopie im Verlauf.
- Op. Versorgung mittels Lateral-Release u. Rekonstruktion.

Kniebinnentrauma

Vorgehen
- Intensive klin. Untersuchung (vordere u. hintere Schublade, Lachman-Test, Apley-Test.

- Rö Knie in 2 Ebenen (ggf. CT bei erkennbarer knöcherner Verletzung).
- MRT im Verlauf zur Diagnosestellung.
- Häufige Ind. zur elektiven Arthroskopie bei Band- o. Meniskusverletzungen.

Verletzungen von Unterschenkel und Fuß

Unterschenkelschaftfraktur

Komb. Bruch von Tibia u. Fibula, sonst Unterscheidung in isolierte Fibula- o. Tibiafraktur.

Vorgehen
- Immer Rö Unterschenkel in 2 Ebenen inkl. Knie u. OSG.
- Ruhigstellung in Oberschenkel-Gipsschiene.
- Konservativ nur bei isolierter nichtdislozierter Tibiaschaftfraktur o. kindl. Frakturen innerhalb der Toleranzgrenzen.
- Bei Weichteilverletzungen o. Gefäß-/Nervenbeteiligung sofortige Versorgung mittels Marknagel, Plattenosteosynthese o. Fixateur externe.
- In allen anderen Fällen frühelektive OP.

Pilon-tibiale-Fraktur

Distale Tibiafraktur mit Beteiligung des OSG, die durch axiale Stauchung entsteht.

Vorgehen
- Rö Unterschenkel mit OSG in 2 Ebenen, ggf. CT.
- Ruhigstellung in Oberschenkel-Gipsschiene.
- I. d. R. op. Versorgung (Plattenosteosynthese).
- Ggf. Primär-OP bei Luxation im OSG mit Fixateur externe.

Obere Sprunggelenkfrakturen (OSG)

Einteilung ▶ Abb. 10.15.
- **Weber A:** Fraktur der Fibula unterhalb der Syndesmose.
- **Weber B:** Fraktur der Fibula in Höhe der Syndesmose.
- **Weber C:** Fraktur der Fibula oberhalb der Syndesmose.
- **Maisonneuve-Fraktur:** hohe Fibulafraktur mit Syndesmosen- u. Membrana-interossea-Zerreißung.

Vorgehen
- Ruhigstellung in Unterschenkelgipsschiene (▶ 10.2.3).
- Konservativ bei nichtdislozierter Weber-A-Fraktur für 6 Wo.
- I. d. R. op. Versorgung (Plattenosteosynthese, bei Maisonneuve mit Stellschraube).

OSG-Bandverletzung

Klinik Druckschmerz u. Hämatom ventrodistal des Außenknöchels nach Supinations-Innenrotations-Trauma. Vermehrter Talusvorschub im Vergleich zur Gegenseite.

Vorgehen
- I. d. R. konservativ (bei Distorsion u. Außenbandruptur sympt.).
- Sprunggelenkorthese.

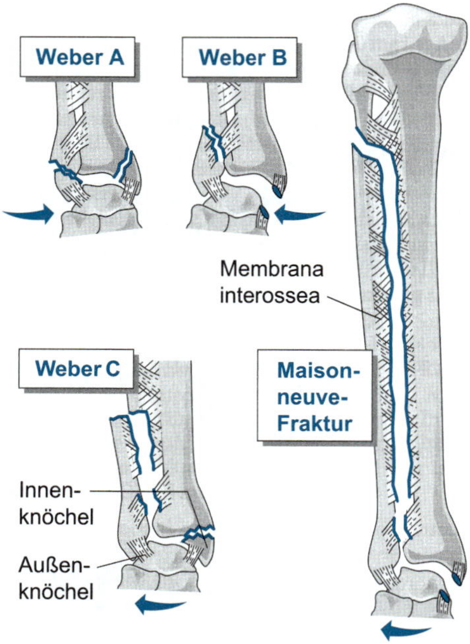

Abb. 10.15 Einteilung der Sprunggelenkfrakturen nach Weber [L106]

Achillessehnenruptur

Klinik

- Klassisch verspürtes Reißen in der Wade mit lautem Knall. Vorkommen u. a. unter Glukokortikoid- u. antibiotischer Ther. mit Gyrasehemmer.
- Path. Thompson-Test: fehlende Plantarflexion bei Kompression der Wade bei auf dem Bauch liegendem Pat. mit frei hängendem Fuß.
- Tastbare Lücke im Bereich des Achillessehnenansatzes.

Vorgehen Ruhigstellung in Spitzfußstellung (Unterschenkelgipsschiene ▶ 10.2.3) bis zur op. Sehnennahtrekonstruktion.

Fußwurzelfraktur

Vorgehen

- Rö Fuß in 2 Ebenen + Kalkaneus-Zielaufnahme.
- Bei Frakturverdacht o. sicherer Fraktur CT-Diagnostik.
- Unterschenkelgipsschiene.
- I. d. R. op. Versorgung v. a. bei Talus- u. Kalkaneusfrakturen.
- Bei Luxationsfrakturen ggf. primär op. Reposition u. Fixateur externe.

Mittelfußfraktur

Vorgehen

- Rö Vorfuß in 2 Ebenen.
- Unterschenkelgipsschiene.
- Op. Versorgung elektiv bei Metatarsale-I- u. -V-Fraktur.

Zehenfraktur

Vorgehen
- Rö Vorfuß in 2 Ebenen.
- Dachziegelverband, ggf. Vorfußentlastungsschuh.
- OP nur bei Dislokation (v. a. D1).

10.1.11 Kompartmentsyndrom

Schwellungsbedingte Abschnürung der Gefäß- u. Nervenleitungsbahnen mit Nekrosegefahr der distalen Extremitäten (v. a. Unterarm u. Unterschenkel).

Klinik
- Starker Schmerz mit pelzigem Gefühl.
- Später Sensibilitätsausfall (v. a. interdigital I/II) bis zur Taubheit u. Pulslosigkeit.
- Gewebsinnendruckmessung > 40 mmHg.

Therapie
- Bei drohendem Kompartmentsy. Hochlagerung, Entfernung von Gips u. Verbänden.
- Bei klin. Verdacht eines beginnenden Kompartmentsy. großzügig sofortige Spaltung aller Faszien.

10.1.12 ICD-Codes

Die wichtigsten ICD-Kodierungen für traumatol. Notfälle sind ▶ Tab. 10.5 zu entnehmen.

Tab. 10.5 ICD-Codes für traumatologische Notfälle

Krankheitsbild	ICD-Code
Intrakranielle Verletzungen	S06.-
Hirnödem	G93.6
Luxation, Verstauchung und Zerrung von Gelenken und Bändern in Halshöhe	S13.-
Thoraxtrauma, nicht näher bezeichnet	S29.8
Pneumothorax, sonstiger	J93.8
Hämatothorax	J94.2
Perikardtamponade	I31.80
Aortenruptur • thorakal • abdominal	 S25.0 S35.0
Milzruptur	S36.04
Nierenruptur	S37.03
Schulterluxation	S43.00
Rotatorenmanschettenruptur	S46.0
Claviculafraktur	S42.00

10

Tab. 10.5 ICD-Codes für traumatologische Notfälle *(Forts.)*

Krankheitsbild	ICD-Code
Scapulafraktur	S42.10
Proximale Humerusfraktur	S42.2.-
Distale Humerusfraktur	S42.4-
Unterarmschaftfraktur (Ulna und Radius kombiniert)	S52.6
Distale Radiusfraktur	S52.50
Scaphoidfraktur	S62.0
Handwurzelknochen	S62.19
Fingerfraktur	S62.60
Fingerluxation	S63.10
Traumatische Amputation an Handgelenk und Hand	S68.-
Hüftluxation	S73.00
Schenkelhalsfraktur	S72.00
Pertrochantäre Fraktur	S72.1-
Femurschaftfraktur	S72.3
Patellafraktur	S82.0
Fraktur des proximalen Endes der Tibia	S82.1-
Unterschenkelfraktur	S82.9
Frakturen sonstiger Teile des Unterschenkels	S82.8-
Achillessehnenruptur	S86.0
Mittelfußfraktur	S92.3
Fußwurzelfraktur	S92.28
Zehenfraktur	S92.5

10.2 Chirurgische Techniken

10.2.1 Regionalanästhesie

Lokalanästhetika: Übersicht

▸ Tab. 10.6.

KI für Lokalanästhetika (LA):

- Überempfindlichkeit (meist Unwissenheit des Pat.).
- Frage formulieren: „Haben Sie auf eine Spritze beim Zahnarzt allergisch reagiert?"
- Entzündung im zu punktierenden Gebiet.
- Schwere Gerinnungsstörungen.

Infiltrationsanästhesie

- Infiltration körperstammnah u. im Gesunden.
- Gesamtes Gebiet infiltrieren.
- Ggf. dir. in Wunde träufeln.
- Einwirkzeit beachten!

Tab. 10.6 Anwendung und Eigenschaften von Lokalanästhetika (nach Larsen)

Substanz	Anwendung u. Konzentration [%]	Wirkungseintritt, Wirkdauer[1]	Max. ED [mg]
Lidocain	Oberfläche[2]: 2–4 Infiltration: 0,5–1 Nervenblock: 1–1,5	rasch 60–120 min	200 o. A.[3] 500 m. A.
Mepivacain	Infiltration: 0,25–0,5 Nervenblock: 1–1,5	relativ rasch 90–180 min	300 o. A.

[1] Die Wirkdauer hängt von der jeweiligen Blockadetechnik ab.
[2] Oberflächenanästhesie: Wirkung nach 5 min, Wirkdauer bei Lidocain etwa 15–20 min. Aufgrund schneller Resorption wird rasch hoher Plasmaspiegel erreicht!
[3] o. A. = ohne Adrenalinzusatz, m. A. = mit Adrenalinzusatz. KI für Adrenalinzusatz: Anästhesien in Endarteriengebieten (Finger, Ohren, Penis, Zehen) → Gangrängefahr, zirkuläre Injektion an den Extremitäten, Hypertonie, Glaukom, Mitralstenose, EPH-Gestose, Thyreotoxikose, Diab. mell., Arteriosklerose, Erkr. des Herzmuskels, paroxysmale Tachykardie, hochfrequente Arrhythmia absoluta, KHK, Behandlung mit trizyklischen Antidepressiva

Bruchspaltanästhesie

Die Anästhesie darf nicht mehr schmerzen als die Verletzung!

Technik

- Anzuwenden bei Reposition (z. B. Radiusfraktur).
- Unbedingt steril arbeiten.
- Anatomie von Nerven u. Gefäßen beachten.
- Möglichst dir. Zugang zur Fraktur wählen.
- Vor LA-Applikation Aspirationstest.
- Verlängerte Einwirkzeit beachten!

Oberst-Leitungsanästhesie

Indikation

- Geeignet für Anästhesie der Finger u. Zehen.
- Bei Einhalten längerer Einwirkzeit auch bei entfernten Entzündungen gut wirksam.
- Vor Manipulation an der Verletzung Schmerztest, meist reicht längere Wartezeit!

Punktionsort und Ausbreitung ▶ Abb. 10.16.

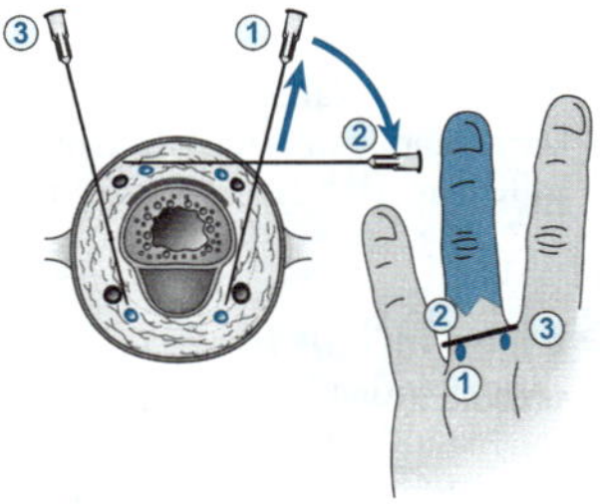

Abb. 10.16 Leitungsanästhesie nach Oberst [L106]

Blockade peripherer Nerven am Fuß

Indikation Eingriffe an Fuß u. Zehen (z. B. Hallux valgus, Dornwarzen).

Technik und Dosierung ▶ Tab. 10.7, ▶ Abb. 10.17.

10

Tab. 10.7 Periphere Nervenblockade am Fuß

Nerv	Punktionsort	Technik	Dosierung
N. tibialis post.	Bds. der A. tibialis post.	Kanüle senkrecht zur Haut einstechen (0,5–2 cm; ▶ Abb. 10.17)	Je 2 ml Prilocain 1 %
N. peroneus profundus	Bds. der A. dorsalis pedis	Kanüle senkrecht zur Haut einstechen, oberhalb des Knöchels zw. Sehne des M. tibialis ant. u. M. hallucis longus	Je 2 ml Prilocain 1 %
N. saphenus	Eine Handbreit oberhalb des Innenknöchels bis zur Achillessehne (▶ Abb. 10.17)	Infiltration eines subkutanen Hautwalls	5–10 ml Prilocain 1 %
N. peroneus superficialis u. N. suralis	Eine Handbreit oberhalb des Außenknöchels nach medial bis zur Achillessehne	Infiltration eines subkutanen Hautwalls	5–10 ml Prilocain 1 %

10.2.2 Versorgung von Wunden

Eine wundumgebende Rasur nur sparsam durchführen, keine Rasur der Augenbrauen!!!

Grundsätzlich gilt für Schnitt-, Platz- u. Quetschwunden:
- Vollständige Durchtrennung der Hautschichten → Primärnaht anstreben.
- Wunddébridement (▶ Abb. 10.18) → v. a. bei unsauberen o. schlecht durchbluteten Wundrändern o. bei älteren Wunden (> 6 h)!

Nahttechniken

▶ Abb. 10.19.
- Prim. Naht:
  - Monofiler nichtresorbierbarer Faden.
  - Monofiler resorbierbarer Faden.
- Einzelknopf- o. Donati-Rückstichnaht.
- Intrakutane Nähte fortlaufend mittels beider o. g. Nahtmaterialien o.
- Intrakutane Einzelknopfversorgung mittels resorbierbarer Fäden.
- Fadenzug nach 10–12 d (Ausnahmen: Nähte an Gesicht, Hals u. bei Kindern: 5–7 d)!

Nahtfreie Techniken

- Histoacryl(haut)kleber:
  - Wundränder adaptiert halten.
  - Auf Abstand der Finger zum Wundrand achten.
  - Kontakt mit dem Kleber vermeiden.
  - Herstellerangaben (v. a. bzgl. Einwirkzeit) beachten.
- Klammerpflaster.

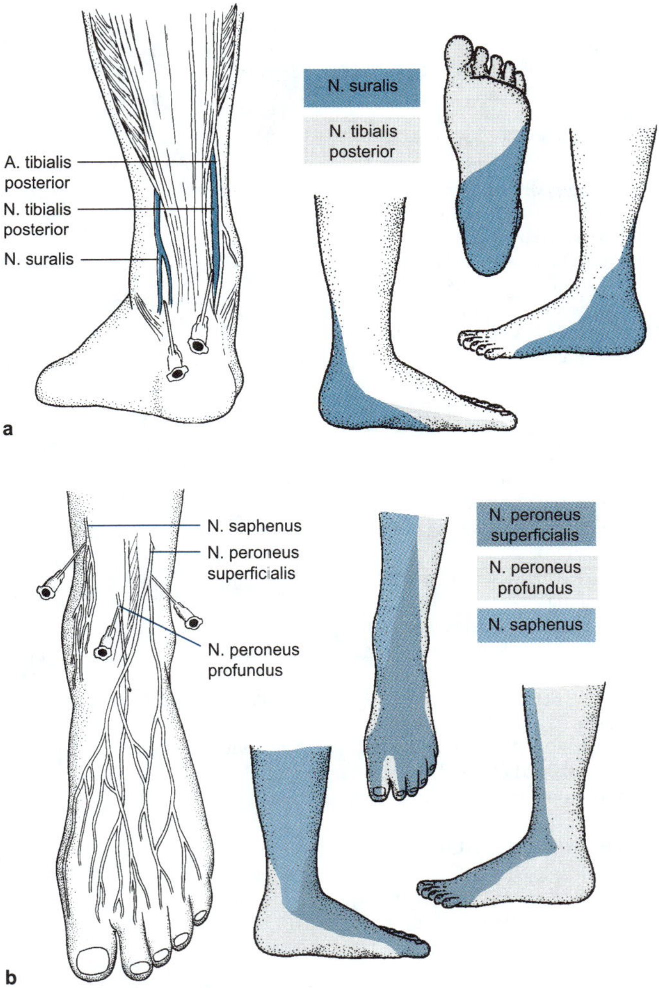

Abb. 10.17 Blockade peripherer Nerven am Fuß (li: Punktionsstellen, re: Anästhesieausbreitung: **a** N. tibialis posterior und N. suralis, **b** N. fibularis profundus, N. fibularis superficialis und N. saphenus [L157]

Besondere Wunden

- **Lidverletzung:**
  - Tränenkanal am inneren Augenwinkel nicht alterieren.
  - Lidschluss erhalten.
  - Bei Gefährdung durch o. g. Probleme Vorstellung Augenarzt/Gesichtschirurg.

10

- **Ohrverletzung:**
  - Knorpelnaht!
  - Othämatom sofort beim HNO-Arzt vorstellen.
- **Lippenverletzung:**
  - Einzelne Naht von Mukosa, Muscularis u. Epidermis.
  - Naht an der Lippenrotgrenze zur sauberen Rekonstruktion.
- **Wangenverletzung:**
  - Einzelne Naht von Mukosa, Muscularis u. Epidermis.
  - Verwendung schnell resorbierbarer Fäden in der Mundhöhle!
- **Bisswunden:**
  - Bisswunden immer entdeckeln bzw. ausschneiden, nicht nur „offen" lassen (Katzenbisse verschließen sich oberflächlich schnell u. bedecken dann eine bakt. kontaminierte Höhle, Gefahr der Abszedierung u. Weichteilinf.!!!).
  - Ausreichende desinfizierende Spülung.
  - Antibiose eher großzügig (z. B. Amoxicillin/Sulbactam, Clindamycin).
  - Bei Verletzungen durch wilde Tiere (v. a. in Endemiegebieten): **Tollwut → Richtlinien des RKI beachten** (www.rki.de/DE/Content/Infekt/EpidBull/Merkblaetter/Ratgeber_Tollwut.html).
- **Schusswunden:** sollten immer op. exploriert werden.

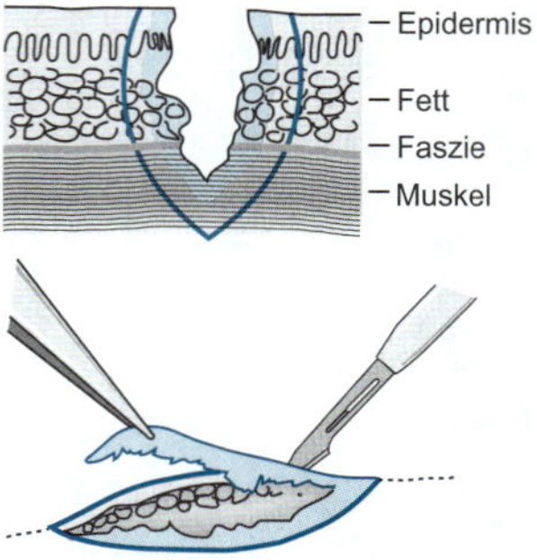

Abb. 10.18 Wundausschneidung [L139]

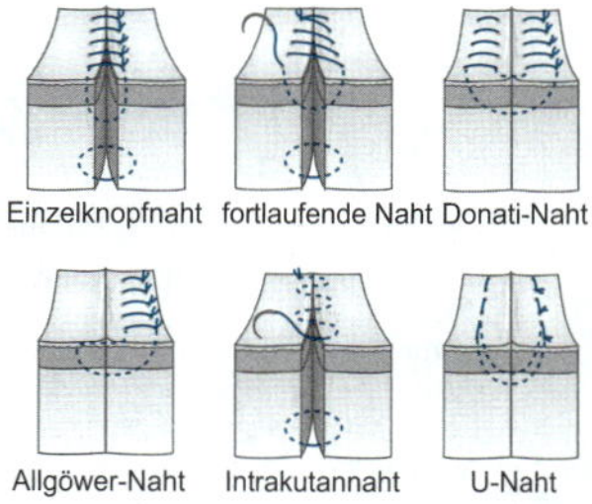

Abb. 10.19 Nahttechniken [L106]

Stark verunreinigte Wunden

- Ausreichende Desinfektion.
- Ggf. Débridement, Ausbürsten.
- Großzügig sek. Wundheilung anstreben.

> Für alle Wunden gilt: Tetanus-Impfstatus beachten u. ggf. aktualisieren (▶ Tab. 10.8)!

Infektionsgefahren und Impfschutz

Verletzungen mit V. a. HIV-, Hepatitis-B- o. -C-Erreger ▶ 2.5.

Ein kompletter **Tetanus-Impfschutz** muss in folgenden Fällen gewährleistet sein (▶ Tab. 10.8):

- Bei allen offenen Wunden.
- Bei Erfrierungen u. Verbrennungen.
- Bei Wiedereröffnung alter Wunden (Fremdkörperentfernung, Osteomyelitisbehandlung).

Tab. 10.8 Tetanus-Immunprophylaxe im Verletzungsfall entsprechend der aktuellen STIKO-Empfehlungen 2023 [X221-042]

	Dokumentierter Tetanus-Impfstatus	Zeit seit letzter Impfung	TDaP/Tdap[2, 5]	Tetanusimmunglobulin (TIG)[3]
Saubere geringfügige Wunden	ungeimpft o. unbekannt		ja	ja
	< 3 Impfstoffdosen		ja[4]	nein
	≥ 3 Impfstoffdosen	≥ 10 Jahre < 10 Jahre	ja nein	nein nein
Alle anderen Wunden[1]	< 3 Impfstoffdosen o. unbekannt		ja[4]	ja
	≥ 3 Impfstoffdosen	≥ 5 Jahre < 5 Jahre	ja nein	nein nein

[1] Tiefe u./o. verschmutzte (mit Staub, Erde, Speichel, Stuhl kontaminierte) Wunden, Verletzungen mit Gewebszertrümmerung u. reduzierter Sauerstoffversorgung oder Eindringen von Fremdkörpern (z. B. Quetsch-, Riss-, Biss-, Stich-, Schusswunden), schwere Verbrennungen u. Erfrierungen, Gewebsnekrosen, septische Aborte.

[2] Kinder < 6 J. erhalten einen Komb.-Impfstoff mit TDaP, ältere Kinder u. Jugendliche Tdap. Erw. erhalten ebenfalls Tdap, wenn sie noch keine Pertussis-Impfung im Erw.-Alter (≥ 18 J.) erhalten haben o. sofern eine aktuelle Ind. für eine Pertussis-Impfung besteht […].

[3] TIG = Tetanus-Immunglobulin. I. Allg. werden 250 IE TIG verabreicht. TIG wird simultan mit dem TDaP- bzw. Tdap-Impfstoff kontralateral appliziert. Die TIG-Dosis kann auf 500 IE erhöht werden bei: (a) infizierten Wunden, bei denen eine angemessene chir. Behandlung nicht innerhalb von 24 h gewährleistet ist; (b) tiefen o. kontaminierten Wunden mit Gewebszertrümmerung u. reduzierter Sauerstoffversorgung; (c) Eindringen von Fremdkörpern (z. B. Biss-, Stich- o. Schusswunden); (d) schweren Verbrennungen u. Erfrierungen, Gewebsnekrosen u. septischen Aborten.

[4] Für Pat., bei denen die Grundimmunisierung begonnen, aber noch nicht abgeschlossen ist (z. B. Säuglinge), muss der Abstand zur letzten Impfstoffdosis berücksichtigt werden. Eine postexpositionelle Impfung am Tag der Wundversorgung ist nur sinnvoll, wenn der Abstand zur vorhergehenden Impfstoffdosis mind. 28 d beträgt. Bzgl. des Abschlusses einer Grundimmunisierung gelten im Übrigen die Nachholimpfempfehlungen der STIKO.

[5] Nach Mitteilungen der Deutschen Gesetzlichen Unfallversicherung (DGUV) vom April 2018 werden die Kosten für Tetanus-Komb.-Impfungen generell übernommen, soweit nach Empfehlungen der STIKO nach einem Arbeitsunfall eine Tetanusprophylaxe erforderlich ist.

10.2.3 Verband- und Gipstechnik

Wichtige Verbände

Gilchrist-Verband Schlauchmull in doppelter Armspannweite nach ⅔ einschneiden u. den Arm in das längere Ende einführen. Achselpolster einlegen. Kurzes Ende um den Hals führen u. danach um das Handgelenk verknoten. Langes Ende um den Rumpf führen, um distalen Oberarm schlingen u. fixieren. Öffnungen für Fingergrundgelenke u. Daumen einschneiden (▶ Abb. 10.20, ▶ Abb. 10.21).

Rucksackverband Gefüllter Schlauchverband von Armspannenlänge. Schlauchverband über den Nacken legen, über die Schlüsselbeine nach vorn, dann durch die Achseln nach hinten führen u. bei rückwärtig geneigten Schultern verknoten

(▶ Abb. 10.22). Beim Anlegen des Verbands auf straffe Fixierung ohne Beeinträchtigung der Armdurchblutung achten. Tgl. Kontrolle u. ggf. Nachspannen des Verbands erforderlich.

Kopfverband Schlauchmull von dreifacher Kopflänge nach ⅓ torquieren u. das kürzere Ende über den Kopf ziehen. Das längere Ende als zweite Lage über den Kopf ziehen, an der Stirn einschneiden u. die entstandenen Zipfel unter dem Kinn verknüpfen.

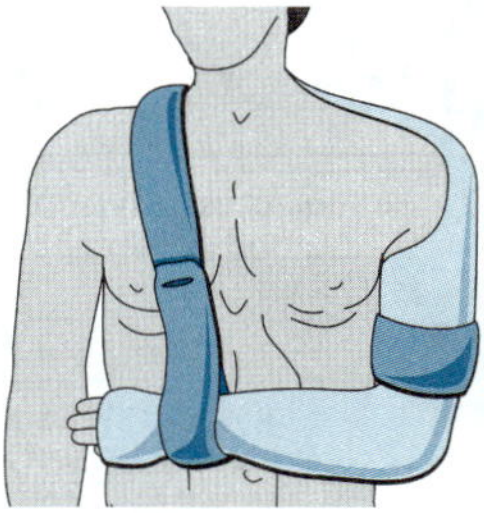

Abb. 10.20 Gilchrist-Verband [L106]

Gips- bzw. Casttechnik

- **Polsterung** so dünn wie möglich u. so dick wie nötig. Hierbei bes. auf druckgefährdete Stellen Rücksicht nehmen (▶ Abb. 10.23). Es darf nie Haut auf Haut zu liegen kommen.
- Bereits bei der Polsterung auf **regelrechte Gelenkstellung** achten (▶ Abb. 10.23), um Faltenbildung zu vermeiden. Die Polsterung sollte 2 cm über die geplante Gipslänge hinausgehen. Unterhalb des Verbands dürfen sich keine Pflaster befinden (Allergie), Wundverbände werden durch die Polsterung fixiert. Günstig ist eine 3-lagige Polsterung aus einem Baumwollschlauchverband zum Hautschutz, synthetischer Watte zur Polsterung u. Kreppapier zur Fixation der Polsterung u. Schutz derselben vor Feuchtigkeit.
- Bei einer Temp. des kalten sauberen Tauchwassers von 20 °C beträgt der Zeitraum zwischen erstem Eintauchen u. letzter Modellierungsmöglichkeit 5 min. Mit jedem Grad Temp.-Erhöhung verkürzt sich diese Zeit um 10 s. Wassertemp. darf nicht über 30 °C liegen.
- Gips wässern, bis keine Luftblasen mehr auftauchen u. anschließend vollständig ausdrücken.

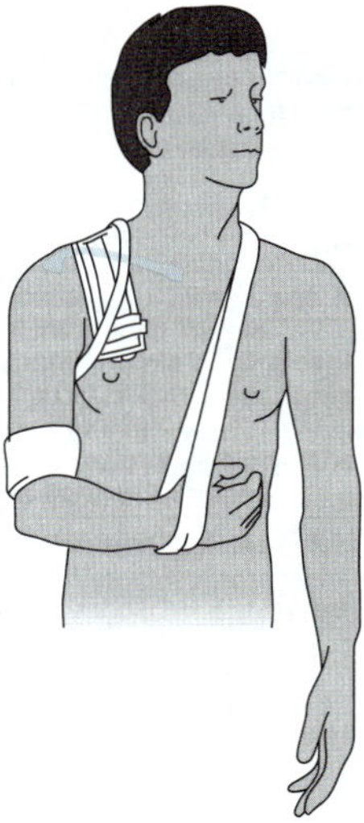

Abb. 10.21 Kombinierter Tape-Gilchrist-Verband (zur Stabilisierung des AC-Gelenks) [L139]

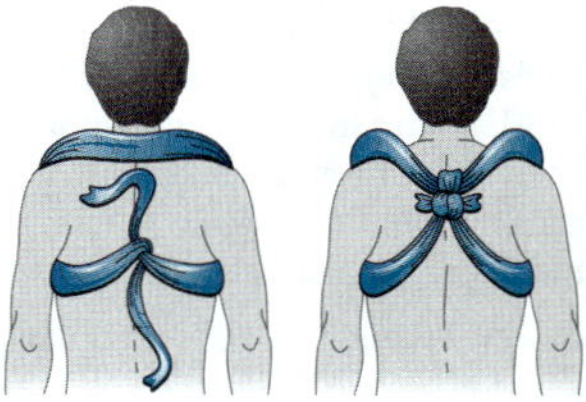

Abb. 10.22 Rucksackverband [L106]

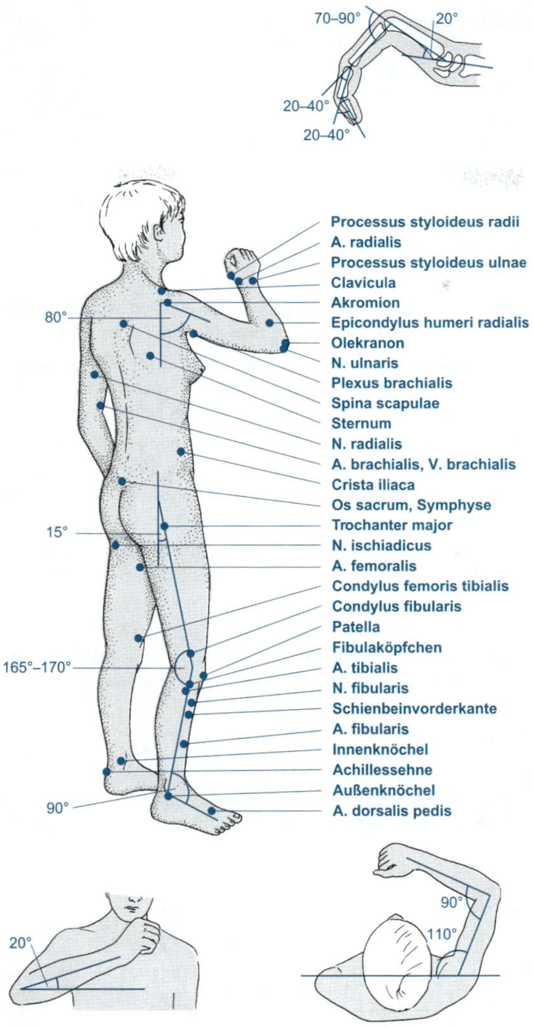

Abb. 10.23 Druckgefährdete Stellen und Funktionsstellung der Gelenke [L157]

Bei (Gips-)Verbänden unbedingt beachten
- Jeder zirkulär unelastisch angelegte Verband (auch nach OP o. bei Inf.) muss bis auf die Haut gespalten werden.
- Jeder Klage über einen Gips nachgehen, bis diese ausgeräumt ist.
- Obligatorische Gipskontrolle nach 24 h.
- Alle immobilisierenden Verbände der unteren Extremität erfordern eine Thromboseprophylaxe (▶ 20.2), auch ambulant.

Dorsale Fingerschiene Anlage von knapp über den Fingerspitzen bis 2 QF unterhalb der Ellenbeuge. Arm durch Aufstützen des Ellenbogens hochhalten lassen. Interdigitale Mullkompressen.

Kahnbeinschiene Anlage von den Metacarpale-Köpfchen bzw. der Hohlhandfurche bis 2 QF unterhalb der Ellenbeuge unter Einschluss der Daumengrundphalanx.

Dorsale Unterarmgipsschiene Anlage von den Metacarpale-Köpfchen bzw. der Hohlhandfurche bis 2 QF unterhalb der Ellenbeuge. Vor dem Wässern Gipslongette einschneiden, sodass ein Streifen zwischen Daumen u. Zeigefinger eingeschlagen werden kann.

Unterschenkelgipsschiene Anlage plantar von den eingeschlossenen Zehenspitzen bis 2 QF unterhalb der Kniekehle. Dorsal müssen alle 5 Zehennägel einsehbar sein. Zum Erzielen der Rechtwinkelstellung im OSG sollte das Kniegelenk bei Gipsanlage gebeugt sein.

Oberschenkelgipsschiene Anlage von einer Handbreit unterhalb der Leistenbeuge bis 1 cm über die Zehenspitzen. Dorsal müssen alle 5 Zehennägel einsehbar sein. Möglichst mit 2 Helfern arbeiten.

Extensionsverbände Eine *kurz dauernde* Extension zur Schmerzreduktion kann mithilfe von rutschfesten Schaumgummibändern über den Weichteilmantel erfolgen (▶ Abb. 10.24). Hierbei Hautläsionen unbedingt vermeiden.

10.2.4 Punktionen

Punktionen dienen zur diagn. Wertung u. ther. Entlastung! An Proben für die Mikrobiologie u. Punktatcharakterisierung denken!

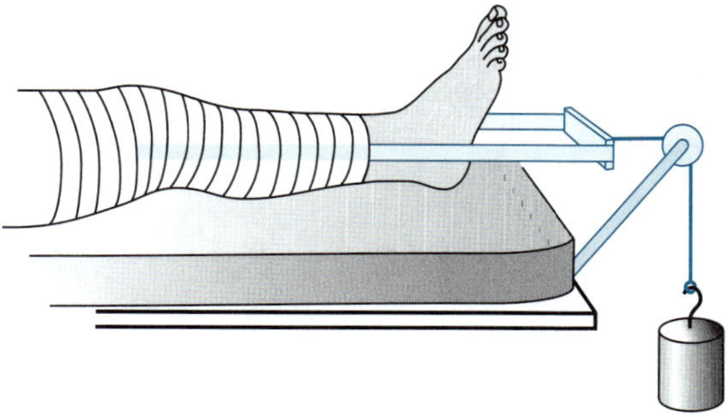

Abb. 10.24 Heftpflasterstreckverband [L139]

Gelenkpunktion

Indikationen

- Materialgewinnung zur Diagn. bei Gelenkergüssen.
- Entspannung der Gelenkkapsel zur Schmerzerleichterung.
- Medikamentenapplikation.

! RS Hintergrund.

Kontraindikation Inf. u. Hautschäden in der Umgebung der Punktionsstelle.

> Eine Gelenkpunktion muss unter streng aseptischen Bedingungen durchgeführt werden (OP-Kleidung, steriles Abdecken). Das Punktat sollte in Blutkulturflaschen zur mikrobiol. Diagn. gelangen.

Techniken

- **Schultergelenk von dorsal:** Pat. sitzt mit hängendem Arm. Einstich 2 cm medial u. 2 cm kaudal des hinteren Akromionecks in Richtung auf den palpierten Proc. coracoideus.
- **Ellenbogengelenk von radial:** Pat. in Bauchlage, ggf. sitzend. Ellenbogengelenk 90° gebeugt. Gelenkspalt zwischen Radiusköpfchen u. Capitulum radii unter Rotation tasten.
- **Kniegelenk:** Pat. in Rückenlage mit gestrecktem Kniegelenk. Patella nach lateral drücken u. Gelenk von lateral in Höhe des Patellaoberrands punktieren.
- **Hüftgelenk von anterolateral:** Einstichstelle am Kreuzungspunkt einer horizontalen Linie durch die Symphyse u. einer vertikalen Linie durch die Spina iliaca ant. sup. Die A. femoralis liegt medial der Punktionsstelle. Stichrichtung nach medioapikal, wobei die Nadel zu jeder Körperebene im Winkel von 45° stehen soll.
- **Cave:** Bei putridem Asservat stat. Behandlung mit antibiotischer Ther. indiziert! I. d. R. Spülung u. Drainage mittels Arthroskopie!

Pleurapunktion

Indikationen

- Ergusspunktion zur Differenzierung Transsudat/Exsudat (immer sonografisch gestützt!
- Ther. der Luftnot (**cave:** Reexpansionsödem bei großer Ergussmengenentlastung!), ggf. Katheteranlag
- Atemther. zur Entfaltung der Lunge anschließen! (z. B. Tri-ball-, Mediflo-Atemtrainer).

Technik (▶ Abb. 10.25).

- Gerinnung beachten!
- Sonografische Markierung nach stabiler Lagerung!
- Steriles Arbeiten, ausreichende Desinfektion.
- Am Oberrand der Rippe stechen!
- 90° zur Pleura stechen!
- Keine Tunnelierung: Verletzungsgefahr!!!
- Unter Aspiration vorschieben!
- Rö-Kontrolle (Erfolgskontrolle u. Komplikationsnachweis!).

Aszitespunktion

- Aszitescharakter (trüb, klar, Albumin, Zellzahl, Zytologie, Mikrobiologie).
- Ther. der Flüssigkeitslast (Druck, Luftnot), ggf. Kathetereinlage (**cave:** Hypoproteinämie!).

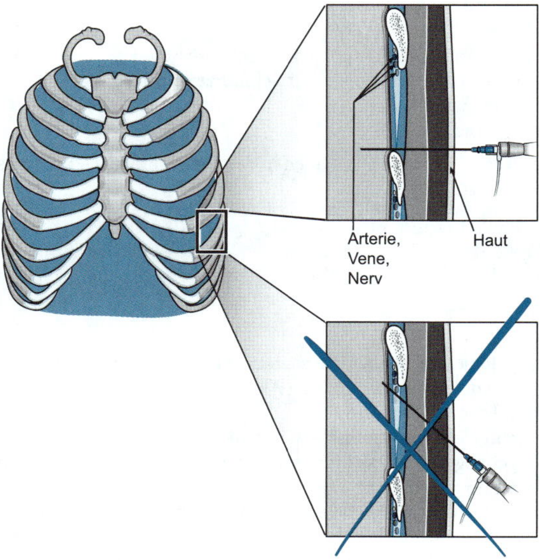

Abb. 10.25 Pleurapunktion [L2559]

Technik

- Gerinnung beachten!
- Sonografische Markierung nach stabiler Lagerung!
- Steriles Arbeiten, ausreichende Desinfektion.
- Meist gutes Fenster im li Unterbauch.
- Nicht durch Hernie eingehen (Fistelgefahr).
- Epigastrische Gefäße beachten!
- Unter Aspiration vorschieben, ggf. Katheteranlage.

10.3 Kleine Chirurgie

10.3.1 Infektchirurgie

Erysipel/Phlegmone

- Eine definitive Trennung beider Krankheitsbilder ist aufgrund der gleichen Ther. u. ähnlichen klin. Ausprägung nicht notwendig!
- Vorliegen einer bakt. Inf. der Haut o. tieferer Schichten!
- Verantwortliche Erreger sind typischerweise Streptokokken, manchmal Staphylokokken!

Therapie

- Lokal mit desinfizierenden u. kühlenden Verbänden.
- Ruhiglagerung der betroffenen Stelle.
- Ggf. Markierung der Infektgrenzen.
- Antibiose mit Penicillin (bei Allergie ggf. Cephalosporin/Clindamycin).

- Zeitnahe Verlaufskontrolle empfehlen u. dokumentieren!

! Bei rapid progredientem Verlauf, großer Infektfläche, starken Schmerzen o. jeglicher systemischer Symptomatik (z. B. Fieber) stat. Behandlung mit i. v. Ther.!

Bei Blasenbildung o. tastbarem Emphysem dringend an eine nekrotisierende Fasziitis o. Gasbrand denken! Diese Krankheitsbilder sind akute Notfälle u. bedürfen der umgehenden Ther. in einem chir. Zentrum (plastische Chirurgie, Druckkammer)!!!

Weichteilabszess

Kennzeichen Fluktuierender Verhalt in Komb. mit Entzündungszeichen.

Ursachen
- Endogen: z. B. infiziertes Atherom, Hidradenitis suppurativa.
- Exogen: z. B. Fremdkörper, Injektion.

Therapie
- Die Ther. eines Abszesses erfolgt immer chirurgisch! Primär steht die Entdeckelung für den Abfluss des Eiters im Vordergrund! (ggf. Abstrichentnahme!).
- Desinfizierender Verband (z. B. Betaisodona).
- Ursachenbehebung im Verlauf bedenken (z. B. Atheromexstirpation!).
- Ggf. Antibiose bei umgebendem Weichteilinfekt.

10.3.2 Kleine Hand- und Fußchirurgie

Nageltrepanation bei Endgliedquetschung
- Bei subungualem Hämatom mit starken Schmerzen.
- Meist Abheben des Nagels sichtbar.
- Entlastung durch Eindrehen einer Punktionskanüle, bis Blut an der Spitze erscheint o.
- Einbrennen durch glühend erhitzte Büroklammernadel (▶ Abb. 10.26).

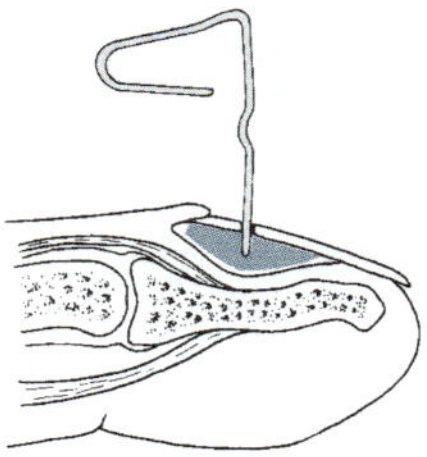

Abb. 10.26 Nageltrepanation [L106]

Nagelkranzfraktur
- Die Versorgung erfolgt i. d. R. konservativ mit Ruhigstellung (Stack-Schiene!) (▶ Abb. 10.27).
- Ggf. Entlastung des subungualen Hämatoms (s. Nageltrepanation!).

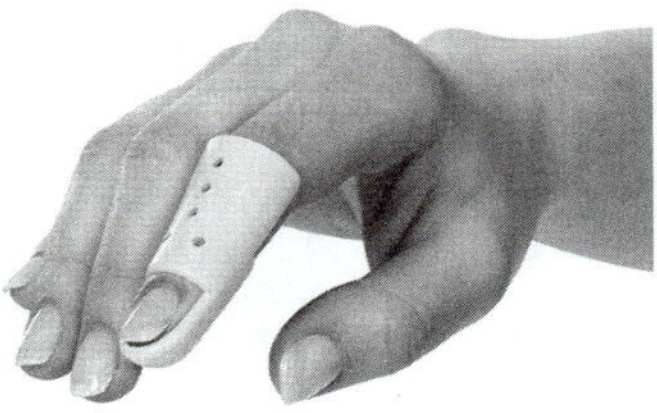

Abb. 10.27 Stack-Schiene [V763]

Nagel- und Nagelbettverletzungen
- Bei Einrissen sollte der Nagel gerade geschnitten werden. In das Nagelbett spießende Fragmente entfernen, damit der Nagel sauber nachwachsen kann.

- Bei Nagelwurzelluxationen sollte diese wieder unter den Wall reponiert u. mittels zweier lateraler Nähte fixiert werden (traumatische Nadel zur sauberen Durchbohrung des Nagelrandes verwenden!).

Strecksehnenruptur im distalen Interphalangealgelenk

- Häufiges Bagatelltrauma (Einstecken des Bettlakens).
- Unfähigkeit des Streckens im DIP-Gelenk.

> Bei geschlossenen Rupturen ist immer eine kons. Ther. mittels Stack-Schiene für 6–8 Wo. indiziert! Offene Verletzungen dieser Art o. alle sonstigen Sehnenverletzungen bedürfen der op. Revision (RS mit Hintergrund, ggf. Vorstellung in Handchirurgie)!

Weichteilinfektionen am Finger/Zeh

Vorgehen

- Débridement des Infekts mit Abtragen von Nekrosen.
- Großzügig antibiotische Ther. indizieren! (z. B. Clindamycin).
- Nur leicht zugängliche Fremdkörper entfernen! (Keine ausgedehnte Gewebealteration zum Aufsuchen eines tief liegenden Fremdkörpers!).
- Die Finger müssen postop. in Funktionsstellung ruhiggestellt werden.
- Wunddrainage.
- **Paronychie** → Abschieben des Nagelwalls, Gegeninzision u. Lascheneinlage (▶ Abb. 10.28).
- **Panaritium** → Keilexzision, Débridement u. Drainage mit Lascheneinlage (▶ Abb. 10.29).

> Bei beugeseitiger Inf. mit Funktionseinschränkung ist i. d. R. eine Versorgung im OP indiziert! Hierbei ist auf eine sichere Schonung der Sehnenfächer u. der Nerven zu achten!

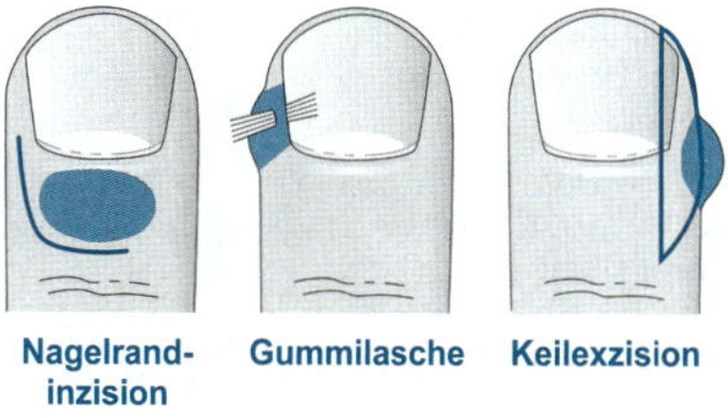

Abb. 10.28 Paronychie [L106]

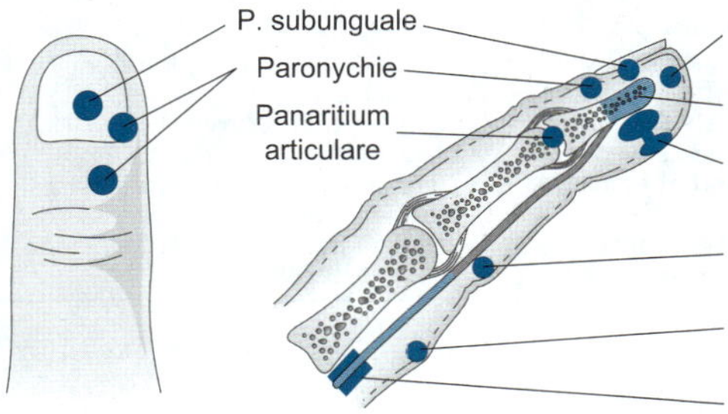

Abb. 10.29 Panaritien [L106]

10.4 Viszeralchirurgie

10.4.1 Notfalltabelle und Checkliste

Chir. Notfälle: ▶ Tab. 10.9.

Tab. 10.9 Chirurgische Notfälle

Akutes Abdomen mit hämorrhagischem Schock	O_2-Gabe Schocklagerung Sono Abdomen Bei hämodynamischer Instabilität u. freier abdom. Flüssigkeit Notfalllaparotomie	Volumenther. (kristalline Infusion) Analgesie: Metamizol (1 g i. v.), Piritramid (7,5–15 mg als Kurzinfusion) Bei intraluminaler Blutung: ÖGD u. Koloskopie! Blut kreuzen!
Cholezystitis	Sonografischer Ausschluss Cholestase	Antibiose: Ceftriaxon (initial 4 g als ED, im Anschluss 2 g 1 ×/d. i. v.) + Metronidazol (500 mg 3 ×/d. i. v.) Analgesie: Metamizol (1 g, bis zu 4 ×/d) Bei Gallengangstein: ERCP u. Cholezystektomie im Anschluss Ohne Gallengangstein: laparoskopische Cholezystektomie < 24 h nach Diagn.
Appendizitis	Ausschluss EUG (Beta-HCG i. U.) Ausschluss Harnleiterstein (Hämaturie, ggf. Sono/CT)	Antibiose: Cefuroxim (1,5 g) + Metronidazol (500 mg 3 ×/d) Bei Perforation, Abszess o. Peritonitis fortführend Analgesie: Metamizol (1 g, bis zu 4 ×/d) (Laparoskopische) Appendektomie Im Zweifel: großzügig Laparoskopie
Ileus	Volumenther. Großzügig CT mit venöser u. intestinaler Kontrastierung! Magensonde legen	Infusion (kristalline Lsg.) Analgesie: Metamizol (1 g i. v.) Bei Paralyse: Erythromycin (200 mg 1 ×/d) Antibiose bei Durchwanderung: Cefuroxim (1,5 mg i. v.) + Metronidazol (500 mg i. v.)

Tab. 10.9 Chirurgische Notfälle *(Forts.)*		
Mesenterialarterieninfarkt	Notfall-Angio-CT (nur i. v. Kontrastierung, keine intestinale Kontrastierung [zu hoher Zeitverlust!]) EKG (Vorhofflimmern) OP-Vorbereitung Prüfung interventionelle Embolektomie o. Lyseverfahren!	Antikoagulation (Heparin 5.000–10.000 IE) Antibiose: Cefuroxim (1,5 mg. i. v.) + Metronidazol 500 mg i. v.) Immer op. Exploration (ggf. nach lokaler Ther.) Großzügige Ind. zum Second-Look

Checkliste

First Impression Bewusstsein, Gesamt-AZ u. EZ? Haut (Schwitzig? Trocken? Blass? Rot? Ikterus?), Vitalparameter? Temp.? Schmerzbedingte Schonhaltung?

Anamnese

- **Schmerzanamnese:** Beginn der Beschwerden, Schmerzlokalisation, Schmerzcharakter (stechend, dumpf, wellenartig, kolikartig), Dauer: Stunden, Tage, Wochen, Monate, Periodik, Progredienz.
- Begleitbeschwerden (Schwitzen, Luftnot, Schwindel).
- **Vorerkr.** (VHF, Herzinfarkt, Gerinnungsstörung), abdom. Vorerkr./Vor.-OP (CED, Z. n. Laparotomie, Malignom).
- **Medikation:** Dauermedikation, Antikoagulanzien? Immunsuppressiva? Analgetika NSAR, Opioide (neue Schmerzen?), passager/gegenwärtig, Antibiotika (längere Infektbehandlung?).
- Letzter Stuhlgang, Qualität, Farbe (Verhalt?, Diarrhöen, Entfärbung), letzter Urin, Qualität, Farbe (Verhalt? Geruch? Schaum), Menses (wann? Schwangerschaft?).

Klinische Untersuchung

- Palpation (p. m. Schmerz, Abwehrspannung, Gummibauch).
- Perkussion (luftgefüllt, Splenomegalie).
- Auskultation:
  - Abdomen (metallisch, Totenstille, pulsierendes Rauschen).
  - Lunge/Herz (Erguss, Pneumonie, Klappenvitium).
- Digitale peranale Untersuchung (Tumor, Obstipation, Blutung).
- Haut (Exsikkose, schwitzend, kaltschweißig).

Weiterführende sofortige Diagnostik Laborwerte: **Entzündungs-/Sepsismarker** (Leukozyten, CRP, PCT), ggf. Diff-BB, Gerinnung (INR, PTT), Transaminasen, Lebersyntheseleistung (GOT, GPT, Albumin, CHE), **Cholestaseparameter** (Bili, AP, GGT), E'lyte (Na, K, Ca), Amylase, Lipase, BZ, Laktat, Urin (Leukos, Erys, Nitrit, β-HCG). Immer an Blutgruppe u. Kreuzblut denken!!!

Apparative Diagnostik

- **Sono:** freie Flüssigkeit (Aszites, Blut), Peristaltik, Kokarde, flüssigkeitsgefüllte Darmschlingen, Gallenblasenhydrops, Gallenblasenwand dreigeschichtet? Gallen- u. Pankreasgänge, Pankreatitis, Nierenbeckenkelchsystem gestaut? Abszesse, Milzkapselhämatom, Aortenaneurysma, Invagination, Ovarialzyste, Tubargravidität, Kokardenphänomen bei Appendizitis, Leberrundherde.
- **Rö:** Abdomen stehend o. LSL (freie Luft, Spiegelbildung, Fremdkörper); Thorax (Erguss, Pneumothorax, Pneumonie, Zwerchfellhochstand).
- **CT** (nativ, Kontrastmittel intravenös u./o. intestinal).
- Evtl. weitere Untersuchungen: (KM-)CT, Angio-CT (Mesenterialinfarkt), Endoskopie (blutendes Ulkus).

10.4.2 Akutes Abdomen/unklare Abdominalschmerzen

Allgemeine differenzialdiagnostische Überlegungen

Symptomkomplex mit Manifestation starker abdom. Schmerzen u. zumindest drohendem o. bestehendem hämodynamischem u./o. respir. Versagen.

Abdominalschmerzen haben ihre Ursache nicht nur im Abdominalbereich (z. B. bei Myokardinfarkt, basaler Pleuritis).

!

- Die Schmerzintensität lässt nicht immer auf die Bedrohlichkeit einer Situation schließen – auch hinter undramatischen Beschwerden können sich lebensbedrohliche Situationen verbergen (z. B. Peritonitis beim Diabetiker o. unter Steroidmedikation).
- Wichtigste Entscheidung in der Nacht: Liegt eine sofortige OP-Ind. vor?

Abdominale Ursachen

Häufig stellt sich der Pat. mit einer Peritonitis- (▶ 10.4.3) o. Ileussymptomatik (▶ 10.4.4) vor. Verschiedenste Krankheitsbilder können zu diesem Zustand führen (▶ Abb. 10.30):

- **Appendizitis:** bei jüngeren Pat. häufig. Im Alter oft uncharakteristische Symptomatik (▶ 10.4.10). Schmerzen re Unterbauch.

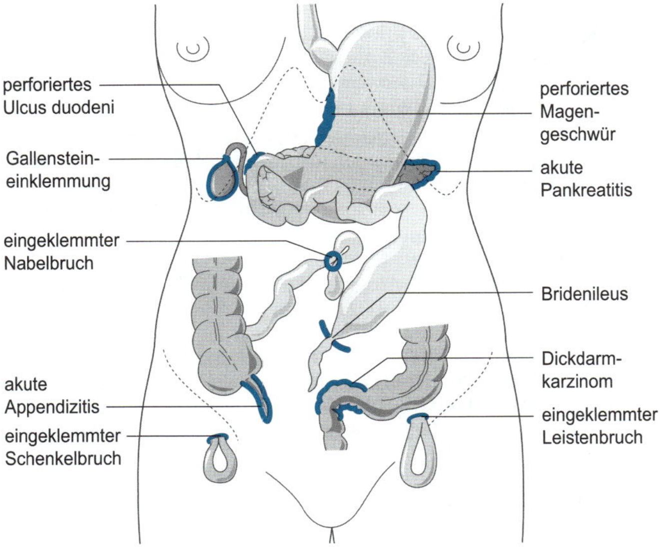

Abb. 10.30 Häufigste Ursachen des akuten Abdomens [L106]

- **Cholezystolithiasis/Cholezystitis:** häufige Krankheitsbilder (▶ 10.4.8). Bei Koliken vor Schmerzen unruhiger Pat., wellenförmiger Schmerz, oft Erbrechen. Schmerzen re Oberbauch.
- **Divertikulitis** (▶ 10.4.9): Schmerzen u. tastbare Walze im li Unterbauch, Fieber, häufig gedeckte Perforation mit lokaler Abwehrspannung.
- **Ulcus ventriculi/duodeni** (häufig): episodisch auftretende epigastrische Schmerzen, lokaler Druckschmerz im Epigastrium. Bei peritonealer Reizung: Ulkusperforation?
- **Akute Pankreatitis:** häufig akuter Beginn, gürtelfömig in den Rücken ausstrahlende Schmerzen, aufgetriebenes druckschmerzhaftes Abdomen (Gummibauch), Übelkeit u. Erbrechen, ggf. Schock u. Sepsis (▶ 6.8).
- **Nierenkolik** (▶ 14.3): Pat. unruhig, stärkste Schmerzen, Ausstrahlung in Unterbauch, Hoden o. Schamlippen.
- **Enterokolitis:** Übelkeit u. Erbrechen, Diarrhö.
- **M. Crohn, Colitis ulcerosa:** manchmal Erstmanifestation, aber meist ist Pat. mit seinen Beschwerden vertraut. Notfallsituation: toxisches Megakolon bei Colitis ulcerosa.
- **Einklemmende Hernien:** Bruchpforten untersuchen!
- **Gyn. Erkr.** (▶ 12.2.3): z. B. rupturierte EUG, Adnexitis.
- **Retroperitoneales Hämatom:** z. B. unter Antikoagulanzienther.
- **Bauchschmerzen bei Kindern:** ▶ 13.8.3.
- **Koprostase u. Meteorismus:** häufige Ursache von abdom. Beschwerden bes. bei bettlägerigen Pat. Starke Schmerzen, oft verbunden mit thorakalem Engegefühl.

Extraabdominale Ursachen, die ein akutes Abdomen vortäuschen können

▶ Abb. 10.31.

- **Oberbauch:**
  - ACS (**cave:** EKG! inkl. erweiterte Ableitungen! Labor! Trop.!).
  - Basale Pleuropneumonie.
  - Pleuritis (Auskultation! Pleuraerguss?).
  - Pleuraempyem (gekammerter Pleuraerguss? Infektzeichen?).
  - Interkostalneuralgie (Triggerpunkt? WS-Klopfschmerz?).
  - Mediastinitis (schwer krank? Boerhave-Sy.? Z. n. Thoraxeingriff?).
  - Pseudoperitonitis diabetica: Oberbauchkrämpfe, Erbrechen, Acetongeruch (▶ 7.3.2).
  - Neurol. Erkr.: z. B. Herpes zoster (▶ 20.5).
  - Degenerative Erkr. des Bewegungsapparats: von WS, Becken u. Hüfte ausgehende Schmerzen (▶ 11.4).
  - Selten: Purpura Schoenlein-Henoch (v. a. Kinder), akute intermittierende Porphyrie (abdom. Koliken, gelegentlich Polyneuropathie; rötlicher, im Verlauf nachdunkelnder Urin), familiäres Mittelmeerfieber, Sichelzellanämie, Mononukleose, HIV-Inf.
  - Intoxikationen (z. B. Blei), Medikamente (z. B. Theophyllin, Thiabendazol u. a.), extraabdom. Inf.
- **Unterbauch:**
  - Hodentorsion (Schwellung? Hodenschmerz?).
  - Muskuloskelettal (Koxarthritis? Leistenzerrung?).

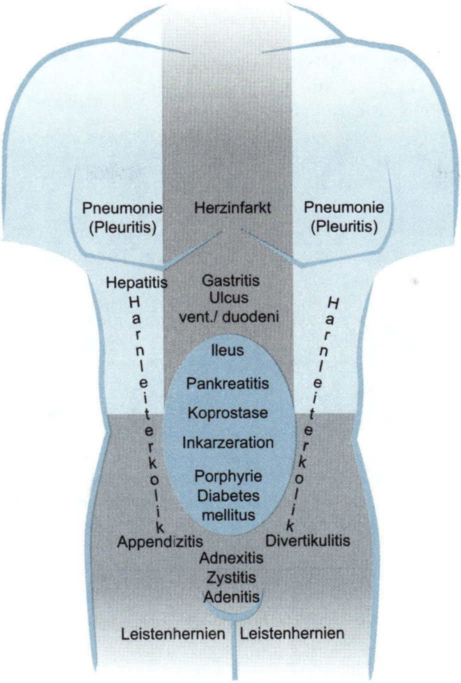

Abb. 10.31 Abdominalschmerz [L255]

Absolute Notfallsituationen

- **Mesenterialinfarkt:** schwierig zu diagnostizieren. Meist ältere Menschen mit KHK u. absoluter Arrhythmie. Plötzlich einsetzende starke Schmerzen mit auffallender Diskrepanz zwischen schlechtem Allgemeinbefinden u. relativ unauffälligem Abdominalbefund. Nach einem beschwerdearmen Intervall setzt ein zunehmender Verfall mit Ileusentwicklung, Peritonitis, Schock, Multiorganversagen ein.
- **Rupturierendes Aortenaneurysma** (▶ 4.2.5): plötzlich auftretender Abdominal- o. Rückenschmerz (Vernichtungsschmerz), fehlende Femoralispulse (50 %), protrahierter Blutungsschock (▶ 3.3.4).
- **Milz-, Leber-, Nierenruptur:** z. B. nach stumpfem Bauchtrauma, Mononukleose.

Allgemeines diagnostisches Vorgehen

Jeder Pat. mit unklaren abdom. Beschwerden muss sofort angesehen u. eigenhändig untersucht werden. Der persönlich erhobene Befund ist auch für die Verlaufskontrolle wichtig!

Anamnese/Krankenakte → Checkliste (▶ 10.4.1).
Zusätzliche Fragen:

- **Schmerzauslösung durch:**
  - Fettreiche Mahlzeiten: Gallenwegserkr.
  - Miktion: Erkr. der Harnwege.
  - Abdom. Peristaltik: Kolonstenose.
  - Gehen: aortoiliakales Stealsy., Bauchwandprozesse, WS-Erkr.
  - Stehen: Inguinal- u. Femoralhernien.
  - Liegen: Hiatushernie, akute Pankreatitis.
  - Atmung: Pleuritis, subphrenischer Abszess.
- **Alkoholanamnese:** Gastritis, Leberzirrhose, Ösophagusvarizen, Pankreatitis.
- **Familienanamnese:** Karzinome, Porphyrie, familiäres Mittelmeerfieber.

> Vorsicht bei der Interpretation des Leukozytenbefunds: Bei Perforation kann eine Leukozytose fehlen. Bei Mesenterialinfarkt, Pankreatitis u. pseudomembranöser Kolitis oft starke Leukozytose. Auch Schmerzen (= Stress) können eine Leukozytose hervorrufen! Ggf. Leukopenie als Ausdruck fortgeschrittenen septischen Geschehens in Komb. mit Thrombozytopenie.

Überprüfung der OP-Indikation Sofern Pat. nicht primär von einem Chirurgen gesehen wurde: Jeden akuten Bauch auch in der Nacht konsiliarisch von einem Chirurgen untersuchen lassen!

> Hintergrund sofort bei allen nicht eindeutigen Situationen u. zum Stellen einer OP-Ind. einschalten.

Falls in der Nacht eine OP erforderlich wird:

- Anästhesie u. OP-Team in Bereitschaft versetzen.
- EKG, Rö Thorax, evtl. EK u. FFP bereitstellen lassen.
- OP-Einwilligung. OP-Lagerung rechtzeitig klären!

> Vor einer Laparoskopie o. Laparotomie müssen immer Myokardinfarkt, LE, Pneumonie u. akute Rechtsherzinsuff. ausgeschlossen werden!

Allgemeines therapeutisches Vorgehen

> Bei unklaren abdom. Symptomen sind die stat. Aufnahme u. Verlaufsbeobachtung obligatorisch.

Initiales Management

- **i. v. Zugang.**
- **Nahrungskarenz.**
- Monitoring der **Vitalparameter.**
- Evtl. **Schockbehandlung** (▶ 3.3), Schmerzbekämpfung.
- Evtl. Magensonde.

Notfalllaparotomie bei jedem akuten Abdomen mit nicht stabilisierbarer Schocksymptomatik (nahezu immer Blutungen!).

Verlegung des Patienten

- **In ein anderes KH:** bei akuten Erkr., die aus technischen Gründen nicht im jeweiligen Haus behandelt werden können (z. B. rupturierendes Aortenaneurysma, ▶ 4.2.5), **frühzeitig bedenken!**
- **Auf die ITS:** bei allen akuten Situationen wie respir. Insuff., Kreislaufversagen u. Schocksymptomatik, Nierenversagen, Bewusstseinsstörungen, Stoffwechsel- o. E'lytentgleisungen.

10.4.3 Peritonitis

Diffuse oder lokalisierte Entzündung des Bauchfells

- Prim. Peritonitis: systemische Inf. durch hämatogene Keiminvasion.
- Sek. Peritonitis: vom Magen-Darm-Trakt ausgehende Perforations- o. Durchwanderungsperitonitis.

Klinik

- **Abwehrspannung** lokal o. diffus (bretthartes Abdomen) Loslassschmerz u. Klopfschmerz, paralytischer Ileus, Fieber, Übelkeit u. Erbrechen.
- Später hypovolämischer/septischer Schock, Oligurie, metab. Azidose, ggf. kompensatorisch respir. Alkalose (Ursachen/DD akutes Abdomen, ▶ 10.4.2).
- Ältere Pat. u. Kinder zeigen oft abgeschwächte o. atypische Symptome.
- **Cave:** Unter Glukokortikoidther. kann das brettharte Abdomen fehlen.

Diagnostisches Vorgehen

- Checkliste: ▶ 10.4.1.
- Ergänzend ggf. Laparoskopie, Endoskopie.

Therapeutisches Vorgehen

- **Nahrungs- u. Flüssigkeitskarenz,** Blasenkatheter, Magensonde, i. v. Zugang, evtl. ZVK.
- **Bei stabilem Kreislauf:**
  - Sofortige OP, sonst zuerst Schockther. bzw. ausreichende Kreislaufstabilisierung (▶ 3.3.2).
  - OP-Ausnahme: sichere Pneumokokkenperitonitis (sehr selten, in der Nacht auch i. d. R. nicht diagnostizierbar).
- **Kalkulierte Antibiotikather.:**
  - z. B. mit Piperacillin/Tazobactam 3 ×/d 4,5 g i. v. (▶ 20.1.2); alternativ Imipenem o. Meropenem. Im weiteren Verlauf ggf. Umsetzung nach intraop. Abstrich u. mikrobiol. Befund.
  - Postop. intensivmed. Überwachung.

10

10.4.4 Ileus

- **Mechanischer Ileus:** Verschluss des Darmlumens. Dadurch starker Flüssigkeitsverlust in das Lumen u. die ödematöse Darmwand o. durch Erbrechen → Hypovolämie, E'lytentgleisung, Schock.
- **Paralytischer Ileus:** Lähmung der Darmmotorik.

Differenzierung

- Mechanischer Ileus:
  - Hoch (z. B. Duodenalkarzinom).
  - Tief (z. B. Kolonkarzinom).
- Funktioneller Ileus:
  - Paralytisch (Pankreatitis).
  - Toxisch (z. B. Blei).
  - Vaskulär (z. B. Mesenterialarterienembolie).

Klinik

- **Mechanischer Ileus:**
  - Übelkeit, Erbrechen.
  - Starkes Krankheitsgefühl.
  - Diffuser krampfartiger o. dumpfer Schmerz?
  - Kolikartige Schmerzen, Wind- u. Stuhlverhalt, Erbrechen, evtl. Koterbrechen (Miserere).
  - Auskultatorisch metallisch klingend (mechanischer Ileus) bis „totenstill" (Paralyse).
  - Digitale anale Untersuchung (Blut, leere Ampulle, tastbarer Tumor).
  - Manchmal äußerlich erkennbare Darmsteifungen. Narben (zurückliegende OP, Bridenbildung, Adhäsionsileus).
  - Bei Dickdarmverschluss massiv geblähtes, zunächst wenig druckschmerzhaftes Abdomen. Mit zunehmender Dauer Übergang in paralytischen Ileus.
- **Paralytischer Ileus:**
  - Stark aufgetriebener, druckempfindlicher Leib, Erbrechen, häufig Singultus, Flüssigkeitsverlust.
  - Auskultatorisch „Totenstille".

Komplikationen

- Hypovolämischer Schock, E'lytentgleisung (Hypokaliämie, Hyponatriämie).
- Metab. Azidose (Bikarbonatverluste über Sonde aus dem Darm, vermehrter Säureanfall durch katabole Stoffwechselsituation, Laktatspiegel ↑).
- Sepsis infolge einer Durchwanderungsperitonitis (Darmwandnekrose), Schock, ARDS, ANV.

Diagnostisches Vorgehen

- **Rö Thorax:** obligat z. A. einer thorakalen Ursache der Darmparalyse (Pneumonie o. Pleuritis). Freie Luft? (▶ Abb. 10.32).
- **Rö Abdomen Übersicht u. Linksseitenlage:** Luftgeblähte Darmschlingen mit Flüssigkeitsspiegeln, stehende Schlingen? Freie Luft?
- Evtl. **Gastrografinschluck, Kolonkontrasteinlauf** (kein Barium!) o. **Angio-CT.** Bei V. a. Mesenterialinfarkt sofort Angio-CT in Interventionsbereitschaft. Wenn nicht möglich, sofort OP: RS Hintergrund.
- **Sono:** freie Flüssigkeit, flüssigkeitsgefüllte Darmschlingen, Pendelperistaltik, Darmschlingenkonglomerate, Abszesse, Gallenwege, Pankreatitis, Nierenbeckenkelchsystemaufstau, Bauchaortenaneurysma.

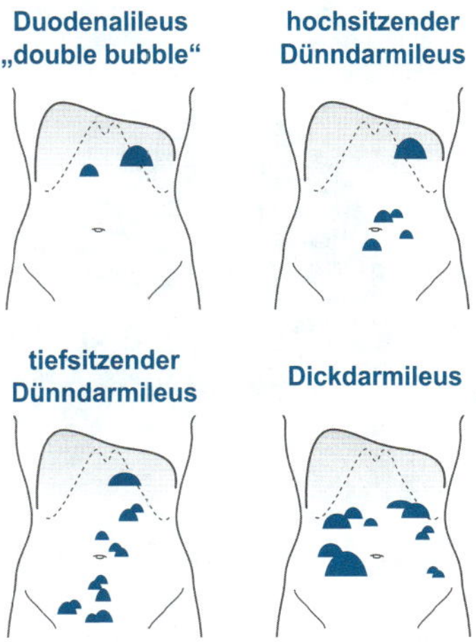

Abb. 10.32 Röntgenbefunde bei Ileus [L106]

Therapeutisches Vorgehen

- Nahrungskarenz.
- i. v. Zugang u. Volumenther. (bei Durchwanderungsperitonitis, Pankreatitis).
- Antibiose (Durchwanderungsperitonitis).
- Legen einer Magensonde.
- Hämodynamische Stabilisierung.
- Prim. Intensivther. bei paralytischem Ileus (z. B. Pankreatitis): Ausschluss akuter OP-pflichtiger KO.
- Prim. dringliche OP (z. B. Tumorileus):
  - Korrelation Pat.-Zustand mit Diagnose.
  - Funktionelle Operabilität des Pat. (z. B. bei multimorbidem o. akut ausgezehrtem Pat. eher primär nur Stomaanlage zur Entlastung u. Erholung bis zur zweizeitigen sanierenden OP).

10.4.5 Hohlorganperforation

Häufigste Darstellung der Perforation in Form von „freier Luft“! (▶ Abb. 10.33).

Differenzialdiagnose

- Magen/Duodenum:
  - Gastroskopie in den letzten Tagen.
  - Einnahme von NSAR (z. B. postop., orthopädische Behandlung).
  - Bek. Ulzera.
- Dünndarm:
  - Seltenere Entität.
  - Anamnestisch Kortikosteroidther.
  - Anamnestisch Behandlung eines Lymphoms im Darm.

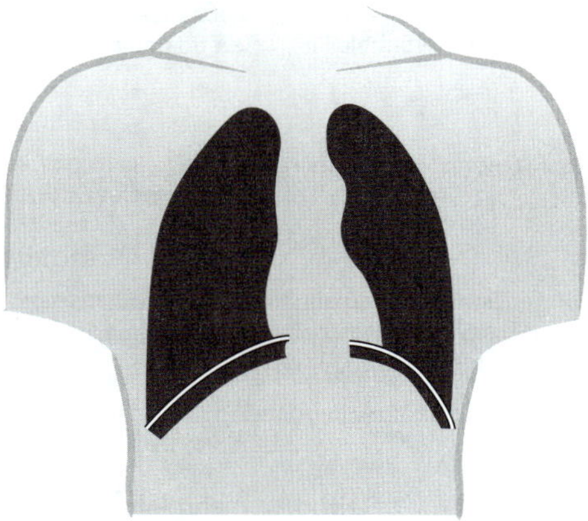

Abb. 10.33 Freie Luft [L255]

- Kolon:
  - Koloskopie in den letzten Tagen.
  - Anamnestisch Behandlung eines Lymphoms im Darm.
  - Meistens komplizierte Divertikulitis.
  - Fremdkörperverletzung (anamnestisch autoerotisch?).

Klinik Symptomatik des akuten Abdomens (plötzlich stechender Schmerz).

Diagnostisches Vorgehen

- **Labor:** BB, CRP, E'lyte, Krea, Laktat, CK, Trop., Quick, PTT, Blutgruppe u. Kreuzblut.
- **EKG.**
- Rö Abdomen mit „freier Luft" a.-p. u. Linksseitenlage.
- Im CT lokalisierter Abszess um Hohlorgan herum (z. B. Divertikulitis – gedeckte Perforation).

Therapeutisches Vorgehen

- i. v. Zugang u. Volumenther.
- i. v. Antibiose (z. B. Cefuroxim/Metronidazol, Piperacillin/Tazobactam).
- Analgesie (z. B. Metamizol, Piritramid).
- Vorbereitung zur OP (i. d. R. Laparotomie): Klärung Intensivkapazität (Krankheitsbild mit hoher Mortalität).

10.4.6 Abdominal bedingter hämorrhagischer Schock

Differenzierung

- Spontane Milzruptur:
  - Anamnestisch (Riesenmilz) bei hämatol. Erkr. (z. B. Lymphom).
  - Mononukleose.
- (Gedeckt) Rupturiertes Bauchaortenaneurysma: anamnestisch bek. Aneurysma.
- Retroperitoneales Hämatom:
  - Anamnestisch Leistenpunktion (z. B. Herzkatheter).
  - Z. n. Bagatellsturz (WK-Fraktur in Komb. mit (Mehrfach-)Antikoagulation.
- GIT-Blutung (intra- o. extraluminal).

Klinik

- Hämorrhagie (Tachykardie, Hypotonie, verlängerte Rekapillarisierungszeit).
- Vegetative Begleitsymptomatik (Schwindel, Kollaps, Kaltschweißigkeit).
- Laborchemischer Hb-Abfall.
- Teerstuhl/Kaffeesatzerbrechen (bei intraluminaler GIT-Blutung).
- Sonografischer Nachweis freier Flüssigkeit o. einer Organruptur.
- Antikoagulanzien erfragen.

Therapie

- i. v. Zugang.
- Volumenther.
- Kreuzblutabnahme u. Einkreuzen von EKs.
- Permissive Hypotension.
- Bei Stabilisierung u. fehlendem Hinweis auf intraluminale GIT-Blutung → Angio-CT zur Blutungslokalisation.
- Eruierung einer interventionellen Therapieoption (z. B. angiografisches Coiling bei retroperitonealem Hämatom).
- Ausmessen eines Aortenstentgrafts.
- Bei Stabilisierung u. Zeichen der intraluminalen GIT-Blutung → Endoskopie.
- Bei progredientem hämorrhagischem Schock ohne Stabilisierungserfolg sofortige Notfalllaparotomie ohne Rücksichtnahme auf die Entität!

10.4.7 Mesenteriale Ischämie

> Akut lebensbedrohlicher Notfall mit einer hohen Letalität aufgrund der oft diffusen Klinik u. dadurch verschleppten Diagnostik. Häufig schwierige Diagnose bei oft diffusen Schmerzen ohne wegweisende Rö- o. Sono-Befunde.

Klinik

- Diffuser Schmerz, plötzlicher stärkster (Ischämie-)Schmerz, anschließendes schmerzarmes Intervall.
- Ggf. (absolute) Arrhythmie.
- Erhöhtes Serumlaktat (unspezifisch!).
- Erhöhte Infektparameter bis zur Sepsis.
- Charakteristischer blutig-schleimiger Abgang peranal.

Differenzialdiagnose

- Akuter embolischer Verschluss: meist bei älteren, multimorbiden Pat., VHF ohne adäquate Antikoagulation.
- Akuter thrombotischer Verschluss: meist Pat. mit multilokulärer AVK.
- Nichtokklusive mesenteriale Ischämie (NOMI): meist Pat. nach Herz-OP o. kardiogenem Schock (Low-Output-Sy.).

Diagnostisches Vorgehen

- Bei Verdacht sofortiges Notfall-Angio-CT initiieren!!
- **Cave:** nur i. v. Kontrastierung, keine intestinale Kontrastierung (zu hoher Zeitverlust!).
- **Labor:** BB (typisch ausgeprägte Leukozytose), CRP, E'lyte, Krea, Laktat, CK, CK-MB, Trop., Quick, PTT, Blutgruppe, Kreuzblut, Urinstatus.
- **EKG:** Vorhofflimmern.

Therapeutisches Vorgehen

! Schnelle Diagnosestellung v. a. durch Klinik, Leukozytose u. Laktaterhöhung.
! Bolusgabe Heparin 5.000–10.000 IE, hämodynamische Stabilisierung (Intensivther.).
! Interventionell: Angiografie mit Aspirationsthrombektomie, ggf. lokale Lyse, ggf. Stent (bei Stenose der A. mesenterica sup. [AMS], ggf. lokale Injektion von Papaverin, Iloprost bei NOMI).
! Op.: Laparotomie mit Thrombektomie der AMS, ggf. Darmresektion (Anastomosen vermeiden! AP ermöglicht auch die Beurteilung der Darmwandvitalität!).
! Oft ist eine sequenzielle Ther. mit interventioneller Ther. u. anschließender Laparotomie zur Resektion der demarkierten gangränösen Areale indiziert.
- **Cave:** programmierte Re-Laparotomie nach 12–48 h zur erneuten Beurteilung u. ggf. Nachresektion.

10.4.8 Gallenkolik und Cholezystitis

Erkr. ggf. mit Steinbildung, Prägung durch Obstruktion u. Entzündungen.

Klinik

- Kolikartige Schmerzen (Cholezystolithiasis, Choledocholithiasis).
- Druckschmerz mit lokaler Abwehrspannung im re Oberbauch, häufig Ausstrahlung in re Schulter (Cholezystitis, Pankreatitis).
- Schwere septische Verlaufsform: Fieber, Schüttelfrost u. ggf. Ikterus (Cholangitis, Pankreatitis).
- Selten Migration eines Steins in den Darm mit konsekutiver Okklusion (Gallensteinileus).
- Symptome häufig nach fettreicher Mahlzeit.
- Unspez. Symptome mit Abgeschlagenheit, Übelkeit, Erbrechen.
- Urinverfärbung (braun) u. Stuhlentfärbung (bei Cholestase).
- **Cave:** Bei Cholezystitis auch an akute Hepatitis, Pyelonephritis, subdiaphragmatischen Abszess o. Leberabszess sowie re-basale Pneumonie denken!

Diagnostisches Vorgehen

- Goldstandard ist die Sonografie → Steindarstellung in der Gallenblase u. im Gangsystem, Gallenblasenwandverdickung mit Dreischichtung bei Cholezystitis u. Darstellung der extrahepatischen Cholestase bei Choledocholithiasis.
- Labor (Entzündungswerte, Cholestaseparameter u. Pankreasenzyme).
- Urinstatus z. A. Nierenstein.
- Vitalparameter (Sepsis), Temp. (Fieber).

Therapeutisches Vorgehen

Allgemein:

- i. v. Zugang.
- Analgesie (Diclofenac, Metamizol, N-Butylscopolamin, ggf. Pethidin).
- Morphingabe bei Spasmogenität im Gallensystem kontraindiziert.
- Volumenther.
- Antibiose bei Inf. (Ceftriaxon, Metronidazol).

Spezifisch:

- **Cholezystitis:** dringliche OP mittels laparoskopischer Cholezystektomie binnen 24 h nach Aufnahme (Ind.: erhöhtes Entzündungslabor, keine Cholestaseparameter, sonografische Zeichen der Cholezystitis).

- **Cholezystolithiasis** → elektive laparoskopische Cholezystektomie (Ind.: kein Infektlabor, keine Cholestasewerte, sonografische Zeichen der Cholezystolithiasis).
- **Choledocholithiasis** → zeitnahe ERCP (Ind.: keine Entzündungswerte, hohe Cholestasewerte, sonografisch extrahepatische Cholestase). **Cave:** bei gleichzeitiger Cholezystolithiasis zügige Cholezystektomie nach Gangsanierung (< 72 h).
- **Cholangitis** → sofortige ERCP (Ind.: hohe Entzündungswerte, hohe Cholestasewerte, sonografisch Cholestase).
- **Biliäre Pankreatitis** → sofortige ERCP u. laparoskopische Cholezystektomie elektiv im Intervall (Ind.: hohe Entzündungswerte, hohe Cholestasewerte, hohe Pankreasenzyme, sonografische Zeichen der Cholestase u. Pankreatitis).

10.4.9 Divertikulitis

Neben der Appendizitis häufigstes entzündl. Krankheitsbild (eher beim älteren Menschen, jedoch mit Zunahme ab der 4. Lebensdekade).

Klinik

- Druckschmerz meist im li Unterbauch mit lokaler Abwehrspannung.
- Anamnestisch bek. Divertikel? Rezid. Ereignis?
- Bei freier Perforation: Peritonitis, schwerer Verlauf, Sepsis u. Schockzeichen.

Risiko der Perforation erhöht bei:

- NSAR, Kortikosteroiden, Opioiden.
- Rauchen, Diab. mell.
- Immunsuppression.

Diagnostisches Vorgehen

- Sono: Walze im li Unterbauch mit Projektion auf das Sigma (Ausschluss Appendizitis o. gyn. abszedierende Ursache). Abszessdarstellung im li Unterbauch.
- Labor: erhöhte Entzündungswerte (Leukos, CRP, PCT), Ausschluss anderer Ursachen (Zystitis, Pyelonephritis).
- CT Abdomen: Abgrenzung anderer DD, Festlegung des Stadiums der Divertikulitis.

Allgemeines therapeutisches Vorgehen

- i. v. Zugang.
- Volumenther.

Stadiumspezifisches therapeutisches Vorgehen

▶ Tab. 10.10.

Sonstige Therapie

- Vorbereiten zur Endoskopie:
  - Laparoskopie grundsätzlich der offenen OP vorziehen:
    - Stadium 2c 1/2: Resektion mit prim. Anastomose u. protektiven doppelläufigen Ileostoma, Hartmann-Situation bei instabilen o. septischen Pat.; bei Typ 2c1 ggf. nur Abszessdrainage u. Lavage ohne Resektion u.
    - Stadium 3c.
  - Ansonsten Laparotomie.
  - Engmaschige chir. Mitbetreuung, ggf. frühzeitige OP bei Versagen der kons. Ther.
- Elektive OP bei erfolgreich behandeltem Typ 2b (ggf.), 3b u. 3c ohne Ileus.

Tab. 10.10 Stadien und Therapie der Divertikulitis

Typ	Klinik		Therapie
0	Asymptomatische Divertikulose		
	Zufallsbefund asympt., keine Erkr.		
1	Akute unkomplizierte Divertikelkrankheit/Divertikulitis		
1a	Divertikulitis/Divertikelkrankheit ohne Umgebungsreaktion	• Auf die Divertikel beziehbare Symptome • Entzündungszeichen (Labor): optional • Typische Schnittbildgebung	
1b	Divertikulitis mit phlegmonöser Umgebungsreaktion	• Entzündungszeichen (Labor): obligat • Schnittbildgebung: phlegmonöse Divertikulitis	• Stat. Aufnahme bei starken Schmerzen • Antibiose (z. B. Cefuroxim/Metronidazol, Piperacillin/Tazobactam)
2	Akute komplizierte Divertikulitis wie 1b, zusätzlich:		
2a	Mikroabszess	Gedeckte Perforation, kleiner Abszess (≤ 3 cm); minimale parakolische Luft	• Stat. Aufnahme • Nahrungskarenz • Antibiose (z. B. Cefuroxim/Metronidazol, Piperacillin/Tazobactam) • Ggf. interventionelle Drainage (CT-gesteuert) bei Typ 2b • Sofortige OP bei Typ 2c
2b	Makroabszess	Para- o. mesokolischer Abszess (> 3 cm)	
2c	Freie Perforation	Freie Perforation, freie Luft/Flüssigkeit, generalisierte Peritonitis	
2c1	Eitrige Peritonitis		
2c2	Fäkale Peritonitis		
3	Chronische Divertikelkrankheit; rezid. oder anhaltende sympt. Divertikelkrankheit		
3a	Sympt. unkomplizierte Divertikelkrankheit (SUDD)	• Typische Klinik • Entzündungszeichen (Labor): optional	
3b	Rezid. Divertikulitis ohne KO	• Entzündungszeichen (Labor) vorhanden • Schnittbildgebung: typisch	
3	Chronische Divertikelkrankheit; rezid. oder anhaltende sympt. Divertikelkrankheit		
3c	Rezid. Divertikulitis mit KO	Nachweis von Stenosen, Fisteln, Konglomerat	• Nahrungskarenz • Sofortige OP bei Ileus
4	Divertikelblutung	Nachweis der Blutungsquelle	

10.4.10 Appendizitis

Häufiges Krankheitsbild (vorzugsweise beim jüngeren Menschen) mit i. d. R. klin. Diagnosestellung, jedoch DD beachten (z. B. M. Crohn, EUG, Adnexitis, Divertikulitis des re Kolons o. elongierten Sigmas).

Klinik

- 12- bis 48-stündige Vorgeschichte mit initial periumbilikalen Schmerzen u. Inappetenz, dann Einsetzen von Übelkeit u. Erbrechen.
- Typische Schmerzsymptomatik: Druckschmerz im re Unterbauch (McBurney), Loslassschmerz (ipsi- u. kontralateral), Psoasschmerz (v. a. bei retrozökaler A.).
- Lokale Abwehrspannung.

Diagnostisches Vorgehen

- Sono: Kokarde im re Unterbauch, v. a. jedoch Ausschluss von DD wie Ileitis terminalis, Harnstau (Stein), stielgedrehte Ovarialzyste.
- Labor: Leukozytose, CRP-Erhöhung, Hinweise auf andere Ursachen wie pos. HCG-Test o. Hämaturie.
- CT: v. a. bei älteren Pat. i. R. der Differenzialdiagnostik.

Therapeutisches Vorgehen

- Subakute Klinik:
  - Verlaufskontrolle (ggf. stat. bei Schmerzen im re Unterbauch ohne klassische Symptome).
  - Ggf. Antibiose (z. B. bei erhöhtem Infektlabor, etwa bei sonografischem Befund einer Lymphadenitis mesenterialis).
- Akute Klinik:
  - Zügige OP → Die laparoskopische Appendektomie ist gegenüber der offenen zu bevorzugen (Vorteil der gleichzeitig möglichen Umgebungsdiagnostik) o. offenes Verfahren (Wechselschnitt).
  - Bei lokalisiertem Abszess im CT ggf. nur CT-gesteuerte Drainage u. stat. Antibiose, ggf. OP im Verlauf.

Im Zweifelsfall bei deutlicher Klinik Laparoskopie zur weiteren Klärung → Appendizitis ist die häufigste Notfall-OP in der Viszeralchirurgie!

10.4.11 Hernien

Bauchwandschwäche mit Bildung einer Bruchpforte u. Austreten eines mit Eingeweiden gefüllten Bruchsacks in die Bauchwand.

Klinik

- Tastbare Faszienlücke an typischen Stellen (▶ Abb. 10.34):
  - Leiste, Nabel, Epigastrium, Lacuna vasorum.
  - Narben.
- Vorwölben beim Pressen von gefülltem Bruchsack durch die Bauchwandlücke, i. d. R. reponibel o. spontan reponierend.
- Bei Einklemmung (Inkarzeration) fester Knoten, nicht reponibel u. mit starken Schmerzen einhergehend, bei Verschleppung Gefahr der Nekrose u. Gangrän des Inhalts.
- Ggf. Ileussymptomatik u. Sepsis bei perforierter Gangrän.

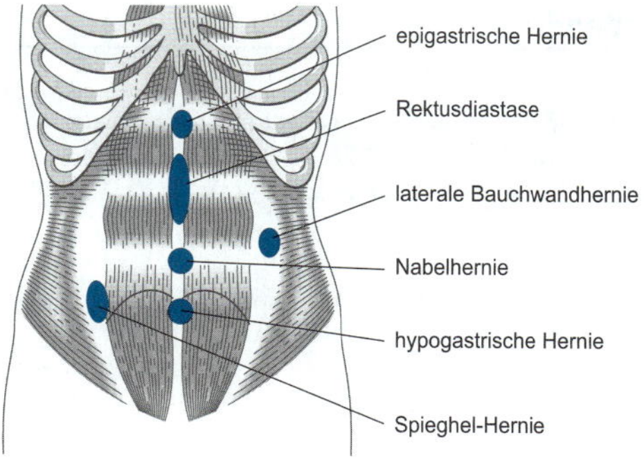

Abb. 10.34 Hernien [L106]

Diagnostik
- I. d. R. klin. Diagnose.
- Ergänzende Sono zur Darstellung des Ausmaßes der Gangrän, ggf. freie Flüssigkeit o. Abszedierung.
- Labor (hohe Infektwerte, LDH-Erhöhung, CK-Erhöhung).
- Bei Adipositas u. kleiner Hernie (z. B. inkarzerierte Schenkelhernie) manchmal CT zur Differenzierung notwendig.

Therapie
- i. v. Zugang.
- Analgesie.
- Manchmal Hernienreposition unter Analgesie möglich, dann frühelektive OP.
- Ansonsten sofortige OP.

10.5 Proktologie

10.5.1 Perianalthrombose

Klinik
- Häufiges Krankheitsbild in der Notaufnahme bei starken Schmerzen.
- Unfähigkeit zu sitzen.
- Hämatomgefüllte pralle bohnenförmige Struktur extraanal (keine Schleimhautbedeckung!).
- I. d. R. spontanes Auftreten.

Therapie
- Konservativ (Analgesie oral o. lokal).
- Bei großen Knoten, starken Schmerzen o. Patientenwunsch Exzision in LA (Inzision ist wg. schneller Wiederfüllung nicht ausreichend).

10.5.2 Hämorrhoiden

Klinik
- Zu erkennen an der bedeckenden Analschleimhaut!
- **Einteilung:**
  - Grad 1: nur durch Proktoskopie sichtbar (keine Therapieind.).
  - Grad 2: Vorfall in den Analkanal beim Pressen mit obligater spontaner Reposition.

- Grad 3: Vorfall in den Analkanal auch spontan mit Möglichkeit der Reposition.
- Grad 4: Analprolaps (fehlende Repositionsmöglichkeit).

- Symptome: Jucken, Brennen, Schmerz nur bei thrombotischer Inkarzerierung!

Therapie
- Stuhlregulierende Maßnahmen (z. B. Laktulose).
- Empfehlung der proktol. Vorstellung.
- Akute Behandlungsnotwendigkeit nur bei thrombotisch inkarzerierten Hämorrhoiden o. starker Blutung (stat. Aufnahme, Analgesie, Kühlen, baldige elektive OP, bei Blutung Tamponade, z. B. Alaunstreifen).

10.5.3 Analfissur

Klinik
- Defäkationsassozierte schmerzhafte kleine Schleimhautverletzung.
- Kein Knotennachweis.
- Leichtere Blutung.

Therapie
- Lokale Kalziumantagonisten (z. B. Nifedipin), ggf. Lokalanästhetikasalben (z. B. Quinisocain).
- Ballaststoffeiche Ernährung (Flohsamenschalen) u. stuhlregulierende Maßnahmen (z. B. Laktulose).
- Stat. Behandlung nicht notwendig.
- Empfehlung proktol. Vorstellung.

10.5.4 Analabszess

Klinik
- Starke Schmerzen perianal o. tief anal.
- Ggf. sichtbare Schwellung/Rötung.
- Bei digitaler Austastung häufig Schwellung tastbar im Analkanal.
- Ggf. darstellbare Fistel.
- Selten großer Abszess mit Sepsissymptomatik.

Therapie
- I. d. R. stat. Aufnahme zur Proktoskopie u. Abszesssanierung.
- Ggf. ist eine Endosonografie zur Abszessdiagnostik durchzuführen.
- Bis dahin Analgesie u. stuhlregulierende Maßnahmen.

10.5.5 Pilonidalsinus

Klinik
- Porus im Bereich der Rima ani.
- Differenzierung in asympt., abszedierten o. chron. Pilonidalsinus:
  - Asympt.: Porus ohne Schmerz u. Sekretion.
  - Abszediert: Schwellung, Rötung u. Schmerz paramedian der Rima ani.
  - Chron.: nässende, sezernierende Fistel ohne Schwellung o. Schmerz.

Therapie
- Asympt. Pilonidalsinus: keine.
- Abszedierter Pilonidalsinus:
  - OP mit Exzision u. sek. Wundheilung o.
  - Entdeckelung des Abszesses u. elektive Exzision im Intervall mit ggf. einzeitigem Verschluss.
- Chron. Pilonidalsinus: keine akute Ther., jedoch Empfehlung der elektiven Versorgung.

10

10.6 Postoperative Probleme

10.6.1 Checkliste

Checkliste

First Impression AZ des Pat? Schmerzen? Vigilanzstörung (Sepsis)? Blässe (Blutung)? Schwitzend? Luftnot? Kritische Situation?

Anamnese Was ist operiert worden? Wann ist der Zustand eingetreten? Risikooperation? Notfalleingriff?

- **Vorerkr.:** bek. Allergien?
- **Medikamentenanamnese:** Welche neuen Medikamente erhalten (Schmerzmittel)? Welche Medikamente postop. pausiert (Antikoagulanzien)?

Klinische Untersuchung Vitalparameter, Temp. (Fieber früh postop.? Postaggressionssy.?), Rekapillarisierungszeit, Auskultation Abdomen (postop. Atonie?), Auskultation Lunge/Herz, Drainagefördermenge (plötzlich keine Förderung mehr o. sehr viel?), Drainagequalität (Blut, Galle, Chylus, Dünndarmsekret?).

Weiterführende sofortige Diagnostik

- **Labor:** Leukos, CRP, PCT, Krea, E'lyte, Cholestasewerte, CK, Trop., D-Dimer (eher nicht verwertbar!).
- **EKG:** Tachyarrhythmie (Bedarfstachykardie o. kardiale KO?), Ischämiezeichen (postop. Infarkt?), Rechtsherzbelastungszeichen (LE?).
- **Rö Thorax:** kardiale Stauung, Infiltrat, subphrenische Luftsichel (früh postop. zu erwarten).
- **Sono:** freie Flüssigkeit abdominal (Nachblutung?), Darmdistension (Ileus?) Verhalt subkutan im Zugangsweg (infizierte Wundheilungsstörung?), Nierenstauung (verletzter Ureter?).

10.6.2 Allgemeines

- In der frühen postop. Phase ist immer an eine prim. operationsbedingte Ursache einer Zustandsverschlechterung zu denken! → Bei jedem operierten Pat., der durch Symptome wie Anurie/Oligurie, RR-Abfall o. -Anstieg, Dyspnoe, Fieber, Schmerzen, Tachykardie, Übelkeit o. Veränderung der Bewusstseinslage auffällt, muss der Zusammenhang zur OP aufgeklärt o. ausgeschlossen werden.
- **Cave:** Verstopfte u. abgeknickte Drainagen u. Katheter immer für mögliche Ursachen halten und ggf. korrigieren (Absaugen Durchspülen etc.).
- **Cave:** Hb bei akuter Blutung kann zunächst noch normal sein.

Vorgehen

- Zur schnellen klin. Einschätzung der Situation standardisiertes Vorgehen am Bett, hierzu beim **Blick von oben nach unten** einschätzen (Checkliste ▶ 10.2.1).
- Bei akutem klin. V. a. Blutung, Sepsis o. Herzinfarkt sofortige Verlegung auf ITS (wenn nicht prim. Reanimation, ▶ 3.2), sonst weitere Maßnahmen u. Diagn. auf peripherer Stat.

10.6.3 Leitsymptome

Schmerzen und Schmerztherapie

Schmerzprophylaxe (bei sicher zu erwartendem postop. Schmerz) erfordert i. d. R. niedrigere Dosen als Schmerzbekämpfung (▸ 1.3.2)! Unangemessen starke Schmerzen erfordern immer eine Ursachensuche!

Klinik
- Hypertonie.
- Immobilität.
- Erbrechen.

Ursachen
- Unzureichende Analgesie.
- Frühe Hüftluxation.
- PONV.
- Darmatonie.

Therapie
- Analgetikagabe, bei Übelkeit i. v.
  - Basisanalgesie: Novalgin 1–2 g p. o. oder als Kurzinfusion in 100 ml NaCl 0,9 % max. 6-stdl.
  - Alternativ 0,5 g Ibuprofen p. o. oder Supp. (max. 3 g/24 h) bei spezieller Ind.
  - Bei Bedarf zusätzl. Oxygesic 10–20 mg p. o. bis zu 8-stdl. o. Targin 10/5–20/10 mg bis zu 6-stdl. Bei starken Schmerzen Basisanalgesie u. zusätzl. Morphin 10 mg p. o. Alternativ Dipidolor 0,1 mg/kg KG als Kurzinfusion i. v. in 100 ml NaCl 0,9 % über 20 min.
  - Dipidolor 0,1 mg/kg KG als Kurzinfusion i. v. in 100 ml NaCl 0,9 % über 20 min.

Dieses Schema ist auch in Komb. mit einem PDK möglich.
- Ursachenbehebung, Revision.
- Antiemetische Ther. (z. B. Ondansetron).
- Prokinetische Ther. (z. B. Erythromycin, feuchte Wärme, Einläufe).

Übelkeit und Erbrechen

Ursachen Paralytischer/mechanischer Ileus, Peritonitis, Volumenmangel, Hypotonie, Hypertonie, Narkoseüberhang, Opioide, Medikamente, Schmerzen.

Diagnostik Sono, ggf. Rö Abdomenübersicht u. Linksseitenlage, ggf. CT.

Therapie
- Bei postop. Übelkeit nach Ausschluss anders zu therapierender Ursachen: 1 Amp. (4 mg) Ondansetron i. v., 1 Amp. (4 mg) Dexamethason i. v., adäquate Schmerzmedikation.
- Bei Erbrechen: Magensonde auf Ablauf legen, ggf. nach RS mit dem Operateur.

Fieber

Temperaturen bis 38 °C (rektal) sind postop. i. R. des Postaggressionssy. bis zum 3. Tag möglich. Bei frühem ausgeprägtem postop. Fieber o. schnellem Temp.-Anstieg immer an septische Einschwemmung denken, sehr selten maligne Hyperthermie.

Ursachen Wundinfekt, Pneumonie, HWI, Phlebothrombose. Z. n. Darmeingriff → V. a. Anastomoseninsuff. mit Peritonitis o. Abszess.

! Alle Drainagen u. Zugänge sind mögliche Keimeintrittspforten.

Diagnostik Genaue körperl. Untersuchung inkl. Wund- u. Drainagekontrolle u. ZVK-Einstichstelle. Urinstix, ggf. Rö Thorax, Sono Abdomen, ggf. CT (→ Prozesse im Retroperitoneum o. kleinen Becken). Stets Keimgewinnung (Abstriche, Blutkulturen, Urinkultur, ZVK-Spitze). Labor: BB, CRP, E'lyte, Krea, Gerinnung.

Therapie Sympt. Fiebertherapie. (▶ 1.3.4). Kalkulierte Antibiotikather.: nach Knochen- u. Weichteileingriffen z. B. Clindamycin 3 × 600 mg/d i. v., nach abdom. Eingriffen z. B. Tazobac 3 × 4,5 g. HWI: ▶ 14.2, Fieber ohne sicheren Fokus: ▶ 20.1.2, Fieber bei nosokomialer Pneumonie: ▶ 20.1.3.

Hypotonie

Symptome Ggf. Bewusstseinsveränderung, Übelkeit, Frieren.

Ursachen Volumenmangel (Blutung/Sepsis/PDK), kardiale Dekompensation, LE, Medikamente.

Diagnostik RR, Halsvenenfüllungszustand, Labor, Sono, Echo, intra- u. periop. Ein- u. Ausfuhrbilanz. Medikamente überprüfen.

Therapie Volumenzufuhr, Schocklagerung, Schockther. (▶ 3.3).

Hypertonie

Symptome Ggf. Kopfschmerzen, gerötetes Gesicht.

Ursachen Schmerzen, Hypoxämie, Hypervolämie (v. a. möglich nach langer OP: Umverteilungsphänomen nach Extubation, fehlende Dauermedikation → Vergleich mit präop. Werten), Angst, volle Harnblase.

Diagnostik RR, Ein- u. Ausfuhrbilanz, Schmerzstärke.

Therapie Ursache therapieren. Ohne erkennbare Ursache: ▶ 4.6.4.

Dyspnoe, respiratorische Insuffizienz

Klinik Veränderte Atemfrequenz (Brady- o. Tachypnoe), Unruhe, Verwirrtheit, Tachykardie.

Ursachen

- Dir. postop. → Verlegung der Atemwege durch Zurücksinken des Zungengrunds, Nachblutung, Pneumothorax, abgeknickte Thoraxdrainage.
- Narkose-/Opioidüberhang.
- Schonatmung wg. Schmerzen.
- Lungenödem (bei Hypervolämie i. R. von Umverteilungsphänomenen, v. a. nach langer OP/Beatmungszeit).
- Pleuraerguss, Pneumonie.
- Funktioneller Zwerchfellhochstand, abdom. Kompartmentsy.
- Immobilisation, LE.

Diagnostik Auskultation! BGA, Rö Thorax, EKG, Ausschluss LE (CT, Echo).

Therapie

- Sicherung der Oxygenierung → O_2-Gabe, Maskenbeatmung, Intubation nach Schwere der Klinik. Ggf. Thoraxdrainage.
- Bei V. a. Opioidüberhang Antagonisierung (Naloxon) u. anschließende Überwachung (▶ 16.8.2).

- Ausreichende Analgesie.
- Bei LE u. Lungenödem: ▶ 5.2. Bei Hypervolämie: Diuretika (▶ 7.4).
- Antibiotika bei Pneumonie: ▶ 5.5.
- Atemther. u. Krankengymnastik.

Tachykardie

Symptome Palpitationen, Luftnot, ggf. Thoraxschmerzen, RR-Anstieg/-Abfall.

Ursachen Schmerzen, Volumenmangel (Blutung, Sepsis), niedriger K^+-Spiegel, Medikamente.

Diagnostik Puls, RR, EKG, Drainagen, Labor, Schmerzskala.

Therapie Ursachen therapieren.

Anurie/Oligurie

Klinik
- Hypotonie.
- Hypertonie.
- Hypoproteinämie.
- Nierenversagen (ggf. mit Proteinurie/Mikrohämaturie).

Ursachen
- Prärenal: Volumenmangel, prolongierte Hypotonie, längere Katecholamin-Ther., Hypoxämie u. stattgehabter (z. B. intraop.) RR-Abfall, OP-technische Ursachen? Hypoalimentation bei postop. Darmatonie.
- Postrenal: Ureterverletzung, Blasenentleerungsstörung, verstopfter Dauerkatheter, Harnverhalt.

Diagnostik Hydrierungszustand, RR, Labor, Sono. Urinkatheter auf Durchgängigkeit prüfen.

Therapie
- Volumengabe.
- Einmalkatheterisierung bei Harnverhalt.
- Ggf. Nierenersatzther. (vorher forcierte Diurese).
- Ggf. parenterale Ernährung.
- Atoniebekämpfung.

10.6.4 Spezifische postoperative Probleme

- Allgemein: Inf. im Bereich des Zugangsweges gefährden die darunterliegenden Fasziennähte u. ggf. eingebrachten Netze: frühzeitige Eröffnung von Haut u. Subkutis, offene Wundbehandlung.
- Bei allen laparoskopischen Eingriffen sind abdom. Beschwerden u. beginnender Peritonismus als Hinweis auf eine mögliche Dünndarmverletzung zu werten u. entsprechend abzuklären!

Schilddrüse/Nebenschilddrüse

Nachblutung

Meist nach Extubation in den ersten 12–24 h postop., Ausmaß nicht unterschätzen (oft Sickerblutungen).

Klinik
- Schwellung des Halses.
- Engmaschige Überwachung, Halsumfang beachten, Kühlen.
- Stridor, Atemnot.
- Intensivüberwachung, ggf. Reintubation u. Revision.

Diagnostik Klin. Einschätzung! Verluste über Drainagen > 200 ml insgesamt. Sek.: Sono, Labor (BB, Gerinnung).

Vorgehen Engmaschige Überwachung, ggf. frühzeitige Intubation, Hintergrund informieren u. Revision.

> Oberstes Gebot: Freihalten der Atemwege. Der absolute Blutverlust ist nicht die Bedrohung!

Rekurrensparese
- Tritt im Verlauf der ersten postop. Nacht auf. Eine einseitige Rekurrensparese verursacht keine respir. Probleme, i. d. R. nur Heiserkeit.
- **Cave:** bei Stridor nach Extubation, Heiserkeit, zunehmende Luftnot → frühzeitige Verlegung auf ITS.

Klinik und Therapie
- Heiserkeit → einseitige Stimmbandlähmung → logopädische Ther.
- Luftnot → bds. Rekurrensparese → ggf. Reintubation/Tracheotomie, Logopädie, ggf. op. Stimmbandunterfütterung.

Hypoparathyreoidismus
Häufig! Eine transiente postop. Unterfunktion tritt in 10–25 % auf.

Klinik Kribbelparästhesien (periorale Taubheit, Parästhesien, Krämpfe, Chvostek-Zeichen pos.).

Therapie
- Erniedrigter Serumkalziumspiegel → Substitution (bei laborchem. Hypokalzämie (< 2,2 mmol/l) Substitution auch ohne Symptome für 2–3 Wo.: 3 × 1.000 mg/d Kalzium sowie 2 × 0,5 µg/d 1,25-Dihydroxycholecalciferol).
- Persistierend erniedrigter Kalziumspiegel trotz Substitution → Bestimmung PTH, Substitution Kalzium u. 1,25-Dihydroxycholecalciferol, ggf. hoch dosiertes Hydrochlorothiazid geben.
- Hypokalzämische Krise: ▶ 7.6.1.

Ösophagus/Ösophagusresektion
Diese Pat. werden grundsätzlich intensivmed. nachbetreut.

Insuffizienz der zervikalen Anastomose

Klinik Rötung im Bereich der Halswunde, Fluktuation, Wundsekretion, Temp.-Erhöhung.

Diagnostik Labor: Entzündungszeichen, Gerinnung. Sono (Verhalt?), ggf. Hals-CT.

Vorgehen Bei Leukozytose, Temp.-Erhöhung, nachgewiesenem Verhalt: RS Hintergrund. Ggf. Eröffnung der Halswunde zur offenen Wundbehandlung u. ggf. Planung von endoskopischer Diagn. u. Stentplatzierung, Einlage einer Magensonde. Bei sichtbarer Durchblutungsstörung des proximalen Magen- bzw. Kolonanteils sowie ausgedehnter Dehiszenz geplante op. Revision notwendig.

Insuffizienz der intrathorakalen Anastomose

Klinik Temp.-Anstieg, ggf. „leise Klinik".

Diagnostik Labor: BB, Sono (Pleuraergüsse?), Rö Thorax (Mediastinalverbreiterung?), Gastrografinschluck (Leckage), ggf. CT Thorax.

Therapie Zügige Ther.: 1. Wahl endoskopisch. Sofort breite antibiotische Abdeckung.

Fundoplicatio

- Eine leichte Dysphagie 8–10 d postop. ist zu erwarten. Bei Erbrechen von Magensaft, Völlegefühl nach Nahrungsaufnahme mögliche Ursache: Vagotomie.

! Zeichen einer peritonitischen Reizung müssen sofort abgeklärt werden.

Diagnostik Sofortiger Ausschluss einer Ösophagus- (Gastroskopie) sowie einer Dünndarmverletzung. Bei Klinik eines akuten Abdomens Rö Abdomenübersicht u. Linksseitenlage, ggf. CT – allerdings schwer beurteilbar bei zu erwartender freier Luft postop. → im Zweifel frühzeitige Re-Laparoskopie!).

Vorgehen
- Ösophagusverletzung: Stent, Magensonde.
- V. a. Dünndarmläsion: sofortige Revision.

Magen/Pankreas

Pyloruserhaltende Pankreaskopfresektion

- Gallenfistel: Sekretion von Galle über die abdom. Easyflow-Drainage als Zeichen der Anastomoseninsuff.
  - → Überprüfung der Durchgängigkeit der intraluminalen Galledrainage, ggf. Anspritzen o. erneute Öffnung bei zuvor abgestöpselter Drainage.
  - → Antibiose zur Behandlung einer beginnenden Cholangitis.
- Hypoglykämie: Bewusstlosigkeit mit Schwitzen 3 d nach OP u. Nachweis einer Hypoglykämie.
- Zurückhaltung bei der Insulingabe, Glukagon ist mind. ebenso erniedrigt.
- Ggf. gleichzeitige Substitution von Glukose u. Insulin.

Zu früh gezogene Magensonde

> Zu frühe Sondenentfernung kann durch Überdehnung zu Ischämie u. Nahtinsuff. führen.

Vorgehen Wiedereinlage → nur bei weiter aboral gelegenen Anastomosen zur Sekretableitung bis zum 3. postop. Tag, danach nur, wenn noch größere Mengen gefördert wurden. Nach Gastrektomie u. Ösophagusresektion (Lage der Magensonde über einer Anastomose) → Wiedereinlage nur bei dringender Ind. unter radiol. Kontrolle nach RS Hintergrund.

Blut oder Hämatin in der Magensonde

Differenzialdiagnose Dir. postop. intraluminäre Nachblutung, Stressulkusblutung.

Vorgehen
- RR, Pulskontrollen, ggf. ZVD, Hb-Kontrolle, Kreislaufstabilisation, Volumensubstitution.
- Bei Hb-Abfall: Endoskopie (Hintergrund!), ggf. endoskopische Blutstillung. Ist dies nicht möglich u. sind mehr als 4 EK erforderlich → Re-Laparotomie.

Gallenblase und Gallenwege

- Gallige Sekretion aus der Zieldrainage.
- In Abhängigkeit von der Drainagemenge (< 100 ml/24 h) abwartendes Verhalten o. ERC am Folgetag planen (Aufklärung, nüchtern lassen, Hintergrund verständigen).

Ikterus

- **Ohne Eröffnung des Ductus choledochus:**
  - **Diagn.:** Labor: BB, CRP, Bili, GGT, AP, Lipase, Gerinnung. Temp., Sono (Erweiterung des Ductus choledochus? Postop. unsicher).
  - **Vorgehen:** Ind. zur ERC bei sonografisch deutlich erweitertem Ductus choledochus, Bili-, AP-, GGT-Anstieg, ggf. Leukozytose (i. d. R. am nächsten Tag, Aufklärung des Pat.!).
- **Mit Eröffnung des Ductus choledochus:**
  - Rö: T-Drain-Darstellung bei V. a. Koagelverstopfung.
  - Vorgehen bei Koagelverstopfung: Spülbehandlung über T-Drain, Kontrolle der Cholestaseparameter.

T-Drainage

Klinik Bei sistierendem Gallenfluss aus dem T-Drain während der ersten 3 postop. Tage: Luxation o. Verstopfung des T-Drains?

Diagnostik Bili-Kontrolle, GGT, AP. Elektiv Rö: T-Drain-Darstellung mit wasserlöslichem KM.

Vorgehen T-Drain anspülen nach RS mit Hintergrund. Wenn bildmorphol. außerhalb des Gallengangsystems verrutscht, RS Hintergrund. Meist kein akuter Notfall, engmaschige klinische Labor- u. Sono-Kontrollen.

Dünndarm/Kolon

Anastomosen-/Nahtinsuffizienzen, Darmwandnekrosen

Klinik Länger bestehende Darmatonie (Ileus ▶ 10.4.4). Druckschmerzhaftes, gespanntes Abdomen, persistierendes Fieber, schließlich Peritonitis: ▶ 10.4.3.

Diagnostik

- Labor: BB, Gerinnung, E'lyte, Lipase, Bili, GGT, AP (DD: Cholezystitis, Pankreatitis).
- Rö: Abdomenübersicht u. Linksseitenlage (freie Luft, eingeschränkt verwertbar bis 3. Tag postop.).
- Sono Abdomen (freie Flüssigkeit?), CT Abdomen.
- Bei tiefen kolorektalen Anastomosen Kolonkontrasteinlauf mit Gastrografin o. Endoskopie.

Vorgehen RS Hintergrund. Jede Peritonitis erfordert eine sofortige Re-Laparotomie. Verlegung des Pat. auf ITS, Kontrolle der Vitalparameter, nüchtern lassen und i. v. Flüssigkeitssubstitution.

Platzbauch

> Einige Tage postop. Fasziendehiszenz o. im Vollbild plötzlicher Vorfall der Darmschlingen vor die Bauchdecke.

Vorgehen Untersuchung nach sterilem Abdecken mit sterilen Handschuhen, Abdecken mit feuchten sterilen Bauchtüchern, sofortige OP.

Leistenhernie

Klinik
- Hodenschwellung:
  - Schmerzlos o. schmerzarm: am ehesten Hämatom → sonografische Korrelation.
  - Verlaufskontrolle, Kühlen, Hochlagerung.
- Extrem schmerzhaft: a. e. Ischämieschmerz, praller Hoden mit Abflussbehinderung (meist primär venös) → sonografischer Ausschluss eines relevanten Hämatoms, erfordert frühzeitige Revision bei Gefahr der Hodennekrose!
- Bauchschmerz:
  - Kolikartig, ggf. mit Schulterschmerz – a. e. funktionell bei Z. n. Laparoskopie (TAPP).
  - Palpation mit weichem Bauch → Analgesie.
  - Dumpf mit späterer Abwehrspannung – a. e. Harnverhalt (v. a. bei jungen Männern!).
- Miktionsanamnese, Sono → Einmalkatheter, ggf. Cholinergikagabe.

Mamma

Nachblutung: tritt während der ersten postop. Nacht auf. Eine später als 24 h postop. auftretende Armschwellung weist eher auf Lymphödem, Thrombose o. Thrombophlebitis hin.

Klinik Zunehmende lokale Schwellung u. Armschwellung, Drainageverluste, Tachykardie, RR-Abfall.

Diagnostik Umfangsmessungen, Inspektion, ggf. Sono. Labor: BB, Gerinnung.

Vorgehen Engmaschige Umfangs- u. Drainagekontrollen. Möglichst kons. Ther.: Kompression, Gerinnung optimieren. Hintergrund verständigen, ggf. Revision.

10.6.5 ICD-Codes

Die wichtigsten ICD-Kodierungen für chir. Notfälle: ▶ Tab. 10.11.

Tab. 10.11 ICD-Codes für chirurgische Notfälle

Krankheitsbild	ICD-Code
Akutes Abdomen	R10.0
Akute Peritonitis	K65.0
Mechanischer Ileus unterschiedlicher Genese	K56.1–K56.6
Paralytischer Ileus	K56.0
Akute Appendizitis	K35.8
Cholezystitis, akut	K81.0
Cholezystitis, chronisch	K81.1
Cholangitis	K83.0-
Choledocholithiasis	K80.5-

Tab. 10.11 ICD-Codes für chirurgische Notfälle *(Forts.)*

Krankheitsbild	**ICD-Code**
Sigmadivertikulitis	K57.2-
Mesenteriale Ischämie	K55.0
Nachblutungen nach Eingriff	T81.0
Einseitige Rekurrensparese	J38.02
Doppelseitige Rekurrensparese	J38.03
Hypoparathyreoidismus	E20.9
Anastomoseninsuffizienz	K91.83
Hernien, nicht näher bezeichnet	K46.-
Aufreißen einer Operationswunde	T81.3

11 Schmerzen am Bewegungsapparat

Barbara Kiehn

11.1 Notfalltabelle und Checkliste

Orthopädische Notfälle: ▶ Tab. 11.1.

Tab. 11.1 Orthopädische Notfälle

Diagnose	Maßnahmen	Medikament/Therapie
Akuter Gichtanfall **⅓ aller Pat. mit akutem Gichtanfall haben einen normalen Harnsäurespiegel**	Kühlende Alkoholumschläge, Diclofenac-Salbe Betroffenes Gelenk ruhig lagern, ggf. auch i. a. Injektion eines Glukokortikoids **Cave: Empyem**	• **Colchicin-Niedrigdosisther.: Beginn mit 2 × 0,5 mg/d oral, danach** 1 × 0,5 mg/d nach 1 h, als max. Tagesdosis für 1–3 d im akuten Anfall **Cave: unter Colchicin über dringende Empfängnisverhütung aufklären, während der Einnahme bis 6 Mon. danach** • Prednisolon 20–25 mg 1 ×/d oral für 3–5 d • Indometacin: zusätzlich zur Colchicinther. bei schweren Verläufen o. wenn Colchicin nicht gegeben wird 50 mg 3 ×/d p. o. oder 100 mg rektal alle 4–6 h bis max. 400 mg/d mit Magenschutz • **Etericoxib,** 1 × 120 mg/d für max. 7 d
Akuter Nucleus-pulposus-Prolaps Konus-Kauda-Sy.	Neurol. Untersuchung MRT/CT	Ausreichend Analgesie Sofortige OP-Ind. bei akuter Blasen-Mastdarm-Störung u./o. akuter Parese Ggf. OP-Vorbereitung o. neurochir. Verlegung
Gelenkempyem mit/ohne Kunstgelenk	Sterile Punktion (Mikrobiologie mit Resistogramm, sofort Gram-Färbung, Zellzahlbestimmung, Glukose etc.) Labor (kleines BB, CRP, BSG, Gerinnung, ggf. hausspez. Parameter für OP) **Cave:** Sepsis! **Vitalwerte regelmäßig messen**	OP (arthroskopische/offene Synovektomie u. Spülung, ggf. Kunstgelenkausbau/-wechsel) Antibiose (zunächst kalkulierte Antibiotikather. (z. B. Ampicillin/Sulbactam i. v. 3 × 3 g/d, später nach Antibiogramm) Analgesie Krankengymnastik
Epiphyseolysis capitis femoris (ECF) **acuta** Akut-auf-chron. ECF	Sono Hüften bds. (Erguss, Stufe zwischen Schenkelhalsmetaphyse u. abgerutschter Metaphyse) Rö Hüften bds. (Lauenstein 70–90° Flexion u. 45–50° Abduktion)	OP: notfallmäßige offene/geschlossene Reposition (unter Innenrotation u. Abduktion)

Checkliste

Anamnese Begleiterkr., Inf., Unfälle, OP, KO, Medikamente, Allergien, Drogen. *Familienanamnese:* Tumorerkr., Erbkrankheiten, Hauterkr., Erkr. des rheumatischen Formenkreises.

Aktuelle Beschwerden

- **Intensität** (Schmerzskala 1–10): Freie Intervalle? Schmerzcharakter (brennend, stumpf, stechend, wandernd, elektrisierend, Ameisenlaufen).

- **Beginn der Beschwerden** (akut o. schleichend): zeitliches Auftreten, auslösende Faktoren (Trauma, iatrogen, z. B. Gelenkpunktion?).
- **Verstärkende o. lindernde Faktoren** (z. B. Husten, Pressen etc.).
- **Schmerzlokalisation u. -ausstrahlung** (genau zeigen lassen!).
- **Neurol. Symptome:** allg. Krankheitszeichen, Lähmungen, Taubheit, Parästhesien, Miktions- o. Defäkationsstörungen, Kopfschmerz, Meningitis, Schwindel, Bewusstseinsstörungen.

Allg. orthopädische Untersuchung

Pat. zur Untersuchung immer entkleiden!

- **Inspektion:** AZ, EZ (Adipositas, Kachexie, muskuläre Dysbalancen), Haltung, Körperlänge, Körperbau, Gangbild: Hinken (Schmerz-, Schon-, Verkürzungs-, Duchenne-, Versteifungs-, Lähmungshinken), Ataxie, Spastik. Gehhilfen? Prothesenbenutzung? Deformitäten: Längenunterschiede, Achsfehlstellungen. Haut: Schwellung, Rötung, Narben, Atrophien, Schwitzen, Kaltschweißigkeit, Blässe (Herzinfarkt, Aortendissektion), Fieber?
- **Palpation:** Knochen-Weichteil-Konturen: Schwellung, Ödem, Tumor, Ganglion, Erguss, Rötung, Hauttemperatur, Krepitationen, Myogelosen, Muskeltonus, lokaler Druckschmerz, Kompressions-, Stauchungsschmerz, Umfangsdifferenzen.
- **Gelenkbeweglichkeit:** Neutral-Null-Methode, Stabilitätstests (Aufklappbarkeit?).
- **Abwehrspannung:** lokal o. generalisiert im Abdominalbereich (prim. Erkr. eines Bauchorgans o. Harnverhalt bei benigner Prostatahyperplasie?). Solider/pulsierender Tumor? Nierenlagerklopfschmerz?
- **Periphere Pulse:** Abgeschwächte o. fehlende Pulse? RR-Abfall (Aortendissektion)?
- **Segmentale Irritationspunkte** (meist in Austrittsnähe der segmentalen Spinalnerven).
- **Neurostatus:** Sensibilität, motorische Ausfälle (Zehenspitzen- u. Hackengang bei NPP), Reflexstatus (Arme: BSR, TSR, RPR; Beine: PSR, ASR, Babinski → Ausfall, Seitendifferenz?), Lasègue, Bragard, Valleix-Druckpunkte (Druckschmerz im Verlauf des N. ischiadicus), umgekehrter Lasègue.
- **Vegetativum:** Blasen-, Mastdarm-, Genitalfunktion, Schweißsekretion.
- **Psyche:** Glaubwürdige Beschwerden? Auffälligkeiten?

Weiterführende Untersuchung

- **Rö:** immer in wenigstens 2 Ebenen (**cave:** Schwangerschaft, Minderjährigkeit).
- **Labor:** Entzündungsparameter (Leukos, CRP), Herzroutine zum Ausschluss Myokardinfarkt (Trop. T, CK,CK-MB, LDH), Oberbauchwerte (kleines BB, GOT, GPT, CHE, Lipase, Amylase, Krea, Harnstoff, ggf. Schwangerschaftstest, β-HCG).
- **MRT/CT** der entsprechenden WS-Segmente: notfallmäßig bei V. a. absolute OP-Ind. beim Cauda-equina-Sy. mit Blasen-Mastdarm-Störung sowie Reithosenanästhesie, bei akut einsetzender Lähmung der Fuß- u. Zehenheber sowie des M. quadriceps u. bei V. a. ICB, bei V. a. Aortenaneurysma (plötzlicher Rückenschmerz).
- **Sono Abdomen:** bei V. a. Cholezystitis, Nephrolithiasis, paranephritischen Abszess, Harnverhalt.
- **EKG:** z. A. Herzinfarkt bei unklaren Brust-Schulter-Arm-Schmerzen.
- **Gelenkpunktion:** Ausschluss Infekt, Hämarthros, reaktiv.
- **Sono:** Gelenk, Muskulatur, Sehne.

11.2 Nacken-, Schulter-, Armschmerzen

11.2.1 Differenzialdiagnose

▶ Tab. 11.2.

Muskuloskelettale Ursachen

- Trauma:
  - Distorsionen, Schleudertrauma. *Klin.:* schmerzhafte Bewegungseinschränkung der HWS, Kopfschmerzen, ausstrahlende Schmerzen in Schulter u. Arme, ggf. Kribbelparästhesien in Armen u. Händen.
  - Verletzungen, z. B. bei Verkehrsunfällen, gründlich dokumentieren (z. B. angeschnallt, Airbag-Auslösung, Alkoholkonsum?). Fast immer Nachfragen von Versicherungen.
- **Degenerative Veränderungen:** meist nicht akut bzw. rezid. Osteochondrose, Spondylarthrose, Unkovertebralarthrose mit u. ohne radikuläre Symptomatik, chron./akute Nackenschmerzen, Nacken-Arm-Schmerzen ein- o. bds., Bewegungseinschränkung der HWS bei Blockierungen, pseudoradikuläre Dysästhesien, Omarthrose, Arthrose des Akromioklavikulargelenks, Impingement-Sy.

Tab. 11.2 Einteilung der Nacken-, Schulter-, Armschmerzen nach ihrem Verlauf

Verlauf	Erkrankungen
Akut	• Trauma (Fraktur o. Luxation) • Blockierungen • Hämatom, ICB, Aortendissektion • Meningitis • Hypertonie • Herzinfarkt, Durchblutungsstörungen • Bakt., reaktive Arthritiden/Bursitiden • Milzinfarkt, akute Cholezystitis
Chronisch	• Degenerative Veränderungen • Posttraumatische Störung (Gelenkinstabilität, Fehlstellung, M. Sudeck) • Migräne • Angeborene Anomalien (Klippel-Feil-Sy., Os odentoideum, basiläre Impression) • Fehlhaltungen, Fehlbelastung, Bursitis • Chondrokalzinose • Bakt. Inf. der Schulter
Akut u. chronisch	• Glaukom • Neuralgie N. occipitalis magnus, C2 • Neurol. Erkr. (Hemiplegie, Neurinome, Herpes zoster, Armplexusläsionen, Läsion der peripheren Nerven, Karpaltunnelsy., Sulcus-ulnaris-Sy.)
	• Tumoren, Metastasen u. Kompressionssy. (Pancoast-, Skalenussy.) • Funktionelle Störungen (Blockierungen) • Rheuma • Ansatztendinosen, Rotatorenmanschettendefekte, Sehnenrupturen • Periarthropathia humeroscapularis (PHS) • Spondylitis, Spondylodiszitis • Psychogen

- **Blockierungen:** akuter Schiefhals mit Fehlstellung u. muskulärem Hartspann → Tortikollis. **Cave:** Tortikollis nach Neuroleptika-Überdosierung.
- **Insertionstendopathien:** Sehnenansätze, Band- u. Kapselapparat druck- u. dehnungsschmerzhaft (z. B. Bizeps-, Supraspinatussehne).
- **Rotatorenmanschettenruptur:** traumatisch (selten) o. degenerativ (häufig), mit Humeruskopfhochstand im Rö-Bild. Degenerative Rupturen zeichnen sich häufig durch Nachtschmerz aus, einhergehend mit wenig Bewegungsverlust. Bei traumatischen Rupturen → Verlust der aktiven Abduktion (M. supraspinatus) bzw. Außenrotation (M. infraspinatus): Pseudoparalyse.
- **Periarthropathia humeroscapularis (PHS):** unpräziser Sammelbegriff für mehrere degenerative Erkr. im Schulterbereich.
  - **PHS simplex tendinotica:** Schmerzen bei Rotation u. Abduktion. Nächtl. Spontanschmerz beim Liegen auf der erkrankten Seite. Schmerzverstärkung unter Belastung.
  - **Supraspinatussy.:** Schmerzmaximum am Schulterdach an der Insertionsstelle der Sehne. Schmerzen bei Seithebung zwischen 60 u. 80°, Verstärkung bei Innenrotation u. Anheben gegen Widerstand.
  - **Biceps-longus-Sy.:** Schmerzlokalisation entlang der langen Bizepssehne. Bizepsanspannschmerz bei Abduktion, Anteversion u. Supination des Unterarms, Druckschmerz im Sulcus intertubercularis, Crepitatio (Speed-Test).
  - **PHS acuta:** plötzlich auftretende heftige Schmerzen, bis in die Finger ausstrahlend. Schulter druckdolent, oft gerötet u. überwärmt. Funktionstest schmerzbedingt nicht möglich.
  - **PHS pseudoparalytica:** plötzliches Auftreten nach Krafteinwirkung (Sturz o. Heben). Neurol. unauffällig. Passiv abduzierter Arm kann aktiv nicht gehalten werden (meist Ruptur der Supraspinatussehne).
  - **PHS ankylosans:** blockierte Schulter mit aktiver u. passiver Bewegungseinschränkung. Gelenkverklebungen nach zu langer Ruhigstellung (Arthrofibrose).
  - **Tendinosis calcarea (Kalkschulter), meist intratendinöse Kalkablagerungen der Supraspinatussehne.**
- **Rheumatoide Arthritis:** Gelenkschwellungen mit schmerzhafter Bewegungseinschränkung, Morgensteifigkeit. BSG u. CRP ↑, pos. Anti-CCP (AK gegen zyklisches citrulliniertes Peptid), häufig RF pos. (aber unspezifisch!), HLA-B27 mitbestimmen.
- **Spondylarthritis:** Schwellung der Sternoklavikular- u. WS-Gelenke.
- **Bakt. Arthritiden:** Erguss, Überwärmung, schmerzhafte Bewegungseinschränkung, Infektsymptomatik bis zur Sepsis.
- **Bursitis:** z. B. Bursitis subacromialis. Lokaler Druckschmerz, Schwellung bis zur Rötung.

Neurologische Ursachen

- **Herpes zoster:** reißende segmentale Schmerzen, mit wässrigem Inhalt gefüllte Bläschen einige Tage später (**cave:** im KH – isolationspflichtig, bis das letzte Bläschen verkrustet ist).
- **Läsionen des Armplexus:** traumatisch o. Kompression durch z. B. Tumoren (z. B. Pancoast-Tumor, Neurinome, Parkbandläsion), Bestrahlung.
- **Bandscheibenvorfall** mit u. ohne radikuläre Symptomatik (radikuläre Nacken-Schulter-Arm-Schmerzen mit u. ohne Parästhesien, manchmal Husten- u. Niesschmerz, Bewegungseinschränkung, Reflexdifferenzen, Paresen, Querschnittsymptomatik bei medialem Vorfall möglich).

- **Meningitis.**
- **ICB** (z. B. SAB).

Durchblutungsstörungen

- **pAVK:** blasse, kühle Haut, Pulsabschwächung o. -defizit, Ruhe- o. Bewegungsschmerz.
- **Armvenenthrombose:** Schmerzen, livide Verfärbung u. Schwellung des Arms.
- **Durchblutungsstörungen** durch angeborene Fehlbildungen o. path. posttraumatische Veränderungen (Kompression z. B. durch Halsrippen, M. scalenus, kostoklavikuläres Sy.).
- **Aneurysma dissecans.**

Kardiale Ursachen ACS, Myokardinfarkt, Perikarditis, funktionelle Herzbeschwerden.

Pulmonale Ursachen Pleuraschmerzen (meist atemabhängig, oft Pleurareiben auskultierbar).

Gastrointestinale Ursachen Cholezystitis, Milzinfarkt, -ruptur, Pankreatitis.

- Bes. dringlich sind Schulter- u. Nackenschmerzen bei V. a. Meningitis, ICB, Myokardinfarkt, Aneurysma dissecans, Milzinfarkt, -ruptur u. Durchblutungsstörungen.
- Umgehende Diagn. u. Ther. sind erforderlich bei Verletzungen im HWS-Schulter-Bereich u. beim Bandscheibenvorfall.
- Bei den meisten Schmerzen handelt es sich jedoch um weniger akute Situationen, die warten können, wenn man anderweitig gefordert ist.

11.2.2 Diagnostisches Vorgehen

Anamnese ▶ 11.1.

Körperliche Untersuchung

- Bewusstseinslage: verändert bei Meningitis, ICB.
- Meningismus, Opisthotonus.
- Schmerzen o. Bewegungseinschränkungen bei aktiver o. passiver Bewegung (z. B. Insertionstendinosen, Neuritiden, Blockierungen, Verletzungen).
- Druck- o. Stauchungsschmerzen (z. B. knöcherne Verletzungen, Diskusprolaps).
- Muskulärer Hartspann, Myogelosen.
- Neurol. Status: Sensibilität, motorische Ausfälle, Reflexdifferenzen (▶ Tab. 11.3, ▶ Abb. 11.1).

Weiterführende Diagnostik

- **Labor:** BB, CRP, BSG, Gerinnung bei V. a. Meningitis o. ICB.
- **Rö HWS** in 2 Ebenen, **ggf. CT:**
  - Bei Bedarf (Verletzungen) auch nachts Spezialaufnahmen (z. B. Schrägaufnahmen bei V. a. Instabilitäten, Dens-Zielaufnahme, ggf. auch MRT bei Dezentrierung des Dens im CT).
  - ! Bei HWS-Distorsion bei frischen Verletzungen keine Funktionsaufnahmen (Gefahr der Querschnittlähmung bei Frakturen); bei unklaren Rö-Befunden Hintergrund hinzuziehen u. CT durchführen.

Tab. 11.3 Synopsis von Wurzelreizsyndromen im HWS-Bereich

Wurzel	Dermatom	Kennmuskeln	Reflexe
C3/4	Schmerz bzw. Hypalgesie im Schulterbereich	Abschwächung der Schulterhebung	Keine fassbaren Reflexstörungen
C5	Schmerz bzw. Hypalgesie etwa unter dem Ansatz des M. deltoideus	M. biceps brachii (Flexion im Ellenbogen ↓)	BSR ↓
C6	Radialseite des Ober- u. Unterarms, bis zum Daumen abwärts ziehend	Paresen der Handgelenkhebung (M. extensor carpi radialis) u. der Beugung im Ellenbogengelenk (M. biceps brachii)	Abschwächung von RPR u. BSR
C7	Dermatom lateral-dorsal vom C6-Dermatom, zum zweiten bis vierten Finger ziehend (insb. dritter Finger)	Parese M. triceps brachii, M. pronator teres, gelegentlich der Fingerbeuger. (Ellenbogenextension ↓, Flexion im Handgelenk ↓) Oft sichtbare Atrophie des Daumenballens	Abschwächung o. Ausfall des TSR
C8	Dermatom ist der kleinfingerseitige Unterarm	Parese der kleinen Handmuskeln (Fingerabduktion u. -adduktion ↓). Sichtbare Atrophie insb. des Kleinfingerballens	Abschwächung TSR u. Trömner-Zeichen (Fingerbeugereflex)
Th1	Dermatom über dem medialen Epicondylus	Finger spreizen ↓	

- **Sono** bzw. **Rö Schulter** in 2 Ebenen: Verletzungen o. Verkalkungen im Bandapparat o. im Verlauf der Sehnen.
- **Duplex-Sono** (wenn nicht möglich, Phlebografie) bei V. a. Armvenenthrombose.
- **CT Schädel** bei V. a. ICB, CT HWS bei Verletzungen, Einblutungen (Schluckstörung, Globusgefühl).
- **Sono** u. **CT Thorax** bei V. a. disseziierendes thorakales Aortenaneurysma.
- **MRT, CT:** je nach Lokalisation bei Bandscheibenschäden.

11.2.3 Therapeutisches Vorgehen

Stationäre Patienten

Diclofenac, 2 × 75 mg, für Pat. **mit ASS** in der Hausmedikation, sonst z. B. Ibuprofen, 4 × 600 mg, **ohne ASS** in der Hausmedikation.

- Bei leichteren Beschwerden auf dem Boden degenerativer Veränderungen u. bei muskulärem Hartspann zunächst Versuch mit lokaler Wärme- (meist chron. Stadium) o. lokaler Kälteapplikation (eher im akuten Stadium), Antiphlogistika (z. B. NSAR: Diclofenac 2 × 75 mg, Höchstdosis 150 mg/d mit

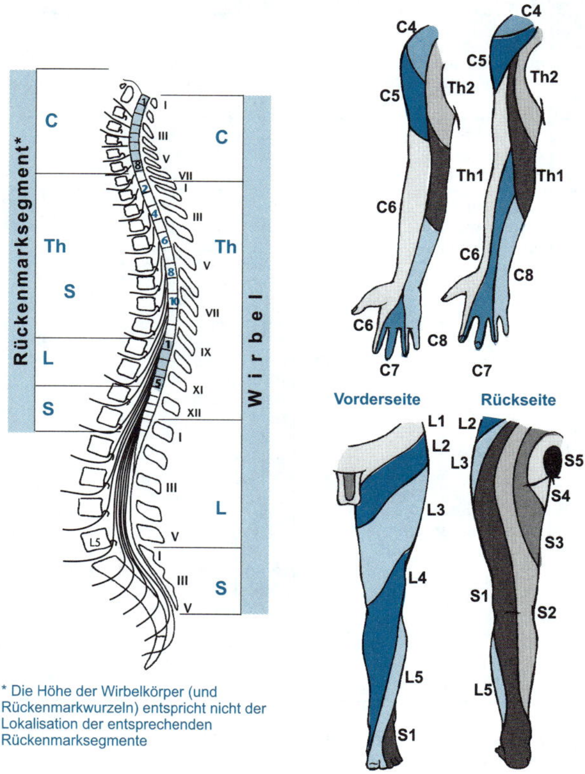

Abb. 11.1 Wirbelkörper, Segmente und Dermatome; Wirbelkörper und korrespondierende Rückenmarksegmente (li); Dermatome von unterer und oberer Extremität (re) [A300]

Magenschutz: Omeprazol 40 mg), ggf. mit Muskelrelaxanzien (z. B. Tetrazepam 50 mg oral; **cave:** eingeschränktes Reaktionsvermögen!).

- Bei **Tortikollis** nach Ausschluss von HWS-Verletzungen Antiphlogistika u. Muskelrelaxanzien (s. o.). Wärmeapplikation, wenn vom Pat. toleriert. Akupunktur.
- **PHS acuta:** Analgetika. Ibuprofen 3 × 400 mg (Höchstdosis 2,4 g/d) o. Metamizol 4 × 500 mg(Höchstdosis 4 g/d) o. Tramadol 2 × 150 mg (Höchstdosis 600 mg/d p. o.; möglichst in retardierter Form). Kühlung.

Ambulante Patienten

- Leichtere Beschwerden bei bek. o. eindeutiger Ursache können sympt. anbehandelt werden → haus- o. fachärztl. Behandlung.
- Bei schweren Verletzungen o. Begleitverletzungen, nahezu Immobilität bei starken Schmerzen → Pat. stat. aufnehmen.

- Bei unklarer Ursache der Beschwerden o. neu aufgetretenen Schmerzen → Pat. zur weiteren Diagn. u. Beobachtung stat. aufnehmen (**cave:** Immobilisation der HWS bei unklarer Diagnostik, ggf. andere Fachabt. hinzuziehen).

11.3 Kreuz- und Rückenschmerzen

11.3.1 Differenzialdiagnose

Den mitten in der Nacht auftauchenden Pat. mit Rückenschmerzen nicht bagatellisieren. Krankheitsbilder mit akutem Handlungsbedarf müssen erkannt werden, z. B.:
- Konus-Kauda-Sy.
- Akuter Bandscheibenvorfall mit manifesten Paresen.
- Herzinfarkt, disseziierendes Aortenaneurysma, akute Pankreatitis (Schmerzausstrahlung in den Rücken!).

Vertebrale Ursachen Schmerzzunahme bei Bewegung, lokalisierter Druck- u. Klopfschmerz, paravertebrale Muskelverspannungen (Myogelosen, Hartspann).
- **Degenerative Erkr. der WS:** Spondylose (Wirbelkörper), Chondrose (Bandscheibe), Spondylarthrose (Wirbelgelenke), Spondylolyse (Spaltbildung in der Interartikularregion des Wirbelbogens, „Hundehalsband") u. Spondylolisthesis (Ventralgleiten des WK), Spondylosis deformans, M. Scheuermann, M. Forestier.
- **Neoplasien:** Knochenmetastasen, prim. Knochentumoren, Tumoren im Wirbelkanal, Plasmozytom.
- **Entzündl. Erkr.:** Spondylodiszitis, Spondylitis bei Tbc, M. Bang.
- **Anomalien der WS:** Skoliose, Spina bifida, Keil-, Blockwirbel.
- **Knochenstoffwechselstörungen:** Osteoporose, Osteomalazie, M. Paget.
- **Frakturen,** osteoporotische Sinterungen der WK.

Extravertebrale Erkrankungen Die Schmerzen sind meist permanent u. auch in Ruhe vorhanden, nicht bewegungs- u. belastungsabhängig. Meist liegen zusätzliche Symptome vor.
- **Gastrointestinale Erkr.:**
  - Ösophagitis (retrosternale Schmerzen bes. nachts, Rückenschmerzen im Bereich der BWS).
  - Gastroduodenale Ulzera (Schmerzen zwischen Th5 u. Th10).
  - Pankreatitis (gürtelförmig in den Rücken ausstrahlend); Pankreas-Ca (auch im unteren Teil der BWS).
  - Gallenkolik o. Cholezystitis (z. T. Ausstrahlung in Rücken u. re Schulterregion, manchmal nur Rückenbeschwerden).
  - Akute u. chron. entzündl. Darmerkr. (Durchfall u. Rückenschmerzen).
  - Rektum-Ca (Schmerzen im Sakralbereich).
- **Kardiovaskuläre Erkr.:**
  - Myokardinfarkt/ACS/LE.
  - Thorakales Aortenaneurysma (akute Schmerzen bei Dissektion o. Ruptur im Bereich Th5–Th7, zwischen den Schulterblättern).
  - Abdom. Aortenaneurysma (Rücken-, Flankenschmerzen, Blutungsanämie u. Schock, Femoralispulse können fehlen).

- **Erkr. der Lunge:**
  - Pneumonien/Pleuritis.
  - Pneumothorax.
  - Sarkoidose u. Löfgren-Sy. (Husten, Dyspnoe, Arthralgien u. Rückenschmerzen).
- **Hämatol. Erkr.:** Sichelzellkrise mit massivsten thorakolumbalen Schmerzen.
- **Nephrol. Erkr.:**
  - Pyelonephritis (Fieber, Schüttelfrost, Rücken- u. Flankenschmerzen).
  - Nephrolithiasis (Koliken, Flankenschmerz).
- **Immunol. u. rheumatol. Erkr.:** Praktisch alle rheumatischen Erkr. weisen im Verlauf Rückenschmerzen auf. Sakroiliitis oft ursächlich für lumbosakrale Schmerzen (Spondylitis ankylosans).
- **Urol. u. gyn. Erkr.**
- **Neurol. Erkr.:** Neuritis, Herpes zoster, Tumoren, Borreliose, diab. Neuropathie, Bandscheibenvorfall.
- **Psychosomatische Beschwerden.**

11.3.2 Syndrombezeichnungen

Übersicht

Folgende Syndrome fassen lediglich unspez. klin. Symptome zusammen. Sie sind keine Diagnosen! Zahlreiche DD sind möglich. Subtile Anamnese u. genaue klin.-neurol. Untersuchung sind Pflicht! Wenn nötig, interdisziplinäres Vorgehen.

- **Lumbago:** „Hexenschuss", akuter Kreuzschmerz.
- **Lumbalgie:** chron. Kreuzschmerz ohne radikuläre Ausstrahlung.
- **Radikuläre Schmerzen:** segmentale Schmerzausbreitung entlang eines Dermatoms. Ggf. Ausfall von Kennmuskeln durch Kompression der Nervenwurzel.
- **Pseudoradikuläre Schmerzen:** ausstrahlende Schmerzen, die keinem Nerv zugeordnet werden können, ausgehend von Muskulatur, Bandscheiben, Zwischenwirbelgelenken.
- **Lumboischialgie** (Femoralgie/Ischialgie): Kreuzschmerz mit Ausstrahlung ins Bein, entsprechend dem Nervenverlauf.

Lumbago

Plötzlich auftretender Kreuzschmerz mit steifer Fehlhaltung der LWS durch Wurzelreizung (Protrusio der Bandscheibe o. beginnender Diskusprolaps, Blockierung eines Iliosakralgelenks). Verstärkung durch bestimmte Bewegungen (z. B. Vorneigen, Heben, Drehen). Nachweisbares somatisches Korrelat kann fehlen.

Klinik

- Akut o. langsam einsetzender Schmerz im Bereich der LWS o. des lumbosakralen Übergangs.
- Gelegentlich einschießende Schmerzen im Ausbreitungsgebiet eines Dermatoms, eher pseudoradikulär. Selten Sensibilitätsstörungen o. motorische Paresen.
- Schmerzbedingt eingeschränkte bis aufgehobene LWS-Beweglichkeit.
- Schmerzreflektorische Myogelosen, muskulärer Hartspann.
- Lasègue neg.

Lumboischialgie (Femoralgie/Ischialgie)

Akut bis chron. auftretender Kreuzschmerz mit Schonhaltung der LWS meist durch Veränderungen der lumbalen WS aufgrund degenerativer Prozesse (z. B. Reizung der Nervenwurzeln durch osteophytäre Anbauten o. Bandscheibenvorfälle), aber auch extravertebrale Ursachen, z. B. Sakroiliitis, urol. Erkr. (Pyelonephritis, Ureterkolik), gyn. Erkr. (Retroflexio uteri, gyn. Tumoren, Schwangerschaft).

Klinik

- Wie Lumbago.
- Schmerzausbreitung radikulär entlang eines Dermatoms, entlang des N. ischiadicus (Ischialgie) o. N. femoralis (Femoralgie) in ein Bein.
- Teils mit Sensibilitätsstörungen u./o. muskulären Schwächen.
- Lasègue meist pos.

Diagnostisches Vorgehen

- **Untersuchung:** motorische, sensible Ausfälle, Reflexstatus, Lasègue. Druckschmerz, Myogelosen?
- **Rö:**
  - LWS in 2 Ebenen: Fehlstellung, alte Frakturen, osteoporotische Sinterung, Osteolysen, Metastasen?
  - Beckenübersicht: bei Innenrotationsschmerz, Bewegungseinschränkung. Koxarthrose?
  - Iliosakralgelenke: Osteolysen?
- **MRT/CT:** bei sensomotorischen Ausfällen. Nachweis Diskusprolaps?
- **Sono:** intraabdom. Ursachen. Aortenaneurysma?

Therapeutisches Vorgehen

In der Akutphase:

- Ausgeprägte Schmerzsymptomatik → stat. Aufnahme, kurzfristige Ruhigstellung im **Stufenbett** (Flexion von 90° im Hüft- u. Kniegelenk).
- Wenn Pat. es als angenehm empfindet, lokale Thermother. (ausprobieren, ob Wärme o. Kälte).
- Je nach Beschwerdebild **Analgetika:** z. B. Diclofenac 2 × 75 mg **mit ASS** in der Hausmedikation, Ibuprofen 3 × 400 mg (Höchstdosis 2,4 g/d), **ohne ASS** in der Hausmedikation mit Magenschutz (Omeprazol 40 mg) kombinieren o. Metamizol 4 × 500 mg (Höchstdosis 4 g/d) o. Tramadol 2 × 150 mg (Höchstdosis 600 mg/d p. o) u. ggf. Muskelrelaxanzien (z. B. Tetrazepam 50 mg oral; **cave:** eingeschränktes Reaktionsvermögen!).
- Bei **ausgeprägter Schmerzsymptomatik,** kaum untersuchbarem Pat.: lebensbedrohliche Erkr. ausschließen u. sofortige Analgesie mit z. B. „Würzburger" Perfusor (100 mg Tramadol, 2,5 g Metamizol u. 62 mg Dimenhydrinat; **cave:** bei Überdosierung u. a. Übelkeit, Blasenentleerungsstörungen. **Aktuell: schriftliche ther. Aufklärung erforderlich, da Gefahr der Agranulozytose bei Metamizol-Einnahme**) oder 7,5 mg Piritramid s. c. max. alle 6 h. Zusätzlich Thromboseprophylaxe.
- Bei **Schwangeren** zunächst Versuch mit Wärmflasche, Lagerungen. Manchmal ist es auch hilfreich, verspannten Pat. den Rücken einzureiben. Paracetamol nur bei strenger Ind.

> Häufig stellen sich Pat. mit Lumboischialgien vor. Bei geringer Symptomatik können sie sympt. behandelt werden u. amb. bleiben. Jedoch Diskusprolaps durch gründliche neurol. Untersuchung ausschließen! Im Zweifel stat. aufnehmen.

11.3.3 Lumbaler Bandscheibenvorfall

Ätiologie Häufig Altersdegeneration der Bandscheibe durch chron. Mikrotraumata, Manifestation durch ein weiteres traumatisierendes Ereignis (Zerrung o. Verhebetrauma). Wenige Stunden bis Tage danach kommt es durch ein weiteres banales Trauma wie Husten, Bücken o. beim Stuhlgang zum akut einsetzenden lumbalen Schmerz o. zur neurol. Symptomatik, am häufigsten im Bereich L4/5 u. L5/S1.

> Vorsicht bei der Diagnose „Bandscheibenvorfall" bei Pat. > 65 J. Hier sind akute Nucleus-pulposus-Prolapse (NPP) die Ausnahme.

Klinik

- Meist plötzlich einsetzender Schmerz im Sinne einer Lumbago o. Lumboischialgie. Schmerzen in segmentaler Ausbreitung, Verstärkung durch Husten, Niesen, Pressen. Kribbel- o. Taubheitsgefühle im betroffenen Segment, meist L5/S1, einhergehend mit motorischer Schwäche, z. B. N. peroneus (Fußheberschwäche?). Reflexverlust? Lasègue pos.
- Blasen-Mastdarm-Störung (unwillkürlicher Harn- o. Stuhlabgang, -verhalt!)?

! Immer auch Genitalregion untersuchen z. A. eines medialen Bandscheibenvorfalls: Sensibilitätsprüfung im Genital- u. Analbereich (Reithosenanästhesie), Sphinktertonus.

- Schonhaltung mit reflektorischer Skoliose bis zur vollständigen Bewegungsunfähigkeit.

> Eine akute Cauda-equina-Lähmung mit Blasen-Mastdarm-Störung u. Reithosenanästhesie, eine akut einsetzende Lähmung der Fuß- u. Zehenheber sowie des M. quadriceps stellen eine absolute OP-Ind. dar. Bei Unklarheiten immer Hintergrund hinzuziehen!

Diagnostisches Vorgehen Wie bei Lumbago, Lumboischialgie (▶ 11.3.2).

- **Neurol. Untersuchung** ▶ Tab. 11.4, ▶ Abb. 11.1.
- **MRT/CT:** genaue Lage von Nucleus-pulposus-Prolaps o. -Protrusion, Höhe u. Ursache der Kompression.

! Sympt. NPP auf 2 Höhen sind Raritäten, aber viele NPP sind asympt. Deshalb Misstrauen ggü. Bildgebung! Befunde nur bei entsprechendem klin. Korrelat verwendbar.

- **Myelo-CT** (Myelografie) bei unklaren Fällen.
- **EMG u. NLG:** Objektivierung der neurol. Ausfälle.

Konservative Therapie Wie bei Lumbago/Lumboischialgie. Außer bei funktionell bedeutsamen neurol. Paresen ist die Schmerzbehandlung entscheidend. Misserfolg einer kons. Behandlung nicht > 2 Wo. tolerieren, dann OP-Ind. erneut überprüfen. Treten Paresen auf, MRT/CT der entsprechenden LWS-Segmente.

OP-Indikation Meist sehr schwierige Entscheidung. Hier immer Hintergrund hinzuziehen.

Tab. 11.4 Synopsis der lumbalen Wurzelsyndrome

Wurzel	Dermatom	Motorik	Reflexe
L3	Schmerz, Sensibilitätsstörung quer über Oberschenkelvorderseite zum Condylus medialis ziehend	Parese des M. quadriceps u. der Hüftadduktoren (Kniestreckung ↓, Hüftadduktion ↓)	PSR fehlend o. abgeschwächt
L4	Oberschenkelaußenseite über Patella u. Innenseite des Unterschenkels	Parese des M. quadriceps u. M. tibialis ant. (Kniestreckung ↓, Supination ↓)	PSR fehlend o. abgeschwächt
L5	Knieaußenseite, ventrolateraler Unterschenkel, Fußrücken, Großzehe	Parese des M. extensor hallucis longus, M. extensor digitorum brevis (Fersengang ↓, Fußheber ↓, Zehenheber ↓)	Tibialis-post.-Reflex* fehlend o. abgeschwächt
S1	Laterodorsaler Ober- u. Unterschenkel, Ferse, Kleinzehe	Parese der Mm. triceps surae, peroneus, gluteus maximus (Zehengang ↓, Fußsenker ↓, Pronation ↓)	ASR fehlend o. abgeschwächt

* Der TPR ist nur zu 30 % auslösbar!

- Myokardinfarkt u. disseziierendes Aortenaneurysma ausschließen.
- Bei Rückenschmerzen mit akuten Lähmungserscheinungen/Taubheit ist auch nachts eine umfangreiche Diagn. u. ggf. Ther. nötig.
- Bei Verletzungen muss Pat. immobilisiert bleiben, bis Entscheidung über Stabilität o. Instabilität getroffen ist. Im Zweifel Hintergrund verständigen.

11.4 Akute Gelenkschmerzen

11.4.1 Einteilung

- Gelenkschmerzen u. -schwellungen werden nach der Anzahl der betroffenen Gelenke (mono-, oligo- o. polyarthritisch), Verlauf u. Ursache unterschieden.
- Wichtig im Nachtdienst ist es, die **septische Arthritis,** eine **infizierte Prothese,** die **Epiphyseolysis capitis femoris** u. den **Gichtanfall** zu erkennen.

11.4.2 Monarthritische Symptomatik

Bakterielle Arthritis

Ursachen

- Dir. Inf. durch Punktion, postop., Verletzung: Erreger meist Staphylokokken.
- Hämatogen i. R. einer Bakteriämie (kann auch asympt. verlaufen).
- Metastatischer Gelenkbefall z. B. bei Gonorrhö, Tbc, Salmonellosen, Staphylokokken u. immunsupprimierten Pat. (Zytostase, HIV-Inf.).

Klinik Meist monoartikulär an großen Gelenken, starke Schmerzen u. Entzündungszeichen: Fieber, Rötung, Schwellung, Erguss, Funktionseinschränkung, evtl. Zeichen einer Sepsis (aber auch fast asympt. bei Rheumatikern unter Kortikoid- o. NSAR-Ther.)!

Diagnostisches Vorgehen Anamnese (Punktion?), Labor (CRP, Leukos), Gelenkpunktion mit bakteriol. (Antibiogramm!) Bestimmung der Zellzahl, Erregernachweis (sofort: Gram-Färbung), PCR bei V. a. Chlamydien, Untersuchung, bei V. a. septisches Geschehen Blutkulturen.

Therapeutisches Vorgehen Ziele: Sanierung des Infekts u. Wiederherstellung der Gelenkfunktion!

- Entlastungspunktion. **Jeder Gelenkinfekt zwingt zur unverzüglichen OP** (arthroskopisch, offen, ggf. geplanter Second-Look, ggf. Entfernung aller alloplastischen intraartikulären Implantate).

! **Cave:** Gelenkpunktionen unter sterilen Bedingungen durchführen! Hintergrund!

- Bei unbek. Erreger zunächst kalkulierte Antibiotikather. (z. B. Ampicillin/Sulbactam i. v. 3 × 3 g u. Rifampicin p. o. 2 × 450 mg (bei Prothesenerhalt), dann Levoflox p. o. 2 × 500 mg u. Rifampicin p. o. 2 × 500 mg (▶ 20.1.2), später nach Antibiogramm) o. hauseigenes Antibiotikaregime.

Gichtanfall

Meist adipöse Männer > 40 J. Klassische Lokalisation: Großzehengrundgelenk (seltener z. B. Sprung- o. Daumengrundgelenk).

DD Septische Arthritis, Trauma, aktivierte Arthrose, Pseudogicht, rheumatoide Arthritis.

Ursachen

- **Prim. Hyperurikämie:** durch Ausscheidungsstörung o. Überproduktion. Auslöser des akuten Anfalls oft Ess- o. Trinkexzesse.
- **Sek. Hyperurikämie:** vermehrter Zelluntergang, z. B. bei myelo- o. lymphoproliferativen Erkr., Zytostatika- o. Strahlenther.; Gewichtsreduktion mit Ketosen. Hemmung der Harnsäureausscheidung z. B. durch Diuretika.

Klinik Hochakute, extrem schmerzhafte Monarthritis, Rötung, Schwellung des betroffenen Gelenks, stark berührungsempfindlich.

Diagnostisches Vorgehen

- Klinik, Harnsäurewerte, Leukozytose, BSG-Erhöhung. Zeichen einer Hyperurikämie, z. B. Gichttophi (kleine Knötchen durch Harnsäureablagerung in Gelenknähe o. an Ohren). Gelenkpunktat unter sterilen Kautelen.
- Um die Gicht von der Pseudogicht zu unterscheiden, sollte man punktieren (Harnsäurekristalle sind nadelförmig, CPP-Kristalle sind kleiner, ähneln Stäbchen, Rhomben, Quadern im Mikroskop).

- ⅓ aller Pat. mit akutem Gichtanfall haben einen normalen Harnsäurespiegel. Zur Verlaufskontrolle die Harnsäure einige Wo. nach Anfall bestimmen.

Therapeutisches Vorgehen

First-Line-Ther.:

- **Colchicin-Niedrigdosisther.: Beginn mit 2 × 0,5 mg p. o., danach** 1 × 0,5 mg nach 1 h, als max. Tagesdosis (**cave:** Niereninsuff u. zahlreiche Medikamenten-WW!) für 1–3 d.

! **NW:** Durchfälle, KM-Depression, Haarausfall. Dosisempfehlungen daher nicht überschreiten

- **Cave:** Auf zwingende Empfängnisverhütung hinweisen. Bei Männern mind. bis 6 Mon. nach der Einnahme.
- **Indometacin:** zusätzlich zur Colchicinther. bei schweren Verläufen o. wenn Colchicin nicht gegeben wird. 50 mg 3 ×/d p. o. oder 100 mg rektal alle 4–6 h bis max. 400 mg/d mit Magenschutz, über 2–3 d ausschleichen *oder*
- **Etericoxib, 120 mg für max. 7 d** *oder*

Second-Line-Ther. bei KI für Colchicin u./.o NSAR:

- **Prednisolon** 20–25 mg p. o. für 3–5 d (bei Niereninsuff, im akuten Anfall), auch i. a. Injektion von Steroiden führt zur raschen Besserung. Bei älteren Pat. Komb. Colchicin u. Glukokortikoide.
- **Lokale Ther.:** kühlende Alkoholumschläge, Diclofenac-Salbe. Betroffenes Gelenk ruhig lagern.

Dauerther.:

- Allopurinol 100 mg/d, nach 2–4 Wo. Steigerung auf 100–200 mg/d o. Febuxostat 80 u. 120 mg/d bei Niereninsuff. (KI: dekomp. Herzinsuff., instabile KHK).
- Lebensstilmodifikationen mit Einschränkung der Purinzufuhr, Zielwert Harnsäure 6 mg/dl, bei Tophibildung sogar 5 mg/dl.
- **Gewichtsreduktion.**

Chondrokalzinose („Pseudogicht")

Ursachen Kalziumpyrophosphatablagerungen intra- o. periartikulär. Rezid. Schübe bei familiärer Form o. vereinzelte Attacken bei „idiopathischer" Form.

Klinik Zumeist Kniegelenk betroffen. Subakute rezid. Polyarthropathie. Ähnlich wie Gichtanfall.

Diagnostisches Vorgehen

- **Sono, Rö, CT:** Meniskusverkalkung, Verschattungen in Sehnen, Bandscheiben, Symphysen.
- Nachweis von Kalziumpyrophosphat im Gelenkpunktat (Tagdienst).

Therapeutisches Vorgehen Sympt.: Punktion des Ergusses (CPP-Kristalle?), Injektion von Glukokortikoiden, orale Glukokortikoide 20–35 mg/d in rasch absteigender Dosis, NSAR, Allopurinol o. Febuxostat, wie bei Gicht, Kryother., Lebensstilmodifikationen. Einschränkung der Purinzufuhr.

Traumatischer Gelenkerguss

Blutiger o. seröser Gelenkerguss.

Ursache Distorsionen, Kreuzbandrupturen, Phenprocoumon-Ther., DOAK, Gerinnungsstörungen (Hämophilie A, B).

Diagnostisches Vorgehen

- **Anamnese.**
- **Körperl. Untersuchung:** „tanzende" Patella.

- **Rö:** Knie in 2 Ebenen: Tibiakopffraktur, knöcherne Bandausrisse?
- **Kniepunktion:** 70 % Hämarthros bei vorderer Kreuzbandruptur. Fettaugen sind Hinweis auf osteokartilaginäre Fraktur.
- **MRT** (Begleitverletzungen bei vorderer Kreuzbandruptur), **CT** (Ausmaß der Tibiakopffraktur).

Therapeutisches Vorgehen Ggf. Ruhigstellung in Mecronschiene, Thromboseprophylaxe, NSAR, Kryotherapie.

Aktivierte Arthrose

Ursache Auftreten entzündl. Gelenkveränderungen (Schwellung, Rötung, Schmerzen) nach Überlastung bei bestehenden degenerativen Veränderungen.

Diagnostisches Vorgehen Anamnese, Rö, Gelenkpunktion.

Therapeutisches Vorgehen Sympt.: Entlastungspunktion mit ggf. gleichzeitiger i. a. Gabe von Kortison, NSAR, Kryotherapie.

Reaktive (para-/postinfektiöse) Arthritis

Oft junge Männer. Meist Wochen **postenteritisch** (Yersinien, Shigellen, Salmonellen), **posturethritisch** (Chlamydien, Mykoplasmen), Post-Streptokokken (Vollbild: **rheumatisches Fieber;** selten!) o. nach Konjunktivitis.

Klinik

- Arthritis ohne weitere extraartikuläre Manifestation und z. B. Tonsillitis/Pharyngitis; große Gelenke der unteren Extremität. Häufig hohes Fieber zu Beginn, RF neg.
- **Morbus Reiter:** variables klin. Bild. Die reaktive Arthritis folgt i. Allg. der Urethritis u. der Konjunktivitis/Iridozyklitis (Reiter-Trias). Letztere können fehlen o. auch nicht bemerkt werden. Oft zusätzlich Schleimhautveränderungen: erosive Balanitis, papulopustulöse parakeratotische Exantheme an Handflächen u. Fußsohlen, Stomatitis. Oligoarthritis der unteren Extremität mit zusätzlichen Enthesiopathien im Fersenbereich.

Diagnostisches Vorgehen Klinik, BSG ↑, bei Inf. mit Chlamydien, Mykoplasmen o. Shigellen Serologie bzw. Kultur pos.; ASL-Titer-Verlauf. HLA-B27 in 80 % pos., RF neg. Bei florider Urethritis Abstrich zum Erregernachweis.

Therapeutisches Vorgehen Bei florider Synovitis NSAR, Tetrazykline bei Chlamydien- o. Mykoplasmennachweis.

Lyme-Arthritis

Ursache *Borrelia burgdorferi* (Übertragung durch Zeckenstich).

Klinik Unspez. Allgemeinsymptome u. Arthralgien in der Frühphase nach Zeckenstich, in 70 % d. F. Erythema chronicum migrans, als Spätsymptom nach Wo. bis Mon. chron. Arthritis (häufig Kniegelenk). In 15 % Beteiligung des Nervensystems (Meningitis, Enzephalitis, Radikulitis, Fazialisparese).

Diagnostisches Vorgehen Anamnese (Zeckenstich, evtl. Erythema migrans), Serologie (Borrelien-AK).
Bei Widerspruch zwischen Klinik und serol. Befund (seroneg, chron., akut, unspez. Sy. etc.): Lymphozytentransformationstest (LTT) mit Borrelien-Testantigenen.

Therapeutisches Vorgehen Frühstadien: Doxycyclin 200 mg/d über 21 d. Bei schweren Fällen Ceftriaxon 2–4 g i. v. über 3 Wo.

11.4.3 Polyarthritische Symptomatik

Akuter Schub einer rheumatoiden Arthritis

Klinik

- Typischerweise symmetrischer Befall der Grund- u. Mittelgelenke der Hände u. Füße u. der Handgelenke, aber auch Befall großer Gelenke (Knie, Hüften).
- Schmerzen auch durch periartikuläre Manifestationen (z. B. massive Tenosynovialitis).
- Schmerzbedingte Bewegungseinschränkung, „ausgeprägter Ganzkörperschmerz“, nahezu immobil, Schwellung u. Fehlstellung, Deformation der Gelenke (Ulnardeviation der Langfinger, Knopfloch-, Schwanenhalsdeformität etc.).

Diagnostisches Vorgehen Anamnese, Klinik, Sono, Rö, Labor (RF in 75 %, ANA in 40 % pos., CCP-AK, Entzündungszeichen: Leukos, CRP, BSG, Elektrophorese).

Therapeutisches Vorgehen Eine kausale Ther. gibt es bislang nicht. Medikamentöse u. physikalische Ther. stehen an erster Stelle. Die medikamentöse Einstellung erfordert viel Erfahrung u. gehört in die Hände eines Facharztes mit der Zusatzbezeichnung „internistische/orthopädische Rheumatologie“.

- Milder Verlauf: NSAR.
- Schwerer Verlauf: passager hoch dosierte Glukokortikoide. Rheumatol. Fachkonsil.
- **Cave:** schrittweise Reduzierung der tgl. Kortisondosis (2,5 mg pro Wo.!), Gefahr der Addison-Krise.
- Ggf. Gelenkpunktion.

Arthritis bei Kollagenosen und Vaskulitiden

Systemischer Lupus erythematodes, Sklerodermie, Dermatomyositis, Granulomatose mit Polyangiitis (GPA) (früher Wegener-Granulomatose)/Arthritis, Polymyositis, Sharp-Sy.

Klinik Arthralgien häufig der Hand-, Finger- o. Kniegelenke. Begleitend häufig Myalgien. Raynaud-Phänomen, Hypergammaglobulinämie.

Diagnostisches Vorgehen Anamnese (bek. Kollagenose, typische Hautveränderungen o. a. Begleitsymptome).

Therapeutisches Vorgehen Zunächst sympt.: NSAR, ggf. Glukokortikoide. Weiterbehandlung durch Rheumatologen.

Psoriasis-Arthritis

Meist Befall kleiner Gelenke als asymmetrische Arthritis, z. T. Strahlbefall (z. B. Wurstfinger). Typische Hautveränderungen können fehlen. Beteiligung des Achsenskeletts: Enthesiopathie (Ferse), Sakroiliitis, Sternoklavikulararthritis.

Löfgren-Syndrom

Akute Sarkoidose. Symmetrische Arthritis der Sprunggelenke, begleitend Erythema nodosum, Husten, Fieber, Uveitis, manchmal Parotitis.

Diagnostisches Vorgehen Klinik, Rö Thorax (Hilus-Lk-Vergrößerung bds.). Thorax-CT bei Lk-Vergrößerung.

Therapeutisches Vorgehen Zunächst sympt. NSAR, ggf. Glukokortikoide, ggf. Gelenkpunktion. Weiterbehandlung durch Internisten.

Arthritis bei chronischen Enteropathien

M. Crohn, Colitis ulcerosa: akuter, auch oligoartikulärer Befall von Knie-, Sprung-, Hand- u./o. Fingergelenken, sakroiliakal.

Diagnostisches Vorgehen Anamnese (bek. CED).

Therapeutisches Vorgehen Zunächst sympt.: Paracetamol, Metamizol, ggf. Glukokortikoide. Weiterbehandlung durch Internisten.

11.4.4 Weiterführende Diagnostik

Für den nächsten Tag planen:

- **Labor:**
  - Entzündungsparameter (CRP, kleines BB, BSG, Serumelektrophorese).
  - Bei V. a. **Infektarthritis:** Yersinien-, Shigellen-, Salmonellen-, *Campylobacter*-Serologie.
  - Bei V. a. **Lyme-Arthritis:** Borrelien-AK.
  - Bei V. a. **reaktive Arthritis:** Chlamydien-, Mykoplasmen- u. Shigellen-Serologie.
  - Bei V. a. **Virusarthritis:** Virusserologie mit Urethraabstrich.
  - Bei V. a. **rheumatisches Fieber:** ASL-Titer-Verlauf, Anti-DNAse. Evtl. Bestimmung von HLA-B27.
  - Bei V. a. **Kollagenose** o. **rheumatoide Arthritis:** ANA, RF, CCP-AK, ENA, Serumelektrophorese etc.
- **Rö** des betroffenen Gelenks, evtl. Skelettszintigrafie.

11.4.5 Therapeutisches Vorgehen

Allgemeine Therapie

- Initiale sympt. Ther. mit NSAR, z. B. Diclofenac 2 × 75 mg p. o. oder als Supp. o. Ibuprofen 3–4 × 400–600 mg p. o., begleitender Magenschutz, z. B. Omeprazol 40 mg p. o.
- Zusätzlich: kühlende Umschläge, kurzfristige Ruhigstellung des betroffenen Gelenks.
- Weitere spezielle Ther. nach Diagnosesicherung im Tagdienst.

> - GI-NW der NSAR sind durch Gabe von Suppositorien nicht vermeidbar, da die gleichen Serumspiegel erreicht werden.
> - Bei Komb. von Steroiden mit NSAR besteht ein erhöhtes Ulkusrisiko (zusätzlich PPI)!

Aufnahme ambulanter Patienten

- Bei V. a. bakt. Arthritis o. floriden Schub einer rheumatoiden Arthritis, Kollagenose, Vaskulitis u. bei unklaren ausgeprägten Gelenkschwellungen Pat. zur weiteren Abklärung stat. aufnehmen.
- Bei aktivierter Arthrose, leichteren Gichtanfällen o. reaktiven Arthritiden ist amb. Behandlung möglich.

11.5 Epiphyseolysis capitis femoris (ECF)

Synonyme Hüftkopfepiphysenlösung, Coxa vara adolescentium.

Ätiologie und Pathogenese Vorwiegend bei Jungen (m : w = 3 : 1), im präpubertären Wachstumsschub (9. Lj. bis Wachstumsabschluss), zu 50 % doppelseitig. Meist deutliches Übergewicht (Dystrophia adiposogenitalis) o. (seltener) eunuchoider Hochwuchs (hormonelle Faktoren!) o. endokrine Mangelzustände (Hypothyreose, Wachstumshormonmangel, Hypogonadismus, Kinder sind außerhalb des üblichen Altersfensters!).

11

- Die **Lenta-Form** kann in jedem Stadium zum Stillstand kommen (Verknöcherung der Wachstumsfuge), aber auch akut dislozieren!
- Bis zu 80 % Nekroserate des Hüftkopfes.

- **Akute Form (ECF acuta):**
  - Selten.
  - Komplette Lösung der Epiphysenfuge.
  - Hämarthros.
  - Störung der Gefäßversorgung des Femurkopfes.
  - Einschränkung der Belastbarkeit.
  - Kurze Anamnesedauer, max. 3 Wo.
  - ! Notfall.
- **Lenta-Form (ECF lenta):**
  - Häufig.
  - Aufgelockerte Epiphysenfuge.
  - Erhaltene Belastbarkeit (aber auch eingeschränkte Belastbarkeit!).
  - Allmähliche Verbreiterung im ventral-kranialen Epiphysenbereich (ECF imminens) vor Dislokation.
- **Akut-auf-chron. ECF:**
  - 15–20 %.
  - Akuter Abrutsch, der sich auf einen zuvor unbemerkt entstandenen chron. Abrutsch aufpfropft.
  - Hämarthros.

Wichtige Differenzialdiagnosen
- Coxitis (Anamnese, BB).
- Schenkelhalsfraktur (Anamnese, Rö).
- M. Perthes (ab 3. Lj.).

Klinik
- Beschwerden im Kniegelenk u. an der Oberschenkelvorderseite (meist Bagatellisieren der Symptome u. damit Diagnose- u. Ther.-Verzögerung über Wo. u. Mon.!) bis zur akuten Belastungsunfähigkeit.
- Schonhaltung in Außenrotation u. Abduktion, intermittierendes Hinken.
- Bein verbleibt in Außenrotation bei der Innenrotationsprüfung mit gebeugter Hüfte (pos. Drehmann-Zeichen).
- Für die akuten Beschwerden haben Pat. meist eine plausible Erklärung, z. B. Sturz im Sportunterricht, Stolpern. Selten findet sich ein für die Auslösung des Geschehens adäquates Trauma.

Diagnose

- Rö-Untersuchung beider Hüften! Lauenstein: 70–90° Flexion u. 45–50° Abduktion (zeigt die Dorsalposition der Epiphyse und a. p.).
- Messung des Abkippwinkels.
- Ultraschall: Erguss, Stufe zwischen Schenkelhalsmetaphyse u. abgerutschter Epiphyse.
- MRT nur bei Frage von Hüftkopfnekrose, Labrumläsion o. Impingement-Symptomatik.

Therapie In allen Stadien grundsätzlich operativ!

> Bei der ECF acuta notfallmäßige offene/geschlossene Reposition (unter Innenrotation u. Abduktion), Fixation der Epiphyse unter gleichzeitiger Hämatomentlastung!

Bilaterale Therapie In 25–40 % betrifft die ECF beide Hüftgelenke, oder es kommt innerhalb von 6–12 Mon. zum Abgleiten der unbeteiligten Seite. International wird die prophylaktische Fixierung der gesunden Seite kontrovers diskutiert. Bei sorgfältiger OP-Technik ist das Risiko, durch die Verschraubung KO zu erleiden, gering; es kann jedoch (in Ausnahmefällen) der ausdrückliche Wunsch der Familie sein, auf die Versorgung zu verzichten.

> !
> - Wechselwirkung zwischen ASS und NSAR!
> - ASS bindet irreversibel an COX-1 mit der Folge einer Hemmung der Thrombozytenaggregation.
> - Ibuprofen o. Metamizol (reversible Bindung an COX-1) verhindern den Zugang von ASS an die Bindungsstelle. ASS wird abgebaut u. ausgeschieden, bevor es an COX-1 binden kann.
> - Da die Wirkung von ASS bei irreversibler Bindung an COX-1 mehrere Tage anhält, beeinträchtigt die gleichzeitige Gabe von ASS u. Ibuprofen bzw. Metamizol für 3–5 d die Blutgerinnung.

11.6 ICD-Codes

Die wichtigsten ICD-Kodierungen bzgl. Erkr. des Bewegungsapparats: ▶ Tab. 11.5.

Tab. 11.5 ICD-Codes: Schmerzen am Bewegungsapparat

Krankheitsbild	ICD-Code
Rotatorenmanschettenruptur	M75.1
Periarthropathia humeroscapularis	M75.0
Biceps-longus-Syndrom	M75.2
Spondylarthritis inkl. M. Bechterew	M45.09
Bursitis	M71.19
Tortikollis	M43.6
Lumbago	M54.5
Lumboischialgie	M54.4
Bakterielle Arthritis	M00.99
Gicht	M10.99
Chondrokalzinose	M11.29
Lyme-Arthritis	M01.29
Psoriasis-Arthritis	L40.5 +
Löfgren-Syndrom	M14.8*/D86.8 +
Epiphyseolysis capitis femoris	M93.0

12 Gynäkologie und Geburtshilfe

Cordula Engel

12.1 Notfalltabelle und Checkliste

Notfallmaßnahmen: ▶ Tab. 12.1.

Tab. 12.1 Gynäkologische und geburtshilfliche Notfälle

Diagnose	Maßnahmen	Medikament/Therapie
Sympt. Extrauteringravidität (EUG)	Sofortige Laparoskopie, möglichst in gyn. Abt.	Bei hypovolämischem Schock ▶ 3.3.3
Stieldrehung eines Ovars	Verlegung in gyn. Abt., notfallmäßige Laparoskopie u. Detorquierung	Analgetika, z. B. Metamizol 1 g i. v., Butylscopolamin 1 Amp. als Kurzinfusion
Hb-relevante vag. Blutung ex utero	Nach Möglichkeit Ursache eruieren (Hypermenorrhö? Abort? …), Verletzungen ausschließen Ggf. Tamponade Ggf. op. Vorgehen, Abrasio	Bei hypovolämischem Schock ▶ 3.3.3 Tranexamsäure 1–2 g i. v. Ggf. ergänzende hormonelle Ther. durch Gynäkologie
Vag. Blutung in der (Spät-)Schwangerschaft • Placenta praevia • Vorzeitige Plazentalösung	Sofortige Konsultation gyn. Abt.	Bei hypovolämischem Schock ▶ 3.3.3
HELLP-Sy.	Sofortige Konsultation gyn. Abt.	
Eklampsie	Pat. vor Eigenverletzung schützen Sofortige Konsultation gyn. Abt.	Magnesium initial langsam 4–6 g i. v., Erhaltungsdosis 1 g/h Diazepam 10 mg i. v.
Nabelschnurvorfall	Beckenhochlagerung Vag. Untersuchung, führenden Kindsteil hochschieben, um Nabelschnurkompression zu verhindern Sofortige Verlegung in die Gynäkologie zur Notsectio	Fenoterol i. v., aufgezogen auf 5 µg/ml, langsam fraktioniert bis zur Wehenfreiheit
Atone Nachblutung	Großlumigen i. v. Zugang sicherstellen, EKs kreuzen Credé-Handgriff, ggf. bimanuelle Kompression des Uterus Blasenentleerung Ggf. Kürettage, Tamponade, Hysterektomie	Bei hypovolämischem Schock ▶ 3.3.3 Oxytocin: 3 IE als Bolus, zusätzl. 10–40 IE in 500 ml NaCl-/Ringerlaktat-Lsg., Startdosis 500 ml/h Bei fortbestehender Blutung: Sulproston 500 µg (= 1 Amp.) auf 50 ml NaCl 0,9 % über Perfusor, Start- u. Erhaltungsdosis 10 ml/h, steigern bis max. 50 ml/h
Fetale Anpassungsstörung	Kind wärmen, stimulieren Bei fehlender Spontanatmung: 5 Blähhübe (21 % O_2) Anschließend überprüfen, ggf. Beatmung/CPAP fortsetzen Verhältnis Kompression/Beatmung = 3 : 1	

Checkliste

First Impression AZ der Pat.? Schmerzsymptomatik? Vitalparameter?

Anamnese

- Aktuelle Beschwerden: Schmerzen (Schmerzcharakter?), Blutung, Juckreiz etc.
- Relevante Vorerkr. (z. B. Myome, Ovarialzysten, Endometriose, Malignome etc.).
- Vorausgegangene gyn. u. abdom.-chir. Eingriffe.
- Anzahl der Schwangerschaften, Anzahl u. Art der stattgehabten Geburten.
- Zeitpunkt der letzten gyn. Vorsorge, etwaige Besonderheiten.
- Regelanamnese (Zeitpunkt u. Besonderheiten, letzte Menses), Verhütung?
- Bei Schwangerschaft: SSW? Mutterpass vorhanden? Bereits intrauteriner Sitz gesichert? (Frühschwangerschaft), Besonderheiten im bisherigen Schwangerschaftsverlauf, Kindsbewegungen etc.
- Nikotin?

Medikamentenanamnese Antikonzeption? Beschwerden bereits anbehandelt (Antibiose, Antimykotikum)?

Klinische Untersuchung Adaptiert an den jeweiligen Vorstellungsgrund (Schmerzen? Blutung? etc.). Bei internistischen Erkr. in der Schwangerschaft analog zu nichtschwangeren Pat.

- *Gyn.:* abdom. Palpation (Druckdolenz, Abwehrspannung?, Nierenlager), Leisten-Lk, vag. Inspektion, ggf. vag. Untersuchung, Spekulumuntersuchung i. d. R. durch Gynäkologen.
- *Mammae:* Inspektion, Palpation (hierfür alle Quadranten abtasten, auch retromamillär), axilläre Lk-Schwellung?
- *Geburtshilfe:* Abdomen weich? Fundusstand? Kontraktionen? Vag. Blutung o. Flüssigkeitsabgang? Ggf. orientierende Sono (Herzaktion pos.?); bei Geburtsbestrebungen ggf. vag. Untersuchung (Muttermund? Köpfchen?); weiterführende schwangerschaftsbezogene Untersuchung i. d. R. durch Gynäkologen.

Weiterführende sofortige Diagnostik

- **Labor:** beschwerdebezogen, nicht jede Pat. braucht ein Gesamtlabor!
  - *Vag. Blutung:* Hb, bei V. a. Schwangerschaft β-HCG, je nach AZ ggf. erweitertes Labor, bei Schwangeren immer Bestimmung Rh-Faktor, sofern nicht bekannt.
  - *Unterbauchschmerzen:* BB, CRP, Urinstatus, bei V. a. Schwangerschaft β-HCG.
  - *Kopfschmerzen, Übelkeit, Hypertonus in der Schwangerschaft:* BB, Transaminasen, Haptoglobin, Protein i. U.
- **Apparative Diagnostik:** bei Schwangeren, sofern möglich, CTG/Herztonableitung.

12.2 Gynäkologische Probleme

12.2.1 Gynäkologische Untersuchung/Anamnese

Leitpunkte der Untersuchung

- Während die abdom. Untersuchung (Druckdolenz? Abwehrspannung?) analog der internistisch-chir. Praxis durchgeführt werden kann, erfordert eine über die Inspektion hinausgehende Untersuchung des Genitales sowohl In-

strumente als auch Erfahrung, sodass diese i. d. R. nur durch Geübte erfolgen sollte.
- Im Notfall kann ein OP-Tisch mit hochgeklappten Beinhalterungen anstelle eines gyn. Stuhls benutzt werden. Gyn. Untersuchungen können unangenehm bis schmerzhaft sein u. massiv das Schamgefühl verletzen. Das diagn. Schwergewicht liegt also auf der Anamnese.
- Inspektion u. Palpation der Mammae sind hingegen bei Bedarf ohne spezielle Hilfsmittel möglich.
- Bei entsprechender Symptomatik sollten im Dienst eine abdom. Palpation (Druckdolenz, Abwehrspannung?) sowie die Inspektion u. Palpation der Mammae durchgeführt werden. Gyn. Tumoren lassen sich nur selten eindeutig tasten.

Leitpunkte der Anamnese

Allgemeines
- Aktuelle Beschwerden: Schmerzen (Schmerzcharakter?), Blutung, Juckreiz, …
- Vorausgegangene gyn. u. abdominalchir. Eingriffe.
- Anzahl der Schwangerschaften, Anzahl u. Art stattgehabter Geburten.
- Zeitpunkt der letzten gyn. Vorsorge, etwaige Besonderheiten.

> Zwischen prä- u. postmenopausalen Frauen unterscheiden.

Prämenopausale Frauen
Regelanamnese:
- Zeitpunkt der letzten Regel (1. Blutungstag)?
- War die Blutung wie immer?
- Dauer u. Frequenz der Menstruation, Eintritt regelmäßig?
- Blutungsstärke? Mehr als 5 Binden/Tampons pro Tag?
- Zwischenblutung? Kohabitationsblutung?
- Gab es Beschwerden? Dysmenorrhö? Defäkationsschmerz? Schmerzen außerhalb der Menses? Dyspareunie?

Verhütung (explizit erfragen!): Welche Methoden? Einnahme von Hormonpräparaten (oral, vag., subkutan, transdermal)? Spirale (= IUP; Hormonspirale o. Cu-IUP)? Kondom? Sonstige?

Gyn. Vorerkr./OPs: z. B. Myome, Ovarialzysten, Endometriose, Malignome, Sterilisation?

Schwangerschaftsanamnese:
- Gesicherte Schwangerschaft:
  - In welcher Schwangerschaftswoche (SSW)? Mutterpass?
  - Bei Frühschwangerschaft: Intrauteriner Sitz bereits beim FA bestätigt? Herzaktion bereits gesehen?
  - Blutung? Wehen? Schmerzen? Fruchtwasserabgang? Kopfschmerzen? Sehstörungen?
  - Vorausgegangene Schwangerschaften u. Geburten?
  - Besonderheiten in dieser o. vorausgegangenen Schwangerschaften?
  - Vorausgegangene Fehlgeburten, EUGs?
- Vermutete, bisher nicht diagnostizierte Schwangerschaft?
- Letzte Regel? Blutungsart wie immer (Stärke u. Dauer)?

! Bei EUG evtl. nur minimale kurze Blutung. Diese kann aber auch zyklusgerecht sein!

- Subjektive Graviditätszeichen (Spannung der Mammae, Übelkeit, Ausbleiben der Regel) können, müssen aber nicht vorhanden sein.

Postmenopausale Frauen Frauen, die seit mind. 1 J. keine Menstruation mehr haben.

- **Menopause:** Seit wann?
- **Medikamenteneinnahme:** Hormonersatztherapie?

12.2.2 Vaginale Blutung

Differenzialdiagnose

- Jede postmenopausale Blutung muss im Verlauf abgeklärt werden (Ausschluss Karzinom).
- Bei prämenopausalen Frauen, insb. bei gleichzeitigen Unterbauchschmerzen immer Schwangerschaft (**cave:** EUG!) ausschließen.

- **Zyklusunregelmäßigkeiten:** häufigste Ursache für vag. Blutungen (▶ Tab. 12.2).
  - Zwischenblutung, leichte Schmierblutung während Pilleneinnahme o. kurz vor eigentlicher Menses. Mögliche Ursachen: Zervix- o. Korpuspolyp, gestörte Frühgrav., unregelmäßige Pilleneinnahme, Stress u. a.

Tab. 12.2 Definition der wichtigsten Blutungsstörungen

Blutungsstörung	Definition, Ursachen
Störungen der Blutungsstärke	
Hypermenorrhö	Verstärkte Periodenblutung (> 60–80 ml/d). Begünstigt z. B. durch Myome, Adenomyosis uteri, Cu-IUP, Polypen
Störungen der Blutungsdauer	
Metrorrhagie	Zusatzblutung außerhalb der Periode, die sehr stark sein kann. Oft am Beginn der Menopause als Meno-/Metrorrhagie, bei Myomen u. Cu-IUP
Menorrhagie	Verstärkte u. verlängerte Periodenblutung (> 7 d); als Notfall eher selten. Oft in Komb. mit Metrorrhagie, bei Myomen u. Cu-IUP-Trägerinnen häufiger
Dauerblutung	> 14 d, zyklusabhängig, z. B. bei Follikelpersistenz, Myome
Störungen der Blutungsart	
Spotting	Meist prä- o. postmenstruelle Schmierblutung, auch als Ovulations- o. Mittelblutung in Zyklusmitte, dann oft mit „Mittelschmerz" (▶ 12.2.3). Bei Einnahme der „Pille" als sog. Durchbruchsblutung
Störungen der Blutungshäufigkeit	
Sek. Amenorrhö	Ausbleiben der Periodenblutung (Grav., polyzystische Ovarien [PCO], Anorexie, Anämie u. a.)
Oligomenorrhö	Deutlich verlängerte Zyklen (> 35 d), z. B. bei PCO
Polymenorrhö	Verkürzte Zyklen (< 25 d)

   - Dauerblutung o. Menorrhagie/Hypermenorrhagie häufig bei Follikelpersistenz, aber auch bei Myomen, disloziertem IUP.
- **Kontaktblutung:** leichte schmerzlose Blutung nach Geschlechtsverkehr (GV), meist bedingt durch Portioektopie; selten durch Zervix-Ca.
- **Verletzungsblutung:** durch Prellung, Fremdkörper, Pfählung, als Kohabitationsverletzung o. nach Vergewaltigung. Leichte bis starke vag. Blutung, ggf. Symptome eines akuten Abdomens mit/ohne Schocksymptomatik. Penetrierende Fremdkörper nicht entfernen.
- **Zervizitis/Endometritis:** leichte hellrote Blutung mit Pruritus, Fluor u. Schmerzen.
   - **Blutungen in der Schwangerschaft:** Abort, EUG, Blasenmole/Trophoblasterkr., Placenta praevia, Randsinusblutung, Zeichnungsblutung, vorzeitige Plazentalösung, Kontaktblutung u. a.

> Jede Blutung in der Schwangerschaft sollte vom Gynäkologen abgeklärt werden.

Diagnostisches Vorgehen

Allgemeine Anamnese

▶ 12.2.1.

Spezielle Anamnese

- **Gyn. Anamnese:**
   - Blutungsstärke (über- vs. unterperiodenstark)? Blutungsfarbe (alt- vs. frischblutig)?
   - Blutung nach sek. Amenorrhö?
   - Graviditätszeichen? Schwangerschaftstest durchgeführt?
   - IUP-Trägerin? Myome bekannt? Endometriumhyperplasie? (Alle können Hypermenorrhö u. Meno-/Metrorrhagien verursachen.)
   - Pilleneinnahme bzw. Präparatwechsel? Pille einmal vergessen? Aktuelle bes. Stressfaktoren? (als Ursache für Schmierblutung o. Spotting).
   - Unterleibsschmerzen?
   - Menopause? Letzte Vorsorge?
   - Manipulation (GV, gyn. Untersuchung) in den vorangegangenen Stunden?
- **Gewichtsabnahme?** unspez., evtl. Hinweis auf Karzinom.
- Einen **Unfall**hergang o. eine mögliche Vergewaltigung behutsam erfragen!

> Immer an mögliche Frühgravidität denken!

Körperliche Untersuchung

- **RR u. Puls:** Hypotonie u. Tachykardie als Hinweis auf Volumen-/hämorrhagischen Schock bei massiver Blutung.
- **Haut/Schleimhäute:** Blässe als Hinweis auf eine stärkere/längere Blutung.
- **Abdomen:** Abwehrspannung generalisiert/lokalisiert, akutes Abdomen.
- **Farbe u. Ausmaß der Blutung:** Koagelabgang? Abgehendes Trophoblastgewebe?

Sofortige Untersuchungen

! **Schwangerschaftstest** (β-hCG im Urin). Schwangerschaft bei Frauen im reproduktionsfähigen Alter immer ausschließen.
- **Labor:** BB. Je nach Bedarf ggf. Erweiterung um Gerinnungsdiagnostik u. weitere Parameter (Krea, E'lyte, Quick, PTT, AT III, Fibrinogen bei stärkerer Blutung). Bei pos. Schwangerschaftstest immer Bestimmung Rh-Faktor, sofern nicht bek. (Mutterpass).

Therapeutisches Vorgehen

Sofortmaßnahmen bei massiver Blutung

- **Tamponade:** Feste Streifentamponade aus einer Mullbinde o., wenn vorhanden, fertige Tamponade vorsichtig u. fest in die Scheide schieben. Pat. liegt dabei mit leicht angezogenen u. gespreizten Beinen auf einer Untersuchungsliege. Tamponade liegt meist korrekt, wenn Pat. ein Druckgefühl angibt. **Cave:** ggf. zuvor Anlage Blasenkatheter, mögliche Miktionsproblematik.
- **i. v. Zugang** u. rasche Volumensubstitution, z. B. mit NaCl 0,9 % o. Ringer-Lsg.

> Vaginalsono u. Spekulumeinstellung zur weiteren Differenzierung für darin Geübte. Am besten Verlegung in gyn. Abt. bzw. gyn. Hintergrund informieren.

Weitere Maßnahmen je nach Symptomatik

- **Bei Schocksymptomatik** ▶ 3.3, bei akutem Abdomen OP.
- **Mäßig starke (Regel-)Blutungsstörungen:** Vorstellung bei niedergelassenem Gynäkologen je nach Kreislaufsituation umgehend o. am nächsten Tag.

Keine sofortige Therapie ist bei folgenden Blutungen erforderlich:

- Schmier- bzw. Zwischenblutung (Spotting): Beruhigung der Pat. In den nächsten Tagen Vorstellung beim Gynäkologen.
- Postmenopausale Blutung: am nächsten Tag Vorstellung beim Gynäkologen z. A. Karzinom.
- V. a. Kontaktblutung: Beruhigung der Pat. In den nächsten Tagen Vorstellung beim Gynäkologen.

12.2.3 Unterleibsschmerzen

Differenzialdiagnose

Regelabhängige Unterleibsschmerzen

Dysmenorrhö

- In Zusammenhang mit der Menstruation auftretende krampfartige Unterleibsschmerzen, evtl. mit Übelkeit, Erbrechen u. Kopfschmerzen bis zur Migräne.
- Häufig. Bei Cu-IUP-Trägerinnen u. bei (subserösen) Myomen oft auch komb. mit Hypermenorrhö o. Meno-/Metrorrhagie.

Endometriose

- Nester von Endometriumzellen außerhalb des Endometriums; können u. a. im gesamten Bauchraum auftreten.
- Verursachen oft v. a. prä- u. perimenstruelle Schmerzen. Bei großen Endometriosenestern auch persistierende Schmerzen, Menorrhagie, Dysurie, Dyspareunie, Defäkationsschmerz, Dysmenorrhö trotz Pille.

Mittelschmerz

- Schmerzen in Zyklusmitte (durch Ovulation) mit vorübergehender peritonealer Reizung.
- Evtl. Symptomatik einer Unterbauchperitonitis. Selten akutes Abdomen durch art. Blutung post ovulationem!

Überstimulationssyndrom

- Bei Frauen unter/nach Sterilitätsbehandlung: Durch den Hormoneinfluss massive Zystenbildung u. Vergrößerung der Ovarien, im Extremfall mehr als faustgroß.
- **Klinik:** Symptomatik reicht von mäßigen (einseitigen) Unterleibsschmerzen bis zum Bild eines akuten Abdomens mit Abwehrspannung, Übelkeit, Erbrechen, Durchfall. Bei schwerer Ausprägung zusätzlich Aszites, Hydrothorax, Dyspnoe, Hypovolämie, Oligurie, E'lytentgleisungen, Blutgerinnungsstörungen u. Hämokonzentration (Gefahr einer Thrombembolie).

! Gefahr der Ovarialzystenruptur bzw. -stieldrehung. Spontane Rückbildung der Symptome im Idealfall ca. 3 d nach Einsetzen der Menstruation.

Extrauteringravidität (EUG) Einnistung einer befruchteten Eizelle außerhalb der Gebärmutter (meist tubar).

- **Klinik:** kurze sek. Amenorrhö (letzte normale Regel vor 6–8 Wo.), oft vor bzw. seit einigen Tagen Schmierblutung (bis periodenstark), subjektive Schwangerschaftszeichen bzw. pos. Schwangerschaftstest.
- Bei **Tubarabort** zunehmende wehen- bis krampfartige, meist einseitige Unterbauchschmerzen, z. T. mit lokaler Abwehrspannung.
- Bei **Tubarruptur** akut einsetzender seitenbetonter Zerreißungsschmerz mit Zeichen des akuten Abdomens bis hin zum hypovolämischen Schock, i. d. R. ohne vag. Blutung. Prädisponierende Faktoren: frühere Aborte/EUG, vorausgegangene Adnexitis, Sterilitätsbehandlung u. IUP-Trägerstatus.

> Die (rupturierte) EUG ist ein Notfall mit akuter Lebensgefahr! Sofortige Laparoskopie in gyn. Abt. erforderlich!

Regelunabhängige Unterleibsschmerzen

PID (Pelvic Inflammatory Disease, Salpingitis, Adnexitis) Entzündung des kleinen Beckens bzw. von Tube u. Ovar durch Bakterien (Chlamydien, *Neisseria gonorrhoeae, Gardnerella vaginalis, E. coli* u. a.).

- **Klinik:**
  - Meist akut einsetzender, evtl. seitenbetonter Unterleibsschmerz, evtl. Übelkeit u. Erbrechen durch Begleitperitonitis (DD Appendizitis! ▶ Tab. 12.3), Fluor (gelblich-grünlich, übelriechend), evtl. Schmierblutung, Entzündungszeichen.
  - Meist junge, heterosexuell aktive Frauen.
- **Auftreten:** häufig postmenstruell, nach Abort, Abrasio o. IUP-Einlage o. postkoital.
- **Sonderform:** Fitz-Hugh-Curtis-Sy.: meist durch Chlamydien verursachte Schmerzen im re oberen Abdominalquadranten. Es handelt sich um eine Entzündung des die Leber umgebenden Gewebes, sog. Perihepatitis, die zu ausgeprägten Adhäsionen zwischen Leber, Zwerchfell u. Bauchwand führen kann.

Tab. 12.3 DD Appendizitis – Adnexitis – EUG

	Appendizitis	Adnexitis	EUG
Schmerz	Rechtsseitig über McBurney bzw. wandernd (Bauchnabel)	Im kleinen Becken, evtl. seitenbetont, eher ziehend, oft bds.	Einseitig, stechend, krampfartig, evtl. auch gesamter Unterbauch
Befund	Appendizitiszeichen, Übelkeit, Stuhlverhalt	Druckschmerz. Gyn.: Portioschiebeschmerz, teigige Resistenz	Evtl. Schmierblutung. Gyn.: Portio bei Druck schmerzhaft
Fluor	Keiner	Evtl. übelriechend, eitrig	Keiner, evtl. Blut
Regelanamnese	Unauffällig	Häufig postmenstrueller Beginn, Regel unauffällig	Sek. Amenorrhö, subjektive o. objektive Schwangerschaftszeichen
Temperatur	Rektal/axilläre Differenz meist > 1,0 °C	Meist kein Fieber	Normal bis gering ↑, keine Differenz
Labor	Leukos meist > 10.000/µl, β-hCG im Urin neg.	Leukos mäßig ↑, β-hCG im Urin neg.	Leukos oft nicht ↑, bei Ruptur Hb ↓, β-HCG im Urin pos.
Sonografie	Gyn. o. B.	Freie Flüssigkeit, Ovarien unscharf, teils Tube darstellbar, solider Adnextumor	Freie Flüssigkeit, „leerer" Uterus, Tube evtl. verdickt, ggf. extrauterine Fruchtblase
Komplikationen	Akut: Perforation, Peritonitis, Abszess; Begleitadnexitis Chron.: Adhäsionen/ Ileus	Akut: Pelveoperitonitis, Tuboovarial- u. Douglasabszess Chron.: Rezidive, EUG, Adhäsionen, Tubenverschluss	Akut: abdom. Blutung, Tubarruptur, Schock Chron.: Rezidiv-EUG bei tubenerhaltender Ther., Tubenverschluss

Endometritis Entzündung der Gebärmutterschleimhaut, meist postpartal, seltener nach diagn. u. ther. Eingriffen.

- **Klinik:** Unterbauchschmerz, Blutungsstörungen, Entzündungszeichen, ggf. Fieber. Im Wochenbett meist als Endomyometritis mit Entzündung der Uterusmuskulatur: Unterbauchschmerzen mit großem, weichem, druckdolentem Uterus (sog. Uteruskantenschmerz), Stirnkopfschmerz, vermehrt übelriechendem Wochenfluss.
- **KO:** PID, Salpingitis, Pelveoperitonitis bis zur lebensbedrohlichen Puerperalsepsis (durch Streptokokken A) mit klin. Zeichen des septischen Schocks: ▶ 3.4.

Ovarialzysten(-ruptur) Ovarialzysten sind häufig, meist funktionelle, hormonaktive Zysten (Follikelzysten), oft auch asympt. Kommen fast nur während der Geschlechtsreife vor, gehäuft kurz nach der Pubertät u. perimenopausal, iatrogen beim Überstimulationssy.

- **Klinik:**
  - Mit wachsender Größe zunehmende, meist einseitige, eher stechende Unterbauchschmerzen.
  - Bei Ruptur plötzliche, heftige Schmerzen, Übelkeit u. Erbrechen mit (lokaler) Abwehrspannung bis zur Symptomatik eines akuten Abdomens. Seltener Zystenblutungen, die symptomarm beginnen u. durch zuneh-

12

mend starken Blutverlust zum akuten Abdomen u. Volumenmangelschock führen können.
  - Oft Abklingen der Symptomatik nach akuter Schmerzspitze (Druckentlastung nach Ruptur).

Stieldrehung eines Ovars Fast ausschließlich bei vergrößertem Ovar (Ovarialzyste, Adnextumor, Überstimulationssy. u. a.

- **Klinik:** akute, starke, einseitige Unterleibsschmerzen bis zum akuten Abdomen. Häufig nach heftiger o. abrupter Bewegung.

! Akuter Notfall, da ein stielgedrehtes Ovar innerhalb weniger Stunden per Laparoskopie detorquiert werden muss, um eine Nekrose bzw. ein Absterben zu verhindern.

Karzinome

- Fallen selten notfallmäßig durch Schmerzen auf.
- Bei fortgeschrittenen Karzinomen durch erhebliches Größenwachstum Verdrängungserscheinungen mit Schmerzen u. je nach Lokalisation u. Ausdehnung Beeinträchtigung der Nachbarorgane Blase, Ureter u. Darm.
- Oft Blutungsstörungen (postmenopausale Blutung!), Ausfluss, Gewichtsverlust, evtl. rezid. HWI.

> Differenzialdiagnostisch immer an nichtgyn. Ursachen von Unterleibsschmerzen denken (z. B. Appendizitis, Divertikulitis, Ileus, Hernien u. urol. Erkr.). Am schwierigsten ist die Abgrenzung zur Appendizitis bei rechtsseitigen Unterleibsschmerzen (▶ Tab. 12.3).

Diagnostisches Vorgehen

Allgemeine Anamnese ▶ 12.2.1.

Spezielle gynäkologische Anamnese

- Aktueller Zyklustag (bei unmittelbar bevorstehender o. bestehender Menses: Dysmenorrhö, Endometriose möglich. In Zyklusmitte: Mittelschmerz, evtl. Überstimulationssy. Wenn Menses vor 6–8 Wo.: EUG, Schwangerschaft möglich).
- Schmerzcharakter: Beginn plötzlich o. schleichend? Ein- o. beidseitig? Krampfartig o. persistierend?
- Adnextumor o. Ovarialzyste bekannt?
- IUP-Trägerin? (begünstigt Dysmenorrhö, Adnexitis, Endometritis, EUG).
- Myome bekannt? (führen u. a. zu Dysmenorrhö u. Blutungsstörung. Stieldrehung subseröser Myome ist möglich).
- Vorangegangene Sterilitätsbehandlung? (V. a. Überstimulationssy., EUG).
- Endometriose bek.? (kann heftige perimenstruelle Beschwerden auslösen; Dysurie, Defäkationsschmerz, Dyspareunie).
- Graviditätszeichen (subjektiv o. objektiv)? (V. a. EUG!).
- Schmierblutung? (Hinweis auf EUG, Adnexitis/Endometritis).
- Entzündungszeichen? (V. a. Adnexitis, Endometritis; DD: Appendizitis).
- Ausfluss? (zusammen mit Entzündungszeichen u. Unterleibsschmerzen z. B. bei Adnexitis u. Endometritis).
- Kürzlich erfolgte Abrasio o. Abort? (evtl. Adnexitis bzw. Endometritis).
- Wochenbett? (V. a. Endomyometritis. Bei Fieber unklarer Genese postpartal ggf. Ovarialvenenthrombose als Rarität ausschließen).
- Abort, EUG o. Adnexitis in der Anamnese?

Besonderes Augenmerk auf:
- Vaginale Blutung.
- Wochenfluss bei kurzzeitig zurückliegender Geburt: Farbe, Geruch, Schmerzen.

Sofortige Untersuchungen
1. **Schwangerschaftstest** (β-hCG im Urin): Schwangerschaft bei Frauen im reproduktionsfähigen Alter immer ausschließen.
2. **Sono:** zur weiteren Differenzierung (freie Flüssigkeit im Douglas, Adnextumoren [V. a. stielgedrehte Ovarialzyste], Myome etc.).
3. **Labor:** BB, CRP, ggf. E'lyte, ggf. Krea, ggf. Gerinnungsparameter. Bei V. a. Überstimulationssy. Albumin. Bei V. a. blutende EUG Blutgruppe abnehmen bzw. EKs kreuzen.
4. **Mikrobiologie:** wenn möglich, Abstrichentnahme (vaginal/zervikal) vor Einleiten einer antibiotischen Ther.

12

Therapeutisches Vorgehen

Sofortmaßnahmen bei starken Schmerzen
- Großlumiger i. v. Zugang.
- Analgesie, z. B. mit Metamizol u./o. Butylscopolamin i. v.

Verlegung in gyn. Abt. bzw. gyn. Hintergrund informieren.

Weitere Maßnahmen je nach Symptomatik
- Bei Schocksymptomatik ▶ 3.3, bei akutem Abdomen OP.
- **Akut behandlungsbedürftige PID/Adnexitis/Endomyometritis:** antibiotische Ther. nach Standard des Hauses je nach zu erwartendem Keimspektrum. Meist z. B. mit Cefuroxim u./o. Metronidazol, bei V. a. Adnexitis auch mit Doxycyclin, ggf. auch 3er-Kombinationsther. Mikrobiol. Vaginalabstrich vor Antibiotikather. zur Keimidentifizierung sinnvoll. Im Wochenbett ggf. zusätzl. Gabe von Oxytocin als Uterotonikum.
- **Schweres Überstimulationssy.:** gyn. Übernahme, ggf. sogar Überwachung auf ITS erforderlich! Engmaschige Kontrolle von Hkt, Nierenfunktion (Krea, Na^+, K^+, Urinausscheidung), Gerinnung u. RR. Flüssigkeitsbilanz, Steigerung der Diurese, Thromboseprophylaxe mit NMH, ggf. Pleura- u. Aszitespunktion erforderlich! Op. Intervention nur bei akutem Abdomen (bei V. a. Stieldrehung o. Ruptur mit Blutung).

Keine sofortige Therapie erforderlich bei:
- **Schmerzen bei Dysmenorrhö:**
  - Bei jungen Frauen mit Paracetamol beginnen, evtl. in Komb. mit Spasmolytika. Als Dauerther. kann Mönchspfeffer eingenommen werden. Außerdem helfen Magnesium oral, Entspannung u. Wärme, z. B. Wannenbad, Wärmflasche. Bei Therapieresistenz Ibuprofen 400–800 mg p. o. nach Bedarf.
  - ! Dysmenorrhö trotz Antibabypilleneinnahme u./o. Defäkationsschmerz sowie ggf. Dyspareunie sind Hinweis auf Endometriose.
  - Zur Abklärung, insb. bei neu aufgetretener Dysmenorrhö (evtl. Uterus myomatosus, Korpuspolypen, Endometriose o. Uterusfehlbildungen als organische Ursache) in den nächsten Tagen Vorstellung beim Gynäkologen.

- **„Mittelschmerz":** i. d. R. ist keine Therapie erforderlich, evtl. sympt. Schmerzmittel u. Ruhe.
- **V. a. Überstimulationssy.:** bei leichter Symptomatik Bettruhe, kein GV, Anstrengung meiden (Gefahr der Stieldrehung der Ovarien). Evtl. sympt. Schmerzmittel. Baldmöglichste Vorstellung beim Gynäkologen.
- **V. a. Adnexitis, Endometritis, PID:** bei mäßig ausgeprägter Symptomatik Analgetika, Antiphlogistika, Antibiose, kein GV. Amb. gyn. Vorstellung möglichst umgehend.
- **Endomyometritis (im Wochenbett):** bei leichter Symptomatik (leichte Temp.-Erhöhung) Kontraktionsmittel Oxytocin i. m. oder i. v. Baldmöglichste Vorstellung beim Gynäkologen.

12.2.4 Sexuelle Gewalt/Vergewaltigung

Wenn eine Frau nach einer für sie äußerst entwürdigenden sexuellen Gewalttat ins KH kommt, braucht sie Hilfe. Diese sollte sich nicht auf eine med. Versorgung beschränken, sondern bedeutet hauptsächlich menschliche, psychische Unterstützung: Verständnis u. Einfühlsamkeit zeigen u. ihre Glaubwürdigkeit nicht infrage stellen.

Vorgehen nach sexueller Gewalt/Vergewaltigung

Die meisten Frauen stehen kurz nach der Tat unter Schock, was sich in unverständlich wirkenden Reaktionen o. Reaktionsunfähigkeit äußern kann. Die Spanne des äußeren Verhaltens reicht von Ruhe u. Gelassenheit (oft ein Zeichen völliger Verwirrung) über totale Erstarrung bis zu völligem Aufgelöstsein u. Zusammenbruch u. ist individuell ganz unterschiedlich. Allen Frauen gemeinsam ist das Gefühl von Angst, Ohnmacht, Demütigung, Kontrollverlust über das eigene Leben u. Beschmutzung.

Deutliche Verletzungen (z. B. V. a. Fraktur o. Wunden) müssen untersucht u. behandelt werden, nach Möglichkeit von (o. in Gegenwart) einer Frau. Die durch Gewaltanwendung entstandenen weniger gravierenden Verletzungen (z. B. Prellungen) können auch bei einer evtl. später erfolgenden erweiterten gyn. Untersuchung zur Beweissicherung beurteilt werden. Alle Befunde unbedingt dokumentieren, ggf. auch fotografieren (möglichst mit Lineal o. a. Größenvergleich, Übersichts- u. Detailaufnahmen).

- **Erste Beweismittel sichern:** Während der Tat getragene Kleidungsstücke mit Unterwäsche u. Slipeinlagen aufheben. Duschen erst nach der gyn. Untersuchung.
- **Gyn.-forensische Untersuchung:** darf nur von Gynäkologen bzw. Rechtsmedizinern durchgeführt werden. Abstrich (Spermien) sollte möglichst schnell nach dem Gewaltakt erfolgen; Anzeige kann nach der gyn. Untersuchung erstattet werden. Begleitung durch Vertrauensperson (Freundin, Notrufgruppe) zu dieser Untersuchung ist sinnvoll.
- **Bei der Polizei Anzeige erstatten:** Meist ist es günstiger, sich an eine auf sexuelle Gewalttaten spezialisierte Abt. zu wenden. Ob die Frau Strafanzeige erstattet, entscheidet sie selbst. Es besteht keine Verpflichtung. Eine erfolgte Strafanzeige kann jedoch nicht zurückgezogen werden (Offizialdelikt). Es wird nur ein geringer Prozentsatz der erfolgten Vergewaltigungen angezeigt. In sehr vielen Fällen sind Verwandte o. Bekannte die Täter, u. die Frau

ist dann später meist großen Repressalien ihrer Umgebung ausgesetzt. Eine Anzeige muss nicht sofort erfolgen. Die Entscheidung darüber kann in Gesprächen mit Frauen der Notrufgruppe u./o. einer Anwältin getroffen werden. Ggf. an Schweigepflichtsentbindung denken.

- **Beratung:** insb. auch zu den Themen postkoitale Kontrazeption ▶ 12.2.5, sexuell übertragbare Erkr. (Diagn. auf Hepatitis B/C u. HIV zum Zeitpunkt der Erstuntersuchung sowie Kontrolle im Intervall). Ggf. Blutalkoholbestimmung u. Drogenscreening je nach Anamnese. (**Cave:** Ergebnisse nicht akkreditierter Labore forensisch nur eingeschränkt verwertbar; falls bereits Anzeige erstattet wurde, die Proben der Polizei zur Weiterleitung an ein entsprechendes Institut mitgeben).
- **Hilfe u. Beistand:** In jedem größeren Ort, evtl. der nächstgelegenen Stadt, gibt es Beratungsstellen, in denen fachkundige Frauen aus unterschiedlichen Bereichen arbeiten. Die Tel.-Nummern stehen im Telefonbuch unter den Stichworten: (Frauen-)Notruf, Gruppe für (vergewaltigte u. misshandelte) Frauen (u. Mädchen), Frauenberatungsstelle, Frauenzentrum, Frauenzimmer, Frauentreffpunkt o. Frauen helfen Frauen. Kommt in der Nacht kein dir. Kontakt zustande, gibt es Anrufbeantworter, u. es erfolgt am nächsten Tag ein Rückruf. Auch jede Polizeidienststelle kann Auskunft über diese Notrufnummern u. ein mögliches Verfahren geben. Ein solcher Anruf verpflichtet nicht zur Anzeige.
- **Übernachtung abklären:** Falls die Frau nachts nicht zu einer gyn. Untersuchung möchte u. kein dir. Kontakt zu einer Notrufgruppe zustande gekommen ist, sollte geklärt werden, wo u. wie die Frau übernachten kann. Wenn zu Hause auch ihr Vergewaltiger wohnt, kann sie nicht zurück. Auch allein möchte sie oft nicht nach Hause. Es gibt folgende Möglichkeiten:
  - Freundin bzw. Vertrauensperson informieren, bei der die Frau übernachten kann.
  - Frauenhäuser ermöglichen (auch für längere Zeit) Übernachtung u. qualifizierte Betreuung.
  - Hotelübernachtung, wird evtl. teilweise vom Sozialamt bezahlt.
  - Stat. KH-Aufnahme. Am nächsten Tag kann dann i. d. R. mit dem Sozialdienst u. Beratungsstellen der weitere Verbleib abgeklärt werden.

Die Frau hat das Recht, die gyn.-forensische Untersuchung von einer Gynäkologin/einem Gynäkologen ihrer Wahl durchführen zu lassen.

> Wenn möglich, Beweismittel sichern u. eine gyn.-forensische Untersuchung durchführen, auch wenn die Frau zurzeit keine Anzeige erstatten möchte. Dadurch kann eine mögliche spätere Anzeige wirkungsvoll unterstützt werden. Kann auch anonym erfolgen (ASS = Anonyme Spurensicherung nach Sexualstraftaten).

12.2.5 Postkoitale Kontrazeption

Indikation

Meist ein geplatztes Kondom: Entfernung, falls überhaupt erforderlich, (unter Spekulumeinstellung mit Kornzange) durch Gynäkologen am nächsten Tag.

Maßnahmen

„Pille danach"

> Seit März 2015 sind postkoitale Kontrazeptiva in D rezeptfrei erhältlich. Dennoch kann eine ärztl. Beratung sinnvoll sein, bei Pat. < 20 J. übernimmt bei entsprechender Rezeptierung die GKV die Kosten der Medikation.

Bei rechtzeitiger Einnahme (Levonorgestrel < 72 h, Ulipristalacetat < 120 h postkoital) sehr hohe Zuverlässigkeit.

> Orale postkoitale Kontrazeption bietet keine Antikonzeption für den restlichen Zyklus! Sichere Verhütung mittels Barrieremethode bis zur nächsten Menstruation.

! In jedem Fall eine schon bestehende Schwangerschaft durch einen Schwangerschaftstest ausschließen.

- **Ind.:** bei vermutlichem Versagen der Kontrazeption u. nicht möglicher Vorstellung bei einem Gynäkologen am nächsten Tag. Bei unregelmäßigem Zyklus u. jungen Pat. eher großzügige Ind., insb. in der 1. Zyklushälfte.
- **Wirkung:** verschiebt Ovulation. Beide Pillen wirken nicht implantationshemmend u. auch nicht abortiv.
- **Anwendung:**
  - 30 mg Ulipristalacetat: 1 Tbl. vorzugsweise baldmöglichst, aber spätestens < 120 h nach ungeschütztem Verkehr einnehmen.
  - 1.500 µg Levonorgestrel: 1 Tbl. vorzugsweise innerhalb von 12 h nach ungeschütztem Verkehr u. nicht später als 72 h einnehmen.
  - Auf strikte Einhaltung der zeitlichen Einnahmevorschriften hinweisen. Bei evtl. eintretender Grav. ist keine erhöhte fetale Fehlbildungsrate, allerdings ein (fraglich) erhöhtes EUG-Risiko bekannt. Sicherheit in Abhängigkeit des KG: Levonorgestrel weniger wirksam ab 70 kg, Ulipristalacetat weniger wirksam ab 90 kg.
- **NW:** selten Übelkeit, Schwindel, Brustspannen, Menstruationsunregelmäßigkeiten. Bei Erbrechen innerhalb von 3 h nach Einnahme ist die erneute Gabe indiziert.
- **KI:** bestehende Schwangerschaft, schweres Asthma bronchiale, postkoitale Kontrazeption schon einmal im selben Zyklus, Malabsorptionssy. wie M. Crohn, schwere Leberfunktionsstörungen, hereditäre Galaktoseintoleranz, Laktasemangel o. Glukose-Galaktose-Malabsorption. Bei thrombophiler positiver Eigen-/Familienanamnese ggf. Thromboseprophylaxe.

Intrauterinpessar (Cu-IUP) Alternative zur „Pille danach": Einsetzen eines IUP innerhalb der ersten 5 d postkoital (durch Gynäkologen) bewirkt eine Nidationshemmung. Sehr hohe Zuverlässigkeit. Nachteil: Gefahr der Induktion einer Adnexitis. Vorteile: keine Übelkeit, keine Zyklusstörungen, einsetzbar auch bei KI gegen Hormone.

12.2.6 Mastitis

Ursache Meist stillende Frauen betroffen: Mastitis puerperalis. Eine der häufigsten KO im Wochenbett. Erreger: in 90 % *Staph. aureus.* Ursache oft mangelnde Entleerung der Brust (Milchstau), Hautdefekte an der Mamille, Stress! Rauchen als (Haupt-)Risikofaktor.

Klinik Schmerzhafte Knoten o. Schwellung mit regionaler Überwärmung, Rötung u. Druckdolenz. Evtl. fluktuierender Abszess (Gefahr der Spontanperforation). Vergrößerung der axillären Lk, rascher Fieberanstieg bis 40 °C, Krankheitsgefühl sowie Entzündungsparameter (CRP u. Leukos ↑) schon bei leichter Mastitis möglich. Im Ultraschall evtl. Einschmelzung sichtbar bei Abszess.

Therapeutisches Vorgehen

- **Basisther.:** gute u. regelmäßige Brustentleerung der entsprechenden Seite, regelmäßiges Anlegen o. Ausstreichen der Brust zur Mamille hin (da Mastitis oft durch Milchstau), ggf. auch Abpumpen. Vor dem Stillen 5 min feuchte Wärme, nach dem Stillen Milch perimamillär antrocknen lassen, Kühlung der Brust durch Quarkwickel, Wickel mit Weißkohlblättern, Eisblase o. Alkoholumschläge (Brustwarze aussparen!). Fester BH (auch nachts) o. Hochbinden der Brust, synthetische Materialien vermeiden. Am nächsten Tag Kontrolle durch Gynäkologen o. Hebamme. Bei persistierender Symptomatik bzw. Verschlimmerung stat. Aufnahme. NSAR erlaubt.
- **Trigger vermeiden:** Nikotinkarenz, Entfernen von Fremdkörpern (Nippel-Piercings etc.).
- Körperl. Schonung.
- **Erweiterte Maßnahmen:**
  - **Bei fortgeschrittener Mastitis** u. Fieber seit mehreren Tagen: zusätzl. orale antibiotische Ther. mit z. B. Flucloxacillin 3 × 1 g/d o. Sulbactam/Ampicillin 2 × 375–750 mg/d. Bei Penicillinallergie Cephalosporine z. B. Cefuroxim 3–4 × 500 mg/d o. Clindamycin 3 × 300 mg/d. Stillen weiterhin möglich.
  - Bei **deutlicher Fluktuation bzw. Abszessbildung/Spontanperforation** u. Austritt von Pus baldige stat. Aufnahme in gyn. Abt. zur op. Sanierung des Befunds erforderlich.
  - I. d. R. kann das **Stillen fortgesetzt** werden. **Milch** verwerfen bei Austritt von Pus oder Blut.
  - **Abstillen** ist selten indiziert, daher nur in Absprache mit Gynäkologen o. auf ausdrücklichen Wunsch der Mutter. Primär kons. (Pfefferminz u. Salbei milchhemmend, Kühlung, fester BH), Hebammenbetreuung! Strenge Ind.-Stellung für medikamentöses Abstillen (**cave:** Rote-Hand-Brief): Bromocriptin 3–4 × 1,25 mg/d für 14 d (NW: Hypotonie, Schwindel).
  - **Bei Mastitis außerhalb des Wochenbetts** (Mastitis nonpuerperalis): Ther. mit Sulbactam/Ampicillin 2 × 375–750 mg/d o. Clindamycin 3 × 300–450 mg/d über 10–14 d o. Ciprofloxacin 2 × 500 mg u. Metronidazol 2 × 400 mg/d. Zusätzlich Vorstellung beim Gynäkologen u. Mammografie nach Therapieabschluss empfehlen.

12.3 Probleme in der Schwangerschaft

12.3.1 Stationäre Aufnahme von schwangeren Patientinnen

- Ob Schwangere mit vorwiegend internistischen (chir.) Problemen grundsätzlich auf einer nicht geburtshilfl. Station aufgenommen werden, wird i. d. R. vom Chefarzt der Abt. entschieden u. sollte vor Nachtdienstantritt geklärt werden. Ansonsten Hintergrund fragen. Evtl. Aufnahme in der Nacht u. am nächsten Tag Verlegung. Generell RS mit Gynäkologen. Hauptaufnahme-Ind. beachten.
- Vorsicht bei Medikamentenverordnung (▸ 20.3).

12.3.2 Vaginale Blutung in der Schwangerschaft

Frühschwangerschaft

Portioektopie ▶ 12.2.2.

Abort Im Alter zwischen 20 u. 29 J. gehen ca. 50 % der Konzeptionen spontan zugrunde. Nur etwa 10–15 %, bezogen auf die Anzahl der Geburten, sind klin. als Abort (Fehlgeburt) erkennbar. Bei der Mehrzahl der Aborte bleibt die Ursache unklar. Übersicht: ▶ Tab. 12.4.

- **Frühabort:** bis zur 12.–14. SSW, häufig.
- **Spätabort:** nach 12.–14. SSW, selten, meist mütterliche Abortursachen.

Blasenmole

- **Def.:** hydropische Umwandlung der Chorionzotten der Plazenta in bis haselnussgroße, mit heller Flüssigkeit gefüllte Bläschen, die durch dünne Stiele miteinander verbunden sind. Frühzeitige Entwicklungsstörung der Frucht. Häufigkeit: 1 : 3.000 Schwangerschaften.
- **Klinik:** wie bei Abort. Uterine Blutung, ziehende wehenartige Unterleibsschmerzen, vereinzelt Abgang von Bläschen aus Zervikalkanal, häufig Hyperemesis gravidarum.
- **Gyn. Untersuchung:** auffällig schnell wachsender, sehr weicher Uterus, fehlende Vitalitätszeichen, im Ultraschall typisches „Schneegestöber".
- **Labor:** mehrmals stark erhöhte β-hCG-Werte.
- **Gefahren:** Blutungen u. Perforationsgefahr bei Kürettage, Inf., Gestose, Torsion o. Ruptur von Lutein-(Ovarial-)Zysten. Maligne Entartung möglich.

Zervixkarzinom Vorkommen: ca. 1,5–12 Neuerkr. pro 10.000 Schwangerschaften. Die Schwangerschaft selbst hat keinen Einfluss auf den Verlauf des Karzinoms. Beginn der Ther. erfolgt i. d. R. nach Sectio mit 34 SSW. Ausnahme: pos. Lk.

Spätschwangerschaft

Placenta praevia

- **Klinik:** schmerzlose intermittierende o. konstante Blutung in der Schwangerschaft o. unter der Geburt ohne ersichtliche Ursache. Blutung beginnt i. d. R. vor dem Blasensprung.
- **KO:** schwere Blutung, fetale Asphyxie. Kindl. Mortalität um 10 %! Mütterl. Mortalität ↑, bei Ausnutzung aller klin. Möglichkeiten < 1 %., Luftembolie.

> - Keine vag. Tastuntersuchung. Erhöhtes Blutungsrisiko.
> - Mutterpass einsehen: Placenta praevia wird i. d. R. schon während der Schwangerschaft sonografisch diagnostiziert.

Vorzeitige Plazentalösung

- **Def.:** teilweise o. vollständige Ablösung der normal sitzenden Plazenta von ihrer Haftfläche vor o. unter der Geburt, oft mit Blutungen aus mütterl. u. kindl. Gefäßen.
- **Klinik:** Mutter (durch Schock u. Gefahr von DIC) u. insb. Kind in Lebensgefahr! Heftiger, plötzlich auftretender Unterbauchschmerz (Dauerwehen!) mit sehr hartem „Holzuterus", allg. Unwohlsein (Angst, Schwindel, Atemnot, Ohnmacht), in 75 % d. F. Blutung nach außen (starke Blutungen seltener), nachlassende Kindsbewegungen, Schocksymptomatik.

Tab. 12.4 Übersicht der verschiedenen Aborte

	Blutung/Schmerz	Klinik	Bedeutung/Therapie
Abortus imminens	Schmierblutung bis leichte Blutung Kein Schmerz – leicht ziehend Kaum Beschwerden	Sono: intakte Grav., Zervikalkanal geschlossen	Drohender Abort → körperl. Schonung, supportive Medikation (Progesteron, Magnesium)
Abortus incipiens	Regel- bis überregelstarke Blutung Wehenartige Schmerzen	Sono: Grav. noch o. nicht mehr intakt, Zervikalkanal meist offen	In Gang befindlicher Abort, nicht mehr aufzuhalten → Spontanverlauf abwarten, ggf. supportive Medikation o. Abortabrasio im Verlauf
Abortus completus	Regel- bis überregelstarke Blutung Wehenartige Schmerzen	Sono: Cavum leer, Zervikalkanal meist offen	Kompletter Abort, sonografisch keine Reste in utero → Abrasio nur bei starker Blutung
Abortus incompletus	Regel- bis überregelstarke Blutung Wehenartige Schmerzen	Sono: Grav. nicht mehr intakt, intrakavitäre Reste darstellbar, Zervikalkanal meist offen	Inkompletter Abort, d. h. noch Abortreste in utero → Abortabrasio
Missed Abortion	Keine bis leichte Schmierblutung Kein Schmerz bis leicht ziehend Oft kein Brustspannen/keine Schwangerschaftsübelkeit mehr	Sono: Grav. darstellbar, neg. Herzaktion, nicht zeitgerechte Entwicklung	Verhaltener Abort, d. h. abgestorbene Frucht verbleibt in utero → Abortabrasio! (je nach SSW u. Klinik auf spontanen Abort warten möglich)
Abortus febrilis	Leichte bis stärkere Blutung Meist Unterleibsschmerzen	Fieber > 38 °C, ggf. Schüttelfrost, ggf. putrider Fluor, ggf. Sepsiszeichen	Septischer Abort → Antibiotikather. u. Abortabrasio
EUG	Keine bis leichte Blutung Meist seitenbetonter Unterbauchschmerz	Sono: kein Embryo in utero nachweisbar, ggf. Pseudogestationssack	Perforationsgefahr mit evtl. art. Blutung u. Peritonitis → je nach Befund u. β-HCG medikamentöse Ther. vs. Laparoskopie, ggf. auch Abrasio
Blasenmole	Leichte bis stärkere Blutung Evtl. Unterleibsschmerzen	Sono: typisches „Schneegestöber", stark erhöhtes β-hCG i. S.	Sehr weicher vergrößerter Uterus → Abrasio

Randsinusblutung

- **Def.:** Blutung aus dem Randbereich der Plazenta, gehäuft bei tiefem Plazentasitz (tritt i. d. R. erst unter der Geburt auf). Meist keine lebensgefährlichen KO zu erwarten.
- **Klinik:** diskontinuierliche, leichtere (schmerz- u. wehenfreie) Blutung; wird oft durch das tiefertretende kindl. Köpfchen komprimiert u. sistiert folglich.

Variköse Blutung In der Schwangerschaft auftretende Varizen in der Scheide o. am äußeren Genitale können starke Blutungen hervorrufen.

Portio- bzw. Zervixpolyp Lokalisierte Hyperplasie der Zervixschleimhaut. Maligne Entartung ist sehr selten. Durch gesteigerte Durchblutung in der Schwangerschaft vulnerabler, z. B. Kontaktblutungen nach gyn. Untersuchung o. GV; i. d. R. leichte, schmerzlose Blutung.

Weitere Ursachen Zervix-Ca, Portioektopie/-erosion.

Diagnostisches Vorgehen

Anamnese

Frühschwangerschaft

- **Mutterpass vorhanden? – Einsehen!** Schwangerschaftsdauer? Intrauteriner Sitz bereits gesichert? Vorherige Blutungen? Kurz zurückliegende vag. Manipulation (GV, gyn. Untersuchung)?
- **Bereits Abort(e) bei früheren Schwangerschaften?** Kann auf erneuten Abort o. EUG hinweisen.
- **Sterilitätsbehandlung, IUP-Trägerin,** frühere EUG u./o. Adnexitis als prädisponierende Faktoren für EUG.
- **Art der Blutung:**
  - Diskrete (bräunliche) Schmierblutung? EUG, Missed Abortion.
  - Schmerzlose bis geringfügig schmerzhafte Blutung? Hinweis auf Abortus imminens, Portioektopie o. auch Zervix-Ca.
  - Stärkere bis starke Blutung mit Koagel- o. Gewebebeimengung? Dringender V. a. Abortus incipiens o. incompletus.
  - Stärkere bis starke Schmerzen mit Blutung? Evtl. Abortus incipiens o. incompletus.
  - Bläschen (ähnlich kleinen Weintrauben) in der Blutung? Dringender V. a. Blasenmole!
  - Erneute Blutung o. sehr lang anhaltende Blutung im Wochenbett? An Trophoblasterkr. (selten) o. Plazentareste (häufig) denken.
- **Fieber?** Abortus febrilis (bis 38 °C) o. septischer Abort bei > 38 °C.
- **Schüttelfrost, Kreislaufkomplikationen?** → septischer Abort.

Spätschwangerschaft, kurz vor oder unter der Geburt

- Schmerzlose Blutung? Bei Placenta praevia, Randsinusblutung, variköse Blutungen, Portioektopie u. -polyp; Zervix-Ca.
- Heftige, plötzlich auftretende Unterleibsschmerzen? Hochgradiger V. a. vorzeitige Plazentalösung.
- Präeklampsie? Gestationshypertonie? Eklampsie? HELLP-Sy.? Erhöhtes Risiko für vorzeitige Plazentalösung.
- Allg. Unwohlsein bis hin zur Schocksymptomatik? Vorzeitige Plazentalösung.
- Varizen bereits bekannt? Variköse Blutung wahrscheinlich.
- Gyn. Untersuchung o. GV in den letzten Stunden? Kontaktblutung bei Portioektopie bzw. Portiopolyp.
- Zeichnungsblutung.

Körperliche Untersuchung

- **Allgemeinzustand:**
  - Hautkolorit, Anämiesymptomatik?
  - Schwerkranke Frau, Schocksymptomatik in Terminnähe? Hochgradiger V. a. Plazentalösung.

- Schwerkranke fiebrige Frau mit Kreislaufsymptomatik, evtl. nach unsachgemäßer Interruptio? Septischer bzw. febriler Abort.
- **Abdom. Untersuchung:** Abdomen weich? Druckschmerz? Fundusstand?
- **Gyn. Untersuchung:**
  - Koagel o. Gewebe in der vag. Blutung? Deutlicher Hinweis auf stattfindenden Abort. Bei Bläschen in der vag. Blutung V. a. Blasenmole.
  - Sono zur weiteren Differenzierung (Placenta praevia, vorzeitige Plazentalösung etc.).
  - ! Bei V. a. Placenta praevia unnötige vag. Manipulation vermeiden.

Therapeutisches Vorgehen

> Jede Blutung in der Schwangerschaft sollte vom Gynäkologen abgeklärt werden.

Basistherapie

- **i. v. Zugang,** bei stärkerer Blutung zügige Infusion (z. B. NaCl 0,9 %). Ggf. Legen mehrerer Zugänge, Kreuzblut abnehmen, ggf. EK u. FFP bereitstellen.
- Schonender u. rascher Transport in die Gynäkologie, bei fortgeschrittener Schwangerschaft in Linksseitenlage (Vena-cava-Kompressionssy.).
- **Fritsche-Lagerung:** ausgestreckte Beine übereinanderschlagen lassen.
- **Spekulumeinstellung, Sono** durch darin Geübten, sonst gyn. Konsil.
- **Schockther.** (▶ 3.3).

> - Bei Rh-neg. Pat. Anti-D-Prophylaxe baldmöglichst binnen 72 h durchführen.
> - Keine Tamponaden. Mehrere Vorlagen o. Handtücher, um Blutung aufzufangen.

Frühschwangerschaft Je nach gyn. Untersuchungsbefund u. Blutungsstärke abwartendes Vorgehen o. Abortabrasio (unmittelbar o. geplant).

Spätschwangerschaft Unmittelbare Vorstellung in der Gynäkologie, nach RS ggf. Wehenhemmung für den Transport.

> Eine Schocksituation mit Absinken des art. Mitteldrucks hat auch eine Minderperfusion der uteroplazentaren Einheit u. damit eine Asphyxie des Kindes zur Folge.

12.3.3 (Abdominale) Schmerzen, vorzeitige Wehen

Frühschwangerschaft

- Abort.
- EUG.

Durch Auflockerung des Gewebes u. beginnende Ausdehnung der Gebärmutter können auch schon am Ende des 1. Trimenons hartnäckige Kreuzschmerzen mit ausgeprägten Ischialgien auftreten.

Spätschwangerschaft

- **Vorzeitige Wehen:** werden nicht immer als solche erkannt, also bei Bauchschmerzen o. Ziehen in der Leiste in der Schwangerschaft daran denken! Meist krampfartige (menstruationsartige), wellenförmige Schmerzen im Unterleib, manchmal auch nur leichter Druck tief im kleinen Becken.
  - Leichte Wehen sind in der Schwangerschaft normal: bis zur 26. SSW 2 Kontraktionen/h, 26.–28. SSW 3 Kontraktionen/h, steigert sich bis auf 4 Kontraktionen/h in der 34.–37. SSW. Eine Kontraktionsfrequenz > 6/h mit einer Dauer von ca. 30 s ist überwachungs- bzw. therapiebedürftig.
  - Auch durch eine geringfügigere o. gar nicht registrierbare Wehentätigkeit kann es zu einer vorzeitigen Reifung des Muttermunds (Verkürzung bzw. Eröffnung) kommen. Diagnosesicherung nur durch gyn. Untersuchung. In allen Verdachtsfällen rasche gyn.-geburtshilfl. Untersuchung anstreben, da sowohl vorzeitige Wehentätigkeit als auch vorzeitige Zervixreifung Symptome der drohenden Frühgeburt darstellen.
  - Anamnestische Risikofaktoren: vorausgegangene Früh-/Totgeburten, > 2 Fehlgeburten, Mehrlingsschwangerschaft, Placenta praevia o. Plazentainsuff., HWI, vag. Inf., erhöhte Fruchtwassermenge, Hydrozephalus.
- **Vorzeitige Plazentalösung.**
- **HELLP-Sy.:** Oberbauchschmerzen, Thrombozytopenie, Leberenzyme ↑.
- **Myom(e):** gutartige Tumoren der glatten (Uterus-)Muskulatur. Häufig. Durch Größenzunahme des Uterus bei fortschreitender Schwangerschaft können Myome zunehmende o. akute Bauchschmerzen verursachen. Myomerweichungen o. -nekrosen (selten) o. stielgedrehte subseröse Myome können zu einem akuten Abdomen führen. *Diagn.:* Sono. *Ther.:* baldige gyn.-geburtshilfl. Untersuchung, insb. z. A. von vorzeitiger Wehentätigkeit. Sympt. Analgesie.
- **Flankenschmerz:** Stauungsniere, oft mit Pyelonephritis. Stauungsniere v. a. re-seitig relativ häufig in der Schwangerschaft.

> An schwangerschaftsunabhängige Ursachen einer abdom. Schmerzsymptomatik denken.

12.3.4 Fruchtwasserabgang/vorzeitiger Blasensprung

> Blasensprung u. Fruchtwasserabgang vor Beginn der (Geburts-)Eröffnungswehen.

Klinik

- **„Klassischer" Blasensprung:** plötzlicher, schwallartiger Abgang von nicht urinös riechender Flüssigkeit aus der Scheide. Flüssigkeitsabgang dann auch eher permanent u. nicht nur einmalig! Oft keine eindeutige Symptomatik, daher allein aufgrund der Anamnese nicht zu entscheiden. Menge kann sehr variabel sein.
- Häufig wird vag. Ausfluss o. geringer unwillkürlicher Urinabgang von der Schwangeren fälschlicherweise als Fruchtwasserabgang gedeutet. Die Lackmusprobe zur Unterscheidung des sauren Scheidenmilieus vom alkalischen Fruchtwasser ist insb. bei Scheidenentzündungen o. minimaler Blutbeimengung unsicher u. kann nur durch spezielle Tests in einer gyn. Abt. sicher geklärt werden.

Je nach SSW u. Versorgungssituation vor Ort ggf. unmittelbar Verlegung in ein Perinatalzentrum veranlassen. Ausnahme: akute mütterl. Gefährdung.

Therapeutisches Vorgehen

- Sofortige gyn.-geburtshilfl. Untersuchung anstreben.
- Bei V. a. vorzeitigen Blasensprung u. früher SSW Pat. sofort hinlegen bzw. leichte Beckenhochlagerung, da Gefahr des Nabelschnurvorfalls (Sog des Fruchtblasenlecks). Liegender Transport mit Beckenhochlagerung.
- Bei fortgeschrittener SSW mit Ausnahme weniger Indikationen (z. B. Polyhydramnion, BEL/QL) dann regulärer Transport möglich.

Komplikationen

- **Amnioninfektionssy. (AIS):** Entzündung der Eihäute durch aufsteigende Inf. mit evtl. lebensgefährlichen Folgen für Mutter u. Kind. Parameter einer manifesten Inf.: Leukozytose (> 15.000/µl), mütterl. Fieber (> 38 °C axillär), fetale Tachykardie > 160/min über 20 min, CRP-Erhöhung, druckdolenter Uterus, zunehmende Wehentätigkeit, übelriechendes Fruchtwasser. Antibiotische Ther. sinnvoll bei Auftreten der typischen Parameter o. Blasensprung vor > 12–24 h.
- **Frühgeburt.**
- **Nabelschnurvorfall.**

12

12.3.5 Nabelschnurvorfall

Nach (vorzeitigem) Blasensprung fällt die Nabelschnur vor den führenden Teil (i. d. R. der Kopf) in die Vagina bzw. Vulva vor. Sie ist dort zu fühlen (pulsierend) o. zu sehen. Dadurch wird die Nabelschnur in jeder Wehe zwischen Kopf u. Beckenwand zusammengedrückt → verminderte Blutversorgung des Kindes. Mit dem Tiefertreten des Kopfes kommt es zur Dauerkompression u. damit zur völligen Unterbrechung der Blutzufuhr!

Therapeutisches Vorgehen

- Beckenhochlagerung der Schwangeren.
- Mit der steril behandschuhten Hand in die Scheide eingehen u. den vorangehenden Teil (meist den Kopf) bis zur Schnittentbindung nach oben schieben, sodass die Nabelschnur entlastet ist.
- Fenoterol i. v., aufgezogen auf 5 µg/ml, langsam fraktioniert bis zur Wehenfreiheit.
- So schnell wie möglich in den Kreißsaal → Notsectio!

12.3.6 Notgeburt

Transport der Gebärenden

- Die Gebärende darf nicht mehr transportiert werden, wenn die Geburt durch regelmäßige u. zunehmende Wehen so weit fortgeschritten ist, dass der kindl. Kopf bereits in der Scheide sichtbar ist. Ggf. kann noch eine Hebamme/ein Geburtshelfer verständigt werden.
- Zur Beruhigung: Wenn eine Geburt so rasch fortschreitet, dass sie zum Notfall wird, kann auch von einer komplikationslosen Beendigung u. einem lebensfrischen Neugeborenen ausgegangen werden.

Schwangere fragen o. im Mutterpass nachsehen, ob Schädel- o. Beckenendlage vorliegt!

Vorgehen bei Schädellage

- **Lagerung:** mit erhöhtem Oberkörper. Beine werden von der Gebärenden meist automatisch angezogen. Möglichst steriles Tuch unterlegen. In der Wehe wird zur Unterstützung beim Pressen der Kopf angehoben, Kinn auf die Brust.
- **Pressen nur bei vollständig eröffnetem Muttermund (MM):** MM ist vollständig eröffnet, wenn zwischen den tastenden, gespreizten Mittel- u. Zeigefinger mehr als 10 cm Entfernung liegen u. kein MM-Wulst mehr zu fühlen ist. (Man tastet nur die Scheidenwände u. den Kopf des Kindes ohne Uterusrandsaum; MM ist verstrichen.)
- **Zur Verminderung von Weichteilverletzungen u. zur Geschwindigkeitsregulierung** beim Hervortreten des kindl. Kopfes Dammschutz versuchen (▶ Abb. 12.1). Die Gebärende hat die Beine gespreizt u. angezogen. Auf ihrer re Seite stehend, wird die re Hand mit abgespreiztem Daumen gegen den Damm gedrückt, die li Hand liegt auf dem vorangehenden Teil des Kindes (Kopf) u. kann diesen so zurückhalten, dass der Kopf nicht zu schnell durchtritt.

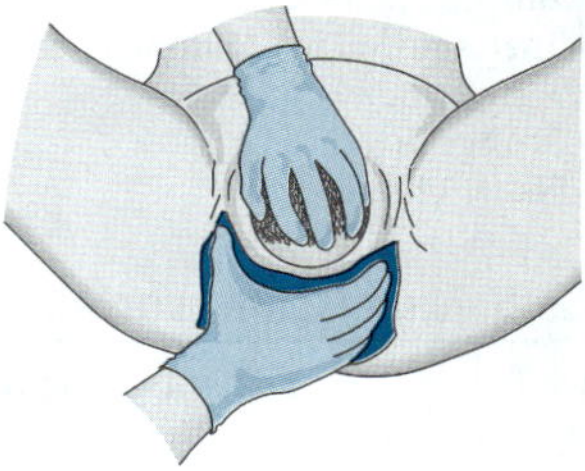

Abb. 12.1 Dammschutz [L157]

- Nur falls das Kind „schlecht kommt" u. am Damm „hängen" bleibt → mediolaterale **Episiotomie. Cave:** Episiotomie nicht zu früh schneiden. Weniger schmerzhaft, wenn Schnitt in der Wehe erfolgt. Nur Episiotomieschere (mit kurzen, stumpfen, kräftigen Branchen) verwenden. Nahtversorgung von Gynäkologen nach Verlegung i. d. R. ausreichend (Ausnahme: starke Blutung).
- **Wenn der Kopf des Kindes geboren ist** u. er sich mit dem Hinterhaupt zur li o. re Seite gedreht hat, bds. seitlich den Kopf mit flachen Händen halten u. bei der nächsten Wehe sanft in Richtung Unterlage ziehen. Wenn dann die vordere (obere) Schulter unterhalb der Symphyse in der Scheide zu sehen ist, Kopf vorsichtig in Richtung Symphyse anheben. Dadurch wird auch die hintere Schulter entwickelt. Der übrige Körper folgt dann leicht.
- **Absaugen nur in Ausnahmefällen,** z. B. grünes Fruchtwasser, da durch Absaugen oft vasovagaler Reflex mit anschließender iatrogen herbeigeführter Bradykardie o. auch Apnoe ausgelöst wird! Falls jedoch erforderlich, Kind mit dünnem, sterilem Absaugkatheter mit dem Mund (um den Sog selbst bestimmen zu können) in Mund u. Rachen, zuletzt evtl. in der Nase, absaugen. Bei V. a. Mekoniumaspiration tracheales Absaugen erforderlich!
- **Abnabelung** mit zwei sterilen Kocher-Klemmen (o. Nabelklemme, falls vorhanden) ca. 10 cm vom Nabel entfernt. Nabelschnur mit einer (sterilen) Schere zwischen den Klemmen durchtrennen. Spätes Abnabeln (nach ≈1 min,

Tab. 12.5 Neugeborenen-Index (Apgar)

Punkte	0	1	2
Herzfrequenz	fehlt	< 100	> 100
Atmung	fehlt	langsam o. unregelmäßig	regelmäßig, Kind schreit
Reflexe/Absaugreaktion	fehlt	Grimassieren	Husten, Niesen
Hautfarbe	zyanotisch, blass	Stamm rosig, Extremitäten blau	rosig
Muskeltonus	schlaff	mittel, geringe Beugung	gut, aktive Bewegung

Bewertung:
9–10 Punkte: optimal lebensfrisch, 7–8 Punkte: normal lebensfrisch, 5–6 Punkte: leichter Depressionszustand, 3–4 Punkte: mittlerer Depressionszustand, 0–2 Punkte: schwerer Depressionszustand

auspulsierte Nabelschnur) zu bevorzugen. Das endgültige Abnabeln erfolgt bei der späteren Versorgung.

- **Kind mit warmen Tüchern abreiben:** Insb. das Reiben des Rückens unterstützt reflektorisch das Einsetzen der Spontanatmung, oft von dem erlösenden ersten Schrei begleitet. Jedoch schreit nicht jedes Kind nach der Geburt, regelmäßige Spontanatmung u. Hf > 120/min sind völlig ausreichend.
- **Kind mit mehreren Tüchern warm u. trocken einpacken,** zum Transport ggf. zusätzlich mit Alufolie umwickeln (Unterkühlungsgefahr).
- **Zustandsbeurteilung des NG** (mind. nach 5 u. 10 min) nach Apgar-Schema (▶ Tab. 12.5).
- Wenn vorhanden, der Mutter direkt nach der Abnabelung 3 IE Oxytocin i. v. geben. Dies dient der schnellen Plazentalösung u. damit einer Minimierung des Blutverlusts. Nicht an der Nabelschnur ziehen!
- Die Plazenta unbedingt mit in die geburtshilfl. Abt. bringen, u. a. zur Kontrolle auf Vollständigkeit.
- **Gratulieren nicht vergessen** (nach Geburt der Plazenta)!
- Schonender Transport in die geburtshilfl. Klinik.
- Geburtszeitpunkt aufschreiben (wg. Standesamt, Apgar-Berechnung etc.).

Vorgehen bei Beckenendlage

Ca. 5 % aller Geburten.

> Bei Beckenendlage ist aus forensischen Gründen die Anwesenheit eines gyn. OA zwingend erforderlich.

Falls der gyn. OA nicht mehr rechtzeitig eintrifft (Notfallsituation), empfiehlt sich folgendes Vorgehen:

! Oberstes Gebot: **Abwarten u. nicht am Kind ziehen!** Zunächst warten, bis Steiß geboren, d. h. nur halten (gürtelförmiges Umfassen des Steißes mit beiden Händen u. warten, bis Schulterblattspitzen zu sehen sind). KO bei Zug → Hochschlagen der Arme.

- Dann **Druck von oben** (z. B. Hebamme/Sanitäter). Kopf muss durch die Bauchdecke hindurch kräftig in das Becken gedrückt werden, damit die Arme nicht nach oben schlagen u. der Kopf sich beugt u. nicht deflektiert. Weiterhin nicht ziehen.

- **Mediolaterale Episiotomie** schneiden.
- **Entwicklung des Kindes:**
  - Steiß mit beiden Händen so umfassen, dass die Oberschenkel durch die Daumen des Arztes gegen den Bauch des Kinds gepresst werden. Die übrigen Finger liegen auf der Kreuzbein-Lenden-Rücken-Gegend des Kindes.
  - Jetzt langsam anheben – nicht ziehen – u. Steiß in Rotationsbewegung um die Symphyse in Richtung Bauch der Mutter bewegen. Dabei Kind so bewegen u. halten, dass der Rücken nach vorn gekrümmt ist (Manualhilfe nach Bracht).
  - Durch kräftiges Aufdrücken des Steißes auf den Unterbauch der Mutter kommt es zur völligen Geburt von Armen, Schultern u. Kopf.
  - Der Kopf sollte nicht aus der Vagina herausschnellen.
  - Weitere Maßnahmen: z. B. Entwicklung nach Veit-Smellie, Armlösung nach Müller, Lövset, Bickenbach.

12

Komplikationen

Kein Einsetzen der Spontanatmung

- Bei jeder drohender KO: Hintergrund informieren (lassen), ebenso diensthabenden Anästhesisten u. Pädiater zur weiteren Versorgung hinzuziehen.
- **Zunächst Kind in warme Handtücher einpacken u. Rücken über der WS mit Handtuch reiben.**
- **Kindl. Hf abhören,** ggf. Nabelschnurpuls palpieren (gibt auch Information über Blutdruck).
- Falls nach ca. 60 s keine Hf vorhanden o. Hf bradykard (< 100/min) ist, **abnabeln.** Den in warme Handtücher eingepackten Sgl. gerade auf den Rücken legen, Atemwege freimachen (Esmarch-Handgriff), unter Wärmelampe legen u., falls Vernix, Blutkoagel, Fruchtwasser o. Mekonium zu sehen sind, vorsichtig **absaugen** (Mund vor Nase!). Dann wieder Rücken reiben, evtl. nochmals vorsichtig oral absaugen. Zum jetzigen Zeitpunkt nicht tief tracheal absaugen, da das oft zu einer Vagusreizung führt (→ Bradykardie)! Ruhe bewahren.
- Pulsoxymeter anlegen. Wenn die Maßnahmen nach 30 s nicht zum Einsetzen der Spontanatmung geführt haben, Kind korrekt auf dem Rücken lagern (Beine zeigen vom Behandler weg), Kopf in Schnüffelposition, Kopf nicht überstrecken, Nase zeigt zur Decke. **Lunge blähen, d. h. 5 Hübe O_2 21 %,** Plateau 2–3 s anhalten. Bei Maskenbeatmung gilt: 1 Finger/kg KG, d. h., bei einem Kind mit 3 kg KG sollten zusätzlich zu den Daumen 3 weitere Finger den Beatmungsbeutel drücken. Überblähung vermeiden! Bei den meisten organisch gesunden NGs setzt nach diesen Maßnahmen die Spontanatmung ein, u. die Hf normalisiert sich.
- Nach Einsetzen der Eigenatmung mit Oxymeter überprüfen, ob sie ausreichend ist. Die Soll-Sättigung ist abhängig vom Lebensalter: Liegt sie nach 2 min noch bei 65 %, steigt sie im Verlauf kontinuierlich an u. sollte nach 5 min 85 %, nach 10 min dann 90 % betragen. Klin. Zeichen einer ausreichenden Sättigung: rosiger Stamm u. rosige Mundschleimhaut. **Cave:** Eine Akrozyanose ist anfangs normal.
- Ist die **Atmung nicht suffizient u. das Hautkolorit weiterhin schlecht,** das Kind schlaff, Maskenbeatmung fortsetzen u. O_2-Zufuhr moderat erhöhen. BGA aus warmer Ferse abnehmen, Temp. messen. Ggf. CPAP, sofern möglich.

- Bei **Ausbleiben der Spontanatmung** trotz Blähen bzw. Maskenbeatmung, O_2-Zufuhr erhöhen, um adäquate Sättigung zu erreichen (> 90 %). Bei fehlender Hf o. Hf < 60/min Herzmassage beginnen (Verhältnis Kompression/Beatmung = 3 : 1).
- Ziel: Hf von 90/min u. 30 Atemzüge/min. Thoraxkompressionstiefe: ⅓ des a.-p. Thoraxdurchmessers. Wiederbeurteilung der Hf alle 30 s.
- Bei weiter schlaffem Kind nasotracheale Intubation, Nabelvenenkatheter.
- **Kind warmhalten!** (Wärmelampe, feuchte Tücher wechseln).

Postpartale Nachblutung Ist die Plazenta vollständig ausgestoßen u. kommt es bei großem, schlaffem Uterus zu einer starken vag. Blutung von > 500 ml, besteht V. a. Uterusatonie.

- Hilfe hinzuholen, ggf. zweiten i. v. Zugang legen, ggf. EKs kreuzen.
- Uterus mit **Credé-Handgriff** halten: Dazu wird der ungefähr in Nabelhöhe stehende Uterusfundus von außen tief umfasst, ausgedrückt u. festgehalten (▶ Abb. 12.2).
- Evtl. auch **bimanuelle Kompression des Uterus** durch zusätzliches Eingehen der zweiten Hand in die Vagina.
- **Kontraktionsförderung durch Blasenentleerung,** z. B. mit Einmalkatheter u. Auflagerung einer Eisblase.
- Blutung aus **Geburtsverletzungen ausschließen.**
- Wenn vorhanden, **Kontraktions- bzw. Wehenmittel:**
  - Oxytocin: 3 IE als langsamen Bolus, zusätzl. 10–40 IE in 500 ml NaCl-/Ringerlaktat-Lsg., Startdosis 500 ml/h. Die Bolusgabe Oxytocin (3 IE) kann vasodilatatorische Wirkung haben, daher **cave** bei mütterl. Hypotension u. kardiovaskulärer Belastung (Myokardischämie beschrieben). NW: HRST, Übelkeit, Flush, RR-Anstieg u. -Abfall.
  - Als langsame einmalige i. v. Gabe 100 µg Carbetocin in 100 ml NaCl 0,9 % als Kurzinfusion, offiziell nur zugelassen bei Atonie nach Kaiserschnitt (KI: Präeklampsie, Eklampsie, Leber- u. Nierenerkr., Epilepsie, kardiovaskuläre Erkr.).
  - Bei Versagen von Oxytocin PgE2-Prostaglandin-Dauerperfusor mit Sulproston 500 µg (= 1 Amp.) auf 50 ml NaCl 0,9 % über Perfusor, Start- u. Erhaltungsdosis 10 ml/h, steigern bis max. 50 ml/h. Tageshöchstdosis 1.500 µg. Kein Bolus, keine i. m. Gabe. Nicht gleichzeitig mit anderen Prostaglandinen o. Oxytocin! KI: Prostaglandinunverträglichkeit, Thyreotoxikose, ausgeprägtes Asthma bronchiale, Colitis ulcerosa, schwere Hypertonie u. a.
- Ggf. 1–2 g Tranexamsäure langsam i. v. Nicht gemeinsam mit Blutprodukten!
- Falls möglich, sofortige **instrumentelle Nachtastung (Kürettage),** sonst rascher Transport in gyn.-geburtshilfl. Abt./Klinik bzw. OP.
- Bei weiterhin massiver Blutung manuelle Aortenkompression durch die Bauchdecke versuchen.
- Ggf. Uterustamponade, als Ultima Ratio Hysterektomie.

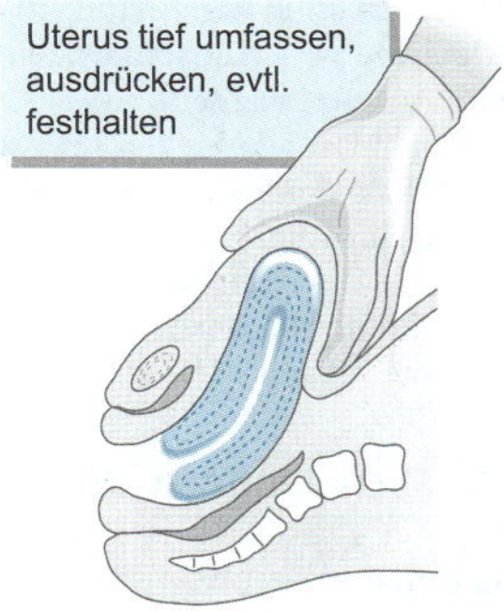

Abb. 12.2 Credé-Handgriff [L157]

12.3.7 Unfälle während der Schwangerschaft

- Nach einem Unfall zunächst i. d. R. **Kontrolle der Schwangerschaft** (Sono: fetale Herzaktionen nachweisbar?). Wenn die Unfallverletzungen es zulassen, Transport in gyn.-geburtshilfl. Klinik.
- **Transport in Linksseitenlage** (Gefahr des Vena-cava-Kompressionssy.).
- **Kreislaufstabilisierung:** Bei einer Schocksituation mit Absinken des art. Mitteldrucks ist auch das Kind durch eine verminderte Plazentadurchblutung gefährdet. Eine spezielle Ther. ist nicht erforderlich.
- **Bedrohlichste KO: vorzeitige Plazentalösung,** evtl. mit vag. Blutung u. Einsetzen vorzeitiger Wehen. Gefahr der Totgeburt.
- Ggf. vorzeitige Wehen nach RS mit Gynäkologie zunächst mit Fenoterol unterdrücken (drohende Frühgeburt!); ▶ 12.3.3.
- Ursachen einer vag. Blutung in der Schwangerschaft ▶ 12.3.2.
- Mögliche Verletzungen, z. B. eine geschlossene Fraktur, können ggf. später chir. versorgt werden.
- Kleinere Haut-/Weichteilverletzungen ohne abdom. Trauma werden chir. wie außerhalb der Schwangerschaft versorgt. Lokal- o. Leitungsanästhesie (ohne Adrenalin-Zugabe) inkl. Tetanusimpfung, falls notwendig.
- Für jede Rö-Untersuchung strenge Ind. stellen! Für max. Strahlenschutz insb. des Abdomens sorgen. Möglichst kleine Aufnahmefelder u. optimale Einstellung wählen.

12.3.8 Schwangerschaftsassoziierte Krankheiten

Kreislaufregulationsstörung

Vena-cava-Kompressionssyndrom

Der vergrößerte Uterus komprimiert in Rückenlage die V. cava inf. → Abflussbehinderung der distal gelegenen Gefäßgebiete mit Minderung des venösen Rückflusses zum Herzen. Folge ist eine art. Hypotonie mit entsprechender Symptomatik für die Mutter, durch Minderperfusion der Plazenta besteht auch eine mangelhafte O_2-Versorgung des Feten.

Klinik Schwindel, Kollaps bei Rückenlage.

Therapie (Links-)Seitenlagerung → sofortige Besserung der Beschwerden.

Hyperemesis gravidarum

Klinik Häufiges (5–10 ×/d), unstillbares Erbrechen, unabhängig von der Nahrungsaufnahme, im 1. Schwangerschaftsdrittel, meist in 6.–8. SSW einsetzend. E'lytentgleisung. Brennender Durst durch Wasserverlust, Exsikkose, Gewichtsverlust, übelriechender Atem (Acetongeruch), Temperaturanstieg (Durstfieber), Verschlechterung des Allgemeinbefindens; evtl. Ikterus u. ZNS-Symptomatik (Somnolenz, Delir).

Differenzialdiagnose Hepatitis, Gastroenteritis. Abgrenzung durch Anamnese (Umgebungserkr.?) u. Labor, bei Frühgestose evtl. Ketonkörper im Urin pos. (Stix).

Therapie Stat. Aufnahme, ggf. Nahrungskarenz, ggf. parenterale Ernährung mit Substitution von E'lyten u. ggf. Vit. sowie Ther. mit Dimenhydrinat o. Metoclopramid. Dies sollte zur erforderlichen Überwachung der Schwangerschaft auf einer geburtshilfl./gyn. Station erfolgen.
Das „leichte" morgendl. Erbrechen in der Frühschwangerschaft bedarf i. d. R. keiner bes. Ther. bzw. der AZ vieler Schwangerer kann durch orale Vit.-B-Gaben, Doxyla-

min/Pyridoxin, Dimenhydrinat o. Meclozin (seit 2007 in D nicht mehr im Handel) deutlich gebessert werden.

Hypertensive Erkrankungen in der Schwangerschaft

Gestationshypertonie (SIH = schwangerschaftsinduzierte Hypertonie)

Nach dem abgeschlossenen 1. Trimenon auftretende RR-Werte ≥ 140/90 mmHg ohne Proteinurie bei einer zuvor normotensiven Schwangeren. Behandlungsbedürftig, wenn bei > 2 Kontrollen in Ruhe RR > 150–160/100–110 mmHg gemessen. Stat. Behandlung bei RR ≥ 160/110 mmHg indiziert.

Therapie Orale Langzeitther.

- **Geeignet:**
  - **α-Methyldopa:** Mit 3 × 125 mg/d beginnen, bis max. 4 × 500 mg/d. Langsamer Wirkungseintritt. NW: bei > 2 g/d Gefahr des Mekoniumileus, fetale Lethargie.
  - **Nifedipin retard:** 20–60 mg ret. oral, max. 120 mg/d (keine teratogenen Effekte, **cave:** tokolytische Wirkkomponente).
- **Eingeschränkt geeignet: Betablocker,** z. B. Metoprolol max. 200 mg/d (2 × 1 Tbl. à 100 mg o. 2–4 Tbl. à 50 mg). Langsamer Wirkungseintritt. Ein- u. ausschleichende Medikation. NW: Bradykardien, ggf. fetale Wachstumsretardierung.
- **Nicht geeignet:** Diuretika, ACE-Hemmer, AT_1-Antagonisten, **Dihydralazin** wg. ausgeprägter maternaler NW (Reflextachykardie, Kopfschmerzen, Tachyphylaxie) nicht zu empfehlen.

Chronische Hypertonie

Bereits vor der Schwangerschaft o. im 1. Trimenon diagnostizierte Hypertonie. Ther. wie Gestationshypertonie.

Präeklampsie

Hypertonie (auch vorbestehend) ≥ 140/90 mmHg mit neu auftretender Organmanifestation (meist Proteinurie > 300 mg/24 h). *Veraltete Terminologie:* Spät-, EPH-Gestose, Schwangerschaftsvergiftung.

Pathogenese Bis heute nicht ganz geklärt. Histol. Korrelat: mangelnde Invasion der Trophoblasten in die Spiralarterien vor der 20. SSW → erwünschte Gefäßdilatation bleibt aus → Widerstandserhöhung der Gefäße → Hypertonie, verminderte Plazentaperfusion, fetale Wachstumsretardierung etc.

Diagnostik Die Diagnose kann auch ohne Proteinurie gestellt werden, wenn nach der 20. SSW hämatol. Störungen (Thrombozytopenie < 100.000/µl), Nierenfunktionsstörungen, neurol. Auffälligkeiten (Kopfschmerzen, Sehstörungen), Leberfunktionsstörungen (Oberbauchschmerzen, Transaminasenanstieg) o. eine fetale Wachstumsretardierung festgestellt werden.

Klinik

- Hypertonie ≥ 140/90 mmHg.
- Proteinurie ≥ 300 mg/24 h o. Protein-Kreatinin-Quotient ≥ 30 mg/mmol.
- Ödeme unspezifisch, relevante Gewichtszunahme von ≥ 1 kg/Wo. o. Gesichtsödem.

Furosemid zur Ödemausschwemmung in der gesamten Schwangerschaft nur in Ausnahmefällen!

Übergang in eine drohende Eklampsie bei Hinzutreten von ZNS-Symptomen (Kopfschmerzen, Ohrensausen, Augenflimmern, Sehstörungen, Somnolenz, Übelkeit, Erbrechen, Hyperreflexie).

Eklampsie

Tonisch-klonische Krämpfe i. R. einer Präeklampsie, Zyanose, Bewusstlosigkeit, Zungenbiss u. im Anschluss Koma.

Diese Situation ist für Mutter u. Kind außerordentlich gefährlich u. mit einer hohen Mortalität belastet! **Cave:** Nur in 50 % mit Hypertonie assoziiert. Hypertonie u. Proteinurie können sogar fehlen!

Therapie Stat. Aufnahme zur engmaschigen Überwachung u. Ther. von Mutter u. Kind auf geburtshilfl./gyn. Station.

Bei sehr hohem RR o. hypertensiver Krise:

- Hintergrund verständigen!
- Urapidil: (i. v.) initial 6,25 mg langsam über 2 min, danach 3–24 mg/h (Perfusor).
- Nifedipin: (oral) initial 5 mg, Wdh. nach 20 min.
- Dihydralazin: (i. v.) initial 5 mg langsam über 2 min, danach 2–20 mg/h (Perfusor) o. 5 mg alle 20 min.

! RR darf nicht zu schnell gesenkt werden u. nicht < 140/90 mmHg, da es sonst zu einer uteroplazentaren Minderperfusion u. damit zur kindl. Asphyxie kommen kann.

Bei (drohender) Eklampsie:

- **Magnesium** initial langsam 4–6 g i. v. in 50 ml in 15–20 min als Kurzinfusion o. über Perfusor. Erhaltungsdosis 1 g/h. Dosierung nach Auslösbarkeit des PSR: bei aufgehobenem PSR Dosis verringern. NW: Somnolenz bis Atemstillstand! Deshalb Kontrolle der Atemzugfrequenz (≥ 14/min), Nierenfunktion. Antidot: Kalziumglukonat i. v.
- **Nitroglycerin** 0,4–0,8 mg s. l., dann 2–10 mg/h i. v. über Perfusor.
- **Diazepam** 10–30 mg sehr langsam i. v. (Amp. à 10 mg). Weitere Injektionen nach 3–4 h entsprechend der Wirkung bis max. Dauertropf 3–4 mg/kg KG/24 h.
- So schnell wie möglich Aufnahme in geburtshilfl. Klinik, meist zur Sectio.

HELLP-Syndrom

Sonderform der Präeklampsie mit Hämolyse (H), erhöhten Leberenzymen (EL) u. niedrigen Thrombozytenzahlen (LP). Häufigkeit: 1 : 150–300 Geburten.

Klinik Schmerzen im re Oberbauch bzw. Epigastrium (Leitsymptom). Evtl. Übelkeit u. Erbrechen, teilweise Hypertonie, häufig ohne Prodromi! **Cave:** Auch ohne Proteinurie u. Hypertonie (15 %) möglich!

> Risiko der intravasalen Koagulopathie (DIC), Abruptio placentae sowie Leberruptur, Niereninsuff., Lungenödem, Aszites, Pleuraerguss bis hin zum Multiorganversagen.

Differenzialdiagnose Akute Hepatitis, gastrointestinale Viruserkr., Cholezystolithiasis, Medikamentenintoxikation, ITP. Die Anamnese (Umgebungserkr. bei Hepatitis, Gallensteine bek.? Medikamentenanamnese?) kann Hinweise geben, Sicherheit nur durch Laboruntersuchungen (GOT, GPT, GGT, Hp, BB mit Thrombozyten u. Gerinnung, Harnsäure, Krea, LDH, Bili [ind.], Gesamteiweiß, Eiweiß i. U.).

Therapie Bei V. a. HELLP-Sy. ist eine unverzügliche stat. geburtshilfl. Aufnahme erforderlich. Meist wird eine rasche Schwangerschaftsbeendigung (i. d. R. Sectio caesarea) angestrebt. Teils postpartale Überwachung auf der ITS erforderlich.

Nierenerkrankungen

Die schwangerschaftsbedingte Weitstellung von Harnleiter, Nierenkelchen u. -becken mit Harnaufstau u. Reflux begünstigt aufsteigende HWI (Bakteriurie mit Keimzahlen > 10.000/ml Harn bei 5–10 % aller Schwangeren) u. die Ausbildung ein- o. beidseitiger Stauungsnieren. Weiterer prädisponierender Faktor: mögliche Abknickung der Ureteren durch den wachsenden Uterus.

Stauungsniere

Klinik Flankenschmerz, klopfschmerzhaftes Nierenlager (meist re), Verminderung der Urinausscheidung u. verstärkte Flüssigkeitseinlagerung. Gefahr der Keimaszension u. Ausbildung einer Pyelonephritis.

Diagnostik Sono, Urinsediment (begleitender HWI?), evtl. Urinkultur.

Therapie Bei leichter Symptomatik körperl. Schonung, evtl. Analgetika (▶ 20.3) u./o. Spasmolytika (z. B. Butylscopolamin), sympt. Entlastung durch kontralaterale Seitenlage/Hängebauchposition. Bei zusätzl. HWI Antibiotikather. erforderlich (z. B. Pivmecillinam 3 × 400 mg/d für 3 d, Ampicillin 3 × 1 g/d, Amoxicillin 3 × 1 g/d o. Cephalosporine, Einmalgabe Fosfomycin bei unkompliziertem HWI). Am besten Antibiotikather. an Urinkultur bzw. Antibiogramm anpassen. Am nächsten Tag Vorstellung beim Gynäkologen. Ausgeprägtere Symptomatik: Verlegung in gyn.-geburtshilfl. Abt., je nach Befinden der Pat. u. Art des Hauses noch in der Nacht o. am nächsten Tag. Je nach Befund kann Harnleiterschienung indiziert sein!

Pyelonephritis gravidarum

Häufigkeit 2 % aller Grav. **Cave:** potenziell gefährliche Erkr., da sich jederzeit eine Pyelonephrose o. (sehr selten) eine Urosepsis entwickeln kann!

Klinik Fieber > 38 °C, Flankenschmerz mit klopfschmerzhaftem Nierenlager, meist re. Pollakisurie u. Dysurie können fehlen.

Diagnostik Urinsediment u. -kultur mit Antibiogramm, vor Beginn einer Antibiotikather. Labor (BB, CRP, Krea), Sono (Stauungsniere?).

Therapie
- Stat. Aufnahme, wenn möglich gyn./geburtshilfl. Abt.
- Körperl. Schonung. 4 ×/d Fiebermessen.

- Ein- u. Ausfuhrkontrolle, Ausfuhr > 1.500 ml/d.
- Beginn der antibiotischen Ther. (nach Uricult) mit Amoxicillin 3 × 1 g i. v. oder 2 × 2 g i. v. tgl., Cephalosporin wie Cefuroxim o. Cefotaxim 2 × 2 g i. v., weiter nach Antibiogramm.

12.4 ICD-Codes

Die wichtigsten ICD-Kodierungen von gyn. u. geburtshilfl. Diagnosen: ▶ Tab. 12.6.

Tab. 12.6 ICD-Codes: gynäkologische und geburtshilfliche Probleme

Krankheitsbild	ICD-Code
Gynäkologie	
Entzündliche Krankheiten der Mamma [Brustdrüse]	N61
Salpingitis u. Oophoritis	N70.-
Zu starke, zu häufige oder unregelmäßige Menstruation	N92.-
Schmerz u. a. Zustände im Zusammenhang mit den weiblichen Genitalorganen u. dem Menstruationszyklus	N94.-
Geburtshilfe	
Extrauteringravidität	O00.-
Spontanabort	O03.-
Komplikationen nach Abort, Extrauteringravidität u. Molenschwangerschaft	O08.-
Schwangerschaftsdauer	O09.-!
Vorher bestehende Hypertonie, die Schwangerschaft, Geburt u. Wochenbett kompliziert	O10.-
Chronische Hypertonie mit aufgepfropfter Präeklampsie	O11
Gestationshypertonie [schwangerschaftsinduzierte Hypertonie]	O13
Präeklampsie	O14.-
Eklampsie	O15.-
Blutung in der Frühschwangerschaft	O20.-
Übermäßiges Erbrechen während der Schwangerschaft	O21.-
Infektionen des Urogenitaltrakts in der Schwangerschaft	O23.-
Diabetes mellitus in der Schwangerschaft	O24.-
Vorzeitiger Blasensprung	O42.-
Placenta praevia	O44.-
Vorzeitige Plazentalösung	O45.-
Vorzeitige Wehen u. Entbindung	O60.-
Postpartale Blutung	O72.-
Spontangeburt eines Einlings	O80
Sonstige Wochenbettinfektionen	O86.-
Infektionen der Mamma [Brustdrüse] im Zusammenhang mit der Gestation	O91.-

13 Pädiatrie

Beatrix Wiebe und Annika Paulun

13.1 Notfalltabelle und Checkliste

Pädiatrische Notfälle: ▶ Tab. 13.1.

Tab. 13.1 Pädiatrische Notfälle

Diagnose	Maßnahmen	Medikament/Therapie
Herz-Kreislauf-Stillstand (ERC-Leitlinien)	• Beutel-Masken-Ventilation • Thoraxkompressionen (15 ×) • Päd. Notfallteam anfordern • Monitoring von Sauerstoffsättigung u. Hf • i. v. oder i. o. Zugang • Adrenalin 1 : 10.000 aufziehen • Defibrillator anschließen • 4 Hs u. HITS ausschließen	• 5 initiale Beatmungen, 100 % Sauerstoff • CPR 15 : 2 • Adrenalin i. v. oder i. o. 10 µg/kg KG = 0,1 ml/kg KG der 1:10.000-Lsg., alle 3–5 min wdh. • Defibrillation mit 4 J/kg KG
Dyspnoe	• Sauerstoffvorlage über Maske mit Reservoir, ggf. Beutel-Masken-Ventilation • Monitoring von Sauerstoffsättigung u. Hf • Kind beruhigen, Eltern einbeziehen • Oberkörperhochlagerung • Anamnese (Aspirationsereignis?) • Erweiterte Atemwegssicherung vorbereiten	• 100 % Sauerstoff • Tubusgröße: ID = (Alter in Jahren/4) + 4 (ungeblockt) o. + 3,5 (geblockt) • Larynxmaske: – < 4 kg KG: Größe 0,5 – 2–5 kg KG: Größe 1 – 5–10 kg KG: Größe 1,5 – 10–20 kg KG: Größe 2 – 20–30 kg KG: Größe 2,5 – 30–50 kg KG: Größe 3
Status asthmaticus	• Sauerstoffvorlage über Maske mit Reservoir • Monitoring von Sauerstoffsättigung u. Hf • Kind beruhigen, Eltern einbeziehen • Oberkörperhochlagerung • Inhalationsther. • Nichtinvasive Beatmung (NIV) vorbereiten	• Salbutamol-Dosieraerosol 2–4(–8) Hübe mit Inhalierhilfe (Spacer) o. Salbutamol 0,5 % 10–20 Tr. absolut • Ipratropiumbromid-Dosieraerosol 2–4 Hübe • Ggf. Dauerinhalation • Prednisolon 2 mg/kg KG i. v./p. o. oder Prednisolon 100 mg absolut rektal • Magnesiumsulfat 50 mg/kg KG (max. 2 g) i. v. über 20 min • Reproterol 10 µg/kg KG i. v. über 10 min, dann 0,2–2 µg/kg/min
Pseudokrupp	• Kind beruhigen, Eltern einbeziehen • Ggf. Zufuhr kalter Luft (offenes Fenster) • Nach Adrenalin-Inhalation stat. Überwachung organisieren	• Inhalation mit Adrenalin 0,5–2 mg pur in NaCl 0,9 % • Prednisolon 100 mg rektal (o. 2 mg/kg KG p. o.)
Epiglottitis	• Sauerstoffvorlage über Maske mit Reservoir • Kind beruhigen, Eltern einbeziehen • Impfstatus erfragen • Antibiotische Ther. • Päd. Notfallteam anfordern	• Prednisolon 2 mg/kg KG i. v. oder Prednisolon rektal 100 mg absolut • Inhalation mit Adrenalin 0,5–2 mg pur • Cefuroxim 100 mg/kg KG/d in 3 Einzeldosen (ED) • Intubation vorbereiten, Durchführung aber nur durch erfahrenen Kollegen, ggf. in Koniotomiebereitschaft

Tab. 13.1 Pädiatrische Notfälle *(Forts.)*

Diagnose	Maßnahmen	Medikament/Therapie
Septischer Schock	• i. v. oder i. o. Zugang etablieren • Rasche u. ausreichende Volumengabe • Sauerstoffvorlage über Maske mit Reservoir, ggf. Beutel-Masken-Ventilation • Frühzeitige Inotropika-Ther. • Antibiotische Ther. • Sedierung u. Intubation nur unter Inotropika-Ther.	• Volumenther.: 10 ml/kg KG balancierte Volle'lytlsg. (z. B. Ringer-Acetat) als Bolus, ggf. in den ersten 15 min bis zu 6 × wdh. • Cefotaxim 200 mg/kg KG/d in 3 ED o. Ceftriaxon 100 mg/kg KG/d in 1 ED • Adrenalin 0,01–0,1(–1,0) µg/kg KG/min • Noradrenalin 0,01–0,1(–0,2) µg/kg KG/min • S-Ketamin 0,5–1 mg/kg KG • Midazolam 0,2 mg/kg KG
Anaphylaxie	• Adrenalingabe i. m.: Adrenalin pur aufziehen o. per Autoinjektor • Sauerstoffvorlage über Maske mit Reservoir, ggf. Beutel-Masken-Ventilation • i. v. oder i. o. Zugang etablieren • Anamnese	• Adrenalin i. m. 10 µg/kg KG = 0,01 ml/kg KG der 1:1.000-Lsg. (pur) • Adrenalin i. v. (nur bei drohendem Herz-Kreislauf-Stillstand) 0,01–0,1(–1,0) µg/kg KG/min als Dauerinfusion • Volumenther.: 10 ml/kg KG balancierte Volle'lytlsg. (z. B. Ringer-Acetat) als Bolus, ggf. wiederholen • Prednisolon 2 mg/kg KG i. v. • Dimetinden 0,1 mg/kg KG i. v. • Clemastin 0,05 mg/kg KG i. v.
Supraventrikuläre Tachykardie	• i. v. Zugang möglichst herznah etablieren oder i. o. Zugang • 12-Kanal-EKG anschließen • Defi anschließen • Reanimationsbereitschaft herstellen • Ggf. Pädiater o. Kinderkardiologen anfordern	• Adenosin 0,1 mg/kg KG i. v. als Bolus, rasche Applikation, 5 ml NaCl 0,9 % nachspülen • Adenosin i. v., ggf. in erhöhter Dosis wdh. (0,2–0,3 mg/kg KG) • Elektrische Kardioversion (unter Reanimationsbereitschaft): 0,5–1 J/kg KG synchronisiert, dafür: • Analgosedierung erwägen: S-Ketamin 0,5 mg/kg KG

Tab. 13.1 Pädiatrische Notfälle *(Forts.)*

Diagnose	Maßnahmen	Medikament/Therapie
Zerebraler Krampfanfall	• Sichere Lagerung • Zeit stoppen • Sauerstoffvorlage über Maske mit Reservoir • EKG-Monitoring • i. v. Zugang mit Blutentnahme, BZ-Bestimmung • Erweiterte Atemwegssicherung vorbereiten • Ggf. päd. Notfallteam anfordern • Ab Stufe 2 obligat ITS • Ab Stufe 3 Atemwegssicherung!	**1. Stufe:** • Ohne i. v. Zugang: Midazolam nasal o. bukkal 0,3 mg/kg KG, Diazepam rektal (Rektiole): 5 mg (< 15 kg KG) o. 10 mg (> 15 kg KG) • Mit i. v. Zugang: Lorazepam 0,01–0,1 mg/kg KG o. Diazepam 0,2–0,5 mg/kg KG o. Clonazepam verdünnt 1 mg auf 2 ml: 0,01–0,05 mg/kg KG, evtl. wdh. (10 kg bis 0,5 mg; 20 kg bis 1 mg, 40 kg bis 2 mg) • **2. Stufe:** • Levetiracetam 100 mg/ml: 30 mg/kg KG über 15 min, max. 2 × 30 mg/kg KG o. Phenobarbital 10–20 mg/kg KG über 8–10 min (o. Valproat 10–20 mg/kg KG i. v. über 5–10 min o. Phenytoin 15–20 mg/kg KG i. v. über 15–20 min) • **3. Stufe:** Midazolam Bolus 0,2–0,5 mg/kg KG, dann DTI 0,3–1,8 mg/kg KG/h (o. Propofolnarkose)
Verbrennung/ Verbrühung	• Ausreichende Analgosedierung, z. B. intranasal • Kind beruhigen, Eltern einbeziehen • Ausmaß der Verbrennung/ Verbrühung abschätzen (Handfläche des Kindes mit Fingern = 1 % KOF) • Wunde steril abdecken • Ggf. Transport in Brandverletztenzentrum organisieren	• Fentanyl nasal 2 µg/kg KG • Midazolam nasal 0,3 mg/kg KG • S-Ketamin i. v. 0,5 mg/kg KG • Midazolam i. v. 0,1 mg/k KG

Checkliste

! Immer Alter des Kindes berücksichtigen!
! Neugeborene (NG) u. junge Säuglinge (Sgl.) immer zeitnah untersuchen.
! Information Hintergrunddienst erforderlich?

First Impression AZ des Pat.? (Einschätzung ▶ 13.7.1) Dyspnoe? Vigilanz? Muskeltonus? Hautfarbe? Exanthem o. Petechien? Exsikkosezeichen?

Anamnese Seit wann bestehen welche Symptome? Unspez. Symptome: Dyspnoe (▶ Tab. 13.7), Fieber (▶ Tab. 13.8), Erbrechen (▶ Tab. 13.9), Bauchschmerzen (▶ Tab. 13.10). Akutes Ereignis? Was ist in den letzten 24 h passiert? Bei Sgl. Trinkverhalten? Anamnese plausibel?
Immer Kinderuntersuchungsheft u. Impfpass zeigen lassen!

Klinische Untersuchung

! Immer vollständige Untersuchung; immer aktuelles Gewicht u. (Rektal-) Temp. bestimmen lassen; auf warme Umgebungstemp. achten.

- Reihenfolge: Lunge (Dyspnoezeichen, seitengleiches Atemgeräusch, drohende resp. Insuff.); Herz-Kreislauf (Mikrozirkulation, Leistenpulse, Herzgeräusch), Neurologie (Vigilanz, Meningismuszeichen, Krampfanfälle), Haut (Turgor, Exanthem, Petechien), HNO (Racheninspektion, Tragusdruckschmerz, Otoskopie), Abdomen (Abwehrspannung, umschriebener Befund, Peristaltik vorhanden), Skelett (Bewegungseinschränkung, Prellmarken).

Diagnostik

- Pulsoxymetrie, BGA: bei drohender respir. Insuff. sofort.
- V. a. Sepsis/Meningitis: Pulsoxymetrie, BGA, PVK mit BE, BK, evtl. LP, evtl. Blasenpunktion.

Bildgebende Diagnostik Möglichst immer Sono, Rö-Untersuchungen nur bei strenger Ind.-Stellung.

13

13.2 „Ein Kind ist kein kleiner Erwachsener, sonst wäre es ein Zwerg": Allgemeines zum Verständnis im Umgang mit Kindern

13.2.1 Einführung

Die Einschätzung eines kranken Kindes kann gerade den Unerfahrenen vor große Probleme stellen. Respekt vor der ungewohnten „Größe" der Pat., vor unbek. Erkr., wenig eingeübte Arbeitstechniken u. der Erwartungsdruck vonseiten der Eltern erhöhen oft den eigenen Stress. Dieses Kapitel hilft, die richtigen Fragen zu stellen, sinnvolle diagn. Methoden anzuwenden u. eine gezielte Ther. zu beginnen. Bes. Augenmerk wird auf die Versorgung des kritisch kranken Kindes gelegt, da sich die notwendigen, oft entscheidenden Erstmaßnahmen häufig von denjenigen bei Erw. unterscheiden.

13.2.2 Tipps zum Umgang mit kranken Kindern

- **Sich auf „Augenhöhe" des Kindes begeben:** Die einzelnen Untersuchungsschritte in verständlichen Worten ankündigen u. dem Kind erklären, was es erwartet.
- **Die enge Eltern-Kind-Bindung akzeptieren:** Die Eltern in die Untersuchung des Kindes einbeziehen, z. B. das Kind auf dem Schoß eines Elternteils untersuchen. Da oft keine Eigenanamnese möglich ist, den Eltern aufmerksam zuhören.
- **Unterschiedliches emotionales Denken u. Verständnis respektieren:** Angstauslösende Instrumente außerhalb des kindl. Blickfelds legen. Darauf achten, bei der Untersuchung des Kindes warme Hände zu haben, um Abwehrreaktionen vorzubeugen (Stethoskopmembran anwärmen). Vorschulkindern kann z. B. der Gebrauch des Stethoskops demonstriert werden. Kleinkinder

lassen sich durch Spielsachen ablenken. Mithilfe von Puppen kann dem Kind eine Untersuchung o. eine Erkr. anschaulich erklärt werden.
- **Kinder haben eine eigene Wahrnehmungswelt:** „Schmerzen" z. B. werden häufig diffus als Bauchschmerzen angegeben, ohne dass ein tatsächlicher abdom. Befund vorliegt.

13.2.3 Kinder als Patienten in der Notfallambulanz

Besonderheiten
- Die Vorstellung eines Kindes in der allg. Notfallambulanz – insb. im Nachtdienst – wird eher die Ausnahme sein u. erfolgt meist aufgrund eines akuten, oft unspez. Symptoms (z. B. Fieber) o. eines akuten Ereignisses (z. B. Sturz).
- Eltern/Pflegepersonen, die ihr Kind im Notfalldienst vorstellen, machen sich oft große Sorgen u. werden ihr Kind i. d. R. nur bei triftigen Gründen im Nachtdienst vorstellen, auch wenn Symptome o. geschilderte Ereignisse objektiv zunächst scheinbar geringen Krankheitswert haben.

Aufgaben des diensthabenden Arztes (Nichtpädiaters)
- **Triagekonzept:** Bei Ankündigung eines päd. Pat. in der Ambulanz sollte das Kind zeitnah untersucht bzw. von med. geschultem Personal gesehen werden, um zu entscheiden, ob das Kind ernstlich erkrankt ist o. nicht.
- Kurze Anamnese erheben, sich ersten Eindruck verschaffen, Basisdiagnostik überlegen u. Ther.-Optionen erwägen: All dies muss rasch erfolgen, um Grundsätzliches zu entscheiden:
  - Kann ich diesen Fall allein lösen?
  - Welchen Kollegen muss ich um Unterstützung bitten? (Rufnummern s. u.)
  - Amb. Betreuung möglich? Stat. Überwachung notwendig?
  - Transport in Kinderklinik notwendig? Durch Eltern? Durch Rettungsdienst/NAW?
- Sich mit dem Kindernotfallequipment der eigenen Klinik vertraut zu machen ist essenziell:
  - Wo befindet sich der Kindernotfallkoffer?
  - Was befindet sich im Kindernotfallkoffer?
  - Könnte ich im Notfall damit umgehen?
  - Wie funktionieren Absaugvorrichtung, Pulsoxymetrie/EKG?
  - Welche Möglichkeiten der Basisdiagnostik für Kinder stehen zur Verfügung? BGA/Ultraschall?

> Unabhängig vom angewendeten Triagekonzept gilt insb:. **NG u. Sgl. niemals in der Ambulanz warten lassen!!**

13.2.4 Kind ist nicht gleich Kind

Lebensabschnitte ▶ Tab. 13.2.

Abschätzen des Lebensalters ▶ Tab. 13.3.

Normwerte physikalischer Messgrößen Herzfrequenz (Hf), Atemfrequenz (Af), Blutdruck (RR), Gewicht (KG), Körperoberfläche (KOF): ▶ Tab. 13.4.

Tab. 13.2 Lebensabschnitte des Kindes	
Frühgeborenes	Geburt vor vollendeter 37. SSW
Neugeborenes	1. bis 28. Lebenstag
Säugling	29. Lebenstag bis 1. Lj
Kleinkind	2. bis 6. Lj.
Schulkind	7. bis 10. Lj.
Jugendlicher	11. bis 20. Lj.

Tab. 13.3 Abschätzen des Lebensalters	
Säugling ohne Milchzähne	< 6–8 Mon.
Kind mit vollständigen Schneidezähnen	12–15 Mon.
Kind mit offener Fontanelle	< 12 (18) Mon.
Kind mit Windeln	< 3–4 J.
Kind mit Fahrradunfall	> 4–5 J.
Kind mit Lücken im Milchgebiss	> 6 J.

Tab. 13.4 Normwerte physikalischer Messgrößen

	Hf [/min]	Af [/min]	RR [mmHg]	Gewicht [kg KG]	KOF [m²]
Neugeborenes	130–160	40–50	70/30	3,5	0,25
Säugling (12 Mon.)	120–140	30–40	80/40	10	0,5
Kleinkind	100–120	25–30	90/60	20	0,75
Schulkind	85–110	12–20	100/75	40	1

Es ist wichtig, das Gewicht eines Kindes abschätzen zu können, da im Kindesalter – auch im Notfall – alle Medikamente u. Volumendosierungen gewichtsbezogen appliziert werden müssen. Als Hilfestellung kann hier eine längenbezogene Gewichtsschätzung, z. B. mit dem Kindernotfalllineal, dienen.

13.2.5 Grundlegendes zu Wachstum und Entwicklung

Als Entwicklung bezeichnen wir die Entfaltung von Fähigkeiten. Im Rahmen der gesetzlich vorgeschriebenen Kindervorsorgeuntersuchungen werden die Meilensteine der Entwicklung überprüft. Anhand von Perzentilenkurven werden somatische Wachstumsparameter dokumentiert. Entwicklung wird in statomotorische (▶ Tab. 13.5), intellektuelle u. emotionale Entwicklung sowie Sprachentwicklung differenziert.

Tab. 13.5 Meilensteine der statomotorischen Entwicklung

Neugeborenes	ungerichtete Bewegungen
2. Mon.	Kopf kann in Bauchlage gehoben werden
4. bis 6. Mon.	greift nach Gegenständen
6. Mon.	spielt in Rückenlage mit den Füßen
7. Mon.	dreht sich vom Rücken auf den Bauch
8. Mon.	sitzt frei
9. bis 12. Mon.	geht mit Unterstützung
1½ J.	läuft frei
3 J.	fährt Dreirad, hüpft eine Stufe beidbeinig
4 J.	geht Treppen sicher mit Beinwechsel
5 J.	hüpft fünfmal auf je einem Bein

13.2.6 Besonderheiten der kindlichen Anatomie und Physiologie: „Kinder sind anders!"

Respirationstrakt

> Anatomische Besonderheiten des Respirationstraktes bedingen Unterschiede bei Reanimationsmaßnahmen u. physiol. Unterschiede z. B. die angemessene Einschätzung eines drohenden Schockgeschehens.

- Rachenraum/Larynx:
  - Kehlkopf 1–2 Wirbelkörper höher als beim Erw.
  - Zunge relativ groß.
  - Engste Stelle: Höhe Krikoid, nicht Stimmritzenebene → **Cave:** Intubation, nicht mit Gewalt! Lieber kleineren Tubus wählen.
- Geringe FRC: begrenzte Sauerstoffreserve → gute Präoxygenierung, rasche respir. Erschöpfung möglich.

Herz-Kreislauf-System

- Maßgeblicher Parameter für das kindl. Herzzeitvolumen (HZV) ist die Herzfrequenz (Hf): **Je kleiner das Kind, desto mehr ist das HZV frequenzabhängig.**
- Jede Bradykardie im Kindesalter ist bis zum Beweis des Gegenteils durch Hypoxie bedingt.
- Am verlässlichsten zur frühen Erkennung eines Schockgeschehens ist die Messung der zentralen Rekapillarisierungszeit. Werte > 3 s sind pathol. Die Blutdruckmessung ist für die Erkennung des kindl. Schocks nicht geeignet; i. d. R. ist der Blutdruck normal bis leicht erniedrigt u. bricht dann plötzlich bei dekompensiertem Schockgeschehen zusammen.
- Kinder können auch bei Volumenverlusten relativ lange einen normalen Blutdruck aufrechterhalten: Sie haben ein höheres Blutvolumen/kg KG als Erw., absolut ist das Blutvolumen aber geringer → Blutverluste werden daher häufig unterschätzt. *Bsp.:* 12 Mon. altes Kind wiegt ca. 10 kg u. verfügt über ca. 800 ml Blut!!

Nervensystem

- Myelinisierung erst mit 12 J. abgeschlossen → geringere Krampfschwelle (Fieberkrampf ▶ 13.8.1).
- Empfindlicher für Hypoxie.
- Schlechterer Schutz des ZNS/Rückenmarks durch WS u. Muskulatur → Verletzungen des ZNS auch ohne knöcherne Verletzungen bei Trauma möglich.
- Besonderheit: offene Fontanelle → ermöglicht Evaluation Turgor, Hirndruck.
- Besonderheit: offene Schädelnähte 1. Lj. → Hirndruckzeichen oft subtiler, Kopfumfangskurve beachten, Kindervorsorgeheft einsehen, Kopfumfang erneut messen!

Temperaturregulation

- Dünne Haut, wenig subkutanes Fettgewebe → tiefere Verbrennungsschäden bei verhältnismäßig geringer Temp.
- Vorsicht bei Untersuchung des unbekleideten Kindes u. bei Transport → rascher Wärmeverlust.
- Größere KOF im Verhältnis zum Gewicht → Hypothermiegefahr.
- Kältezittern bei NG u. jungen Sgl. zur Wärmeregulation noch nicht möglich.

13.3 Arbeitstechniken

13.3.1 Grundsätzliches

Grundsätzlich unterscheidet sich die Durchführung der Arbeitstechniken bei Kindern nicht von der bei Erw. Es gibt nur wenige Besonderheiten: Insb. die Ind. zur Blutentnahme muss immer kritisch geprüft werden.

13.3.2 Blutentnahme

Für das BB reichen wenige Tropfen, für E'lyte u. CRP ggf. 0,5–1,0 ml.

- Labore benötigen oft nur geringe Mengen Blut, ggf. vorher abklären.
- Eltern entscheiden lassen, ob sie bei der Blutentnahme dabei sein möchten. Manche Eltern entscheiden sich v. a. bei Sgl. dagegen u. kommen erst zum Trösten wieder, viele können aber beruhigend auf ihr Kind einwirken.

Kapilläre Blutentnahme

Möglichkeit der zeit- u. patientennahen Bestimmung ausgewählter Parameter, je nach Verfügbarkeit, z. B. Blutgaswerte (mit) Hb, E'lyte, BZ, Laktat, evtl. Met-Hb, Gesamt-Bili etc.

Material

- Pen mit einstellbarer Eindringtiefe, Hautdesinfektionsmittel, Tupfer, Pflaster.
- Kapillarröhrchen, BZ-Messgerät, ggf. kleines Blutröhrchen mit Steigrohr (EDTA/Serum).

Durchführung

- Punktionsort bei Sgl. seitliche Ferse, bei älteren Kindern seitliche Fingerkuppe.
- Durchblutungsfördernde Salben sind bei Kindern obsolet!
- Hautdesinfektionsmittel auftragen, trocknen lassen (30 s).
- Ferse o. Finger in einer Hand fixieren, Pen ansetzen u. auslösen.
- Ersten Tropfen abwischen (Haut um die Einstichstelle soweit wie nötig zusammendrücken, nicht quetschen).
- Kapillare luftfrei mit Blut füllen, ggf. Blutröhrchen mit Blut füllen.

Venöse Blutentnahme

- Wenn stat. Aufnahme wahrscheinlich erscheint, venöse Blutentnahme möglichst mit Anlage einer peripheren Verweilkanüle verbinden (s. u.).
- Nicht zu kleine Kanülen verwenden, mind. 20 G/gelb, sonst Gefahr der Gerinnselbildung bei engem Kanülenlumen u. hoher Blutviskosität.

Material Kanülen 20 G/gelb, Hautdesinfektionsmittel, Tupfer, Stauschlauch (bei größeren Kindern), Pflaster, Blutröhrchen, ggf. Spritzen, sterile Handschuhe u. sterile Kanüle für Blutkulturabnahme.

Durchführung ▶ Abb. 13.1.

- In Ruhe geeignete Vene suchen, nicht blind stechen. Vene muss gesehen, nicht unbedingt gefühlt werden:

13

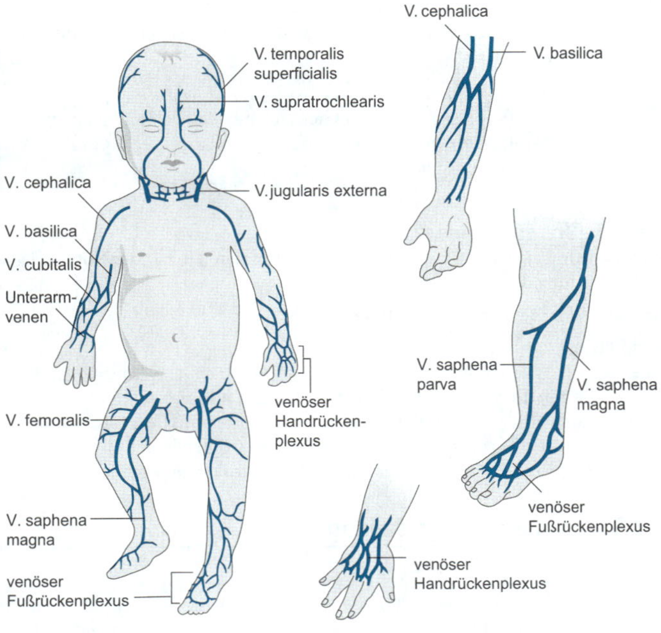

Abb. 13.1 Venenpunktionsstellen [L157]

- Bei Sgl. u. kleinen Kindern: venöser Hand- o. Fußrückenplexus o. V. temporalis superficialis.
- Bei größeren Kindern: Handrückenplexus, V. basilica o. V. cubitalis (▶ Abb. 13.2).

• Transillumination mit roter Kaltlichtquelle kann sehr hilfreich sein.
• Kühle Extremitäten ggf. in warme Tücher einschlagen u. warten, bis Venen dilatiert sind.

Bei elektiver Ind. ggf. topische Lokalanästhesie (z. B. Pflaster mit Lidocain und Prilocain) anwenden (20 min Einwirkzeit).

• Sgl. u. kleine Kinder gut fixieren, auch wenn sie ruhig u. kooperativ wirken, insb. bei Punktion am Kopf.
• Bei kleinen Kindern immer von Pflegekraft (nicht von den Eltern) helfen lassen. Eltern sollen ausschließlich das Kind trösten.
• Stauen bei Punktion an der Hand durch eigene festhaltende Hand o. durch Pflegekraft.
• Vene punktieren u. Blut frei in Röhrchen abtropfen lassen. Beim Abziehen mit Spritze o. Vakuumsystemen kollabieren Venen rasch. Bei Sgl. ggf. Konus der Kanüle abbrechen u. Blut dir. aus Nadel abtropfen lassen. Verhindert, dass Blut im Konus gerinnt.

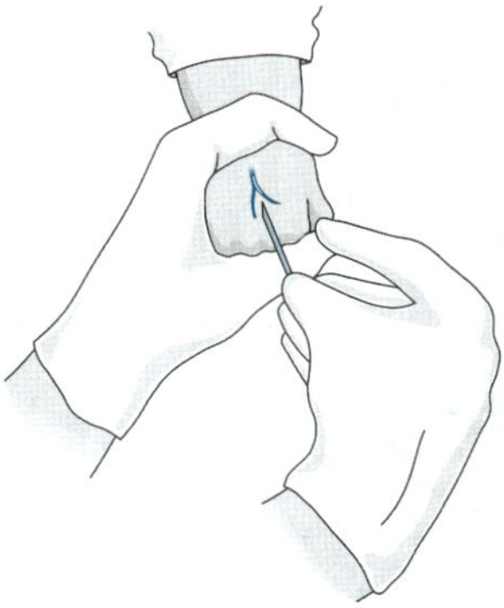
Abb. 13.2 Punktion der Handrückenvene beim Kind [L157]

Bei Gefäßen am Kopf sind Venen u. Arterien häufig nur schwer zu unterscheiden. Bei Blutentnahme nicht relevant, bei Anlage eines Zugangs unbedingt art. Lage ausschließen (s. u.).

Arterielle Blutentnahme

Sehr seltene Ind., ggf. bei schwierigen Venenverhältnissen u. rascher Notwendigkeit zur Bestimmung der Blutgaswerte.

Material Wie „Venöse Blutentnahme".

Durchführung

• Geeignete Arterien: A. radialis, A. ulnaris o. oberflächliche Arterien am Kopf.
• Transillumination mit roter Kaltlichtquelle kann hilfreich sein.
• Kind durch Hilfsperson gut fixieren lassen. Arterie punktieren, Konus an Kanüle nicht abbrechen. Blut frei ins Röhrchen tropfen lassen.
• Nach Punktion Arterie gut abdrücken, Druckverband anlegen.

13.3.3 Periphervenöser Zugang

Bei stat. Aufnahme u. noch unklarem Zustand des Kindes ist die Anlage einer peripheren Verweilkanüle immer indiziert. Im evtl. später kritischeren Zustand ist eine Zugangsanlage erheblich schwieriger.

Material

- Geeignete Verweilkanüle: 26 G/lila (NG), 24 G/gelb (Sgl. u. Kleinkinder), 22 G/blau (größere Kinder).
- Verbindungsschlauch mit NaCl 0,9 %, Hautdesinfektionsmittel, Tupfer, Pflaster.

Durchführung

- Punktionsstelle suchen u. Kind fixieren wie bei Blutentnahme (▶ Abb. 13.2).
- Vene punktieren u. kurz warten, ggf. Verzögerung, bis Bluteintritt in Konus sichtbar. Nadel entfernen, Verweilkatheter vorschieben.
- Blut aus venöser Verweilkanüle abtropfen lassen, falls Blutentnahme erforderlich.
- Bei Punktion am Kopf u. in der Ellenbeuge art. Lage sicher ausschließen mittels BGA o. Spülen mit NaCl 0,9 %: bei art. Lage Abblassen der Peripherie beim Spülen. Bei art. Lage o. jeglichem Zweifel Zugang sofort entfernen, gut abdrücken.
- Bei versehentlicher intraart. Injektion eines Wirkstoffs sofort reichlich NaCl 0,9 % nachspülen.
- Kind weiterhin fixieren, Zugang sichern, z. B. mit zwei langen Pflasterstreifen als Zügel unter Flügel u. zwei weiteren Pflasterstreifen quer über Flügel; ggf. Verband um Kanüle legen, um akzidentelles Entfernen zu vermeiden.

Infusionen bei Sgl. u. Kleinkindern dürfen nur über Perfusoren o. Infusomaten appliziert werden, nie unkontrolliert!
Sonderfall: kristalloide Lösungen bei Schock bzw. drohendem Schock, dann Applikation als Bolus „aus der Hand".

13.3.4 Intraossäre Kanüle

Ind. bei kritisch krankem Kind im Schock, wenn Anlage einer peripheren Verweilkanüle > 1 min dauert (ERC-Reanimationsleitlinien 2020). Vergleichbar mit ZVK, Applikation von Volumen u. allen Medikamenten möglich, Blutentnahme eingeschränkt möglich.

Material

- Halbautomatische Systeme (z. B. EZ-IO®) mit roter 1,5-cm-Nadel (ab 3 kg bis ca. 40 kg) o. blauer 2,5-cm-Nadel (ebenfalls ab 3 kg zugelassen, aber auch > 40 kg verwendbar) o. intraossäre Injektionsnadel (z. B. Fa. Cook) 3 cm, 14 o. 16 G.
- Verbindungsschlauch mit NaCl 0,9 %, Hautdesinfektionsmittel, Tupfer, Pflaster o. Fixiersystem.

Durchführung

- Geeignete Punktionsstelle aufsuchen, bei Kindern proximale mediale Tibia (einige cm unter der Tuberositas tibiae; ▶ Abb. 13.3).
- Nadel durch Haut stechen, bis Knochenwiderstand spürbar. Dann halbautomatische Kanüle einbohren o. Cook-Nadel eindrehen, bis Widerstandsverlust spürbar. Trokar entfernen, Schlauch anschließen, Aspirationsversuch (manchmal keine Aspiration möglich), ggf. Blut asservieren für BGA etc.
- Mit 10 ml NaCl 0,9 % spülen, um Knochenmarkdebris zu entfernen.
- Nadel mit beiliegendem Fixiersystem o. dicken Pflasterstreifen fixieren.
- Oberschenkel gut beobachten, bei kleinen Kindern prim. Durchbohren des Knochens o. sek. Dislokation der Kanüle möglich, bei Volumengabe meist

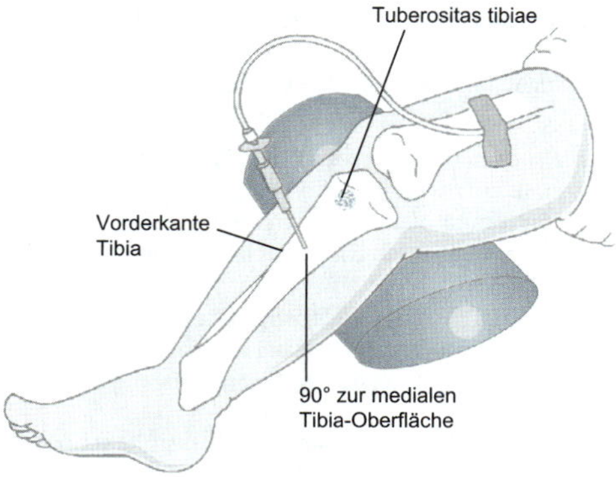

Abb. 13.3 Intraossäre Punktionstechnik [L157]

rasch am praller werdenden Oberschenkel spürbar, dann Kanüle sofort entfernen.
- Nach Stabilisierung des Kindes Anlage einer peripheren Kanüle o. eines ZVK u. Entfernen der i. o. Kanüle, möglichst innerhalb von 24 h.

13.3.5 Beutel-Masken-Ventilation

Wichtigste Technik beim kritisch kranken Kind, da meist ein respir. Problem im Vordergrund steht.

> Bei modernen Einmalbeuteln kein passiver Sauerstofffluss über Maske. Beutel muss für Sauerstofffluss komprimiert werden.

Alternativ Dekonnektion des Reservoirs u. alleinige Vorlage des Reservoirs für passive Sauerstoffzufuhr, dann jedoch Zufuhr über Maske mit Reservoir sinnvoller → bei Zweifeln bzgl. der richtigen Beutelgröße immer größeren Beutel verwenden.

> Jedes Kind kann mit einem großen Beutel ventiliert werden. Bei zu kleinem Beutel u. hohem Atemwegswiderstand ist eine Ventilation dagegen ggf. nicht sicher möglich.

Material
- Selbstfüllender Beatmungsbeutel mit Reservoir: ca. 200 ml (für FG bis 2 kg KG sinnvoll), ca. 600 ml (NG, Sgl. u. Kleinkinder), ca. 1.500 ml (größere Kinder u. Erw.).
- Ggf. PEEP-Ventil, bei Kinderbeuteln häufig eingebautes Druckbegrenzungsventil (40 cmH_2O), ggf. zusätzlich Manometeranschluss vorhanden.
- Passende Maske, verschiedenste Formen u. Typen vorhanden.
- Guedel- u. Wendl-Tuben in verschiedenen Größen.

Durchführung

- An Kopf des Pat. stellen, Kopf positionieren, bei Sgl. eher Schnüffelposition, bei größeren Kindern Kopf überstrecken.
- Maske mit C-Griff über Mund u. Nase fixieren.
- Kind beatmen; bei jedem Atemzug auf Thoraxexkursionen achten.
- Bei dicht sitzender Maske u. fehlenden Thoraxexkursionen Kopf neu positionieren.
- Bei Schwierigkeiten Einlage eines Guedel- o. Wendl-Tubus erwägen.
- Bei hohem Atemwegswiderstand ggf. Überdruckventil schließen.
- Bei schwieriger Maskenposition Zwei-Helfer-Methode anwenden: Ein Helfer hält die Maske im Doppel-C-Griff, ein Helfer beutelt.

13.3.6 Supraglottische Atemhilfen

Bei Kindern ist die Larynxmaske die supraglottische Atemhilfe der Wahl. Gute Möglichkeit zur Atemwegssicherung bei schwierigem Atemweg o. Unerfahrenheit in der Intubation von Kindern. **Cave:** kein sicherer Aspirationsschutz! Moderne Larynxmasken der 2. Generation bieten jedoch die Möglichkeit, zur Aspiration von Mageninhalt eine Magensonde einzulegen.

13

> Larynxtuben sind aufgrund der kindl. Anatomie obsolet.

Material Larynxmaske, gerade o. gebogen, in verschiedenen Größen:

- Größe 0,5: < 4 kg KG.
- Größe 1: < 5 kg KG.
- Größe 1,5: 5–10 kg KG.
- Größe 2: 10–20 kg KG.
- Größe 2,5: 20–30 kg KG.
- Größe 3: 30–50 kg KG.

Durchführung

- Kind sedieren, Kopf positionieren (Schnüffelstellung). Je größer das Kind, desto mehr überstrecken; Mund öffnen.
- Larynxmaske über Zunge einschieben, bis Widerstand spürbar. Cuff mit vorgeschriebener Menge an Luft blocken.
- Beutel o. Beatmungsgerät anschließen. Auf Thoraxexkursionen u. Veränderungen der Sauerstoffsättigungswerte achten; Kapnografie anschließen o. Farbumschlag-Kapnometer verwenden.

13.3.7 Endotracheale Intubation

> - Bei entsprechender Erfahrung ist die endotracheale Intubation die Methode der Wahl zur Atemwegssicherung u. die einzige Methode mit sicherem Aspirationsschutz.
> - Bei fehlender Erfahrung können wiederholte Fehlversuche das Kind jedoch erheblich gefährden. Eine sichere Oxygenierung mittels Beutel-Masken-Ventilation o. eine supraglottische Atemhilfe ist dann der endotrachealen Intubation vorzuziehen.
>
> Ziel ist die Oxygenierung des Kindes, nicht zwingend die Intubation.

Die **nasotracheale Intubation** bietet zwar die Möglichkeit der sicheren Fixierung des Tubus, ist aber technisch schwieriger → Im Notfall u. bei fehlender Erfahrung ist die orotracheale Intubation zu bevorzugen.

> **!** Die engste Stelle des Atemwegs bei Kindern liegt unterhalb der Stimmritze. Bei Widerstand keine Gewalt anwenden, ggf. kleinere Tubusgröße wählen.

Material

- Tuben in verschiedenen Größen (Größe = Innendurchmesser [ID] in mm): 2,0 (Frühgeborene < 500 g) bis 8,0 (Erw.). Ab Größe 3,0 geblockte u. ungeblockte Tuben verfügbar:
  - Passende Tubusgröße ungeblockt: (Alter/4) + 4.
  - Passende Tubusgröße geblockt: (Alter/4) + 3,5.
  - **Faustregel:**
    - Kleinfingerdicke des Pat. = passende Tubusgröße.
    - Ab (6) 8 J. Tubus mit Cuff verwenden (ggf. auch schon vorher!).
- Führungsstab (bei orotrachealer Intubation).
- Spatel gerade (Miller) o. gebogen (Mac): Größe 00 (Frühgeborene bis ca. 2,0 kg), Größe 0 (NG), Größe 1 (kleine Kinder), Größe 2 (größere Kinder).
- Magill-Zange klein u. groß.
- Ggf. Videolaryngoskop, meist nur verfügbar mit Spatelgröße 1 o. größer.
- Absaugmöglichkeit.

Durchführung

- i. v. Medikamente zur Intubation (Sedierung):
  - **Esketamin (0,5–1,0 mg/kg KG) u. Midazolam (0,2 mg/kg KG)** *oder*
  - **Propofol 1 % (1–3 mg/kg KG) u. Remifentanil (1–2 μg/kg KG).**
- Kopf positionieren, bei Sgl. Schnüffelstellung, bei älteren Kindern überstrecken.
- **Orotracheale Intubation:**
  - Laryngoskop mit li Hand in re Mundwinkel einführen. Stimmritze einstellen.
  - Absaugkatheter bereithalten, ggf. unter Sicht absaugen.
  - Tubus mit Führungsstab anreichen lassen u. mit re Hand in Stimmritze einführen.
  - Führungsstab durch Hilfsperson entfernen lassen.
  - Tubus vorsichtig, ggf. unter Drehbewegungen vorschieben.
  - Lagekontrolle durchführen u. Tubus am Mundwinkel fixieren.
- **Nasotracheale Intubation:**
  - Tubus über Nase in Rachen einführen.
  - Laryngoskop einführen, Stimmritze darstellen u. Tubusspitze aufsuchen.
  - Ggf. Tubusspitze zurückziehen, bis Spitze sichtbar wird.
  - Magill-Zange anreichen lassen, Tubusspitze fassen u. in Stimmritze einführen.
  - Entweder mit Magill-Zange nachfassen, Tubus tiefer schieben bis Markierung auf Stimmritzenebene o. Tubus per Hand tiefer drehen.
  - Lagekontrolle durchführen u. Tubus am Nasenloch fixieren.
- **Lagekontrolle:**
  - Auskultation (bei kleinen Kindern oft unsicher).
  - Anstieg der Sauerstoffsättigung (kann verzögert sein).
  - Messung des endexspiratorischen CO_2 mittels Farbumschlag-Kapnometer o. Kapnometrie am Beatmungsgerät (schließt zu tiefe Tubuslage nicht aus!).
  - Radiol. Lagekontrolle u. ggf. Lagekorrektur.

13.3.8 Lumbalpunktion

> Bei V. a. Meningitis ist eine Lumbalpunktion (LP) immer indiziert, bei schlechtem Zustand des Kindes darf die Ther. aber nicht durch Diagnostik verzögert werden.
> Insb. bei Sgl. u. kleinen Kindern ist die Durchführung nicht trivial, daher großzügig erfahrenen Kollegen hinzuziehen.
> Sehr wichtig ist die richtige Fixierung des Kindes, daher unbedingt eine erfahrene Pflegekraft hinzuziehen.

Kontraindikationen Thrombozytopenie < 50/µl, Gerinnungsstörung, Schock, erhöhter intrakranieller Druck: Ausschluss Hirndruck/Stauungspapille: Funduskopie/Schädel-Sono/cCT oder cMRT.

Material
- Spinalnadel 22 G/schwarz (für Sgl. kurz, für größere Kinder lang).
- Mind. 3 Probenröhrchen, besser 4 o. 5; Röhrchen nummerieren.
- Hautdesinfektionsmittel, sterile Pflaumentupfer, Pflaster.
- Sterile Unterlage, steriles Lochtuch, sterile Handschuhe, steriler Kittel, Mundschutz, Haube.
- Mind. 2 Hilfspersonen: 1 Person fixiert das Kind, 1 Person reicht Röhrchen an.
- Ggf. Analgetika u. Sedativa (Morphin, Esketamin, Midazolam), dann immer erweitertes Atemwegsmanagement vorbereiten u. in Kinderanalgesie erfahrenen Kollegen hinzuziehen.

Durchführung ▶ Abb. 13.4.

> **Distanz Haut–Liquorraum**
> - Bei Sgl. beträgt der Abstand zum Spinalraum ggf. nur 1 cm!
> - Bei 3- bis 5-Jährigen: ca. 5 cm.
> - Bei adipösen Jgl.: ≥ 9 cm.

- Sgl. in gebeugter Seitenlage o. in Sitz-Hock-Position fixieren, größere Kinder im Sitzen vornübergebeugt.
- Auch größere Kinder gut fixieren, um unwillkürliches Zucken beim Einstechen zu vermeiden.
- Rücken muss exakt gerade fixiert sein. Lieber Zeit lassen u. Kind in Ruhe neu positionieren u. fixieren, als Fehlversuche zu riskieren.
- Zunächst unsteril Punktionsstelle L4/L5 suchen: Verbindungsstelle zwischen beiden Darmbeinkämmen ziehen (entspricht L3/L4) u. einen Interspinalabstand tiefer gehen (entsprechend L4/L5). Punktionsstelle mit Fingernagel markieren.
- Steril anziehen, Punktionsstelle steril abwaschen, Lochtuch aufkleben.
- Steril nun erneut Punktionsstelle aufsuchen, durch großes Lochtuch, das gesamten Rücken bedeckt, ist steriles Tasten möglich.
- Nadel durch die Haut stechen, mit beiden Händen fixieren, an Rücken abstützen, dann vorsichtig u. langsam in den Spinalkanal vorschieben. Bei Sgl. gerade Punktionsrichtung, bei älteren Kindern leicht kraniale Richtung.

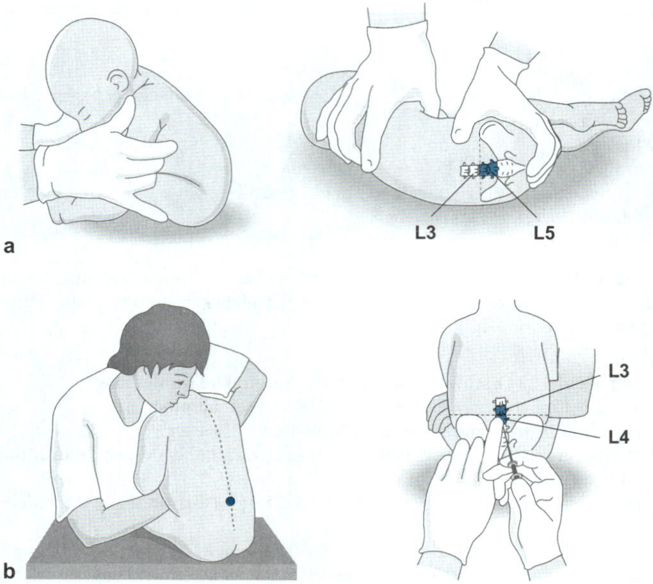

Abb. 13.4 Technik der Lumbalpunktion **a** beim Säugling und **b** beim älteren Kind [L157]

Beim Durchstechen in den Spinalkanal leichter Widerstandsverlust, bei sehr kleinen Kindern jedoch kaum spürbar.

- Wenn der Spinalraum mutmaßlich erreicht ist, Mandrin zurückziehen u. abwarten, ob Liquor kommt. Mandrin steril ablegen. **Cave:** Bei kleinen Kindern Geduld haben, Liquor fließt ggf. sehr langsam.
- Röhrchen in nummerierter Reihenfolge mit jeweils 10 Tr. Liquor füllen (mitzählen!).
- Anschließend noch sterilen Mandrin wieder einige Zentimeter in Nadel einführen, um Liquorfluss zu stoppen. Mandrin nicht bis zum Anschlag einführen, um Verletzungen zu vermeiden.
- Dann Nadel entfernen, Pflaumentupfer mit Klebestreifen auf Punktionsstelle fixieren u. Kind in Seitenlage bringen.
- **Blutiger Liquor:** möglich bei Zustand nach ICB, häufiger jedoch durch Verletzung des Venenplexus bei zu tiefer Punktion. Einige Tropfen abtropfen lassen, manchmal wird der Liquor klarer u. kann verwendet werden. Bei tief blutigem Liquor Nadel entfernen u. ggf. einen Interspinalabstand höher erneut punktieren, erfahrenen Kollegen hinzuziehen.
- **Probenversand:** 1. Röhrchen immer für Liquorkultur (höchste Wahrscheinlichkeit, mögliche Bakterien zu identifizieren), letztes Röhrchen immer für Status (am wenigsten Verunreinigung bei evtl. blutiger Punktion) inkl. Zellzahl u. Differenzierung, Eiweiß, Laktat, Glukose. Röhrchen 2–4 für weitere Diagnostik, z. B. Herpes- o. a. Viren-PCR, sog. Meningitis-Panel, Stoff-

wechseldiagnostik etc. Nicht benötigte Röhrchen beschriftet im Kühlschrank aufbewahren für evtl. spätere Diagnostik.

- **Besonderheiten bei NG:** häufig „trockene", also frustrane Punktion, obwohl richtiger Interspinalraum gewählt wurde. Dann immer erfahrenen Kollegen hinzuziehen. Der Liquor hat einen höheren Eiweißgehalt u. wirkt evtl. xanthochrom, eine Zellzahl bis 12/µl ist noch normal. Zur Interpretation bei NG immer RS mit Kinderklinik empfehlenswert, bei krankem Kind Ther. jedoch nicht verzögern u. im Zweifelsfall beginnen. Möglichst vor Punktion Hirnsonografie.

13.4 Kardiopulmonale Reanimation im Kindesalter (ERC-Leitlinien)

13.4.1 Einführung

Im Kindesalter wird ein Schockgeschehen oft sehr lange u. gut kompensiert, jedoch kann es im Verlauf zu einer rasanten Dekompensation kommen. Das Wichtigste ist das Erkennen des kritisch kranken Kindes u. das frühzeitige Handeln, um einen Herz-Kreislauf-Stillstand primär zu vermeiden.

Ein **Herz-Kreislauf-Stillstand** im Kindesalter hat in den meisten Fällen eine respir., also **hypoxische Ursache.** Der Herzstillstand erfolgt sek. aufgrund der Hypoxie. Die wichtigste Maßnahme besteht somit in der raschen Öffnung der Atemwege u. der Applikation von Sauerstoff mittels Maske-Beutel-Ventilation zur Beseitigung der Hypoxie.
Sehr selten (z. B. bei prim. herzkranken Kindern) kommt es zu einem **kardial bedingten Herz-Kreislauf-Stillstand.** Nach Öffnen der Atemwege u. Applikation von Sauerstoff soll daher auch im Kindesalter rasch ein Defibrillator zur Rhythmusanalyse u. ggf. Defibrillation angeschlossen werden.

Die aktuellen Reanimationsleitlinien des European Resuscitation Council (ERC 2021) sind unter www.cprguiedelines.eu kostenfrei abrufbar:

- Kapitel 09: „Newborn Resuscitation and Support of Transition of Infants at Birth".
- Kapitel 10: „Paediatric Life Support".

Eine deutsche Zusammenfassung der aktuellen Leitlinien ist auf der Homepage des German Resuscitation Council (www.grc-org.de) zugänglich.

Die **Basismaßnahmen der kardiopulmonalen Reanimation** (Paediatric Basic Life Support, PBLS) bei Kindern u. die **erweiterten Reanimationsmaßnahmen** (Paediatric Advanced Life Support, EPALS) sind in ▶ Abb. 13.5 bzw. ▶ Abb. 13.6 zusammengefasst.

13

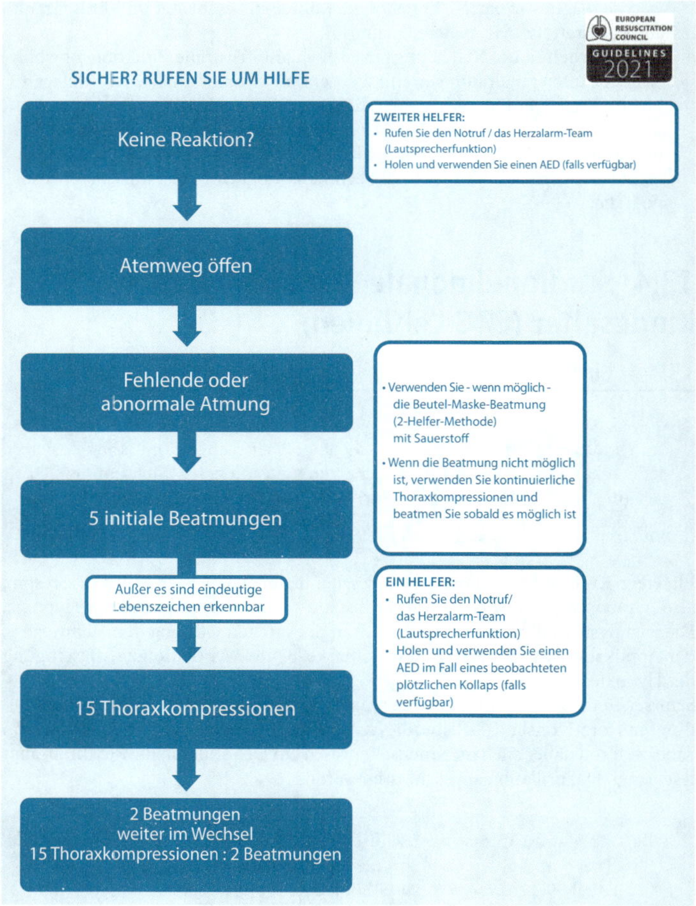

Abb. 13.5 Pädiatrische BLS-Maßnahmen (© German Resuscitation Council (GRC) und Austrian Resuscitation Council (ARC) 2021) [F781-041]

13.4.2 Besonderheiten der Reanimation im Kindesalter

- Puls max. 10 s tasten. Keine Verzögerung der Reanimation, bei leblos erscheinendem Kind sofortiger Start der CPR-Maßnahmen.
- Beginn mit 5 initialen Beatmungen.
- Bei Sgl. u. kleinen Kindern Kopf nicht extrem überstrecken, sondern Lagerung in Schnüffelposition (▶ Abb. 13.7). Wenn keine Thoraxexkursionen sichtbar sind, Kopf repositionieren.

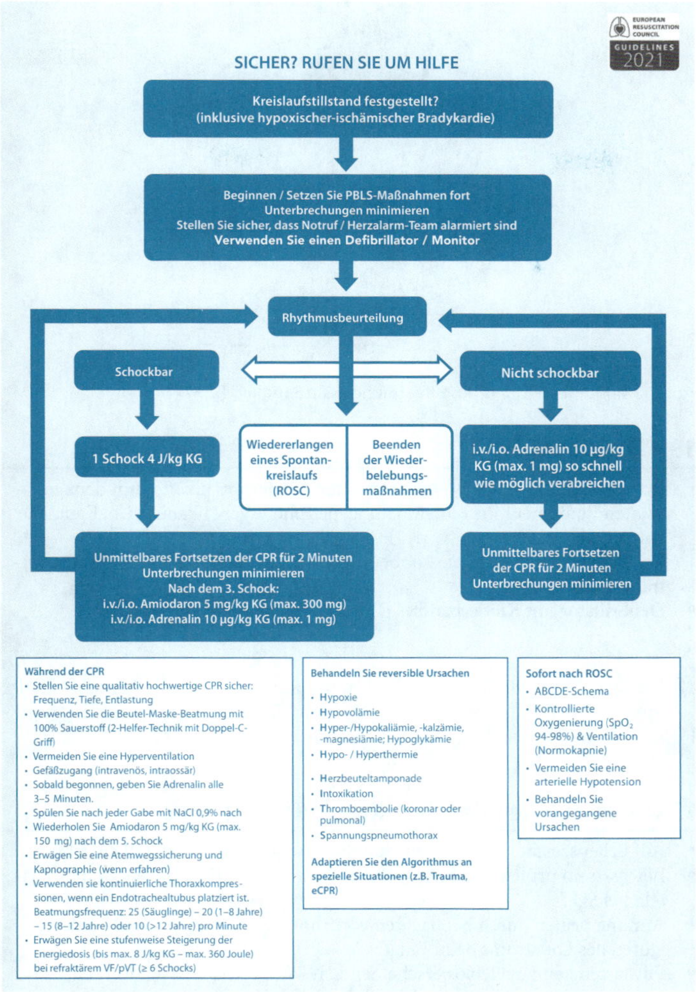

Abb. 13.6 Pädiatrische ALS-Maßnahmen (© German Resuscitation Council (GRC) und Austrian Resuscitation Council (ARC) 2021) [F781-041]

- Beginn der Thoraxkompressionen bei kleinen Kindern schon bei anhaltender Bradykardie < 60/min trotz adäquater Ventilation.
- Eltern können bei der Reanimation ihres Kindes prinzipiell anwesend sein, wenn sie dies möchten. Häufig können sie hierdurch die Ereignisse anschließend besser verarbeiten. Voraussetzung ist das Einverständnis des verantwortlichen Arztes. Idealerweise steht den Eltern während der Reanimation ein Ansprechpartner zur Verfügung.

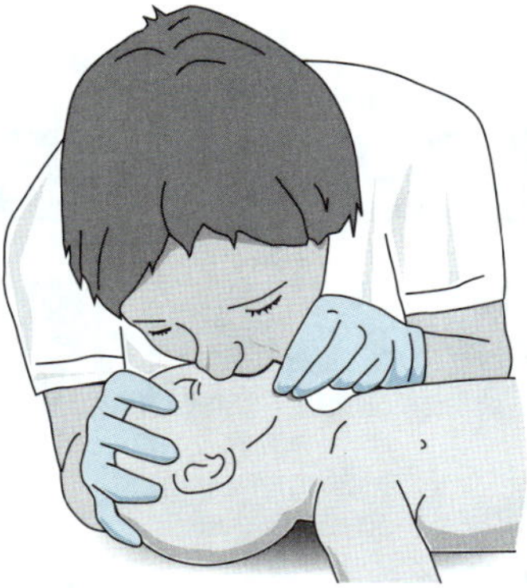

Abb. 13.7 Mund-zu-Mund/Nase-Beatmung beim Säugling [L157]

13

13.4.3 Equipment

- In vielen Kliniken gibt es einen separaten Kindernotfallkoffer mit dem gesamten Equipment für Blutentnahme, periphere Venenkanüle, i. o. Kanüle u. zur Atemwegssicherung (▶ 13.3).
- ! Vor dem ersten Nachtdienst unbedingt mit dem verfügbaren Equipment vertraut machen.
- Defibrillator mit Kinderpaddles o. Kinder-Klebeelektroden.

> Merk- u. Dosierhilfen (z. B. Kindernotfalllineal) sind beim Kindernotfall unverzichtbar, idealerweise liegen sie dem Kindernotfallkoffer bei (www.notfalllineal.de).

13.4.4 Feststellen des Herz-Kreislauf-Stillstands

- Auf Lebenszeichen wie Husten, Spontanbewegung u. Atemtätigkeit achten.
- Bewusstsein prüfen durch Ansprache, Schmerzreiz, Hochheben. Kein Schütteln bei Sgl.!
- Atmung prüfen durch Beobachten von Thoraxexkursionen sowie Fühlen u. Hören des Luftstroms beim Einatmen.
- Pulstasten kann bei leblos erscheinendem Kind vernachlässigt werden, auf keinen Fall länger als 10 s suchen. Beim Sgl. A. brachialis o. A. femoralis, beim älteren Kind A. carotis o. A. radialis.
- Mit Reanimation beginnen, dafür Kind in Rückenlage auf harte Unterlage (Boden) legen u. Hilfe anfordern.
- Monitoring (Hf, Sauerstoffsättigung, Blutdruck) etablieren.

13.4.5 ABCDE-Schema

Auch bei Kindern dient das bekannte ABCDE-Schema der Zustandseinschätzung, dem Erkennen von Zustandsänderungen sowie der Therapieplanung und Teamkommunikation.

A = Airway

- Inspektion der Atemwege, sichtbare Fremdkörper entfernen, kein blindes Auswischen.
- Absaugen von Mund u. Rachen mit großem Absaugkatheter.
- Korrekte Lagerung des Kopfes, dazu Kinn mittels Esmarch-Handgriff anheben. Bei Sgl. Schnüffelposition (▶ Abb. 13.7), bei größeren Kindern Kopf überstrecken (▶ Abb. 13.8).
- Guedel- o. Wendl-Tuben können helfen, den Atemweg offenzuhalten.

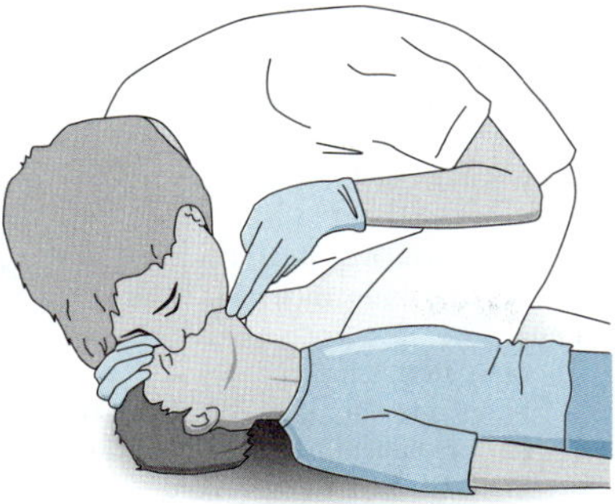

Abb. 13.8 Mund-zu-Mund-Beatmung beim Kind: Kopf ist überstreckt [L157]

B = Breathing

- Beutel-Masken-Ventilation mit 100 % Sauerstoff über selbstfüllenden Beatmungsbeutel mit Reservoir, Flow 10–15 l/min.
- Größe des Beatmungsbeutels ist nachrangig, im Zweifelsfall größeren Beutel wählen. Jedes Kind kann mit einem großen Beutel ventiliert werden; bei hohem Atemwegswiderstand, z. B. nach Aspiration, reicht ein kleiner Beutel jedoch evtl. nicht aus. Bei schwieriger Beutel-Masken-Ventilation ggf. Zwei-Helfer-Methode anwenden.
- Passende Maske auswählen: Maske muss Mund u. Nase umschließen u. dicht sein.
- Bei jedem Atemhub auf Thoraxexkursionen achten, ggf. Kopf neu positionieren, Guedel- o. Wendl-Tubus platzieren o. höheren Beatmungsdruck aufbauen.
- Wenn keine Hilfsmittel vorhanden sind, beim Sgl. Mund-zu-Mund/Nase- (▶ Abb. 13.7) bzw. beim größeren Kind Mund-zu-Mund-Beatmung (▶ Abb. 13.8).
- 5 initiale effektive Beatmungshübe von je 1 s Dauer.
- Bei weiterhin fehlenden Lebenszeichen mit Thoraxkompressionen beginnen.
- **Kompression/Ventilation im Verhältnis 15 : 2.**
- Bei intubiertem Kind fortlaufende Ventilation; Frequenz ca. 20/min.
- Ist eine effektive Masken-Beutel-Ventilation möglich, so ist die Intubation während einer Reanimation nachrangig. Es besteht insb. beim Ungeübten viel mehr die Gefahr, dass während der Intubationsversuche eine lange No-Flow-Zeit entsteht.
- Eine effektive nichtinvasive Ventilation ist immer besser als eine Intubation mit evtl. mehreren Fehlversuchen u. sollte daher fortgeführt werden, bis ein in Kinderintubation erfahrener Kollege vor Ort ist.
- Wird dennoch eine Intubation angestrebt, so ist im Notfall die Intubation oral einfacher u. schneller als nasal u. sollte bevorzugt werden.
- Supraglottische Atemhilfe mittels Larynxmaske bevorzugen.
- Larynxtuben sind bei Kindern aufgrund der kindl. Anatomie obsolet.

> Wichtig ist die Oxygenierung des Kindes, nicht die Intubation!

C = Circulation

- Thoraxkompressionen in allen Altersklassen im unteren Drittel des Sternums, etwa auf Mamillenhöhe.
- Kompressionstiefe ca. ⅓ des Thoraxdurchmessers, nach jeder Kompression auf vollständige Entlastung achten.
- Frequenz 100–120/min.
- **Bei nichtinvasiver Beatmung Kompression/Ventilation im Verhältnis 15 : 2, nach endotrachealer Intubation fortlaufende Thoraxkompressionen.**
- Thoraxkompressionen:
  - Beim Sgl.: Thorax mit beiden Händen umfassen, mit beiden Daumen unteres Sternumdrittel eindrücken (▶ Abb. 13.9).
  - Beim Kind: mit einer Hand (▶ Abb. 13.10) o. mit zwei Händen wie beim Erw. (▶ Abb. 13.11).

Adrenalin und weitere Medikamente

> Sicheren Gefäßzugang schaffen, während Reanimation ggf. primär i. o. Kanüle legen. Anlage einer peripheren Venenkanüle für max. 1 min versuchen.

13

Adrenalin

- 1 : 10.000 verdünnen: 1 Amp. Adrenalin à 1 mg ad 10 ml NaCl 0,9 %.
- 0,01 mg/kg KG Adrenalin = 0,1 ml/kg KG der 1:10.000-Lsg. pro Bolusgabe.
- Bei Asystolie o. pulsloser elektrischer Aktivität (häufig im Kindesalter) so früh wie möglich Adrenalin applizieren u. alle 3–5 min wdh. (▶ Abb. 13.12).
- Bei defibrillierbarem Rhythmus (selten im Kindesalter) Adrenalin nach 3. Defibrillation applizieren, dann ggf. alle 3–5 min wdh. (▶ Abb. 13.13).

Amiodaron Nur bei defibrillierbarem Rhythmus 5 mg/kg KG nach 3. Defibrillation, ggf. Wdh. nach 5. Defibrillation.

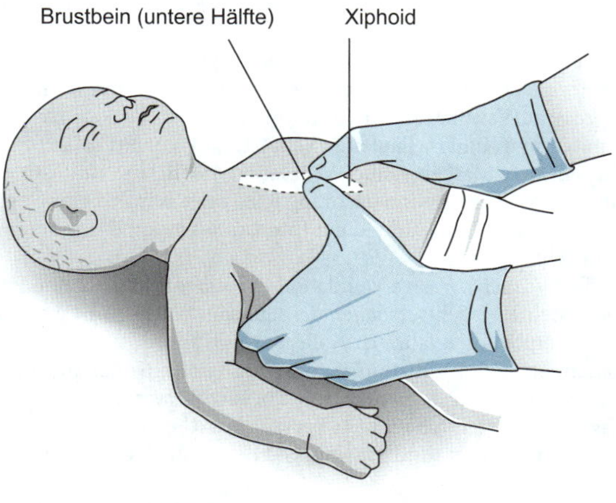

Abb. 13.9 Thoraxkompressionen beim Säugling [L157]

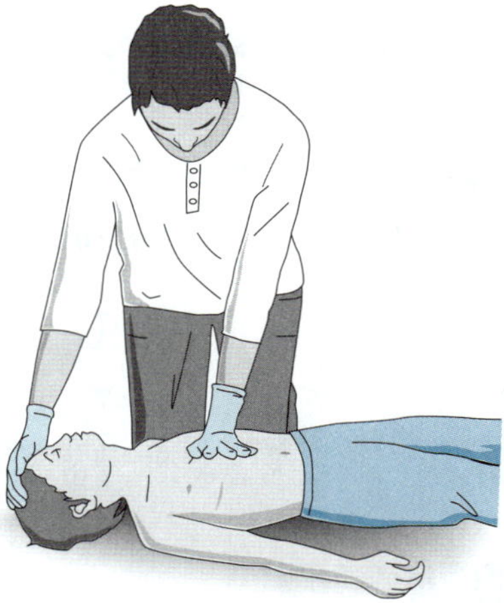

Abb. 13.10 Thoraxkompressionen beim Kind mit einer Hand [L157]

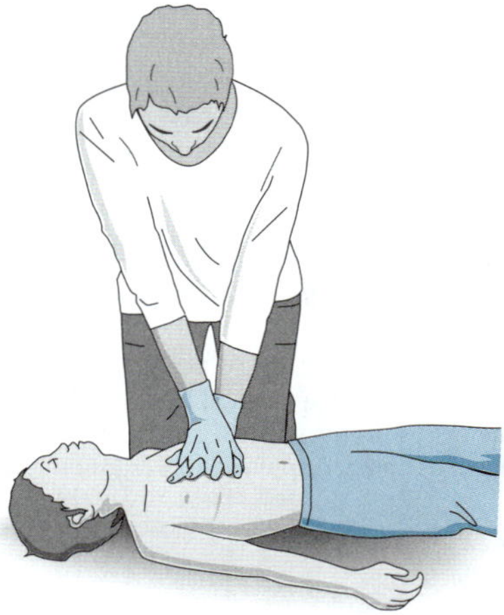

Abb. 13.11 Thoraxkompressionen beim Kind mit zwei Händen [L157]

Volumen

- Bei fast jeder Reanimation besteht eine Hypovolämie; daher nach Adrenalingabe rasch Volumen applizieren.
- i. d. R. balancierte Volle'lytlsg., z. B. Ringer-Acetat.
- **Initial 10 ml/kg KG,** Erfolg sichtbar an Verbesserung der Rekapillarisierungszeit, unter Reanimation jedoch ggf. schwierig zu beurteilen; ggf. wdh. Bedarf kann bis zu 150 ml/kg KG betragen.
- Andere Lösungen nur bei bes. Ind. (EK, FFP, Albumin).

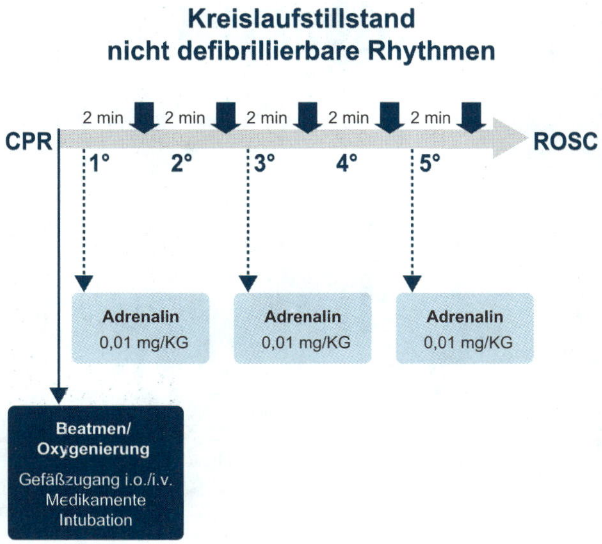

Abb. 13.12 Algorithmus bei nicht defibrillierbaren Rhythmen (im Kindesalter häufig) (ROSC = „return of spontaneous circulation", Rückkehr eines Spontankreislaufs) (© German Resuscitation Council (GRC) und Austrian Resuscitation Council (ARC) 2021) [F781-005/L157]

Natriumbikarbonat (NaBi)

- Keine Ind. zum routinemäßigen Puffern unter Reanimation.
- Bei Nachweis einer metab. Azidose u. suff. CO_2-Elimination kann Puffern mit NaBi 8,4 % sinnvoll sein.
- *Dosierung*: NaBi 8,4 % in ml = BE × kg KG × 0,3. Zunächst 50 % der errechneten Dosis als Kurzinfusion applizieren, dann Kontrolle der Blutgaswerte.
- NaBi 8,4 % immer 1 : 1 mit Aqua mischen, immer separat von Katecholaminen applizieren, bei peripherer Applikation Verdünnung 1 : 2 mit Aqua.

Glukose

- Bei Hypoglykämie gezielter Ausgleich der Glukosewerte.
- Keine glukosehaltigen Lsg. als Volumenersatz verwenden.

Kalzium

- Keine routinemäßige Kalziumgabe.
- Ind. bei Hypokalzämie, Hypermagnesiämie, Hyperkaliämie u. Überdosierung von Kalziumantagonisten.

Magnesium

- Keine routinemäßige Magnesiumgabe.
- Ind. bei Hypomagnesiämie u. Torsade-de-Pointes-VT, dann 0,05 mg/kg KG.

Defibrillation

- Ind. bei Kammerflimmern u. pulsloser ventrikulärer Tachykardie, beim Kind sehr selten.

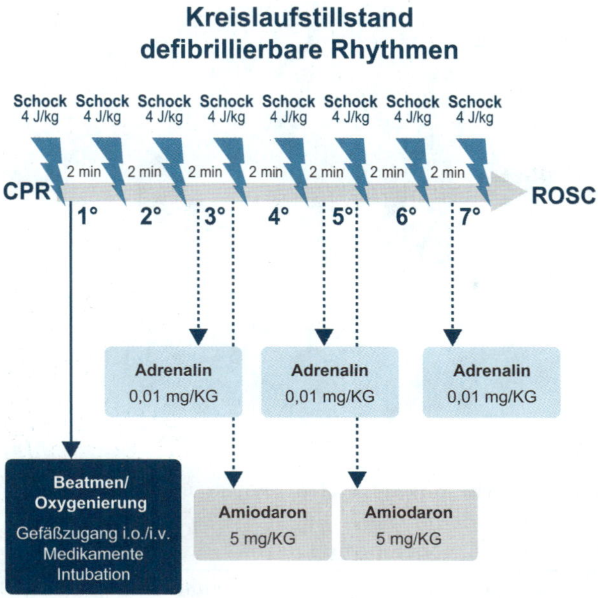

Abb. 13.13 Algorithmus bei defibrillierbaren Rhythmen (im Kindesalter sehr selten) (ROSC = „return of spontaneous circulation", Rückkehr eines Spontankreislaufs) [F781-005/L157]

- Häufiger bei prim. herzkranken Kindern, ggf. Eltern nach Herzpass fragen.
- Wenn vorhanden, immer Klebepaddles für Kinder verwenden.
- Bei Sgl. ein Paddle auf Brustkorb u. ein Paddle auf Rücken kleben, bei größeren Kindern Klebeposition wie bei Erw. (▶ Abb. 13.14).
- Energiedosis 4 J/kg KG, bei ausbleibendem Erfolg alle 2 min wdh. und ggf. Energiedosis bis 8 J/kg KG (max. 200 J) steigern (▶ Abb. 13.13).

Reversible Ursachen: 4 Hs u. HITS ausschließen o. erkennen u. beheben.
- Hypoxie
- Hypovolämie
- Hyper-/Hypokaliämie u. a. E'lytstörungen
- Hypothermie
- Herzbeuteltamponade
- Intoxikation
- Thrombembolische Ereignisse
- Spannungspneumothorax

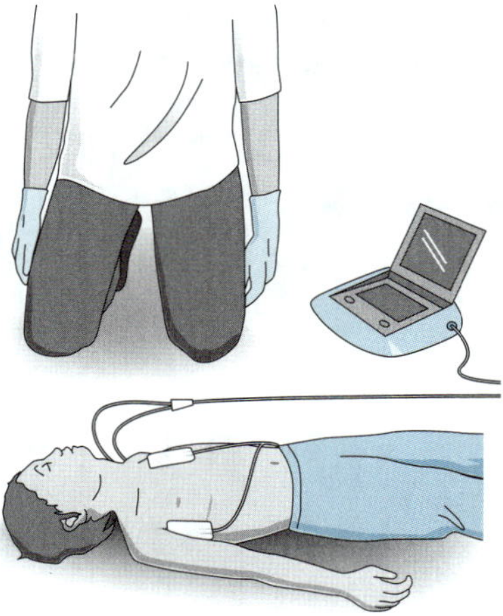

Abb. 13.14 Position der Klebepaddles beim Kind [L157]

13.4.6 Fremdkörperaspiration

Häufiger Notfall bei Kindern, häufig Nahrungsmittelstückchen o. kleine Spielzeugteile. Typische Anamnese mit plötzlichem Husten u. Zyanose beim Essen o. Spielen.

Vorgehen je nach Zustand des Kindes ▶ Abb. 13.15.

- **Bei wachem Kind u. effektivem Husten:** Kind beruhigen u. zum Husten ermutigen.
- **Bei ineffektivem Husten** (stilles, leises Husten, Zyanose, keine Einatmung möglich) u. **erhaltenem Bewusstsein:** 5 Rückenschläge zwischen die Schulterblätter, dafür Sgl. u. kleine Kinder übers Knie legen. Anschließend umdrehen u. beim Sgl. 5 Thoraxkompressionen (Druckpunkt wie bei kardiopulmonaler Reanimation, aber schärfer u. mit geringerer Frequenz), beim älteren Kind (> 1 J.) 5 abdom. Kompressionen (Heimlich-Manöver) durchführen. Ziel jeder Kompression ist es, den Fremdkörper nach oben zu befördern.
- **Bei bewusstlosem Kind:** Kind auf harte Unterlage legen u. kardiopulmonale Reanimation durchführen (▶ 13.4.5).

13.5 Anamnese

Die Vorstellung eines Kindes im Nachtdienst erfolgt i. d. R. aufgrund eines Symptoms (Fieber, Husten, Erbrechen, Bauchschmerzen etc.) o. eines akuten Ereignisses (Sturz etc.).

Eine sorgfältige Anamnese ist die Grundlage für eine tragfähige Diagnose.

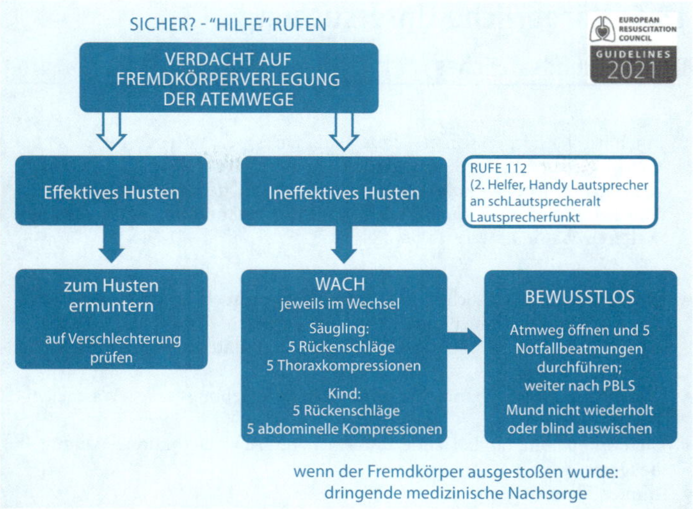

Abb. 13.15 Algorithmus: Fremdkörperentfernung beim Kind (© German Resuscitation Council (GRC) und Austrian Resuscitation Council (ARC) 2021) [F781-041]

Meist geben die Eltern/Pflegepersonen die wesentlichen Informationen. Hintergründige Fragen werden oft nicht vor dem Kind angesprochen. Andererseits sind Schulkinder o. Jgl. nicht immer bereit, ihre Probleme vor den Eltern darzulegen.

Immer Kinderuntersuchungsheft u. Impfpass zeigen lassen!

Inhalte des Anamnesegesprächs

- **Aktueller Anlass der Vorstellung:** Wenn die Zeit/Situation es erlaubt, sollten die Eltern/Pflegepersonen das Anliegen ohne Unterbrechung u. Zwischenfragen vortragen können.
- **Gezielte Fragen:**
  - Beginn, zeitlicher Verlauf, weitere Symptome der akuten Erkr.
  - Eigenanamnese inkl. Impfungen.
  - Fragen zur körperl. u. geistigen Entwicklung.
  - Bei NG: immer Risikofaktoren bzgl. Schwangerschaft u. Geburt (Mutterpass) erfragen.
  - Ernährung: Stillen, Formulamilch, bei älteren Kindern Essgewohnheiten.
  - Familienanamnese: familiäre Erkr. u. Gewohnheiten.
  - Soziale Anamnese.

- **Erst Vertrauen gewinnen, dann untersuchen.**
- Bereits während des Anamnesegesprächs kann sich das Kind an die Umgebung gewöhnen; man hat das Kind im Blick u. kann sich einen ersten Eindruck verschaffen.

13.6 Körperliche Untersuchung

13.6.1 Grundsätzliches

Auch bei der körperl. Untersuchung sind altersspez. Besonderheiten zu beachten. Neben der Erhebung von einzelnen Befunden ist es wichtig, den AZ u. die Gefährdung des Kindes rasch einzuschätzen (Checkliste ▶ 13.1).
Die Erfassung eines potenziell bedrohlichen Zustands muss vor allen weiteren Maßnahmen erfolgen.

- Kinder nie ausschließlich symptombezogen untersuchen, sondern stets vollständig, d. h., Sgl. immer komplett ausziehen lassen, Kleinkinder evtl. zunächst leicht bekleidet auf dem Schoß der Eltern untersuchen, dann komplett ausziehen lassen.
- Gerade bei jungen Sgl. muss auf eine warme Umgebungstemp. (Wärmelampe) geachtet werden.
- Stethoskopmembran u. Hände anwärmen, um Abwehrreaktionen vorzubeugen.
- Immer Temp. messen.
- Bei Sgl. immer KG bestimmen.
- Die einzelnen Untersuchungsschritte laut ansagen und, wenn möglich, dem Kind erklären o. einzelne Prozeduren an den Eltern o. an einer Puppe vorher demonstrieren (Blutdruckmessen, Auskultation, Temp. messen).
- Keine Untersuchung gegen den Widerstand des Kindes erzwingen (Ohr-/Racheninspektion, rektale Untersuchung).
- Untersuchungsgang gut planen; schmerzhafte o. unangenehme Prozeduren erst am Schluss durchführen (Ohr- u. Racheninspektion, Blutentnahme).

Für die initiale Beurteilung des Gesamtzustands des Kindes ist von entscheidender Bedeutung:
- Wirkt das Kind krank o. schwer krank?
- Sind die Atemwege verlegt, besteht Dyspnoe?
- Ist die Haut ungewöhnlich blass, marmoriert o. zyanotisch?
- Bestehen Hautveränderungen wie Blutungen, Ausschläge?
- Wie ist die Bewusstseinslage?
- Hält das Kind Blickkontakt?

13.6.2 Einschätzung des Allgemeinzustands

- **Atmung:** Tachypnoe, Einziehungen, Nasenflügeln, Stridor, Giemen, Stöhnen.
- **Hautkolorit:** blassgrau, zyanotisch, marmoriert, gestörte Mikrozirkulation ↔ allseits rosig.
- **Körper- u. Kopfhaltung:** Schonhaltung, muskuläre Hypotonie, schlapp.
- **Mimik:** zufrieden ↔ leidend ↔ ängstlich.
- **Augen:** ikterisch, haloniert ↔ klarer Blick.

Verhalten des Kindes

- **Vigilanz:** wach, orientiert, schläfrig, eingetrübt, somnolent.
- **Reaktionen:** adäquat, Schmerzreiz, Abwehr, hyperexzitabel, opisthoton, lichtscheu, berührungsempfindlich.
- **Trink-, Nahrungsverweigerung.**

Hinweise für ausreichenden AZ

- **Abwehr:** Je mehr Mimik u. Lärm, desto undramatischer ist der Zustand. Kräftige zornige Abwehr spricht gegen kritischen AZ.
- **Interesse:** Ein interessiert wirkendes Kind ist nicht schwer beeinträchtigt.
- **Aktivität:** Ein ins Untersuchungszimmer laufendes Kind ist meist in ausreichendem AZ.

> **!** **Alarmzeichen**
> - **Zyanose:** respir. o. Herz-Kreislauf-Insuff.
> - **Haut:** marmoriert o. blassgrau, verlängerte Rekapillarisierungszeit > 2 s → Schockzeichen, Sepsis, Hypothermie.
> - **Starrer Blick,** seltener Lidschlag, halonierte Augen, wach erscheinendes, aber sich nicht wehrendes Kind (z. B. bei Exsikkose).
> - **Schonhaltung des Kopfes,** Opisthotonus, berührungsempfindlich, lichtscheu (z. B. bei Meningitis).
> - **Anhaltend schnelle Atemfrequenz,** angestrengte Atmung mit jugulären/supraklavikulären/interkostalen Einziehungen, Nasenflügeln.

13

13.6.3 Beurteilung von „Schmerzen"

Grundsätzliches

> - Aussagen über Lokalisation, Art, Dauer u. mögliche Ursache eines Schmerzes sind höchstens vom Schulkind einigermaßen zuverlässig zu erwarten.
> - Je kleiner das Kind ist, desto weniger kann man sich auf die Schilderung verlassen, umso mehr muss man aus dem **Ausdrucksbild** auf die Ursachen schließen.
> - Bei Kindern sind Verhaltensmerkmale wie Gesichtsausdruck, Weinen, Motorik, Körperhaltung, Aktivität, Ruhelosigkeit, Apathie u. die äußere Erscheinung als stichhaltige Indikatoren für das Vorhandensein von Schmerz zu berücksichtigen.

Schmerzerfassung

Für Kinder bis zum Alter von 4 J. erfolgt die Schmerzmessung mithilfe der **K**indlichen **U**nbehagens- und **S**chmerz**s**kala (KUSS) (▶ Tab. 13.6). Für Kinder ab etwa dem 4. Lj. kann zur Selbsteinschätzung am besten die Faces Pain Scale (6 Gesichter, ▶ Abb. 13.16) verwendet werden. Ab dem Schulalter ist auch der alternative Einsatz numerischer Rating- o. visueller Analogskalen (▶ Abb. 13.17) möglich (AWMF-Leitlinie 001/12 Analgesie, Sedierung u. Delirmanagement in der Intensivmedizin, S. 139).

Tab. 13.6 KUSS-Skala

Beobachtung	Bewertung	
Weinen	gar nicht	0
	Stöhnen, Jammern, Wimmern	1
	Schreien	2
Gesichtsausdruck	entspannt, lächelnd	0
	Mund verzerrt	1
	Mund u. Augen grimassieren	2
Rumpfhaltung	neutral	0
	unstet	1
	Aufbäumen, Krümmen	2
Beinhaltung	neutral	0
	strampelnd, tretend	1
	an den Körper gezogen	2
Motorische Unruhe	nicht vorhanden	0
	mäßig	1
	ruhelos	2
Punktsumme		

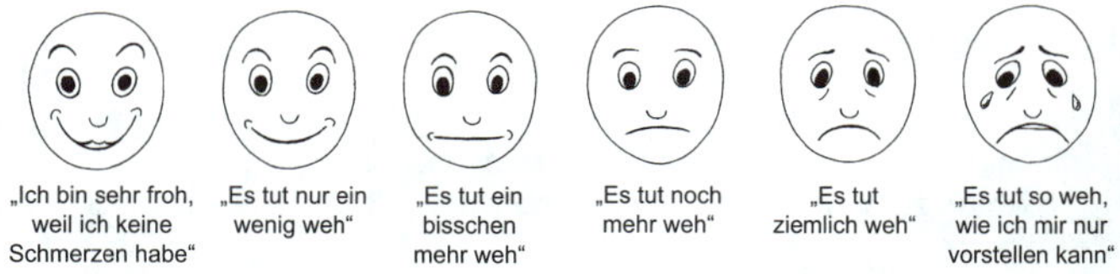

Abb. 13.16 Faces Pain Scale [L190]

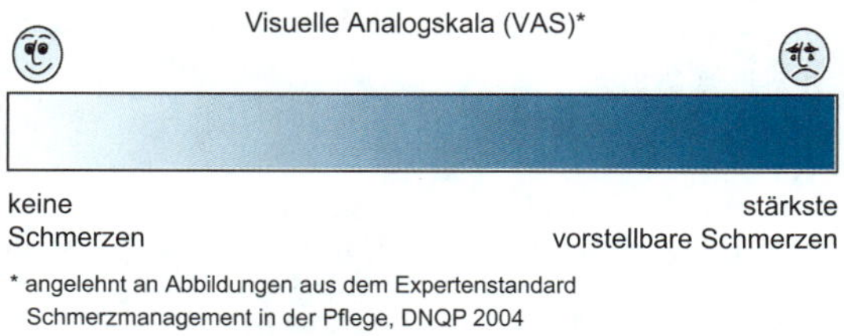

Abb. 13.17 Visuelle Analogskala (VAS) [L138]

Schmerzerleben

Abhängig vom Entwicklungsalter wird Schmerz unterschiedlich erlebt u. geäußert, z. B.:

- **Schreien** bei Sgl. u. Kleinkindern: diffuses Unbehagen o. umschriebener somatischer Schmerz? Banal: Hunger? Feuchte Windel? Übermüdung?
- **Ohrenschmerz:** intensives, anhaltendes Schreien, schmerzvoller Gesichtsausdruck.
- **Säuglingskoliken** o. z. B. **Invagination:** Schreiattacken mit Anziehen der Beine.
- Kleinkinder geben oft **diffuse periumbilikale Bauchschmerzen** an („Aua Bauch"): Abdominalbefund von Krankheitswert? **Ggf. als Begleitsymptom bei** Pneumonie? Pyelonephritis? Vergiftung? Erstmanifestation eines Diab. mell.? Ketoazidose?
- **Extremitätenschmerzen:** Kinder klagen häufig über Schmerzen in den Beinen bei banalen Inf. Immer sorgfältige Untersuchung der betroffenen Gelenke (Überwärmung, Rötung, Schwellung? Bewegungseinschränkung? Infektursache?).

Säuglingskolik
Ansonsten gesunde, nicht hungrige Sgl. mit intermittierendem u. sonst nicht erklärbarem Schreien über mehr als 3 h/d über mind. 1 Wo. ohne Gedeihstörung.

13

Windelschau

Beim Sgl. u. Kleinkind erhält man zusätzliche Informationen durch die Untersuchung der Windel:

- Ist sie beim Sgl. länger als 6 h trocken → Hinweis auf Flüssigkeitsmangel (→ Trinkanamnese, Durchfall? Erbrechen?)
- **Urin:** auffällige Färbung?
  - dunkel → konzentriert.
  - braun → ikterisch.
  - blutig, übelriechend → HWI.
- **Stuhl:**
  - **Mekonium (Kindspech):** Ansammlung von eingedickter Galle, Haaren, Hautzellen u. Fruchtwasser. Mekonium ist schwarz, zäh u. teerartig. (1. bis 2. Lebenstag).
  - **Übergangsstuhl:** schwarz-grüne, dann gelb-grüne Farbe, die Konsistenz wird zunehmend weicher. (1. Lebenswo.), dann
  - **Muttermilchstuhl:** senfbraune bis hellgelbe Farbe, Konsistenz ist wässrig, weich-flüssig, zäh-schleimig o. quarkartig. Fruchtiger Geruch.

  Stuhlfrequenz bei gestillten Kindern wenig aussagekräftig: Zwischen 1 × in 10 d u. 10 × an 1 d ist normal!

Ziegelmehl
Als Ziegelmehl wird eine hellrote bis hellbräunliche Färbung des Urins bzw. von Harnflocken bezeichnet, die v. a. in der Windel gefunden wird. Die Rotfärbung wird durch Ausfällung von Uraten (Harnsäurekristallen) hervorgerufen; eine Rolle spielen dabei u. a.: Zeitspanne nach Miktion, Temp., pH-Wert, Uratkonz. u. weitere Inhaltsstoffe des Harns (Salze, Schleimstoffe, Zellen). Harmloses u. häufiges Phänomen.

13.6.4 Organbezogene Untersuchungsbefunde

Atmung

Grundsätzliches

Bei jedem Hinweis auf eine relevante Atemstörung muss mittels Pulsoxymetrie umgehend eine Objektivierung der Situation erfolgen.

Beurteilt werden:
- **Frequenz:** Eupnoe (Normwerte beachten, ▶ Tab. 13.4), Tachypnoe. Bradypnoe sehr selten, Hinweis auf neurol. Problematik.
- **Atemmuster:** Dyspnoe, Einsatz der Atemhilfsmuskulatur (sternale, juguläre, subkostale Einziehungen, Nasenflügeln). Giemen, Stridor (inspir., exspir.).
- **Auskultation:** Atemgeräusch junger Kinder klingt schärfer im Vergleich zu älteren Kindern u. Erw. und ist auch in der Exspiration zu hören (sog. pueriles Atemgeräusch). Bronchopneumonie beim Sgl./Kleinkind auch ohne pathol. Auskultationsbefund möglich. Seitengleiches Atemgeräusch?

13

Herz-Kreislauf-System

Grundsätzliches Primär kardiale Probleme sind beim Kind selten, eine ausführliche kardiale Untersuchung ist selten notwendig. **Ausnahme:** NG u. junge Sgl. mit nicht bek. angeborenen Herzfehlern.

Herzgeräusch, Zyanose, Zeichen der Herzinsuff. sind Leitsymptome. Immer muss bei NG u. jungen Sgl. die Qualität der Femoralispulse beurteilt werden, um abgeschwächte Pulse an der unteren Extremität zu entdecken, die das wichtigste u. gelegentlich einzige Hinweiszeichen für eine Aortenisthmusstenose sind!

Beurteilung
- **Mikrozirkulationsstörung:**
  - Klin. Zeichen ist blasse, marmorierte, kühle Haut.
  - *Zentrale Rekapillarisierungszeit:* kurzes Eindrücken der Haut an der Stirn o. am Sternum: Werte > 2 s gelten im Kindesalter als pathol. *oder*
  - *Periphere Rekapillarisierungszeit („Nagelbettprobe"):* Nach Druck auf Nagel wird Nagelbett normalerweise nach ca. < 3 s wieder rosig → Unterscheidung periphere/zentrale Zyanose.
- **Auskultation:** systolische akzidentelle Geräusche bei gesunden Kindern u. Jgl. häufig, ebenso funktionelle Geräusche (z. B. bei Fieber). Organische Geräusche sind dagegen selten!
- **Herzfrequenz/Herzrhythmus:** oft ausgeprägte, atemabhängige Sinusarrhythmien. Je kleiner das Kind, desto variabler der Puls (schießt bei Fieber o. Schreien rasch in die Höhe).
- **Pulsqualität:** Solange ein kräftiger Puls an A. radialis, A. brachialis o. A. femoralis zu fühlen ist, kann von einem ausreichenden Kreislauf ausgegangen werden.
- **Blutdruck:** Bei der Blutdruckmessung muss auf die korrekte Manschettengröße geachtet werden: ⅔ Oberarm o. Unterschenkellänge! Normwerte: ▶ Tab. 13.4.

Gastrointestinaltrakt

Grundsätzliches

> ! Insb. bei NG u. jungen Sgl. ist galliges Erbrechen stets ernst zu nehmen u. muss diagn. mittels Ultraschall abgeklärt werden.

- Immer nach Vor-OPs fragen: z. B. galliges Erbrechen bei Z. n. Bauch-OP als Hinweis auf Bridenileus.
- Bei akuter Gastroenteritis kann eine relevante Exsikkose bereits eingetreten sein, bevor massive Durchfälle entleert werden.

Beurteilung

- **Gesamteindruck:** Wirkt das Kind gequält? Lässt sich das Abdomen berühren? Zieht das Kind die Beine an? Insb. Schreiattacken können bei jungen Sgl. auf eine Invagination hinweisen!!
- **Inspektion:**
  - **Turgor** (Hinweise auf Dehydratation/Exsikkose): eingesunkene Fontanelle beim Sgl., stehende Hautfalten, halonierte Augen, seltener Lidschlag, trockene Schleimhäute.
  - **Abdomen:** eingesunken, ausladend, vorgewölbt, verfärbt.
- **Auskultation:** Darmgeräusche plätschernd, spärlich, hochgestellt (Ileus).
- **Palpation:** Abwehrspannung, Druckschmerz (lokal/diffus), Resistenzen. Größe von Leber u. Milz; bei jungen Sgl. ist Leber physiol. 1–2 cm unter Rippenbogen zu tasten.
- **Rektale Untersuchung:** selten erforderlich; bei V. a. Obstipation sinnvoll. Blut am Fingerling: Invagination? Ileus?
- **Stuhlverhalten:** Stuhlfrequenz, Stuhlkonsistenz.

> **Sonderfall: Säuglingsnabel**
> - Moderne Nabelpflege beim NG besteht aus einer offenen, *trockenen* Pflege, also keine Anwendung von Puder o. Nabelpflastern!
> - Bei ausreichend abgetrocknetem Nabel wird die Nabelklemme in der Geburtsklinik i. d. R. vor Entlassung des NG entfernt.
> - Bei der Untersuchung sollte der Nabelschnurrest stets trocken sein!
> - Kurz vor Abfall des Nabelschnurrestes (6–10 d) ist der Nabelgrund leicht blutig.
> - Der Nabelring bleibt lange noch „wulstig".
> - Der Nabelgrund muss trocken sein → Ductus omphaloentericus? Persistierender Urachus?
> - Übelriechender Nabel mit periumbilikaler Rötung → V. a. Omphalitis (muss systemisch antibiotisch behandelt werden; Fäulnisgeruch spricht für gramneg. Erreger).

Urogenitaltrakt

Beurteilung

- Hoden:
  - **Hydrozele:** prall-elastisch, kaum schmerzhaft → Diaphanoskopie pos.
  - **Hodentorsion:** livide, schmerzhaft, derb, meist einseitig → Diaphanoskopie neg.
- Weibliches Genitale: gerötet, übler Geruch, Fremdkörper? Ausfluss?

13

Neurologische Untersuchung

Grundsätzliches

- Bei **Störungen der Bewusstseinslage** muss rasch entschieden werden:
  - Trauma?
  - Meningitis?
  - Krampfanfall?
  - Schwerwiegende Exsikkose?
  - Ingestion/Intoxikation?
  - Endokrine Entgleisung?
- Anamnese u. klin. Untersuchung erfolgen parallel.
- Differenzialdiagnostik rasch einleiten.
- Bei relevanten Befunden sofortiges Hinzuziehen von Pädiater/Neurochirurg.

Sonderfall: Offene Fontanelle bei Säuglingen
- Schließt sich im 1. Lj.
- Vorgewölbt, prall-elastisch → Meningitis, Hirndruck.
- Eingesunken → Exsikkose.

Beurteilung

- **Vigilanz:** Wachheitsgrad, Orientierung, Reaktion auf Reize.
- **Muskeltonus:** hypoton, hyperton, symmetrisch.
- **Reflexstatus:** MER, Primitivreflexe im 1. Lj., seitengleich.
- **Path. Reflexe:** z. B. Babinski.
- **Hirnnervenprüfung:** Augenmotilität, Pupillomotorik, Fazialisprüfung etc.
- **Meningismusprüfung** (▶ Abb. 13.18): je kleiner das Kind, desto unzuverlässiger!
  - *Nackensteifigkeit:* Schmerzen, Abwehrreaktion beim passiven Anheben des Kopfes in Rückenlage.
  - „*Kniekuss*": beim älteren Kind aktiv, beim kleineren Kind passiv. Kind wird in Kniekehlen u. Nacken gefasst u. passiv gebeugt, bis die Stirn die Knie berührt.
  - Kind will seitlich liegen mit Beugung in Hüft- u. Kniegelenken, Ophisthotonus.
  - Pos. Zeichen nach Lasègue, Kernig, Brudzinski.
  - Sonstige klin. Hinweise: plötzlich einsetzende Kopfschmerzen, Übelkeit, Erbrechen, wechselnde Vigilanz, Sonnenuntergangsphänomen.
  - Krampfanfälle (fokal, primär o. sek. generalisiert).

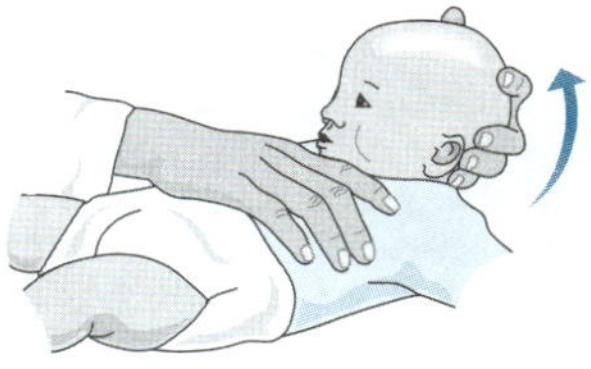

Abb. 13.18 Meningismusprüfung beim Säugling [L157]

HNO-Bereich

Grundsätzliches

- Virale u. bakt. Inf. im HNO-Bereich bilden die Hauptinfektionsquelle bei Kindern jeder Altersstufe außerhalb der NG-Periode.
- Eine orientierende Inspektion ist bei jeder Untersuchung notwendig.

Besonderheiten beim Neugeborenen
Eine banale Rhinitis kann v. a. beim Stillen die Nahrungsaufnahme behindern. Atemstörungen bis hin zu Apnoen sind häufig.

Beurteilung

- **Konjunktiven:** gerötet, eitrige Sekretion.
- **Racheninspektion:** Ältere Kinder kooperieren meist gut, Sgl. gut fixieren. Mögliche Befunde:
  - **Weiße, nicht abwischbare Beläge** (Sgl.) durch Soor (Milchreste sehen ähnlich aus, sind aber abwischbar).
  - **Geröteter Rachenring** des ganzen Pharynx mit aufgelockerter Schleimhaut (z. B. bei Virusinf.).
  - Beim älteren Kind vergrößerte, glänzend geschwollene u. evtl. belegte **Tonsillen** bei Tonsillitis (z. B. Streptokokken, aber auch EBV, Adenoviren).
  - **Trockene Schleimhäute:** bei Exsikkose.
  - **Ulzerationen:**
    - An Zahnfleisch o. Wangenschleimhaut bei Stomatitis aphthosa.
    - Mit rotem Wall an Rachenhinterwand bei Herpangina (Coxsackie).
- **Zunge:** vorstehende rote Papillen („Erdbeerzunge") bei Scharlach, evtl. auch bei anderen Infektionskrankheiten. Belegte Zunge: unspez. Krankheitszeichen.
- **Otoskopie:** Beim Sgl. das Ohrläppchen nach hinten u. unten ziehen, beim älteren Kind nach hinten aufwärts. Kind gut fixieren (auf dem Schoß der Pflegekraft). Untersuchung u. U. im Liegen. Ohrenspiegel gut am Kopf des Kindes abstützen, um Verletzungen durch plötzliche Bewegungen zu vermeiden. Mögliche Befunde:
  - Klin. Hinweis für **akute Otitis media:** einseitig stark gerötetes, reflexloses, evtl. vorgewölbtes Trommelfell (oft basal mit „Gefäßinjektion" beginnend). Tragusdruckschmerz.
    - Beim Sgl.: unspez. (z. B. graurötliches o. graumattes Trommelfell → Pädiater!). Fieber, beeinträchtigter AZ, starke Unruhe, Reizbarkeit, Schreiattacken, Nahrungsverweigerung, Durchfall.
    - Kleinkind: hohes Fieber, Blässe, Ohrenschmerzen, Tragusdruckschmerz; evtl. Druckschmerz über Mastoid, Lk-Schwellungen retro- u. infraaurikulär.
  - **Trommelfell:** bds. Rötung bei Virusinf., Retraktion bei chron. Otitis, matt bei Paukenerguss. Schwellung u. Rötung des Gehörgangs bei Otitis externa.

Haut

Grundsätzliches

Prinzipiell müssen unterschieden werden:

- Hautausschlag (Exanthem/Enanthem).
- Umschriebene Hautveränderungen (Effloreszenzen).
- Hauteinblutungen (Petechien, Sugillationen).
- Hautverfärbungen (Blässe, Zyanose, Ikterus).

Es muss also entschieden werden, ob es sich um eine Erkr. der Haut (z. B. Neurodermitis) o. um eine Hauterscheinung bei Vorliegen einer Erkr. eines anderen Organsystems handelt. Häufig kann die nachtdiensthabende Ambulanzpflegekraft Ordnung in das Fleckenchaos bringen!

Mögliche Befunde:

- **Exanthem/Enanthem:** Beschreibung der Morphe u. Verteilung. Einordnung in bek. Krankheitsbilder (Masern, Röteln, Windpocken etc.) möglich? (z. B. wassergefüllte Bläschen auf gerötetem Grund: V. a. Herpesinf.). Impfpass vorlegen lassen.
- **Effloreszenzen/Ekzem:** Prädilektionsstellen Neurodermitis (Beugefalten, Kniekehlen, retroaurikulär), beim Sgl. Kopfhaut. Honiggelbe Krusten: Staphylokokken/Streptokokken (Impetigo contagiosa).
- **Hauteinblutungen:**
  - Petechien lassen sich nicht wegdrücken!! Zunahme der Petechien u. krankes Kind → an **Meningokokkensepsis** denken (▶ 13.10.7).
  - Spielhämatome o. Prellmarken?
- **Hautverfärbungen:** Zyanose zentral/peripher. Blässe. Ikterus (insb. bei NG) → objektivieren durch Pulsoxymetrie, BGA.

13.7 Diagnostik

13.7.1 Besonderheiten

Es gibt keine „Routinediagnostik“ bzw. kein „Routinelabor“ bei Kindern!

- Bei Kindern werden bei Vorstellung in der Notfallambulanz nur wenige diagn. Instrumente benötigt. Genaue Anamnese u. gründliche körperl. Untersuchung können helfen, sinnlose diagn. Maßnahmen zu verhindern.
- Alle diagn. Maßnahmen müssen dem Kind (je nach Altersstufe) erklärt u. mit den Eltern/Pflegepersonen abgestimmt werden.
- Die Interpretation von Messgrößen u. Laborparametern sowie die Befundung von Rö- u. sonografischen Untersuchungen muss altersspez. Besonderheiten berücksichtigen.

13.7.2 Basisdiagnostik

Unabhängig vom Alter des Kindes sind stets folgende Parameter zu bestimmen (evtl. schon durch das Ambulanzpflegepersonal):

Gewicht

- Aktuelles Gewicht! Das heißt: Kind wiegen lassen, sich nicht auf Anamnese verlassen.
- Frage nach Gewichtsverlauf ist wichtig zur Abschätzung des Flüssigkeitsverlustes bei Dehydratation.
- Bei **NG:** Gewichtsverlust postnatal von 10 % ist physiol., Geburtsgewicht sollte nach 14 d wieder erreicht sein. Kindervorsorgeheft einsehen!

Temperatur

- Messung der Körpertemperatur bei Kindern bis zum Schulalter obligat.
- Immer rektal messen, Ohrthermometer nur orientierend.

Herzfrequenz Altersabhängige Werte

- Vom NG zum Jgl. abnehmend (▶ Tab. 13.4).
- Bei Fieber u. Belastung ↑.

Pulsoxymetrie

- Bei jedem „krank wirkenden" Kind (in Ruhe bei gutem Signal > 95 %).
- Bei krank wirkenden NG u. Sgl. z. A. Aortenisthmusstenose bzw. zyanotisches Vitium Messung am Fuß.

13.7.3 Labordiagnostik

> In der Pädiatrie reichen für die akute Beurteilung wenige Parameter aus. Beachte: Normwerte oft altersspezifisch.

Blutgasanalyse (BGA) Kapillär, venös, arteriell. Wichtigster Parameter zur sofortigen Einschätzung der metab. u. respir. Situation, insb. zur Einschätzung von Dehydratationszuständen u. bei Erbrechen. **Bestimmt werden sollten:**

- pH, pCO_2, pO_2/Sättigung, Standardbikarbonat, Base Excess, Hb, BZ.
- Natrium, Kalium, Kalzium, Laktat, evtl. Met-Hb, Bili.

Normwerte u. Interpretation entsprechen den Werten bei Erw. (bis auf Bili! Bei NG physiol. erhöht).

„Infektionslabor"

- **Diff-BB:**
  - *Leukozytose* mit überwiegend granulozytären Zellen u. Linksverschiebung (Stabkernige) → bakt. Inf.
  - *Leukopenie,* Anämie, Thrombopenie → bei schlechtem AZ. Verdächtig für Spätphase (drohende Sepsis). Warnzeichen!
- **CRP:** Akute-Phase-Protein; steigt erst mit Latenz von bis zu 24 h an. **Ein neg. CRP schließt eine schwerwiegende Inf. in der Frühphase nicht aus!**
- Interleukin (IL-) 6/8: Infektionsparameter, die sehr rasch (Frühphase) ansteigen, ihre Maxima in den ersten 8 h erreichen u. rasch abfallen.
- Procalcitonin (PCT): steigt ebenfalls bereits in Frühphase an, Hinweis auf SIRS.
- Urinstatus: immer bei V. a. HWI: möglichst Spontanurin, bei Sgl. schwierig (Beutel).

13.7.4 Bildgebende Diagnostik

Grundsätzliches

> Sonderfall: Solange die große Fontanelle noch offen ist, ist ein standardisiertes Schädel-Sono inkl. transkranieller Doppler-Sono möglich.

- Viele Fragestellungen lassen sich mittels Ultraschalluntersuchung klären.
- Es sind bes. Schallköpfe u. viel Erfahrung erforderlich.
- Klären, in welchem Rahmen in der Notfallambulanz päd. Ultraschalluntersuchungen möglich sind.
- Rö-Aufnahmen u./o. CT-Untersuchungen sind im Kindesalter nur streng indiziert durchzuführen. Gerade bei Kindern muss auf Gonadenschutz u. die Einhaltung von Strahlenschutzrichtlinien geachtet werden.

NG u. Sgl. mit neurol. Auffälligkeiten müssen umgehend schädelsonografisch abgeklärt werden.

Indikationen zur Ultraschalluntersuchung

- **ZNS:** NG/Sgl.: standardisiertes Schädel-Sono (koronar/parasagittal), auch transkraniell inkl. Doppler-Sono. *Fragestellung:* Blutung, Fraktur, Raumforderung, Meningitis, Z. n. Krampfanfall.
- **Abdomen:** in jedem Alter möglich. *Fragestellung:* Organgröße, Organparenchymstruktur, freie Flüssigkeit, Enteritis, Invagination, Appendizitis, Ileus, Volvulus; insb. bei stumpfem Bauchtrauma auch ohne äußerliche Prellmarken.
- **Echokardiografie:** in jedem Alter, nur durch erfahrene Kollegen. *Fragestellung:* normale Anatomie- u. Flussverhältnisse, Herzinsuff., kardiale Funktion.
- **Hüfte:** in jedem Alter bei Bewegungseinschränkung. *Fragestellung:* Erguss (Coxitis fugax).
- **Thorax:** bei V. a. Pleuraerguss.

13

Indikationen zur Röntgenuntersuchung

- **Thorax:** in jedem Alter. *Fragestellung:* pneumonische Infiltrationen, Erguss, Atelektase, Obstruktion, insb. bei seitendifferentem Atemgeräusch z. A. Pneumothorax o. bei. V. a. Fremdkörperingestion.
- **Abdomen:** in jedem Alter. *Fragestellung:* Ileus (Spiegelbildung), Perforation (freie Luft), Fremdkörper?
- **Bewegungsapparat:** bei Trauma/Bewegungseinschränkung in Absprache mit dem diensthabenden (Kinder-)Chirurgen.

Die Ind. zur Abdomenübersichtsaufnahme sollte nur in Zusammenarbeit mit einem Facharzt für (Kinder-)Chirurgie gestellt werden, u. zwar erst nach einer fachärztlichen körperl. Untersuchung.

13.8 Unspezifische Symptome: Differenzialdiagnose und Therapie

13.8.1 Dyspnoe

Übersicht: ▶ Tab. 13.7.

13.8.2 Fieber

Fieber = Temp. > 38,0 °C.

Fieber ist eines der häufigsten klin. Symptome bei Sgl. u. Kleinkindern – aber es ist keine Krankheit. Trotzdem löst das fiebernde Kind nicht nur bei den Eltern Unsicherheit u. Sorge aus, sondern ist auch im Ambulanzbereich regelhaft Anlass für unstrukturierte Diagnostik u. übermäßigen Einsatz von Antipyretika („Fieberphobie").

Goldstandard ist die rektale Temperaturmessung. Axillare Messung -0,5 °C, sublinguale Messung -0,3 °C ggü. rektaler Messung!!

Voraussetzungen einer amb. Ther. bei Kindern > 3 Mon. in gutem AZ mit Fieber ohne Fokus:
- Keine die Immunabwehr beeinträchtigende Grunderkr. o. Ther.
- Kein angeborener o. erworbener Immundefekt.
- Bisher gesundes, sich normal entwickelndes Kind.
- Verständige Eltern.
- Gesicherte zügige Wiedervorstellung bei Verschlechterung o. neuen Symptomen.
- Kinderärztl. Wiedervorstellung am nächsten Tag gesichert.

Wichtiger als die Gabe von Antipyretika ist die Sicherstellung einer ausreichenden Zufuhr von Flüssigkeit u. Energieträgern.
Faustregel: Flüssigkeitsbedarf des Kindes steigt um etwa 10–15 % pro °C über der normalen Körpertemperatur.

Fieber Übersicht: ▶ Tab. 13.8.

13.8.3 Erbrechen

Übersicht: ▶ Tab. 13.9.

13.8.4 Bauchschmerzen

Übersicht: ▶ Tab. 13.10.

13.9 Das kranke Neugeborene

13.9.1 Grundsätzliches

- **NG niemals im Ambulanzbereich warten lassen.**
- Am Anfang der eigenen Kliniktätigkeit **immer** fachärztliche Mitbeurteilung veranlassen.
- Eltern, die ihr NG nachts in einer Klinik vorstellen, sind **immer** ernst zu nehmen.

Die Einschätzung eines NG setzt Kenntnisse über anatomische u. physiol. Besonderheiten dieser Altersstufe voraus. Grundvoraussetzungen sind Interpretation u. Kenntnisse der Inhalte von Mutterpass u. Kindervorsorgeuntersuchungen U1 u. U2.

Tab. 13.7 Dyspnoe

	Red Flags	DD	Anamnese	Untersuchung	Weitere Diagnostik	Maßnahmen
Neugeborene	• Tachypnoe/Bradypnoe • Nasenflügeln • Thorakale Einziehungen • Zyanose • Fieber • Vigilanzminderung • Tachykardie • Trinkverweigerung • **Cave:** Bei NG sind fast alle Symptome unspez. u. bedürfen immer einer umfassenden differenzialdiagn. Abklärung • **Cave:** NG können Atembeschwerden lange kompensieren, die Dekompensation verläuft dann jedoch häufig rasant	• NG-Inf. • Konnatale Pneumonie • Virale Atemwegsinf. (RSV) • Verlegung der Choanen • Vitium cordis • Aspiration • Hypoglykämie • Enterothorax/konnatale strukturelle Lungenerkr. • Stoffwechselerkr. • Respir. Anpassungsstörung (nur dir. postnatal)	• Mutterpass u. Kinderuntersuchungsheft zeigen lassen • Geburtsmodus • Blasensprung > 18 h vor Geburt • Fieber o. CRP der Mutter unter Geburt • Gruppe-B-Streptokokken-Besiedelung der Mutter • Beginn u. Verlauf der Symptomatik • Trinkverhalten • Gewichtsverlauf • Ältere Geschwisterkinder mit aktueller Atemwegsinf.	• NG immer komplett entkleiden • Vigilanz • Spontanes Bewegungsmuster • Atemmechanik: Nasenflügeln, thorakale Einziehungen, Tachypnoe • Inspir. o. exspir. Stridor • Minderbelüftung einer Lungenseite • Rekapillarisierungszeit • Hautkolorit marmoriert o. zyanotisch • Hautturgor • Temp. (immer rektal) • Herzgeräusch • Leisten- u. periphere Pulse tastbar	• Transkutane Sauerstoffsättigung • Immer Blutentnahme: BGA, Diff-BB, CRP, ggf. IL-6, BZ, Laktat, E'lyte • Bei Schwierigkeiten mind. kapilläre BGA, ggf. art. Punktion • Rö Thorax • Orientierende Echokardiografie • Bei Fieber Urinstatus u. ggf. LP	• Immer stat. Aufnahme u. Monitorüberwachung bzw. arztbegleitete Verlegung in Kinderklinik • Sauerstoffvorlage über Nasenbrille o. Maske mit Reservoir • Bei Schleimverlegung Mund u. Nase vorsichtig absaugen • Bei Obstruktion Inhalation mit 1 Tr./kg KG Salbutamol u. 2 Hüben Ipratropiumbromid u. Prednisolon rektal (100 mg absolut) • Bei inspir. Stridor Inhalation mit Adrenalin 1 : 1.000 1–2 ml pur

Tab. 13.7 Dyspnoe *(Forts.)*

	Red Flags	DD	Anamnese	Untersuchung	Weitere Diagnostik	Maßnahmen
	• **Cave:** Auch wenn die transkutane Sauerstoffsättigung im wachen Zustand noch im Normbereich liegt, kann sie im Schlaf um 10 % o. mehr abfallen			• Blutdruckdifferenz zwischen oberer u. unterer Extremität • Fontanelle im/über/unter Niveau		• Vorbereitungen für erweiterte Atemwegssicherung treffen: Beatmungsbeutel mit passender Maske, Guedel-/Wendl-Tubus, Larynxmaske, Intubationszubehör bereitlegen • Bei Fieber antibiotische Ther. beginnen (▶ Tab. 13.8) • Bei Zyanose u. V. a. Vitium cordis Venenzugang legen, Beginn mit Alprostadil-Dauerinfusion 16–20(–50–100) µg/kg/min. **Cave:** bei höheren Dosierungen Apnoegefahr, erweitertes Atemwegsmanagement vorbereiten. Rascher arztbegleiteter Transport in kinderkardiol. Zentrum

Tab. 13.7 Dyspnoe *(Forts.)*

	Red Flags	DD	Anamnese	Untersuchung	Weitere Diagnostik	Maßnahmen
Sgl. u. Kleinkinder	• Tachypnoe/Bradypnoe • Nasenflügeln • Thorakale Einziehungen • Zyanose • Vigilanzminderung • Trinkverweigerung • **Cave:** Sgl./Kleinkinder können Atembeschwerden lange kompensieren, die Dekompensation verläuft dann jedoch häufig rasant	• Virale Atemwegsinf., obstruktive Bronchitis/Bronchiolitis (RSV) • Pneumonie • Pseudokrupp • Epiglottitis • Aspiration • Stoffwechselerkr. • Konnatale strukturelle Lungenerkr.	• Kinderuntersuchungsheft u. Impfpass zeigen lassen • Beginn u. Verlauf der Symptomatik • Vorerkr., erste o. wiederholte Episode • Geschwister o. Eltern mit aktuellem Inf., Besuch einer Gemeinschaftseinrichtung • Trinkverhalten • Gewichtsverlust	• Immer komplett entkleiden • Vigilanz • Spontanes Bewegungsmuster • Atemmechanik: Nasenflügeln, thorakale Einziehungen, Tachypnoe • Inspir. o. exspir. Stridor • Minderbelüftung einer Lungenseite • Husten bellend u. trocken o. feucht u. produktiv • Rekapillarisierungszeit • Hautkolorit marmoriert o. zyanotisch • Hautturgor • Temp. (immer rektal)	• Transkutane Sauerstoffsättigung • Immer mind. BGA, wenn möglich erweiterte Blutentnahme: Diff-BB, CRP, BZ, Laktat, E'lyte • Rö Thorax	• Großzügige Ind. zur stat. Aufnahme u. Monitorüberwachung • Sauerstoffvorlage über Nasenbrille o. Maske mit Reservoir • Bei Obstruktion Inhalation mit 10 Tr. Salbutamol u. 2 Hüben Ipratropiumbromid u. Prednisolon rektal (100 mg absolut) o. Prednisolon 2 mg/kg KG p. o. • Bei inspir. Stridor Inhalation mit Adrenalin 1 : 1.000 2 ml pur • Gedanken machen über Möglichkeiten der erweiterten Atemunterstützung, z. B. HFNC, CPAP, maschinelle Beatmung • Bei V. a. Aspiration Bronchoskopie planen

Tab. 13.7 Dyspnoe *(Forts.)*

	Red Flags	DD	Anamnese	Untersuchung	Weitere Diagnostik	Maßnahmen
Schulkinder u. Jgl.	• Tachypnoe/Bradypnoe • Zyanose • Vigilanzminderung • Einsatz der Atemhilfsmuskulatur • Angst/Panik	• Pneumonie • Asthma • Aspiration • Pneumothorax • Intoxikation • Ketoazidose (Kußmaul-Atmung) bei Erstmanifestation Diab. mell.	• Kinderuntersuchungsheft u. Impfpass zeigen lassen • Beginn u. Verlauf der Symptomatik • Vorerkr., erste o. wiederholte Episode • Geschwister, Eltern o. Freunde mit aktuellem Inf. • Hinweise auf akzidentelle o. bewusste Intoxikation	• Immer vollständige körperl. Untersuchung • Auskultation der Lunge: RG, Obstruktion, Stridor, Minderbelüftung • Husten trocken o. produktiv • Temp.	• Transkutane Sauerstoffsättigung • Immer mind. BGA, wenn möglich erweiterte Blutentnahme: Diff-BB, CRP, BZ, E'lyte • Rö Thorax • Bei bek. Asthma ggf. FEV_1 o. wenn möglich vollständige Lungenfunktionstestung • Ggf. toxikol. Diagn.	• Bei Red Flags großzügige Ind. zur stat. Aufnahme u. Überwachung • Sauerstoffvorlage über Maske mit Reservoir • Bei Obstruktion Inhalation mit 20 Tr. Salbutamol u. 4 Hüben Ipratropiumbromid, ggf. Wdh. o. Dauerinhalation (▶ Tab. 13.1) • Bei Pneumothorax Anlage Thoraxdrainage durch erfahrenen Kollegen • Bei V. a. Aspiration Bronchoskopie planen • Bei Angst/Panik ggf. milde Sedierung, z. B. mit Midazolam o. Lorazepam • Bei V. a. Intoxikation Monitorüberwachung, RS mit Giftnotrufzentrale

HFNC = High-Flow-Nasenkanüle

13

Tab. 13.8 Fieber

	Red Flags	DD	Anamnese	Untersuchung	Weitere Diagnostik	Maßnahmen
Neugeborene (NG)	• Fieber ist bei NG immer ein Alarmsignal u. muss stat. abgeklärt u. behandelt werden • Bei NG nie Fieber senken ohne weitere Diagnostik • **Cave:** auch Untertemp. ist beim NG ein ernst zu nehmendes Symptom	• Early-Onset-Sepsis (< 72 h postnatal) • Late-Onset-Sepsis (> 72 h postnatal) • Urosepsis • Meningitis • Gastroenteritis (z. B. Rotaviren) • Durstfieber • Zu warme Kleidung	• Mutterpass u. Kinderuntersuchungsheft zeigen lassen • Geburtsmodus • Blasensprung > 18 h vor Geburt • Fieber o. CRP der Mutter unter Geburt • Gruppe-B-Streptokokken-Besiedelung der Mutter • Pränatal bek. Auffälligkeiten, z. B. Nierenbeckenerweiterung • Trinkgewohnheiten • Letzte Mahlzeit • Gewichtsverlauf • Schlafgewohnheiten • Auffälliges Schreien • Geschwister o. Eltern mit aktuellem Inf. o. Herpesinf. • Stuhlverhalten • Seit wann besteht Fieber?	• NG immer komplett entkleiden • Vigilanz • Rekapillarisierungszeit • Hautturgor • Petechien • Bläschen, Hautveränderungen • Fontanelle im/unter/über Niveau • Urinproduktion (nasse Windel) • Meningismus (bei NG oft neg.) • Herzgeräusch • Darmgeräusche	• Immer Blutabnahme: BGA, Blutkultur, Diff-BB, CRP, ggf. IL-6 u. PCT • Immer Urinstatus u. Urinkultur (Beutel- o. Katheterurin) • Ggf. LP mit Liquorstatus u. Liquorkultur • Ggf. Rö Thorax • Ggf. Sono	• Immer stat. Aufnahme bzw. arztbegleitete Verlegung in Kinderklinik • Immer kalkulierte i. v. antibiotische Ther. beginnen, z. B. Ampicillin (200 mg/kg KG/d in 3 ED) u. Gentamicin (5 mg/kg KG/d in 1 ED); bei Alter > 7 d zusätzlich Cefotaxim 100 mg/kg KG/d • Bei jeglichem V. a. Herpesexposition auch i. v. antivirale Ther. mit Aciclovir (60 mg/kg KG/d in 3 ED)

Tab. 13.8 Fieber *(Forts.)*

	Red Flags	DD	Anamnese	Untersuchung	Weitere Diagnostik	Maßnahmen
Sgl. u. Kleinkinder	• Vigilanzminderung • Petechien • Meningismus • Exsikkose • Fieber > 3 d muss auch bei stabilem AZ weiter abgeklärt werden	• Virale Atemwegsinf. • Virale GIT-Inf. • Pneumonie • Otitis media • Tonsillitis • HWI • Meningitis • Bakt. Sepsis (Meningokokken, Pneumokokken)	• Kinderuntersuchungsheft u. Impfpass zeigen lassen • Beginn u. Verlauf des Fiebers, max. Temp. • Bisher ergriffene Maßnahmen • Husten, Schnupfen, Erbrechen, Durchfall, Hautveränderungen • Übelriechender Urin • Veränderung der Vigilanz • Geschwister o. Eltern mit aktuellem Inf. • Reiseanamnese	• Immer rektal Fieber nachmessen • Sgl. immer komplett entkleiden • Vigilanz • Hautturgor • Rekapillarisierungszeit • Petechien • Bläschen, Hautveränderungen • Meningismus (kann neg. sein) • Trommelfelle • Tonsillen • RG, Obstruktion o. Minderbelüftung der Lungen • Darmgeräusche	• Großzügige Ind. zur Blutentnahme: BGA, Blutkultur, Diff-BB, CRP • Immer Urinstatus u. bei Auffälligkeiten Urinkultur (Beutel- o. Katheterurin) • Ggf. LP • Ggf. Rö Thorax • Ggf. Sono • Ggf. Rachenabstrich für Streptokokken-Schnelltest	• Bei Vigilanzveränderungen u. jeglichem Zweifel an stabilem AZ immer stat. Aufnahme bzw. Überweisung in Kinderklinik • Bei reduziertem AZ u. jeglichem V.a. Meningitis, Sepsis o. HWI kalkulierte i.v. antibiotische Ther. beginnen, z.B. Cefotaxim (200 mg/kg KG/d in 3 ED) • Paracetamol p.o. oder rektal, ED 10 mg/kg KG • Ibuprofen ab 3. Lebensmon. p.o. oder rektal, ED 10 mg/kg KG • Metamizol ab 6. Lebensmon. p.o., ED 10 mg/kg KG • Kein Aspirin vor 14. Lj.

Tab. 13.8 Fieber *(Forts.)*

	Red Flags	DD	Anamnese	Untersuchung	Weitere Diagnostik	Maßnahmen
Schulkinder u. Jgl.	• Vigilanzminderung • Petechien • Meningismus • Hohes Fieber > 3 d	• Virale Atemwegsinf. • Pneumonie • Otitis media • Tonsillitis • Virale GIT-Inf. • HWI • Meningitis • Bakt. Sepsis • EBV-Erstinf.	• Kinderuntersuchungsheft u. Impfpass zeigen lassen • Beginn u. Verlauf des Fiebers, max. Temp. • Husten, Schnupfen, Erbrechen, Durchfall, Hautveränderungen • Ohren-, Hals-, Bauch-, Kopfschmerzen, Dysurie • Exposition zu erkrankten Freunden o. Familienmitgliedern • Reiseanamnese	• Immer vollständige Untersuchung • Fieber nachmessen, bei Kleinkindern rektal, sonst z. B. im Ohr • Vigilanz • Petechien • Bläschen, Hautveränderungen • Meningismus • Trommelfelle • Tonsillen • Lungenauskultation • Darmgeräusche • Nierenklopfschmerz	• Bei gutem AZ u. fehlenden Red Flags nicht unbedingt weitere Diagn. notwendig • Bei verminderter Vigilanz o. schlechtem AZ Blutentnahme mit Blutkultur u. CRP, ggf. PCT • Ggf. Rö Thorax • Ggf. Urinstatus • Ggf. LP • Ggf. Rachenabstrich für Streptokokken-Schnelltest	• Bei Vigilanzveränderungen u. jeglichem Zweifel an stabilem AZ immer stat. Aufnahme bzw. Überweisung in Kinderklinik • Bei reduziertem AZ u. jeglichem V. a. Meningitis o. Sepsis kalkulierte i. v. antibiotische Ther. beginnen, z. B. Cefotaxim (200 mg/kg KG/d in 3 ED) • Paracetamol, Ibuprofen o. Metamizol p. o. (ED jeweils 10 mg/kg KG) • Kein Aspirin vor 14. Lj.

Tab. 13.9 Erbrechen

	Red Flags	DD	Anamnese	Untersuchung	Weitere Diagnostik	Maßnahmen
Neugeborene	• Fieber • Galliges Erbrechen • Stuhlerbrechen • Erbrechen im Schwall • Vigilanzminderung • Exsikkose: stehende Hautfalten, halonierte Augen, fehlende Urinproduktion (trockene Windel) • Kein Mekoniumabgang in den ersten 48 h • Nichterreichen des Geburtsgewichts nach 10. Lebenstag • **Cave:** Bei NG können alle Symptome unspez. sein, daher immer umfassende differenzialdiagn. Abklärung	• Vermehrtes Spucken, insb. nach der Mahlzeit, ohne Krankheitswert, physiol. gastroösophagealer Reflux • Hämatemesis nach dem Stillen bei blutigen Brustwarzen der Mutter • Hämatemesis dir. postnatal durch perinatal verschlucktes Blut • Hypertrophe Pylorusstenose • Volvulus • Fehlbildungen/Stenosen/Atresien des Magen-Darm-Trakts • Mekoniumpfropfsy. • Stoffwechselerkr., insb. AGS mit Salzverlust u. Galaktosämie	• Frequenz des Erbrechens • Farbe des Erbrochenen • Mutterpass u. Kinderuntersuchungsheft zeigen lassen • Pränatal bek. Auffälligkeiten im Bereich des Magen-Darm-Trakts • Familienanamnese insb. bzgl. Stoffwechselerkr. • Gewichtsverlauf • Trinkgewohnheiten • Letzte Mahlzeit • Mekoniumabgang, regelmäßiger Stuhlgang • Veränderungen des Stuhlgangs, Windel zeigen lassen • Ggf. Ergebnis des NG-Stoffwechselscreenings anfordern lassen • Bei voll gestillten Kindern Ernährung der Mutter	• NG immer komplett entkleiden u. vollständige körperl. Untersuchung durchführen • Aktuelles Gewicht • Vigilanz • Spontanes Bewegungsmuster • Rekapillarisierungszeit • Hautturgor • Abdomen: weich o. gespannt, Anziehen der Beine schon bei Berührung, gebläht, aufgetrieben • Darmgeräusche • Anus normal angelegt, Fistel bei Analatresie • Lunge: Tachydyspnoe, seitengleiches Atemgeräusch	• Großzügige Ind. zur Blutentnahme: BGA, BZ, Laktat, Ammoniak, E'lyte, BB, CRP, ggf. IL-6, Bili gesamt u. dir., Transaminasen • Abdomen-Sono • Schädel-Sono • Ggf. Rö Abdomenübersicht • Ggf. erweiterte Stoffwechseldiagnostik: Aminosäuren im Plasma, organische Säuren i. U., Acylcarnitinprofil	• Nur bei sehr gutem AZ, fehlenden Red Flags, normalem Trink- u. Stuhlverhalten u. unauffälligem Gewichtsverlauf amb. Ther., Verlaufskontrolle beim Kinderarzt empfehlen • Bei jeglichem Zweifel stat. Überwachung zur Beobachtung u. weiteren Diagn. • Rehydrierung enteral p. o. oder per Magensonde o. parenteral • Großzügige kinderchir. Vorstellung

Tab. 13.9 Erbrechen *(Forts.)*

	Red Flags	DD	Anamnese	Untersuchung	Weitere Diagnostik	Maßnahmen
Sgl. u. Kleinkinder	• Galliges Erbrechen • Stuhlerbrechen • Exsikkose • Vigilanzminderung • Meningismus • Gewichtsverlust • Blutige Stühle	• Virale GIT-Inf. • Fehlbildungen/Stenosen/Atresien des Magen-Darm-Trakts • Hypertrophe Pylorusstenose • Invagination • Appendizitis • Neurol. Erkr. mit Hirndruck • Stoffwechselerkr. • Vergiftungen	• Kinderuntersuchungsheft u. Impfpass zeigen lassen • Beginn u. Verlauf der Symptomatik, Frequenz des Erbrechens • Bisher ergriffene Maßnahmen • Trink- u. Essverhalten • Urinproduktion, Stuhlgang • Fieber • Geschwister o. Eltern mit ähnlichen Symptomen • Hinweise auf akzidentelle Vergiftung • Familienanamnese insb. bzgl. Stoffwechselerkr.	• Sgl. immer komplett entkleiden u. vollständige körperl. Untersuchung durchführen • Aktuelles Gewicht • Vigilanz • Meningismus • Hautturgor • Rekapillarisierungszeit • Petechien • Abdomen: weich o. Abwehrspannung, spez. Druckschmerz, Darmgeräusche • Laufen/Einbeinhüpfen (bei Kleinkindern) schmerzhaft o. unmöglich	• Bei Red Flags immer Ind. zur Blutentnahme: BGA, BZ, Laktat, Ammoniak, BB, CRP, Transaminasen • Abdomen-Sono, ggf. Schädel-Sono, wenn Fontanelle noch offen • Ggf. Rö Abdomen-Übersicht • Ggf. erweiterte Stoffwechseldiagnostik: Aminosäuren im Plasma, organische Säuren i. U., Acylcarnitinprofil • Ggf. Augenhintergrund spiegeln	• Bei Red Flags immer stat. Aufnahme zur Beobachtung u. weiteren Diagn. • Großzügige kinderchir. Vorstellung • Nur bei fehlenden Red Flags u. stabilem AZ amb. Ther., Verlaufskontrolle beim Kinderarzt empfehlen • Rehydrierung enteral o. parenteral • Ggf. Dimenhydrinat rektal (Sgl. 40 mg, Kleinkinder 70 mg)

Tab. 13.9 Erbrechen *(Forts.)*

	Red Flags	DD	Anamnese	Untersuchung	Weitere Diagnostik	Maßnahmen
Schulkinder u. Jgl.	• Galliges Erbrechen • Hämatemesis • Starke spez. Bauchschmerzen • Exsikkose • Vigilanzminderung • Meningismus • Deutliche Gewichtsabnahme	• Virale GI-Inf. • Mechanischer o. paralytischer Ileus • Appendizitis • Bei Mädchen gyn. Ursache: stielgedrehte Ovarialzyste, (ektope) Schwangerschaft • Neurol. Erkr. mit Hirndruck • Ketoazidose bei Erstmanifestation Diab. mell. • Zöliakie • Intoxikationen • Psychische Erkr.: habituelles Erbrechen, Essstörungen	• Beginn u. Verlauf der Symptomatik, Frequenz des Erbrechens • Bisher ergriffene Maßnahmen • Trink- u. Essverhalten • Stuhlgang • Fieber • Geschwister, Eltern o. Freunde mit ähnlicher Symptomatik • Bei Mädchen gyn. Anamnese • Hinweise auf akzidentelle o. bewusste Intoxikation • Hinweise auf Essstörung, Leidensdruck unter der Symptomatik	• Immer vollständige körperl. Untersuchung • Vigilanz, Meningismus • Hautturgor • Rekapillarisierungszeit • Abdomen: weich o. Abwehrspannung spez. Druckschmerz, Darmgeräusche • Laufen/Einbeinhüpfen nicht möglich o. schmerzhaft	• Bei Red Flags immer Ind. zur Blutentnahme: BGA, BZ, Laktat, Ammoniak, BB, CRP, Transaminasen, Lipase • Abdomen-Sono • Ggf. Rö Abdomenübersicht • Ggf. Augenhintergrund spiegeln • Ggf. gyn. Konsil • Ggf. toxikol. Diagn. • Ggf. Zöliakie-Diagn. • Ggf. kinderpsychiatrisches Konsil	• Bei Red Flags großzügige Ind. zur stat. Aufnahme • Rehydrierung enteral o. parenteral • **Cave:** psychosomat. O. kinderpsychiatrische Diagn. erst nach Ausschluss somatischer Ursachen • Ggf. Dimenhydrinat rektal (Kinder 70 mg, Jgl. 140 mg) oder i.v.

AGS = adrenogenitales Syndrom

13

Tab. 13.10 Bauchschmerzen

	Red Flags	DD	Anamnese	Untersuchung	Weitere Diagnostik	Maßnahmen
Neugeborene	• Galliges Erbrechen • Fehlender o. verzögerter Mekoniumabgang • Fehlender regelmäßiger Stuhlgang • Blutiger Stuhl • Fieber • Trinkverweigerung • Exsikkose • Anhaltendes schrilles Schreien • Kolikartige Symptomatik • Tachydyspnoe • **Cave:** Bauchschmerzen als spez. Symptom sind bei NG schwierig zu identifizieren, daher müssen bei NG alle Symptome umfassend differenzialdiagn. abgeklärt werden	• Blähungen • Mekoniumpfropfsy. • Volvulus • Fehlbildungen/Stenosen/Atresien des Magen-Darm-Trakts • M. Hirschsprung • Nekrotisierende Enterokolitis (selten bei reifen NG) • Appendizitis (bei NG sehr selten • Invagination (bei NG sehr selten) • Hodentorsion • HWI/Pyelonephritis • Stoffwechselerkr. • Kuhmilchproteinintoleranz • Unspez. NG-Inf.	• Mutterpass u. Kinderuntersuchungsheft zeigen lassen • Pränatal bek. Auffälligkeiten im Bereich des Magen-Darm-Trakts • Familienanamnese insb. bzgl. Stoffwechselerkr. • Gewichtsverlauf • Trinkgewohnheiten • Letzte Mahlzeit • Mekoniumabgang, regelmäßiger Stuhlgang • Veränderungen des Stuhlgangs, Windel zeigen lassen • Ggf. Ergebnis des NG-Stoffwechselscreenings anfordern • Bei voll gestillten Kindern Ernährung der Mutter (z. B. bes. scharf)	• NG immer komplett entkleiden u. komplett untersuchen • Vigilanz • Rekapillarisierungszeit • Hautturgor • Temp. (immer rektal) • Anus normal angelegt, Fistel bei Analatresie • Abdomen: weich o. gespannt, Anziehen der Beine schon bei Berührung, gebläht, aufgetrieben • Darmgeräusche • Genitale, insb. Hoden • Urinproduktion (nasse Windel) • Lunge: Tachydyspnoe, seitengleiches Atemgeräusch, Stridor	• Großzügige Ind. zur Blutentnahme: BGA, BZ, Laktat, Ammoniak, E'lyte, BB, CRP, ggf. IL-6, Gesamt- u. dir. Bili, Transaminasen • Urinstatus • Abdomen-Sono • Ggf. Hoden-Sono • Ggf. Rö Abdomenübersicht	• Nur bei sehr gutem AZ, fehlenden Red Flags, normalem Trink- u. Stuhlverhalten u. unauffälligem Gewichtsverlauf amb. Ther., Verlaufskontrolle beim Kinderarzt empfehlen, ggf. entschäumende Mittel, z. B. Dimeticon 10 Tr. als ED zur Mahlzeit • Bei jeglichem Zweifel stat. Überwachung zur Beobachtung u. weiteren Diagn. • Großzügige kinderchir. Vorstellung

Tab. 13.10 Bauchschmerzen *(Forts.)*

	Red Flags	DD	Anamnese	Untersuchung	Weitere Diagnostik	Maßnahmen
Sgl. u. Kleinkinder		• Blähungen • Obstipation • Virale GI-Inf. • Invagination • Volvulus • Appendizitis • Ileus, mechanisch o. paralytisch • M. Hirschsprung • Hodentorsion • Pyelonephritis • Zöliakie • Kuhmilchprotein-intoleranz • Nahrungsmittel-unverträglichkeit • Pneumonie	• Kinderuntersuchungsheft u. Impfpass zeigen lassen • Beginn u. Verlauf der Symptomatik • Trink- u. Essgewohnheiten • Letzte Mahlzeit • Stuhlgang • Gewichtsverlauf	• Immer vollständige Untersuchung • Vigilanz • Rekapillarisierungszeit • Hautturgor • Temp. • Abdomen: weich o. gespannt, gebläht, aufgetrieben, spez. Druckschmerz, Darmgeräusche • Laufen/Einbeinhüpfen schmerzhaft o. unmöglich • Nierenklopfschmerz • Genitale, insb. Hoden • Lungenauskultation	• Blutentnahme: Diff-BB, CRP, E'lyte, Krea, BGA, BZ, Laktat • Urinstatus • Abdomen-Sono • Ggf. Hoden-Sono • Ggf. Rö Abdomenübersicht • Ggf. Rö Thorax	• Bei gutem AZ, fehlenden Red Flags, normalem Trink- u. Stuhlverhalten u. unauffälligem Gewichtsverlauf amb. Ther., Verlaufskontrolle beim Kinderarzt empfehlen, ggf. entschäumende Mittel, z. B. Dimeticon 10 Tr. als ED zur Mahlzeit • Bei jeglichem Zweifel stat. Überwachung zur Beobachtung u. weiteren Diagn. • Großzügige kinderchir. Vorstellung • Bei V. a. Obstipation abführende Maßnahmen, z. B. Klistier • Bei chron. Beschwerden weitere Diagn. beim Kinderarzt empfehlen

Tab. 13.10 Bauchschmerzen *(Forts.)*

	Red Flags	DD	Anamnese	Untersuchung	Weitere Diagnostik	Maßnahmen
Schulkinder u. Jgl.	• Galliges Erbrechen • Stuhlerbrechen • Vigilanzminderung • Kolikartige Schmerzen • Spez. lokalisierte Schmerzen • Dysurie • Fieber	• Obstipation • Virale GI-Inf. • Appendizitis • Ileus, mechanisch o. paralytisch • Pyelonephritis • Pankreatitis • Bei weibl. Jgl. gyn. Ursache: beginnende Menarche, (ektope) Schwangerschaft, stielgedrehte Ovarialzyste • Zöliakie • CED • Nahrungsmittelunverträglichkeiten • Psychosomatische Beschwerden	• Beginn u. Verlauf der Symptomatik • Trink- u. Essgewohnheiten • Letzter Stuhlgang, regelmäßiger Stuhlgang • Bei weibl. Jgl. Menarche, letzte Menses • Gewichtsverlauf • Eigener V. a. Ursache der Beschwerden • Akute Belastungssituation in Familie o. Schule	• Immer vollständige Untersuchung • Vigilanz • Temp. • Abdomen: weich o. gespannt, gebläht, aufgetrieben, spez. Druckschmerz, Darmgeräusche • Laufen/Einbeinhüpfen unmöglich o. schmerzhaft • Nierenklopfschmerz • Genitale, insb. Hoden	• Bei Red Flags immer Ind. zur Blutentnahme: BGA, BZ, Laktat, BB, CRP, E'lyte, Transaminasen, Lipase • Urinstatus • Abdomen-Sono • Ggf. Rö Abdomenübersicht • Ggf. gyn. Konsil • Ggf. Zöliakie-Diagn., Calprotectin im Stuhl • Ggf. kinderpsychiatrisches Konsil	• Bei Red Flags großzügige Ind. zur stat. Aufnahme zur weiteren Beobachtung • Bei V. a. Obstipation abführende Maßnahmen, z. B. Klistier • Bei chron. Beschwerden weitere Diagn. beim Kinderarzt empfehlen • **Cave:** kinderpsychiatrische Diagn. erst nach Ausschluss somatischer Ursachen

CED = chronisch-entzündliche Darmerkrankungen

13.9.2 Welche Informationen sind wichtig?

Mutterpass:

! Alter der Mutter, Vorerkr., Blutgruppe (Rh-Prophylaxe), HbsAg-Status, Röteln-Titer, HIV durchgeführt, Chlamydienuntersuchung, Lues-Suchtest, vorzeitiger Blasensprung? Gestationsdiabetes? Nicht regelhaft: Serologien (z. B. Toxoplasmose, CMV).

! **Vaginalabstrich auf Gruppe-B-Streptokokken (SSW 35–37).**

- Medikamenteneinnahme.

U1 (1. Lebensstd.):

- Geburtsmodus (spontan, Sectio, Vakuumextraktion, Forcepsentbindung).
- Apgar-Werte, Nabelschnurarterien-pH (Normwert 7,22–7,42).
- Geburtsgewicht, Körperlänge, Kopfumfang.
- Vit.-K-Prophylaxe.

U2 (3.–10. Lebenstag):

- Hörtest erfolgt? Sättigungsscreening erfolgt?
- Stoffwechselscreening, evtl. erweitertes Stoffwechselscreening erfolgt?
- Auffällige Untersuchungsbefunde? Einträge des Kinderarztes?
- Zweite Vit.-K-Prophylaxe erfolgt?
- Gewichtsverlauf?

Fragen, unabhängig vom Grund der amb. Vorstellung:

- Welche Nahrung?
- Gewichtsverlauf?
- Hebammenbetreuung?
- Wann ist das Kind zuletzt von Kinderarzt u./o. Hebamme gesehen worden?

13.9.3 Symptome

NG mit Fieber o. Untertemp. (▶ 13.8.1), Erbrechen (▶ 13.8.2), Bauchschmerzen (▶ 13.8.3) o. Dyspnoe (▶ 13.8.4) müssen immer stat. aufgenommen u. umgehend fachärztlich untersucht werden.

Beurteilung des „richtig krank erscheinenden“ NG:

- Fieber, Untertemperatur.
- Trinkschwäche, Trinkverweigerung.
- Erbrechen.
- Blutige Stühle.
- Apathie.
- Unstillbare Schreiattacken.
- Zyanose.
- Tachypnoe.
- Hepatomegalie.
- Zeichen der Exsikkose.
- Verlängerte Rekapillarisierungszeit.
- Auffälliges Bewegungsmuster, Krampfanfälle nicht auszuschließen.

Hinter diesen Symptomen können sich folgende schwerwiegende Erkr. verbergen:

- Late-Onset-Sepsis mit/ohne Meningitis (▶ 13.10.7), Urosepsis (▶ 13.10.6).
- Angeborene Herzfehler (Herzgeräusch? Leistenpulse? Laktatazidose?).
- RS-Virusinf.
- Herpesenzephalitis.

- Angeborene Stoffwechselerkr. (NG-Stoffwechselscreening? Laktatazidose? Hyper-/Hypoglykämie?).
- Angeborene GIT-Fehlbildungen (US-Abdomen, Rö Thorax).
- Vit.-K-Mangelblutungen (Nabelbluten? BGA mit Hb, Gerinnungsparameter, ZNS-Sono).
- Intrazerebrale Blutungen o. Infarkte bei angeborenen Gerinnungsstörungen (Gerinnungsanalytik, Sono-ZNS, BGA mit Hb).
- Trauma (▶ 13.10.16, ▶ 13.10.17, ▶ 13.10.18).
- Kindesmisshandlung ▶ 13.11).
- Intoxikation (▶ 13.10.14).

13.9.4 Vorgehen

NG, die mit o. g. Symptomen vorgestellt werden, sind echte **Notfälle** u. müssen sofort in fachärztliche Betreuung.
Führende DD bei Zustandsverschlechterung eines NG ist bis zum Beweis des Gegenteils die **Sepsis.** Laborwerte geben wichtige Informationen, sollten aber notwendige ther. Maßnahmen (Antibiotikather.) nicht verzögern.

Prozedere

- Pulsoxymetrie an der unteren Extremität, BGA mit Laktat.
- **Bei drohender respir. Insuff. → Info Anästhesie sofort, dann Information Hintergrund (Info Kinderklinik).**
- Körperl. Untersuchung mit Gewichts- u. Temperaturbestimmung, i. v. Zugang mit Blutentnahme (Diff-BB, Blutkultur, Serum-E'lyte, Krea, Harnstoff, CRP, Il-6, [PCT], Leberwerte, Gerinnungsparameter, evtl. Ammoniakbestimmung), Uringewinnung, evtl. Magenablaufsonde.
- Immer richtig: 120 ml/kg KG/d Volle'lytlsg., ggf. mit 5 % Glukose ansetzen, in RS Hintergrund/Kinderklinik: kalkulierte Antibiotikather. beginnen.
- Keine LP vor Hirn-Sono, BB u. optimalerweise Gerinnungsanalytik.
- Abhängig von den Möglichkeiten der eigenen Klinik u. der eigenen Erfahrung: Sono, Echokardiografie, Rö Thorax.
- Transport in Kinderklinik nur mit ärztl. Begleitung u. unter Monitorüberwachung nach Voranmeldung.

Neugeborenenikterus:

- Abhängig von SSW u. Lebensalter ist eine Erhöhung des indir. Bili physiol. *Faustregel:* Gesamt-Bili > 20 mg/dl (340 mmol/l) jenseits des 5. Lebenstages muss abgeklärt/therapiert werden (bis zum 5. Lebenstag auch bei teilweise deutlich niedrigeren Werten), zusätzliche Hämolyse? Hinweise auf BG-Unverträglichkeit? Sepsis?
- Diagnostik: BGA-Bestimmung, bei Serumbestimmung immer dir. Bili mitbestimmen z. A. Gallengangserkr. *Faustregel:* Anteil dir. Bili am Gesamt-Bili < 10 % bzw. < 2,0 mg/dl (34 mmol/l).
- Vorsicht: Trinkschwäche ist häufiges klin. Symptom eines NG-Ikterus.
- Hinweise zu den **Therapiegrenzen bei Hyperbilirubinämie:** https://register.awmf.org/de/leitlinien/detail/024-007

13.10 Häufige pädiatrische Krankheitsbilder

13.10.1 Akute stenosierende Laryngotracheobronchitis (Pseudokrupp)

Ätiologie

- Schwellung der subglottischen Schleimhaut.
- Meist in Zusammenhang mit banalen viralen Inf.

Klinik

- Prädilektionsalter 6 Mon. bis 3 J.
- Auftreten meist nachts.
- Bellender Husten, inspir. Stridor.
- Einteilung:
  - **Leicht:** Husten, Stridor, Dyspnoe nur bei Aufregung.
  - **Mittel:** Stridor in Ruhe, keine Zyanose.
  - **Schwer:** Stridor, Dyspnoe in Ruhe, Zyanose, Blässe.

Diagnostik

- Klin. Untersuchung bei eindeutiger Klinik auf Minimum beschränken, da Aufregung die Symptome verstärkt.
- Keine Racheninspektion, keine Blutentnahme.
- Temp. messen (ggf. durch Mutter durchführen lassen).

Therapie

- Beruhigung von Kind u. Eltern, Kind nicht von Eltern trennen.
- Frischluftzufuhr.
- In jedem Stadium Prednisolon rektal 100 mg absolut o. Prednisolon p. o. 2 mg/kg KG.
- Ab mittlerem Stadium Inhalation mit Adrenalin 1 : 1.000 (pur) 1–2 ml, ggf. wdh., Monitorüberwachung, anschließend stat. Überwachung o. Überweisung in nächste Kinderklinik.
- Bei schwerem Stadium Intensivüberwachung, erweitertes Atemwegsmanagement durch erfahrenen Pädiater o. Anästhesisten planen.

Differenzialdiagnosen

- Epiglottitis (Erreger meist HiB, daher bei geimpften Kindern sehr selten).
- Bakt. Tracheitis.
- Fremdkörperaspiration.
- Allergische Reaktion.

13.10.2 Obstruktive Atemwegserkrankungen

Ätiologie

- Virale Inf., z. B. RS-Virus.
- Bek. Asthma bronchiale.

Klinik

- Husten, trocken o. feucht.
- Pfeifendes Atemgeräusch, Giemen u. Brummen.
- Verlängertes Exspirium, thorakale Einziehungen, Nasenflügeln.

Diagnostik

- Anamnese, erstmalige o. rezid. Symptome, erkrankte Geschwister o. Freunde.
- Pulsoxymetrie.
- Auskultation: Atemgeräusche seitengleich, Giemen u. Brummen.

- Ggf. Rö Thorax, insb. bei seitendifferentem Atemgeräusch.
- Blutentnahme mit Diff-BB, BGA u. CRP.

Therapie
- Sauerstoffvorlage über Maske mit Reservoir.
- Inhalation mit Salbutamol Dosieraerosol 2–4(–6–8) Hübe über Spacer, alternativ Salbutamol 0,5 % 10–20 Tr. absolut als Feuchtinhalation.
- Inhalation mit Ipratropiumbromid Dosieraerosol 2–4 Hübe über Spacer.
- Prednisolon 2 mg/kg KG i. v./p. o. oder Prednisolon rektal 100 mg absolut.
- Bei Sgl. u. Kleinkindern großzügige Ind. zur stat. Überwachung o. weiteren päd. Abklärung, insb. bei Pulsoxymetrie < 96 % (**cave:** im Schlaf häufig weiterer Abfall der Oxygenierung).
- Weitere Ther. bei Status asthmaticus: ▶ Tab. 13.1.

Differenzialdiagnosen
- (Broncho-)Pneumonie.
- Fremdkörperaspiration.
- Allergische Reaktion.

13

13.10.3 (Broncho-)Pneumonie

Ätiologie
- Bei Kindern häufiger Bronchopneumonie als klassische Lobärpneumonie.
- Virale o. bakt. Inf.
- Bei älteren Kindern auch atypische Erreger (Mykoplasmen, Chlamydien).

Klinik
- Husten, Tachydyspnoe, thorakale Einziehungen, Nasenflügeln, RGs.
- Fieber, Blässe, Tachykardie.
- Ggf. obstruktives Atemgeräusch.

Diagnostik
- Pulsoxymetrie.
- Auskultation: Seitendifferenz, Obstruktion, RGs.
- Blutentnahme mit Blutkultur, Diff-BB, BGA, CRP.
- Rö Thorax.

Therapie
- Sauerstoffvorlage über Maske mit Reservoir.
- Bei Obstruktion Inhalation (s. dazu ▶ 13.10.2).
- Stat. Aufnahme bei schlechtem AZ, Sgl. < 6 Mon., Tachydyspnoe mit Sauerstoffbedarf, Pleuraerguss o. ausbleibender Besserung unter bereits etablierter oraler Ther.
- Antibiotische Ther.:
  - **NG:** Ampicillin 150 mg/kg KG/d in 3 ED i. v. + Gentamicin 5 mg/kg KG/d in 1 ED i. v. (ggf. + Cefotaxim 100 mg/kg KG/d in 3 ED i. v.).
  - **Sgl.:** Cefuroxim 100 mg/kg KG/d in 3 ED i. v.
  - **Kleinkinder:** Amoxicillin 80–100 mg/kg KG/d in 3 ED p. o. oder Cefuroximaxetil 30 mg/kg KG/d in 2 ED p. o., bei schwerem Verlauf Cefuroxim 100 mg/kg KG/d in 3 ED i. v.
  - **Schulkinder:** bei akutem Beginn Amoxicillin o. Cefuroxim (s. o.), bei schleichendem Verlauf Clarithromycin 15–20 mg/kg KG/d in 2 ED p. o. oder Azithromycin 10 mg/kg KG/d in 1 ED p. o.

Differenzialdiagnosen
- Infekt der oberen Atemwege.
- Fremdkörperaspiration.

- Allergische Reaktion.
- Pneumothorax.

13.10.4 Supraventrikuläre Tachykardie (SVT)

Ätiologie
- Idiopathisch.
- Kardial: (bisher unbek.) akzessorische Leitungsbahn, Z. n. Herz-OP, Karditis.
- Extrakardial: E'lytstörungen, Intoxikationen, Infektionen.

Klinik
- Plötzliche Tachykardie mit Hf 180–300/min, starre Hf, keine Undulation, Anhalten für Minuten bis Tage.
- Insb. bei längerem Verlauf Blässe, Unruhe, vermehrtes Schwitzen, Zyanose, Übelkeit, Erbrechen, Bauchschmerzen.
- Bei kurzem Verlauf häufig sehr guter AZ ohne weitere Symptome.

Diagnostik
- Beurteilung von Vigilanz, hämodynamischer Stabilität u. AZ.
- 12-Kanal-EKG zur Diagnostik u. während gesamter Ther.: Schmalkomplextachykardie, keine sichtbare P-Welle.
- Blutdruck, Rekapillarisierungszeit, Pulsoxymetrie.

Therapie

> ! Bei allen Therapieformen besteht die Gefahr des Herzstillstands (Kammerflimmerns o. Asystolie), daher Ther. nur bei entsprechender Erfahrung bzw. in Anwesenheit erfahrener Kollegen u. immer in Reanimationsbereitschaft (Defi u. Atemwegsequipment im Zimmer).

Hämodynamisch stabile Pat.:
- Bei kurzen Transportwegen Pat. unter Arztbegleitung u. Monitorüberwachung in Kinderklinik (möglichst mit kinderkardiol. Abt.) verlegen.
- Vagale Stimulation, z. B. Valsalva-Manöver, Kältereiz im Gesicht, Eiswasser trinken lassen, Magensonde legen (bei Sgl.).
- Adenosin 0,1 mg/kg KG i. v., schnell spritzen über möglichst herznahen Zugang (z. B. PVK in Ellenbeuge), ggf. wdh. mit 0,2 mg/kg KG u. 0,3 mg/kg KG.

Hämodynamisch instabile Pat.:
- Immer erfahrenen Kollegen u. möglichst Kardiologen hinzuziehen, immer Intubations- u. Defibrillationsbereitschaft herstellen. Bei Unsicherheit über richtiges Vorgehen u./o. hämodynamischer Instabilität telefonische RS mit nächster Kinderkardiologie.
- Milde Sedierung, z. B. Esketamin 0,5 mg/kg KG i. v., dann elektrische Kardioversion (synchronisiert, Kinder-Klebepaddles verwenden) mit 0,5–1 J/kg KG, evtl. steigern bis 2 J/kg KG.
- Nach Herstellen der Transportfähigkeit Verlegung in Kinderklinik mit kinderkardiol. Abt. zur weiteren Diagnostik (EKG-Ausdrucke mitgeben).

Differenzialdiagnosen
- Sepsis mit Sinustachykardie (dann meist keine starre Hf, sondern Variabilität je nach Agilität).
- Kardiogener Schock (z. B. bisher unerkanntes Vitium cordis bei NG/Sgl.).
- Distributiver Schock (z. B. Anaphylaxie).
- Kammertachykardie (breite QRS-Komplexe, bei Kindern sehr selten).

13.10.5 Anaphylaxie

Ätiologie

- Häufig Nahrungsmittel (z. B. Nüsse) o. Insektengift (Bienen, Wespen).
- Potenziell alle oral o. parenteral aufgenommenen Stoffe.
- Rein kutane Reaktion (Urtikaria), häufig bei neuen Wasch- o. Pflegemitteln.

Klinik Die Klassifizierung erfolgt immer nach dem schwersten Symptom:

- **Stadium I:** nur lokale Symptome wie Juckreiz, Flush, Urtikaria, Angioödem.
- **Stadium II:** zusätzlich leichte systemische Symptome, z. B. Übelkeit, Erbrechen, Heiserkeit, Dyspnoe, Tachykardie, Hypotension o. kardiale Arrhythmie.
- **Stadium III:** zusätzlich schwere systemische Symptome, z. B. Erbrechen, Defäkation, Larynxödem, Bronchospasmus, Zyanose, Schock.
- **Stadium IV:** Atemstillstand, Herz-Kreislauf-Stillstand.

> ! Symptome können sich rasch verändern. Ständige Reevaluation ist notwendig!

Diagnostik

- Anamnese, Hinweise/Vermutung auf möglichen Auslöser, bereits ergriffene Maßnahmen.
- Komplette körperl. Untersuchung, am besten nach ABC-Schema.

Therapie

- **Stadium I:** orale Antihistaminika, z. B. Desloratadin (z. B. Aerius-Saft® 0,5 mg/ml), Kinder 1–5 J.: 2,5 ml, 6–11 J.: 5 ml, ab 12 J.: 10 ml. Zusätzlich ggf. Prednisolon 2 mg/kg KG i. v./p. o. oder rektal 100 mg absolut. Bei sicher gutem AZ u. keinerlei systemischen Symptomen amb. Ther. möglich.
- **Stadium II u. III:** als erste Maßnahme Adrenalin 0,01 mg/kg KG i. m. entweder per Autoinjektor (150 µg für Kinder 7,5–30 kg KG, 300 µg für Kinder 30–50 kg KG o. 500 µg für Kinder > 50 kg KG) o. Adrenalin 1 : 1.000 (= Adrenalin unverdünnt, davon 0,01 ml/kg KG i. m.). Adrenalingabe ggf. nach 5 min wdh.
- Bei Tachykardie Volumengabe als Bolus aus der Hand 20 ml/kg KG balancierte Volle'lytlsg. Erst danach Kortikosteroide (z. B. Prednisolon 2 mg/kg KG i. v.) u. Antihistaminika (z. B. Dimetinden 0,1 mg/kg KG i. v.). Stat. Aufnahme, Überwachung u. weitere Abklärung, ggf. Überweisung in nächste Kinderklinik.
- **Stadium IV:** kardiopulmonale Reanimation nach ERC-Leitlinien (▶ 13.4).
- ▶ Tab. 13.1.

> ! Bei jeglicher Unsicherheit bzgl. der Schwere des Stadiums ist die i. m. Gabe von Adrenalin immer gerechtfertigt.

Differenzialdiagnosen

- Sepsis, septischer Schock (▶ 13.10.6).
- Kardiogener Schock.

13.10.6 Sepsis/septischer Schock

Ätiologie

- Grampos. o. gramneg. Bakterien, selten Viren, Pilze, Parasiten.
- Häufig Meningokokken o. Pneumokokken, Toxic-Shock-Sy. bei Streptokokken.

Klinik

- Schlechter AZ, graues Hautkolorit, verlängerte Rekapillarisierungszeit, ggf. Petechien.
- Hyper- o. Hypothermie, Schüttelfrost.
- Bewusstseinsstörung, Koma.
- Art. Hypotonie. **Cave:** bei Kindern spätes Zeichen.

Sonderform Waterhouse-Friderichsen-Sy.:

- Foudroyanter Verlauf einer bakt. Sepsis, meist durch Meningokokken o. Pneumokokken.
- Ausfall der Nebennieren u. Verbrauchskoagulopathie durch massive bakt. Inf.
- Häufig Petechien mit rascher Progredienz zu Sugillationen.

Diagnostik

- Anamnese, Kontakt zu anderen Erkrankten, bek. Fälle in Gemeinschaftseinrichtung.
- Vollständige körperl. Untersuchung, Kind komplett entkleiden.
- Blutentnahme mit Blutkultur, Diff-BB, CRP, BGA, BZ, Laktat, Krea, Harnstoff, GOT, GPT, Bili, LDH, Gerinnung.
- Urinkultur u. Urinstatus.
- Ggf. LP.
- Ggf. Rö Thorax.

> **!** Bei schlechtem AZ die Ther. nicht durch Diagnostik verzögern! Bei grenzwertigen Befunden Monitorüberwachung u. engmaschige Reevaluation, im Zweifelsfall antibiotische Ther. beginnen!
> Score: pSOFA Score (JAMA Pediatr 2017; 171(10): e172352).

Therapie

- Rasch venösen Zugang etablieren, bei Schwierigkeiten u. schlechtem AZ nach spätestens 1 min i. o. Zugang bevorzugen, ggf. primär i. o. Zugang wählen (ERC-Guidelines).
- Sauerstoffvorlage über Maske mit Reservoir.
- Volumenther.: 10 ml/kg KG balancierte Volle'lytlsg. als Bolus aus der Hand (normale Infusion, auch Druckinfusion, ist zu langsam), ggf. wdh., manchmal bis 100 ml/kg KG in den ersten 15 min notwendig. Nach jedem Bolus Reevaluation bzgl. des Ansprechens auf Volumen.
- Rasche antibiotische Ther.: Cefotaxim 200 mg/kg KG/d in 3 ED i. v. oder Ceftriaxon 100 mg/kg KG/d in 1 ED.
- Bei art. Hypotonie großzügiger Beginn mit Katecholaminen: Bei warmem Schock Noradrenalin 0,01–0,1 µg/kg/min i. v., bei kaltem Schock Adrenalin 0,01–0,1 µg/kg/min i. v. (über i. o. Zugang problemlos möglich, in Notfallsituation auch über periphervenösen Zugang). Wenn möglich, rasche orientierende Echokardiografie bzgl. Pumpfunktion u. Volumenstatus.
- Bei respir. Insuff. Intubation erwägen, dazu Sedierung z. B. mit Esketamin 0,5–1 mg/kg KG i. v. und Midazolam 0,1–0,2 mg/kg KG i. v., Sedierung aber nur unter begonnener Katecholamintherapie.

> **!** Im Schock vor Sedierung Katecholaminther. beginnen, sonst drohendes Kreislaufversagen. Intensivüberwachung, nach Stabilisierung ggf. Transport in geeignete Kinderklinik

Differenzialdiagnosen

- Schock anderer Ursache, z. B. Anaphylaxie, kardiogener Schock.
- Diab. Ketoazidose, insb. Erstmanifestation.

13.10.7 Meningitis/Enzephalitis

Ätiologie

- Meist bakt. o. virale Erreger, sehr selten Pilze o. Parasiten.
- KO bei Otitis media, Liquorfistel, implantierte Shunt-Systeme, Cochlea-Implantate.

Klinik

- Schlechter AZ, Kopfschmerzen, Somnolenz, Berührungsempfindlichkeit.
- Meningismus (kann insb. bei kleinen Kindern fehlen), Krampfanfälle.
- Hyperthermie, Hypothermie.
- Petechien.

Diagnostik

- Anamnese, Vorerkr., Kontakt zu kranken Kindern.
- Vollständige körperl. Untersuchung, Kind komplett entkleiden.
- Blutentnahme mit Blutkultur, Diff-BB, CRP, BGA, BZ, Laktat, Krea, Harnstoff, GOT, GPT, Bili, LDH, Gerinnung.
- Liquorpunktion mit Liquorstatus, Liquorkultur u. Virusdiagnostik (PCR).

> **!** Bei schlechtem AZ Ther. nicht durch Diagnostik verzögern, im Zweifelsfall antibiotische u. antivirale Ther. beginnen u. Liquorpunktion später durchführen!

Therapie

- Antibiotische Ther.: Cefotaxim 200 mg/kg KG/d in 3 ED i. v., bei NG u. Sgl. < 6 Wo. + Gentamicin 5 mg/kg KG in 1 ED i. v.
- Bei jeglichem Verdacht zusätzlich antivirale Ther.: Aciclovir 60 mg/kg KG/d in 3 ED i. v.
- Bei Krampfanfall z. B. Diazepam rektal (▶ 13.10.9).
- Stat. Überwachung, nach Stabilisierung ggf. Transport in Kinderklinik.

Differenzialdiagnosen

- Sepsis.
- Sonnenstich.
- Migräne.

13.10.8 Dehydratation

Ätiologie

- Gastrointestinaler Infekt mit Flüssigkeitsverlust über Erbrechen o. Diarrhö.
- Trinkverweigerung bei fieberhaftem Infekt o. anderer Grunderkr.
- Diab. insipidus (hypertone Dehydratation).

Klinik

- Schlechter AZ, Somnolenz, verlängerte Rekapillarisierungszeit.
- Erbrechen, Diarrhö, Trinkverweigerung.
- Trockene Schleimhäute, stehende Hautfalten, Oligurie o. Anurie (trockene Windel).

- Tachykardie, art. Hypotonie.
- Gewichtsverlust.

Diagnostik
- Anamnese u. vollständige klin. Untersuchung.
- Hf u. Blutdruck.
- Blutentnahme mit BGA, Diff-BB, Natrium, Kalium, BZ, Krea, Laktat, CRP, Serumosmolalität. Bei schwierigen Venenverhältnissen zumindest kapilläre BGA.
- Urinstatus, Urinosmolalität.

Therapie
- **Basisbedarf an Flüssigkeit:** 100 ml/kg KG/d für das 1.–10. Kilogramm + 50 ml/kg KG/d für das 11.–20. Kilogramm + 20 ml/kg KG/d für jedes weitere Kilogramm.
- Bei gutem AZ möglichst enterale Rehydratation, z. B. mittels Magensonde o. kontinuierlich kleine Mengen per Löffel anbieten: Glukose-E'lyt-Lsg. (z. B. Oralpädon®) o. gesüßter Tee.
- Bei schlechterem AZ o. anhaltendem Erbrechen stat. Überwachung u. parenterale Rehydratation:
  - **Normotone Dehydratation (Serum-Na 130–150 mmol/l):** Flüssigkeitsdefizit in Liter = 1 (Serum-Na/140) × 0,6 × kg KG. Zufuhr des Basisbedarfs u. Flüssigkeitsdefizit in 24 h mittels balancierter Volle'lytlsg. ausgleichen.
  - **Hypotone Dehydratation (Serum-Na < 130 mmol/l):** Natriumdefizit = (140 – Serum-Na) × 0,6 × kg KG. Flüssigkeitsausgleich u. Natriumausgleich, initial mit balancierter Volle'lytlsg., bei ausbleibender Besserung zusätzliche Natriumzufuhr, Ausgleich über 24–48 h anstreben.
  - **Hypertone Dehydratation (Serum-Na > 150 mmol/l):** langsamer Ausgleich der Natriumkonz., **max. 10–15 mmol/l/d.** Rehydratation mit balancierter Volle'lytlsg., bei ausbleibender Besserung evtl. Lsg. mit ¾ der aktuellen Serum-Na-Konz. Engmaschige E'lytkontrollen. Großzügig Expertenrat einholen.
  - ! Bei zu raschem Abfall der Na-Konz. Gefahr des Hirnödems.
  - ! Bei hypertoner Dehydratation Diab. insipidus ausschließen.
- Bei hypovolämischem Schock immer initial 10 ml/kg KG balancierte Volle'lytlsg. als Bolus aus der Hand, ggf. wdh., bis zu 60 ml/kg KG in der 1. Stunde. Nach jedem Bolus Reevaluation bzgl. des Ansprechens auf Volumen.
- Unabhängig vom Serum-Natrium ist der Rehydratationsbeginn mit balancierter Volle'lytlsg. nie verkehrt.

Differenzialdiagnosen
- Sepsis.
- Diab. mell., Ketoazidose.

13.10.9 Zerebraler Krampfanfall

Ätiologie
- Unkomplizierter o. komplizierter Fieberkrampf.
- Zerebraler Krampfanfall bei fieberhafter Meningitis o. Enzephalitis (≠ Fieberkrampf).
- Afebriler zerebraler Krampfanfall.
- Krampfanfall bei bek. Epilepsie.
- Affektkrampf.

13

Klinik

- **Unkomplizierter Fieberkrampf:** Alter 6 Mon. bis 5 J., generalisierter tonisch-klonischer Anfall, spontanes Sistieren nach max. 10 min, Fieber > 38,5 °C (häufig fällt Temp. erst nach Krampfanfall auf).
- **Komplizierter Fieberkrampf:** Alter < 6 Mon. o. > 5 J., fokaler Anfall, Dauer > 15 min, mehrere Krämpfe innerhalb 24 h. **Cave:** Bereits bei einem dieser Kriterien gilt der Fieberkrampf als kompliziert.
- **Zerebraler Krampfanfall bei Meningitis/Enzephalitis:** kann klin. ähnlich wie Fieberkrampf (unkompliziert o. kompliziert) erscheinen, in der Diagnostik findet man jedoch spez. Ursache.
- **Afebriler zerebraler Krampfanfall:** in jedem Alter möglich, generalisierter o. fokaler Anfall, Dauer unterschiedlich.
- **Krampfanfall bei bek. Epilepsie:** je nach Grunderkr. unterschiedliche klin. Erscheinungsformen.
- **Affektkrampf:** meist im Kleinkindalter, generalisierter Anfall häufig mit Zyanose, Sekunden bis wenige Minuten, typische Anamnese mit ausgeprägtem Schreien u. Anhalten des Atems bis zur Bewusstlosigkeit.

13

> Der Begriff Status epilepticus bezeichnet einen prolongierten Krampfanfall von > 15 min Dauer, sagt jedoch noch nichts über dessen Ursache aus.

Diagnostik

- Genaue Anamnese: Dauer des Anfalls, Hinweise auf Seitendifferenz. Erster o. wiederholter Anfall? Welche Medikamente wurden bereits gegeben (von Eltern o. Rettungsdienst)? Insb. bei bek. Epilepsie kennen sich die Eltern i. d. R. sehr gut aus u. können genau über bereits bek. u. erstmalig aufgetretene Symptome berichten.
- Temp. immer rektal nachmessen. Beim Fieberkrampf ist vorher häufig kein Inf. bekannt, da der Krampfanfall im ersten Fieberanstieg auftritt.
- Blutentnahme mit Blutkultur, Diff-BB, CRP, E'lyte, BZ, Laktat, BGA.

! Bei kompliziertem Fieberkrampf u. jeglichem V. a. Meningitis o. Enzephalitis immer Liquorpunktion mit Liquorstatus, Liquorkultur u. Virusdiagnostik.

- Bei jeglicher Unsicherheit über bestehenden Hirndruck CT o. MRT erwägen, ggf. RS mit nächster Kinderklinik.
- Bei offener Fontanelle Schädel-Sono.

Therapie

- **Krampfanfall durchbrechen:**
  - *1. Stufe:*
    – Ohne i. v. Zugang: Midazolam nasal o. bukkal 0,3 mg/kg KG o. Diazepam rektal (Rektiole) 5 mg (< 15 kg KG) o. 10 mg (> 15 kg KG).
    – Mit i. v. Zugang: Lorazepam i. v. 0,1 mg/kg KG o. Diazepam i. v. 0,2–0,5 mg/kg KG o. Clonazepam verdünnt 1 mg auf 2 ml: 0,01–0,05 mg/kg KG evtl. wiederholen (10 kg bis 0,5 mg; 20 kg bis 1 mg, 40 kg bis 2 mg).
  - *2. Stufe:*
    – Levetiracetam 100 mg/ml: 30 mg/kg KG über 15 min, max. 2 × 30 mg/kg KG.
    – Phenobarbital 10–20 mg/kg KG über 8–10 min.
    – (o. Valproat 10–20 mg/kg KG i. v. über 5–10 min o. Phenytoin 15–20 mg/kg KG i. v. über 15–20 min).
  - *3. Stufe:* Midazolam Bolus 0,2–0,5 mg/kg KG, dann Perfusor 0,3–1,8 mg/kg KG/h (o. Thiopental- o. Propofolnarkose).

- **Fieber senken:**
  - Paracetamol 10–15 mg/kg KG/ED i. v., p. o. oder Supp., max. 60 mg/kg KG/d in 3–4 ED.
  - Ibuprofen 10 mg/kg KG/ED p. o. oder Supp., max. 30 mg/kg KG/d in 3 ED.
  - Metamizol 10 mg/kg KG/ED i. v. oder p. o., max. 40 mg/kg KG/d in 4 ED.
  - **Unkomplizierter Fieberkrampf:** Krampfanfall bei Vorstellung in Klinik meist schon vorbei, daher lediglich Ursache für Fieber suchen (meist banaler Inf., Otitis, Tonsillitis etc.). Stat. Überwachung, bis Kind fieberfrei ist, da es im Verlauf zu erneuten Krampfanfällen kommen kann, dafür ggf. Überweisung in nächste Kinderklinik. Bei typischer Anamnese u. stabilem AZ keine weitere Diagnostik notwendig, ggf. vor Entlassung EEG.
  - **Komplizierter Fieberkrampf/Krampfanfall bei Meningitis/Enzephalitis:** nach Durchbrechen des Krampfanfalls nach Ursache suchen, Schädel-Sono, ggf. Schädel-MRT, EEG, großzügig antibiotische u. antivirale Ther. beginnen (s. Meningitis/Enzephalitis).
  - **Afebriler zerebraler Krampfanfall:** nach Stabilisierung neuropäd. Diagnostik mittels EEG, Schädel-Sono, ggf. MRT, ggf. Stoffwechseldiagnostik.
  - **Affektkrampf:** bei typischer Anamnese keine weitere Diagnostik notwendig, Aufklärung der Eltern über Harmlosigkeit. Bei Unsicherheit ggf. stat. Aufnahme zur Überwachung u. Dokumentation des nächsten Ereignisses.
- ▶ Tab. 13.1.

> Nach jedem Krampfereignis ist es empfehlenswert, das Kind nach Stabilisierung zur weiteren Diagnostik u. Überwachung in die nächste Kinderklinik zu verlegen.

Differenzialdiagnosen

- Konvulsive Synkope (Jgl.).
- Kardiale Synkope (selten).
- Psychogene Krampfanfälle (selten).

13.10.10 Invagination

Ätiologie

- Einstülpung eines proximalen Darmsegments in den angrenzenden distalen Darmanteil.
- Prädilektionsstelle Invagination des Ileums in das Colon ascendens.
- Prädilektionsalter 6–12 Mon.

Klinik

- Heftige kolikartige Bauchschmerzen, häufig beschwerdearme o. beschwerdefreie Intervalle.
- Blutiger Schleim im Stuhl (himbeergeleeartig) (spätes Zeichen).
- Erbrechen.
- Fieber.
- Bei verspäteter Diagnose Schock.

Diagnostik

- Anamnese u. komplette körperl. Untersuchung.
- Tastbare Walze im rechten Unterbauch.

- Abdomen-Sono: Kokarde darstellbar.
- Ggf. Rö Abdomenübersicht (kann bei eindeutigem Sono-Befund entfallen): Spiegelbildung, distendierte prästenotische Darmschlingen, luftleere poststenotische Darmschlingen.

Therapie

- Bei noch gutem AZ Verlegung in Kinderklinik mit kinderchir. Abt.
- Bei sicherer Diagnose u. fehlendem Hinweis auf Perforation hydrostatische o. pneumatische Desinvagination. **Cave:** nur durch erfahrenen Kollegen bzw. erfahrenen Chirurgen o. Radiologen.
- Bei V. a. Perforation Laparotomie.
- Bei typischer Anamnese, aber aktuell symptomfreiem Intervall stat. Überwachung u. ggf. erneute Diagnostik bei erneuten Beschwerden.

Differenzialdiagnosen Alle Ursachen für akutes Abdomen, z. B.:

- Gastrointestinale Infekte.
- Obstipation.
- Mechanischer o. paralytischer Ileus.
- Appendizitis.

13.10.11 Obstipation

Ätiologie

- Ballaststoffarme Ernährung.
- Mangelnde Trinkmenge.
- Angeborene intestinale Stenosen, z. B. M. Hirschsprung.

Klinik

- Häufig starke Bauchschmerzen, auch kolikartig möglich.
- Letzter Stuhlgang vor mehreren Tagen, manchmal auch regelmäßiger Überlaufstuhl.

Diagnostik

- Genaue Anamnese, Ess- u. Trinkgewohnheiten, bek. Obstipationsneigung.
- Kind wirkt nicht schwer krank: rektale Untersuchung nur in Einzelfällen erforderlich.
- Tastbare Stuhlwalzen im Unterbauch.
- Abdomen-Sono: stuhlgefülltes Rektum u. stuhlgefüllte Darmschlingen darstellbar, keine sonstigen Auffälligkeiten.

Therapie

- Abführende Maßnahmen: Microklist® (Sgl.), Klistier (ältere Kinder), abwarten, bis Wirkung eintritt (10–30 min), Kinder danach häufig vollständig beschwerdefrei.
- Bei chron. Beschwerden Vorstellung beim Kinderarzt zur weiteren Abklärung u. Ernährungsberatung empfehlen.

Differenzialdiagnosen Alle Ursachen für akutes Abdomen, insb. Appendizitis.

13.10.12 Appendizitis

Ätiologie Ursache unbek., kann in jedem Alter auftreten.

Klinik

- Kind wirkt krank.
- Akute Bauchschmerzen, primär epigastrisch, im Verlauf im re Unterbauch.

- Erbrechen, Obstipation, Diarrhö.
- Fieber.

! Bei atypischer Lage der Appendix auch andere Lokalisationen möglich, bei kleinen Kindern generell häufig keine genaue Lokalisation möglich.

Diagnostik

- Anamnese u. vollständige körperl. Untersuchung.
- Abdomenuntersuchung: lokale Abwehrspannung, Druckschmerz im re Unterbauch (McBurney- u. Lanz-Punkt), kontralateraler Loslassschmerz.
- Psoasdehnungsschmerz.
- Einbeinhüpfen nicht möglich.
- Blutentnahme mit Diff-BB (Leukozytose), CRP, E'lyte, Krea.
- Urinstatus.
- Abdomen-Sono durch erfahrenen Radiologen (schwierige Diagnose).

Therapie

- Bei sicherer Diagnose Appendektomie.
- Bei Unsicherheit u. stabilem AZ stat. Aufnahme, abführende Maßnahmen (Klistier) u. engmaschige Reevaluation, ggf. Verlegung in nächste Kinderklinik mit kinderchir. Abt.

Differenzialdiagnosen Alle Ursachen für akutes Abdomen, insb. Obstipation u. Invagination.

13.10.13 Gastroenteritis

Ätiologie

- Virale Inf.: Rotaviren, Noroviren, Adenoviren etc.
- Bakt. Inf.: Salmonellen, Shigellen, Yersinien, *E. coli*, *Campylobacter* etc.

Klinik

- Rezid. Erbrechen u. Diarrhö.
- Trinkverweigerung.
- Exsikkose, Gewichtsverlust.

Diagnostik

- Anamnese, Kontakt zu erkrankten Kindern.
- Bei schlechtem AZ Blutentnahme mit Diff-BB, BGA, E'lyte, CRP, Krea, BZ, Laktat.
- Urinstatus.
- Stuhlkultur auf o.g. Erreger.
- Abdomen-Sono z. A. anderer Ursachen.
- Bei Unsicherheit großzügige Ind. für (kinder-)chir. Konsil.

Therapie

- Bei gutem AZ orale Rehydratation, ggf. ambulant möglich.
- Dimetinden rektal (sedierend): 40 mg 1 ×/d (8–15 kg KG), 70 mg 1 ×/d (15–25 kg KG), 70 mg 2 ×/d (> 25 kg KG).
- Bei Exsikkose o. anhaltendem Erbrechen u. Trinkverweigerung stat. Aufnahme u. parenterale Rehydratation (▶ 13.10.8).

Differenzialdiagnosen

- Appendizitis.
- Invagination.

- Meningitis/Enzephalitis.
- Migräne.
- Hirndruck (morgendliches Nüchternerbrechen, keine Diarrhö).

13.10.14 Ingestion/Intoxikation

Ätiologie

- Meist akzidentell bei Kleinkindern: Pflanzen, Tabletten, Zigaretten, Haushaltsreiniger etc.
- Bewusster Drogenkonsum bei Jgl.: Alkohol, Marihuana, Tee aus giftigen Pflanzen (Fingerhut).
- Suizidale Absicht bei Jgl.: Paracetamol, Ibuprofen, Benzodiazepine, evtl. in Komb. mit Alkohol.

Klinik Sehr unterschiedlich von völlig unbeeinträchtigt bis komatös.

Diagnostik

- Genaue Anamnese: Alter, Gewicht, Uhrzeit der Ingestion, Menge der ingestierten Substanz, sicherer o. nur vermuteter Vorfall.
- Vollständige körperl. Untersuchung mit Erhebung der Vitalparameter: Hf, Af, Blutdruck, Pulsoxymetrie.
- Wenn möglich, Tablettenschachtel, Pflanzenteile, Erbrochenes etc. vorlegen lassen.
- Immer RS mit Giftnotrufzentrale, z. B. Berlin 030/19240.

Differenzialdiagnosen Zerebrale Inf., psychiatrische Erkr., Kindesmisshandlung.

Therapie

- Kein Erbrechen induzieren: so gut wie nie indiziert u. eher Gefahr der Aspiration.
- **Keine Magenspülung!!**
- Med. Kohle oral ist meist ausreichend: 1 g/kg KG p. o.
- Bei Ingestion von schaumbildenden Substanzen Dimeticon 0,5 mg/kg KG p. o.
- Anweisungen der Giftnotrufzentrale zu Überwachung u. Ther. befolgen.
- **Alkohol:** Monitorüberwachung, venösen Zugang legen, BZ messen, Rehydratation mit balancierter Volle'lytlsg., ggf. + Zusatz von 5 % Glukose. Intensivüberwachung bei GCS < 9.
- **Nikotin/Ingestion von Zigaretten:** Unterscheide zwischen Zigarettentabak und Kippen (kondensiertes Nikotin!).
  Ungefährlicher Bereich für Kinder:
  - 6–9 Mon.: < ⅓ Zigarette.
  - 9–12 Mon. ⅓–¾ Zigarette.
  - 1–5 J. ½–1 Zigarette.
  - 6–12 J. ¾–1½ Zigaretten.
  - > 12 J.: 1–2 Zigaretten.
- Ind. zur Kohlegabe erst ab höhergradiger Ingestion.
- **Paracetamol:** Leberschäden ab 250 mg/kg KG, Ther. ab 150 mg/kg KG ingestiertem Paracetamol. Paracetamol-Spiegelbestimmung 4 u. 16 h nach Ingestion. Antidot Acetylcystein sofort beginnen: 150 mg/kg KG in 15 min i. v., dann 50 mg/kg KG in 4 h i. v., dann 100 mg/kg KG in 16 h i. v.

13.10.15 Verbrühung/Verbrennung

Ätiologie

- Verbrühungen häufiger als Verbrennungen.
- Meist akzidentell, z. B. heißes Tee-/Kaffeewasser, heiße Suppe, Berührung heißer Gegenstände, Grillunfall.
- Selten bewusst (Kindesmisshandlung), z. B. Eintauchen in heißes Wasser, Verbrennungen durch Zigaretten.
- Thermische Schäden häufig ausgeprägter durch dünnere Subkutis!

Klinik Verbrühungen I–IV an unterschiedlichen Stellen, häufig Abdomen u. untere Extremität, seltener Gesicht (▶ Tab. 13.11).

> ! Tiefeneinschätzung am Anfang häufig nicht sicher möglich. Starke Schmerzen bei Grad I u. II als Warnhinweis.

Diagnostik

- Abschätzen der betroffenen Körperoberfläche (KOF): **Handfläche des Kindes mit Fingern entspricht 1 % der KOF.**
- ! Betroffene KOF wird initial meist überschätzt.

Therapie

- Ausreichende Analgetikather., initial am einfachsten nasale Medikamentenapplikation über Mucosal Atomization Device (MAD): z. B. Fentanyl 2 µg/kg KG u. Midazolam 0,3 mg/kg KG.
- **Cave:** Paracetamol rektal stellt ***keine*** ausreichende analgetische Ther. dar.
- Wundversorgung unter ausreichender Analgesie: Eröffnen geschlossener Blasen u. Abtragen von Blasenresten, Octenisept-Lsg. u. Wundgaze, steriler Verband.
- Anlage i. v. Zugang für Infusionsther.: balancierte Volle'lytlsg. 10 ml/kg KG/h, bei Schock initial 10 ml/kg KG als Bolus aus der Hand, ggf. wdh.
- Bei Inhalationstrauma u. Gesichtsverbrennungen: Intubation durch erfahrenen Kollegen o. Anästhesisten.
- Bei Augenbeteiligung Augen mit klarem sterilem Wasser spülen, dann Dexamethason-Augensalbe.
- Nach Stabilisierung möglichst Verlegung in nächste Kinderklinik mit kinderchir. Abt. Ab > 10 % betroffener KOF, Verbrennung III. Grades o. schwieriger

Tab. 13.11 Verbrühungsgrade: Tiefeneinschätzung

Grad	Betroffene Hautschicht	Kennzeichen
I	Epidermis	Rötung, Schwellung, trockene Wunde, reversibel
IIa	Oberflächliche Epidermis u. Dermis	Blasenbildung, Flüssigkeitsexsudation, schmerzhaft, reversibel
IIb	Tiefe Epidermis u. Dermis	Blasenbildung, Flüssigkeitsexsudation, schmerzhaft, Narbenbildung
III	Epidermis, Dermis u. subdermales Fettgewebe	weiß-grau, trocken, nicht schmerzhaft, irreversibel
IV	Tiefere Schichten als Subdermis	Verkohlung, nicht schmerzhaft, irreversibel

Lokalisation (Gesicht, Hände, Genitale) Ind. für Verlegung in Verbrennungszentrum. Bei Unsicherheit telefonische RS mit nächster Kinderklinik.
- Organisation eines Bettes für ein schwerbrandverletztes Kind über die Leitstelle Hamburg: 040/42851–4950.

Differenzialdiagnosen Meist eindeutiger Befund. Wichtig ist die genaue Anamnese, um eine mögliche Kindesmisshandlung nicht zu übersehen (▶ 13.11).

> **!** Symmetrische Verbrühungen an ungewöhnlichen Stellen (untere Extremität) sind Hinweis auf Kindesmisshandlung (▶ 13.11)!

13.10.16 Schädelprellung/Schädel-Hirn-Trauma

> **S2k-Leitlinie Schädel-Hirn-Trauma im Kindes- und Jugendalter:**
> https://register.awmf.org/de/leitlinien/detail/024-018

Ätiologie
- Banale Verletzungen, bei Sgl. Sturz vom Wickeltisch o. vom Sofa.
- Verkehrsunfälle: Fahrrad/Auto, Fußgänger/Auto.

Klinik
- **Schädelprellung:** keine Bewusstlosigkeit, keine neurol. Auffälligkeiten, kein Erbrechen.
- **Leichtes SHT (Commotio cerebri):** GCS 15–13, kurze Bewusstseinsstörung bis max. 10 min, retrograde Amnesie, Übelkeit u. Erbrechen.
- **Mittelschweres SHT (Contusio cerebri):** GCS 12–9, Bewusstlosigkeit > 10 min, spätere Schäden nicht auszuschließen.
- **Schweres SHT (Compressio cerebri):** GCS < 9, Bewusstlosigkeit > 60 min.

Diagnostik

> **!** Bei unauffälliger Neurologie schließt eine unauffällige Bildgebung eine Verschlechterung in den nächsten Stunden nicht aus.

- Genaue Anamnese zu Unfallhergang (beobachtet/nicht beobachtet), Bewusstlosigkeit, anschließendem Verhalten (viel Schreien, Trinkverweigerung, Erbrechen etc.).
- Vollständige körperl. u. neurol. Untersuchung, Kind komplett entkleiden, Hinweise auf weitere Verletzungen.
- Bei aktuellen neurol. Symptomen zerebrale Bildgebung erwägen, CT o. Notfall-MRT, bei Sgl. immer vorher Schädel-Sono.

! Ein natives Rö-Bild des Schädels ist immer kontraindiziert, da es keine relevante Information liefert. Entweder initial keine Bildgebung u. engmaschige klin. Überwachung o. zerebrale Bildgebung mittels CT o. Notfall-MRT.

Paediatric Glasgow Coma Scale (PGCS; ▶ Tab. 13.12):
- Standardisierte Erfassung des Bewusstseinszustands u. Verlaufsbeobachtung über die päd. Modifikation des bek. GCS.

Tab. 13.12 Pädiatrische Glasgow Coma Scale (PGCS) [H352-002]

Reaktionen		**Punkte**
Verbale Antwort > 24 Mon.:		
Verständliche Sprache, voll orientiert		5
Unverständliche Sprache, verwirrt		4
Inadäquate Antworten, Wortsalat		3
Unverständliche Laute		2
Keine verbale Äußerung		1
Verbale Antwort < 24 Mon.:		
Fixiert, verfolgt, erkennt, lacht		5
Fixiert inkonstant, erkennt nicht sicher		4
Zeitweise erweckbar, trinkt nicht		3
Unverständliche Laute		2
Keine verbale Äußerung		1
Motorische Antwort:		
Gezieltes Greifen nach Aufforderung		6
Gezielte Abwehr auf Schmerzreize		5
Ungezielte Beugebewegung auf Schmerzreize		4
Ungezielte Armbeugung/Beinstreckung auf Schmerzreize		3
Streckung aller Extremitäten auf Schmerzreize		2
Keine motorische Antwort auf Schmerzreize		1
Gesamtpunktzahl berechnen!		
Okulomotorik: re/li (PR = Pupillenreaktionen)		
Konjungierte Augenbewegungen, PR bds. pos.		
Konjungierte tonische Augenbewegungen bei o. g. Reflexen		
Divergenzstellung beider Bulbi bei o. g. Reflexen		
Keine Reaktionen bei o. g. Reflexen, keine PR		
Pupillenweite:	1 = max. eng, 2 = eng, 3 = mittelweit, 4 = max. weit	
Pupillenform:	1 = normal, 2 = entrundet	
Lichtreaktion:	1 = prompt, 2 = träge, 3 = keine	

- Abfrage von Augenöffnen, motorischen u. verbalen Reizantworten.
- Punktzahlen von 3–15 möglich, Koma bei GCS-Werten 3–8.

Eine praktikable Alternative zum pädiatrischen GCS ist der **AVPU-Score.** Hierbei wird die beste Reaktion des Kindes erfasst:

A	**A**lert – spontane Reaktionen
V	**V**oice – Reaktion auf Ansprache
P	**P**ain – Reaktion auf Schmerzreiz
U	**U**nresponsive – keine Reaktion

Ein AVPU-Score von P oder U entspricht einem GCS < 9.

Therapie

- **Schweres SHT:** Sicherung der Vitalfunktionen u. Hinzuziehen erfahrener chir. u. anästhesiol. Kollegen, ggf. Verlegung in Kinderklinik der Maximalversorgung mit Kinderneurochirurgie.
- **Mittelschweres SHT:** zerebrale Bildgebung, bei Auffälligkeiten spez. Ther., wenn unauffällig, stat. Überwachung mit engmaschiger Reevaluation, initial ¼-stdl. Pupillenkontrollen.
- **Leichtes SHT:** bei gutem AZ stat. Aufnahme u. engmaschige Reevaluation, initial ¼-stdl. Pupillenkontrollen. Bei jeglicher Auffälligkeit zerebrale Bildgebung.
- **Schädelprellung:** Bei sicher vollkommen unauffälliger neurol. Untersuchung ist nach Aufklärung der Eltern amb. Überwachung möglich. Bei jeglicher Unsicherheit stat. Überwachung für 24 h, ggf. Überweisung in nächste Kinderklinik zur Mitbeurteilung.

Differenzialdiagnosen Meist klare Anamnese u. klares Verletzungsmuster. Bei unklarer Anamnese o. wechselnden Aussagen der Eltern immer stat. Überwachung zur weiteren Beobachtung.

13

13.10.17 Stumpfes Bauchtrauma

Ätiologie

- Häufig i. R. weiterer Verletzungen (Polytrauma).
- Sturz über Fahrradlenker, Verkehrsunfall mit Trauma durch Sicherungsgurt.
- Bauchorgane bei Trauma weniger durch Rippenthorax u. Bauchmuskulatur geschützt als beim Erw.

Klinik

- Häufig nur milde Symptome o. völlige Symptomfreiheit, daher Anamnese sehr wichtig.
- Evtl. abdom. Abdruck von Lenker, Sicherheitsgurt o. Ä. sichtbar.

Diagnostik

- Genaue Anamnese zum Unfallhergang.
- Blutentnahme mit BB (Hb), BGA, E'lyte, BZ, Laktat, Gerinnung.
- Urinstatus (Erys).
- Abdomenuntersuchung: spez. Druckschmerz, Abwehrspannung, tastbare Resistenz.
- Abdomen-Sono durch erfahrenen Radiologen: freie Flüssigkeit, Hinweise auf Organverletzung (Leber, Milz, Nieren).

Therapie

- Immer RS mit Chirurgie, wenn möglich mit Kinderchirurgie, häufig ist kons. Ther. möglich, ggf. Verlegung in kinderchir. Zentrum.
- Bei entsprechendem Unfallhergang auch ohne Symptomatik stat. Aufnahme zur Überwachung u. zeitnahen Reevaluation („zweizeitige Organrupturen").
- Wdh. von Hb-Bestimmung u. Abdomen-Sono bei jeglicher Verschlechterung der Symptomatik o. spätestens nach 4 h.

Differenzialdiagnosen Kindesmisshandlung, Hinweise auf andere ungewöhnliche Verletzungen.

13.10.18 Radiusköpfchen-Subluxation (Chassaignac-Lähmung)

Ätiologie Starker plötzlicher Zug am gestreckten, pronierten Unterarm; passiert häufig im spielerischen Umgang.

Klinik

- Schonhaltung des Unterarms in Einwärtsdrehung (Pseudoparese), auch auf Aufforderung keine Benutzung des Arms.
- Typische Anamnese mit plötzlichem Beginn nach externem Zug am Arm.

Diagnostik

- Bei typischer Anamnese u. Klinik Rö-Aufnahme des Arms ggf. nicht notwendig.
- Im Zweifelsfall RS mit kinderchir. Abt.

Therapie

- Bei typischer Anamnese u. Klinik Repositionsversuch gerechtfertigt (▶ Abb. 13.19): Daumen auf das Radiusköpfchen legen, dann mit der anderen Hand unter Zug den Arm gleichzeitig strecken u. außenrotieren. Das Zurückschnappen des Radiusköpfchens kann häufig gefühlt werden. Anschließend sofortige Besserung der Symptomatik u. wieder normale Benutzung des Arms.
- Bei Unsicherheit über richtiges Vorgehen Verlegung in nächste Kinderklinik.

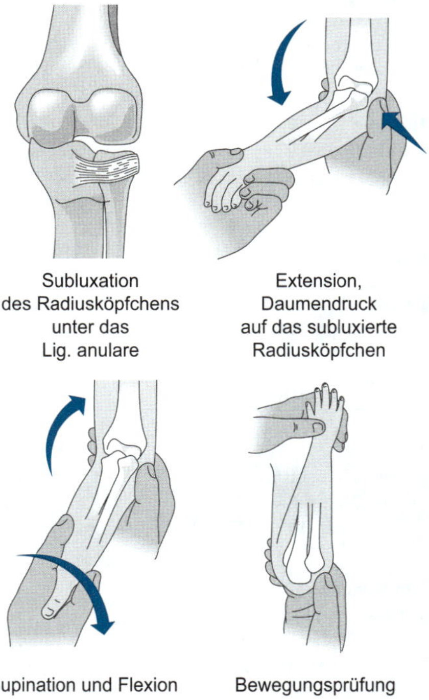

Abb. 13.19 Reposition Radiusköpfchen-Subluxation [L106]

Differenzialdiagnosen Fraktur des Unterarms o. Ellenbogengelenks.

13.10.19 Coxitis fugax (Hüftschnupfen)

Ätiologie

- Meist reaktive Arthritis bis 14 d nach viralem Infekt.
- Häufigste Coxitis im Alter von 2–10 J.

Klinik

- AZ gut, Kinder nicht schwer krank.
- Schmerzen in der Hüfte, Bewegungseinschränkung, Schonhaltung in Beugung, Abduktion u. Außenrotation.
- Bei Kleinkindern häufig vollständiges Verweigern des Laufens.
- Oft Projektion des Schmerzes in Kniegelenk o. Bein.

Diagnostik

- Typische Anamnese mit vorausgegangenem viralem Infekt.
- Sonografischer Ergussnachweis (ventrales Hüft-Sono) auf betroffener Seite.
- Bei typischer Anamnese u. Sono kein Rö-Bild u. keine Blutentnahme notwendig.
- **Cave:** bei schwer krankem Kind mit hohem Fieber an bakt. Coxitis denken, dann Blutentnahme mit Entzündungsparametern, Überweisung in Kinderklinik.

Therapie

- Eltern über Harmlosigkeit der Erkr. aufklären.
- Hüfte schonen, solange Schmerzen bestehen.
- Ibuprofen 30 mg/kg KG/d in 3 ED p. o. oder rektal für 3–5 d.
- Bei ausbleibender Besserung Wiedervorstellung beim Kinderarzt empfehlen.

Differenzialdiagnosen

- Coxitis i. R. einer juvenilen idiopathischen Arthritis.
- Bakt. Coxitis.
- Tuberkulöse Coxitis (sehr selten).

13.10.20 Einmaleins der Infektionskrankheiten

> - Klassisch verlaufende viral o. bakt. bedingte Krankheitsbilder mit pathognomonischen Exanthemen/Enanthemen (▶ Tab. 13.13).
> - Gute Informationen mit Bildatlas: www.paib.de oder www.rki.de.

Impfkalender

STIKO-Impfempfehlungen 2023:
https://www.rki.de/DE/Content/Kommissionen/STIKO/Empfehlungen/Aktuelles/Impfkalender.pdf?__blob=publicationFile

13.11 Kindesmisshandlung

Es gibt **unterschiedliche Formen** von Kindesmisshandlung: körperl. Misshandlung, sexueller Missbrauch, emotionale Misshandlung u. Vernachlässigung.

> Bei V. a. Schütteltrauma (s. u.) ist Eile geboten, da eine vitale Bedrohung des Kindes vorliegt.

Verdachtsmomente

- Kopfverletzungen.
- Thermische Verletzungen (insb. scharf begrenzte Hautläsionen).

Tab. 13.13 Infektionskrankheiten mit pathognomonischem Exanthem/ Enanthem

Krankheit (Erreger)	Lokalisation	Morphe	Verlauf
Varizellen (Varicella-zoster-Virus)	Generalisiert, auch am behaarten Kopf, Schleimhautbefall	Kleine, blassrote Flecken, die sich rasch zu Bläschen u. Pusteln umwandeln	Schubweiser Verlauf, alle Stadien gleichzeitig, „Sternenhimmel"
Masern (Masernvirus)	Generalisiert, beginnend hinter den Ohren, dann zentrifugal über Stamm u. Extremitäten ausbreitend	Stark gerötete, etwas unregelmäßig geformte, auch konfluierende Flecken, in selten Fällen hämorrhagisch	Bei Beginn des Exanthems Fieberschub, Koplik-Flecken im Rachen, Exanthem verschwindet in der Reihenfolge des Auftretens
Röteln (Rötelnvirus)	Generalisiert, im Gesicht beginnend, zentrifugale Ausbreitung über Stamm u. Extremitäten	Oft nur leicht gerötet, kleinfleckig makulös, ganz leicht erhaben, Einzeleffloreszenzen etwa stecknadelkopfgroß, nicht konfluierend	Begleitend nuchale Lk-Vergrößerungen, verschwindet in der Reihenfolge des Auftretens
Scharlach (Streptokokken Gruppe A)	Beginnt meist zentral: Leisten-, Hals-, Schulterbereich, im Gesicht bleibt die periorale Region blass	Meist stark gerötet, feinfleckig, teilweise zu großen Flächen konfluierend, bes. in zentralen Körperregionen	Ausbreitung vom Stamm aus, nach Abklingen unterschiedlich ausgeprägte, teils groblamelläre Schuppung, Lackzunge
Mononukleose (EBV)	Generalisierte, meist schnelle uncharakteristische Ausbreitung	Masern- o. rötelnähnlich, ausgeprägt rote Flecken, gelegentlich zentral livide, insb. bei begleitendem Arzneimittelexanthem (Ampicillin)	Exanthem nur bei 15 %, oft Juckreiz, zögerlich abklingend
Ringelröteln (Parvovirus B19)	Wangenerythem, generalisiert, bevorzugt Oberarmstreckseiten, Unterarmbeugeseiten	Masernähnlich bis großflächig, dann konfluierend, mit kokardenförmigen zentral lividen Effloreszenzen	Oft relativ flüchtig, klingt innerhalb weniger Tage ab
Exanthema subitum (HHV6)	Rumpf, dann Extremitäten	Feinfleckig, oft nur diskret gerötet	Sehr flüchtig, manchmal nur für wenige Stunden sichtbar, Auftreten bei bzw. kurz nach Entfieberung

- Hämatome (insb. Griffspuren, Würgemale).
- Sonstige Hautverletzungen (untypische Lokalisationen).
- „Leading edges“: typische Lokalisationen von unfallbedingten Verletzungen.
- Knochenverletzungen (insb. mehrzeitige Verletzungen, metaphysäre Frakturen).
- Verletzungen im HNO-Bereich.
- Verletzungen im Genitalbereich.
- Intoxikationen.
- Innere Verletzungen.
- Psychische Auffälligkeiten.
- Dystrophie.
- Häufige Vorstellungen in Notfallambulanzen!

Beachte: Etwa 7 % der Kinder, deren Anamnese u. klin. Symptome an eine Misshandlung denken lassen, haben eine Grunderkr. (Gerinnungsstörung, Stoffwechselerkr.), die diese Symptome erklärt.

Vorgehen

- Bei o. g. theoretischen Verdachtsmomenten → Ist die Anamnese plausibel? Entwicklungsstand des Kindes berücksichtigen.
- Vorsicht, falls Geschwister, Haustiere o. Ungeschicklichkeit des Kindes für Verletzungsmuster verantwortlich gemacht werden.
- Jede Fraktur bei Kindern < 3 J. sollte kritisch hinterfragt werden.
- Bei V. a. nichtakzidentelle Fraktur → radiol. Bildgebung nach Leitlinien (Babygramm obsolet).
  S3-Leitlinie Kindesmisshandlung, -missbrauch, -vernachlässigung unter Einbindung der Jugendhilfe und Pädagogik (Kinderschutzleitlinie). Stand: 5.2.2019 (in Überarbeitung): https://register.awmf.org/de/leitlinien/detail/027-069
- Konfrontation der Eltern mit der Verdachtsdiagnose „Kindesmisshandlung“ sollte von einem erfahrenen Kollegen u. immer vor Zeugen durchgeführt werden. Was tun? Was lassen? Vorschlag: Stat. Aufnahme des Kindes veranlassen u. dann „weitersehen“, bei nicht einzuschätzender Bedrohung in RS Hintergrund o. Information des Kinderarztes/Jugendamtes am Folgetag.

Sonderfall: Schütteltrauma

- Sgl. mit unklarer Bewusstseinstrübung u. Krampfanfällen ohne typisches Unfallereignis o. mit unglaubwürdig geschildertem Unfallereignis.
- Es werden keine eindeutigen Traumamechanismen genannt, allenfalls unglaubwürdige Bagatellursachen.
- „Griffspuren“, insb. im Bereich von oberer Extremität, Brustkorb.
- Häufig schlechter o. lebensbedrohlicher AZ, Atemstörung, gespannte Fontanelle.
- Augenhintergrund: retinale Blutungen.
- Sonografische Zeichen des Hirnödems o. subdurale Hygrome/Blutungen.
- Vorgehen: bei entsprechender Anamnese, Klinik, Untersuchungsbefund: Stabilisierung des Kindes nach ABC-Leitlinien, sofort Sono, cCT/MRT, Laborparameter mit Gerinnungsanalytik, BGA, Blutgruppe, Kreuzblut.

13.12 ICD-Codes

Die wichtigsten ICD-Kodierungen für Diagnosen im Bereich Pädiatrie: ▶ Tab. 13.14.

Tab. 13.14 ICD-Codes: pädiatrische Krankheitsbilder

Krankheitsbild	ICD-Code
Infektionen	
Diarrhö, Gastroenteritis, Enteritis ohne Erreger	A09.0
Sepsis, wenn kein Erregernachweis	A41.9
Virusmeningitis	A87.9
Stomatitis aphthosa	B00.2
Nervensystem	
Fieberkrampf	R56.0
Commotio cerebri, Gehirnerschütterung	S06.0x
Anfallsleiden	G40.x
Status epilepticus	G41.x
Auge	
Orbitalphlegmone	H05.0
Akute Konjunktivitis	H10.x
Ohr	
Otitis media, eitrig akut	H66.0
Kreislaufsystem	
Supraventrikuläre Tachykardie	I47.1
Orthostatische Dysregulation	I95.1
Atmungssystem	
Rhinitis, Rhinopharyngitis, Schnupfen	J00
Sinusitis	J01.x
Pharyngitis, 0 Streptokokken, 8 viral, 9 n. n. b.	J02.x
Angina tonsillaris, 0 Streptokokken, 8 viral, 9 n. n. b.	J03.x
Akute Laryngitis, Krupp-Syndrom	J05.0
Infekt der oberen Atemwege	J06.8
Bronchopneumonie n. n. b.	J18.0
Lobärpneumonie n. n. b.	J18.1
Akute (obstruktive) Bronchitis	J20.9
Verdauungssystem	
Invagination	K56.1
Obstipation	K59.0
Haut	

Tab. 13.14 ICD-Codes: pädiatrische Krankheitsbilder *(Forts.)*	
Krankheitsbild	**ICD-Code**
Impetigo contagiosa, 1 Impetigo sekundär	L01.0
Lymphadenitis	L04.x
Atopische Dermatitis	L20.8
Windeldermatitis	L22
Urtikaria	L50.x
Urogenitalsystem	
Pyelonephritis	N10
Zystitis, akute	N30.0
Harnwegsinfekt	N39.0
Perinatalperiode	
Omphalitis	P38
Icterus neonatorum, n. n. b.	P59.9
Ernährungsprobleme Neugeborenes	P92.2
Symptome	
Dyspnoe, 1 Stridor, 4 Hyperventilation	R06.0
Bauchschmerzen	R10.x
Erbrechen, Übelkeit	R11
Hautausschlag	R21
Meningismus	R29.1
Fieber n. n b.	R50.9

14 Urologie

Rudolf Moritz

14.1 Notfalltabelle und Checkliste

Notfallmaßnahmen: ▶ Tab. 14.1.

Tab. 14.1 Urologische Notfälle

Diagnose	Maßnahmen	Medikament/Therapie
Urosepsis	Gewinnung von Blut- u. Urinkultur Verlegung auf ITS o. IMC-Station Arterie/ZVK Kreislaufstabilisierung Ursachenabklärung u. -beseitigung!	Breitbandantibiose ▶ 14.2.4
Nierenkolik	Schmerztherapie Bildgebung (native CT o. AUG) Ggf. Ableitung (DJ vs. NFK)	Metamizol 2,5 g i. v. Tamsulosin 0,4 mg p. o. Ggf. Piritramid 7,5 mg i. v. Bei HWI ggf. Antibiose
Akute Harnverhaltung	Einlage Blasenkatheter (DK o. SPK)	
Blasentamponade	Einlage Spülkatheter Ausräumung der Tamponade Blasenspülung Ggf. Vorbereitung zur Intervention in Narkose	
Niereninfarkt	Verlegung auf ITS o. IMC-Station Kreislaufstabilisierung Schmerztherapie CT Abdomen Ursachenabklärung u. -beseitigung	Interventionelle vs. op. Ther. Antikoagulation je nach ther. Vorgehen
Nierenverletzung	Verlegung auf ITS o. IMC-Station CT Abdomen Kreislaufstabilisierung Schmerztherapie	Kons. vs. op. Ther. je nach Befund
Akutes Skrotum	Schmerztherapie	Im Zweifelsfall op. Exploration
Priapismus	Lokale Kühlung Lokalanästhesie („Peniswurzelblock")	Antibiose Parazentese Injektion von Vasokonstriktoren (Adrenalin 20 µg als Einzelinjektion; max. 5 Injektionen)

Checkliste

First Impression

AZ des Pat.? Kaltschweißig? Unruhe? Schmerzen (Abdomen, Flanke, Leiste/Genitale)? Vitalparameter? Fieber? Schüttelfrost?

Anamnese Urol. Grunderkr. (Steine, Tumoren, Entzündungen?), Miktionsverhalten (Pollakisurie, Dysurie, Hämaturie?). Harnstrahlqualität? Urinstottern? Harnverhaltungen? Voroperationen? Einliegende Fremdkörper (Katheter, Prothetik)? Familienanamnese (Steine, Tumoren)? Allergien?

Medikamentenanamnese Alphablocker, 5-Alpha-Reduktasehemmer, PDE-5-

Hemmer, Antikoagulanzien, Anticholinergika, Neuroleptika, vorangegangene Antibiosen?

Klinische Untersuchung

- Abdomen: Abwehrspannung? Peritonismus? Druckschmerz? Auskultation → Peristaltik?
- Nierenlager: Klopfschmerz?
- Äußeres Genitale: Phimose? Urethramündung? Schwellung? Rötung? Ausfluss?
- Skrotum: Hodenektopie? Verhärtung? Schwellung? Rötung? Druckschmerz? Fluktuationen? Ggf. Auskultation → Skrotalhernie?
- Leiste: Hernien? Lymphadenopathie?
- DRU: Prostatagröße? Indurationen? Schmerzen? Fluktuationen? Verhärtungen? Rektumtumor? Hämatochezie? Analsphinktertonus?

Weiterführende Diagnostik Labor: Entzündungszeichen (BB, CRP, ggf. PCT), E'lyte, Nieren- u. Leberparameter, Gerinnung, TSH, ggf. PSA, ggf. Hodentumormarker (AFP, β-HCG, LDH).

Sonografie der Harnorgane

- **Nieren:** Lage, Form, Größe, Atemverschieblichkeit? Ektasie des NBKS, Steine, Tumoren?
- **Blase:** Füllung? Restharn? Raumforderungen? Fremdkörper? Wandstärke? Divertikel?
- **Hoden/Nebenhoden:** Raumforderung? Schwellung? Perfusion? Hydrozele? Varikozele?

Ggf. Computertomografie des Abdomens

- **Native Phase:** Stein in den ableitenden Harnwegen?
- **Venöse Phase:** Tumoren? Kompression der Harnwege? Lymphadenopathie? Minderperfusion?
- **Urografische Phase:** Drainage des oberen Harntrakts? Endoluminale Raumforderungen der Harnwege? Seitenvergleich KM-Ausscheidung?

14.2 Harnwegsinfektionen und Urosepsis

14.2.1 Zystitis

Klinik

Pollakisurie, Nykturie, Dysurie, Algurie, Unterbauchschmerzen, Blasentenesmen, Mikro- o. (selten bei hämorrhagischer Zystitis) Makrohämaturie, kein Fieber, bei DK-Trägern Pyurie möglich.

Wichtig: Liegen ein Abflusshindernis, Fremdkörper im Harntrakt (Kathetersysteme) o. rezid. Inf. vor o. ist eine Pyelonephritis (Fieber!) wahrscheinlich? Beim M sollten immer Hoden/Nebenhoden sowie Prostata z. A. einer akuten Epididymitis bzw. Prostatitis untersucht werden (▶ 14.2.2).
Nachts therapiebedürftig sind sympt., akute HWI sowie die asympt. Bakteriurie bei Schwangeren.

Diagnostisches Vorgehen

Anamnese

- Miktionsbeschwerden?
- Fieber?
- Erstmanifestation? Rezid. Inf.?
- Vorangegangene/laufende Antibiotikather.?
- Allergien?

Körperliche Untersuchung

Palpation des Abdomens: Blasendruckschmerz.

Weitere sofortige Diagnostik

- **Urinstix:** Leukozyturie, Bakteriurie, Nitrit ggf. pos., evtl. Mikrohämaturie. Sediment am nächsten Tag kontrollieren.
- **Urinkultur:** Inf. bei ≥ 10^5 Keimen (aus M-Urin), bei > 10^2 (aus K-Urin) Keimen.

! Vor (zunächst kalkuliertem) Therapiebeginn immer Urinkultur mit Antibiogramm abnehmen.

- **Sono:**
  - Bes. bei Flankenschmerz: Sono Nieren (Ektasie des NBKS, Steine, Schwellung/Pyelonephritis).
  - Bei hämorrhagischer Verlaufsform: Blase (Blasentamponade).
  - Beim M: sonografische Restharnbestimmung obligat.

Therapeutisches Vorgehen

- **Erhöhte Trinkmenge** bis 3 l/d (endogener Spüleffekt, wenn von Nebenerkr. vertretbar), Metamizol 3 × 20 Tr. = 500 mg p. o. körperl. Schonung u. feuchte Wärme bei F oft ausreichend.
- **Unkomplizierte Zystitis bei F:** Fosfomycin 1 × 3.000 mg einmalig p. o. oder Nitrofurantoin retard 2 × 100 mg/d p. o. für 5 d. 2. Wahl: Ciprofloxacin 2 × 250 mg/d p. o. für 5 d oder Levofloxacin 1 × 250 mg/d p. o. für 5 d (**cave:** Rote-Hand-Brief zum Einsatz von Gyrasehemmern!).
- **Beim M:** Cefpodoximproxetil 2 × 100 mg/d p. o. oder Cefuroxim 3–4 × 1,5 g/d i. v. Alternativ: Ciprofloxacin abhängig von den Beschwerden 2 × 250 mg/d oder 2 × 500 mg/d p. o.; Antibiotika insgesamt über 7 d. Urol. Diagn. empfehlen.
- **Bei Gravidität:** Antibiotika über 7 d: Amoxicillin 2 × 750 mg/d bis 2 × 1 g/d p. o. oder Cephalosporin 2 × 100 mg/d, ggf. gyn. Konsil.

! Bei Schwangeren sind Cotrimoxazol, Nitrofurantoin u. Gyrasehemmer kontraindiziert (Rote-Hand-Brief zur Anwendung von Gyrasehemmern).

- **Bei Diab. mell.:** Antibiotika über 7 d mit Amoxicillin, Oral-Cephalosporin, Gyrasehemmer o. Cotrimoxazol.
- **Bei Katheterversorgung:** Wechsel des Fremdmaterials.

> Pat. bleibt i. d. R. ambulant. Darauf hinweisen, dass 3 d nach Beendigung der Antibiotikather. eine Urinkultur-Kontrolle erfolgen muss!

14.2.2 Prostatitis

> Fieberhafte, eitrige Entzündung der Vorsteherdrüse, meist durch gramneg. Erreger.

Klinik

- Dysurie: Algurie, Strangurie, Pollakisurie. Gelegentlich initiale Makrohämaturie.
- Fieber, Schüttelfrost, ausgeprägtes Krankheitsgefühl.
- Schmerzen im Dammbereich, Defäkationsschmerz.

> Die Entstehung einer Prostatitis wird begünstigt durch DK-Behandlung, hohe Restharnwerte, Diab. mell., Immunsuppression, vorangegangene transurethrale Eingriffe o. Prostatabiopsie.

Diagnostisches Vorgehen

Anamnese

- Akute Miktionsbeschwerden?
- Bek. Prostatahyperplasie? Chron. obstruktive Miktionsbeschwerden?
- Z. n. transurethralem Eingriff/Prostatabiopsie?
- Antikoagulation?

Körperliche Untersuchung

- **Rektale Tastuntersuchung:** druckschmerzhafte, teigig-weiche Prostata (bei Abszessbildung sind ggf. Fluktuationen tastbar).
- **Prostataexprimat:** Leukos u. Bakterien (Gefahr der Auslösung eines septischen Schubs).

Weitere sofortige Diagnostik

- **Labor:**
  - BB, CRP, ggf. PCT, Krea, Gerinnung.
  - Blutkulturen (bei Fieber > 38,5 °C).
  - Urinsediment u. Urinkultur.
  - Ggf. Urethraabstrich (Mykoplasmen u. Chlamydien).
- **Sono:** Blase (Restharn, Überlaufblase), Prostata, TRUS (Abszess).

> Im akuten Stadium transurethral keine instrumentellen Untersuchungen durchführen.

Therapeutisches Vorgehen

- Stat. Aufnahme von amb. Pat.
- Bettruhe.
- Vor Antibiotikagabe Urin- u. Blutkulturen abnehmen. Dauer der Antibiotikather. 10–14 d.
- **Breitbandspektrum-Antibiotikum:** z. B. Gyrasehemmer 2 × 500 mg/d p. o; alternativ: initial Cefuroxim 3–4 × 1,5 g/d i. v., gefolgt von Cefpodoximproxetil 2 × 100 mg/d p. o.
- **Bei kompliziertem Verlauf:** Ceftriaxon 1 × 2 g/d i. v. in Komb. mit Gentamicin 240 mg 1 × 1/d i. v. (bei eingeschränkter Nierenfunktion Dosisanpassung). Alternativ: Cefotaxim 3 × 2 g/d i. v. mit Gentamicin 1 × 5 mg/kg KG/d i. v. oder Ampicillin/Sulbactam 3 × 3 g/d i. v. mit Gentamicin.
- **Bei nosokomial erworbenen Inf. o. Ther.-Versagen** (z. B. bei DK-Trägern): Piperacillin/Tazobactam 3–4 × 4,5 g/d i. v., ggf. mit Gentamicin 1 × 5 mg/kg KG/d i. v. Alternativ: Ciprofloxacin 2 × 750 mg/d p. o. Auch möglich: Ceftazidim 3 × 2 g/d i. v. in Komb. mit Gentamicin 1 × 5 mg/kg KG/d i. v. oder Imipenem 3–4 × 1 g/d i. v., ggf. mit Gentamicin 1 × 5 mg/kg KG/d i. v.

- **Antiphlogistische/analgetische Ther.** Metamizol 4–6 × 500–1.000 mg/d p. o. oder i. v.
- Bei Restharnwerten > 100 ml, therapierefraktärem Verlauf o. Prostataabszess: Anlage eines SPDK operativ ▶ 2.2.8.
- Ggf. op. Sanierung von Abszedierungen.

! Rote-Hand-Brief zur Anwendung von Gyrasehemmern.

14.2.3 Pyelonephritis

Meist bakt. bedingte Entzündung von Nierenbecken u. Interstitium.

Klinik

- Fieber > 38 °C.
- Übelkeit u. Erbrechen, evtl. paralytischer Ileus.
- Pollakisurie u. Dysurie im Vorfeld sind typisch, können aber fehlen.

Diagnostisches Vorgehen

Anamnese

- Miktionsbeschwerden (Dysurie, Pollakisurie, Hämaturie)?
- Übelkeit?

Körperliche Untersuchung Flankenklopf- u. -druckschmerz?

Weitere sofortige Diagnostik

14

- **Labor:**
  - Blutkulturen, BB, Krea, CRP, Gerinnung.
  - U-Status u. -sediment, Urinkultur.
- **Sono Nieren:** Ektasie des NBKS, Steine, Abszess, Nierengröße, Narben?
- Ggf. CT Abdomen, falls Sono auffällig.

Therapeutisches Vorgehen

- Amb. Pat. stat. aufnehmen.
- Körperl. Schonung. Ausfuhr > 1.500 ml/d, evtl. Ein- u. Ausfuhrkontrolle.
- Antibiotikather.: bei moderatem Verlauf orale Gabe von Ciprofloxacin 2 × 500 mg/d für 5–7 d oder Cefpodoxim 2 × 200 mg/d für 10 d. Bei schwerer Verlaufsform i. v. Ther. mit Ciprofloxacin 2 × 400 mg/d i. v. oder Cefepim 2 × 1–2 g/d i. v. oder Piperacillin/Combactam 3 × 4,5 g/d i. v. (▶ 20.1.2). Dauer der i. v. Ther. bis ca. 2 d nach Entfieberung. Orale Ther. für insgesamt 10 d weiterführen.
- Liegt ein Antibiogramm vor, ggf. entsprechende Ther.-Umstellung.
- Bei rezid. Pyelonephritiden Ursachenklärung: Abflussstörung? Nephrolithiasis?
- Rote-Hand-Brief zur Anwendung von Gyrasehemmern.

Die Pyelonephritis ist eine potenziell lebensbedrohende Erkr., bes. bei obstruktiver Ursache. Bei einer Dilatation des Nierenbeckens (infizierte Harnstauungsniere) besteht die Gefahr einer Urosepsis (hohe Letalität) → sofortige Entlastung des Harntrakts. Hintergrund kontaktieren!

14.2.4 Urosepsis

Akute HWI meist durch gramneg. Keime. Keiminvasion in die Blutbahn führt zur Urosepsis mit septischem Schock.

Klinik

- Stark reduzierter AZ, Unruhe, Verwirrtheit (insb. bei älteren Pat.), Somnolenz.
- Fieber mit septischen Temperaturen. Auch afebrile Verläufe mögl.
- Schüttelfrost, Erbrechen, Durchfall, Oligurie bis Anurie.
- Evtl. periphere Zyanose, marmorierte Haut, Hypotonie bis Schock.

Diagnostisches Vorgehen

Anamnese Prädisponierende Faktoren: Harnwegsobstruktion (z. B. Prostatahyperplasie, Harnsteinleiden), Katheter, Zystennieren, Schwangerschaft, Diab. mell., Immunsuppression, Tumorerkr.?

Körperliche Untersuchung Flankenschmerzen? Unterbauchschmerzen?

Weitere sofortige Diagnostik

- **Labor:**
  - BB, Krea (häufig ↑), E'lyte, CRP, PCT, Quick, PTT, evtl. gr. Gerinnungsstatus (AT III, Fibrinmonomere), BGA.
  - U-Status, -kultur.
  - Blutkulturen.
- **Sono:** Ektasie des NBKS, Überlaufblase, Splenomegalie, Abszess?
- **CT:** Fokussuche.
- **Röntgen Thorax:** Fokussuche. ARDS?

Die Urosepsis ist ein dramatisch verlaufendes Krankheitsbild. Deshalb nicht viel Zeit mit Diagn. verschenken. Je früher die Therapie beginnt, desto besser ist die Prognose (Letalität bis 50 %).

Therapeutisches Vorgehen

Initiales Management

- Behandlung auf ITS o. IMC-Station, nicht zu viel Zeit mit Diagn. verschenken.
- Mind. einen großlumigen periphervenösen Zugang legen, danach ZVK.
- Ggf. art. Zugang (invasive Blutdruckmessung).
- Ausreichende Flüssigkeitszufuhr mit Volle'lytlsg., z. B. Ringer-Lsg.
- Ggf. O_2 per Nasensonde (4–6 l/min).
- **Antibiotische Ther.:**
  - Cefotaxim 3 × 2 g/d u. Gentamicin 1 × 5 mg/kg KG/d (**cave:** Niereninsuff.) oder Ciprofloxacin 2 × 400 mg/d i. v.; alternativ: Cefotaxim 3 × 2 g/d i. v. oder
  - Piperacillin/Tazobactam 3–4 × 4,5 g/d i. v., je nach Erreger ggf. mit Gentamicin 1 × 5 mg/kg KG/d i. v.

! Bes. bei Aminoglykosiden, weniger bei β-Laktam-Antibiotika u. Gyrasehemmern auf Dosisreduktion bei Niereninsuff. achten, ggf. im Verlauf Wirkspiegel bestimmen (Gentamicin-Talspiegel).

14

- Ther. des septischen Schocks (▶ 3.4), Stressulkus- u. Thromboseprophylaxe (▶ 20.2).
- Nach Stabilisierung der Vitalfunktionen Infektionsquelle ausschalten o. beseitigen (z. B. Abszessspaltung, Ableiten einer Pyonephrose, Sanierung einer Pyozystitis durch Katheterableitung, ggf. notfallmäßige Ablatio testis o. Nephrektomie).

14.3 Nierenkolik

14.3.1 Definition

Rezid. krampfartige Schmerzen, häufig reflektorisches Erbrechen bei Darmatonie. Meist durch Konkremente o. Blutkoagel im Bereich des oberen Harntrakts (v. a. im Ureter).

14.3.2 Differenzialdiagnose

DD der Schmerzsymptomatik

- Gallenkolik (▶ 10.4.8), Appendizitis (▶ 10.4.10).
- Stielgedrehte Ovarialzyste, EUG, Adnexitis (▶ 12.2.3).
- Niereninfarkt (zur DD: Labor: Proteinurie, Hämaturie, sehr hohe LDH, GOT nur leicht ↑. EKG: oft absolute Arrhythmie, ▶ 4.3).
- Nierentumor/Nierenbeckentumor (Koagelabgang).
- Aortenaneurysma (▶ 4.2.5).
- Hämolytische Krise.
- Lumboischialgie (bewegungsabhängiger Schmerz; ▶ 11.3.2).
- Weitere Ursachen des akuten Abdomens ▶ 10.4.2.

DD „schattengebende Struktur" in der Röntgenübersicht

- Gallensteine (in der Durchleuchtung durch Herausdrehen vor dem Nierenschatten erkennbar).
- Verkalkte Rippenknorpel (Form u. Lage in Verlängerung der Rippen).
- Verkalkte Mesenterial-Lk (schollige Struktur, meist im Unterbauch).
- Phlebolithen (Verkalkungen der Venenwand im kleinen Becken).
- Pankreasverkalkungen (chron. Pankreatitis).
- Tabletten im Darm.
- Projektil/Knöpfe.

14.3.3 Diagnostisches Vorgehen

Anamnese

- Koliken? Flankenschmerzen? Übelkeit, Erbrechen? Seit wann?
- Schmerzausstrahlung in Leiste, Hoden o. Labien?
- Bek. Steinleiden?
- Bek. Nierentumor?
- Makrohämaturie?
- Fieber/Schüttelfrost?

Körperliche Untersuchung Abdom. Untersuchung (Flankenschmerz? Darmatonie?).

Weiterführende sofortige Diagnostik

- **Labor:**
  - U-Status u. -kultur (Hämaturie, Bakterien).
  - BB (Leukos), Krea, E'lyte, CRP, Gerinnung.
- **Sono Abd.:** Ektasie des NBKS, Steinnachweis, perirenale Flüssigkeit?

Für den nächsten Tag planen

- Urin sieben (Steinasservierung).
- Analyse lithogener Stoffe im Urin (Ca^{2+}, Mg^{2+}, Harnsäure, Phosphat, Cystin), pH; im Serum: Phosphat, Harnsäure, PTH, AP.
- **Rö:** Abdomenübersichtsaufnahme im Liegen (80 % aller Steine sind röntgendicht); Untersuchung der Wahl: Low-Dose-CT (99 % Detektionsrate); ggf. AUG planen (erlaubt auch Beurteilung der Ausscheidungsleistung der betroffenen Niere).

14.3.4 Therapeutisches Vorgehen

Nicht warten! Wegen der starken Schmerzen besteht rascher Handlungsbedarf.

Sofortige Maßnahmen

- Pat. mit Nierenkolik stat. aufnehmen.
- Nachts initial kons. Ther. (bei fehlenden Sepsiszeichen).
- **Akutbehandlung der Kolik:** Metamizol 2,5 g i. v. als Kurzinfusion (max. Tagesdosis beachten), Tamsulosin 0,4 mg/d p. o. (wirkt wahrscheinlich relaxierend auf die Muskulatur des oberen Harntrakts), Piritramid 7,5 mg i. v. als Kurzinfusion (ggf. bei erneuter Kolik wdh.; max. Tagesdosis beachten), ggf. Gabe von Metoclopramid 10 mg i. v. als Kurzinfusion (bessere Verträglichkeit).
- **Bei zusätzlicher HWI:** antibakt. Ther. (▶ 14.2, ▶ 20.1).
- Die häufigste KO beim Ureterstein ist die Pyelonephritis mit Gefahr der Urosepsis → regelmäßige Temperaturkontrolle.
- Im Falle therapierefraktärer Schmerzen o. einer Superinf. muss eine Entlastung des Harntrakts angestrebt werden.

14

14.4 Akuter Harnverhalt

14.4.1 Klinik, Ursachen und DD

Die Harnblase kann – trotz Harndrang u. max. Füllung – nicht entleert werden.

Klinik und Ursachen Häufig ist die Blase als großer, prall-elastischer Unterbauchtumor tastbar. Bei älteren Pat. bei zunehmender Verwirrtheit an akuten Harnverhalt denken. Die häufigsten Ursachen sind: obstruktive Prostatahyperplasie (z. B. nach zusätzlichem übermäßigem Alkoholkonsum) u. postop. Harnverhalt – insb. nach Spinalanästhesie o. laufender Schmerzther. mittels PCEA-Pumpe.

> Der akute Harnverhalt fällt meist durch die Leitsymptome Harndrang, Unterbauchschmerzen u. Unruhe auf.

Differenzialdiagnose

- **Prostataadenom:** Nykturie, Pollakisurie, Harnnachträufeln, Harnstrahlabschwächung, subjektives Restharngefühl. Vergrößerte Prostata rektal tastbar.
- **Prostata-Ca** (im fortgeschrittenen Stadium): höckerige, harte Prostata (Verhärtung meist in den lateralen u. dorsalen Anteilen).
- **Prostatitis:** Algurie, Fieber, Schüttelfrost, druckschmerzhafte Prostata.
- **Veränderungen von Blasenausgang o. Harnröhre:** bei Blasenhalssklerose, Harnröhrenstriktur, Tumoren. Bei Kindern: Harnröhrenklappen.
- **Postop. Harnverhalt:** insb. nach Spinalanästhesie, laufende PCEA-Pumpe.
- **Traumatischer Harnröhrenabriss:** Blutung aus der Harnröhre, rektal evtl. schmerzhafte Fluktuation/hochstehende Prostata tastbar.
- **Medikamenten-NW:** Neuroleptika, Analgetika, Spasmolytika, Betablocker, Anticholinergika.
- **Neurogene Ursache:** Diskusprolaps (L1–5), Konus-Kauda-Sy., Polyradikulitis, Tumor.
- **Blasentamponade durch Blutung** z. B. nach TUR, bei Blasentumor, hämorrhagischer Zystitis o. nach Einnahme von Antikoagulanzien.
- **Blasenfremdkörper o. -steine:** plötzlicher Harnstrahlabbruch, starke Tenesmen mit Ausstrahlung in die Penisspitze.
- **Fremdkörper** in der Harnröhre.
- **Phimose.**

14.4.2 Diagnostisches Vorgehen

> Bes. dringlich sind Unruhe, starke Schmerzen sowie Blutungen aus der Harnröhre.

Anamnese

- Fieber, Schüttelfrost (z. B. Prostatitis)?
- Bek. Prostatahyperplasie? Prostataerkr., Veränderungen der Miktion (Pollakisurie, Algurie, Nykturie, Überlaufsymptomatik)?
- Vorausgegangener gesteigerter Alkoholkonsum o. Flüssigkeitsexzess?
- (Unterbauch-)Schmerzen, quälender Harndrang, Harnträufeln (Überlaufblase)? Blutung aus der Harnröhre?
- Frühere Katheterisierungen (z. B. Harnröhrenstriktur, Via falsa)?
- OP (z. B. Harnverhalt nach Spinalanästhesie, urol. OP)?
- Neurol. Erkr., z. B. Bandscheibenvorfall, Polyradikulitis (z. B. aufsteigende Lähmungserscheinungen)?
- Medikamente (Antidepressiva, Antikoagulanzien, Neuroleptika, Analgetika, Spasmolytika)?
- Trauma (z. B. Harnröhrenabriss)?

Körperliche Untersuchung
- **Äußerer Aspekt:** Ist Pat. unruhig, kaltschweißig u. blass?
- **Abd.:** palpabler Unterbauchtumor, prall-elastisch, Blasenhochstand (Palpation, ggf. Perkussion).
- **Inspektion der Genitalien** (Phimose, Verletzung, Entzündung).
- **Rektale Untersuchung** (Prostataveränderungen: Vergrößerung, Knoten, Druckdolenz, Fluktuationen).

Weitere sofortige Diagnostik **Sonografischer Nachweis:** stark gefüllte Harnblase (Volumenbestimmung, Prostataadenom, Blasentumor, Blasentamponade, Stein, Fremdkörper, Kompression von außen).

Elektive Diagnostik **Labor** (von nachrangiger Bedeutung):
- Bei V. a. Blasentamponade: BB, Hkt, Quick, PTT.
- Bei V. a. Prostatitis: BB, CRP, PSA.

14.4.3 Therapeutisches Vorgehen

Sofortige Maßnahmen

Im Nachtdienst i. d. R. sofortige Entlastung des Harnverhalts!

Harnblase **entweder** über **transurethralen** Katheter **oder suprapubische** Ableitung entleeren.

Transurethraler Katheter Durchführung: ▶ 2.2.8.
- Harnröhrenkatheterismus mit 14- o. 16-Ch.-DK (bei erwarteter längerer Liegedauer Silikonkatheter verwenden). I. d. R. gelingt die Katheterisierung mit einem Tiemann-Katheter (gebogene Spitze) besser, allerdings hierunter höheres Verletzungsrisiko.
- Bei misslungenem Katheterisierungsversuch Anlage eines SPDK.
- **Vorteile:** einfache Handhabung, geringes Blutungsrisiko.
- **KO:** Via falsa, Inf., Harnröhrenstrikturen.
- **KI:** akute Prostatitis, Harnröhrenveränderungen o. -verletzungen → Bei V. a. traumatischen Harnröhrenabriss ist eine Katheterisierung durch die Harnröhre ohne vorherige Diagn. (Urethrogramm) kontraindiziert.

Suprapubische Harnableitung (SPDK) Durchführung ▶ 2.2.8.
- **Ind.:** manifeste Harnröhrenstriktur, akute Prostatitis o. Epididymitis, ausgeprägte Phimose, Verletzungen der Harnröhre, frustraner Versuch der TDK-Einlage, neurogene Blasenentleerungsstörung, Erwartung langer Liegezeit.
- **Vorteile:** Vermeidung von Harnröhrenstrikturen durch transurethralen Katheterismus, Schonung der Urethraschleimhaut.
- **KO:** Blutung, Verletzung von Darm, Gefäßen o. Prostata, Perforation der Blasenhinterwand.
- **KI:** V. a. Blasentumor, Gerinnungsstörung, Antikoagulanzien, Vor-OP im unteren Abdominalbereich, große Inguinalhernie, vermutete Darmadhäsionen im Stichfenster.

Weiterbehandlung
Vorstellung in einer urol. Abt. zur weiteren Ursachenabklärung u. anschließenden Ther. (außer bei bek. Prostataadenom ohne erhöhte serol. Infektzeichen; hier amb. Ther./Diagn. möglich).

14.5 Hämaturie

14.5.1 Definitionen

- **Makrohämaturie:** Blut ist im Urin bereits sichtbar, wenn sich 1 ml Blut in 1 l Urin befindet.
- **Mikrohämaturie:** nur mikroskopisch (> 4 Erys/Gesichtsfeld) o. im Teststreifen nachweisbar. Die Mikrohämaturie als alleinige Auffälligkeit ist nachts von untergeordneter Bedeutung, weshalb im Folgenden nur die Makrohämaturie berücksichtigt wird.

14.5.2 Differenzialdiagnose

Häufige Ursachen der schmerzhaften Hämaturie

- **Urolithiasis:** Flankenschmerzen, ggf. Ausstrahlung in Leisten- u. Genitalregion (▶ 14.3).
- **Hämorrhagische Zystitis:** Algurie, Pollakisurie, evtl. Unterbauchschmerzen (▶ 14.2.1).

Häufige Ursachen der schmerzlosen Hämaturie

- **Tumoren** in Nierenbecken, Ureter u. Blase: Abgang von Koageln/Bildung einer Blasentamponade möglich.
- **Pyelonephritis u. Ureteritis:** dumpfer Flankenschmerz mit Fieber, Leukozyt- u. Bakteriurie (▶ 14.2.3).
- **Interstitielle Nephritis, Papillennekrose:** sterile Leukozyturie, Proteinurie, Anämie (Schmerzmittelabusus, Schock).
- **Medikamentös induziert:** z. B. orale Antikoagulanzien, Cyclophosphamid.
- **Hämorrhagische Diathese:** Thrombopenie, Purpura Schönlein-Henoch, Hämophilie.
- **Verletzungen:** z. B. durch Ziehen eines geblockten Katheters, Harnröhrenabriss, Blasenruptur, Pfählungsverletzung des Abdomens, Beckenfraktur.

Seltenere Ursachen

- Alport-Sy.: familiäre idiopathische Hämaturie mit Schwerhörigkeit.
- Nephrotoxikose: Quecksilber, Lösungsmittel, Phosphor, Alkohol, Insektizide.
- Nierentrauma.
- Uro-Tbc: sterile Leukozyturie.
- Marschhämaturie: bei körperl. Belastung.
- Blutkrankheiten: Leukämie, Sichelzellenanämie, Polyzythämie, M. Hodgkin, Hämophilie.
- Infektionskrankheiten: Endocarditis lenta, Scharlach, Diphtherie, M. Bang, Bilharziose.

Jede unklare Makrohämaturie muss stat. abgeklärt werden. Ein Pat. mit Mikrohämaturie – insb. bei unkompliziertem HWI – kann amb. bleiben.

14.5.3 Diagnostisches Vorgehen

> Starke (z. B. unter Phenprocoumon) u. postop. Blutungen sowie alle Traumata des Urogenitaltrakts müssen notfallmäßig behandelt werden.

Die meisten anderen Blutungen sind weniger bedrohlich u. bedürfen i. d. R. einer weiteren Diagn. am nächsten Tag.

Anamnese

- Trauma (Nierenruptur, Blasenverletzung, Katheterismus)?
- Aktuelle OP (z. B. TUR Prostata, TUR Blase, Nierenteilresektion, Steinbehandlung)?
- Schmerzen in Ruhe, beim Wasserlassen o. in der Nierengegend (Entzündungen)?
- Inf. in der Vergangenheit (Tage, Wochen: GN)? Fieber?
- Medikamente (z. B. Phenprocoumon, DOAK, Cyclophosphamid), berufliche Exposition ggü. Giften (toxische Schäden)?
- Gewichtsverlust, Inappetenz (Tumor)?
- Herz-Kreislauf-Erkr. (Niereninfarkt, Nephrosklerose)?
- Bek. Blutkrankheiten o. Gerinnungsstörungen?
- Vorerkr.? Familienanamnese (Zystennieren, Alport-Sy.)?
- Steinanamnese?
- Bei F: letzte Menstruation?

Körperliche Untersuchung

- Abschätzen der Blutungsstärke (Rosé- vs. Rotwein? Koagelbeimengungen?).
- Prellmarken?
- Nierenlager schmerzhaft?
- Blasenhochstand? Schmerzen im Unterbauch?
- DRU.

Weiterführende sofortige Diagnostik

- **U-Status u. -sediment:** Urin kann durch verschiedene Stoffe rot gefärbt sein: Blut, Hb, Myoglobin, Medikamente (Sulfonamide, Rifampicin), Nahrungsmittel (Rote Bete), Porphyrine. Bei F immer an Verunreinigung durch gyn. Blutungen denken (Differenzierung mittels Katheterurin mögl.).
- **Labor:** BB, Gerinnung, Krea, E'lyte, CRP.
- **Sono:** V. a. Nierenverletzungen, Nephrolithiasis, Pyelonephritis.
- **CT:** V. a. Nierentrauma, Nephrolithiasis.

Elektive Diagnostik Ausscheidungsurogramm/CT bei V. a. Urolithiasis, Pyelonephritis, Rö-Untersuchung für den nächsten Tag anmelden.

14.5.4 Allgemeines therapeutisches Vorgehen

- Bei jeder größeren Blutung i. v. Zugang (mind. eine grüne Verweilkanüle) zur Volumenther. u. für evtl. erforderliche i. v. Analgesie.
- Grunderkr. behandeln:
  - Hämaturie durch Medikamente (z. B. DOAK, Phenprocoumon): wenn möglich absetzen.
  - Gerinnungsstörungen korrigieren ▶ 9.3.4, ▶ 20.2.
  - Pyelonephritis ▶ 14.2.3, hämorrhagische Zystitis ▶ 14.2.1.
  - Nierenkolik ▶ 14.3.

- Grundsätzlich bei Hämaturie Spülkatheter legen, Blase permanent mit Spüllsg. spülen

14.5.5 Spezielle Krankheitsbilder

Blasentamponade

Mit Blutkoageln gefüllte Harnblase (z. B. Post-OP, Tumorblutung, Verletzungen u. a.).

Klinik Makrohämaturie, ständiger Harndrang, Abgang von Blutkoageln. Pat. oftmals unruhig. Starke Schmerzen im Unterbauch.

Diagnostik
- **Anamnese u. Untersuchung:** bek. Blasentumor, Prostata-Ca/-hyperplasie, Verletzungen, OP, Gerinnungsstörungen, Entzündungen? Prall gefüllte Harnblase, druckschmerzhaftes Abdomen.
- **Labor:** Hb, Hkt, Quick, PTT.
- **Sono:** Blase, Nieren.

Therapie
- Kreislaufüberwachung, i. v. Zugang, ggf. Bereitstellung von Blutkonserven.
- Verlegung in fachärztl. Betreuung zur Notfallzystoskopie. Legen eines 18- bis 24-Ch.-Spül-DK, Dauerspülung.
- BB-Kontrolle.

Niereninfarkt

Notfall! Meist embolisch bedingter akuter Verschluss einer Nierenarterie.

Klinik Heftigste Nieren- u. Flankenschmerzen, Hämaturie/Proteinurie (fakultativ), Hypertonie.

Diagnostik
- **Anamnese u. orientierende Untersuchung:** bek. Herz-Kreislauf-Erkr. (z. B. VHF, art. Hypertonie, pAVK)? Körperl. Untersuchung (v. a. Herz u. Gefäße).
- **Labor:** BB, LDH massiv ↑, Na^+, K^+, Krea, Gerinnung (vor OP).
- **EKG** (VHF?).
- **Sono Nieren** mit Farbdoppler-Sono.
- Bei dringendem klin. Verdacht: NMR-Angio.

Therapie
- Bei Verdacht sofortige RS mit Hintergrund. I. d. R. ist op./interventionelle Ther. unumgänglich.
- Schockther. (▶ 3.3).
- **Antikoagulation:** bei geplanter OP nur Low-Dose-Heparin (▶ 20.2). Sofern keine OP mögl., evtl. lokale Lyse/interventionelle Gefäßeröffnung.

Nierenverletzungen

Klinik Unterschiedlich je nach Verletzungsart. Von relativ asympt. Formen bis zum schweren Schock.

Diagnostik

- **Anamnese u. körperl. Untersuchung:** Trauma, progrediente Flanken- u. Abdominalschmerzen? Hämaturie (80 % d. F.)? Hartspann der betroffenen Flanke? Prellmarken in den Flanken, dolentes Nierenlager, Zunahme des Bauchumfangs, beginnender Ileus? Rektale Untersuchung, Douglastumor, Schockzeichen?
- **Labor:** BB, Hkt, Quick, PTT, Na^+, K^+, Krea.
- **U-Status:** Makro-, Mikrohämaturie?
- **Sono:** Hämatom intra- o. extrarenal, retroperitoneal?

! Bei Verdacht stets CT (mit KM)!

Therapie

- Genaue Beurteilung durch fachärztl. Betreuung: Einweisung in Urologie.
- **Kons.:** nur bei Nierenkontusionen u. subkapsulärem Nierenhämatom. Bettruhe, Schockther. (▶ 3.3), ggf. Antibiotikather. (z. B. Ampicillin 3 × 750 mg/d p. o.).
- **OP-Ind.:** offene Nierenverletzungen, persistierende schwere Makrohämaturie, kons. nicht beherrschbarer Schock, Komb.-Verletzungen, sonografisch progredientes Hämatom, radiol. nachweisbares Extravasat, Gefäßverletzung.

14.6 Akutes Skrotum

14.6.1 Definition

> Akute schmerzhafte Schwellung des Skrotums. Es handelt sich i. d. R. um einen Notfall, der einer stat. Aufnahme u. meist sofortigen Ther. bedarf.

14.6.2 Differenzialdiagnose

Häufige Ursachen der schmerzhaften Hodenschwellung

- **Entzündung:**
  - Epididymitis: Fieber, subakuter bis akuter Beginn, evtl. Schmerzverminderung bei Anheben des Skrotums = pos. Prehn-Zeichen, Dysurie.
  - Orchitis: starke Schmerzen, Fieber, progrediente Schwellung des Hodens, Rötung des Skrotums, meist keine Dysurie.
- **Samenstrang-, Hydatidentorsion:** perakuter Beginn mit Übelkeit u. starken Schmerzen, meist bei Kindern u. Jgl. Prehn-Zeichen oft neg. Gefahr der irreversiblen Schädigung der Spermatogenese u. Hodenatrophie.
- **Hodentumor:** Schwellung, Verhärtung, gelegentlich Schmerzen, Schweregefühl.
- **Inkarzerierte Skrotalhernie:** starke Schmerzen, Symptome des akuten Abdomens, evtl. Plätscherperistaltik über dem Skrotum auskultierbar.
- **Hämatozele.**
- **Traumatische Hodenruptur.**

Seltene Ursachen der schmerzhaften Hodenschwellung

- **Fournier-Gangrän (Fasciitis necroticans):** rasch progrediente Gangrän von Penis u. Skrotum. Dramatischer Krankheitsbeginn mit Fieber u. Schüttelfrost, fortschreitendes Genitalödem, zunehmende übelriechende Gangrän, Sepsis durch Anaerobier (meist bei urol. o. kolorektalen Erkr. o. Eingriffen).

- **Purpura Schönlein-Henoch.**
- **Skrotale Fettnekrose.**

Ursachen der nicht akut schmerzhaften Hodenschwellung Hodentumor, Varikozele, Hydrozele, Skrotalhernie, Nebenhodentumor, Spermatozele. Selten: Nebenhoden-Tbc.

14.6.3 Diagnostisches Vorgehen

> Samenstrangtorsion, inkarzerierte Skrotalhernie, traumatische Hodenruptur sind absolute Notfälle!

Anamnese

- Bestehen starke Schmerzen?
- Brennen beim Wasserlassen, Ausfluss, bek. Prostatitis, Geschlechtskrankheiten?
- Plötzlicher Schmerzbeginn (Samenstrangtorsion)? Alter des Pat. (z. B. Neugeborene, Jgl./Pubertät)?
- Parotitis kurze Zeit zuvor (Mumpsorchitis)?
- Leistungsknick, Inappetenz, KG ↓, Rückenschmerzen (metastasierender Hodentumor)?
- Trauma? Z. n. Skrotal-OP (Varikozele, Herniotomie, Hydrozele)?

Körperliche Untersuchung

- **Palpation des Hodens:** Abgrenzung von Hoden u. Nebenhoden. Der Hoden ist etwa 4,5–5 cm groß u. durch einen Sulkus vom Nebenhoden getrennt. Bei Torsion schmerzhafter Hochstand u. evtl. ventral liegender Nebenhoden. Bei Epididymitis ist oft ein druckschmerzhafter, verhärteter u. geschwollener Nebenhoden tastbar. Untersuchung im Liegen u. Stehen (Varikozele füllt sich erst im Stehen, Leisten- o. Skrotalhernie sind oft erst im Stehen tastbar).
- **Auskultation:** Bei Skrotalhernie ist Peristaltik über dem Skrotum hörbar.

Weiterführende sofortige Diagnostik

- **Labor:** BB, CRP, Quick, PTT. Leukozytose bei Inf. Bei Samenstrangtorsion tritt eine Leukozytose erst nach Stunden auf.
- **Urin:** Leukozyturie bei Genital-Tbc, zusätzlich Bakteriurie bei Epididymitis. Bei V. a. Entzündung Harnröhrenabstriche u. Uricult zur Erreger- u. Resistenzbestimmung.
- **Sono:** zur schnellen Orientierung (Raumforderung, Abszess, Hydrozele, Spermatozele).
- **Doppler-Sono:** fehlender Nachweis der A. testicularis am oberen Hodenpol u. intratestikulär als Nachweis einer Samenstrangtorsion (**cave:** nachweisbare Perfusion kein sicheres Ausschlusskriterium einer Torsion!).

> Kein Verfahren außer der op. Freilegung schließt eine Torsion forensisch sicher aus!

14.6.4 Therapeutisches Vorgehen

Allgemeines

- Pat. mit akutem Skrotum unbedingt stat. aufnehmen.
- Die Weiterbehandlung des Pat. gehört in eine urol. Abt. → sofortige Kontaktaufnahme u. nach RS Pat. verlegen.

Samenstrangtorsion

! Absoluter Notfall!

- Die Samenstrangtorsion muss innerhalb der ersten 4–6 h operativ beseitigt werden, da es sonst zu irreversiblen Schäden der Spermatogenese u. zur Hodenatrophie kommt. Die op. Detorquierung gehört in die Hand eines erfahrenen Urologen.
- Jedes „akute Skrotum" muss im Zweifel operativ freigelegt werden!

Inkarzerierte Skrotalhernie Sofort op. Freilegung u. Herniotomie.

Orchitis Meist viral bedingt, Epididymorchitis eher bakt. Vor Antibiotikather. Urin- u. ggf. Blutkultur abnehmen.

- **Antibiotikather.** (zunächst „blind") mit z. B. Gyrasehemmer 2 × 500 mg/d p. o.; alternativ: Cefixim 2 × 200 mg/d p. o. oder Cefuroxim 3 × 1,5 g/d i. v.
- **Bei kompliziertem Verlauf:** Cefotaxim 3 × 2 g/d i. v. mit Gentamicin 1 × 5 mg/kg KG/d i. v.; alternativ: Ampicillin/Sulbactam 3 × 3 g/d i. v. mit Gentamicin.
- **Bei Nachweis von Chlamydien/Ureaplasma:** Doxycyclin 2 × 100 mg/d p. o. oder Levofloxacin 1 × 500 mg/d p. o.
- **Antiphlogistika:** z. B. Voltaren® resinat 1 bis max. 2 Kps./d.
- **Analgetika,** z. B. Metamizol 4 × 20 Tr. = 500 mg o. Tramadol 100 mg = 1 Amp. i. v. (in Komb. mit Metoclopramid als Kurzinfusion).
- **Physikalische Begleitther.:** Hochlagerung mit Hodenbänkchen, ggf. Kühlung mit Eisbeuteln.
- Bettruhe, Low-Dose-Heparinisierung.

Epididymitis Meist gleichzeitig HWI o. Prostatitis. Vor Antibiotikather. Urin- u. ggf. Blutkulturen abnehmen; Dauer der Antibiotikather. ca. 14 d.

- **Antibiotikather.,** z. B. Gyrasehemmer 2 × 500 mg/d p. o., alternativ: Cefixim 2 × 200 mg/d p. o. oder Cefuroxim 3 × 1,5 g/d i. v.
- **Komplizierter Verlauf:** Cefotaxim 3 × 2 g/d i. v. in Komb. mit Gentamicin 1 × 5 mg/kg KG/d i. v., alternativ: Ampicillin/Sulbactam 3 × 1 g/d i. v. mit Gentamicin.
- **Nosokomial erworbene Inf. o. Ther.-Versagen** (z. B. bei DK-Trägern): Piperacillin/Tazobactam 3 × 4,5 g/d i. v. mit Gentamicin 1 × 5 mg/kg KG/d i. v., alternativ Ciprofloxacin 2 × 500 mg/d p. o. oder Ceftazidim 3 × 2 g/d i. v. in Komb. mit Gentamicin 1 × 5 mg/kg KG/d i. v. oder Imipenem 3 × 1 g/d i. v. mit Gentamicin 1 × 5 mg/kg KG/d i. v.
- **Antiphlogistische Ther. mit Diclofenac:** 1 bis max. 2 Kps./d.
- Bettruhe, ggf. Kühlung mit Eisbeuteln, Hochlagern mit Hodenbänkchen.
- **Bei Restharnbildung** o. therapierefraktärem Verlauf Einlage eines SPBK.

Fournier-Gangrän Notfall. Sofortige chir. Intervention, ausgedehnte Nekrosektomie erforderlich!

> Lieber eine Epididymitis zu viel operativ freigelegt als eine Hodentorsion übersehen!

14

14.7 Priapismus

14.7.1 Klinik und Differenzialdiagnose

Klinik Schmerzhafte Dauererektion ohne sexuelle Stimulation für > 2 h. Häufig starke Schmerzen. Nach einigen Stunden livide Verfärbung der Glans penis, gelegentlich kann der gesamte Penis verfärbt sein. Unterschieden werden High- und Low-Flow-Typ.

Differenzialdiagnose

- **Prim. idiopathischer Priapismus:** unklare Ursache, selten durch verlängerte sexuelle Stimulation.
- **Sek. Priapismus:**
  - Nach Anwendung vasoaktiver Substanzen bei Schwellkörperautoinjektionsther. (SKAT) o. Einnahme von PDE-5-Hemmern zur Impotenzther.
  - Alkohol- u. Marihuanaabusus.
  - Tiefe Beinvenenthrombose (▶ 4.8).
  - Bluterkr., z. B. Leukämie, Polyzythämie, Sichelzellanämie.
  - Medikamente: Chlorpromazin, Kortison.
  - Verletzungen: Penistrauma, Rückenmarksverletzungen.
  - Lokale Entzündungen: Penisphlegmone, Kavernitis (spez., unspez.).
  - Sepsis, Urämie.
  - Peniskarzinom, -metastasen.
  - Tumoren im kleinen Becken: Prostata-, Rektum-Ca, Schwellkörpermetastasen.
  - Erkr. des ZNS: MS, apoplektischer Insult, Hirntumoren, tuberöse Sklerose.
  - Stoffwechselerkr.: Diab. mell., Gicht.

> Sofortige Behandlungsindikation, da es schon nach 4–6 h zur Fibrosierung der Schwellkörper kommen kann u. daher mit einer erektilen Dysfunktion zu rechnen ist.

14.7.2 Diagnostisches Vorgehen

Anamnese

- Vorerkr., Medikamente, SKAT, Alkohol- u. Drogenabusus?
- Sexualanamnese: ungewöhnliche Sexualpraktiken (z. B. Einführung von Gegenständen in die Harnröhre)?

Körperliche Untersuchung

- **Inspektion, Palpation:** Corpora cavernosa derb u. steif. Glans u. Corpus spongiosum weich u. auspressbar. Suche nach Metastasen u. regionalen Lk. Lokale Infektionszeichen (Penisphlegmone, Kavernitis)?
- **Neurostatus** (Hinweise auf Seitendefizite, MS).

Weiterführende sofortige Diagnostik

Labor: BB, CRP (Inf., Bluterkr.), BZ (Diab. mell.), Krea/Harnstoff (Urämie), Gerinnungsstatus (erhöhte Blutungsneigung, evtl. präop.).

14.7.3 Therapeutisches Vorgehen

Sofortige Maßnahmen

- **Jeden Pat. mit Priapismus aufnehmen.** Kontaktaufnahme u. Verlegung in Urologie zur Parazentese.
- **Peripherer Zugang** mit großlumiger Kanüle. Analgesie mit Tramadol 100 mg = 1 Amp. als Mischspritze evtl. mit Metoclopramid 10 mg = 1 Amp. i. v. Bei Bedarf Sedierung mit Diazepam 10 mg i. v.
- **Anlage eines Peniswurzelblocks** mit 20 ml Scandicain o. Xylocain 1 %.
- **Laterale stammnahe Punktion der Corpora cavernosa** mit 19-G-Butterfly-Kanüle u. Gewinnung von Blut. BGA-Kontrolle aus dem gewonnenen Blut zur Differenzierung zwischen High- (arterielle Werte) u. Low-Flow-Priapismus (venöse Werte).
- **High-Flow-Priapismus:** Parazentese beenden, stattdessen ergänzende Angio-CT o. -MRT des Beckens zur Suche nach einer häufig ursächlichen AV-Fistel, die dann im Verlauf zu versorgen ist.
- **Low-Flow-Priapismus:** Fortführen der Parazentese bis zur Rearterialisierung des gewonnenen Blutes (BGA-Verlaufskontrollen!), anschließend fraktionierte intrakavernöse Injektion von 5 mg Etilefrin o. Injektion von 0,01–0,02 mg Noradrenalin intrakavernös, bis Detumeszenz eintritt. NW: Tachykardie, RR-Krisen, Arrhythmie, Myokardinfarkt (engmaschige Kontrolle des Pat. mit EKG u. RR-Monitoring), Nekrose im Bereich der Schwellkörper.
- Lokale Kühlung, ggf. elastischer Wickel.
- Ggf. DK-Einlage.
- Verlegung in Urologie (ggf. Anlage eines kavernospongiösen Shunts).

14

14.8 Paraphimose

Klinik Durch die zurückgestreifte, relativ zu enge Vorhaut kommt es zur Drosselung der Durchblutung der Penisspitze u. zur ödematösen Schwellung von Präputium u. Glans. Der proximale Penis ist unauffällig.

Jede nicht reponierte Vorhaut bei transurethralem Katheterismus kann zu einer Paraphimose führen.

Therapeutisches Vorgehen

- Manuelle Reposition versuchen (▶ Abb. 14.1); ggf. vor Reposition Peniswurzelblock mit 20 ml Scandicain o. Xylocain 1 %.
- Einliegenden Blasenkatheter i. R. der Reposition entfernen.
- Ödem der Glans penis auspressen (Glans u. Schnürring mit der gesamten Hohlhand komprimieren). Vorhaut nach vorn reponieren. Alternativ: Zeige- u. Mittelfinger

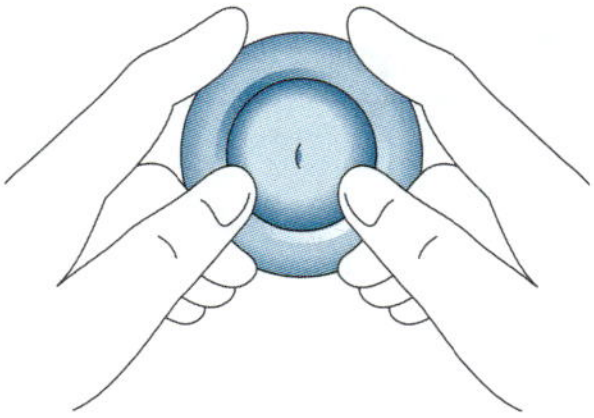

Abb. 14.1 Manuelle Reposition bei Paraphimose [L190]

beider Hände hinter den Präputialring legen. Glans penis mit beiden Händen komprimieren, Vorhaut überstreifen.

- Reposition frustran → Verlegung in urol. Abt. zur op. Revision (dorsale Inzision o. Zirkumzision).

Wird die Strangulation belassen, kann es zur Gangrän der Glans penis u. des Präputiums kommen.

14.9 ICD-Codes

Die wichtigsten ICD-Kodierungen für Diagnosen im Bereich Urologie: ▶ Tab. 14.2.

Tab. 14.2 ICD-Codes: urologische Erkrankungen

Krankheitsbild	ICD-Code
Akuter Harnverhalt	R33
Algurie	R30.9
Epididymitis u. Orchitis	N45.-
Hämaturie	N02.-
Hodentorsion inkl. Samenstrangtorsion	N44.0
Niereninfarkt	N28.0
Nierenkolik	N23
Nierenverletzung	S37.0-
Paraphimose	N47
Polyurie	R35
Priapismus	N48.3-
Priapismus, Low-Flow-Typ	N48.30
Priapismus, High-Flow-Typ	N48.31
Prostatitis	N41.-
Pyelonephritis	N12
Skrotalhernie	K40.-
Urosepsis	A41.-
Zystitis	N30.-

15 Neurologie

Jan Hendrik Schäfer

15.1 Notfalltabelle und Checkliste

Neurol. Notfälle: ▶ Tab. 15.1.

Tab. 15.1 Neurologische Notfälle

Diagnose	Maßnahmen	Medikament/Therapie
Intrazerebrale Blutung	cCT mit KM-Angio (Blutungsquelle?) Neurochir. Konsil Intensivmed. Überwachung $RR_{syst} \leq 140$ mmHg (≥ 120) 6-h-Verlaufs-CT	PPSB-Gabe bei Vit.-K-Antagonisten (Phenprocoumon): 30–50 IE/kg nach INR plus 10 mg Vit. K) Antidotgabe bei DOAK (Idarucizumab 5 g 2 × 2,5 g bei Dabigatran, Andexanet-alfa bei FXa-Hemmern, alternativ PPSB 50 IE/kg) Keine OAK o. DOAK: 1 g Tranexamsäure i. v. als Bolus u. 1 g i. v. über 8 h Blutdruckkontrolle (Boli/Perfusor, z. B. Urapidil, Clonidin, Dihydralazin) Fieber senken (Paracetamol, Novalgin)
Hirninfarkt	cCT mit KM-Angio (Media-/Basilarisverschluss?), ggf. cMRT Neurol. Konsil: Lyse-Ind.? Gefäßverschluss: Thrombektomie durch Neuroradiologie Stroke-Unit, O_2-Gabe bei $SpO_2 \leq 95$ % $RR_{syst} < 220$ mmHg $RR_{syst} < 140$ mmHg nach Lyse	Zeitfenster für **Lyse:** 4,5 h (bis 9 h bei Mismatch-Bildgebung!) mit i. v. rtPA (0,9 mg/kg KG, max. 90 mg, 10 % Bolus, 90 % über 1 h im Perfusor) Zeitfenster **Thrombektomie:** 6 h (bis 24 h bei Mismatch-Bildgebung, Basilaris generell bis zu 24 h) Fieber senken (Paracetamol, Novalgin)
Status epilepticus	cCT (wenn Pat. Bewusstsein nach 15 min nicht wiedererlangt: Blutung, Ischämie, Hirnödem, Kontusion, Traumafolgen?) Atemwegssicherung (nicht Hände im Mund bei generalisiertem Anfall!) Intensivmed. Überwachung O_2-Gabe, BZ u. E'lyte prüfen	1. Lorazepam i. v. 0,1 mg/kg (max. 4 mg Bolus) i. v. oder Midazolam 0,2 mg/kg i. v. (auch nasal verfügbar) 2. Levetiracetam i. v. 60 mg/kg, max. 4.500 mg i. v. als Kurzinfusion (250 ml NaCl 0,9 %) 3. Valproat i. v. 40 mg/kg, max. 3.000 mg 4. Phenytoin i. v. 20 mg/kg (Perfusor über 1 h) 5. Intubationsnarkose mit Midazolam i. v. 0,2 mg/kg o. Propofol i. v. 2 mg/kg Fieber senken (Paracetamol, Novalgin)
Bakterielle Meningitis	Bei hochgradigem Verdacht: Isolation plus Schutzkleidung Labor u. Blutkulturen! LP (Status, Kultur, Multiplex-PCR, Meningokokken-Schnelltest) **Falls** Hirndruckzeichen wie Vigilanz ↓, Erbrechen: **zuerst** cCT plus unmittelbare AB-Gabe u. anschließend erst LP Intensivmed. Überwachung	Ceftriaxon 4 g/d i. v. (ggf. Reduktion je nach MiBi) Ampicillin 15 g/d i. v. Aciclovir 3 × 750 mg i. v. (bis z. A. via Liquorergebnisse) Dexamethason (4 × 10 mg über 4 d bei Pneumokokken) Fieber senken (Paracetamol, Novalgin) Ggf. Umgebungsprophlyaxe bei Meningokokken → Rifampicin/Ciprofloxacin

Tab. 15.1 Neurologische Notfälle *(Forts.)*

Diagnose	Maßnahmen	Medikament/Therapie
Myasthene Krise	Laborkontrolle u. Infektbehandlung, Lungenfunktionstestung, Aspirationsprophylaxe Intensivmed. Überwachung, ggf. NIV o. Intubation	Immunglobuline i. v. (IVIG) (0,4 g/kg KG/d über 5 d) o. Plasmapherese Pyridostigmin-Perfusor (10 mg/50 ml), Verhältnis oral zu i. v. = 30 : 1
Guillain-Barré-Syndrom	Klin. Untersuchung, Lumbalpunktion, Lungenfunktionstestung, intensivmed. Überwachung, ggf. NIV o. Intubation	IVIG (0,4 g/kg KG/d über 5 d), bei schweren Verläufen Plasmapherese

Checkliste

Erster Eindruck

- Vigilanz: Pat. wach/somnolent/soporös/komatös, Glasgow Coma Scale (GCS), Agitation.
- Vitalparameter: RR, Puls, Atmung, Temp., BZ.
- Vegetative Symptome: Erbrechen? Hautkolorit? Gangfähigkeit?

Anamnese

- Symptome: Beginn, Form, Intensität, Faktoren der Verbesserung/Verschlechterung?
- Akute Einnahme von Medikamenten (z. B. Analgetika)?
- Begleitsymptome: Amnesie, Kopfschmerzen, Schwindel?
- Neurol. Vorerkr., Familienanamnese (Epilepsie, Migräne)?
- Vaskuläre Risikofaktoren? Internistische Erk. (kardial: KHK, VHF, Klappenvitien)?
- Infektzeichen (Meningitis)?
- Psychosoziale Faktoren?

Medikamentenanamnese Antikoagulation, ASS, Clopidogrel? Sedativa, Psychopharmaka? Betablocker? Antikonvulsiva?

Klinische Untersuchung

- **Neurostatus:** Vigilanz, Orientierung, Meningismus, Hirnnerven (Pupillo-, Okulomotorik, Mimik), Motorik (Paresen, Reflexe, Babinski), Sensibilität, Koordination (Finger-Nase-Versuch), Urin-/Stuhlabgang o. Zungenbiss?
- **Herz:** auffällige Geräusche (z. B. Klick bei Klappenersatz, Hinweise auf Vitien)?
- **Lunge:** schwere Obstruktion o. RG?
- **Hals:** Strömungsgeräusch über Karotiden als Stenosehinweis?
- **Extremitäten:** Hinweise auf Thrombose (paradoxe Embolie bei PFO), Ödeme?

Weiterführende sofortige Diagnostik

- **12-Kanal-EKG:** Hinweise auf myokardiale Ischämie (Koinzidenz bei SAB/ICB/Ischämie), VHF als Schlaganfallursache?
- **Labor:** Entzündungszeichen (BB, CRP), E'lyte (K^+, Na^+ bei Krampfanfällen u. unklarer Vigilanzminderung), Gerinnung (INR bei Lyse), Medikamentenspiegel (bei V. a. Intoxikation o. antikonvulsiver Medikation), Glukose, SD-, Nieren- u. Leberwerte, CK, ggf. Trop. u./o. D-Dimere, falls V. a. ACS o. LAE.
- **cCT:** notfällig bei akuten fokal-neurol. Defiziten (*Paresen* o. *Sprachstörung/Neglect* o. **Hirnnervenausfälle,** mit CT-Angio, falls klinisch Thrombektomie/Lyse-Ind., Kopfschmerzen mit Übelkeit u. Erbrechen (Meningitis,

Hirndruckzeichen), unklarer Vigilanzminderung, epileptischem Anfall (Ursache, Traumafolgen?).
- **Liquorpunktion:** bei V. a. Meningitis o. SAB falls cCT neg.
- **cMRT:** bei unklarem o. erweitertem Schlaganfall-Zeitfenster, Wake-up-Stroke (Mismatch-/Perfusionsbildgebung: „tissue at risk"?).
- **Rö Thorax:** bei V. a. Pneumonie (Liegetrauma bei Schlaganfällen o. Triggerfaktor für epileptische Anfälle).
- **Urinstatus:** HWI Triggerfaktor für epileptische Anfälle im höheren Alter, zudem häufig in Komb. mit Exsikkose als Trigger eines Delirs insb. bei Demenz.

15.2 Neurologische Untersuchung

15.2.1 Klinische Untersuchung

Untersuchung von Bewusstseinslage und psychischem Zustand

- **Bewusstseinszustand:**
  - Wach.
  - Somnolent (schläfrig, aber erweckbar).
  - Soporös (durch stärkere Reize nur kurz erweckbar).
  - Komatös (nicht erweckbar): GCS ▶ 3.7, ▶ Tab. 3.11.
- **Orientierung:** Zeit, Ort, Person, Situation.
- **Stimmung:** freundlich, traurig, gehoben. Angemessenheit der Emotionen.
- **Sprache:** spontan, flüssig, einsilbig, Wortfindung, Wortverständnis?
- **Sprechen:** verwaschen, unverständlich = Dysarthrie.
- **Formales Denken:** logisch u. zusammenhängend, einsichtig?
- **Inhaltliches Denken:** Zwänge, Wahnvorstellungen, Halluzinationen, Ich-Störungen.
- **Gedächtnis:** Kurzzeitgedächtnis (z. B. drei einfache Gegenstände merken u. nach 1 min wdh. lassen), rezentes Gedächtnis (Ereignisse vor 1 h), Langzeitgedächtnis (z. B. ältere persönliche Daten).

15

Meningismuszeichen

▶ Abb. 15.1.

- **Nackensteifigkeit:** Kopfbeugung bis zur Brust möglich? Schmerzen? **Merke:** Bei HWS-Problemen ist die Kopfrotation im Gegensatz zum Meningismus meist mitbetroffen!
- **Brudzinski:** Bei passiver Kopfbewegung nach vorn kommt es aufgrund meningealer Reizung zu einem reflektorischen Anziehen der Beine.
- **Lasègue:** gestrecktes Bein im Liegen anheben. Schmerzen bei Wurzelirritation, muskulärer Verspannung o. meningealer Reizung (z. B. Meningitis, SAB).
- **Kernig:** Pat. liegt mit in Hüft- u. Kniegelenk um 90° gebeugtem Bein auf dem Rücken. Schmerzen beim Strecken des Beins senkrecht nach oben (wie Lasègue).

Die aufgeführten Meningismuszeichen können sich mit zunehmender Bewusstseinstrübung abschwächen.

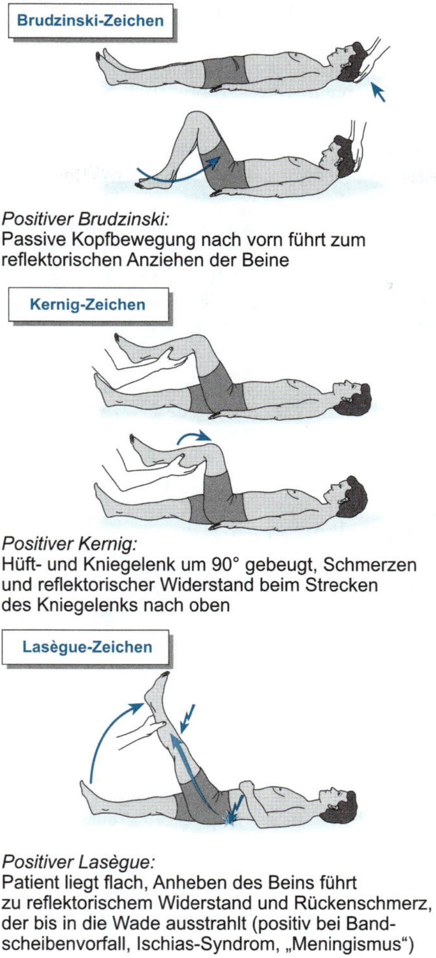

Abb. 15.1 Meningismuszeichen [L106]

Hirnnervenprüfung

- **Pupillomotorik:** Pupillen isokor, dir. u. indir. lichtreagibel.
- **Okulomotorik:** Blickfolge horizontal, vertikal u. quer.
- **Gesichtsfeld:** Augen fixieren Nase des Untersuchers; dieser bewegt Hände seitlich.
- **Fazialisprüfung:** Asymmetrie? Verstrichene Nasolabialfalte? Stirnrunzeln, Augen zukneifen, Zähne zeigen, Backen aufblasen.

  - **Peripher:** Stirnrunzeln nicht möglich, Bell-Phänomen (Lidschluss unvollständig, beim Augenschließen wird Drehung des Augapfels u. Bindehaut sichtbar).
  - **Zentral:** Stirnast intakt, kein Bell-Phänomen, Mundast betroffen!
- **Zungenbewegung, Gaumensegel symmetrisch, Schlucken.**

Horner-Syndrom
Störung der sympathischen Innervation des Auges. Miosis, Ptosis u. Enophthalmus. Ursachen:
- Karotisdissektion mit Schädigung der postganglionären sympathischen Fasern.
- Hirnstamminfarkt (Wallenberg-Sy.: ▶ 15.4.2).
- Schädigung der Grenzstrangganglien durch Entzündungen, Tumoren (Pancoast).

Paresen

- Manifeste Paresen: Prüfung der Kraftgrade an oberen u. unteren Extremitäten (▶ Tab. 15.2).
- Latente Paresen: Arm- u. Beinhalteversuch: Pronation u. Absinken?

Koordination

- **Finger-Nase-Versuch** (FNV): Pat. führt seinen Zeigefinger zur Nasenspitze.
- **Knie-Hacke-Versuch** (KHV): Ferse auf das Knie des anderen Beins setzen.
  - **Ataxie:** unkontrollierte, zitternde Bewegungen zum Ziel.
  - **Dysmetrie:** Bewegung ruhig, aber Ziel verfehlend.

Prüfung der Sensibilität

Geprüft werden Berührungs-, Schmerz-, Temperaturempfinden (Desinfektionsspray), Lagesinn (passive Bewegung von Gelenken) u. Vibrationssinn (Stimmgabel).

15

Reflexprüfung

Muskeleigenreflexe (MER) Monosynaptisch; keine Ermüdung, daher gut zur Prüfung der Pyramidenbahn u. Segmentnerven geeignet. Immer im Seitenvergleich beurteilen!
- **Steigerung:** Funktionsstörungen der Pyramidenbahnen (ZNS: Gehirn u. Rückenmark).
- **Abschwächung:** periphere Nervenschädigungen inkl. Nervenwurzel bei lateralem Bandscheibenvorfall. Bei fehlender Auslösbarkeit noch mit Bahnung

Tab. 15.2 Einteilung der Kraftgrade nach dem Medical Research Council (MRC)

0	Keine Muskelaktivität (Plegie)
1	Sicht- oder tastbare Kontraktion ohne Bewegungseffekt
2	Bewegung unter Ausschaltung der Schwerkraft (z. B. aufliegend)
3	Bewegung gegen die Schwerkraft
4	Bewegung gegen leichten bis mäßigen Widerstand
5	Normale Kraft

prüfen (Aufeinanderbeißen der Zähne für die Armreflexe, **Jendrassik-Handgriff** (Fingerhakeln mit sich selbst) für die Beinreflexe.
Merkregel für die Reflexe u. ihre Segmente: (▶ Tab. 15.3).

> Ein Reflex gilt nur als fehlend, wenn die Bahnung erfolglos war.

Kloni Rasche, wiederholte Abfolge von Eigenreflexen (= gesteigerte Reflextätigkeit). Seitendifferenz u. fehlende Erschöpfung sind pathol. bei Pyramidenbahnschädigung.
- **Patellarklonus:** Patella ruckartig nach distal schieben.
- **Fußklonus:** ruckartige Dorsalflexion des Fußes.

Fremdreflexe Polysynaptisch; erschöpflich. Verlust der Fremdreflexe: empfindlicher Indikator für eine Pyramidenbahnschädigung.
- **Bauchhautreflexe (BHR;** Th9–12): in drei Höhen prüfen (Dermatome ▶ Abb. 15.2); mit stumpfer Spitze rasch u. energisch von lateral nach medial über die Bauchhaut streichen → sichtbares Zucken der Bauchmuskulatur. **Ausfall kann Frühzeichen bei MS** sein; wichtig zur Höhenlokalisation von RM-Läsionen. Falsch neg. Ergebnisse z. B. bei **Adipositas.**

Tab. 15.3 Merkregel für die Reflexe und ihre Segmente

	ASR	PSR	RPR	BSR	TSR
Segment	S1–2	L3–4	C5–6	C5–6	C7–8

ASR: Achillessehnenreflex, PSR: Patellarsehnenreflex, RPR: Radiusperiostreflex, BSR: Bizepssehnenreflex, TSR: Trizepssehnenreflex

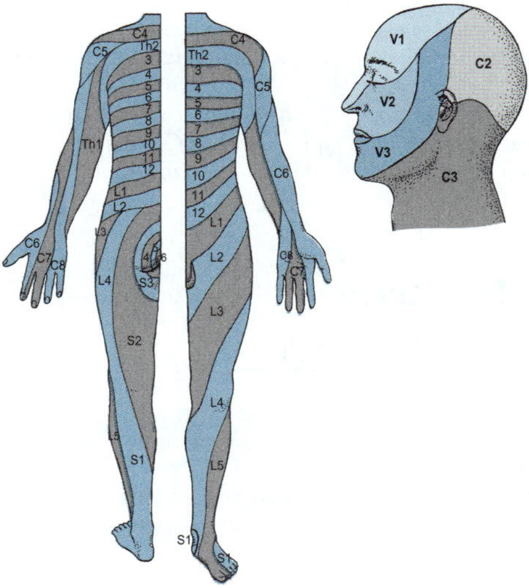

Abb. 15.2 Dermatome [L190]

Pathologische Reflexe Frühzeichen einer Pyramidenbahnläsion (*proximal* der Pyramidenbahnkreuzung – in der oberen Medulla oblongata – kontralateral, *distal* ipsilateral):

- **Babinski-Reflex:** Bestreichen des äußeren Randes der Fußsohle von der Ferse in Richtung Zehen: Dorsalextension der Großzehe u. Plantarflexion der Zehen II–V.
- **Gordon-Reflex:** Kneten der Wadenmuskulatur: wie Babinski.
- **Oppenheim-Reflex:** kräftiges Bestreichen der Tibiakante nach distal: wie Babinski.

15.2.2 Laborchemische Untersuchung

Liquor

Normalwerte Liquor
- Gesamteiweiß: 0,15–0,45 g/l.
- Glukose: ≅ 70 % des BZ im Serum.
- Zellzahl: < 5/µl Leukozyten, davon 60–70 % Lymphozyten, 30–40 % Monozyten, keine Erythrozyten.
- Laktat < 2,1 mmol/l.

- **Inspektion:** eitrig, blutig, xanthochrom (Einblutung in Liquor bei SAB).
- **Zellzählung:** Leukozyten 5–500/µl: viral, Tbc; > 1.000/µl: bakteriell.
- **Zytologie:** Aktivierungszeichen? Neutrophile Granulozyten bei bakt. Meningitis, Lympho-/Monozyten bei viraler Inf., Erythrozyten bei artifiziell blutiger Punktion o. SAB/ICB (Unterscheidung durch Hämophagozytose bei Letzterem).
- **Glukose:** ↓ bei bakt. Inf. (inkl. Tbc).
- **Laktat:** > 3,5 mmol/l bei bakt. Inf.
- **Eiweiß:** Gesamteiweiß, Album, Albuminquotient Serum/Liquor (Schrankenstörung).
- **Immunglobuline:** IgG, IgA, IgM in Relation zum Albuminquotienten (Reiber-Schema, Elektrophorese (monoklonale IgG-Banden).
- **Ggf. Mikrobiologie/Virologie:** Kultur, PCR (u. a. Multiplex, panbakteriell, panfungal).

15

15.3 Kopfschmerzen

15.3.1 Diagnostisches Vorgehen

Red Flags für das Vorliegen einer sek. Kopfschmerzursache sind Bewusstseinsstörung, fokal-neurol. Defizite, Fieber, Meningismus, hohes Alter u. erstmaliges Kopfschmerzereignis o. ungewöhnliche Intensität. Diese erfordern eine rasche weiterführende Abklärung inkl. Bildgebung.

Anamnese

- Vigilanz, Desorientierung (z. T. einziges Symptom bei Ischämie/SAB/ICB/Meningitis)?
- Symptomatik: Beginn (Donnerschlag, subakut, chronisch), Frequenz, Dauer, Intensität, Qualität der Schmerzen?
- Vegetative Begleitsymptome (Übelkeit, Erbrechen, Photo-, Phonophobie)?
- Seh-, Sprachstörung, Kraftminderung o. Hyp-/Parästhesien (zerebrale Ischämie)?
- Synkope? Schwindel o. Gangunsicherheit? (z. T. einziges Symptom eines **Kleinhirninfarkts**)?
- Bes. seelische Belastungen (psychogene o. Spannungskopfschmerzen)?
- Kopftrauma in letzter Zeit? (Subduralhämatom)?
- Hinweise auf akute Inf. (Fieber, Husten, Schnupfen, Dysurie)?
- Neue Medikamente? Regelmäßige Einnahme von Analgetika?
- **Vorerkr.:** u. a. Hypertonie, VHF, Diabetes, Immunsuppression?

Untersuchung

- **EKG:** VHF als Auslöser zerebraler Ischämien?
- **LP:** bei V. a. Meningitis. Bei V. a. SAB, falls cCT neg., da Sensitivität nicht 100 %, idealerweise > 12 h nach Symptombeginn (zytol. Hämophagozytosezeichen).
- **cCT:** bei V. a. ICB/SAB, Ischämie o. Sinusthrombose, posttraumatischen Kopfschmerzen (ggf. plus CT HWS), neurol. Symptomen u. unklarer Vigilanzminderung.

> Bei häufigen Kopfschmerzen kann es zum Analgetikaabusus kommen. Gezieltes Verlangen nach einem bestimmten Medikament ist dabei verdächtig auf Abhängigkeit.

15.3.2 Differenzialdiagnose

Sekundäre Ursachen akuter Kopfschmerzen

Meningitis/Enzephalitis

- **Klinik:** Fieber, Meningismus, Hirnnervenparesen u. Bewusstseinstrübung. Kopfschmerz, Übelkeit u. Erbrechen (bei erhöhtem intrakraniellem Druck).
- Rasche **Diagn. u. Ther.** (Lebensgefahr!): Antibiotika, CT, LP ▶ 15.4.

Zerebrale Ischämien

- Im Vordergrund stehen neurol. Ausfälle (z. B. sensomotorische Hemiparese), Kopfschmerzen häufig durch raumfordernde Wirkung.
- Rasche **Diagn. u. Ther.** (Time is brain!): CT, Thrombolyse, Thrombektomie ▶ 15.3.

Intrazerebrale Blutungen

- Häufig stärkste Kopfschmerzen ± Vigilanzminderung, hypertensive Entgleisung.
- Rasche **Diagn. u. Ther.** (Lebensgefahr!): CT, RR-Kontrolle, ggf. OP ▶ 15.3.

Subarachnoidalblutung

- **Klinik:** plötzlicher, unbek. **„Vernichtungskopfschmerz/Donnerschlagkopfschmerz“** ggf. Meningismus, Übelkeit/Erbrechen, Bewusstseinsstörung.
- Rasche **Diagn. u. Ther.** (Lebensgefahr!): CT, DSA, Intervention ▶ 15.3

Intrakranielle Raumforderungen
- **Klinik:** subakute bis chron. Symptome mit Hirndruckzeichen (akute Dekompensation mögl.), epileptische Anfälle (häufig Erstsymptom), fokal-neurol. Defizite.
- **Diagn.:** cCT, zeitnah cMRT, neurochir. Vorstellung.

Sinusvenenthrombose
- Gerinnungsstörung (z. B. Thrombophilie, Schwangerschaft/Wochenbett, Kontrazeptiva, Nikotin) o. sek. septische Thrombenbildung durch Sinusitis/Mastoiditis, selten vakzininduzierte immunthrombotische Thrombozytopenie.
- **Klinik:** Kopfschmerzen (evtl. einziges Symptom, Sehstörungen, Stauungspapille (Frühzeichen in 40 %), epileptische Anfälle (40–50 %), Verwirrtheit, später Vigilanzstörung.
- **Diagn.:** cCT o. cMRT (1. Wahl) mit venöser Angio. **Cave:** Normale D-Dimere schließen eine SVT nicht aus! LP: Infektnachweis, Liquoreröffnungsdruck. Ggf. HNO-Konsil.
- **Ther.:** Vollheparinisierung (auch bei Stauungsblutungen!) vorzugsweise mit **niedermolekularem** Heparin, Hirndruckther., ggf. AB/Sanierung bei septischem Fokus
- Sofortige Verlegung in neurol. Klinik/Stroke-Unit/ITS.

Arterielle Dissektion Lumeneinengung durch Blutung in die Gefäßwand der A. carotis o. A. vertebralis, spontan oder z. B. nach Schleudertrauma o. chiropraktischen Manövern.
- **Klinik:** bei Karotisdissektion halbseitige Nacken-/Kopf- u. Gesichtsschmerzen, evtl. Horner-Sy. des Auges auf der ipsilateralen Seite (Miosis, Ptosis, Enophthalmus). Durch Stenose o. Thrombembolie kann eine zerebrale Ischämie mit neurol. Ausfällen auftreten. Bei **Vertebralisdissektion** teils nur Nackenschmerz u. Schwindel!
- **Diagn.:** selten Strömungsgeräusch über betroffenem Gefäß, Doppler-Sono (Sensitivität ca. 75 %), Goldstandard: MRT mit fettsupprimierten Sequenzen.
- **Ther.:**
  - ASS bei stabiler Situation bzw. bereits großem Infarkt.
  - Antikoagulation bei rezid. Ischämien o. großem intraluminalem Thrombus.
  - Ggf. Angio zum Stenting bei hämodynamischer Relevanz/Verschluss.

15

Riesenzellarteriitis Meist ältere Pat., Auftreten mit Polymyalgia rheumatica o. als isolierte **Arteriitis temporalis** (z. T. Beteiligung intrakranieller Gefäße u. A. ophthalmica).
- **Klinik:** starke temporale Kopfschmerzen, druckdolente, verhärtete A. temporalis. Evtl. Amaurosis fugax o. Hirninfarkte, bei Polymyalgia rheumatica Muskel- u. Gelenkschmerzen (v. a. morgens mit extremer Steifigkeit), **Kauschmerz (Claudicatio masticatoria),** z. T. B-Symptomatik.
- **Diagn.:** Duplex-Sono („Halozeichen" der A. temporalis), Labor (BSG, CRP, Leukozyten, Infektausschluss), cMRT, Diagnose bei **3 von 5 ACR-Kriterien:**
  - Alter ≥ 50 J.
  - Klinik mit neuartigen, umschriebenen Kopfschmerzen.
  - Schmerzhafte, druckdolente o. pulslose Temporalarterien.
  - Sturzsenkung (BSG ≥ 50 mm in der 1. Stunde).
  - Pathol. Temporalarterienbiopsie.
- **Ther.:**
  - Bei Visusminderung/neurol. Symptomen: Prednisolon 500–1.000 mg i. v. über 3–5 d, zudem ASS 100 mg p. o., sympt. Schmerztherapie.

- Danach Prednisolon 60–80 mg/d p. o., sukzessive Reduktion (bis zu 2 J.) nach EULAR-Schema auf 5–10 mg/d, ggf. steroidsparende Immunsuppression (Tocilizumab, Methotrexat).

Sinusitis

- **Klinik:** frontal betonte bohrende o. klopfende Kopfschmerzen, Schmerzverstärkung bei Kopfneigung nach vorn, Klopfschmerzhaftigkeit über der betroffenen Nasennebenhöhle (NNH).
- **Diagn.:** Klinik, ggf. radiol. Nachweis (cCT) verschatteter NNH mit Spiegelbildung.
- **Ther.:** abschwellendes Nasenspray, Inhalationen, Ibuprofen (bis zu 2.400 mg/d für 5 d), ggf. Antibiose (bei Hinweisen auf bakt. Genese wie Eiter/CRP ↑ ↑).

Posttraumatische Kopfschmerzen

- **Anamnese u. Klinik:** Prellmarken o. andere Hinweise auf Trauma?
- **Diagn.:** z. A. von Kalottenfraktur u. intrakraniellen Hämatomen (epi- o. subdurales Hämatom) sofortiges cCT bei neurol. Ausfällen, Bewusstseinsstörung o. Hirndruckzeichen, zudem *immer* bei antithrombotischer Medikation/Antikoagulation.
- **Ther.:**
  - Novalgin o. Paracetamol 1.000 mg (i. v. oder p. o.).
  - **Kein** ASS ohne CT (mögliche Blutungskomplikation).

Weitere sekundäre Kopfschmerzursachen

- Hypertensive Krise.
- Akutes Glaukom (Visusminderung, Rötung, mittelweite, wenig lichtreagible Pupille).
- Zerebrale Hypoxie, z. B. durch Hypo-/Hypertonie, Herzinsuff., Anämie, Synkope.
- Fieber, Schlafmangel, Alkohol- u. Nikotinabusus (o. -entzug), Medikamente.

Primäre Kopfschmerzerkrankungen

Migräne

- **Klinik:**
  - Mittlere bis stärkste pulsierende halbseitige Kopfschmerzen (Seitenwechsel möglich) mit Übelkeit, Erbrechen, Phono-/Photophobie. Dauer 4–72 h.
  - 10–15 % mit **Aura** (meist visuell wie Lichtblitze, Flimmersehen, Skotome, teils auch Sensibilitäts- o. Sprachstörungen, selten Paresen → Familienanamnese), meist vor dem Schmerz auftretend, Symptomdauer ≤ 60 min.
  - Auch Aura ohne Kopfschmerz möglich („migraine sans migraine“), jedoch nur bei bek. Migräne.
- **Triggerfaktoren:** körperl. Anstrengung, Be- o. Entlastungssituationen (Wochenendmigräne), Nahrungsmittel (Käse, Rotwein, Schokolade), Nikotin.
- **Diagn.:** Bei Erstmanifestation zerebrale Bildgebung (cMRT), im Verlauf bei bek. Intensität/Qualität o. Red Flags (s. o.) keine Bildgebung notwendig.
- **Ther.:**
  - Reizabschirmung in abgedunkelten Räumen.
  - ASS/Paracetamol/Novalgin 1.000 mg p. o./i. v./Supp., MCP 10 mg i. v. bei Übelkeit.
  - Bei fehlendem Ansprechen **Triptane** (z. B. Sumatriptan 6 mg s. c. o. 50/100 mg p. o.). **Cave:** KI bei unbehandelter Hypertonie, KHK, Myokardinfarkt, Schlaganfall, sicherheitshalber keine Einnahme während der Aura!

  - Anbindung an niedergelassenen Neurologen zur Besprechung einer Prophylaxe.
  - Stat. Behandlung bei Status migraenosus (> 72 h).

Spannungskopfschmerz
- **Klinik:** Drückender oft bds., bandförmiger Kopfschmerz von leichter bis mittlerer Intensität, keine Verschlechterung durch körperl. Aktivität.
- **Ther.:**
- Analgetika nur kurzfristig einsetzen (≤ 10 d/Mon., ansonsten Gefahr medikamenteninduzierter Kopfschmerzen!).
- Stressreduktion, Entspannungsübungen, Schlafhygiene.
- Ggf. medikamentöse Prophylaxe: Amitriptylin 25–150 mg/d p. o. abends (auch bei Pat. ohne Depression).

Cluster-Kopfschmerz Gehört zur Gruppe der trigeminoautonomen Kopfschmerzen.
- **Klinik:** einseitige, stärkste Schmerzattacken in der Orbitaregion für 15–180 min, begleitend Tränenfluss, Augenrötung, Miosis u. Ptosis des ipsilateralen Auges (Horner-Sy.). Phasenweise gehäuft (3–4 Anfälle/Wo.), dann wieder lange anfallsfreie Intervalle, häufig nach dem Einschlafen o. aus dem Schlaf heraus (tageszeitliche Rhythmik) mit motorischer Unruhe („pacing around").
- **Ther.:**
  - O_2-Inhalation 7–15 l/min für 15–20 min mit Maske in vornübergebeugter Haltung.
  - Sumatriptan 6 mg s. c.
  - Ipsilaterale nasale Applikation von Sumatriptan/Zolmitriptan o. 1 ml Lidocain-Lsg. 4 %.
  - Evtl. Steroidstoß (Prednisolon mind. 1 mg/kg KG/d über 2–5 d).

Trigeminusneuralgie Blitzartig einschießende, einseitige Schmerzattacken **(wenige Sekunden, aber sehr häufig)** im Versorgungsbereich von Trigeminusästen (meist 2./3. Ast).
- **Klinik:**
  - Schmerzbedingte Verkrampfung der mimischen Muskulatur („Tic douloureux"). Meist idiopathische Form, seltener sympt. (z. B. bei MS, Entzündungen, Tumoren), dann auch bds. Neuralgien möglich, cMRT bei Erstdiagnose!
  - Auslösung der Schmerzattacken durch Reizung von Triggerpunkten (Kälte, Kauen, Berührung, Sprechen).
  - ! Keine okuläre Beteiligung (DD: trigeminoautonome Kopfschmerzen).
- **Ther.:**
  - 1. Wahl Carbamazepin retard, beginnend mit 200–400 mg/d, Ziel 800–1.200 mg/d (unter Natrium- u. Spiegelkontrollen).
  - Akuttherapie bei Exazerbation: Phenytoin i. v. (off label), 15 mg/kg, max. 25 mg/min.

Weitere Ursachen chronischer Kopfschmerzen

HWS-Syndrom Mit Ausstrahlung okzipital u. frontal, begleitend Brachialgien, evtl. radikuläre Ausfälle. MRT HWS u. orthopädische Vorstellung.

Kiefergelenkarthrose
- Ausstrahlung in Stirn u. Nacken möglich. Knacken u. Druckschmerzhaftigkeit des Kiefergelenks, Bruxismus (Zähneknirschen)?
- **Ther.:** NSAR, z. B. Diclofenac 100 mg als Supp., Physiotherapie, zahnärztl. Vorstellung (Fehlstellungen?).

Kopfschmerz bei Medikamentenübergebrauch

- Verursacht durch Einnahme von Analgetika an ≥ 15 d/Mon. über ≥ 3 Mon.
- **Ther.:** Absetzen von Analgetika/Sedativa, Behandlung von Entzugssymptomen, medikamentöse Kopfschmerzprophylaxe, ggf. stat. Behandlung bei langjähriger Problematik.

15.4 Schlaganfall

15.4.1 Diagnostisches Vorgehen

V. a. Schlaganfall ist ein häufiger Einweisungsgrund im Dienst!

- **Leitsymptom** ist ein akut aufgetretenes neurol. Defizit.
- Vordere Zirkulation: Halbseitensymptomatik, kortikale Zeichen (Aphasie, Neglect).
- Hintere Zirkulation: Hirnstammausfälle, Dysarthrie, Doppelbilder, Dysphagie, Sehstörungen, Vigilanzminderung.
- Diagn. u. Ther.-Beginn so früh wie möglich: **„Time is brain.“**

Anamnese/Untersuchung

- **Beginn/Dauer** der Symptomatik, letzter asymptomatischer Zeitpunkt (Fremdanamnese?).
- **Medikamentenanamnese:** Antikoagulation?
- **Vorerkrankungen:** rezente Schlaganfälle, aktive Tumorerkr., Blutungsereignisse, Gerinnungsstörungen, Leberstörungen, Operationen?
- **Neurol. Status** mit genauer Dokumentation (**NIHSS-Score**).
- **Notfalllabor:** Gerinnung, klin. Chemie, Hämatologie, TSH (KM-Gabe).
- **cCT:** mit CT-Angiografie bei potenzieller Thrombolyse/Thrombektomie (proximale Gefäßverschlüsse?), ggf. CT-Perfusion bei Gefäßverschluss u. erweitertem Zeitfenster (4,5–24 h).
- **„Wake-up-Stroke“/4,5–24 h nach Symptombeginn/unklares Zeitfenster/unklares Sy.:** cMRT mit (TOF-)Angiografie, FLAIR/Perfusion (Mismatch-Bildgebung).
- **12-Kanal-EKG:** VHF als Genese? HRST o. Myokardischämie?
- **Doppler-/Duplexsonografie der hirnversorgenden Gefäße:** v. a., wenn z. A. von extrakraniellen Stenosen nur cMRT erfolgt ist.
- **Ggf. Rö Thorax:** bei V. a. Aspirationspneumonie.

Generelle Therapiemaßnahmen

- **Atemwegssicherung:**
  - Oberkörperhochlagerung zur Aspirationsprophylaxe.
  - O_2-Gabe, falls SpO_2 < 95 %.
  - Bei Vigilanzminderung regelmäßige BGA u. evtl. Schutzintubation.
- **RR-Einstellung:**
  - Medikamentöse Senkung bei RR_{syst} > 220/RR_{diast} > 120 mmHg, rasche Senkung vermeiden (**cave** mit Nitroglycerin/Nitrendipin).
  - Medikamentöse Gabe Urapidil (Ebrantil®) 5–50 mg i. v. fraktioniert.
- Vor Thrombolyse RR auf Werte ≤ 180/105 mmHg senken.
  - Gabe von kristalloiden Lösungen bei RR_{syst} < 120 mmHg.
- **Fieber** (≥ 38 °C) senken mittels Paracetamol.

15

- **BZ** sollte zwischen 70–200 mg/dl liegen.
- Bei **Schluckstörungen** Magensonde, ggf. parenterale Ernährung.

15.4.2 Differenzialdiagnose

Transitorisch ischämische Attacke (TIA)

- Komplette Rückbildung der Symptome binnen 24 h ohne Infarktnachweis in der zerebralen Bildgebung.
- Symptome wie ein Hirninfarkt, teilweise auch als Amaurosis fugax verlaufend.
- Oft durch Embolien aus arteriosklerotischen Plaques hirnversorgender Gefäße o. bei VHF.
- Wenn kein Gefäßverschluss u. keine Symptome mehr vorliegen (NIHSS 0 Punkte), dann ist keine Thrombolyse indiziert.
- Aber häufig Vorbote eines Hirninfarkts mit bleibenden neurol. Ausfällen, daher bei akutem Auftreten (< 14 d) stat. Behandlung auf einer Stroke Unit empfohlen.

Hirninfarkt

- **Klinik:** persistierende neurologische Ausfälle gemäß dem betroffenen Stromgebiet u./o. Nachweis einer ischämischen Läsion in der Bildgebung (cCT/cMRT).
- **Spez. Klinik nach Gefäßverschluss:**
  - A. carotis interna o. A. cerebri media: kontralaterale, brachiofazial betonte Hemiparese, Dysarthrie, kortikale Zeichen (dominante Hemisphäre: Aphasie).
  - A. cerebri anterior: kontralaterale, beinbetonte Parese, Antriebsstörung.
  - A. cerebri posterior: kontralaterale homonyme Hemianopsie, Hemihypästhesie, auch isoliert akute Desorientierung u. Gedächtnisstörung.
  - A. vertebralis (z. B. dorsolaterale Medulla oblongata, Wallenberg-Sy.):
    - Kontralateral an Rumpf u. Extremitäten Thermhypästhesie.
    - Ipsilateral Horner-Sy., Parese des Gaumensegels.
    - Ipsilaterale Extremitätenataxie u. Hypästhesie.
    - Schluckstörungen, Dysarthrie.
  - Basilaristhrombose:
    - Paresen bis hin zu Tetraparese mit Pyramidenbahnzeichen, Strecksynergismen.
    - Konjugierte Blickparese, komplexe Okulomotorikstörungen.
    - Dysarthrie u. Dysphagie.
    - Rasche Vigilanzminderung bis zum Koma.
- **Ther.: systemische Thrombolysetherapie** (▶ 15.4.3).

Intrazerebrale Blutung

- Häufigkeit: ca. 15–20 % der Schlaganfälle, v. a. bei art. Hypertonie, oraler Antikoagulation.
- **Klinik:** bei größeren Blutungen ausgeprägte Bewusstseinstrübung u. Herdblick, vegetative Begleitsymptome (z. B. Erbrechen) o. Anisokorie wg. raumfordernden Effekts u. meningealer Reizung. **Cave:** Bei kleineren Blutungen ist die Klinik nicht vom Hirninfarkt zu unterscheiden, daher keine spez. Ther. ohne Bildgebung!
- **Diagn.:** cCT zur raschen DD Blutung/Ischämie, ggf. CT-Angio bei V. a. sek. Blutungsquelle (Aneurysma/AV-Malformation/Dura-Fistel).

15

- **Ther.:**
  - 30°-Oberkörperhochlagerung, ggf. Atemwegssicherung.
  - Senkung hypertensiver RR-Werte (Ziel-RR_{syst} 120–140 mmHg).
  - Urapidil 5–50 mg fraktioniert i. v., Clonidin 0,075 mg s. c., ggf. Perfusor (Urapidil, Clonidin, Dihydralazin). **Cave:** keine zu abrupte RR-Senkung (nicht > 90 mmHg) wegen Gefahr der zerebralen/renalen Hypoperfusion.
  - Antagonisierung von Antikoagulanzien: PPSB-Gabe bei Vit.-K-Antagonisten/Phenprocoumon (30–50 IE/kg nach INR plus 10 mg Vit. K). DOAK: Idarucizumab 5 g bei Dabigatran, Andexanet-alfa bei Apixaban u. Rivaroxaban (Bolus plus 2-h-Infusion, entweder Low-Dose (400 mg plus 480 mg) o. High-Dose (800 mg plus 960 mg), s. Fachinfo). Bei Nichtverfügbarkeit o. Edoxaban-Einnahme ebenfalls PPSB (50 IU/kg).
  - Nach Sicherung der Vitalfunktionen rasche RS/Verlegung in Klinik mit Neurochirurgie.

Subarachnoidalblutung Meist Aneurysmablutung, seltener traumatisch.

- **Klinik:** plötzliche, unbek. **„Vernichtungs-/Donnerschlagkopfschmerz"** (oft z. B. bei Husten, Pressen, Geschlechtsverkehr), ggf. Meningismus, Bewusstseinsstörungen, Übelkeit. **Cave:** Meningeale Reizzustände können bei leichteren Blutungen fehlen.
- **Diagn.:**
  - cCT (innerhalb der ersten 24 h liegt die Sensitivität bei 95 %), bei Nachweis anschließende CT-KM-Angiografie (Aneurysma?).
  - LP, falls cCT neg. ist (kontinuierlich blutiger Liquor in 3-Gläser-Probe), 12 h nach Kopfschmerzbeginn zudem Xantochromie u. zytol. Hämophagozytose.
- **Ther.:** Gabe von **Nimodipin** 6 × 60 mg p. o. zur Vasospasmusprophylaxe, **Normovolämie u. Normotonie** mit Ziel-RR_{syst} < 140 mmHg u. MAD 60–90 mmHg.
- Verlegung in Klinik mit Neuroradiologie/Neurochirurgie zum raschen Coiling o. Clipping des Aneurysmas, ggf. Anlage einer externen Ventrikeldrainage.

Weitere DD

- **„Stroke Mimics"** = schlaganfallähnliche Symptome bei anderen Erkr.
- Epileptischer Anfall.
- Hypoglykämie.
- Aortendissektion (RR-Differenz zwischen den Armen!).
- Migräneattacke mit Aura.
- Akute Extremitätenischämie (isolierte Arm-/Beinparesen mit Pulsdefizit!).
- Schonhaltung/Paresen durch Frakturen (Trauma in der Anamnese?).
- Funktionelle/psychogene Genese.

15.4.3 Systemische Thrombolysetherapie mit rtPA

Indikation

- Akuter ischämischer Schlaganfall.
- Funktionell beeinträchtigendes Defizit (NIHSS > 4 o. behinderndes Symptom, z. B. Aphasie).
- Symptombeginn < **4,5 h** o. **bis zu 9 h, dann MRT-/CT-Perfusionsbildgebung notwendig,** Basilaristhrombose: bis zu 24 h, eher jedoch Thrombektomie anstreben!

Absolute Kontraindikationen

- Akute intrakranielle Blutung o. großer bereits demarkierter Hirninfarkt.
- Antikoagulanzientherapie mit **INR ≥ 1,7** o. rezente Einnahme von DOAK (ggf. Spiegelkontrollen erwägen, falls verfügbar) o. Heparinisierung.
- Blutungsneigung (hämorrhagische Diathese) o. rezente Blutungsereignisse.
- Thrombozytopenie < 100/nl.
- Schwerer Schlaganfall o. Schädel-Hirn-Trauma in den letzten 3 Mon.
- Schwere Lebererkr. (Zirrhose, Varizen, aktive Hepatitis).
- Zerebrales Aneurysma, AV-Malformation o. rezente ZNS-OP.
- Bek. Tumorleiden mit erhöhtem Blutungsrisiko.
- Bakt. Endokarditis, Perikarditis, Pankreatitis.
- Größere OPs o. andere Traumata in den letzten 3 Mon. (ggf. Rücksprache mit Chirurgie über nicht stillbare Blutungen).
- Kürzliche (< 10 d) Herzdruckmassage, Entbindung, Punktion nicht komprimierbarer Gefäße (V. subclavia, V. jugularis).
- Nicht kontrollierbarer RR_{syst} ≥ 185 mmHg (trotz Therapie).

Patientenaufklärung Wenn nicht aufklärungsfähig: Gespräch mit Angehörigen führen.

Labor

- Notfalllabor mit BB (Thrombozyten), BZ, E'lyte, CK, Quick, INR, PTT, aPTT.
- **Zwei** funktionstüchtige i. v. Zugänge!

Durchführung

- Sofortige cCT-Untersuchung mit **i. v. KM-Angio.**
- Bei Blutungsausschluss im cCT u. ohne schwerwiegende Infarktfrühzeichen:
  - Thrombolyse einleiten (wenn im Hause möglich, sonst sofortige Verlegung).
  - **rtPA (Alteplase®) 0,9 mg/kg KG** (Höchstdosis 90 mg): 10 % der Dosis als Bolus i. v., Rest im Perfusor über 1 h.
  - Danach engmaschige Kontrollen (RR_{syst} < 140 mmHg) sowie klin. Beobachtung.
  - Bei proximalen Gefäßverschlüssen (Karotis-, Media-, Basilaris) → endovaskuläre Behandlung mittels **Thrombektomie** in neuroradiol. Zentrum. Auch hier gilt **Time is brain** → sofortige Verlegung zur Prognoseverbesserung.
  - *Überlappend* Thrombolyse durchführen („Bridging"- o. „Drip-and-ship"-Konzept).
  - Zeitfenster nach aktueller Studienlage für Thrombektomie: **6 h bis zu 24 h bei Mismatch-/Perfusionsbildgebung.**
  - Bei klin. Verschlechterung o. unklarer Vigilanzminderung unter Thrombolyse:
    - Abbruch u. erneutes cCT zum Blutungsausschluss.
    - Ansonsten **cCT-Kontrolle nach 24 h.**
  - Behandlung nach Thrombolyse auf einer zertifizierten Stroke Unit, nach mechanischer Rekanalisation mit Intubation auf einer ITS.

15

15.5 Meningismus

15.5.1 Einleitung

- Dem „echten“ **Meningismus** liegt immer eine Reizung der Hirnhäute durch eine schwerwiegende zerebrale Erkr. (Meningitis, Meningoenzephalitis, SAB) zugrunde.
- Bei hochgradigem V. a. Meningitis ohne Vigilanzminderung o. fokalneurol. Defizite soll unmittelbar die LP mit nachfolgender AB-Gabe erfolgen u. erst sek. eine zerebrale Bildgebung. Bei Hirndruckzeichen CT vor LP!
- Die Mortalität einer akuten bakt. Meningitis steigt um 12,6 % pro verstrichener Stunde ohne Antibiose. Aber zuvor immer Blutkulturen asservieren!
- Häufig schwierig abzugrenzen von einer muskuloskelettalen **Nackensteifigkeit** o. einem Rigor. Hier ist meist die Kopfrotation mitbetroffen, u. weitere klassische Meningismuszeichen (z. B. Brudzinski) fehlen.

15.5.2 Diagnostisches Vorgehen

Anamnese

- Zeckenstich in letzter Zeit (FSME in Endemiegebieten, Borreliose)? Auslandsaufenthalte?
- Vorausgegangene Verletzungen des Kopfes o. HWS-Schleudertrauma?
- Vaskuläre Risikofaktoren, v. a. Hypertonus (intrazerebrale Blutung)? Aneurysmen (Familienanamnese)?
- Vorausgegangene LP (postpunktionelles Sy./iatrogene Meningitis)?
- HNO-Inf. (Otitis, Mastoiditis)? HIV-Inf.?

Untersuchung

- **Bewusstsein:** wach/orientiert o. Vigilanzminderung? Intubationspflichtigkeit?
- **Körperhaltung:** Schonhaltung (meningeale Entlastung)? Schmerzverstärkung bei bestimmten Bewegungen (zervikale Wurzelreizungen durch HWS-Schäden)?
- **Kopf:** Klopfschmerz über den NNH (Sinusitis)? Rachenring gerötet (Pharyngitis)?
- **Lymphknoten:** v. a. aurikulär, submandibulär, nuchal u. zervikal?
- **Cor:** Strömungsgeräusch (Endokarditis mit hämatogen-metastatischer Meningitis)?
- **Lunge:** Hinweise auf Pneumonie (hämatogen-metastatische Meningitis)?
- **Abdomen:** Hepato- o. Splenomegalie bei Virusinf. (z. B. EBV)?
- **Neurol. Untersuchung:** Hirnnervenstörung, Pupillenreaktionen, Hirndruckzeichen, Aphasie (Herpesenzephalitis!), Paresen, Reflexe.
- **Begleitsymptome:** Kopfschmerzen, Übelkeit, Erbrechen, Schmerzausstrahlung?

Zusatzdiagnostik

- **LP:** bei Meningismus/Fieber/Kopfschmerzen ohne Hirndruckzeichen Zytologie, Kultur, PCR (HSV, Meningokokken, Multiplex, ggf. panbakteriell/panfungal).

15

- **cCT:** bei V. a. SAB/ICB u. **vor LP bei Hirndruckzeichen/fokal-neurol. Defiziten.**
- **Labor:** Infektparameter, Gerinnung, Abnahme von Blutkulturen
  - Bei tuberkulöser Meningitis können Fieber u. akute Entzündungszeichen fehlen!

15.5.3 Differenzialdiagnose

Meningitis

Akute eitrige, bakterielle Meningitis

- **Klinik:** Trias aus Meningismus, Fieber, Kopfschmerzen; auch Photophobie, Erbrechen. Bei schweren Verläufen Hirnnervenausfälle u. epileptische Anfälle, rasche Bewusstseinstrübung. Meningismus kann im tiefen Koma fehlen!
- **Häufigste Erreger:**
  - Erw.-Alter: 1. Pneumokokken, 2. Meningokokken, 3. Listerien, 4. Staphylokokken.
  - Kindesalter: 1. Pneumokokken, 2. Meningokokken, 3. *Haemophilus influenzae,* 4. Streptokokken.
- **Infektionswege:**
  - Hämatogen-metastatisch (Endokarditis, Pneumonie).
  - Inf. nach Trauma/OP.
  - Durchwanderungsmeningitis bei Otitis media, Mastoiditis o. Sinusitis.
- **Diagn.:** ▶ Abb. 15.3.
  - LP (▶ 15.2.2) u. Blutkulturen → Anbehandlung, sek. cCT/cMRT (auch zur Fokussuche). Bei Hirndruck- o. fokal-neurol. Zeichen cCT vor LP!
  - Isolierung des Pat. u. Schutzkleidung bis Meningokokken-Schnelltest neg.!

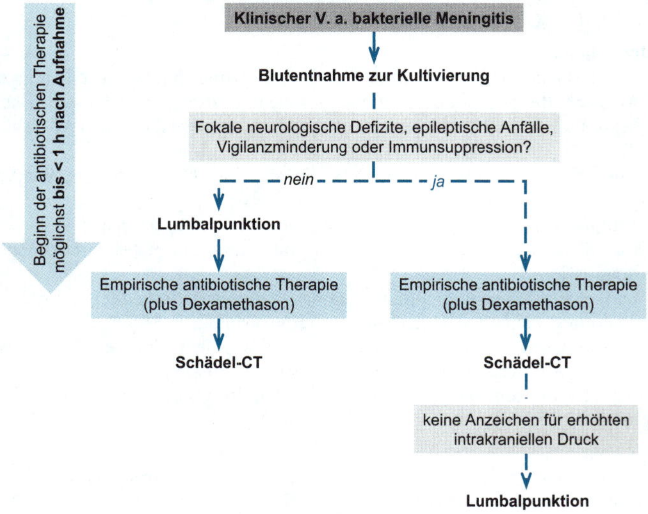

Abb. 15.3 Diagnostisches Schema bei V. a. bakterielle Meningitis [F740-003]

- **Ther.:**
  - Cephalosporin der 3. Generation, z. B. Ceftriaxon 2 × 2 g/d **plus** Ampicillin 6 × 2 g **plus** Aciclovir 3 × 10 mg/kg i. v., bis virale Genese ausgeschlossen (Zellzahl/PCR), **plus** Dexamethason 10 mg i. v. vor Gabe des Antibiotikums u. 4 × 10 mg für 4 d (absetzen, wenn keine Pneumokokken o. H. *influenzae* vorliegen).
  - Nosokomiale Meningitis: Meropenem 3 ×2 g i. v. und Vancomycin 2 × 1 g i. v.
  - Kinder: Cephalosporin der 3. Generation (keine Listerien!).
  - Bei epileptischen Anfällen Lorazepam akut, übergangsweise Levetiracetam.
  - Fiebersenkende Maßnahmen mit Paracetamol i. v.
  - Nach Erregerbestimmung gezielte antibiotische Ther. nach Antibiogramm.
  - Bei **V. a. Meningokokkenmeningitis** (Petechien!):
    – Isolierung des Pat. für 24 h nach erster AB-Gabe, sofortige Meldung an Gesundheitsbehörde.
    – Enge Kontaktpersonen über mögliche Symptome aufklären.
    – Chemoprophylaxe für alle Kontaktpersonen einleiten: Rifampicin 600 mg p. o. alle 12 h für 2 d. *Kinder* bis 60 kg: 2 × 10 mg/kg KG/d; alternativ: Ciprofloxacin einmalig 500 mg p. o., *Schwangere:* Ceftriaxon 250 mg i. m.
  - Bei Vorliegen von Hirndruckzeichen Verlegung auf neurol. ITS, ggf. neurochir. Mitversorgung (Ventrikeldrainage).

Tuberkulöse Meningitis

- Isolierung, falls offene pulmonale Tbc.
- Tuberkulostatische Vierfachtherapie für zunächst 2 Mon.: Isoniazid (5 mg/kg, Maximaldosis 300 mg), Rifampicin (10 mg/kg, Maximaldosis 600 mg), Ethambutol (15 mg/kg, Maximaldosis 1.600 mg) u. Pyrazinamid (25 mg/kg, Maximaldosis 2.500 mg).

Virusmeningitis

- Häufig weniger ausgeprägte Symptomatik als bei bakt. Meningitis.
- Meist gute Prognose, Abklingen der Symptomatik nach einigen Tagen.
- **Ther.:**
  - Bettruhe, Fiebersenkung, Analgesie.
  - Bei V. a. HSV o. VZV: Aciclovir 3 × 10 mg/kg/d i. v. für 10–14 d, bei negativer PCR absetzen.
  - Überwachung auf neurol. Ausfälle (Enzephalitis).

Enzephalitis

- **Klinik:** Entzündung des Hirnparenchyms mit fokalen u./o. neuropsychol. Defiziten, in Komb. mit Meningitis möglich = Meningoenzephalitis.
  - Bewusstseinsstörungen bis hin zum Koma, epileptische Anfälle.
  - Wesensänderung, Desorientierung, Gedächtnisstörung, Delir, Psychose, Aphasie (HSV!), evtl. neurol. Herdsymptome, Hirndruckzeichen.
  - Erbrechen, Kopfschmerzen, Gliederschmerzen, Fieber.
- **Erreger:** meist durch Viren verursacht, aber auch autoimmune Genese möglich.
  - Herpes simplex (HSV 1 u. 2) o. Herpes zoster (VZV), Entero-, Echo-, Coxsackie-, Polio-, Mumps-, Adeno-, Zytomegalie-, HIV.
  - Auch durch Protozoen (Toxoplasmose, Malaria nach Tropenaufenthalt!).
  - Selten Pilze.

- **Diagn.**:
  - Klinik u. LP, cMRT, EEG bei V. a. epileptische Anfälle.
  - PCR/Kulturen für o. g. Erreger.
  - Bei fehlendem Nachweis viraler Erreger: antineuronale AK bestimmen (u. a. Anti-NMDA, -LGI1, -AMPA, -GABA, -Hu/-Yo/-Ri).
- **Ther.**:
  - Aciclovir 10 mg/kg KG 3 ×/d i. v. für 10–14 d (bei HSV 1 u. 2, VZV).
  - Bei V. a. Autoimmunenzephalitis: Kortisonstoß: Prednisolon 500–1.000 mg i. v. über 3–5 d (autoimmune Genese). Kortisongabe sollte idealerweise erst *nach* cMRT erfolgen. Ggf. Plasmapherese o. Immunadsorption, weiterführende Therapien (z. B. Rituximab, Cyclophosphamid, Azathioprin).

- Die Zellzahl kann bei einer HSV-Enzephalitis unauffällig sein!
- Eine virale Erregeranzüchtung aus dem Liquor ist i. d. R. nicht möglich, PCR erforderlich.

Weitere Ursachen

Subarachnoidalblutung Hirnhautreizung durch Blutung: ▶ 15.4.2.

Intrazerebrale Blutung Bei Einbruch ins Ventrikelsystem Reizung der Meningen möglich. In diesen Fällen meist ausgeprägte Vigilanzminderung.

Schädel-Hirn-Verletzungen Durch ICB ist Hirnhautreizung mit Meningismus möglich.

Postpunktionelles Syndrom Liquorunterdrucksy. durch Liquorleck nach LP/Spinalanästhesie bis zu 14 d nach der Punktion.

- **Klinik:** intensive Kopfschmerzen v. a. bei aufrechter Körperhaltung, Besserung im Liegen. Nackensteife (Pseudomeningitis), evtl. Übelkeit u. Erbrechen.
- **Diagn.:** Anamnese u. Klinik, cCT: Hygrome, Ausschluss Meningitis durch erneute LP. **Cave:** Durch postpunktionellen meningealen Reiz können im Liquor evtl. leichte Pleozytose u. Eiweißvermehrung vorliegen (DD: entzündl. Prozess) → Verschlechterung der Beschwerden durch erneute Liquorentnahme möglich.
- **Ther.:** Ruhe, Flüssigkeit, Koffein (2 × 200 mg/d), Analgesie, ggf. epiduralen Blutpatch.

Raumfordernde intrakranielle Prozesse der hinteren Schädelgrube Tumoren, Hämatome o. Hirnabszesse im Bereich der hinteren Schädelgrube können durch Drucksteigerung zu meningealen Reizerscheinungen führen.

Opisthotonus bei Tetanus Sehr seltenes, akut lebensbedrohliches Krankheitsbild durch Inf. mit *Clostridium tetani*. Hochgradige Nackensteifigkeit mit fixierter Reklination, generalisierte Muskelkrämpfe, Hypersalivation, Lebensgefahr durch Larynx-Pharynx-Spasmus.

Chronisches HWS-Syndrom ohne Begleiterscheinungen

- NSAR, z. B. Diclofenac 100 mg Supp. u./o. zentral wirkendes Muskelrelaxans (z. B. Tizanidin, Tolperison).
- Zudem Wärmeapplikation u. Physiotherapie.

Nach Einnahme eines zentralen Muskelrelaxans nicht mehr Auto fahren (sedierender Effekt).

15.6 Epileptischer Anfall

15.6.1 Diagnostisches Vorgehen

- Initial steht der **Schutz des Pat.** vor Verletzungen im Vordergrund.
- Ein erstmaliger epileptischer Anfall ist abklärungspflichtig. Bei bek. Epilepsie u. rascher Erholung kann die KH-Einweisung erwogen werden.

Allgemeinmaßnahmen bei epileptischen Anfällen

- Pat. sicher lagern, **nicht** festhalten.
- Nicht mit Gewalt einen Zungenkeil o. Hand einführen: **Verletzungsgefahr!**
- Danach stabile Seitenlagerung o. **Oberkörperhochlagerung** (Aspirationsgefahr).

Medikamentöse Akuttherapie

- Medikamente der Wahl: Lorazepam 2–4 mg i. v., Midazolam 5–10 mg nasal (off-label), Diazepam 10–20 mg rektal.
- **Cave:** Sedation/Ateminsuff.
- Die meisten Anfälle sistieren innerhalb von 2 min spontan u. müssen daher nicht akut behandelt werden. Bei wiederholten Anfällen o. protrahiertem Verlauf (vor allem > 5 min) ist eine Akuttherapie aber erforderlich u. senkt die Wahrscheinlichkeit eines weiteren Anfalls o. auch eines Status epilepticus.

Sofortige Diagnostik

Anamnese/Untersuchung

- Bewusstsein: Wach u. orientiert? Noch postiktal verwirrt/unruhig (wenige Minuten bis 24 h möglich, bei alten/dementen Pat. auch mehrere Tage)?
- Fremdanamnese (Anfallssemiologie): Wurde der Anfall beobachtet o. gibt es Handyvideos? Aura/Prodromi? Augen geschlossen, offen, Herdblick? Anfallsverlauf u. Dauer? Sturz/Trauma? Enuresis, Enkopresis, Zungenbiss (= iktale Stigmata)?
- Bek. Anfallsleiden? Wie oft u. wann zuletzt? Familienanamnese?
- Fokal-neurol. Defizite als Hinweis auf zerebrale Akutpathologie. DD: Todd-Parese nach epileptischem Anfall.
- Vaskuläre Risikofaktoren (Gefäßstenosen, Hypertonie, Hypercholesterinämie)?
- Medikamente? Regelmäßige Einnahme? Verminderte Resorption z. B. durch Diarrhö?
- Suchtanamnese mit Alkohol-, Drogen- o. Medikamentenabusus o. -entzug?
- Fötor: Alkohol, urämisch, hepatisch?
- Haut: Einstichstellen bei Drogenabusus, Hämatome?
- Abnorme Gelenkstellungen o. -beweglichkeit, Klopfschmerz der Wirbelsäule?

Diagnostik

- **CT:** immer bei erstmaligem Anfall, Trauma o. schwerer Vigilanzminderung.
- **Labor:** E'lyte, Niere, Leber, Entzündungsparameter, Medikamentenspiegel?

- **EKG:** kardiale Vorerkr. (DD: konvulsive Synkope).
- **Urinstatus:** HWI häufiger Triggerfaktor für Anfälle im höheren Alter.
- **LP:** bei Meningismus/Fieber/erstmaliger Anfall u. möglicher Enzephalitis.

Weiterführende Diagnostik

- **Neurol. Konsil.**
- **EEG:** interiktal häufig normal, daher keine Notfallind., außer bei Status epilepticus.
- **MRT:** bei erstmaligem Anfall, intrakranielle Raumforderung o. sonstiger Fokus?

15.6.2 Differenzialdiagnose

Epilepsie

- Eine Epilepsie liegt vor, wenn nicht von einem einzelnen Anfallsereignis, sondern einer Rezidivgefahr ausgegangen wird, entweder aufgrund vorangegangener Anfälle o. eines hohen Rezidivrisikos z. B. durch strukturelle ZNS-Läsionen o. ein Epilepsie-Sy.
- Hiervon abzugrenzen sind provozierte Anfälle, akut symptomatische Anfälle u. auch psychogene nichtepileptische Anfälle.

Einteilung/Klinik

Generalisierte Anfälle

- **Klonisch:** schnelle, rhythmische, symmetrische Zuckungen antagonistischer Muskeln.
- **Tonisch:** anhaltende Versteifung der Muskulatur starker Intensität
- **Atonisch:** plötzlicher Tonusverlust der Muskulatur.
- **Myoklonisch:** rasche, unwillkürliche, nicht unbedingt rhythmische Muskelzuckungen.
- **Tonisch-klonische Anfälle (Grand-Mal):**
  - Bewusstseinsverlust, evtl. Initialschrei, Sturz.
  - Augen offen, evtl. Blickdeviation, Pupillen weit mit reduzierten Lichtreflexen.
  - Zunächst tonische Phase (Dauer ca. 30 s): Beine gestreckt, Arme gebeugt o. gestreckt, Apnoe mit Zyanose.
  - Klonische Phase (Dauer ca. 1–5 min): rhythmische Zuckungen von Armen u. Beinen, Zungenbiss, Schaum vor dem Mund, Urin-, Stuhlabgang.
  - Postiktale Verhangenheit: anfangs nicht erweckbar, danach oft Unruhe u. Verwirrtheit (DD konvulsive Synkope: hier unmittelbar wieder adäquat).

Fokale Anfälle Bei fokalen Anfällen kommt es zu variablen Symptomen, teils in Komb. o. auch ineinander übergehend mit o. ohne Bewusstseinsverlust. Man unterscheidet:

- **Motorisch:** tonisch, atonisch, klonisch, myoklonisch, hyperkinetisch, Automatismen.
- **Nichtmotorisch:** sensorisch, autonom, kognitiv, emotional, Verhaltens-/Spracharrest.
- **Aura:** z. B. Sinneswahrnehmungen, Schwindel, „komisches" Gefühl.

Akute symptomatische und provozierte epileptische Anfälle

- Jede Schädigung des Gehirns kann zu epileptischen Anfällen führen, z. B. intrakranieller Tumor, Trauma, Meningoenzephalitis, Ischämie, Blutung, hypertensive/septische Enzephalopathie.
  - **Ther.:** unter Nutzen/Risiko-Abwägung ggf. vorübergehende antiepileptische Ther., z. B. mit Levetiracetam 2 × 750 mg/d.
- Wenn ein eindeutiger Provokationsfaktor wie Alkohol-/Medikamentenentzug, BZ- u. E'lytentgleisungen, Fieber/Sepsis vorliegt, sollte dieser gezielt behandelt werden; es liegt wahrscheinlich keine Epilepsie zugrunde.
  - **Absetzen anfallsfördernder Medikamente:** u. a. Penicillin, Ciprofloxacin, Morphin, Neuroleptika/trizyklische Antidepressiva, KM-Gabe, Anticholinergika/Diphenhydramin.
  - **Hypoglykämie:** sofort Glukose 40 % 60 ml i. v. (nach Thiamingabe!). Sicher provozierte Anfälle liegen aber erst bei BZ < 40 mg/dl vor.
  - **Alkoholentzug:** Benzodiazepin z. B. Clonazepam (ca. 4 × 1 mg/d) ausschleichend u. Vit. B_1 mind. 200 mg/d i. v. über 7 d.

> Fieber erniedrigt die Krampfschwelle, daher immer rasche Fiebersenkung bei Infekt!

Psychogene nicht-epileptische („dissoziative") Anfälle

- **Klinik:** Kein einzelnes Symptom grenzt einen psychogenen von einem „echten" epileptischen Anfall ab! Asynchrone, unrhythmische, an-/abschwellende Entäußerungen mit wechselnder Seitenbetonung u. geschlossenen Augen (Zusammenkneifen) sprechen aber eher für eine psychogene Genese.
- **Ther.:** Meist geringes Ansprechen auf Benzodiazepine (**cave:** daher häufig hohe Dosierungen präklinisch bis zur Intubationspflichtigkeit!). Therapieversuch mit Ammoniakampullen.

Status epilepticus

- **Anfallsdauer ≥ 5 min** o. fehlendes Wiedererlangen des Bewusstseins bei Anfallsserie.
- **Allgemeintherapie** mit Ausschluss von Provokationsfaktoren (s. o.), Sicherstellung der Vitalparameter (ABCDE-Schema).
- **Stufentherapie:**
  1. **Initialbehandlung (10–20 min) mit Benzodiazepinen:** Lorazepam 0,1 mg/kg i. v. (max. 4 mg/Bolus, 2 mg/min) o. Clonazepam 0,015 mg/kg (max. 1 mg/Bolus) o. Diazepam 0,15–0,2 mg/kg i. v. (max. 10 mg/Bolus, max. ca. 30 mg) o. Midazolam 0,2 mg/kg i. v. (max. 10 mg/Bolus) – hier bei fehlendem Zugang Midazolam auch i. m. oder intranasal applizierbar 10 mg bei > 40 kg, 5 mg bei < 40–13 kg KG.
  2. **Intensivüberwachung (30–60 min):** Levetiracetam 60 mg/kg i. v. (max. 4.500 mg über > 10 min) o./ggf. zusätzlich Lacosamid 5 mg/kg über 15–20 min (**cave:** AV-Block) o. Valproat 40 mg/kg i. v. (max. 3.000 mg u. 10 mg/kg/min) o. Phenytoin 20 mg/kg i. v. (max. 50 mg über > 10 min).
  3. **Intensivtherapie mit Intubationspflichtigkeit (> 60 min):**
     - Midazolam 0,2 mg/kg i. v. als Bolus u. (EEG-gesteuerte) Perfusor-Erhaltungsdosis 0,1–0,5 mg/kg/h *oder*
     - Propofol 2 mg/kg i. v. als Bolus, Erhaltungsdosis 4–10 mg/kg/h i. v.

15

- Alternativ: Thiopental 5 mg/kg als Bolus (0,5–5 mg/kg/h als Perfusor, Ziel: Burst-Suppression-EEG-Muster).
- Fortführung für mind. 24 h, Verlegung auf neurol. ITS.

4. **Superrefraktärer Status (> 24h):**
   - Differenzialdiagnostik (autoimmun → Kortisonstoßther., infektiös?).
   - Vertiefung der Narkose (Ketamin, Isofluran).
   - Ketogene Diät, Elektrokonvulsionstherapie
   - Ein epilepsiechir. Eingriff als individueller Heilversuch.

15.6.3 Generelles Management

- Nachbeobachten, bis Pat. wieder völlig aufgeklart ist.
- Schwerwiegende internistische o. zerebrale Erkr. ausschließen.
- Akute Verletzungen ausschließen.
- Pat. mit *bekannter* Epilepsie können nach Reorientierung *ambulant* verbleiben.
- Jeder *erstmalige* epileptische Anfall sollte abgeklärt werden (EEG, MRT).
- Verbleib auf Normalstation mit regelmäßigen RR-, Puls-, Pupillenkontrollen möglich.
- Nach generalisiertem Anfall Bettgitter hochstellen u. abpolstern.
- Bei Entlassung: über Fahrverbot aufklären (s. Begutachtungsleitlinien)!

15.7 Schwindel

15.7.1 Diagnostisches Vorgehen

Anamnese

- Beginn u. Dauer des Schwindels: akutes o. chron. rezid. Auftreten?
- Art des Schwindels: Drehschwindel (eher vestibulär), Schwankschwindel (eher zentral), Benommenheit (präsynkopal)?
- Trauma im Zusammenhang mit dem Schwindel?
- Abhängigkeit von Lagewechsel:
  - Schwindel beim Aufstehen (orthostatische Dysregulation, Anämie?).
  - Beim Kopfdrehen, v. a. im Liegen (paroxysmaler Lagerungsschwindel).
- Ohren: Entzündungen (z. B. Rötung u. Bläschen bei Zoster), Otitis media? Tinnitus?
- Akute thorakale Schmerzen oder Atemnot (→ kardiale Ischämie o. Lungenembolie)?
- Kardiale Erkr.: Herzinsuff., Klappenfehler, Arrhythmien, AV-Block, Bradykardie?
- Zerebrale Erkr. (Schlaganfall, Tumor)? Extrakranielle Gefäßstenosen (Strömungsgeräusch über Karotiden)?
- Medikamente?
- Psychische Belastungen, Verluste o. Stresssituationen, Angst vor Stürzen (phobischer Schwindel)?

Neurologische Untersuchung

- Orientierende neurol. Untersuchung (s. o.), insb. Frage nach fokal-neurol. Defiziten, Paresen, Gangstörung, Hirnstammausfällen.
- Koordinationsstörung (Finger-Nase-Versuch → zerebelläre Sympt.).
- Tremor der Hände (Alkohol, Hyperthyreose, Leberzirrhose)?
- Begleitend Kopfschmerzen (→ vestibuläre Migräne)?
- Schwindel durch körperl. Belastung ausgelöst (→ kardiale Genese)?

Peripher-vestibuläre Funktionsprüfung

- Nystagmus (Spontan-, Blickrichtungsnystagmus, Untersuchung mit Frenzel-Brille).
- Halmagyi-Kopfimpulstest (ipsilaterale Nachstellsakkade bei Vestibulopathie).
- Lagerungsproben (Dix-Hallpike- o. Sémont-Manöver → benigner paroxysmaler Lagerungsschwindel [BPLS]).
- Ohrgeräusche o. Schwerhörigkeit (→ M. Menière)?

Zusatzdiagnostik

- **Labor:** Anämie, Elektrolyte, Leber-, Niereninsuff., ggf. Troponin T.
- **BZ**-Messung (Hypoglykämie? Verdacht bei Diabetikern u. Alkoholikern).
- **EKG** mit langem Rhythmusstreifen (25 mm/s).
- **cCT:** bei auffälligen Befunden, kardiovaskulären Risikofaktoren o. VHF, Trauma.

> Hilfreich zur Unterscheidung zentraler u. peripherer Schwindelursachen ist der HINTS-Test (**H**ead **I**mpulse, **N**ystagmus, **T**est of **S**kew deviation). Eine Kombination aus Bulbusdivergenz („skew"), normalem Kopfimpulstest u. Blickrichtungsnystagmus entgegen der Richtung des Spontannystagmus weist auf eine Hirnstamm- o. Kleinhirnläsion hin!

Weiterführende Diagnostik

- cMRT (insb. bei V. a. vertebrobasiläre Läsionen).
- Doppler-Sonografie der Hirngefäße (Stenosen?).
- TTE (Vitien, Kardiomyopathie, Emboliequelle?).
- Wiederholtes Langzeit-EKG.
- Schellong-Test (orthostatische Dysregulation?).
- Neurologisches/HNO-ärztl. Konsil.

15.7.2 Differenzialdiagnose

15

> - **Schwindel im engeren Sinne:** Drehschwindel, Schwankschwindel o. Liftgefühl.
> - **Patientenverständnis:** auch Benommenheitsgefühl mit allg. Unsicherheit, Krankheitsgefühl, Unwohlsein/Übelkeit.
> - Genaue **Anamneseerhebung u. Untersuchung** vor Einleitung überflüssiger Diagn.
> - Bei *jüngeren* Pat. unbedingt an internistische Krankheitsbilder denken!
>   - z. B. Herzinfarkt o. LE mit Erniedrigung des HZV.
>   - Metab. Entgleisungen (BZ, E'lytstörungen, Anämie).

Peripher-vestibuläre Ursachen

- **Neuritis vestibularis:** akuter Drehschwindel begleitet von Erbrechen, Fallneigung ipsilateral, Spontannystagmus zur Gegenseite, keine Hörstörungen. Über Stunden bis Tage anhaltend, dann allmählich abklingend. *Ther.:* Prednisolon 100 mg/d, Reduktion um 20 mg alle 2 d, HNO-Konsil.
- **Benigner paroxysmaler Lagerungsschwindel (BPLS):** durch Kopfbewegungen o. Lagewechsel (häufig im Bett liegend) ausgelöste Drehschwindelatta-

cken mit Nystagmus, einige Sekunden andauernd. *Ther.:* „Befreiungsmanöver“ nach Sémont (insgesamt 3 × u. 3 ×/d):
  - Sitzender Pat., Kopf um 45° zum *nicht* betroffenen Ohr drehen.
  - Pat. zum *betroffenen* Ohr lagern (1 min), Beibehaltung der Kopfposition.
  - Kippung des Pat. zum *nicht* betroffenen Ohr, Nase zeigt nach unten (1 min).
- **Morbus Menière:** akut einsetzende Symptomtrias von Schwindel, Schwerhörigkeit u. Tinnitus. Meist Erbrechen, Spontannystagmus u. Fallneigung ipsilateral. **DD Hörsturz.**
- **Kinetosen (Reisekrankheit):** vegetative Begleitsymptome: Übelkeit, Erbrechen, Hypotonie, Kopfschmerzen. *Ther.:* Ruhigstellung, Dimenhydrinat Supp.

Neurologische Ursachen

- **Zerebrale Ischämien:** V. a. Perfusionsminderung vertebrobasilär, teils mit Drop Attacks (Versagen der Beine meist ohne Bewusstseinsverlust) o. Synkopen, zudem Hirnnervenausfälle, Koordinationsstörung, Paresen.
- **Posttraumatisch:** nach Commotio cerebri. Bei weiteren neurol. Symptomen Ausschluss intrakranieller Blutungen!
- **Schwindelaura bei Epilepsie.**
- **Entzündl. zerebrale Erkr.:** z. B. Meningoenzephalitis, Zoster oticus.

Internistische Ursachen

- **Vermindertes HZV:**
  - Zerebrale Minderperfusion, z. B. durch akute HRST, Herzinfarkt, LE.
  - Unter Belastung bei Herzinsuff. (z. B. Kardiomyopathie, KHK).
  - Mechanische Hindernisse (Aortenklappenstenose).
- **RR-Regulationsstörungen:**
  - Bei stark erhöhtem RR (hypertensive Krise).
  - Bei erniedrigtem RR (Hypotonie, orthostatische Dysregulation).
- **Medikamenten-NW:**
  - Antihypertensiva, Aminoglykoside, v. a. Gentamicin (vestibulotoxisch).
  - Antiepileptika (z. B. Carbamazepin), Antiparkinsonmittel (z. B. L-Dopa), Psychopharmaka (z. B. Antidepressiva o. Benzodiazepine).
- **Metabolische Störungen:**
  - Hypo- o. Hyperglykämie.
  - Hyperthyreose.
  - Urämie, hepatische Enzephalopathie.
- **Vergiftungen:** Alkohol, Koffein, Arsen, Blei, Quecksilber, Jod, Benzol.
- **Hyperventilation:** Schwindel, Kopfschmerzen, periorales Kribbeln, Hyperventilationstetanie („Pfötchenstellung“), Parästhesien.
- **Entzugssymptomatik:** Alkohol-, Tabletten- o. Nikotinentzug.
- **Psychische Ursachen:** psychosomatisches Korrelat bes. Belastungen o. Angst.

Ophthalmologische Ursachen

- **Glaukomanfall:** Kopfschmerzen, harter Bulbus, rotes Auge u. Visusverlust.

15.8 Paresen

15.8.1 Diagnostisches Vorgehen

Anamnese

- **Symptombeginn** (akut, subakut, chronisch)?
- Begleitbeschwerden: Kopfschmerzen, Übelkeit, ins Bein ausstrahlende Schmerzen (radikulär)?
- Bek. zerebrale Grunderkr. (z. B. Hirntumor, Schlaganfälle)?
- Vaskuläre Risikofaktoren (Stenose extrakranieller Gefäße als Emboliequelle)?
- Kardiale Grunderkr. (absolute Arrhythmie, Herzinfarkt, Klappenvitium)?
- Bek. degenerative WS-Veränderungen („Ischiasanamnese“)?
- Bek. Tumorleiden (WK-Metastasen mit Kompressionserscheinungen)?

Untersuchung

- **Vigilanzminderung,** Sprech-/Schluckstörungen.
- **Inspektion (Atrophien, Faszikulationen).**
- **Muskeltonus** (Spastik, schlaffe Paresen)?
- **Lokalisation u. Muster** der Paresen (Mono-, Para-, Tetraparese)?
- **Kraftgrad** der Paresen (**0–5 nach MRC)?**
- **Reflexstatus** (erloschen, abgeschwächt, lebhaft, gesteigert)?
- **Weitere fokal-neurol. Defizite** (Hypästhesie)?
- Harnretention, Inkontinenz, Sphinktertonus?
- Fieber o. Entzündungszeichen (Infektionskrankheit als Auslöser einer Meningitis)?

Zusatzdiagnostik

- **EKG:** bei kardialen Vorerkr. HRST? Ischämiezeichen?
- **Labor:** BSG, BB, Krea, E'lyte, PTT u. Quick.
- **LP:** bei V. a. Meningitis o. Guillain-Barré-Sy.
- **cCT:** DD Hirninfarkt/Blutung bei Halbseitensymptomatik o. Hirndruckzeichen.
- **CT Wirbelsäule:** bei akuter Para- o. Tetraparese.

Nicht sofortige Diagnostik

- Duplex-Sono der extrakraniellen Gefäße zur Erfassung von Stenosen, evtl. Angiografie.
- Radiol. Darstellung der intrakraniellen Hirngefäße (MR-Angio).
- Elektroneurografie/Elektromyografie bei V. a. periphere Nervenläsionen o. Myopathie.

15.8.2 Differenzialdiagnose

- Zerebrale u. spinale Prozesse führen zu **zentralen (spastischen) Paresen** mit **erhöhtem** Muskeltonus, Reflexsteigerung u. pathol. Reflexen (Babinski), diese können aber im Anfangsstadium noch fehlen!
- Störungen des 2. Motoneurons, der neuromuskulären Übertragung o. der Muskeln äußern sich als **periphere (schlaffe) Paresen** mit **herabgesetztem** Muskeltonus u. Reflexen, fehlenden Pyramidenbahnzeichen.

Halbseitenlähmung (Hemiparese) zentraler Genese

- **Akute zerebrale Ischämie o. intrazerebrale Blutung:** kontralaterale schlaffe Hemiplegie, Aphasie, Neglect, Hemianopsie (▶ 15.4).
- **Zerebrale Raumforderungen:** i. d. R. allmählich zunehmende Lähmungserscheinungen. Bei Tumorblutung auch akut auftretende Symptomatik mögl. (▶ 15.9).
- **Entzündl. zerebrale Läsionen:** z. B. bei MS, hier meist subakutes Auftreten mit Persistenz > 24 h.
- **Postiktal:** als Todd-Parese nach epileptischem Anfall mit Rückbildung < 24 h.

Querschnittlähmung (Para- oder Tetraparese) zentraler Genese

Spinaler Tumor/Wirbelmetastase Bei langsamem Wachstum allmählich zunehmende sensomotorische Störungen in einer Extremität. Selten akute Lähmung einer Extremität durch Wurzelkompression.

Akutes spinales Querschnittsyndrom (Bspw. durch Wirbelfraktur, dorsale Bandscheibenprotrusion, selten auch Durchblutungsstörung der A.-spinalis-anterior-/A.-radicularis-magna-Sy. o. entzündl. Läsionen bei MS).

- Zunächst schlaffe, später spastische beinbetonte Tetra- o. Paraplegie.
- Dissoziierte Sensibilitätsstörungen (Berührungsempfinden erhalten, Schmerz- u. Temperaturempfinden gestört).
- Blasen-, Mastdarm- u. Potenzstörungen (Sphinktertonus prüfen!).
- Bei hohem Sitz (C4) Lebensgefahr durch Atemlähmung ohne Bewusstseinsstörung.
- Nach Stabilisierung der Vitalfunktionen sofortige Verlegung in neurochir. Zentrum.

> Das Konus-Kauda-Sy. (Paraparese der Beine mit Blasen- u. Darmentleerungsstörungen) ist ein akuter Notfall.
> - Ursache kann ein großer Bandscheibenvorfall sein.
> - Sofortige OP-Ind. („Darüber darf die Sonne nicht aufgegangen sein").

15

Periphere Lähmungen

Bandscheibenprotrusion/-prolaps Einseitige schlaffe Lähmung z. B. der Fuß- u. Zehenbeuger (S1) o. -heber (L4/L5) durch Wurzelkompression. Begleitend Sensibilitätsstörungen im entsprechendem Dermatom (▶ Abb. 15.2) u. Reflexausfälle. Wenn keine höhergradigen Paresen o. Darm-, Blasenentleerungsstörung vorliegen: kons. Prozedere mit Verbot von längerem Sitzen, Physiother., Analgetika.

Myasthenia gravis Belastungsabhängige Muskelschwäche durch Acetylcholinrezeptor-AK.

- **Klinik:** früh Befall der äußeren Augenmuskeln (Doppelbilder, Ptosis), Schluckstörung, Muskelschwäche bei wiederholten Bewegungen, Verstärkung im Tagesverlauf.
- **Diagn.:** Simpson-Test (Ptosis/Okulomotorikstörung durch 90 s nach oben schauen), Besserung der Muskelschwäche durch Tensilon o. alternativ Pyridostigmin.
- **Ther.:** Pyridostigmin (z. B. 3 × 60 mg/d) u. Immunsuppression (Kortikoide, ggf. Azathioprin, Thymektomie erwägen). Akute myasthene Krise mit Ateminsuff.: IVIG (0,4 g/kg KG/d über 5 d) o. Plasmapherese plus Pyridostigmin-Perfusor (10 mg/50 ml), Verhältnis oral zu i. v. = 30 : 1.

Guillain-Barré-Syndrom Akute inflammatorische demyelinisierende Polyneuropathie, meist postinfektiös (2–4 Wo. nach Inf. mit C. *jejuni, M. pneumoniae* o. CMV).

- **Klinik:**
  - Zuerst Parästhesien der Extremitäten, Rückenschmerzen, Krankheitsgefühl.
  - Progrediente, aufsteigende motorische Schwäche (schlaffe proximal betonte Paraparese der Beine, auch distal beginnend mögl.).
  - Areflexie, Schluckstörungen, (bilaterale) Fazialisparese.
  - In schweren Fällen Lebensgefahr durch Atemlähmung u. HRST.
- **Diagn.:** Klinik (v. a. Areflexie!), LP → keine ausgeprägte Pleozytose, aber deutliche Eiweißerhöhung (zytoalbuminäre Dissoziation), Bestätigung durch Elektroneurografie.
- **Ther.:**
  - IVIG 0,4 g/kg/d über 5 d, alternativ Plasmapherese (schwere Verlaufsformen).
  - Bei Ateminsuff. u. aufsteigenden Lähmungen Überwachung auf ITS, ggf. Intubation.

Bannwarth-Meningopolyneuritis (Neuroborreliose)

- **Klinik:**
  - Manifestation Wochen bis Monate nach Zeckenstich.
  - Initial lokale Inf. an der Einstichstelle (Erythema migrans).
  - Parese der Extremitäten, bds. Fazialisparese, radikuläre Schmerzen.
  - Begleitend evtl. auch Gelenkbeschwerden (Lyme-Arthritis).
- **Diagn.:** Serologie, LP. **Cave:** Nachweis von Serum-AK reicht nicht, Liquor-AK u. Liquor-/Serum-Quotient (AKI > 1,5) müssen bestimmt werden!
- **Ther.:** Ceftriaxon i. v. 1 × 2 g/d i. v. über 14–21 d (Früh-/Spätform), alternativ Doxycyclin p. o. 2–3 × 100 mg für 14–21 d.

Hirnnervenparesen

Fazialisparese

- **Zentrale Parese:** Stirnast nicht betroffen, Augenschluss allenfalls leicht betroffen. Ursache: Schlaganfall, zerebrale Entzündungen, Tumor → zerebrale Bildgebung.
- **Periphere Parese:**
  - Stirn- u. Augenast mitbetroffen.
  - Evtl. zusätzlich Hyperakusis, gestörte Geschmacksempfindung, vollständiger Augenschluss nicht mehr möglich (Bell-Phänomen).
  - Ursache: 60–75 % idiopathisch; plötzliches Einsetzen binnen Stunden, Rückbildung innerhalb von Wochen.
  - Seltenere Ursachen: Zoster oticus (Zosterbläschen im Gehörgang), Bannwarth-Meningopolyneuritis, Mittelohrprozesse, Guillain-Barré-Sy., Neurolues.
- **Diagn.:** bei V. a. Mastoiditis → cCT, bei V. a. Zoster o. Borreliose → LP.
- **Ther.:** bei idiopathischer Fazialisparese (Ausschlussdiagnostik) u. fehlenden KI:
  - Prednisolon 60 mg p. o. über 5 d mit Ausschleichen um 10 mg/d *oder* 2 × 25 mg über 10 d.
  - Bei inkomplettem Lidschluss Uhrglasverband u. Augensalbe.
  - Mimikübungen (Spiegel/physiotherapeutisch begleitet).
  - Bei Zoster oticus o. Neuroborreliose: i. v. antiinfektive Ther.

15

> Bei plötzlich aufgetretenen peripheren Fazialisparesen insbes. mit weiteren Hirnnervenausfällen (N. abducens) u. vaskulären Risikofaktoren muss eine nukleäre Fazialisparese durch Hirnstamminfarkte bedacht werden!

Funktionelle Paresen

- Konversionsstörung: durch akute o. chron. Belastungsreaktionen (z. B. Autounfall, Tod eines Angehörigen, Überforderungserleben), Maximalform: dissoziativer/psychogener Stupor.
- Plötzliche Schwäche einzelner o. aller Extremitäten, scheinbarer Sprachverlust u. Bewusstseinsveränderung, auch Erregungszustände mögl.
- **Diagn.:** Anamnese (auslösende Situation), sorgfältige Untersuchung, Ablenkbarkeit!
- **Ther.:** bei psychogenem Stupor Versuch mit trigeminalem Reiz (Ammoniak).

> Bei unklaren Lähmungserscheinungen u. Bewusstseinsstörung immer auch an Intoxikation (Alkohol, Drogen, Medikamente) denken (▶ 3.8).

15.9 Hirndruck

Klinik

- Kopfschmerzen, Übelkeit u. Erbrechen → Bewusstseinsstörung (bis Koma), Beuge- o. Strecksynergismen.
- Seh- u. Okulomotorikstörung (Doppelbilder, Anisokorie, weite lichtstarre Pupillen).
- Cushing-Reflex: art. Hypertonie u. Bradykardie.

15

Diagnostisches Vorgehen

- Labordiagnostik (Hypoglykämie, Hyperkapnie, Elektrolyte, Nieren- u. Leberwerte).
- Ggf. Fundoskopie (Frage nach Stauungspapillen).
- Rasche cCT mit CT-Angio (Tumor, Gefäßverschluss, Blutungsquelle).
- Bei Raumforderungen (Tumor, Blutung, maligner Mediainfarkt) → sofortige Verlegung in neurochir. Zentrum.

! **Keine LP** bei Einklemmungsgefahr (Herniation, Hydrocephalus occlusus)!

Therapeutisches Vorgehen

- Die Sicherung der Vitalfunktionen ist essenziell! Intubation bei GCS < 9.
- Oberkörperhochlagerung (15–30°, außer bei Schock!), normotoner RR, Normovolämie, Normoglykämie, Normothermie.
- Bei akuten **Einklemmungszeichen, Hirndruckspitzen** u./o. verzögerter OP: Osmotherapie mit Mannitol 20 % i. v. 250 ml als Bolus, Gabe von hypertonem NaCl (7,5–10 %, 1–3 ml/kg) u. Hyperventilation (Ziel pCO_2 30–34 mmHg).
- Bei **Grand-Mal-Anfall:** Benzodiazepingabe (▶ 15.6.2), frühzeitige Schutzintubation.
- Bei **Basilaristhrombose:** sofortige Verlegung in eine neuroradiol. Klinik zur Thrombektomie. Überbrückend („Bridging") i. v. Thrombolyse (▶ 15.4.2).
- Bei **Hirntumoren o. -metastasen mit perifokalem Ödem:** Dexamethason 8–40 mg i. v.
- Bei V. a. **bakt. Meningitis:** rasche antibiotische Anbehandlung, zuvor Dexamethason 10 mg i. v. (▶ 15.5.3).

15.10 ICD-Codes

Die wichtigsten ICD-Kodierungen für Diagnosen im Bereich Neurologie: ▶ Tab. 15.4.

Tab. 15.4 ICD-Codes: neurologische Erkrankungen

Krankheitsbild	ICD-Code
Subarachnoidalblutung	I60.0
Intrazerebrale Blutung in die Großhirnhemisphäre, subkortikal	I61.0
Folgen einer intrazerebralen Blutung	I61.6
Zerebrale Ischämie, nicht näher bezeichnet	I63.9
Hirninfarkt durch Thrombose präzerebraler Arterien	I63.0
Hirninfarkt durch Thrombose zerebraler Arterien	I63.3
Hirninfarkt durch Embolie zerebraler Arterien	I63.4
Folgen eines Hirninfarkts	I69.3
Zerebrale Atherosklerose	I67.2
Erstmanifestation einer MS	G35.0
Schubförmige MS	G35.10
MS mit primär chron. Verlauf	G35.20
Prim. Parkinson-Sy. mit fehlender oder geringer Beeinträchtigung	G20.00
Bakterielle (eitrige) Meningitis, nicht näher bezeichnet	G00.9
Virusmeningitis, nicht näher bezeichnet	A87.9
Gelegenheitsanfall (Alkoholentzug, Schlafentzug)	G40.5
Grand-Mal-Anfall	G40.6
Generalisierter Status epilepticus (Grand Mal)	G41.0
Dissoziative Krampfanfälle	F44.5
Migräne ohne Aura	G43.0
Migräne mit Aura, auch Aura ohne Kopfschmerz	G43.1
Kopfschmerzen	R51
Periphere Fazialisparese	G51.0
Demenz bei Alzheimer-Krankheit mit frühem Beginn	G30.0+ (F00.2*)
Diabetische PNP	G63.2*
Myasthenia gravis	G70.0
Maligne hirneigene Tumoren, nicht näher bezeichnet	C71.9
Schwindel u. Taumel	R42
Desorientiertheit	R41.0

15

16 Psychiatrie

Hanna Högenauer und René Hurlemann

16.1 Notfalltabelle und Checkliste

Psychiatrische Notfälle: ▶ Tab. 16.1.

Tab. 16.1 Psychiatrische Notfälle

Diagnose	Maßnahmen	Medikament/Therapie
Aggressivität u. Erregung	Prüfe: Psychiatrische o. somatische Ursache vorhanden? Schmerzen ursächlich?	Falls nicht psychogen u. nicht somatisch: keine Aufnahme, keine Medikation, ggf. Ordnungsbehörden
Psychiatrischer Erregungszustand ohne Alkoholkonsum	Stat. Aufnahme. Ursachen? Fremdanamnese? Beruhigen, Vertrauensperson, Medikation anbieten Pat. lehnt ab ***und*** signifikante Gefährdungsaspekte: Zwangsmaßnahmen erwägen	Lorazepam s. l. 1–2,5 mg (max. 7,5 mg/d) Psychotisch u. Benzodiazepine erfolglos: Haloperidol p. o./i. m. 5–10 mg (max. 40 mg). Aggression u. Demenz: Risperidon Beginn 2 × 0,5 mg/d bis max. 2 mg/d; QTc beachten!
Akute Belastungsreaktion, Trauma	Sichere Umgebung schaffen! Vorsichtige Anamnese. Psychoedukation, Kriseninterventionsteam? Kontaktadressen (Psychologen, Seelsorge, Trauergruppen etc.)	**Keine Benzodiazepine:** PTBS wird begünstigt! Langfristig SSRI! Anxiolyse: Dipiperon bis 3 × 40 mg o. Opipramol bis 3 × 50 mg Albträume: Amitriptylin 25–50 mg Akute, starke psychotische Symptome: ggf. Einmalgabe Risperidon 0,5 mg in Komb. mit Melperon o. Opipramol
Delir u. neuaufgetretene Verwirrtheit	Fremdanamnese. Fluktuation? Ursachenermittlung u. -beseitigung: internistische/neurologische Abklärung: Exsikkose? E'lyte? Infekt? Medikamente? Schmerzen? SHT? ... Test: CAM, RASS Ältere Pat. im Verlauf Uhrentest, MMST	Psychotische Symptome: Haloperidol (kardiovaskuläre NW!) Beginn 2–10 mg (p. o./i. m.), max. 40 mg/d (Senioren 20 mg/d) Senioren/hirnorganische Fälle ggf. Risperidon in 0,25-mg-Schritten bis 2 mg Prim. Erregung: Benzodiazepine ergänzend mögl. Ggf. sympathische Aktivität senken
Alkoholentzugsdelir	Untersuchung, Labor (Leberwerte, Atem-/Blutalkohol?) Vitalparameter (Ü-Bogen) Wie viel C2/Wo.? Wann u. wie viel zuletzt?	Vit. B_1 (Beginn mit 300 mg/d bevorzugt i. m.) Stationär: Clomethiazol initial 4–8 Kps. tgl. à 192 mg p. o. Reduktion gem. Symptomatik, bis zu 24 Kps./24 h Lebensbedrohliche Verläufe: ITS, Diazepam u. Haldol, Hintergrund anrufen
Suizidalität	Frage nach Suizidalität entlastet. **Cave:** Vollendete Suizide im Umfeld? Schwere eigene Suizidversuche? Konkrete Pläne? „Nicht absprachefähig"? Psychose? Amb. Psychiater/ Verlegung Psychiatrie?	Depressiv: Mirtazapin 15 mg + Lorazepam max. 7,5 mg/d Akut psychotisch: Haloperidol 2,5–10 mg o. Risperidon 1–3 mg „Borderline"? Benzodiazepine nur zum Transport in Klinik! Pipamperon bis 3 × 40 mg/d
Psychose	Ruhiger Pat.: somatische Ursachen, Intoxikation u. Drogen ausschließen. Aufnahme anbieten Medikation anbieten u. frühere NW berücksichtigen! Erfahrener Pat: Wünsche u. Erfahrung berücksichtigen. Ggf. vorläufig sympt. behandeln	Akute Ersterkr. mit Halluzinationen: Behandlung mit Risperidon 2 mg o. Haloperidol 2,5 mg beginnen, Ergänzung mit Benzodiazepinen bei Erregung: Lorazepam 1–2,5 mg bis zu 7,5 mg/d Subakutes Frühstadium: niederpotente AP (z. B. Quetiapin retard 300 mg)

16

Tab. 16.1 Psychiatrische Notfälle *(Forts.)*

Diagnose	Maßnahmen	Medikament/Therapie
Pharmakologische Notfälle	Allg. Maßnahmen: Trinkmenge! Vitalparameter! Überwachung! Monitor? ITS?	
• **Anticholinerges Sy.**		Absetzen der Anticholinergika, Lorazepam bis 2 mg/d, ggf. Physostigmin
• **Serotonin-Sy.**		Absetzen serotonerge Medikation, ggf. Antipyretika
• **Malignes neuroleptisches Syndrom (MNS)**		Absetzen Neuroleptika, Lorazepam bis 5 mg/d, ggf. Bromocriptin, Amantadin, Notfall-EKT, ITS (20 % Mortalität)
• **Lithium-Intoxikation**		Labor, Flüssigkeitsgabe, Giftnotrufzentrale, ITS?
• **Benzodiazepin-Intoxikation**		Überwachung: Af. Flumazenil?
Katatoner Stupor	Kühlung, Flüssigkeitssubstitution, E'lyte, CRP, CK? Bei Entgleisung ITS!	Lorazepam (2–6 mg). Nichtansprechen: 5–10 mg Haloperidol. Erfolglos? Perniziöse Katatonie? EKT
Manie	Stat. Behandlung, Reizabschirmung, Sedierung. Auf guten Schlaf achten! Stimmungsstabilisierung Auslösende Substanzen? (SSRI, SNRI, Drogen?)	Kombination mit Antipsychotikum u. Benzodiazepin: Haloperidol 2,5–5 mg o. Risperidon 2–4 mg/d u. Diazepam 5–10 mg, auslösende Substanzen absetzen
Depression u. Angst	Suizidalität erfragen (s. o.) Psychotische Symptome? Panikattacke? Panik → Psychoedukation	Hoher Leidensdruck: 0-0-0-15 mg/d Mirtazapin möglich Keine amb. Benzodiazepin-Verordnung. Vor Ort Lorazepam s. l. 1 mg möglich. Angst: Opipramol bis 100 mg/d, ältere Pat.: Pipamperon bis 3 × 40 mg/d
Alkoholentzug ohne Delir	Entzug elektiv. Kontrolle Vitalparameter! Drogenscreening!	Vit.-B_1-Substitution 600 mg/d i. v. für 5 d Atemalkohol < 1 ‰ u. Entzugserscheinungen: Diazepam 10 mg (bis max. 80 mg/d)
Drogenentzug	Suchtmittelanamnese u. Drogenscreening. Vitalparameter? Keine amb. Gabe von Substitutionsmitteln!	Substitutionsarzt vorhanden? → Substitution fortsetzen → Verweis auf Suchtberatung u. stat. Entgiftung Amb. nur Amitriptylin 25–50 mg o. Doxepin 50 mg
(Suchtmittel-)Intoxikation	Überwachung u. Sicherung Vitalfunktionen, Labor, Drogenscreening Giftnotruf?	**Cave:** Alkohol u. Benzodiazepine: Atemdepression! Sedierende Neuroleptika bevorzugen! Bei Erregung: vorübergehend Benzodiazezpine
Anorexie (BMI < 17,5 kg/m^2)	BMI < 15 → stationär BMI < 13 Lebensgefahr, ggf. ITS	**Cave:** E'lytentgleisung, kritische Vit.-Mangelzustände

Checkliste
Zur schnellen Einschätzung von psychiatrischen Notfällen:
- Problem erfassen.
- Verhalten des Pat. beobachten. Wachheit, Orientierung prüfen.
- Identität, Wohnort, Angehörige/Bezugspersonen, Fremdanamnese feststellen.
- Vitale Funktionen überprüfen. Sobald mögl. EKG, BZ, E'lyte, BB, Tox-Screening.
- Somatische DD? Psychische Komorbiditäten?
- Sind Sofortmaßnahmen notwendig?
- Umgebung der Situation/möglicher Gefahr anpassen (Scharfe Gegenstände? Offene Fenster? Bei desorientierten Pat. für eine anwesende Person sorgen).
- Psychische u. somatische Krankenvorgeschichte, Medikamenteneinnahme erfragen.
- Ist der Pat. eine Gefahr für sich o. andere? Besteht Weglaufrisiko?
- Welche Schritte müssen prioritär unternommen werden, um eine Verschlechterung zu verhindern?

16.2 Umgang mit akut psychisch erkrankten Patienten

16.2.1 Kontaktaufnahme

Situation des Patienten
Häufig stellen sich Pat. auf Drängen von Angehörigen vor. Stigmatisierung psychischer Erkr. ist den Pat. bewusst o. sie haben dies erlebt. Akute Erkr. können zudem einen Verlust der Realitätskontrolle u. Misstrauen hervorrufen. Zu einer vertrauensbildenden Kommunikation gehört daher ein ruhiger, professioneller Auftritt. Das Erleben des Pat. steht im Mittelpunkt der Exploration.

Aufbau einer Arzt-Patient-Beziehung Versuchen, Schwellenängste zu reduzieren u. das richtige Maß an empathischer Nähe u. professioneller Distanz zum Pat. zu finden. Empathie u. Authentizität sind immer Kernaspekte der Arzt-Pat.-Beziehung. Jedoch kann Pat. Nähe auch als bedrohlich erleben.

Eine gelungene Beziehungsaufnahme zum Pat. ist Grundlage jeder informativen Anamnese, auf die sich die weitere Diagnostik u. Therapie stützen. Wenn Pat. Erfahrung mit Akutsituationen u. -medikation hat: Wunsch folgen, wenn kein med. Risiko. Spätere Optimierung der Ther. ist erfolgreicher, wenn Vertrauen besteht.

16.2.2 Verhalten in Notfallsituationen

Tipps zu Aufnahme und Erstmaßnahmen
- Sich Zeit nehmen, Ruhe u. Übersicht bewahren.
- Sich mit Namen u. Funktion vorstellen, Mitarbeiter vorstellen.
- Bei akuter Eigen- u. Fremdgefährdung Pflegekraft hinzuziehen, immer bei körperl. Untersuchung.
- Gespräch möglichst sitzend u. mit Augenkontakt führen.

- Schutzbedürfnis des Pat. respektieren: Situation, Ort u. Personen sind dem Pat. meist unbekannt. **Cave:** Bedrohungserleben (z. B. posttraumatisch, paranoid).
- Aufklärung über jeden Untersuchungsschritt, z. B.: „Ich möchte Ihnen gern Blut abnehmen, um festzustellen, ob ich Gründe für Ihre Unruhe finden kann."
- Untersuchungsbefund mitteilen.
- Ther. Schritte erläutern, z. B. „Um Ihre Angst etwas zu lindern, würde ich Ihnen dringend die Einnahme eines Medikaments empfehlen. Mögliche Begleiterscheinungen sind Müdigkeit …".
- Der Pat. kann **Vertrauenspersonen** zum Gespräch hinzuzuziehen, Angehörige aber auch ablehnen (z. B. posttraumatisch, paranoid).
- Fremdanamnese notfalls ohne Pat. erheben (z. B. bei Vergiftungswahn). Trotzdem **keine Informationsweitergabe an Angehörige!**
- Nach Diagn. zügige Durchführung spez. Notfallinterventionen (z. B. Behandlung eines organischen Auslösers, Medikation, Einweisung).

Hinzuziehen einer dritten Person Pflegekraft unbedingt hinzuziehen, wenn Pat. nicht allein gelassen werden kann, z. B. in folgenden Situationen:
- Suizidaler Pat.
- Aggressiv-gespannter Pat. (ggf. 2 Kräfte o. Notfallknopf in Nähe der PP).
- Drohende Fehlhandlungen, etwa i. R. akuter Verwirrtheit.
- Delirantes Sy. unklarer Genese o. Intoxikation mit zu erwartenden somatischen KO.
- Pat. mit sexueller Enthemmung, etwa i. R. einer Manie.
- Untersuchungen nach Vergewaltigung o. a. somatopsychischen Traumata.

16.3 Der traumatisierte Patient

16.3.1 Definition

Trauma: sowohl „traumatisierendes Erlebnis" als auch der Zustand, der nach einer Überforderung der psychischen Schutzmechanismen auftreten kann.

Unfallopfer o. Opfer starker psychischer, körperl. u. sexueller Gewalt, leiden unter plötzlichen schweren Erkr., waren Zeuge schwerer Gewalt o. haben unerwartet einen geliebten Menschen verloren.

16.3.2 Umgang mit traumatisierten Patienten

- Bei akut traumatisierten Pat. nach potenziell traumatisierenden Ereignissen sichere Umgebung bieten (**cave:** Täter in der Familie).
- Aufklärung, dass nach außergewöhnlichen belastenden Ereignissen außergewöhnliche Reaktionen in den ersten Wochen eine normale Reaktion sein können → Nachsorge.
- Pat. nicht allein lassen, Angehörige oder Bezugspersonen hinzuziehen (ggf. Kriseninterventionsteam, Seelsorge o. Pflegepers. dazuholen).
- Kein Alkohol, keine Benzodiazepine u. kein Zopiclon u. Zolpidem: PTBS-Risiko u. Suchtgefahr erhöht!

- Falls medikamentöse Ther. unvermeidlich (Unruhe, Angst, Schlafstörung): Opipramol bis 2 × 50 mg/d, Promethazin bis 4 × 25 mg/d o. Quetiapin bis 4 × 25 mg.

Viele Kliniken verfügen über Kriseninterventionsteams o. Notfallseelsorger. Kontaktnummern am besten ins Dienstarztbuch eintragen!

- Vergewaltigungsopfer: Gynäkologie u. Polizei einbinden, wenn Pat. dies zulässt. Weibl. Teammitglieder in die Untersuchung mitnehmen/in der Nähe belassen. Soll eine Vertrauensperson informiert werden?
- Nachsorge: Kontaktnummern von Kriseninterventionsteam, Beratungsstelle, Traumazentren, Beratungszentren, FÄ o. Kliniken aushändigen.

16.4 Akute organische Störungen (Delir)

S1-Leitlinie Delir und Verwirrtheitszustände inklusive Alkoholentzugsdelir:
https://register.awmf.org/de/leitlinien/detail/030-006

NICE Guideline CG103: Delirium: prevention, diagnosis and management in hospital and long-term care:
https://www.nice.org.uk/guidance/cg103

S3-Leitlinie Analgesie, Sedierung und Delirmanagement in der Intensivmedizin (DAS-Leitlinie 2020):
https://register.awmf.org/de/leitlinien/detail/001-012

S3-Leitlinie Screening, Diagnose und Behandlung alkoholbezogener Störungen:
https://register.awmf.org/de/leitlinien/detail/076-001

16.4.1 Definition

Akutes hirnorganisches Sy. mit kognitiven Störungen, schließt folgende Begriffe ein (veraltet):
- Durchgangssy. o. postop. Psychose.
- Akutes (hirn-)organisches Psychosy. (HOPS) o. psychoorganisches Sy.
- Akuter exogener Reaktionstyp.
- Akuter Verwirrtheitszustand.

16.4.2 Klinik

Problematik Bis zu 25 % der Krankenhauspat. mit somatischen Erkr. erleiden eine Form des Delirs. Die neg. Auswirkung auf Aufenthaltsdauer u. Prognose ist gut belegt.

> Das hirnorganische Psychosyndrom ist **die** Herausforderung für **jeden** Kliniker, da es interdisziplinär an der Schnittstelle zwischen psychischen u. somatischen Störungen angesiedelt ist.

Eine somatische Ursache ist i. d. R. vorhanden, Diagnostik u. Behandlung haben absolute Priorität. Der psychiatrische Konsildienst kann oft auch ergänzend beraten.

Symptomatik

> Pflegepersonal o. Angehörige berichten oft über im Verlauf fluktuierende, nächtlich akzentuierte Verhaltensstörungen. Untersuchung u. Therapieeinleitung sollten zeitnah erfolgen, da Eigen- (z. B. Ziehen der Zugänge) u. Fremdgefährdung (z. B. Schlagen des Pflegeteams, Weglauftendenz) auftreten können!

- Akuter Verlauf: Entwicklung innerhalb von Stunden bis Tagen.
- **Fluktuierender Verlauf:** wechselnde Orientierung, oft nachts schlechter.
- **Hyperaktives Delir:** psychomotorische Erregung, Hyperaktivität, Umherwandern, stereotype Aktivitäten/Nesteln, erhöhte Wachsamkeit, Ungeduld, fehlende Kooperativität, Streitsucht, Euphorie, leichte Ablenkbarkeit, Albträume u. fixe Ideen, erhöhte Suggestibilität (Fadentest).
- **Hypoaktives Delir** (seltener): Schwerfälligkeit, Lethargie, Verwirrtheit, reduziertes Bewusstsein, verminderte Aufmerksamkeit, Apathie, reduzierte u. verlangsamte Sprache, Desorientiertheit.

> **!** Das hypoaktive Delir wird oft übersehen, da es die Stationsabläufe nicht „stört".

- **Charakteristisch** sind eingeschränkte kognitive Funktionen:
  - Orientierungsstörung: Alle Qualitäten (Ort, Zeit, andere Personen) können betroffen sein.
  - Gedächtnisstörungen.
  - Aufmerksamkeitsstörungen (qualitative Bewusstseinsstörung).
  - Störung der Fähigkeit zum geplanten u. gerichteten Handeln.
  - Störung der Wachheit (quantitative Bewusstseinsstörung).
  - Störung des formalen Denkens: oft zusammenhangslose Sprache.
  - Wahrnehmungsstörungen: illusionäre Verkennungen (z. B. Schatten als Person) u. Halluzinationen.
  - Wahnerleben möglich, dann oft im Zusammenhang mit Erinnerungs- u. Wahrnehmungsstörungen.
  - Störungen des Affekts. **Cave:** Symptome könnten als Angststörung o. Depression fehldiagnostiziert werden!
  - Gestörter Schlaf-Wach-Rhythmus.

!
- Oft wird ein Delir übersehen, da der Pat wach ist, aber trotzdem eine Bewusstseinsstörung hat.
- Man unterscheidet zwei Formen der Bewusstseinsstörung, die **quantitative** (somnolent bis komatös) u. die **qualitative** Bewusstseinsstörung (verminderte Aufmerksamkeit/Fähigkeit zum gerichteten Handeln).

16.4.3 Ursachen

- **Medikamente:**
  - Häufigste Delirursache.
  - Oft Antikonvulsiva, Antiparkinson-Medikamente, Lithium, Kortikoide, Cimetidin, Opioide, Sedativa, Digitalis, alle Anticholinergika.
  - Wichtig → sorgfältige Medikamentenanamnese! **Cave:** Häufig mangelnde Compliance zu Hause u. dann rel. Überdosierung bei Neuaufnahme in die Klinik!
- **Intoxikationen mit Alkohol o. Drogen.**
- **Entzugssymptomatik** (▶ 16.8.2):
  - Insb. Alkohol u. Benzodiazepine.
  - RR- u. Pulserhöhungen, die gut auf Sedierung ansprechen, sind neben weiteren vegetativen Entzugssymptomen (Schwitzen u. Tremor) wegweisend.
- **Infektionen,** insb. von Harnwegen (▶ 14.2) u. Lunge (▶ 5.5).
- **Metab. Störungen:** Hypoxie, Hypoglykämie (▶ 8.2.2), Hypo- u. Hyperthyreose (▶ 8.3), Flüssigkeits- u. E'lytstörungen (Hyperkalzämie ▶ 7.6.2), Leber-, Niereninsuff. (▶ 7.2), Fieber (▶ 1.3.4).
- **Epilepsie:** peri- u. postiktal.
- **Kardiovaskulär:** Myokardinfarkt (▶ 4.2.2), Herzinsuff. mit Low-Output (▶ 4.7).
- **Zerebrovaskulär:** Apoplex (▶ 15.4), TIA (▶ 15.4), Migräne (▶ 15.3).
- **Demenz:** Diese hirnorganische Vorschädigung ist ein Risikofaktor, aber für sich keine ausreichende Ursache. Wenn demente Pat. akut verwirrt o. aggressiv sind, ist eine Ursachenermittlung notwendig! (z. B. Exsikkose o. Inf.).

16.4.4 Differenzialdiagnose

DD Delir, Demenz, Schizophrenie: ▶ Tab. 16.2.

16.4.5 Diagnostisches Vorgehen

Allgemeines Folgendes Vorgehen hat sich bewährt:
- Liste der möglichen Ursachen (▶ 16.4.3) abarbeiten.
- Zugrunde liegende Diagnose klären u. entsprechend behandeln! → Keine Verlegung eines verwirrten Pat. in Psychiatrie ohne gründliche diagn. Ursachenabklärung!
- Schaffung einer angemessenen, möglichst ruhigen Umgebung (Orientierungspunkte: Nachtlampe, Uhr).
- Medikamentöse Behandlung.
- Beobachtung, regelmäßige Kontrollen.

Tab. 16.2 Differenzialdiagnose Delir, Demenz, Depression, Schizophrenie

	Delir	Demenz	Depression	Schizophrenie
Beginn	akut (Stunden)	schleichend (Mon.)	schleichend	langsame Veränderungen, münden oft in hochakute Episode
Verlauf	fluktuierend	progressiv fortschreitend	lang anhaltend, nur langsame Veränderung	oft schubweise mit symptomarmen Intervallen, z. T. progredienter Abbau
Aufmerksamkeit u. Gedächtnis	oft klar, wach, gelegentlich Aufmerksamkeitsstörung. Kurzzeitgedächtnis betroffen	Kurzzeitgedächtnis u. Aufmerksamkeit erst in späteren Stadien gestört	Aufmerksamkeit oft beeinträchtigt→ Gedächtnislücken, ggf. Pseudodemenz	Aufmerksamkeit oft beeinträchtigt → Gedächtnislücken. Inhaltliche u. formale Denkstörungen im Schub
Halluzinationen	häufig, meist optisch	selten	keine	meist akustisch (Stimmen)
Wahn	selten, flüchtig	selten	selten synthymer Wahn (Schuld, Krankheit, Verarmung etc.)	meist paranoid, systematisch, komplex u. oft persistierend
Psychomotorische Aktivität	erhöht o. erniedrigt, fluktuierend	oft normal	keine Fluktuation von Retardierung bis Hyperaktivität	von Retardierung bis Hyperaktivität

Hilfreiche Untersuchungsfragen bei Delir

- Können Sie mir sagen, welche/r/s Tag der Woche/Datum/Jahr/Jahreszeit ist? Wo befinden Sie sich? Wo arbeiten Sie? Wann sind Sie/Ihre Kinder geboren?
- Ist es schwer für Sie, sich Dinge zu merken?
- Fällt es Ihnen schwer, einem Gespräch zu folgen?
- Können Sie die Tage der Woche in umgekehrter Reihenfolge aufsagen?
- Haben Sie selbst manchmal das Gefühl, nicht klar denken zu können o. verwirrt zu sein?
- Haben Sie Vertrauen in die Menschen, die um Sie herum leben?
- Sehen Sie Dinge, die andere Menschen nicht sehen? Hören Sie Geräusche o. Stimmen, die andere nicht hören? Haben Sie Angst?
- Ein strukturiertes Assessment (z. B. CAM) ist hilfreich!
- Fremdanamnese: Schwankungen des Zustands im Tagesverlauf?

Delirprävention bei Risikopatienten

- Bereits bei Aufnahme Pat. mit bes. Risiko, ein Delir zu entwickeln, identifizieren u. aufmerksam beobachten!
- Bereits kleine Auffälligkeiten, Verhaltensstörungen, kurze Episoden von Verwirrtheit u. Desorientierung ernst nehmen u. nicht unbedacht (Alter, ungewohnte Umgebung) abtun!

Die rasche Identifizierung u. rechtzeitige Behandlung von Pat. mit erhöhtem Risiko hilft, die Delirhäufigkeit u. -schwere zu reduzieren.

Risikopat. sind:
- Suchtpat. (▶ 16.8).
- Pat. mit vorbestehenden kognitiven Defiziten o. Demenz.
- Ältere Pat.
- Postop. Pat.
- Schwerkranke Pat.
- Pat. mit Blasenkatheter.
- Pat. mit Polypharmazie.
- Immobile Pat., Fixierung.
- Pat. mit Mangelernährung.

Anamnese Sichtbar u. Untersuchung sind erschwert durch psychomotorische Unruhe, Denkstörungen, Störungen des Gedächtnisses. Ggf. Sedierung vor Exploration unumgänglich. Fremdanamnese meist nötig u. hilfreich (z. B. Hinweis für Sturz, Medikamentenanamnese).

Untersuchung
- Vitalparameter, Exsikkosezeichen, Inf. (Fieber), Lunge, Herz, Verletzungszeichen?
- Neurol. Untersuchung (Meningismuszeichen, Tremor).
- Psychopathol. Befund inkl. orientierender kognitiver Testung.

Weitere sofortige Diagnostik
- Notfalllabor: BZ, BB, CRP, E'lyte, Leberenzyme, Gerinnung, Krea.
- Infektionssuche, insb. Urin (Status u. Sediment) u. Lunge (Rö Thorax).

Elektive Diagnostik Wenn durch o. g. Maßnahmen keine befriedigende Erklärung des Delirs gefunden wurde, je nach Anamnese, Befund u. Klinik:
- Erweitertes Labor: Ammoniak, Kalzium, Mg^{2+}, Schilddrüsenfunktion, Vit. B_{12} u. B_1 (Thiamin), Albumin, Harnstoff.
- BGA (Hypoxie? Azidose?), bei V. a. Inf. ggf. Blutkulturen.
- Toxikologie: Serumspiegel von Alkohol, Digitalis, Lithium.
- EKG.
- cCT o. cMRT.
- EEG.
- Liquorpunktion.

16.4.6 Therapeutisches Vorgehen

Reizarme, schützende Umgebung
- Reizabschirmung, z. B. durch Einzel-/Überwachungszimmer. Nur dem Pat. vertraute Besucher zulassen, Bezugspflege einrichten, Angehörige einbinden.
- Bei starker Unruhe u. selbstgefährdendem Verhalten kann Behandlung auf ITS nötig sein. Dort ist Reizabschirmung eher problematisch.
- Klare u. deutliche Ansprache. Wichtige Inhalte wiederholen!
- Brille u. Hörgerät anbieten; auf Beleuchtung achten, um Fehlwahrnehmungen zu verhindern u. Orientierungsstörungen nicht zu verstärken.
- Eine gut sichtbare Uhr sowie persönliche, dem Pat. vertraute Gegenstände können hilfreich sein.
- Potenziell gefährliche Gegenstände entfernen.
- Tag-Nacht-Rhythmus erhalten.
- Bei stat. o. Intensiv-/IMC-Pat. Mobilisation.

Behandlung Immer prim. Ursache (z. B. Inf.) behandeln! Sympt. Behandlung nicht ohne Risiken, denn sedierende Medikamente können z. B.:
- eine Intoxikation (z. B. durch Alkohol o. Benzodiazepine) maskieren,
- eine respir. Insuff. verschlechtern.

Medikamentöse Therapie

- **Hochpotente Neuroleptika:** Haloperidol.
  - Schnelle Wirkung auf Halluzinationen, Wahnerleben, z. T. auch auf Agitation u. Aufmerksamkeitsstörungen.
  - ! Haloperidol ist kein prim. Beruhigungsmittel!
  - Keine Wirkung auf Orientierungs- u. Gedächtnisstörungen.
  - Dosierung: Gabe p. o., intranasal, i. m. möglich, Beginn mit 2 mg bis max. 10 mg/d (Senioren 1,5–3 mg); i. v. Gaben nur mit kontinuierlicher EKG-Überwachung (z. B. ITS).
  - ! Relative KI: vorbestehend M. Parkinson, QTc-Zeit-Verlängerung, orthostatische Dysregulation, kardio- o. zerebrovaskuläre Vorschädigung!
- Bei älteren bzw. somatisch instabilen Pat. o. NW Haloperidol: Risperidon in 0,5-mg-Schritten bis max. 2 mg/d erwägen: NW wie unter Haloperidol möglich, aber weniger häufig.

> ! Neuroleptikagabe: QTc-Zeit-Verlängerung im EKG überprüfen.

- **Benzodiazepine:**
  - Zur ergänzenden Sedierung bei Behandlung mit Antipsychotika.
  - Anstelle von Clomethiazol bei Alkohol- o. Sedativaentzug, Delirium tremens, postop. Delir („Durchgangssy.").
  - Gabe p. o., intranasal oder i. m., z. B. Diazepam 2–10 mg. Vorsicht mit i. v. Gaben (Monitor). Bei älteren Pat. max. 4 mg Diazepam; alternativ das besser steuerbare Lorazepam erwägen (4,5 mg/d, kurze HWZ).
  - ! NW: Atemdepression, insb. bei intoxikierten Pat. Antidot: Flumazenil.
- **Clomethiazol:** stat. Alkoholentzug. NW u. KI ▶ 16.4.7.
- Bei art. Hypertonie: Clonidin 0,075 mg, ggf. unter intensivmed. Überwachung.

> Tagdienst gewissenhaft informieren, damit Zustand weiter beobachtet wird.

> **Behandlung schwerer Verhaltensstörungen im Delir**
> - 5–10 mg Haloperidol i. m. o. intranasal, je nach Alter des Pat., Schwere u. erwarteter Toleranz.
> - 20–30 min beobachten. Wenn Management des Pat. weiterhin nicht möglich u. keine NW aufgetreten sind, Dosis verdoppeln u. weiter beobachten.
> - Gabe kann i. R. der max. Tagesdosis (20 mg) wiederholt werden, bis sich Wirkung o. NW eingestellt haben.
> - Zusätzliche Gabe von 2 mg Lorazepam o. 5–10 mg Diazepam alle 4 h, insb. wenn sich extrapyramidale NW eingestellt haben. Atmung beobachten! Überwachung Vitalparameter!

16.4.7 Alkoholentzugsdelir (Delirium tremens)

> Wegen der Häufigkeit des Alkoholentzugs wird das Delirium tremens hier gesondert behandelt. Es unterscheidet sich durch erhebliche vegetative Begleiterscheinungen wie RR-Entgleisungen, tachykarde HRST, Schwitzen u. Tremor („Delirium tremens").

Klinik

Prädelir Dauer: Tage bis Wochen. Pat. zeitlich u. örtlich meist orientiert, quälende Unruhe, zunehmende Reizbarkeit, Tremor der Hände (v. a. morgens), Schweißausbrüche, evtl. Erbrechen. Bei schwerem Entzug Tremor, Schwitzen u. RR sehr engmaschig registrieren: Vegetative Zeichen sind gute klin. Parameter für Entzugsschwere.

- Immer potenziell bedrohlicher Zustand.
- Angst u. Hyperaktivität dominieren das klin. Bild.
- Schwere metab. Störungen möglich (Laborkontrolle!).
- Zerebrale Krampfanfälle möglich, oft ein Delir einleitend.
- Optische u. taktile Halluzinationen möglich; sie können Angstsymptome verstärken.

! Die größte Gefahr für die Delirentwicklung besteht 3–6 d nach Abstinenzbeginn!

Delirium tremens Beginn meist akut, Dauer: Tage (DD Delir/Unruhe ▶ 16.4.4).

- **Psychiatrische Symptome:** örtliche u. zeitliche Desorientierung, szenenhafte visuelle Halluzinationen („weiße Mäuse"), hochgradige psychomotorische Unruhe, nestelnde, fahrige Bewegungen, grobschlägiger Tremor, Schlaflosigkeit, Mischung aus Angst u. Euphorie.
- **Körperl. Symptome:** Körpertemperatur ↑, Schweißausbrüche, Exsikkose, Erbrechen, Diarrhö, Tachypnoe, Tachykardie, Hypotonie, generalisierte Krampfanfälle mit Zungenbiss, Ataxie, Gleichgewichtsstörungen.
- **Cave:** Übergang in die Wernicke-Enzephalopathie!

Wernicke-Enzephalopathie = Notfall!

- Komplikation bei Delirium tremens mit Ataxie u. Augenmuskellähmungen (berichtete Doppelbilder!), die zu schweren irreversiblen Gedächtnisstörungen (Korsakow-Syndrom) führt.
- Ther.: sofort Thiamin (Vit. B_1), initial mind. 750 mg i. v./d für 5 d.

Therapeutisches Vorgehen

- Verlegung auf ITS, Monitoring, i. v. Zugang.
- Sedierende Medikation außerhalb Intensivüberwachung nicht, bevor Alkoholspiegel auf Werte < 1 ‰ gesunken ist.
- Clomethiazol. Wirkungen: antikonvulsiv, hypnotisch, sedierend.
  - Dosierung: p. o. 4–8 (max. 10) × 2 Kps. = 4–8 × 10 ml Mixtur tgl. nach Plan.
  - **Cave:** Schlechte Leberfunktion führt zur Akkumulation!
  - NW: Tachykardie, RR-Abfall, starke Bronchialverschleimung u. Bronchospasmus, Atemlähmung. Gefahr der Abhängigkeit mit Entzugssymptomatik, max. Behandlungsdauer 2 Wo., schrittweise Dosisreduktion über 4–7 d. Nur unter stat. Bedingungen geben!
  - KI: Pneumonie, obstruktive Lungenerkr., Thoraxverletzungen, respir. Insuff. Keine Komb. mit Benzodiazepinen (Atemdepression).
  - Medikament zum stat. Gebrauch, nicht an amb. Pat. aushändigen!
- Alternativ bei pulmonal gefährdeten Pat.: Behandlung wie bei Delir mit Diazepam in 10-mg-Schritten bis max. 30 mg/d (höhere Dosis u. U. auf ITS unter kontinuierlicher Überwachung).
- Bei V. a. hepatische Enzephalopathie Eiweißrestriktion u. Laktulosegabe zur Darmentleerung (Maßnahmen verhindern Anhäufung von Ammoniak).
- Ernährungs- u. E'lytsubstitution 2.500–4.500 ml/d. Häufig **Hypokaliämie** (▶ 7.5.1).

- Vit. B_1 (vor Glukosegabe → sonst drohende Laktatazidose!!) 300 mg/d i. v., dann 100 mg i. v., bis Delir abklingt.

16.5 Akute psychische Störungen

16.5.1 Allgemeines

Ist eine organische Störung ausgeschlossen (▶ 16.4), kann in der psychiatrischen Notfallsituation primär sympt. vorgegangen werden. Orientierung anhand der psychiatr. Leitsymptome; die exakte Diagn. benötigt viel Zeit!

16.5.2 Der depressive und ängstliche Patient

Klinik In der allg. Notaufnahme erscheinen die Pat. häufig mit vordergründig körperl. Beschwerden (Magenbeschwerden, Gewichtsverlust, Obstipation, Kopfschmerz, Druckgefühl in Hals u. Brust, Globusgefühl). Überschneidungen mit somatoformen Störungen (▶ 16.7)! Panikattacken können eine Vorstellung mit „akuter Luftnot" o. „kardialen" Beschwerden bewirken. Umgekehrt ist Angst ein Leitsymptom vieler – auch lebensgefährlicher – somatischer Erkr. u. Symptome! (z. B. endokrinologisch, kardial, pulmonal, Hypoglykämie, Enzephalitis …).

Diagnostik Viele Pat. berichten nicht spontan über ihre psychischen Symptome. Frage nach gedrückter Stimmung, Anhedonie, Antriebsmangel, Suizidalität. Oft bestehen zusätzlich körperl. u. kognitive Merkmale.

2-Fragen-Depressionsscreening
- Haben Sie sich während des letzten Monats oft niedergeschlagen, deprimiert o. hoffnungslos gefühlt?
- Haben Sie im vergangenen Monat darunter gelitten, dass Sie zu wenig Interesse o. Spaß an Dingen hatten?

Wenn beides bejaht wird, genauer explorieren!

Tipps zum Umgang mit dem Patienten
- Einbeziehung von Vertrauenspersonen kann hilfreich sein.
- Somatische Beschwerden können psychische Symptomatik verdecken.
- Beschwerden ernst nehmen.
- Fragen nach Antrieb, Stimmung u. – möglicherweise wahnhaften – Ängsten (insb. bei vordergründig körperl. Symptomatik).

! **Immer nach Suizidalität fragen!** Dies wird meist ehrlich beantwortet. Ansprechen kann als Entlastung empfunden werden! **Cave:** Viele Pat. stellen sich in den Tagen vor Suizidversuch nochmals ärztlich vor!

Therapeutisches Vorgehen Medikamentöse Akutbehandlung nur bei drängenden, impulshaften Suizidideen, drohendem Kontrollverlust, Panik, Verzweiflung, fehlender Offenheit o. „Undurchsichtigkeit". Depression u. Schlaflosigkeit: Mirtazapin 15 mg z. N., Angst: Opipramol bis 3 × 50 mg/d o. sedierendes Neuroleptikum, z. B. Promethazin bis 2 × 50 mg p. o. (QTc-Zeit überprüfen). Benzodiazepine vermeiden, Einsatz v. a. zur Herstellung von Kooperations- u. Aufklärungsfähigkeit!
Bei Suizidalität ▶ 16.6.1, bei Wahnideen ▶ 16.5.4.

16

16.5.3 Der maniforme oder angespannte Patient

Klinik Im Umgang mit psychomotorisch erregten Pat. sind professioneller Umgang u. nötige Distanz unverzichtbar, damit der Pat. sich nicht bedroht fühlt u. sich beruhigt.

Tipps zum Umgang mit dem Patienten

- Bei motorisch-unruhigen, ideenflüchtigen, maniformen o. dysphorisch-gespannten Pat. Erstgespräch in der Notfallsituation zeitlich kurz halten, um Reizüberflutung zu verhindern!
- Vorsichtige Wahl der wichtigsten Fragen. Deeskalierendes, ruhiges Vorgehen sollte im Vordergrund stehen.
- Bei allen Erregungszuständen sicheres u. ruhiges Auftreten. Sich als Arzt zu erkennen geben (Vorstellung, Berufsbekleidung.)
- Notwendige Maßnahmen, wann immer möglich, erklärend ankündigen, damit sich Pat. nicht bedroht o. überwältigt fühlt.

! Bei der Untersuchung aggressiver Pat. auf freien Rückzugsweg achten. Nicht allein mit dem Pat. bleiben, sondern rechtzeitig Hilfe (Alarm) hinzuholen!

Therapeutisches Vorgehen

- Sedierung mit Benzodiazepin (z. B. Diazepam 5–10 mg, Lorazepam s. l. 2,5 mg) u. Gabe von Antipsychotika (Risperidon bis 2 mg/d; Senioren bis 1 mg/d); als 2. Wahl Haloperidol 2–10 mg (Senioren bis 4 mg/d).
- Bevorzugt der Pat. eine alternative Medikation (die ärztl. vertretbar ist), sich auf den Vorschlag einlassen!

16.5.4 Der wahnhafte Patient

Tipps zum Umgang mit dem Patienten Der Umgang mit wahnhaften Pat. verlangt ein bes. klares u. authentisches Handeln.

- Wahninhalte nicht diskutieren. Wahn ist nicht sofort korrigierbar!
- Pat. nicht im Wahn bestärken, andererseits Konfrontation vermeiden.
- Bisweilen ist Unterscheidung zwischen Wahninhalten u. realitätsadäquatem Erleben auch für den Arzt nicht einfach. Inadäquate emotionale Reaktionen des Pat. können hier hilfreich sein!
- Jeden wahnhaften Pat. auch hinsichtlich Intoxikation, Demenz o. Delir (▶ 16.4) explorieren!

16

Eskalation vermeiden und Wahninhalte nicht verstärken
„Ich glaube, es ist *unwahrscheinlich,* dass Sie vom KGB so aufwendig beobachtet werden. Aber ich sehe, Sie sind sehr besorgt. Wir unterliegen der Schweigepflicht, und ich kann Ihnen versichern, dass immer Personal anwesend ist und fremde Personen auffallen."

Therapeutisches Vorgehen (Bei Senioren mit halber Dosierung arbeiten!). Beginn mit Risperidon 2 mg, 2. Wahl Haloperidol 5–10 mg p. o. in Komb. mit Benzodiazepin, z. B. Diazepam 5–10 mg o. Lorazepam 1–2,5 mg p. o. (max. 7 mg in 24 h). Keine Benzodiazepin-Monother. – außer der Pat. nimmt keine andere Medikation an. Ausführliche Übergabe an den Tagdienst, ggf. psychiatrisches Konsil zur weiteren Einstellung der Medikation.

16.5.5 Der halluzinierende Patient

Klinik Halluzinationen können akustisch, optisch, olfaktorisch o. taktil sein. Sie können auch kombiniert u. häufig zusammen mit wahnhaftem Erleben auftreten.

Tipps zum Umgang mit dem Patienten

- Sollte Pat. nicht spontan von Halluzinationen berichten, konkret nachfragen (z. B. Pat. lauscht vor jeder Antwort in sich hinein).
- Dir. Fragen wird meist nicht als unangenehm empfunden!
- Charakter der Halluzination erfragen (bedrohlich, beschimpfend, imperativ, quälend o. freundlich, begleitend, bestärkend).
- Insb. bei imperativen akustischen o. bedrohlichen, quälenden Halluzinationen stat. Einweisung. Imperative Stimmen sind z. B. gefährliche Stimmen mit Aufforderungscharakter, z. B. „Spring aus dem Fenster, du Null").
- Jeden halluzinierenden Pat. auch hinsichtlich Intoxikation, Demenz o. Delir (▶ 16.4) explorieren!

Therapeutisches Vorgehen ▶ 16.5.4.

16.6 Besondere Behandlungssituationen

16.6.1 Der suizidale Patient

> Psychiatrische Pat. immer auf mögliche Suizidalität hin untersuchen.

Diagnostisches Vorgehen

Suizidalität ist ein häufiges Symptom. Daher immer dir. nach Suizidideen fragen u. indir. o. fremdanamnestische Hinweise beachten.

- Pat. mit Risikofaktoren (→ Kasten) genau befragen.
- Dir. Nachfragen wird nicht neg., sondern meist dankbar aufgenommen.
- Je nach Antwort Fragen präzisieren:
  - „Haben Sie auch daran denken müssen, ohne es zu wollen?"
  - „Haben Sie konkrete Ideen, wie Sie es machen würden?"
  - „Haben Sie bereits Vorbereitungen getroffen?"
  - „Haben Sie schon einmal versucht, sich das Leben zu nehmen?"
  - „Wie nahe sind Sie an einem Suizidversuch?" (Handlungsdruck)
- Einige Pat. können nachvollziehbar versichern, dass sie zwar diese Gedanken, aber **keine konkreten** Pläne haben.

! Bei Pat. mit Suizidplanung oder Handlungsdruck liegt deutlich erhöhtes Suizidrisiko vor → umgehend psychiatrisch behandeln!

> **Risikofaktoren für Suizidalität**
> Erhöhtes Risiko besteht in folgenden Situationen:
> - Vorangegangener Suizidversuch (14-fach).
> - Klare Vorstellung, wie man sich umbringen möchte (5-fach).
> - Familienanamnese: erstgradig Verwandter mit Suizid (4-fach).
> - Hoffnungslosigkeit, andere schwere depressive Symptome (3-fach).
> - Während der Trauerzeit (3-fach).

16

- Psychotische Symptome (Wahn o. Halluzination) (3-fach).
- Alkohol- o. Drogenmissbrauch (2-fach).
- Männliches Geschlecht (1,5-fach).
- Allein lebend (1,5-fach).
- Hohe Impulsivität, oft gepaart mit narzisstischem Kränkungs- u. Insuffizienzerleben.
- Helfender Beruf o. Gesundheitsberuf!

! Eindeutige Suizidalität besteht, wenn klare Planungen für einen Suizid vorliegen, z. B. Arrangements für die Nachwelt getroffen wurden (Abschiedsbriefe, Pat. kann Ort o. Zeit seines geplanten Suizids benennen). 3 Tage nach einem Suizidversuch ist von akuter Suizidalität/raptusartigen Versuchen auszugehen. Diese Pat. müssen i. d. R. stat. behandelt u. ggf. gerichtlich untergebracht werden (▸ 16.6.4). Sie dürfen nicht mehr unbeobachtet bleiben.

Therapeutisches Vorgehen

- Akut suizidale Pat. nie allein lassen (auch nicht kurz im Wartezimmer).
- Bei hohem Handlungsdruck auch mit raptusartigen Suizidimpulsen rechnen (Fenster geschlossen halten, wenn möglich Zimmer im Erdgeschoss wählen, keine scharfen Gegenstände in Griffnähe haben etc.).
- Sofern aus somatischen Gründen möglich (Beobachtungszeiten nach Überdosen einhalten!), Verlegung/Einweisung in psychiatrische Klinik.
- Falls der Pat. keine psychiatrische Verlegung wünscht, PsychKG erwägen u. je nach Bundesland Feuerwehr, Ordnungsamt, Polizei, Gesundheitsamt etc. hinzuziehen (▸ 16.6.4).
- Sedierung (z. B. Lorazepam 1–2,5 mg).
- Bei psychotischer Symptomatik besteht aufgrund des Realitätsverlustes hohes u. schwer einschätzbares Risiko → antipsychotisch behandeln (z. B. Olanzapin 5–10 mg).

16.6.2 Psychopharmakainduzierte Notfälle

Anticholinerges Syndrom

KO u. a. bei geriatrischen Pat. Die Ursache kann in der somatischen Medikation liegen.

Klinik

- Symptomtrias aus gerötet-trockener Haut, trockenen Schleimhäuten u. Agitation, ggf. Delir.
- Mydriasis.
- **Cave:** Herzrhythmusstörungen, daher EKG-Kontrolle!

Therapie Absetzen aller anticholinergen Medikamente, auf ausreichende Trinkmenge achten, ggf. Sedierung (Lorazepam bis 4 × 0,5 mg/d). In schweren Fällen Physostigmin-Gabe. Verlegung auf ITS erwägen.

Zentrales Serotonin-Syndrom

Oft nach Dosiserhöhung o. Komb. von serotonerg wirksamen Medikamenten o. Enzyminhibition.

Klinik

- **Fieber, Myoklonie, Hyperreflexie, psychopathol. Auffälligkeiten von leichtgradiger Verwirrung bis zum Delir.**
- **Cave:** Herzrhythmusstörungen (EKG!), epileptische Anfälle, Koma.

Therapie Absetzen serotonerger Medikation, Kühlung, Flüssigkeitssubstitution, Antipyretika. Verlegung auf ITS erwägen.

Malignes neuroleptisches Syndrom (MNS)

Das MNS kann mit katatoner Schizophrenie o. katatonem Stupor verwechselt werden.

Klinik

- **Hyperthermie u. Muskelrigidität.**
- **Mind. 2 der folgenden Symptome:** Schwitzen, Dysphorie, Tremor, Inkontinenz, Mutismus, Tachykardie, Leukozytose, CK-Erhöhung, RR-Veränderung, Veränderung des psychopathol. Befunds (Letzteres ist bes. zur Abgrenzung der Katatonie wichtig!).

Therapie

- Sofortiges Absetzen der Neuroleptika. Vitalparameter überwachen. In leichten Fällen → Benzodiazepine (z. B. Lorazepam bis 4,5 mg/d, auf ITS ggf. höher dosiert). Flüssigkeitsgabe (ggf. i. v.) u. Kühlung.
- Verlegung auf ITS erwägen. Bromocriptin- o. Amantadin-Gabe sowie Notfall-EKT erwägen.

> **!** MNS u. katatoner Stupor sind leicht zu verwechseln! Neuroleptika verursachen ein MNS, andererseits werden sie zur Behandlung der katatonen Schizophrenie benötigt.
> Im Zweifelsfall: Beide Krankheitsbilder lassen sich mit EKT u. Benzodiazepinen behandeln!

16.6.3 Katatoner Stupor

Leitsymptom „Wächserne Biegsamkeit" (Flexibilitas cerea) der Extremitäten.

Klinik Pat. bewegungslos, verharrt in starrer, bisweilen verdrehter Haltung der Gliedmaßen (Katalepsie). Mutismus, Befehlsautomatismus o. Negativismus, evtl. stereotypes Nachsprechen von Wörtern (Echolalie).

DD Internistische, hirnorganische u. pharmakol./tox. Entgleisungen. **Cave:** intermittierende, raptusartige Erregungszustände möglich.

> **ϟ** Bei **perniziöser Katatonie** zusätzlich hohes Fieber, Exsikkose u. vegetative Entgleisungen → lebensbedrohlicher psychiatrischer Notfall!

Therapie Kühlung, Flüssigkeitssubstitution, Kontrolle der E'lyte. Behandlungsversuch mit Lorazepam (2–6 mg). Bei Nichtansprechen weiter mit 5–10 mg Haloperidol. Behandlungsversuch erfolglos? Progress zur perniziösen Katatonie? → EKT einzige verbleibende wirksame Therapie u. Verlegung auf ITS.

16.6.4 Zwangseinweisung in psychiatrisches Krankenhaus

Bei Nachweis (o. dringendem Verdacht) einer psychischen Krankheit mit Selbst- o. Fremdgefährdung muss ggf. eine Zwangseinweisung erfolgen. Die öffentlich-rechtlichen Regelungen zur Unterbringung von psychisch Kranken (z. B. PsychKG) liegen in der Verantwortung der Bundesländer.

Voraussetzungen

- Es muss Fremd- o. Eigengefährdung festgestellt werden, wobei die Gefährdung **akut, konkret u. unmittelbar bevorstehend** sein muss → Eine abstrakte, nicht unmittelbare Gefährdung (z. B. mögl. Alkoholrückfall mit potenzieller Fremdbedrohung) reicht nicht aus.
- Die Gefährdung kann nicht anders als durch Unterbringung abgewandt werden.
- Es muss dem **eigen- o. fremdgefährdenden Verhalten eine psychische Krankheit zugrunde liegen** (z. B. Randalieren ohne erkennbare psychische Erkr. rechtfertigt keine Unterbringung nach PsychKG).
- Obligat sind körperl. Untersuchung u. Befunddokumentation!
- Die Unterbringung dient der Weiterbehandlung des Pat. in der psychiatrischen Klinik! Ansonsten (z. B. schwer körperl. erkrankter Pat.) ist auf das Instrument der Eilbetreuung zurückzugreifen.
- Gesetzliche Vertreter o. vom Pat. bevollmächtigte Personen sind, sobald möglich, zu informieren!

Praktisches Vorgehen

Das Verfahren ist in den Bundesländern unterschiedlich geregelt u. die praktische Durchführung oft regional verschieden → vorab informieren!

- Eine öffentliche Verwaltungsbehörde (Polizei, Berufsfeuerwehr, Gesundheitsbehörde, Ordnungsamt) leitet das Verfahren ein u. beantragt die Unterbringung beim zuständigen Gericht (je nach Bundesland unterschiedlich).
- Das notwendige Attest ist ärztl. Aufgabe u. umgehend, meist handschriftlich auszustellen. Darin ist zu **allen** o. g. Voraussetzungen Stellung zu nehmen. Meist existieren Vordrucke; diese im Dienstarztordner/Notfallzentrum vorhalten.
- Jeder Arzt, der Erfahrung im Umgang mit psychischen Erkr. besitzt, ist berechtigt, das Attest auszustellen (d. h. neben Psychiatern auch alle Notärzte, Allgemeinmediziner sowie in Notaufnahme u. Diensten erfahrene Assistenten aller Fachrichtungen).
- Vor Verlegung Kontaktaufnahme mit zuständiger psychiatrischer Klinik!

In der Regel ist daraufhin die Verwaltungsbehörde berechtigt, eine Unterbringung aufgrund des Attests für 24 h einstweilig anzuordnen. Schließlich entscheidet ein Richter über die Unterbringung (Anhörung des Pat. durch das Gericht).

Nicht der Arzt bringt den Pat. unter, sondern das zuständige Gericht. Der Arzt attestiert lediglich die zugrunde liegende Störung u. die daraus resultierende Gefährdung.

16.6.5 Andere Zwangsmaßnahmen

Zwangsmaßnahmen vermeiden! Falls grundlos angewandt: Freiheitsberaubung bzw. Eingriff in die körperl. Unversehrtheit! Wenn zeitl. mögl., immer gesetzl. Vertreter u. vom Pat. bevollmächtigte Personen informieren!
Cave: Spezielle Regeln in psychiatrischen KH je nach PsychK(H)G/des Landes!
Somatisches Klinikum: kurzfristig rechtfertigender Notstand. Maßnahmen > 24 h: Antrag nach BGB an das Gericht auf Eilbetreuung, wenn Fixierung absehbar. Ebenso Wiederholungmaßnahmen ohne Einwilligung(sfähigkeit) des Pat. (regelmäßig Bettgitter, Pflegestuhl).

Fixierung

Eine Fixierung ist **nur** zulässig i. R. akuter u. konkreter Eigen- u. Fremdgefährdung. Sturzgefahr, oberflächliches Ritzen o. herausforderndes Verhalten (z. B. Gebrauch von Schimpfwörtern) sind **keine** ausreichenden Gründe. Eine sich abzeichnende Eskalation (z. B. bei akuter Suizidalität, Selbstverletzung, Androhung von körperl. Gewalt o. Werfen mit Gegenständen) kann in der Gesamtschau eine Fixierung erforderlich machen.

- Eine Fixierung muss immer korrekt dokumentiert sein!
- Die Art der Fixierung (3-Punkt- o. 5-Punkt-Fixierung) muss festgelegt werden. Bettgitter u. Pflegestuhl stellen bei Nicht-Einwilligung des Pat. Fixierungsmaßnahmen dar!
- Zur Durchführung einer Fixierung sollten mind. 5, besser 6 erfahrene Mitarbeiter anwesend sein. Bei Gewalttätigkeit ggf. Polizei hinzuholen!
- Nur zulässige Fixiermittel verwenden.

! Ein fixierter Pat. ist eine hilflose Person. Eine Sitzwache mit Sichtkontakt ist immer anzuordnen – der Pat. darf die Sitzwache wegschicken, dann jedoch engmaschige Beobachtung! Pat. vor Mitpat. schützen!

- Eine Fixierung ist für den Pat. verstörend, Sedierung anbieten.

Eine Fixierung ist auf Ausnahmesituationen mit akuter Gefahr beschränkt. Sobald diese Situation vorbei ist, ist die Fixierung aufzuheben. Pat. darf immer Vertrauenspersonen sowie zuständige Ordnungs- u. Betreuungsbehörden des Bundeslandes verständigen (lassen).

Zwangsbehandlung

Im klin. Alltag kommen zwei Möglichkeiten der Zwangsbehandlung vor:

1. Eine ursächliche, i. d. R. komplexe Behandlungsmaßnahme, die bei betreuten Pat. vom Betreuer angeregt u. immer durch ein Gericht bestätigt werden muss.
2. Grundsätzlich besteht ein **Recht auf Krankheit u. Nichtbehandlung.** Bei rechtfertigendem Notstand (unmittelbare Gefahr für Leib u. Leben des Pat.) kann der Arzt zwangsbehandeln, wenn der Pat. die lebensgefährlichen Risiken nicht einschätzen kann bzw. krankheitsbedingt die Realität verkennt, Überredung nicht möglich ist u. keine andere Maßnahme (inkl. Fixierung) zur Gefahrenabwehr geeignet ist. Klassische Beispiele sind art. Blutungen, Suizidversuch mit schweren Verletzungen o. Vergiftung, Herzinfarkt, Pneumonie,

E'lytentgleisungen, schwerster Erregungszustand mit Eigen- o. Fremdgefährdung, sofern nicht durch Fixierung abwendbar. **Im Rahmen des rechtfertigenden Notstands darf keine Depotmedikation verabreicht werden.**

16.6.6 Einwilligungsfähigkeit

Im klin. Alltag ist die Einwilligungsfähigkeit entscheidend, ***nicht*** die Geschäftsfähigkeit (Ausnahme: Pat. nimmt Wahlleistungen [Chefarztbehandlung, Einzelzimmer] in Anspruch). Voraussetzung ist, dass der Pat. bei Bewusstsein ist. Die Einwilligungsfähigkeit wird von jedem Arzt für die durch **seinen Fachbereich** durchzuführende Tätigkeit überprüft (denn nur er kennt alle Risiken u. Alternativen), indem er rückfragt, was der Patient zu folgenden Punkten im Gedächtnis behalten hat:

- Verständnis für Eingriff u. Indikation.
- Verständnis für Risiken.
- Risiken durch Ablehnen des Eingriffs, Kenntnis der Alternativen.

Kann der Pat. (ggf. mit Dolmetscher) nichts von dem Gesagten wiedergeben, die Information nicht werten o. ist er nicht fähig, sich zu entscheiden, ist er nicht einwilligungsfähig. Bei Lebensgefahr o. drohenden schwerwiegenden gesundheitl. Schäden, kann eine Maßnahme im rechtfertigenden Notstand indiziert o. geboten sein. Die Einwilligungsfähigkeit hängt somit nicht nur vom Pat.; sondern jeweils auch von Komplexität, Tragweite u. Risiken des Eingriffs ab. (Bsp.: Fast jeder kann der Aufnahme ins KH o. einer Blutabnahme zustimmen, die meisten auch der dringenden Blinddarm-OP; höhere Hürde: Depotmedikation (Tragweite!), extrem hohe Hürden bei Chemother., Leberresektion, elektiver Prothese etc.).

Eine Betreuung, Minderjährigkeit u. leichte geistige Behinderung schließen die Einwilligungsfähigkeit nicht zwangsweise aus. Bitte im Einzelfall prüfen!

16.7 Somatisierungsstörungen

Andere Bezeichnungen: psychogene Störungen, funktionelle Störungen, vegetative Dystonie, pseudoneurol. Sy., Konversionshysterie o. allg. psychische Überlagerung.

16

Klinische Beispiele

- Funktionelle Herzbeschwerden, Herzneurose.
- Reizdarmsy.
- Funktionelle Dysphagie.
- Hyperventilationsattacken.

Diagnostisches und therapeutisches Vorgehen

Die Diagn. somatoformer Störungen umfasst die organische u. die psychische Dimension (Simultandiagnostik).

- **Organische (Ausschluss-)Diagnostik:**
  - Einerseits ausreichende Diagn. der Beschwerden notwendig (körperl. Untersuchung, EKG, kleines Labor etc.).
  - Andererseits unnötige organische Ausschlussdiagnostik begünstigt weitere Fixierung des Pat. auf körperl. Krankheitsverständnis.

- **Psychische Diagn.**: gegenwärtige Affekte, psychische Konflikte, Persönlichkeitsstruktur, biografische Belastungen, soziale u. kulturelle Faktoren.

Tipps zum Umgang mit dem Patienten Für den Nachtdienst stellt der Pat. mit Somatisierungsstörungen eine bes. Herausforderung dar:
- Pat. werden oft als fordernd, uneinsichtig u. schwierig empfunden. Verärgerung des Arztes: „Zeitverschwendung".
- Kommunikation schwierig: „Sie haben nichts" stößt den Pat. vor den Kopf u. ist auch inhaltlich falsch.

Beispiele für Gesprächsführung „Manchmal gehen solchen Schmerzen, wie Sie sie beklagen, schwere psychische Belastungen voraus. Können Sie sich vorstellen, dass dies bei Ihnen der Fall ist?" Wenn Pat. der Frage nach psychischer Belastung zustimmt, empathisch u. offen nachfragen. Oft finden sich komorbide psychische Störungen, insb. depressive u. Angststörungen (▶ 16.5.2).

Häufige Fehler
- Verwechslung von somatoformer Störung mit Simulation u. Aggravation.
- Übersehen einer Depression o. anderer relevanter psychischer Störungen.
- Fortsetzung o. Intensivierung der organmed. Diagn. zur Beruhigung des Pat.
- Verleugnung der Chronifizierungsneigung u. der z. T. schlechten Prognose.
- Keine Benzodiazepine u. keine GABAergen Substanzen (hohes Abhängigkeitspotenzial, keine kausale Wirkung).

16.8 Suchterkrankungen

16.8.1 Der drogenabhängige Patient

Aufgaben des Diensthabenden

Bei Bewusstseinsverlusten unklarer Genese immer auch an Intoxikation (▶ 3.8) denken. Anamnestische Hinweise auf Drogenintoxikation: Ort u. Art des Auffindens, Einstichstellen.
Primär Sicherung der Vitalfunktionen (Atmung; ▶ 3.2.1). Auch andere Ursachen können vorliegen, z. B. ICB nach Sturz. Bes. Gefährdung durch Mischintoxikationen!

> Bei Untersuchung u. Aufnahme eines Pat. mit V. a. i. v. Drogenmissbrauch an Infektionsrisiko mit Hepatitis C u. HIV denken!

Allgemeines diagnostisches Vorgehen

Körperliche Untersuchung
- Vitalparameter (RR, Puls, O_2-Sättigung).
- Vigilanz.
- Hypoventilation durch zentral dämpfende Pharmaka, z. B. Benzodiazepine.
- Blutabnahme: Test auf Suchtmittel, E'lyte, CK. Wenn möglich, Schnelltest Urin.
- Neurol. Untersuchung. Pupillen: Miosis (Opioide), Mydriasis (Alkohol- o. Kokainintoxikation, Stimulanzien), Erschlaffung der Muskulatur (Benzodiazepin-, Barbiturat-, Alkoholintoxikation).
- Fötor: „Alkoholfahne", aromatischer Geruch (Drogen).
- Haut: Untersuchung auf Injektionsstellen (nicht nur Ellenbeuge, sondern auch Leiste, Fußrücken etc.). Abszess?

> ! Angaben des Pat. oft unvollständig! Drogenscreening!
> Keine bek. Intoxikationszeichen für neue Substanzen (z. B. Badesalze, Spices, Flakka, Dextrometorphan) o. neue Applikationswege („Eyeballing“, „Slimming“).

16.8.2 Drogenentzug

Mögliche allgemeine Entzugssymptome

- Stärkste Kopf- u. Gliederschmerzen.
- Schweißausbrüche/Wechsel von Kälte- u. Hitzeempfindungen.
- Starke innere Unruhe.
- Erbrechen/Durchfälle, RR-Schwankungen, Temperaturanstieg, Tremor.
- Im Stadium vitaler Bedrohung: generalisierte Krämpfe, delirante Zustände, Kreislaufinsuff.
- Bei Amphetaminentzug: Erschöpfung, Depression, Suizidneigung.

Management

> Opioide, THC u. Stimulanzien: somatisch vitale Gefährdung im Entzug gering, ***keine*** Substitution außerhalb einer Fachabteilung!

Verlegung zur freiwilligen Entgiftung in einer Fachabteilung anbieten.
Falls somatische Weiterbehandlung notwendig:

- **Bei Suizidneigung, starker Verwirrung o. Unruhe, ausgeprägtem somatischem Entzug:** Pat. engmaschig überwachen, ggf. auf ITS. Überwachung der Vitalparameter, ausreichende Flüssigkeits- u. E'lytther.
- Bei Erregung stat. Diazepam bis 4 × 5–10 mg, ggf. um Haloperidol bis 3 × 5 mg/d u./o. Pipamperon bis 3 × 40 mg/d ergänzen.
- Entscheidung über Opioide: Anästhesie FA, Intensivmediziner, psychiatrischer Konsildienst.
- **Barbiturate u. Benzodiazepine: kein kalter Entzug!** Gefahr epileptischer Anfälle! Entzugsdelir! Ausschleichen der gewohnten Tagesmenge um tgl. 10 %.

16

16.8.3 Der alkoholabhängige Patient

> Viele Pat. trinken regelmäßig Alkohol. Daher Alkoholkonsum erfragen u. auf entsprechende Hinweise bei körperl. Untersuchung (z. B. Leberhautzeichen) achten. Bei notwendigem somatischem Eingriff ggf. Alkoholkonsum in Maßen erlauben o. Entgiftung in fachärztlicher Behandlung.

Alkoholentzugssy. ▶ 16.8.3.

Häufige akute Komplikationen und Erkrankungen

- **Alkoholintoxikation:** z. B. Bewusstseinsstörung bis Koma, vegetative Störungen (z. B. Tachykardie, Unterkühlung) u. Atemdepression.
- **Alkoholentzugsdelir:** Desorientiertheit, Halluzinationen, Unruhe (▶ 16.4.7).

- **Obere GIT-Blutung:** (▶ 6.2). Akuter Schub einer chron.-rezid. Pankreatitis (▶ 6.8). Leberschädigung bis Leberausfallkoma (▶ 6.6).
- **ZNS:** ICB nach Sturz in alkoholisiertem Zustand (▶ 1.3.3), zerebrale Krämpfe, v. a. im Alkoholentzug (▶ 15.6).
- **Frakturen** v. a. der Rippen nach Sturz. SHT.
- **Herz:** Vorhofflimmern/-flattern ▶ 4.3), tox. Kardiomyopathie.
- **Infektionskrankheiten** infolge von Abwehrschwäche, z. B. Pneumonien (Pneumokokken, Aspirationspneumonie, ▶ 5.5), Tbc.
- **Hypoglykämie** (▶ 8.2.2).
- **Alkoholische Ketoazidose:** nach mehrtägiger Nahrungskarenz durch Erschöpfung der Glykogenspeicher.
  - Klinik: Übelkeit, Erbrechen, Bewusstseinsstörungen.
  - Diagn.: Alkoholanamnese mit aktuell niedriger o. fehlender Blutalkoholkonz., Ketonkörper i. U. Labor: venöse BGA, Na^+, K^+, Krea, BB, BZ, Leberwerte.
  - Ther.: Rehydratation mit G5 % 100–200 ml/h (zuvor immer Thiamingabe → Gefahr der massiven Laktatazidose). K^+-Ausgleich (▶ 7.5.1), Azidoseausgleich (nur bei pH < 7,1), Vit. B_1 100 mg/d langsam i. v.
- **Alkoholische Fettleberhepatitis:** Übelkeit, Erbrechen, meist Ikterus.
- **Mangelernährung, insb.** Thiamin(Vit.-B_1)-Mangel.

Alkoholvergiftung

Klinik

- **Vergiftungsstadien** in Abhängigkeit von der Alkoholkonz.:
  - Exzitationsstadium.
  - Hypnotisches Stadium.
  - Narkotisches Stadium.
  - Asphyktisches Stadium (Tod durch Atemlähmung u. Kreislaufversagen).
- **ZNS:** Fehleinschätzungen, Konzentrations- u. Koordinationsstörungen, Verlangsamung, Bewusstlosigkeit, Atemdepression, gestörte Thermoregulation.
- **Gefäße:** Vasodilatation mit Hautrötung u. Hypothermie.
- **Nieren:** Polyurie durch gehemmte ADH-Sekretion.
- **Stoffwechsel:** Hypoglykämie, Azidose (prim. metab. Azidose, bei Ateminsuff. zusätzlich respir. Azidose).

Diagnostische Maßnahmen

- Kontrolle der Vitalparameter, EKG, Urinstatus.
- Labor: Alkoholbestimmung im Blut, BZ, BGA, BB, E'lyte, Krea, Leberwerte, Gerinnung, Amylase u. Lipase.

Therapeutisches Vorgehen

> Bei bewusstlosem alkoholisiertem Pat. primär BZ-Stix → Hypoglykämie?

- Bei Hypoglykämie: sofort 50 ml Glukose 20 % i. v. (u. parenterale Thiamin-Gabe!).
- i. v. Zugang, Monitoring der Vitalparameter.
- Kein induziertes Erbrechen/Magenspülung: Aspirationsgefahr!
- Bei Hypotension/Volumenmangel: Infusionslsg. mit Ringer-Lsg., ggf. K^+-Substitution.
- Bei schwerer Atem- u. Kreislaufdepression evtl. Hämodialyse (RS mit Hintergrund). Dann auch Intubation u. Beatmung.

- **Cave:** Bei Erregung u. Alkoholintoxikation initial Beginn der Behandlung mit Haloperidol! Gefahr von Ateminsuff. bei Benzodiazepin- u./o. Distraneurin-Gabe!

Bewusstloser, alkoholisierter Patient

Die „hilflose Person", die vom Notarzt angetroffen wird, ist häufig ein alkoholisierter, bewusstloser Pat. Primär müssen die Vitalfunktionen kontrolliert u. gesichert u. durch BZ-Stix muss eine Hypoglykämie ausgeschlossen werden.

> Bei bewusstlosem alkoholisiertem Pat. andere o. begleitende Komaursachen nicht übersehen, z. B. ICB, Mischintoxikationen, Meningitis. Einstichstellen (Heroin!) suchen!

Häufige Ursachen von Bewusstlosigkeit bei alkoholisierten Patienten

- Alkoholintoxikation.
- Hypoglykämie o. Ketoazidose.
- ICB (Prellmarken, Pupillenanisokorie, erhöhter Hirndruck?).
- Meningitis (▶ 15.5).
- Leberausfallkoma.

Diagnostisches Vorgehen

! BZ-Stix.
- Körperl. Untersuchung.
- cCT (LP bei V. a. Meningitis/Enzephalitis).
- EKG.
- Labor: BB, Transaminasen, Lipase, Gerinnung; Krea, Ammoniak, Na^+, K^+.

Therapeutisches Vorgehen

- Alkoholintoxikation s. o.
- Chir. Versorgung von Verletzungen (▶ 10.1). Nach Sturz SHT u. Rippenserienfrakturen ausschließen.
- Falls keine schwerwiegende Verletzung o. massive Alkoholintoxikation vorliegt, ist eine Entlassung nach Hause in Begleitung möglich. **Cave:** Subduralhämatom → Bewusstlosigkeit nach freiem Intervall (Pat. u. Angehörige darauf hinweisen!).

16

Polizeilich angeordneter Alkoholtest

Die Polizei stellt das Blutabnahmeset zur Bestimmung des Alkoholspiegels zur Verfügung. Desinfektionsmittel ohne Alkohol! Die Anleitung genau lesen!
Es ist Aufgabe der Polizei (nicht des Arztes), den Betroffenen von der Notwendigkeit der Testdurchführung zu überzeugen. Keine Blutabnahme gegen Widerstand. Denn:

„Der Zwang zur Duldung der Blutentnahme betrifft den Beschuldigten und eventuell Zeugen. Es verträgt sich indessen nicht mit der Würde des Arztes, eine Blutentnahme unter Gewaltanwendung oder durch Überlistung durchzuführen."
„Der Arzt kann zur Durchführung der Entnahme nicht gezwungen werden, es sei denn, dass solche Leistungen zu seinen Dienstpflichten gehören, wie z. B. durch Vertrag mit dem Krankenhaus, bei Polizeiärzten, eventuell auch dadurch, dass ad hoc eine richterliche Weisung durch Ernennung zum Sachverständigen erfolgt."

§ 75 StPO

Bei Unsicherheiten RS mit Hintergrund!

16.9 ICD-Codes

Die wichtigsten ICD-Kodierungen bzgl. akuter psychischer Störungen: ▶ Tab. 16.3.

Tab. 16.3 ICD-Codes: akute psychische Störungen

Störungsbild	ICD-Code
Posttraumatische Belastungsstörung	F43.1
Delir	F05.-
Delir ohne Demenz	F05.0
Delir bei Demenz	F05.1
Psychische u. Verhaltensstörungen durch Alkohol	F10.-
Psychische u. Verhaltensstörungen durch Alkohol: akute Intoxikation (akuter Rausch)	F10.0
Psychische u. Verhaltensstörungen durch Alkohol: Entzugssyndrom	F10. 3
Psychische u. Verhaltensstörungen durch Alkohol: Entzugssyndrom mit Delir	F10.4
Wernicke-Enzephalopathie	E51.2
Schizophrenie	F20.0
Akute schizophreniforme psychotische Störung (inkl. akute [undifferenzierte] Schizophrenie, kurze schizophreniforme Psychose, kurze schizophreniforme Störung, Oneirophrenie, schizophrene Reaktion)	F23.2
Manie mit psychotischen Symptomen	F30.2
Depressive Episode	F32.-
Leichte depressive Episode	F32.0
Mittelgradige Episode	F32.1
Schwere depressive Episode ohne psychotische Symptome	F32.2
Depressive Episode, nicht näher bezeichnet	F32.9
Anhaltende wahnhafte Störungen	F22.-
Wahnhafte Störung	F22.0
Sonstige anhaltende wahnhafte Störungen	F22.8
Halluzinationen, nicht näher bezeichnet	R44.3
Panikstörung [episodisch paroxysmale Angst]	F41.0
Sonstige Symptome, die die Stimmung betreffen (inkl. Suizidalität, Suizidgedanken)	R45.8
Malignes neuroleptisches Syndrom	G21.0
Organische katatone Störung	F06.1
Somatisierungsstörung	F45.0

17 HNO

Assen Koitschev

17.1 Notfalltabelle und Checkliste

HNO-Notfälle: ▶ Tab. 17.1.

Tab. 17.1 HNO-Notfälle

Diagnose	Maßnahmen	Medikament/Therapie
Fremdkörper Trachea/Bronchus beim Kind	• Auskultation • Rö Thorax • Nüchtern lassen • i. v. Zugang	Op. Fremdkörperentfernung in Narkose Kommunikation u. Koordination der Notfallbehandlung mit der anästhesiol. Abt.
Fremdkörper Ösophagus	• Bei Bedarf Schmerzther. • Rö Thorax • Nüchtern lassen	Endoskopische Entfernung ggf. in Narkose Bei V. a. Ösophagusperforation ggf. stat. Überwachung u. Ausschluss Mediastinitis
Epistaxis akut	• ggf. i. v. Zugang • Aufrechtsitzen • Blut nicht schlucken, sondern ausspucken • Kalte Nackenumschläge („Eiskrawatte") • ggf. blutdrucksenkende Maßnahmen • Blutungsquelle identifizieren	Versuch der lokalen Blutstillung in Lokalanästhesie durch: • Tamponade getränkt mit abschwellenden Nasentropfen • Bipolare Koagulation der Blutungsquelle Weitergehende Maßnahmen: • Interventionell-radiol. Embolisation • Chir. Verödung endonasal in Narkose
Nachblutung nach Tonsillektomie	• i. v. Zugang • Aufrechtsitzen, kalte Nackenumschläge („Eiskrawatte") • Blut nicht schlucken, sondern ausspucken • ggf. Flüssigkeitssubstitution, ggf. Gabe von EKs • ggf. sofort Transport in den OP zur Notfall-Blutstillung in Narkose	Blutstillung durch Kompression, ggf. Suprarenin-Tupfer Blutstillung durch bipolare Koagulation in Lokalanästhesie, falls Pat. kooperativ Bei Hb-relevanter Blutung Blutstillung in Narkose durch bipolare Koagulation, ggf. Umstechung
Hereditäres Angioödem mit Schwellung der Atemwege	• O_2-Gabe, Überwachung • i. v. Zugang, Flüssigkeitsgabe	Kommunikation u. Koordination der Notfallbehandlung innerhalb der Klinik Absetzen auslösender Medikamente, z. B. ACE-Hemmer C1-INH-Konzentrat 20 IE/kg KG o. Icatibant 30 mg s. c. Bei drohender Erstickung Intubation o. Koniotomie
Allergisches Ödem der Atemwege/ anaphylaktischer Schock	• O_2-Gabe, Überwachung • i. v. Zugang, Flüssigkeitsgabe	Suprarenin-Inhalation H_1-Antihistaminika Glukokortikoide i. v. Bei drohender Erstickung Intubation o. Koniotomie Kommunikation u. Koordination der Notfallbehandlung innerhalb der Klinik

Checkliste

First Impression AZ des Pat.? Pat. wach u. ansprechbar? Hautkolorit? Kaltschweißig? Vitalparameter? Atemnot? Stridor? Blutung? Tracheostoma?

Anamnese Dauer der Beschwerden, Beginn akut o. schleichend, Auslöser? Unfallhergang?

Medikamentenanamnese Gerinnungshemmende Medikation?

Klinische Untersuchung

- **Inspektion von Mund u. Rachen:** Lippen, Zunge, Rachen, Gaumen, hintere Rachenwand. Tonsillen: Vergrößerung, Exsudate o. Auflagerungen, Vorwölbung des Gaumensegels? Kieferklemme?
- **Untersuchung der Ohren:**
  - Äußere Inspektion: Rötung? Tragus- o. Mastoiddruckschmerz?
  - Ohrenspiegelung (Otoskop): Gehörgang (ca. 2,5 cm lang), Trommelfell: Rötung? (normal: durchscheinend perlgrau), Perforation? Sekretion?
- **Untersuchung der Nase:** Inspektion (Schiefstellung?) u. Palpation (Krepitation?) der Nase, Septum, untere Nasenmuscheln, Hämatom? Sekretion? Eiter?

Technisches Vorgehen

- **Ohrenspiegelung:** Ohrmuschel sanft nach hinten oben ziehen (Begradigung des Gehörgangs). Einführung des Otoskops unter Sichtkontrolle.
- **Kehlkopfspiegelung (für Geübte) mit Stirnlampe:**
  - *Vorbereitung:* Kehlkopfspiegel, Zellstoff o. kleine Mulltupfer zum Halten der Zunge, Lokalanästhetikum (z. B. als Pumpspray) griffbereit haben. Kehlkopfspiegel mit Antibeschlaglsg. beträufeln o. anwärmen.
  - *Durchführung:* Zunge nach Umwicklung mit Mulltupfer o. Zellstoff mit li Hand vorsichtig aus dem Mund ziehen. Mit Kehlkopfspiegel Uvula u. Gaumensegel nach hinten oben drücken → Blick nach unten auf die laryngealen Strukturen. **Cave:** Eine Berührung der Uvula ist unumgänglich, da sonst der Larynx nicht eingesehen werden kann. Bei starkem Würgereiz: Lokalanästhetikum. Eine ideale Übersicht über die Strukturen in Oro-/Hypopharynx u. Larynx erhält man bei der transnasalen flexibel-endoskopischen Untersuchung mit einem Rhinolaryngoskop, alternativ in Einzelfällen auch mit dem Bronchoskop.
- **Nasenspiegelung:** Kopf des Pat. leicht nach hinten beugen, Einführung des Nasenspekulums mit den Branchen nach oben u. unten o. des Otoskops mit Nasenspiegelvorsatz. Spekulum nach hinten kippen zur Einstellung der unteren u. mittleren Nasenmuscheln (obere nicht sichtbar).

Sinnvolle Instrumente

- **Stirnlampe:** Inspektion im HNO-Bereich erfordert v. a. gute Lichtverhältnisse. Vorteile einer Stirnlampe: Licht in Augenachse ohne störende Schatten. Beidhändiges Arbeiten möglich. Völlig ausreichend: preiswerte Stirnlampen z. B. aus Outdoor-Läden.
- **Bajonettpinzette:** zum Einlegen von Tamponaden u. Wattestreifen in die Nase.
- **Ohrhäkchen:** zum Entfernen von Fremdkörpern aus Gehörgang u. Nase.

17.2 Ohrenschmerzen

17.2.1 Differenzialdiagnose

Diagn. Algorithmus: ▶ Abb. 17.1.

Otitis externa Ohrenschmerz, häufig „Badeotitis". Typisch: Tragusdruckschmerz! Zugeschwollener Gehörgang.

Otitis media Pochender, pulsierender Ohrenschmerz u. Hörminderung. Kaum Tragusdruckschmerz! Bei spontan perforiertem Trommelfell auch Otorrhö.

Mastoiditis mit Abszessbildung

- Ohrenschmerz/Otitis in der Anamnese.
- Meist Fieber u. ausgeprägtes Krankheitsgefühl.
- Retroaurikuläre Rötung, Druckschmerz u. Schwellung (abstehendes Ohr). Bei spontan perforiertem Trommelfell auch Otorrhö.

Ohrmuschel-Perichondritis Schmerzhafte Schwellung u. Rötung der knorpeligen Ohrmuschel. **Cave:** Ohrläppchen ist ausgespart.

17.2.2 Diagnostisches und therapeutisches Vorgehen

Otitis externa

- **Otoskopie:** Gehörgang gerötet u. geschwollen, oft schmierig belegt. Trommelfell meist nicht o. nur eingeschränkt beurteilbar.
- **Ther.:**
  - Wenn möglich, Gehörgang reinigen/absaugen.

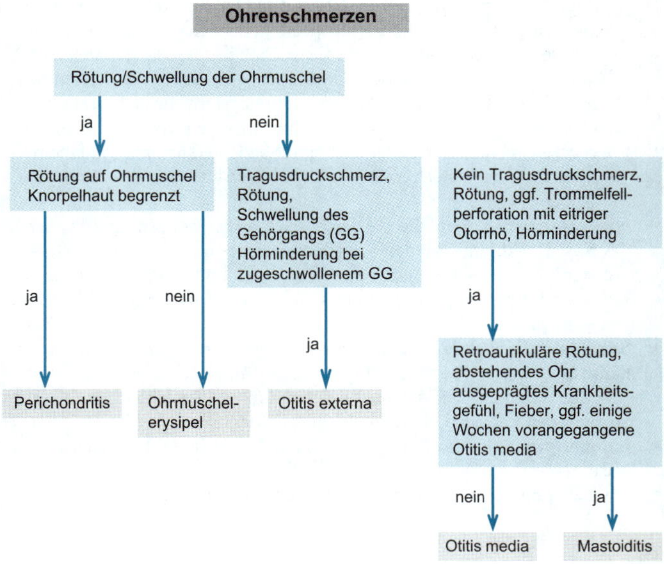

Abb. 17.1 Diagnostischer Algorithmus: Ohrenschmerzen [V492]

- Abstrich zum Keimnachweis.
- Antibiotikahaltige Salbenstreifen in den Gehörgang, alternativ antibiotikahaltige o. antiseptische Ohrentr. 3–5 ×/d.
- Analgetika aus der NSAR-Gruppe: ▶ 1.3.2.
- Bei schweren Verläufen systemische Ther. mit oralen Antibiotika, initial z. B. Amoxicillin 3 × 750 mg, Clindamycin 3 × 300 mg. Bei therapieresistenten Verläufen Abstrich (*Pseudomonas?*), ggf. Anpassung der Antibiotikather.

Otitis media

- **Otoskopie:** Gehörgang i. d. R. nicht beteiligt, Trommelfell gerötet, ggf. vorgewölbt u. entdifferenziert. Bei Otorrhö ist der Gehörgang mit eitrigem Sekret ausgefüllt. Gehörgang reinigen/absaugen.
- **Ther.:**
  - Analgetika aus der NSAR-Gruppe, bei Kindern als Saft.
  - Orale Antibiotika sind bei leichten Verläufen nicht zwingend erforderlich, bei ausgeprägter Klinik z. B. Amoxicillin. Nasentropfen nur bei Schnupfen.
  - Bei V. a. Innenohrbeteiligung operative Entlastung mittels Trommelfellschnitt (Parazentese) erforderlich.

Mastoiditis mit Subperiostalabszess

- **Otoskopie:** wie bei Otitis media (s. o.).
- **Bildgebung** Felsenbein-CT mit Kontrastmittel (KM): Verschattung der Mastoidzellen. **Cave:** intrakranielle KO ohne KM nicht sichtbar! Bei Kindern MRT empfohlen.
- **Labor:** BB, CRP (ausgeprägte Entzündungszeichen).
- **Ther.:** stat. Aufnahme u. hoch dosiert Antibiotika i. v., z. B. Cephalosporin 3 × 2 g o. Ampicillin plus Sulbactam. Zusätzlich Analgetika u. fiebersenkende Maßnahmen: Paracetamol, Metamizol (▶ 1.3.4). **Cave:** bis Klärung einer OP-Indikation nüchtern lassen!
- **HNO-Vorstellung** kurzfristig, spätestens am Folgetag!

> Zügige OP-Ind. bei eindeutigem Hinweis auf Abszedierung: teigige Schwellung retroaurikulär, abstehendes Ohr. Zeichen einer Sepsis o. Meningitis → sofortige Verlegung in HNO-Klinik. **Cave:** Pat. nüchtern lassen!
> Einfache Mastoiditis ohne Einschmelzung/Abszedierung heilt i. d. R. unter hoch dosierter Antibiotikather. aus.

Ohrmuschel-Perichondritis **Ther.:** orale Antibiotika, z. B. Clindamycin 3 × 300 mg o. bei ausgeprägtem Befund Ciprofloxacin 2 × 500 mg u. Lokalbehandlung mit z. B. Chinosol-Umschlägen, alternativ antibiotikahaltige Salbe auftragen. Bei schwerer Verlaufsform stat. Aufnahme u. Antibiotika i. v.

17.3 Hals-/Schluckschmerzen

17.3.1 Differenzialdiagnose

Diagn. Algorithmus ▶ Abb. 17.2.

DD ▶ Tab. 17.2.

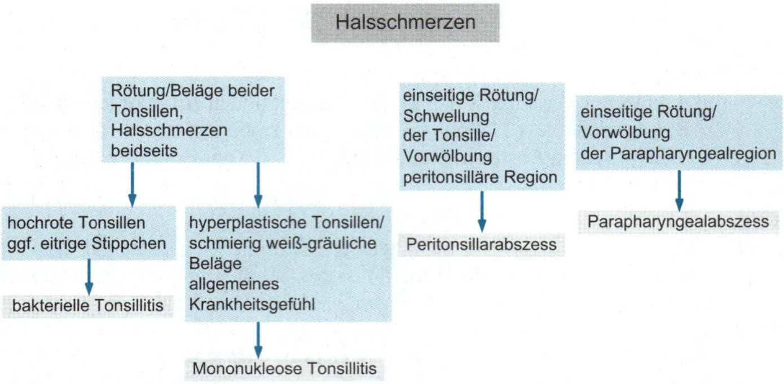

Abb. 17.2 Diagnostischer Algorithmus: Halsschmerzen [V492]

Tab. 17.2 Differenzialdiagnose Halsschmerzen/Schluckbeschwerden

Differenzialdiagnose	Klinik	Lokalbefund
Tonsillitis	Starke Halsschmerzen, Schluckbeschwerden, ggf. kloßige Sprache, eingeschränkte Mundöffnung (Abszess?). Fieber u. ausgeprägtes Krankheitsgefühl	Entzündlich geschwollene, hochrote Tonsillen bds., ggf. mit Stippchen
Peritonsillarabszess	Wie bei Tonsillitis; teils deutliche Kieferklemme u. Schluckunfähigkeit, regionale Lymphadenitis	i.d.R. einseitige, peritonsilläre Vorwölbung des weichen Gaumens, meist im Bereich des oberen Tonsillenpols
Mononukleose-Tonsillitis	Betroffen sind v.a. Jgl. u. junge Erw.; Symptome wie bei Tonsillitis, mit kloßiger Sprache u. Schluckbeschwerden, schweres allg. Krankheitsgefühl u. Fieber. Mundatmung, wenn auch Adenoide betroffen	Typisch sind ausgedehnt hyperplastische Tonsillen, evtl. mit Mittelkontakt u. schmierigen weiß-gräulichen Belägen sowie ausgeprägte Lymphadenitis colli
Parapharyngealabszess	Schweres Krankheitsgefühl, Dysphagie bis Schluckunfähigkeit, ggf. Dyspnoe bis zum Stridor	Deutliche Vorwölbung u. Rötung der Oro- u. Hypopharynxseiten- o. -hinterwand
Pharyngitis	Halsschmerzen u. Schluckstörung. Meist viral bedingt und i.R. eines katarrhalischen Inf. der oberen Atemwege	Ausgeprägte Rötung der Pharynxschleimhaut ohne Rötung der Tonsillen
Laryngitis	Heiserkeit bis Aphonie, leichte Halsschmerzen. Meist viral bedingt, i.R. eines katarrhalischen Inf. der oberen Atemwege	Gerötete Schleimhäute endolaryngeal, ödematöse Stimmlippen
Epiglottitis	Ausgeprägte Halsschmerzen, Schluckstörung bis Schluckunfähigkeit, Kloßgefühl u. kloßige Sprache. Oft schweres Krankheitsgefühl, Fieber, hohe CRP. Bei massiver Schwellung inspir. Stridor, Dyspnoe; i.d.R. bakt. Genese: Streptokokken, *Haemophilus*. Bei Kleinkindern potenziell lebensbedrohlicher Zustand	Spiegeluntersuchung des Larynx wird nicht toleriert. Diagn. über transnasale flexible Endoskopie des Larynx erforderlich (HNO/Anästhesie) **Cave:** akute Luftnotgefahr!

17.3.2 Diagnostisches und therapeutisches Vorgehen

Tonsillitis

Ther.:

- Penicillin oral 3–4 × 1 Mio. IE, ggf. Analgetika. Auf ausreichende Flüssigkeitszufuhr hinweisen.
- Bei ausgeprägter Klinik u. Peritonsillitis ggf. stat. Aufnahme, Antibiotika i. v. mit Penicillin, Flüssigkeitssubstitution.

Peritonsillarabszess

- **Labor:** BB, CRP, Gerinnung.
- **Ther.:**
  - Abszessspaltung (▶ Abb. 17.3) in d. R. in Narkose (auch in Lokalanästhesie möglich). Einseitige Tonsillektomie in gleicher Narkose.
  - Stat. Aufnahme, Antibiotika i. v. mit Penicillin 3–4 × 0,5–1 Mio. IE sowie Flüssigkeitssubstitution u. ggf. Analgetika.
  - Bei erfolgreicher Abszessentlastung kann die Behandlung in Einzelfällen auch amb. mit oralem Antibiotikum erfolgen.

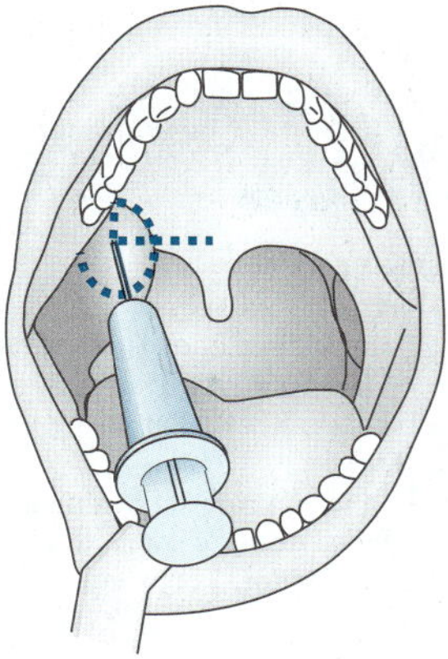

Abb. 17.3 Spaltung eines Peritonsillarabszesses [L139]

Spaltung/Punktion eines Peritonsillarabszesses (nur für erfahrene HNO-Ärzte)

- **Material:** Stirnlampe zum beidhändigen Arbeiten, Absauger mit starrem Saugeraufsatz, Schleimhautanästhetikum, Zungenspatel, 11er-Skalpell zum Spalten bzw. großlumige Nadel auf 2- o. 5-ml-Spritze zum Punktieren, Klemme.
- **Lokalanästhesie:** Einsprühen des Bereichs mit Schleimhautanästhetikum, z. B. Xylocain-Spray. Dem Pat. Nierenschale in die Hand geben.
- **Punktion:** Zunge mit Spatel herunterdrücken, im Bereich des P. m. der Gaumenschwellung Nadel 1–2 cm tief einstechen u. Sog ausüben. Falls kein Eiter kommt, evtl. lateral der Tonsille erneut versuchen.
- **Inzision:** Zunge mit Spatel herunterdrücken u. ausreichend tiefe Inzision (ca. 1 cm) mit Skalpell im Bereich des P. m. der Gaumenschwellung, meist ca. 2 cm lateral des Uvulaansatzes. Klemme einführen u. nachspreizen (**cave:** sehr schmerzhaft!). Hilfsperson sollte mit Sauger in der Hand danebenstehen, um Eiter u. Blut abzusaugen.

Mononukleose-Tonsillitis

- **Labor:** Diff-BB: reaktive Lymphozytose. Mononukleose-Schnelltest. **Cave:** Falsch neg. Ergebnisse sind nicht selten. Abdomen-Sono wg. Hepatosplenomegalie. Am nächsten Tag ggf. EBV-Serologie, Transaminasen.
- **Ther.:**
  - Kausale Ther. nicht möglich. Allg.: Schonung, kein Sport → Gefahr der Milzruptur bei Splenomegalie. Sympt. Antipyretika: Paracetamol, Meta-

mizol. Bei bakt. Superinf. Antibiotika mit Penicillin o. Cephalosporin der 2. Generation sowie Flüssigkeitssubstitution, ggf. Analgetika.
- Bei schweren Verläufen mit obstruktiver Symptomatik wie Stridor u. Dyspnoe kann eine Tonsillektomie ggf. mit Adenotomie hilfreich sein.

> Bei Mononukleose sind Ampicillin u. Amoxicillin wg. Gefahr der Exanthembildung (▶ 19.5) kontraindiziert!

Parapharyngealabszess

- **Diagn.:**
  - Inspektion/Endoskopie: Pharynxenge, meistens einseitig.
  - Hals-Sono, ggf. Hals-CT.
  - Labor: BB, CRP massiv ↑.
- **Ther.:**
  - In jedem Fall stat. Aufnahme.
  - Hoch dosierte i. v. Antibiotikather., bei Kleinkindern gewichtsadaptiert.
  - Bei Stridor: Kortison hoch dosiert i. v., bei Erw. 500–1.000 mg, bei Kindern z. B. 6 mg/kg KG (**cave:** vitaler Notfall – Atemwegobstruktion durch Schwellung!).
  - Sofortige HNO-ärztl. Abklärung der OP-Ind. anstreben!

Pharyngitis

Ther.: sympt. mit Antipyretika, Salzinhalationen, viel trinken. Bei V. a. bakt. Beteiligung/Genese ggf. oral Antibiotika (Clindamycin).

Laryngitis

Ther.:
- Stimmruhe, Arbeitsunfähigkeit bei Sprechberufen. Rauchverbot.
- Inhalation mit Salzlsg. o. Salbeitee.
- Ggf. Antitussiva.
- Bei V. a. bakt. Genese o. Superinf.: Antibiotika-Spray. Orale Antibiotika, z. B. Amoxicillin, Doxycyclin.

> Bei Aphonie hilft kurzfristig hoch dosiertes Kortison, z. B. 500 mg Solu-Decortin i. v. als „Stimm-Doping" für nicht verschiebbare Termine. **Cave:** Das kann die Genesung verzögern u. die Stimme gefährden.

Epiglottitis

Ther.:
- In jedem Fall stat. Aufnahme, Überwachung in Intubationsbereitschaft (**cave:** schwierige Intubation bei Schwellung!).
- Hoch dosierte Antibiotika i. v., z. B. mit Cephalosporin (3 × 2 g i. v.) o. Ampicillin plus Sulbactam 3–4 × 1,5 g i. v., bei Kleinkindern gewichtsadaptiert.
- Bei Stridor: Kortison hoch dosiert i. v., bei Erw. 500–1.000 mg, bei Kindern z. B. 6 mg/kg KG. Bei Erw. ist damit notfallmäßige Intubation fast immer vermeidbar.
- Feuchtvernebler, ggf. mit Epinephrin-Zusatz.
- i. v. Flüssigkeitssubstitution.
- Bei Abszessverdacht: notfallmäßige Verlegung in eine HNO-Klinik, Abszessspaltung in Narkose.

17.4 Gesichtsschmerzen

17.4.1 Differenzialdiagnose

- **Sinusitis:**
  - Pochende Schmerzen u. Druckgefühl Stirn/Oberkiefer.
  - Typische Schmerzverstärkung beim Bücken.
  - Klopfschmerz über Austrittsstelle N. infra- u./o. supraorbitalis.
- **Akute Entzündung der Speicheldrüsen:**
  - Schmerzhafte, palpatorisch derbe Schwellung u. Rötung der Haut über der Speicheldrüse, i. d. R. einseitig. Parotitis: meist Folge von Keimaszension bei vermindertem Speichelfluss, z. B. Dehydratation, reduzierter AZ, Diab. mell. Glandula submandibularis: meist Sialolithiasis als Ursache.
  - Lokalbefund: Schwellung u. Rötung des Ausführungsgangs, ggf. Eiter exprimierbar.
- **Traumata** ▶ 17.9.
- **Neurol. Erkr.** (Trigeminusneuralgie) ▶ 15.3.2.
- **Gesichtserysipel** ▶ 19.4.2.
- **Herpes zoster** ▶ 19.6.
- **Zahn-Kiefer-Erkr.**

17.4.2 Diagnostisches und therapeutisches Vorgehen

Sinusitis

- **Rhinoskopie:** ggf. eitriges Sekret endonasal, oft jedoch relativ unauffälliger endonasaler Befund.
- **CT/MRT NNH:** Verschattung der betroffenen Nebenhöhlen. Bei eindeutiger Klinik Bildgebung nur bei KO erforderlich.
- **Ther.:**
  - Abschwellende Nasentr., Analgetika der NSAR-Gruppe, bei Kindern Paracetamol.
  - Anwendung einer Nasendusche (in jedem Drogeriemarkt erhältlich) mit körperwarmer Salzlsg. (Leitungswasser + ca. 1 gestrichener TL Speisesalz), alternativ Inhalation mit Salzlsg.
  - Orale Antibiotikather. erst bei ausgeprägter Klinik sinnvoll, z. B. Amoxicillin (3–4 × 750 mg p. o.), Clindamycin 3 × 300 mg p. o.
  - Ggf. Sekretolytika: umstrittener Effekt.

> Bei Augenlidschwellung, Doppelbildern u./o. Protrusio bulbi notfallmäßige Vorstellung in HNO-Klinik erforderlich. **Cave:** Bildgebung veranlassen! Pat. nüchtern lassen, da Notfall-OP möglich!

Akute Entzündungen der Speicheldrüsen

- **Sono:** Ausschluss o. Nachweis von Steinen, Abszedierung.
- **Ther.:**
  - Je nach Ausprägung oral oder i. v. Antibiotika, z. B. Ampicillin/Sulbactam.
  - Ausreichend Flüssigkeitszufuhr u. Anregung des Speichelflusses mit z. B. sauren Bonbons, Zitronenscheiben o. Ä.
  - Bei V. a. Sialolithiasis HNO-Konsil u. ggf. Gangschlitzung.

17.5 Nasenbluten

17.5.1 Aufgaben im Nachtdienst

Im Dienst steht primär die Blutstillung/RR-Kontrolle im Vordergrund. Bei nicht beherrschbaren Fällen ist die notfallmäßige Verlegung in eine HNO-Klinik notwendig.

17.5.2 Differenzialdiagnose

- Lokale Blutung der Nasenschleimhaut, oberflächliche Gefäße, z. B. am Locus Kiesselbachi.
- Posttraumatisch.
- Hypertensiver Notfall ▶ 4.6.
- Infektionskrankheiten mit entzündl. Veränderung der Nasenschleimhaut (häufig bei banalen Erkältungskrankheiten).
- Gerinnungsstörungen, z. B. bei Antikoagulation.
- M. Osler.
- Selten Tumoren.
- „Pseudonasenbluten": Blutungsquelle nicht in der Nase, sondern z. B. im Ösophagus o. Rachenraum → Mund- u. Rachenraum genau inspizieren.

17.5.3 Diagnostisches Vorgehen

- **Anamnese/Krankenakte:**
  - Vorerkr.: Hypertonus, erhöhte Blutungsneigung?
  - Medikamente: Antikoagulanzien o. Thrombozytenaggregationshemmer?
  - Bei stat. Pat.: aktuelle Gerinnungswerte u. Thrombos?
- **Körperl. Untersuchung:**
  - Blutungsquelle? Seitenlokalisation? Inspektion des Rachenraums, um evtl. außerhalb der Nase liegende Blutungsquelle zu erfassen.
  - Bei posttraumatischer Epistaxis: Untersuchung der Nase auf Frakturhinweise (▶ 17.1).
- **Sofortige diagn. Maßnahmen:**
  - Puls- u. RR-Kontrolle.
  - Bei starker Blutung o. Antikoagulanzieneinnahme: BB u. Gerinnung.

17.5.4 Therapeutisches Vorgehen

Initiale allgemeine Maßnahmen

- Pat. aufrecht hinsetzen. Kopf nach vorn beugen u. Nasenflügel komprimieren lassen.
- Blut ausspucken lassen: Nierenschale geben. Eiskrawatte in den Nacken.
- Bei RR-Werten > 160/90 mmHg RR-Senkung, z. B. schnellwirksame Antihypertonika s. l. (▶ 4.6.4).
- Bei laborchem. Hinweisen auf hämorrhagische Diathese evtl. Behandlung der erhöhten Blutungsneigung (▶ 9.3.4).

Bei Blutung aus Locus Kiesselbachi (vorderes Septum)

- Zunächst Watte- o. Mullstreifen mit abschwellenden Nasentr. u. Schleimhautanästhetikum (z. B. Pantocain 1–2 %) tränken, mit Pinzette einlegen. Pat. Nasenflügel komprimieren lassen.
- Nach ca. 10–15 min Watte entfernen.

- Blutungsquelle unter Sicht (Stirnlampe!) mit Bipolarpinzette koagulieren (sofern vorhanden u. Übung besteht). Alternativ: Ätzung der Blutungsstelle mit Höllensteinstift (enthält Silbernitrat) (**cave:** bilaterale Koagulation an korrespondierenden Stellen vermeiden: Gefahr einer Septumperforation).

Bei Blutung aus hinteren Nasenabschnitten

- Einlage einer Nasentamponade:
  - Am einfachsten anwendbar sind aufquellende Schaumstoff-Nasentamponaden, die mit Xylocain-Gel bedeckt u. dann in den unteren Nasengang eingeführt werden, z. B. Epistaxistamponade.
  - Bei stärkeren Blutungen blockbare Ballontamponaden. Es gibt sie mit einfachem u. doppellumigem Block (ant./post.). Letztere sind v. a. für Blutungen aus den hinteren Nasenabschnitten u. dem Nasenrachen geeignet. Blockung erfolgt mit Luft, nicht mit Flüssigkeit (**cave:** extrem schmerzhaft!).
  - Alternativ fortlaufende Salbenstreifentamponade. Diese Vorgehensweise erfordert HNO-Instrumentarium u. Erfahrung.
- Inspektion des Mund-Rachen-Raums → auf evtl. Blutung aus dem Nasen-Rachen-Raum achten! Falls ja, z. B. Einlage einer doppellumigen blockbaren Ballontamponade.

Stationäre Aufnahme Bei nicht kontrollierbarer Blutung bzw. Kreislaufdekompensation. Ansonsten in d. R. amb. Behandlung, bei älteren alleinstehenden Pat. soziale Umstände erfragen.

Vorstellung in HNO-Klinik Wenn Blutung mit den genannten Maßnahmen nicht zum Stillstand gebracht werden kann bzw. bei massiver Blutung.

17.6 Stridor, Dyspnoe

17.6.1 Definition

Auffälliges Atemgeräusch als Hinweis auf Obstruktion der Atemwege (inspir. = extrathorakale Obstruktion, exspir. = intrathorakal, in- u. exspir. = Glottis/Trachea).

17.6.2 Differenzialdiagnose

Entzündl. Ursachen: Laryngitis, Epiglottitis, Parapharyngealabszess.
Nichtentzündl. Ursachen:

- Angioneurotisches Ödem: akute, massive reizlose Schwellung im Mundraum (Zunge!) u. Oropharynx, Larynx. Hereditär als Quincke-Ödem. Gelegentlich als NW bei Einnahme von ACE-Hemmern.
- Fremdkörper in Larynx u. Trachea/Bronchien: ▶ 17.8.
- Ein- o. bds. Rekurrensparese: postop. nach Struma-OP, Malignome im Rekurrensverlauf.
- Verlegende Tumoren in Oro-, Hypopharynx u. Larynx.
- Trauma: Verletzungen von Larynx u. Trachea, selten.

17.6.3 Diagnostisches Vorgehen

> **D** Meist bleibt in dieser Situation keine Zeit für eine ausführliche Diagn.: rasch handeln!

- Kurzanamnese u. Klinik führen meist schnell auf die Ursache.
- Kontrolle der Vitalparameter.
- Nach Stabilisierung idealerweise transnasale flexible Endoskopie zur Diagn. u. Bestimmung des respir. Lumens: Bronchoskop o., falls vorhanden, flexibles Rhinolaryngoskop.

17.6.4 Therapeutisches Vorgehen

Erste Maßnahmen

! i. v. Zugang.

! Pulsoxymetrie u. O_2-Gabe.

- Bei allen Formen von entzündl. u. nichtentzündl. Schwellungszuständen ist die Gabe von hoch dosiertem Kortison sinnvoll: bei Erw. 500–1.000 mg i. v.
- Bei allen entzündl. Formen zusätzlich i. v. Antibiotika (▶ 20.1).
- Bei Quincke-Ödem, angioneurotischem Ödem u. allergischen Ursachen zusätzlich H_1-Antihistaminika, bei hereditärem Angioödem (C1-Esterase-Inhibitor20 IE/kg KG o. Icatibant 30 mg s. c.).
- Entscheiden, ob stat. Aufnahme o. Verlegung in HNO-Klinik; unter Gabe von Kortison u. O_2 ist Verlegung auch bei schwerem Stridor i. d. R. möglich.

Intubation

- Falls zunehmende respir. Insuff. → Intubation.
- Diese kann aufgrund des Lokalbefunds (Tumor, Abszess) sehr schwierig sein: gut vorbereiten u. von erfahrenem Arzt (Anästhesist) in Notfallkoniotomiebereitschaft durchführen lassen.
- Im Einzelfall entscheiden, ob konventionelle o. besser: endoskopische Intubation (videoassistiert).
- Bei Intubationshindernis: Koniotomie/Tracheotomie in Lokalanästhesie.

17.7 Akute Hörminderung, Tinnitus, vestibulärer Schwindel

17.7.1 Grundsätzliches

Bei akuter Hörminderung („Hörsturz"), Tinnitus u./o. vestibulärem Schwindel ist eine HNO-ärztl. Vorstellung am Folgetag ausreichend.

17.7.2 Differenzialdiagnose

- **Entzündl. Ursachen:** ▶ 17.2.
- **Cerumen obturans:** plötzliche Hörminderung, Druckgefühl u. Taubheitsgefühl im Ohr, oft nach Baden o. Duschen.
- **Hörsturz:** plötzliche Hörminderung, Druckgefühl u. Taubheitsgefühl im Ohr. Oft mit Tinnitus assoziiert.

- **Knalltrauma, akustischer Unfall:** plötzliche Hörminderung. Druckgefühl u. Taubheitsgefühl im Ohr nach Knall o. lautem Dauerschall (Disco).
- **Akuter Tinnitus:** plötzlich aufgetretenes Ohrgeräusch. Ursache: meist idiopathisch, nach lautem Dauerschall (Disco) oder i. R. eines Hörsturzes; ggf. auch stressbedingt.
- **Akuter vestibulärer Schwindel** (DD Schwindel ▶ 15.7): plötzlich einsetzender Drehschwindel, bei starker Ausprägung mit Fallneigung, Übelkeit u. Erbrechen.

17.7.3 Diagnostisches und therapeutisches Vorgehen

Stimmgabel-Versuch nach Weber und Rinne Unterscheidung zwischen Innenohr- u. Mittelohrschwerhörigkeit gelingt klin. durch die Versuche nach Weber u. Rinne.

- **Versuch nach Weber:** Stimmgabel anschlagen u. mittig auf Schädel aufstellen. Pat. soll angeben, in welchem Ohr der Ton der Stimmgabel lauter wahrgenommen (= lateralisiert) wird:
  - Lateralisation des Tons ins nicht betroffene Ohr → Hinweis auf einseitige Innenohrschwerhörigkeit (Hörsturz, Knalltrauma).
  - Lateralisation des Tons ins betroffene Ohr → Hinweis auf einseitige Mittelohrschwerhörigkeit (Cerumen, Otitis etc.).
- Beim **Versuch nach Rinne** wird die Stimmgabel vor dem Ohr lauter gehört als beim Aufsetzen auf dem Knochen hinter dem Ohr: Rinne-pos. Andersherum ist der Rinne-Versuch neg. u. spricht für eine gestörte Schallleitung zum Innenohr (z. B. bei Mittelohrentzündung).

Beide Versuche sind nur in Komb. u. unter Beachtung des klin. Befunds aussagefähig.

Cerumen

- Stimmgabellateralisation ins betroffene Ohr.
- **Otoskopie:** typischer Befund mit Verlegung des Gehörgangs durch Cerumen.
- **Ther.:** Ohrspülung mit körperwarmem Wasser, wenn anamnestisch kein Hinweis auf Trommelfellperforation (sollte aus haftungsrechtl. Gründen HNO-Ärzten überlassen werden). Alternativ: mit H_2O_2 3 % aufweichen. Vorstellung beim HNO-Arzt.

> Instrumentelle Entfernung mit Kürette o. Sauger sollte nur durch den HNO-Arzt erfolgen.

Hörsturz Stimmgabellateralisation ins nicht betroffene Ohr.

- **Otoskopie:** Trommelfell u. Gehörgang zeigen unauffälligen Befund.
- **Ther.:** Eilfall, jedoch kein Notfall! Vorstellung beim HNO-Arzt am Folgetag ausreichend.
  - Orale Kortikoidgabe (250 mg/d) über 3 d.
  - Pat. beruhigen, dass ein Hörsturz nicht gefährlich ist u. eine hohe Spontanheilungsquote hat.
  - Rheologische Ther. ist nicht wirksam u. daher nicht empfohlen.
  - Vorstellung beim HNO-Arzt zur audiol. Evaluation.

Knalltrauma, akustischer Unfall Stimmgabellateralisation ins nicht betroffene Ohr.

- **Otoskopie:** Trommelfell u. Gehörgang zeigen unauffälligen Befund.
- **Ther.:** wie bei Hörsturz.

Akuter Tinnitus

- **Otoskopie:** Trommelfell u. Gehörgang zeigen unauffälligen Befund.
- **Ther.:** Ein neu aufgetretener Tinnitus ohne Hörminderung verschwindet meist spontan. Falls nach 1–2 d noch persistierend: Vorstellung beim HNO-Arzt.

Akuter vestibulärer Schwindel Meist Drehschwindel.

- **Otoskopie:** Trommelfell u. Gehörgang unauffällig.
- **Nystagmus:** typischerweise gerichteter horizontaler Spontan- u./o. Provokationsnystagmus, im Akutstadium mit bloßem Auge erkennbar, ansonsten mit Frenzel-Brille: „Reiznystagmus" = ins betroffene Ohr, „Ausfallsnystagmus" = ins gesunde Ohr.
- **Ther.:**
  - Sympt.: Antiemetika, z. B. Vomex A® i. v., Flüssigkeitssubstitution. Meist stat. Aufnahme erforderlich.
  - Möglichst am Folgetag HNO-ärztl. Vorstellung zur genaueren Diagn. u. Festlegung der weiteren Ther.: evtl. rheol. Infusionen o. Pentoxifyllin-Tbl. 600 mg/Ginkgo-Tbl.

17.8 Vorgehen bei Fremdkörpern im Kopf-Hals-Bereich

Fremdkörper im Gehörgang Bei Kindern meist Spielzeug, Murmeln etc.
Ther.:

- Entfernung (besser HNO-Ärzten überlassen) mit Ohrhäkchen, indem das Ohrhäkchen hinter den Fremdkörper geführt u. dieser dann nach vorn herausgezogen wird.
- Alternativ: Versuch, den Fremdkörper herauszuspülen (▶ 17.7.3).
- Bei Insekten, Käfern etc. z. B. Öl o. Alkohol in den Gehörgang eintröpfeln, anschließend mit warmem Wasser ausspülen.

> **!** In keinem Fall versuchen, den Fremdkörper mit Pinzette zu entfernen, da dieser dabei meist noch tiefer in den Gehörgang rutscht.

Fremdkörper in der Nase **Ther.:**

- Zunächst Abschwellen der Nase mit Nasentr. u. ggf. Einsprühen mit Xylocain-Spray.
- Entfernung mit Ohrhäkchen, indem das Ohrhäkchen hinter den Fremdkörper geführt u. dieser dann nach vorn herausgezogen wird. Bei Kindern an die Gefahr der Aspiration denken!

Fischgräten

- **Hauptlokalisation:** Tonsillen u. Zungengrund: sorgfältige Inspektion u. dabei Zunge möglichst tief herunterdrücken. In den meisten Fällen ist die Gräte jedoch schon abgegangen u. Pat. spürt lediglich die Einstichstelle. Im Zweifelsfall Vorstellung beim HNO-Arzt am nächsten Tag.
- **Ther.:** im Bereich der Tonsille Gräte mit Pinzette o. Zängelchen entfernen.

Fremdkörper in Hypopharynx und Ösophagus Die **Beschwerden** erklären sich meist aus der Anamnese. Meist handelt es sich um Fleischbrocken, bei zahnlosen Pat. um Gebissteile u. Knochenstücke, bei Kindern um Münzen u. Spielzeugteile.

- **Klinik:** Schluckschmerz bis Schluckunfähigkeit, Ausspucken des Speichels.
- **Diagn.:** Speichelsee im Hypopharynx; ggf. Rö Halsweichteile seitlich bei röntgendichtem Fremdkörper o. KM-Schluck.
- **Ther.:** Entfernung mittels flexibler o. starrer Ösophagoskopie, Letztere v. a. bei scharfkantigen Fremdkörpern.

Fremdkörper in Trachea und Bronchien Am häufigsten bei Kleinkindern. Gefährlich sind v. a. aufquellende Fremdkörper wie Erdnüsse.

- **Klinik:** Anamnese nicht immer eindeutig. Beginn mit Husten-/Erstickungsanfall, Dyspnoe, Druckgefühl retrosternal.
- **Diagn.:** Auskultation mit abgeschwächtem Atemgeräusch. Rö Thorax: Darstellung röntgendichter Fremdkörper, ggf. Atelektase.
- **Ther.** der Wahl: starre/flexible Tracheobronchoskopie. Im Zweifel auch bei unsicherer Anamnese Endoskopie indiziert. Bei Anzeichen einer Pneumonie o. bei V. a. Perforation: Antibiotikagabe. Hintergrund!

17.9 Verletzungen im Gesicht

Riss- und Platzwunden im Gesichtsbereich

- Kleinere Riss- u. Platzwunden im Gesicht verheilen i. d. R. komplikationslos. Kleine Wunden können nach Wundreinigung z. B. mit Betaisodona o. H_2O_2 mit Steri-Strips adaptiert werden.
- Größere, klaffende Wunden müssen durch adäquate Nahttechniken nach den Grundregeln der plastischen Chirurgie versorgt werden (▶ 10.2.2).
- Bei tiefen Wunden im Bereich der Ohrmuschel o. Nase mit eingerissenen Knorpelstrukturen → freier Knorpel muss gedeckt sein. Funktionelle Aspekte beachten! Antibiotische Prophylaxe erforderlich (z. B. Clindamycin).
- Tetanusschutz beachten!

Nasenbeinfraktur

- Praktisch immer mit Nasenbluten assoziiert.
- Traumatische Nasenblutungen sistieren i. d. R. spontan.
- Im Akutstadium ist eine evtl. Deviation der Nase schwellungsbedingt oft schwierig zu beurteilen.
- Bei V. a. isolierte Nasenbeinfraktur ist keine unmittelbare HNO-ärztl. Vorstellung o. radiol. Diagn. erforderlich. Die Reposition der Fraktur kann bis zu 7–10 Tagen nach dem Trauma (Abschwellung!) erfolgen.

Mittelgesichtsfraktur

- **Klinik:** Hämatom, Schwellung im Mittelgesicht, ggf. Doppelbilder bei Orbitabodenfraktur: überprüfen!
- **Untersuchung:** Orbitarand, Jochbogen, Jochbein auf knöcherne Stufe als Frakturzeichen abtasten. Augenbeweglichkeit prüfen. Sensibilität des 2. Trigeminusastes prüfen. Mund öffnen u. schließen lassen: Aufbiss/Kieferklemme?
- **Diagn.:** CT/DVT (digitale Volumentomografie) Gesichtsschädel zur exakten Bestimmung der Ausdehnung u. OP-Planung.
- **Ther.:** Vorstellung in HNO-ärztl. o. kieferchir. Klinik. Eine dislozierte Fraktur wird im Verlauf op. reponiert, ggf. mit Osteosynthese. Die Versorgung erfolgt i. d. R. nach Abschwellen (ca. 5. Tag nach Trauma).

Trommelfellperforation Typische Ursachen: Ohrfeigen, Gehörgangsreinigung mit Wattestäbchen, Kopfsprung im Schwimmbad.

- **Klinik:** Ohrschmerz, Hörminderung.
- **Diagn.:** Otoskopisch zeigt sich die Perforation meist im vorderen unteren Quadranten.
- **Ther.:** Kleine Perforationen verschließen sich häufig spontan, ohne weitere Maßnahmen. Ansonsten erfolgen HNO-ärztlich eine Trommelfellschienung (z. B. mit Silikonfolie) u. ein Auskrempeln der Perforationsränder innerhalb von 12–24 h.

Felsenbeinfraktur Meist i. R. eines schweren SHT o. Polytraumas.

- **Klinik (mögliche Symptome):**
  - Blutung aus Gehörgang, Liquorrhö.
  - Ohrschmerz, Hörminderung, Schwindel, periphere Fazialisparese.
- **Diagn.:** Otoskopie durch Blut im Gehörgang initial oft schwierig; ggf. Gehörgangsstufe, Hämatotympanon, Trommelfelleinriss. Hochauflösendes CT Felsenbein.
- **Ther.:** Gehörgangsblutungen sistieren meist spontan.
  - Ohr mit Verbandsmaterial abdecken.
  - Liquorrhö sistiert meist spontan. Antibiotische Meningitisprophylaxe ist bei eindeutigem Liquorrhö sinnvoll.
  - Im Vordergrund stehen i. d. R. zunächst die neuro- u. unfallchir. Versorgung u. Überwachung des Pat. Sobald es der Zustand des Pat. zulässt, sollte eine ausführliche HNO-ärztl. Diagn. erfolgen: Beurteilung von Trommelfell u. Gehörknöchelchenkette, Audiogramm, Vestibularisprüfung, Fazialisdiagn.

> Bei prim. Fazialisparese (selten): sofortiges HNO-Konsil mit Fragestellung op. Revision des Nervs. Pat. nüchtern lassen!

17.10 Der tracheotomierte Patient

17.10.1 Luftnot bei Patienten mit Tracheostoma

- Zuerst klären, ob Pat. laryngektomiert ist: In diesem Fall ist das Stoma der einzige Atemweg! An der typischen langen Halsnarbe erkennbar.
- Lage der Trachealkanüle prüfen: Dislokation?
- Durchgängigkeit der Kanüle durch Absaugen mit flexiblem Katheter prüfen.
- Borken o. Fremdkörper in der Kanüle können akute Luftnot auslösen: schneller Wechsel der Kanüle erforderlich!
- Kanülenwechsel ist bei seit Langem tracheotomierten Pat. in d. R. unproblematisch: unbedingt Ersatzkanüle, zur Not Tubus vorbereiten!
- Falls vorhanden, ist ein flexibles Endoskop zur Diagnosestellung u. Prüfung der Kanülenlage sehr hilfreich.
- Das Kanülenband darf nicht zu stramm (Druckstellen am Stoma durch die Kanüle), aber auch nicht zu locker sitzen (Dislokationsgefahr).
- Bei geblockten Trachealkanülen: auf korrekten Cuffdruck achten → Cuffdruckmesser!

17.10.2 Schwieriger Trachealkanülenwechsel

- **Material vorbereiten:** Ersatzkanüle (gleiche Größe bzw. eine Nummer kleiner), Schlitzkompresse, ggf. Lokalanästhesie-Gel, Absauggerät, -katheter, gutes Licht, Nasenspekulum zum Aufdehnen, ggf. flexibles Endoskop, ggf. Blockerspritze.
- **Durchführung bei stabilem Tracheostoma:** Die mit Gel eingeschmierte Kanüle wird in einer Bewegung um 90° in das Tracheostoma hineinrotiert, sodass die Spitze am Ende nach unten zeigt. **Cave:** starker Hustenreiz!
- **Durchführung in Seldinger-Technik bei kollabierendem Stoma:**
  - Absaugkatheter (Ansatzstück abschneiden) durch die Trachealkanüle bis ca. zur Karina vorlegen. **Cave:** Hustenreiz!
  - Trachealkanüle ggf. entblocken, über dem liegenden Absaugkatheter entfernen u. darauf achten, dass dieser nicht disloziert!
  - Neue Trachealkanüle mit Gel einschmieren u. über den liegenden Absaugkatheter als Führung in die Trachea einsetzen, ggf. mit etwas Druck u. drehenden Bewegungen. Blocken u. mit Kanülenband sichern.
  - Diese Technik kann auch bei dislozierter Kanüle u. kollabierendem Stoma angewendet werden.
  - Bei Granulationen am Tracheostoma ist mit Blutungsneigung bzw. Schwierigkeiten bei der Einführung zu rechnen.
  - Unbedingt vor etwaigen Manipulationen für genügend Hilfspersonal u. ausreichendes Monitoring des Pat. Sorgen.
  - Ein flexibles Endoskop ist zur Prüfung der richtigen Kanülenlage sehr hilfreich, steht aber im Notfall selten zur Verfügung.

17.11 ICD-Codes

Die wichtigsten ICD-Kodierungen für Diagnosen im HNO-Bereich: ▶ Tab. 17.3.

Tab. 17.3 ICD-Codes für Erkrankungen im HNO-Bereich

Krankheitsbild	ICD-Code
Akute Hörminderung	H91.9
Cerumen	H61.2
Epiglottitis	J05.1
Epistaxis	R04.0
Fraktur des Jochbeins u. des Oberkiefers	S02.4
Fremdkörper	T17.-
Hörsturz	H91.2
Mastoiditis	H70.0
Mononukleose-Tonsillitis	B27.9
Nasenbeinfraktur	S02.2
Otitis externa	H60.3
Otitis media (nichteitrig)	H65.1
Perichondritis	H61.0
Pharyngealabzess	J39.0

Tab. 17.3 ICD-Codes für Erkrankungen im HNO-Bereich *(Forts.)*

Krankheitsbild	ICD-Code
Pharyngitis	J02.9
Presbyakusis	H91.9
Schädelbasisfraktur	S02.1
Sinusitis	J01.8
Speicheldrüsenentzündung	K11.9
Stridor	R06.1
Tinnitus	H93.1
Tonsillitis	J03.9
Tracheostoma	Z93.0
Trommelfellperforation	H72.9
Vestibulärer Schwindel	H81.3

18 Augen

Norbert Neißkenwirth

18.1 Notfalltabelle und Checkliste

Ophthalmol. Notfälle: ▶ Tab. 18.1.

Tab. 18.1 Ophthalmologische Notfälle

Diagnose	Medikament/Therapie
Verätzung mit Säuren o. Laugen Verbrennungen	Oberflächenanästhesie (Oxybuprocain 2 × innerhalb von 2 min), falls sich das Auge nicht öffnen lässt Alle 15 min mit Ringerlaktat-Lsg., Balanced-Salt-Solution (BSS) o., falls keine Spüllsg. vorhanden, mit Wasser spülen! → Verlegung in Augenabt.
Perforierende Verletzung	Lokale Antibiose mit Ofloxacin EDO Augentr. (stdl. 1 Tr. bis zum Eintreffen in der Klinik) i. v. Antibiose mit Penicillin o. Aminoglykosid, möglichst Höchstdosis → Verlegung in Augenabt.
Glaukomanfall	Acetazolamid 10 mg/kg i. v. lokal: Pilocarpin 2–3 ×/h 1 Tr. Betablocker-Augentropfen (Timolol 0,5 %) 1 Tr. → sofortige Verlegung in Augenabt.
Zoster ophthalmicus	Bei V. a. intraokulare Beteiligung → sofortige Verlegung in Augenabt.
Zentralarterienverschluss	→ sofortige Verlegung in Augenabt. (bei Symptomen < 4,5 h Lyse-Ind.)
Orbitaphlegmone	Lokale Antibiose (Ofloxacin AT/Gentamicin AT stdl. im Wechsel), systemische Antibiose mit Cephalosporin (Cefotaxim 1–2 g i. v. alle 6 h) → sofortige Verlegung in Augenklink (Lebensgefahr!)
Netzhautablösung	→ sofortige Verlegung in Augenklinik

Checkliste

First Impression AZ des Pat.? Augen o. periorbitale Schmerzen, Exophthalmus, gerötetes Auge? Kann Pat. das Auge selbstständig öffnen?

Anamnese Berufsanamnese, Kontakt mit Säuren o. Laugen, Allergien, sonstige Vorerkr.?

Vorangegangene Augenoperationen Chir. o. Laseriridektomie.

Medikamentenanamnese Glaukomauslösende Medikation, Antikoagulation?

Klinische Untersuchung

- Inspektion des Auges: Rötung? Fremdkörper? Blepharospasmus? Visus? Gesichtsfeld? Pupillenreaktion? Palpation des Auges, Ektropionieren?
- Motilitätsprüfung.

18.2 Untersuchungsmethoden

Anatomie des Auges: ▶ Abb. 18.1.

Hilfsmittel

- **Augentropfen/-gel/-salben:** möglichst Augentr./-gel in Einmalpipetten (EDO = Ein-Dosis-Ophtiole o. UD = Unit Dose) verwenden (▶ Tab. 18.2) → meist konservierungsmittelfrei, verursachen entsprechend weniger allergische KO u. sind auch bei perforierenden Augenverletzungen einsetzbar. Nach Pri-

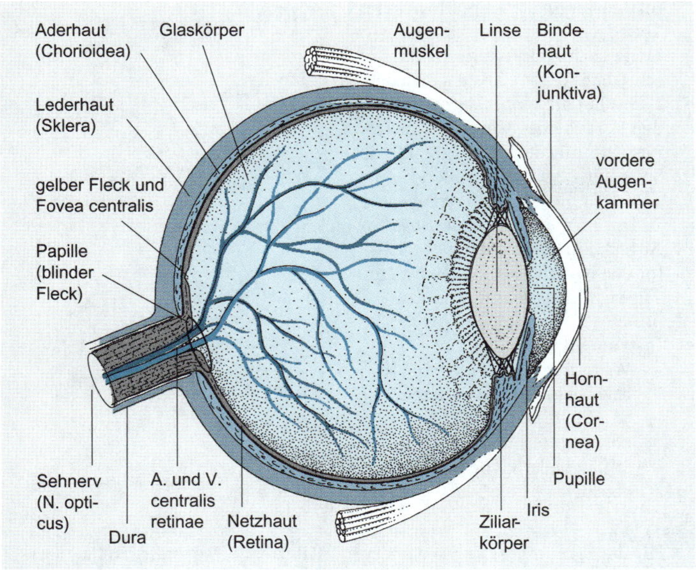

Abb. 18.1 Anatomie des Auges [L157]

Tab. 18.2 Gängigste Medikamente in der Augenheilkunde

Indikation (Hauptgebiet)	**Wirkstoff + Dosierung**
Oberflächenanästhesie	Oxybuprocain AT 2 × innerhalb von 2 min
Oberflächenanästhesie + Anfärben von Bindehaut u. Hornhaut	Oxybuprocain + Fluorescein-Natrium einmalig 1 AT
Bakt. Infektionen u. Prophylaxe	Ofloxacin AT 3 ×/d
Allergische Konjunktivitis	Ketotifenfumerat 0,25 mg/ml AT 3 ×/d
Virale Keratitis	Aciclovir AS 5 ×/d
Entzündungshemmung (steroidal)	Dexamethason AT 3 ×d
Entzündungshemmung (nichtsteroidal)	Diclofenac 3 ×/d
Pupillenerweiterung	Tropicamid
Pupillenverengung	Pilocarpin
Augendrucksenkung	Dorzolamid 20 mg/ml 3 ×/d
Augendrucksenkung (**cave:** KI gegen Betablocker!)	Timolol 0,5 % AT 2 ×/d
Hornhautepithelregeneration	Dexpanthenol Augengel stdl.
Spülen bei Verätzungen	Kochsalzlösung 0,9 %, Ringerlaktat-Lsg., BSS o. Wasser (15 min spülen/15 min Pause bis zum Eintreffen in der Klinik)

18

märversorgung (Rezept für weitere Ther. nicht vergessen!) können i. d. R. auch konservierte Tr. verschrieben werden: kostengünstiger.
- **Licht:** Ein dir. Ophthalmoskop hat den Vorteil eines Multifunktionsgeräts (Prüfung der Pupillenreaktion, Spiegelung des Augenhintergrunds, unter Zuhilfenahme einer Lupe [ca. 20 Dpt.] Untersuchung des äußeren Auges). Eine „Visitenlampe" reicht für den Notfall aus, um das äußere Auge u. die Pupillenreaktion zu prüfen.
- **Instrumente:**
  - Wattestäbchen („Ohrstäbchen") zum Ektropionieren (▶ Abb. 18.2) u. zur Fremdkörperentfernung.
  - Stift in heller Farbe als Fixierobjekt.

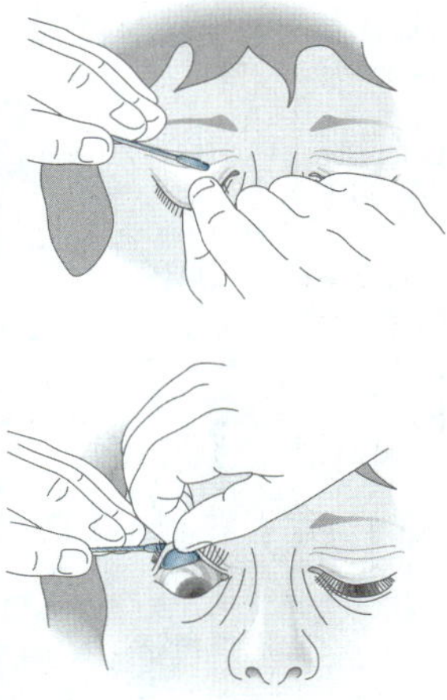

Abb. 18.2 Ektropionieren des Oberlids [L106]

Für die Erkennung fluoresceingefärbter Hornhautläsionen ist ein aufsteckbarer Blaufilter hilfreich!

Sehschärfe (Visus) Grobe Visusprüfung mithilfe einer Zeitung o. eines Medikamentenbeipackzettels im Abstand von ca. 30 cm, bei Pat. > 50 J. mit Lesebrille. Große Überschriften entsprechen ca. 0,1 (≅ 10 % der Norm), Beipackzettel Produktname entspricht Visusstufe von ca. 0,2 (20 %), normaler Text ca. 0,5 (50 %). Wenn Pat. keine Buchstaben entziffern kann: Prüfung, ob er im Abstand von 30 cm die Finger zählen kann (FZ). Wenn nicht, prüfen, ob er Handbewegungen wahrnehmen kann. Wenn nicht, fragen, ob er hell/dunkel (Lichtschein: LS) unterscheiden kann.

Inspektion des Auges
- **Exophthalmus:** Der Untersucher steht hinter dem Pat. u. blickt von oben über Stirn u. Oberlider/Augen. Eine starke Protrusio ist an der Seitendifferenz erkennbar.
- **Augeninnendruck:** Bei geschlossenen Augen mit den Spitzen beider Zeigefinger den Bulbus zwischen den Fingern fluktuieren lassen (Vgl. mit eigenem Auge ist hilfreich).
- **Lider:** Stellung (z. B. Ptosis), Infektionszeichen (Rötung, Schwellung, Druckempfindlichkeit). Ektropionieren: ▶ Abb. 18.2.
- **Bindehaut:** Rötung zirkulär o. sektorförmig, Chemosis (Bindehautschwellung durch Ödem), Unterblutungen (Hyposphagma).
- **Hornhaut:** Erosio („streifig feine Schleifspuren", z. B. durch Fremdkörper unter dem Oberlid, „bäumchenartig", z. B. bei Viruskeratitis).
- **Vordere Augenkammer:** sollte klar u. durchsichtig sein. Sichtbarer Abstand zwischen Hornhaut u. Iris muss erkennbar sein.
- **Pupille:**
  - Dir. Lichtreaktion: Pupillenverengung am stimulierten Auge.

- Konsensuelle Lichtreaktion: Pupillenverengung am nichtstimulierten Auge.

- **Funduskopie** (bei ausreichender Erfahrung):
  - Papille (z. B. Schwellung bei Stauungspapille o. Hypertonusentgleisung).
  - Makula (z. B. kirschroter Fleck bei Zentralarterienverschluss).
  - Gefäße (z. B. Venendilatation bei Venenverschluss o. hauchdünne Gefäße bei Arterienverschluss).

Ektropionieren Pat. blickt nach unten. Oberlidwimpern fassen, mit einem Wattestäbchen in der anderen Hand am Tarsusoberrand (in der Deckfalte ca. 1 cm oberhalb der Lidkante) vorsichtig nach unten eindrücken u. Lidkante über das Stäbchen nach oben ziehen (▶ Abb. 18.2). Pat. wieder nach oben schauen lassen, um Lidkante zurückzuklappen.

Wer noch nicht ektropioniert hat, sollte vor dem Ernstfall an gesunden Mitmenschen üben.

Motilitätsprüfung Pat. soll einen vorgehaltenen Stift fixieren, dann mit dem Auge ohne Drehung des Kopfes dem Fixierobjekt nachschauen, das vom Untersucher nach oben, unten, re u. li geführt wird.
Seitendifferenzen beobachten u. prüfen, ob z. B. ein Nystagmus in Ruhe o. bei Blickbewegung auftritt (Blickrichtungsnystagmus bei Blick in bestimmte Richtung, Lagenystagmus bei bestimmter Kopfhaltung, Spontannystagmus bei Hirnstammsy., bei extremem Seitblick häufig physiol. Endstellnystagmus).

Fingerperimetrie

- Pat. u. Untersucher sitzen sich in einem Abstand von ca. 1 m gegenüber.
- Pat. hält sich ein Auge zu. Untersucher hält sich das gegenüberliegende eigene Auge zu.
- Pat. u. Untersucher schauen sich gegenseitig in das frei gebliebene Auge.
- Untersucher führt seine „freie" Hand mit sich bewegenden Fingern von oben, unten, re u. li von der Peripherie zum Zentrum u. fragt den Pat., wann er die sich bewegenden Finger bemerkt.
- Pat. u. Untersucher müssten die Finger zum gleichen Zeitpunkt wahrnehmen. Eine Hemianopsie ist so auch für den Ungeübten leicht zu erkennen.

18.3 Hornhauterkrankungen

Subtarsaler Fremdkörper/Hornhauterosion

- **Ätiol.:** häufig Arbeitsunfall beim Flexen (Arbeiten mit Winkelschleifer), Bohren, Schleifen, Schweißen o. Arbeiten mit Pflanzen u. Sträuchern.
- **Klinik:** Fremdkörpergefühl bis hin zu starken Schmerzen, Blepharospasmus, Tränenfluss.
- **Diagn.:** Nach Lokalanästhesie der Hornhaut (▶ Tab. 18.2) Hornhaut erst ohne u. anschließend mit Fluorescein inspizieren. Defekte von Horn- u. Bindehaut färben sich grüngelblich an (bes. gut in blauem Licht erkennbar!). In jedem Fall z. A. eines subtarsalen Fremdkörpers ektropionieren (▶ Abb. 18.2).
- **Ther.:** Nach Ektropionieren Fremdkörper (falls noch vorhanden) von der Hornhaut o. aus dem subtarsalen Sulkus entfernen. Bei rostigen eingebrann-

ten Fremdkörpern der Hornhaut: Weiterleiten an Augenarzt am nächsten Morgen zum Ausfräsen des Rosts. Bei starken Schmerzen orale Analgesie mit Ibuprofen (z. B. 3 × 600 mg/d) oder, falls nicht ausreichend, Tramadol (z. B. 50–100 mg 3 ×/d).
- **Nachbehandlung:** Infektionsprophylaxe mit lokaler antibiotischer Augensalbe.
- **Progn.:** Hornhauterosionen heilen meist innerhalb von 24 h.

> - Lokale Analgetika niemals mitgeben. (Kunstfehler!)
> - Pat. darauf hinweisen, dass Beschwerden meist noch die ganze Nacht andauern.

18.4 Rotes Auge/Augenlid

Fremdkörper/Hornhauterosion: ▶ 18.3.

Regenbogenhautentzündung (Iritis)

- **Klinik:** Lichtempfindlichkeit, Schmerzen, rotes Auge, Visusminderung.
- **Ther.:** Pupillenerweiterung, lokale Steroide (Dexamethason AT 4 ×/d). Am Folgetag Vorstellung beim Augenarzt.

Bindehautentzündung (Konjunktivitis)

- Bakt., allergisch, viral, mykotisch.
- **Klinik:**
  - Bakt. Konjunktivitis: starke Sekretion, Lidschwellung, Bindehautrötung.
  - Allergische Konjunktivitis: Jucken, Brennen, Bindehautchemosis, Lidschwellung.
- **Ther.:** lokal Antibiotika bzw. Antiallergika (▶ Tab. 18.2).

> Eine virale o. mykotische Konjunktivitis ist selten u. ohne Spaltlampe kaum diagnostizierbar. Daher im Zweifelsfall mit antibiotischer Ther. beginnen, Kontrolle durch den Augenarzt! In diesem Fall auch keine Komb. aus Antibiotikum u. Kortison verwenden, da bei viralen u. mykotischen Inf. (zunächst) kontraindiziert!

Glaukomanfall

> Ein Glaukomanfall (sehr schmerzhaft, sehr selten) ist nicht zu verwechseln mit einem prim. chron. Offenwinkelglaukom (keine Beschwerden, sehr häufig, an dem ca. 7,6 % der > 75-Jährigen leiden)!

- **Klinik:** starke Schmerzen, die vom Auge in den gesamten Kopf der betroffenen Seite ziehen. Erbrechen (teils therapierefraktär) Lichtempfindlichkeit u. Sehverschlechterung, reaktionslose Pupille.
- **Diagn.:** Visus meist herabgesetzt, Bulbus bei Palpation steinhart (ggf. mit anderer Seite des Pat. o. eigenem Auge vergleichen)!

- Inspektion: Bindehaut zirkulär injiziert, Hornhaut milchig trüb, sodass die Irisstruktur nur verwaschen erkennbar ist. Pupille meist mittelweit u. lichtstarr.
- **Ther.:** Acetazolamid 10 mg/kg i. v.; lokal: Pilocarpin 2–3 ×/h, Betablocker, Alpha-2-Agonisten (Brimonidin AT 3 ×/d).
- Bei sehr hohem Augendruck wirken lokale Medikamente schlecht o. gar nicht. Sofortige Überweisung in augenfachärztl. Behandlung!

> Der Glaukomanfall ist sehr selten u. wird daher schon einmal übersehen. Den steinharten Bulbus kann aber jeder tasten!

Verblitzung (Keratitis photoelectrica)

- **Ätiol.:** Schweißen ohne UV-Schutz, seltener Solarium.
- **Klinik:** massive Schmerzen, Blepharospasmus, rotes Auge.
- **Diagn.:** Anfärben mit Lokalanästhetikum-Fluorescein-Gemisch (z. B. Thilorbin, ▶ Tab. 18.2) → Hunderte kleiner Hornhautepitheldefekte.
- **Ther.:** Augensalbe o. Gel mit Dexpanthenol (▶ Tab. 18.2), orale Schmerzmittel (z. B. Ibuprofen 3 × 600 mg p. o.) (▶ 1.3.2). Kontrolle am Folgetag.

> Bei der Keratitis photoelectrica treten die Schmerzen mit einer gewissen Latenz erst beim Versuch des Einschlafens o. während der Nacht auf.

Hornhautgeschwür (Ulcus corneae)

- **Ätiol.:** Hornhautfremdkörper, „verschleppte" Erosio, Kontaktlinsenträger mit „All in one"-Reinigungsmitteln für weiche Kontaktlinsen, Pat. mit Hornhautvorerkr., seltener Viren.
- **Klinik:** Schmerzen, rotes Auge, Tränenfluss, Blepharospasmus.
- **Diagn.:** weißliche Veränderung in der Hornhaut, Anfärben des Hornhautepitheldefekts mit Fluorescein. Falls „Bäumchenstruktur": Viruskeratitis!
- **Ther.:** lokal Antibiotika/antivirale Ther. (bei Bäumchenstruktur antivirale Ther., sonst Antibiotika; ▶ Tab. 18.2), Hornhautpflege (▶ Tab. 18.2). Vorstellung beim Augenarzt am Folgetag.

Hagelkorn (Hordeolum), Gerstenkorn (Chalazion)

- **Klinik:** kleine, umschriebene Rötung, im akuten Stadium häufig schmerzhafte Schwellung der Lidränder.
- **Ther.:** lokal Antibiotika (▶ Tab. 18.2), lokale Wärme (Rotlicht, warmer Teelöffel o. Ä.).

Lidabszess/Augenhöhlenentzündung (Orbitaphlegmone)

> Bei Orbitaphlegmone, ggf. mit Exophthalmus, besteht allg. Krankheitsgefühl. Lebensgefahr! Notfall: ▶ Tab. 18.1.

- **Klinik:** massive Schwellung u. Rötung mit Schmerzen des Lids bzw. der gesamten periorbitalen Region.
- **Ther.:** lokal Antibiotika (▶ Tab. 18.2), systemische Antibiotikather. mit Cephalosporin. Bei Orbitaphlegmone (Übergreifen auf benachbarte Strukturen möglich) notfallmäßige Verlegung in eine Klinik mit Augenabt. (KO: Sinus-cavernosus-Thrombose, Meningitis).

Entzündung der ableitenden Tränenwege (Dakryoadenitis)/Entzündung der Tränendrüse (Dakryozystitis)

- **Klinik:** Schwellung, Rötung, Schmerzen des nasalen Lidwinkels (Dakryozystitis) o. des temporalen Oberlids: „Paragrafenform" (Dakryoadenitis).
- **Ther.:** lokal Antibiotika mit Ofloxacin AS, lokale Wärme. Bei ausgeprägten Befunden systemisch Antibiotika (z. B. Erythromycin 3 × 500 mg i. v./p. o.). Im Zweifelsfall Verlegung in eine Klinik mit Augenabt.

Gesichtsrose (Zoster ophthalmicus)

- **Klinik:** einseitige Hauteffloreszenzen mit Rötung, multiple kleine flüssigkeitsgefüllte Bläschen, die im weiteren Verlauf durch Superinf. zu Pusteln werden.
- **Ther.:** bei Befall des Augenlids lokale antivirale Ther. (▶ Tab. 18.2). Bei stark ausgeprägten Fällen auch orale virostatische Ther. mit Aciclovir.

> Bei Beteiligung der Nasenspitze (Hutchinson-Zeichen) ist eine intraokulare Beteiligung sehr wahrscheinlich. Sofortige Vorstellung bei einem Augenarzt!

18.5 Akuter Sehverlust, Gesichtsfeldausfall, Sehstörungen

> Einem schlagartigen massiven Visusverlust (Zentralarterienverschluss binnen Sekunden, Zentralvenenverschluss Minuten bis Stunden) liegen meist Durchblutungsstörungen der Netzhaut zugrunde.

Arteriitis temporalis ▶ 15.3.2, hypertensive Krise ▶ 4.6, Hyperglykämie ▶ 8.2.3.

Zentral-/Astvenenverschluss

- **Klinik:** Visusverlust je nach Ausdehnung u. Restdurchblutung des Verschlussgebiets.
- **Diagn.:** ophthalmoskopisch → streifige Blutung u. Ödem im betroffenen Gebiet mit Dilatation der Venen.
- **Ther.:** Vorstellung in einer Augenklinik am Folgetag, Abklärung kardiovaskulärer Risikofaktoren.

Amaurosis fugax

- **Klinik:** vollständiger plötzlicher Visusverlust eines Auges für Sekunden bis Minuten.
- **Diagn.:** dir./indir. Lichtreaktion, Ophthalmoskopie. **Differenzialdiagnostisch an A. temporalis denken:** BSG, CRP.
- **Ther.:** augenärztl. Vorstellung, Abklärung kardiovaskulärer Risikofaktoren insb. durch Karotis-Doppler. **In 15 % Vorbote eines retinalart. Verschlusses!**

Retrobulbärneuritis (Neuritis nervi optici)

- **Klinik:** Visusverlust, Farbsinnstörungen (Farbentsättigung)
- **Diagn.:** ophthalmoskopisch: Fundus u. Papille völlig unauffällig („Pat. sieht nichts u. Arzt sieht auch nichts!").
- **Ther.:** hoch dosiertes Kortison (1.000 mg i. v.) für 3 d am besten in einer Klinik, in der für weitere Diagn. Augen- u. neurol. Abt. zur Verfügung stehen.

Anteriore ischämische Optikusneuropathie (AION)

- **Klinik:** Visusverlust an einem Auge.
- **Diagn.:** Papillenschwellung mit streifigen Randblutungen.
- **Ther.:** Abklärung kardiovaskulärer Risikofaktoren am Folgetag.

> **Kap. 18.5 Anteriore ischämische Optikusneuropathie (AION)**
> Foto unter https://else4.de/oaz

Netzhautablösung (Ablatio retinae)

- **Klinik:** Blitze, Rußregen- u./o. Schattensehen, Visusverlust.
- **Diagn.:** Ophthalmoskopie in Mydriasis! Netzhaut weißlich in den Glaskörper hineinragend.
- **Ther.:** Weiterleiten an Augenzentrum/Klinik mit der Möglichkeit zur Netzhaut- u. Glaskörperchirurgie (am nächsten Morgen, Pat. vorsichtshalber nüchtern lassen!).

> **Kap. 18.5 Netzhautablösung**
> Foto unter https://else4.de/oaz

Zentral-/Astarterienverschluss

- **Klinik:** Visusverlust je nach Ausdehnung u. Restdurchblutung des Verschlussgebiets.
- **Anamnese:** vaskuläre Risikofaktoren, HRST? Anzeichen einer Arteriitis temporalis? (▶ 15.3.2).
- **Diagn.:** ophthalmoskopisch → kirschroter Fleck der Fovea bei Zentralarterienverschluss, fadendünne Arterien.
- **Ther.:** sofortige Vorstellung in Augenklinik, dort ggf. zusammen mit der Neurologie Lysether. (Zeitfenster 4,5 h).

> **Kap. 18.5 Zentralarterienverschluss**
> Foto unter https://else4.de/oaz

18.6 Augenverletzungen

Verätzungen (Säure oder Lauge)/Verbrennungen

- Die Progn. der Verätzung hängt von der frühzeitigen Erstversorgung (Augenspülung) ab!
- Bei perforierenden Augenverletzungen u. Verätzungen keine Augensalben u. möglichst Tropfen ohne Konservierungsstoffe verwenden!

- **Ätiol.:** häufig Arbeitsunfälle mit Kalk o. Reinigungsmittel.
- **Klinik:** Schmerzen, Rötung der Bindehaut, Blepharospasmus.
- **Diagn.:** Inspektion von Lidern, Bindehaut u. Hornhaut auf Rötung, Chemosis, Nekrosen, Hornhauterosio bzw. Trübung.
- **Ther.:**
  - Oberflächenanästhesie, falls Auge sich nur schwer öffnen lässt.
  - Entfernen noch verbliebener Fremdkörper (z. B. bei Kalkverätzungen).
  - Spülen z. B. mit Ringerlaktat-Lsg. o. Augenspüllsg. (BSS) alle 15 min, Pat. dabei nach oben, unten, re u. li blicken lassen. Falls keine Spüllsg. vorhanden, mit Wasser spülen.
  - Prophylaktische Gabe eines Lokalantibiotikums, z. B. Floxal EDO 3 ×/d), falls ein Epitheldefekt der Hornhaut sichtbar ist (ggf. mit Fluorescein anfärben).
- **Nachbehandlung:** bei V. a. Bindehaut- o. Hornhautverletzung unbedingt Kontrolle durch Augenarzt; bei schweren Verätzungen auch während des Transports Spülen fortführen!
- **Progn.:** stark abhängig vom Ausprägungsgrad; kann bis zum Verlust des Auges führen.

Augenprellung (Contusio bulbi)

- **Ätiol.:** häufig durch Unfall o. Faustschlag.
- **Klinik:** Schwellung des Lids, Bindehautchemosis, selten Doppelbilder.
- **Diagn.:**
  - Sehschärfenkontrolle.
  - Inspektion von Lidern, Bindehaut, Hornhaut u. vorderer Augenkammer (z. B. Blut durch Irisverletzung), Motilitätsprüfung (Ausschluss einer Blowout-Fraktur mit Bewegungseinschränkung).
- **Ther.:**
  - Behandlung der Erosio ▶ Tab. 18.1.
  - Senkung des Augeninnendrucks bei V. a. Sekundärglaukom. Danach sofortige Vorstellung bei einem Augenarzt.
  - Bei V. a. Blowout-Fraktur am besten in einer Klinik mit Augen- u. HNO-Abt. vorstellen.
  - Sonst Vorstellung beim Augenarzt am nächsten Morgen.
- **Nachbehandlung:**
  - Lokale Steroide je nach Vorderkammerreizzustand.
  - Bei Motilitätsstörung ggf. OP.
  - Kontrolle des Augenhintergrunds in Mydriasis durch Augenarzt.
- **Progn.:** je nach Schweregrad. Gelegentlich Pupillenstarre, bleibende Bewegungseinschränkungen, traumatisches Makulaforamen, Ablatio retinae (▶ 18.5), Optikusatrophie, Sekundärglaukom.

Perforierende Augenverletzung

- **Ätiol.:** häufig Metall- (Hammer-, Meißelverletzungen) o. Glassplitter bei Unfällen.

- **Klinik:** sehr stark variierend von Beschwerdefreiheit bis zu starken Schmerzen u. totalem Visusverlust je nach Lage u. Größe der Perforation.
- **Diagn.:** Sehschärfe vermindert, vordere Augenkammer abgeflacht, Augeninnendruck niedrig.
- **Ther.:**
  - Lokal Antibiotika, z. B. Ofloxacin, am besten unkonserviert!
  - i. v. Antibiotika, z. B. Penicillin o. Aminoglykosid, möglichst Höchstdosis.
  - Sofortige Verlegung in Klinik mit entsprechend ausgestatteter Augenabt. (vorher telefonisch ankündigen!).
- **Progn.:** stark variierend bis zum Verlust des Auges.

18.7 ICD-Codes

Die wichtigsten ICD-Kodierungen für Diagnosen im Bereich Augenheilkunde: ▶ Tab. 18.3.

Tab. 18.3 ICD-Codes: Augenerkrankungen/-verletzungen

Krankheitsbild	ICD-Code
Ablatio retinae	H35.7
Amaurosis fugax (unbekannte Dauer)	G45.39
Anteriore ischämische Optikusneuropathie	H47.0
Chalazion	H00.1
Contusio bulbi	S05.1
Dakryozystitis	H04.3
Exophthalmus	H05.2
Glaukom (primäres Weitwinkelglaukom)	H40.1
Glaukom (primäres Engwinkelglaukom)	H40.2
Glaukom (sekundäres/posttraumatisch)	H40.3–H40.6
Hordeolum	H00.0
Hornhauterosion	H18.8
Iridozyklitis (inkl. akute Iritis)	H20.0
Keratitis (inkl. Keratitis photoelectrica) ohne Konjunktivitis	H16.1
Keratokonjunktivitis	H16.2
Keratokonus	H18.6
Konjunktivitis, allergisch	H10.1
Konjunktivitis, nicht näher bezeichnet	H10.9
Orbitaentzündung	H05.0
Perforierende Augenverletzung	S05.5
Retrobulbärneuritis (Neuritis nervi optici)	H46
Ulcus cornea	H16.0
Zentralarterienverschluss	H34.2
Zentralvenenverschluss	H34.8
Zoster ophthalmicus	B02.3

19 Haut

Wolfgang Beyer

19.1 Notfalltabelle und Checkliste

Dermatol. Notfälle: ▶ Tab. 19.1.

Tab. 19.1 Dermatologische Notfälle

Diagnose	Maßnahmen	Medikament/Therapie
Atopische Dermatitis	Durchbrechen eines akuten Schubes, Stillen des Juckreizes, Vermeidung von Superinf.	• **Externe Glukokortikoide** (z. B. Momethason Creme o. Salbe) • **Evtl. systemisch Antihistaminika:** z. B. Cetirizin/Levocetirizin o. Loratadin/Desloratadin Tbl., Drg., Tr., Sirup • Bei ausgeprägtem Schub in RS evtl. auch systemisch Glukokortikoide, z. B. Prednisolon initial 30 mg/d p. o. Dann ausschleichen
Psoriasis	Durchbrechen des akuten Schubs, ggf. antipruriginös **Cave:** schwere, pustulierende Verläufe können lebensbedrohlich sein	Kurzfristige Lokalbehandlung mit Glukokortikoiden Bei Psoriasis pustulosa rasche Verlegung in Hautklinik anstreben
Epizoonosen	Abtöten/Entfernen der Parasiten Infektionsprophylaxe	• Allg. Maßnahmen: Kleider entwesen lassen (Verwahrung in fest verschlossenen Plastiksäcken, weiteres Prozedere in RS mit Klinikwäscherei). **Vollbad** mit antiseptischem Zusatz, Isolationsmaßnahmen nach klinikinterner Richtlinie. Bei starkem Juckreiz ggf. Antihistaminika intern • **Bei V. a. Skabies:** Erw.: Permethrin 5 % einmalig über 1 Nacht unter Aussparung des Kopfes, Therapie 2. Wahl Ivermectin p. o. gewichtsadaptiert Schwangerschaft, Stillzeit u. Kleinkinder: auch hier Permethrin 5 % Mittel der Wahl, Sgl. 2,5 %, hier Kopf unter Aussparung der Mund- u. Nasenpartie mitbehandeln. Nahe Kontaktpersonen müssen möglichst zeitgleich mitbehandelt werden • **Bei V. a. Pedikulose:** 0,5 % Permethrin-Spiritus. Einmalige Einreibung des Haares/der betroffenen Körperstellen über 30–45 min, anschließend Auskämmen der Nissen mit feinem Kamm. Alternativ Dimeticon-Lsg. Kontaktpersonen mitbehandeln!! • **Zeckenstich:** Entfernung der Zecke mit auf der Haut anliegender Pinzette, Zeckenkarte etc. Verbleib von Zeckenresten wird nicht mehr als gravierend angesehen
Schwangerschaftsdermatosen	Sympt., antipruriginös	In Absprache mit Dermatologen u. Gynäkologen Zinkschüttelmixtur o. Polidocanol-Lotio u. lokal schwach wirksame Kortikoidcreme, ggf. Antihistaminika intern
Urtikaria	Sympt., antipruriginös Anaphylaxieprophylaxe	• **Leichtere Fälle:** lokal kühlende Umschläge, Antihistaminika, z. B. Cetirizin 1 × 10 mg p. o. oder Levocetirizin 1 × 5 mg p. o./d oder Fexofenadin 1 × 120–180 mg/d p. o. Bei V. a. auslösendes Agens dieses meiden, z. B. Absetzen von Medikamenten, soweit möglich • **Ausgeprägtere Urtikaria:** wie Quincke-Ödem

Checkliste
First Impression AZ des Pat.? Vitalparameter? Atemnot? Behinderung der Atmung? Kloßgefühl (z. B. nach Insektenstichen)?
Anamnese Erstmanifestation von Hautveränderungen? Bek. Hauterkr.: Atopie, Psoriasis, hereditäres Angioödem? Allergien? Insektengift, Nahrungsergänzungsstoffe Allergie auslösende Nahrungsmittel (z. B. Milcheiweiß, Ei, Nüsse, Erdnüsse, Fisch)? Andere auslösende Faktoren (z. B. Kontakt mit Metallen o. Kosmetika an betroffenen Stellen? Sonneneinwirkung?) Bek. Allgemeinerkr.? Grunderkr., die zum Auftreten einer sympt. Urtikaria prädisponiert?
Medikamentenanamnese Neu angesetzte Medikamente (z. B. ACE-Hemmer; Analgetika, Antibiotika).
Klinische Untersuchung Genaue Lokalisation/Ausdehnung der Effloreszenzen, Inspektion von Mund u. Schleimhäuten: Enanthem, Bläschen, Begleitsymptome? Fieber? Auskultation der Lunge (z. A. Bronchospasmus) bei V. a. allergisches Geschehen, Lk-Vergrößerungen?
Weiterführende sofortige Diagnostik Bei V. a. Erysipel: BB (Leukos ↑, CRP ↑). Anti-Streptodornase-B-(ADB-)Titer (Verlauf).

19.2 Lokalisation von Hauterkrankungen

▶ Abb. 19.1.

19.3 Pruritus

19.3.1 Bedeutung für den Nachtdienst

Juckreiz (Pruritus) ist ein an der Haut auftretendes Missempfinden, das zum Kratzen o. Reiben veranlasst.

Im Nachtdienst steht die sympt. Behandlung des Juckreizes im Vordergrund, während die differenzialdiagn. Klärung u. gezielte Ther. i. d. R. warten können.

19.3.2 Differenzialdiagnose

Häufige Hauterkrankungen mit starkem Juckreiz

Urtikaria u. allergisches Kontaktekzem ▶ 19.4.2.

Atopische Dermatitis (Neurodermitis) Konstitutionelles chron. Krankheitsbild mit trockener ekzematöser Haut:

- **Klinik:** starker Juckreiz, trockene Haut (Xerosis cutis), Beugenekzeme, Lichenifikation (flächenhafte Verdickung, vergröberte Felderzeichnung), juckende Papeln, Krusten, variierende Hautveränderungen (z. B. doppelte Lidfalte, Keratosis pilaris, Hand-, Fußekzeme, Milchschorf beim Kleinkind).
- **Diagn.:** klin. Familienanamnese, häufig Komb. mit Heuschnupfen u./o. Asthma.

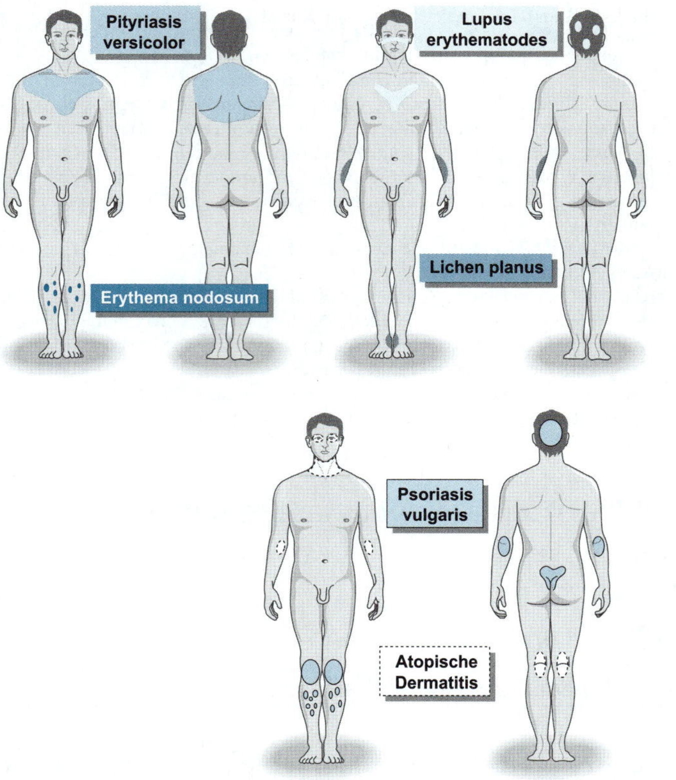

Abb. 19.1 Typische Lokalisationen von Hauterkrankungen [L157]

Psoriasis vulgaris

- Gen. disponierte systemische Erkr., die Hautsymptome (chron.-entzündliche schubweise verlaufende Verhornungsstörung), eine mögliche Gelenkbeteiligung sowie charakteristische Komorbiditäten (Adipositas, Fettstoffwechselstörungen, Hypertonie) umfasst.
- **Auslöser:** exogen, z. B. mechanisch (isomorpher Reizeffekt o. Köbner-Phänomen), endogen wie etwa Infektionskrankheiten (z. B. akute Streptokokkeninf., Angina tonsillaris), Medikamente (z. B. Betablocker, ACE-Hemmer, Chloroquin, Lithium), Alkoholabusus, psychische Faktoren.
- **Klinik:** meist chron. stat. Typ, bevorzugter Befall der Streckseiten der Extremitäten, Sakralregion, Kopfhaut, Gehörgang. Scharf begrenzte, unregelmäßig konfigurierte erythematosquamöse Plaques mit grob-lamellärer, silbrig glänzender Schuppung, evtl. Nagelveränderungen (Ölfleck-, Krümel-, Tüpfelnägel) u. Arthropathie.
- **Diagn.:** klin., Familienanamnese. Auslösung typischer Psoriasisphänomene („Kerzenfleck": weißliche Verfärbung der Schuppen nach Kratzen; anschlie-

ßend „letztes Häutchen", dann punktförmige Blutungen = Phänomen des blutigen Taus). Im Tagdienst dermatol. Konsil.

- **Besondere Verlaufsformen:**
  - Psoriasis guttata (akut exanthematischer Typ): rasches Auftreten kleinfleckiger Veränderungen, oft nach Inf.
  - Psoriasis inversa (intertriginöser Typ): scharf begrenzte Plaques mit Rötung u. mittelständige Rhagaden ohne Schuppung, intertriginös, genital, Rima ani
  - Psoriasis pustulosa: sterile Pusteln an Hand- u. Fußflächen (palmoplantaris) o. konfluierend am gesamten Integument (generalisata).
  - Psoriasis erythrodermatica: schwere Form mit generalisiertem Befall des gesamten Integuments

Schwangerschaftsdermatosen In der Schwangerschaft können sich bek. Hauterkr. (z. B. atopisches Ekzem) akut verschlechtern.

- **PUPPP-Dermatose** („pruriginöse urtikarielle Papeln u. Plaques in der Schwangerschaft"): häufig. 3. Trimenon. Starker Juckreiz, urtikarielle Papeln, Plaques mit Schwerpunkt an Abdomen u. Oberschenkeln.
- **Pruritus gravidarum:** häufig. 3. Trimenon, starker generalisierter Juckreiz, Pruritus sine materia, gelegentlich Ikterus, Kratzeffekte.
- **Herpes gestationis:** selten. Im 2. u. 3. Trimenon. Starker Juckreiz, periumbilikale, urtikarielle Erytheme u. ödematöse Plaques mit später gruppiert angeordneten prallen Blasen, ggf. Ausbreitung auf den ges. Stamm u. Extremitäten. Reduzierter AZ.
- **Schwangerschaftscholestase:** meist 3. Trimenon. Starker Juckreiz ausgelöst durch eine Cholestase.

Epizoonosen

- **Skabies (Milben, Krätze):** Juckreiz nachts in Bettwärme, rote Papeln, gangartige Effloreszenzen an den Prädilektionsstellen (Interdigitalfalten, Hand- u. Fußgelenke, Axillen, Mamillen, Genitale). Juckreiz ohne Hautveränderungen möglich („gepflegte" Skabies). Veränderungen durch Kratzen u. Sekundärinf. (postskabiöses Ekzem). **Skabies ist häufiger, als man denkt, und kommt in allen Altersgruppen u. Bevölkerungsschichten vor. Verdacht rechtfertigt immer antiskabiöse Ther.**

Kap. 19.3.2 Skabies-Infektion
Foto unter https://else4.de/oaz

- **Läuse:** beim Menschen Pediculosis capitis (Kopflaus), Pediculosis pubis (Filzlaus), Pediculosis corporis sive vestimentorum (Kleiderlaus). Starker Juckreiz, Einstiche, im Verlauf oft ekzematös mit Zeichen der Sekundärinf. Nachweis von Nissen/lebenden Tieren bei Kopf- u. Filzlausverdacht.
- **Flöhe:** asymmetrische, multiple Quaddeln mit zentraler Bissstelle an bedeckten Körperstellen. Typischerweise straßenartige Anordnung.
- **Zeckenstich:** Juckreiz u. Rötung im Bereich der Bissstelle, Verbleiben der Zecke o. ggf. von Resten der Zecke.

- **Insektenstich (Iktusreaktion):** erythematöse stark juckende Knötchen, Papeln, Urticae.

Bei ausgeprägter Reaktion auf Insektenstiche (v. a. bei Bienen- o. Wespenstich) an allergische Reaktionen denken u. auf systemische Allergiesymptome achten (Kribbeln im Mund o. Handinnenflächen, Bronchospastik). Regelmäßige Kontrolle von RR u. Hf, i. v. Zugang.

Weitere Hauterkrankungen mit Juckreiz

- Allergien (Insektengift-, Nahrungsmittelallergien).
- Mykosen.
- Lichen ruber planus.
- Dermatitis herpetiformis Duhring.
- Bullöses Pemphigoid u. a. blasenbildende Erkr.
- Allergische Kontaktdermatitis.
- Pruritus senilis.

Allgemeinerkrankungen mit Juckreiz

- Arzneimittelreaktionen (▶ 19.5).
- Opioid-NW, bes. perinasal.
- Diab. mell.: Pruritus sine materia (ohne Hautveränderungen) häufiges Symptom. **Cave:** Ausschluss infektiöser Hauterkr. (z. B. Pilzinf.).
- Nierenerkr.
- Lebererkr., z. B. Leberzirrhose, Cholestase, Hepatitis (Ikterus).
- Hämatol. Erkr., z. B. Eisenmangelanämie, Polycythaemia vera, M. Hodgkin, NHL.
- Paraneoplastisch bei Malignomen.
- Psychische Erkr.: Dermatozoenwahn (Wahnvorstellung eines parasitären Hautbefalls).
- Neuropathien, z. B. alkoholische o. diab. Neuropathie.

19.3.3 Diagnostisches Vorgehen

Checkliste ▶ 19.1.

19.3.4 Therapeutisches Vorgehen

Initiales Management

Akuter Schub einer atopischen Dermatitis (Neurodermitis)

- **Externe Glukokortikoide** (bei trockener Haut in fetten Salbengrundlagen).
- **Evtl. systemisch Antihistaminika:** z. B. Cetirizin (1 × 10 mg)/Levocetirizin (1 × 5 mg) o. Loratadin (1 × 10 mg)/Desloratadin (1 × 5 mg) Tbl., Drg., Tr., Sirup.
- Bei ausgeprägtem Schub in RS mit Dermatologen evtl. auch systemisch Glukokortikoide, z. B. Prednisolon initial 30 mg p. o./d. Dann ausschleichend.

Akuter Schub einer Psoriasis Kurzfristige Lokalbehandlung mit Glukokortikoiden, z. B. Prednitop®-Creme.

Psoriasis pustulosa generalisata kann aufgrund begleitender Stoffwechselentgleisungen lebensbedrohlich werden → rasche Verlegung in Hautklinik.

V. a. Epizoonose

- **Allg. Maßnahmen:** Kleider entwesen lassen (Verwahrung in fest verschlossenen Plastiksäcken, weiteres Prozedere in RS mit Klinikwäscherei). **Vollbad** mit antiseptischem Zusatz, Isolationsmaßnahmen nach klinikinterner Richtlinie. Bei starkem Juckreiz ggf. Antihistaminika systemisch.
- **V. a. Skabies:** Erw.: Permethrin 5 %. (1 × über 1 Nacht unter Aussparung des Kopfes, ggf. nach 14 d wdh. Therapie 2. Wahl Ivermectin p. o. gewichtsadaptiert.
- Schwangerschaft, Stillzeit u. Kleinkinder: auch hier Permethrin 5 % Mittel der Wahl, Sgl. 2,5 %, hier Kopf unter Aussparung der Mund- u. Nasenpartie mitbehandeln. Nahe Kontaktpersonen müssen zeitgleich mitbehandelt werden.
- **V. a. Pedikulose:** 0,5 % Permethrin-Spiritus mit guter antiparasitärer, aber auch relativ guter ovozider Wirkung. Einmalige Einreibung des Haares/der betroffenen Körperstellen über 30–45 min, anschließend Auskämmen der Nissen (feiner Kamm). Alternativ Dimeticon-Lsg. Kontaktpersonen mitbehandeln!!
- **Zeckenstich:** Entfernung der Zecke mit auf der Haut anliegender Pinzette, Zeckenkarte etc. Der Verbleib von Zeckenresten wird nicht mehr als gravierend angesehen, im Zweifel zeitnahe Vorstellung beim Dermatologen. Borrelienserologie wird frühestens 4 Wo. nach dem Stich empfohlen.

Schwangerschaftsdermatosen, Verdacht auf PUPPP-Dermatose Nach RS mit Dermatologen u. Gynäkologen Zinkschüttelmixtur o. Polidocanol-Lotio u. lokal schwach wirksame Kortikoidcreme, ggf. Antihistaminika intern.

Symptomatische Therapie

Bei ungeklärter Ursache:

- **Lokale juckreizstillende Ther.:** Polidocanol in Creme- o. Salbengrundlage, Zinkschüttelmixtur, systemisch Antihistaminika (z. B. Cetirizin, 1 × 5 mg z. N.). Ggf. Antihistaminika mit sedierendem Effekt (erleichtern das Einschlafen!), z. B. Dimetinden (3 × 1 mg).
- Pat. sobald wie möglich beim Dermatologen vorstellen.

Bei fehlenden Hautveränderungen u. persistierendem Pruritus internistische Diagn. (z. A. von Leber- o. Nierenerkr., Diab. mell., Malignom, Bluterkr.) für den Tagdienst einleiten.

19.4 Akute erythematöse Hauterkrankungen

19.4.1 Bedeutung für den Nachtdienst

Ausschlaggebend sind Lokalisation, Form der Effloreszenzen sowie Anamnese (z. B. bei Kontaktdermatitis lokale Einwirkung von Stoffen, Medikamentenanamnese). Bei allen leichteren Fällen einer Urtikaria o. Kontaktdermatitis ist im Nachtdienst die Beschränkung auf eine sympt. Ther. ausreichend.

19

19.4.2 Differenzialdiagnose

Urtikaria

- **Def.:** blassrote bis rote Erhebungen der Haut, die flüchtig sind. Quaddeln verschwinden oft nach wenigen Stunden, ein Wandern der Effloreszenzen ist typisch.
- **Klinik:** initial Erythem, Entstehung juckender Quaddeln, oft zentral abgeblasst.
- **Verlaufsformen:**
  - Allergische Urtikaria (Typ-I-Reaktion): auslösend z. B. Nahrungsmittel, Lebensmittelzusatzstoffe, Medikamente (▶ 19.5), Inhalationsallergene, Insektengift.
  - Urtikaria als Intoleranzreaktionen: (nicht IgE-vermittelte Histaminausschüttung) nach Einnahme von Medikamenten (z. B. Cyclooxygenasehemmer) o. Nahrungsmitteln (z. B. Erdbeeren, Käse, Wurst).
  - Sympt. Urtikaria: z. B. bei Stress, Virusinf. (z. B. Virushepatitis, Mononukleose), Kollagenosen, M. Hodgkin.
  - Physikalische Urtikaria: durch Reibung, Druck, Kälte, Wärme, Licht, Wasser.
  - Kontakturtikaria: transdermale Aufnahme einer Substanz mit lokaler Sofortreaktion, anschließend ggf. generalisiert Urtikaria; Medikamente (z. B. Salben) o. Nahrungsmittel (z. B. Fleisch).
- **Sonderformen:**
  - **Angioödem (Quincke-Ödem):** durch Allergie o. Intoleranzreaktionen (häufig Medikamente wie ASS, ACE-Hemmer) ausgelöstes Ödem der Subkutis, bevorzugt im Gesicht, oft ohne Begleiterythem.
  - **Hereditäres Quincke-Ödem:** familiärer Mangel des C1-Esterase-Inhibitors. Schon in der Kindheit Auftreten von Ödemattacken spontan o. nach Bagatelltraumata.

> Bei Befall der oberen Luftwege Erstickungsgefahr! Bei V. a. Typ-I-Allergie (Medikamenten-, Insektengiftallergie), Intoleranzreaktionen o. Quincke-Ödem an evtl. begleitenden Bronchospasmus denken (Lungenauskultation).

Kontaktekzem

- **Klinik:** initial Erythem, Ödem, dann rasch erodierende Papulovesikel. Begleitender starker Juckreiz.
- **Formen:**
  - Allergisches Kontaktekzem (Typ-IV-Reaktion): Hautveränderungen im Einwirkungsbereich des Allergens. Auslösend z. B. Metalle (Nickel, Chrom), Desinfizienzien, Kosmetika, Medikamente, Konservierungsstoffe. Bei längerem Bestehen sind Streuphänomene möglich.
  - Toxisches Kontaktekzem: dir. Hautschädigung durch chem. o. physikalische Noxen, z. B. Säuren, Laugen, Lösungsmittel o. UV-Strahlen (Sonnenbrand).
  - Fotoallergische u. fototoxische Kontaktdermatitis: Kontakt mit fotoallergischen bzw. fototoxischen Substanzen, die erst nach UV-Bestrahlung zu einer Entzündungsreaktion führen (extern z. B. cumarinhaltige Pflanzen, Farb-, Duftstoffe, systemisch z. B. Furosemid, Tetrazykline, Antihistaminika, NSAR).

„Röschenflechte" (Pityriasis rosea)

- **Def.:** exanthematische Hauterkr. unklarer Genese. Fraglich nach Infekt (HHV?) bei Jgl. o. jungen Erw.
- **Klinik:** initial scharf begrenzte Primärplaque („Primärmedaillon") am Stamm, anschließend gelegentlich über Wochen Aufschießen multipler ovalärer schuppender Herde an Rumpf u. oberem Drittel der Extremitäten.
- Verlauf ist selbstlimitierend u. nicht beeinflussbar. Therapierbar ist lediglich das Symptom Juckreiz.
- Erkr. ist harmlos, nicht ansteckend u. heilt folgenlos ab.

Kap. 19.4.2 Pityriasis rosea
Foto unter https://else4.de/oaz

„Sonnenallergie" (polymorphe Lichtdermatose)

- **Def.:** Hauterscheinungen wenige Stunden, selten Tage nach Sonnenexposition, kein einheitliches klin. Bild.
- **Klinik:** am häufigsten sog. papulöser Typ mit kleinen Papeln auf eleviertem Erythem, seltener urtikarielle Plaques (v. a. im Gesicht) o. hämorrhagische Bläschen.
- **Diagnose:** Anamnese (verzögertes Auftreten nach Sonneneinwirkung).

Impetigo contagiosa

- **Definition:** bakt. Hauterkr. durch *Strept. pyogenes, Staph. aureus* o. Mischinf., meist bei Kindern. Unterscheidung zwischen klein- u. großblasiger Form.
- **Klinik:** rötliche Flecken meist im Gesicht, die von einem schmalen Entzündungshof umgeben sind. Durch Aufkratzen entstehen honiggelbe Krusten (kleinblasige Form) u. erodierte glänzende Flächen (großblasige Form).

Erysipel

- **Def.:** akute bakt., lokale Inf. der Lymphspalten u. Lymphgefäße der Dermis, lokalisierte schmerzhafte Rötung u. Schwellung, Allgemeinsymptome (Unwohlsein, Fieber, Schüttelfrost) sowie schmerzhafte Lymphadenitis.
- **Klinik:** Schwellung, Schmerzen, Überwärmung, scharf u. unscharf begrenzte, flammende Rötung mit zungenförmigen Ausläufern, oft am Unterschenkel o. im Gesicht. Fieber, Krankheitsgefühl, Lk-Schwellung.
- Eintrittspforte oft kleinere Hautverletzungen, z. B. Mazeration im Zehenzwischenraum, Nagelpilzinf. mit Onyxdystrophien etc.

Erythrodermie

- Generalisierte Rötung der Haut, evtl. begleitende Schuppung u. Juckreiz.
- Prim. ohne vorausgehende Hauterkr., z. B. durch Allergie (Arzneimittelreaktion) o. Bluterkr. (Leukämie).
- Sek. als Maximalexazerbation einer zunächst umschriebenen Dermatose, z. B. Psoriasis, Neurodermitis, Ekzem.

19.4.3 Diagnostisches Vorgehen

Checkliste ▶ 19.1.

19.4.4 Therapeutisches Vorgehen

Initiales Management

Psoriasis ▶ 19.3.4.

Urtikaria

- **Leichtere Fälle:** lokal kühlende Umschläge, Antihistaminika, z. B. Cetirizin 1 × 10 mg p. o. oder Levocetirizin 1 × 5 mg p. o. oder Fexofenadin 1 × 120 mg. Bei V. a. auslösendes Agens dieses meiden, z. B. Absetzen von Medikamenten, wenn möglich.
- **Ausgeprägtere Urtikaria:** wie Quincke-Ödem.

Quincke-Ödem

- **Antihistaminika:** z. B. 1–2 Amp. (2–4 mg) i. v. oder Dimetinden 1 Amp. (1 mg). i. v.
- **Systemische Kortikosteroide:** z. B. Prednisolon 250–500 mg i. v.
- **Inhalative Kortikosteroide:** bei beginnendem Larynxödem, z. B. Budesonid initial 10 Sprühstöße, dann 2 Sprühstöße alle 5 min.

! Vorgehen bei anaphylaktischem Schock ▶ 3.3.6.
! Bei starker Atemnot rechtzeitig intubieren!

Hereditäres Quincke-Ödem

- Antihistaminika u. Glukokortikoide sind unwirksam!
- **C1-Esterase-Inhibitor Berinert® P** gewichtsadaptiert langsam i. v. (20 IE/kg KG). Alternativ Bradykininrezeptor-Inhibitor (Icatibant 30 mg s. c.), falls keins von beiden zur Verfügung steht 2 FFP (enthält Faktoren des Komplementsystems; ▶ 2.4.2). Bei Larynxödem Pat. auf ITS verlegen.

Kontaktekzem im Akutstadium Extern Fett-/Feuchtbehandlung (Steroidcreme, z. B. Momethason), darüber feuchter Umschlag.

Pityriasis rosea Keine Akutther. erforderlich, Pat. über Harmlosigkeit der Veränderungen aufklären. Flecken verschwinden nach einigen Wochen spontan. Bei Juckreiz ggf. externe Ther. mit schwacher bzw. mittelstarker Kortikoidcreme, z. B. Prednicarbat-Creme, alternativ steroidfrei, z. B. Polidocanol-Creme.

Sonnenallergie

- **Lokalbehandlung:** mit kortikoidhaltigen Cremes o. Lotionen.
- **In ausgeprägten Fällen:** evtl. systemisch Antihistaminika, z. B. Cetirizin 1 × 10 mg/d. Evtl. auch Kortikoide systemisch (z. B. initial 30 mg Prednisolon).
- Vorstellung beim Dermatologen zur weiteren Diagn.

Erythrodermie Erkennung auslösender Ursachen im Nachtdienst meist nicht möglich.

- **Einleitung einer systemischen Kortikoidmedikation:** z. B. Prednisolon 100–200 mg i. v., ab Folgetag oral 50 mg/d in ausschleichender Dosierung.
- **Bei ausgeprägtem Ödem:** Kontrollen, ggf. i. v. Flüssigkeitssubstitution.
- Engmaschige Beobachtung bei V. a. beginnende toxische epidermale Nekrolyse, z. B. bei medikamenteninduzierter Erythrodermie.

! Amb. Pat. auf jeden Fall stat. aufnehmen.

Erysipel

- Bettruhe (stat. Aufnahme!), Hochlagerung, kalte Umschläge
- **Antibiotikather.:**
  - Penicillin G 3 × 5 Mio. IE i. v.
  - Falls Pat. stat. Behandlung ablehnt, evtl. auch Penicillin V 3 × 1,2 Mega IE/d p. o. für 14 d.

- Bei Penicillinallergie alternativ Erythromycin 4 × 500 mg i. v. oder 3–4 × 500 mg p. o.

Impetigo contagiosa In der Regel Lokalther. mit antibiotikahaltigen Salben (z. B. Fusidinsäure o. Mupirocin), ggf. systemische Antibiotikather.

> Vor Beginn einer Penicillinther. bei Erysipel nach Vorliegen einer Penicillinallergie fragen.

19.5 Hauterkrankungen als Arzneimittelnebenwirkung

19.5.1 Differenzialdiagnose

> Die kutanen Arzneimittelreaktionen zeigen morphol. Vielfalt (Exanthem, Urtikaria, Angioödem, fixes Arzneiexanthem). Potenziell können alle Medikamente kutane Arzneimittelreaktionen auslösen. Auch nach einer länger bestehenden, bisher tolerierten Medikamenteneinnahme sind Arzneimittelreaktionen möglich. Bedenke Lawineneffekt (= Progredienz der Reaktion auch nach Absetzen des Auslösers).
> **Medikamente, die häufig Arzneimittelexantheme auslösen:**
> - Antibiotika wie Penicilline, Tetrazykline, Cotrimoxazol, Cephalosporine, Sulfonamide.
> - NSAR, Salicylate.
> - Barbiturate, Antiepileptika.
> - Betablocker.

Generalisiertes Arzneimittelexanthem Leiteffloreszenz makulopapulöses Exanthem: mögliche medikamentöse Auslöser z. B. Penicilline, Sulfonamide, Cephalosporine, NSAR, Pyrazolone, Salizylate, Antiepileptika, Allopurinol, ACE-Hemmer.

Fixes Arzneiexanthem
- **Auslöser:** z. B. Tetracycline, Pyrazolone, Salicylate, Penicilline, Sulfonamide.
- **Klinik:** innerhalb von 24–48 h Entwicklung eines geröteten, scharf begrenzten, brennenden Solitärherds (selten mehrere Herde), oft am Genitale.

Erythema nodosum
- **Häufige medikamentöse Auslöser:** z. B. Penicilline, Sulfonamide, Pyrazolone, Ovulationshemmer.
- **Andere Ursachen:** Sarkoidose, Tbc, Yersiniose, Masern, Scharlach, Keuchhusten, M. Crohn, Colitis ulcerosa.
- **Klinik:** symmetrisch im Bereich der Unterschenkelstreckseiten schmerzhafte, livid-erythematöse subkutane Knoten, selten auch andere Lokalisationen. Evtl. Fieber, Arthralgien.

Akute Urtikaria/Angioödeme Können v. a. nach Einnahme von Antiphlogistika (z. B. ASS) sowie ACE-Hemmern auftreten. Klinik u. Ther. ▶ 19.4.

Ampicillinexanthem Insb. bei Pat. mit infektiöser Mononukleose o. Salmonelleninf. 7–10 d nach Ersteinnahme stammbetontes kleinfleckiges Exanthem.

Erythema exsudativum multiforme
- **Auslöser:** häufig Infektionskrankheiten (z. B. Herpes simplex, Streptokokken), auch Medikamente, z. B. Antibiotika, Sulfonamide, Pyrazolone.
- **Klinik:** akut auftretendes Exanthem. Leiteffloreszenz: „Kokarde" (2–3 konzentrische Ringe um zentrale Blase). Prädilektionsstelle: distale Enden der Extremitäten.
- Schwerste Verlaufsform **Stevens-Johnson-Sy.:** ausgeprägter Schleimhautbefall (v. a. erosive Stomatitis), Befall von Augen u. Genitalbereich.

Toxische epidermale Nekrolyse (Lyell-Syndrom II)

> Schwerste Arzneimittelreaktion der Haut, Letalität 30 %.

- **Häufigste Auslöser:** Cotrimoxazol, Pyrazolone u. a.
- **Klinik:** rasch konfluierende Erytheme → blasige Umwandlung → großflächige Epidermisablösung u. Schleimhauterosionen. Gefährlich durch Flüssigkeitsverlust (Schock!) u. Superinf. Bild einer schweren großflächigen Verbrennung.

> **Kap. 19.5.1 Lyell-Syndrom**
> Foto unter https://else4.de/oaz

Purpura pigmentosa progressiva
- **Auslöser:** meist Sedativa (bromhaltige Schlafmittel, Diazepam o. Barbiturate).
- **Klinik:** stecknadelkopfgroße Punktblutungen an Beinen, wg. chron. Verlaufs mit Akkumulation von Siderophagen bräunlich verfärbt.

19.5.2 Therapeutisches Vorgehen

Bei Hinweisen auf auslösendes Medikament dieses möglichst absetzen.

Arzneimittelexantheme (z. B. makulopapulöses Exanthem):
- **Lokal Glukokortikoide:** z. B. Momethason.
- **Bei ausgeprägtem Befund:** evtl. systemisch Glukokortikoide wie Prednisolon p. o. 50–100 mg.
- **Bei ausgeprägtem Pruritus:** evtl. systemisch Antihistaminika, z. B. Levocetirizin 1 × 5 mg/d.

> Bei generalisierten Exanthemen mit Allgemeinsymptomen DD Virusexanthem (Röteln, Masern, Mononukleose, HIV). Scharlachexanthem bedenken.

Fixes Arzneiexanthem Lokal Glukokortikoide, z. B. Momethason.

Erythema nodosum
- Schonung, feuchte Umschläge, NSAR, ggf. Kompressionsverbände.
- Bei starken Beschwerden evtl. systemisch **Glukokortikoide** wie Prednisolon p. o.
- Ursachensuche!!

Erythema exsudativum multiforme Lokalbehandlung sympt. antientzündlich u. austrocknend (z. B. Schüttelmixturen). Ggf. Prednisolon p. o. (z. B. initial 50 mg/d), ausschleichen. Mundspülungen z. B. mit Kamillenextrakt. Eine auslösende Herpes-simplex-Inf. ggf. mit Aciclovir behandeln.

Purpura pigmentosa progressiva Lokalbehandlung mit mittelstarken Glukokortikoiden, z. B. Prednicarbat.

Stevens-Johnson-Syndrom oder toxische epidermale Nekrolyse

- Engmaschige **Vitalparameterkontrolle,** ITS, Kontakt Hautklinik. Bei Verdacht Hintergrund informieren!
- **Systemische Ther.:** i. v. Zugang, evtl. ZVK.
- **Ausgleich von Flüssigkeits- u. Proteinverlusten:** wie bei Verbrennungen (▶ 3.9). Evtl. Infektionsprophylaxe mit Breitbandantibiotikum, z. B. Cephalosporine (▶ 20.1). Evtl. systemisch Glukokortikoide wie Prednisolon i. v. (z. B. 100–200 mg).

! **Cave:** Bei staphylogenem Lyell-Sy. sind Glukokortikoide kontraindiziert.

- **Äußerliche Ther.:** Lagerung des Pat. auf Metalline®-Folie.
- **Erosive Veränderungen:** Lokalbehandlung mit antibiotikahaltiger Gaze (z. B. fusidinsäurehaltig).
- **Augen:** lokale Antibiotikabehandlung (z. B. Gentamicin-Augensalbe).
- **Genitale:** wirkstofffreie gefettete Wundgaze.

19.6 Herpes zoster (Gürtelrose)

Klinik

> Reaktivierung des Varicella-zoster-Virus (VZV) o. Zweitinf. bei Teilimmunität, gehäuftes Auftreten bei Immunschwäche (z. B. Malignom, HIV-Inf., Zytostatikather.) Altersgipfel ca. 60. Lj.

- Uncharakteristische Prodromi (Müdigkeit, allg. Krankheitsgefühl, evtl. schon brennende Schmerzen).
- I. d. R. halbseitiges Aufschießen der Leiteffloreszenzen: herpetiform angeordnete Bläschen auf gerötetem Grund in einem o. mehreren benachbarten Dermatomen, am häufigsten im Bereich von Thorakal- o. Lumbalnervensegmenten (Th3–L3). Über Monate bis Jahre persistierende postzosterische Neuralgien möglich. Daher rechtzeitige u. ausreichende Analgesie!!

> **Kap. 19.6 Herpes zoster (Gürtelrose)**
> Foto unter https://else4.de/oaz

Besondere Verlaufsformen

- **Zoster ophthalmicus:** Befall des ersten Trigeminusastes. Gefahr der Keratitis, reflektorische u. absolute Pupillenstarre, Augenmuskelparesen.
- **Zoster oticus:** evtl. mit Fazialisparese ▶ 15.8.2.
- **Zostermyelitis:** meist von kranial nach kaudal fortschreitende schlaffe Paresen. Selten auch Zosterenzephalitis mit zerebralen Störungen (▶ 15.5.3).

- **Generalisierter Zoster:** bei immunsupprimierten Pat., Beteiligung der inneren Organe.

Differenzialdiagnose

- Vor Auftreten der Bläschen: Neuralgien unterschiedlicher Genese.
- Eczema herpeticatum durch Herpes-simplex-Virusinf. bei vorbestehendem atopischem Ekzem.
- Varizellen (sind aber nicht an Nervensegmente gebunden).

Diagnostisches Vorgehen

- **Im Nachtdienst** klinisch.
- Im Tagdienst evtl. Diagnosesicherung durch Virusnachweis (PCR) aus frischem Bläscheninhalt (sehr aufwendig, keine Regeldiagn.).

Indikationen zur systemischen antiviralen Therapie

- **Dringende Ind.:**
  - Zoster (jeder Lokalisation) bei Pat. ab 50. Lj.
  - Zoster (jeden Alters) im Kopf-Hals-Bereich.
  - Schwerer Zoster am Stamm (hämorrhagische Läsionen, > 1 Segment befallen/an den Extremitäten).
  - Zoster bei immundefizienten Pat.
  - Zoster bei Pat. mit schwerer Dermatitis atopica u. ausgedehnten Ekzemen.
- **Relative Ind.:** Zoster an Stamm/Extremitäten bei Pat. < 50 J.

Tipps zur medikamentösen Therapie

- Ther. innerhalb von 48 h, spätestens 72 h nach Ausbruch.
- **Intravenöse Ther.:** Aciclovir bei Pat. mit Immundefekt u. KO wie Meningitis (10 mg/kg/KG in 3 ED für 7–10 d).
- **Orale Ther.** Aciclovir ist Famciclovir, Valaciclovir u. Brivudin deutlich überlegen. Einmalgabe von Brivudin erhöht die Compliance u. wird deshalb derzeit bevorzugt (Ausnahme: Pat. mit Immundefekt, Schwangere, Kinder u. gleichzeitige Ther. mit 5-FU). Auch hinsichtlich der Postzosterneuralgie zeigt Brivudin eine gute Wirkung. Antivirale Substanzen bei Herpes zoster: ▶ Tab. 19.2.
- **Postzosterneuralgie:** Schmerzther. nach WHO-Stufenschema (▶ 1.3.2), ggf. zusätzlich Amitriptylin o. Gabapentin. Steroide nicht dauerhaft wirksam.
- Bei Zosterbefall des Auges u. des HNO-Bereichs am nächsten Tag konsiliarische Untersuchung durch Augen- o. HNO-Arzt.

Tab. 19.2 Antivirale Substanzen bei Herpes zoster

Wirkstoff/ Präparat	Tagesdosis	Ther.-Dauer [Tage]	Anmerkungen
Brivudin oral	1 ×/d 125 mg/d	7	kontraindiziert bei Pat., die mit 5-Fluorouracil o. a. 5-Fluoropyrimidinen behandelt werden
Aciclovir oral	5 × 800 mg/d	7	Dosisanpassung bei Niereninsuff.
Valaciclovir oral	3 × 1.000 mg/d	7	Dosisanpassung bei Niereninsuff.
Aciclovir i. v.	3 × 8–10 mg/kg KG/d je nach Schwere d. Verlaufs	7–10	Dosisanpassung bei Niereninsuff.
Aciclovir i. v. sehr schwere Verlaufsformen	3 ×/d	7–10	Dosisanpassung bei Niereninsuff.
Famciclovir oral	3 × 500 mg/d	7–10	Dosisanpassung bei eingeschränkter Nierenfunktion

19.7 ICD-Codes

Die wichtigsten ICD-Kodierungen für Diagnosen im Bereich Dermatologie: ▶ Tab. 19.3.

Tab. 19.3 ICD-Codes: Hauterkrankungen

Krankheitsbild	ICD-Code
Allergie, nicht näher bezeichnet	T78.4
Angioödem (inkl. Quincke-Ödem, Urticaria gigantea)	T78.3
Arzneimittelexanthem Dermatitis durch sonstige oral, enteral o. parenteral aufgenommene Substanzen	L27.8
Bullöses Pemphigoid	L12.0
Dermatitis herpetiformis Duhring	L13.0
Erysipel	A46
Erythema exsudativum multiforme	L51.-
Erythema nodosum	L52
Erythematöse Krankheit, nicht näher bezeichnet (inkl. Erythem o. n. A., Erythrodermie o. n. A.)	L53.9
Hereditäres Quincke Ödem (Defekte im Komplementsystem; inkl. C1-Esterase-Inhibitor[C1-INH]-Mangel)	D84.1
Herpes gestationis	O26.4
Herpes zoster	B02.-
Impetigo contagiosa	L01.0
Lyell-Syndrom (toxische epidermale Nekrolyse)	L51.2-
Lichen ruber planus, nicht näher bezeichnet	L43.9
Lichtdermatose, polymorph	L56.4
Fototoxische Reaktion auf Arzneimittel	L56.0
Pityriasis rosea	L42
Pruritus	L29.-
Pruritus, nicht näher bezeichnet (inkl. Juckreiz o. n. A.)	L29.9
Psoariasis vulgaris	L40.0
Skabies	B86
Staphylococcal scaled skin syndrome	L00.-

20 Ausgewählte Arzneimitteltherapie

Cordula Engel und Anja Kraemer

20.1 Antibiotikatherapie

Anja Kraemer

20.1.1 Allgemeine Therapiegrundsätze

Im Nachtdienst sind das Erkennen u. Behandeln lebensbedrohlicher Infektionen (Inf.) von großer Bedeutung.

- Antibiotika (AB) sind keine Antipyretika! Sie sollten nur bei begründetem Verdacht o. nachgewiesener Inf. gegeben werden.
- Gezielte Ther. anstreben, d. h., vor Erstgabe des AB Erregerdiagn. durchführen (Blutkulturen, Urinkulturen, Wundabstriche)! Eintrittspforten u. Fremdkörper beachten. AB-Ther. nach wahrscheinlichem Erregerspektrum auswählen (= kalkulierte AB-Ther.):
  - Welcher Keim kommt infrage?
  - Wurde die Inf. innerhalb o. außerhalb des KH erworben?
  - Hat Pat. bereits AB erhalten? AB führen ab dem 2. Tag zur Keimselektion.
  - Welche Besonderheiten sind zu berücksichtigen (Bettlägerigkeit, Chemother., Leber- u. Niereninsuff.)?
- Falls Pat. nach 2–3 d nicht entfiebert u. man in der Nacht deshalb gerufen wird, gilt es, Folgendes zu überlegen (▶ 1.3):
  - Überprüfung der initialen Diagnose: Andere Infektionsherde o. Ursachen? Sind auch die Entzündungsparameter weiter angestiegen?
  - Sind Problemkeime zu beachten? Liegt zusätzlich ein Immundefizit vor? Könnte eine Virus- o. Pilzinf. vorliegen?
  - Ist eine Eskalationsther. erforderlich, und welche käme infrage?
  - Liegt inzwischen ein Antibiogramm vor?
- Sofern man in der Nacht zum Pat. gerufen wird, um einen neuen i. v. Zugang für AB zu legen:
  - Erneute Blutkulturen abnehmen.
  - Nachts bei stabilem Pat. ohne Anzeichen einer klin. Verschlechterung keine zwingende Ther.-Umstellung.

! Keine Gabe von **Fluorchinolonen** bei leichten Inf. – Rote Hand-Warnung, geänderte Nutzen-Risiko-Bewertung.

- Zurückhaltender Einsatz von Chinolonen u. Cephalosporinen bei Pat. > 75 J. → erhöhtes Delirrisiko.

Hohes Risiko der *C.-difficile*-Selektion bei Einsatz der **4C-Antibiotika:** Fluorchinolone, Cephalosporine, Clindamycin, Carbapeneme u. in Komb. mit PPI.

20.1.2 Kalkulierte Antibiotikatherapie bei schweren Infektionen mit unbekanntem Erreger

Detaillierte Empfehlungen: http://www.p-e-g.org/.

Kalkulierte Antibiotikatherapie
Ther. in Unkenntnis des Erregers, jedoch in Kenntnis von Anamnese, Krankheitsbild u. zu erwartenden Erregern.

Viele KH haben inzwischen hauseigene Empfehlungen zur AB-Ther. als Kitteltaschenkarten o. im Intranet (Antibiotic Stewardship). Dann sollte auf diese Empfehlungen zurückgegriffen werden, da sie i. Allg. die lokale Resistenzlage berücksichtigen.

Im Nachtdienst relevante Inf. (▶ Tab. 20.1):

- Respirationstrakt (▶ 20.1.3, ▶ 5.5.4).
- Herz (Endokarditis/-prophylaxe) (▶ 20.1.4, ▶ 20.1.5).
- HWI/Pyelonephritis/Prostatitis/Urosepsis (▶ 14.2).
- Gyn. Inf. (▶ 12.2).
- Hautinf. (Erysipel) (▶ 19.4.4).
- Pädiatrische Inf. (▶ 13.7, ▶ 13.8).
- Antibiotika in der **Schwangerschaft** (▶ 20.3.2).

Tab. 20.1 Kalkulierte Antibiotikatherapie nach Organsystemen und ausgewählten Krankheitsbildern

Organinfektion, Diagnose	Initialtherapie 1. Wahl	Alternative
Sepsis		
Vor Erregernachweis, amb. erworben	Ampicillin/Sulbactam 3–4 × 3 g/d i. v. *oder* Piperacillin/Tazobactam 3–4 × 4,5 g/d i. v., jeweils in Komb. mit Ciprofloxacin 3 × 400 mg/d i. v. *oder* Levofloxacin 1–2 × 500 mg/d i. v.	Ceftriaxon 1 × 2 g/d i. v. + Komb. mit Ciprofloxacin 3 × 400 mg/d i. v. *oder* Levofloxacin 1–2 × 500 mg/d i. v.
Vor Erregernachweis, nosokomiale Inf.	Piperacillin/Tazobactam 3–4 × 4,5 g/d i. v. in Komb. mit Ciprofloxacin 3 × 400/d mg i. v. *oder* Levofloxacin 1–2 × 500 mg/d i. v.	Imipenem 3–4 × 0,5–1 g/d i. v. *oder* Meropenem initial bei schwerer Sepsis Tag 1 u. 2: 3 × 2 g/d i. v., danach 3 × 1 g/d i. v. + Komb. mit Ciprofloxacin 3 × 400 mg/d i. v. *oder* Levofloxacin 1–2 × 500 mg/d i. v.
Bei Neutropenie RS OA-Hintergrund!	Piperacillin/Tazobactam 3–4 × 4,5 g/d i. v. ± Vancomycin 2 × 1 g/d i. v. (Spiegelkontrolle!)	Imipenem 3–4 × 0,5–1 g/d i. v. *oder* Meropenem 3 × 1 g/d i. v. ± Vancomycin initial 15–20 mg/kg KG/alle 12 h i. v. (danach Spiegelkontrolle!) Bei schwerer Sepsis 25–30 mg/kg i. v.
Bei **Risikopat.** (Beatmung, vorhergehende AB-Ther., großer chir. Eingriff, Immunsuppression, langer ITS-Aufenthalt), hoher MRSA-Rate u. mögl. Pilzinf. **RS OA!**		
Abdominalorgane		
Cholangitis u. Cholezystitis	Ceftriaxon 1 × 2 g/d i. v. + Metronidazol 3 × 500 mg/d i. v.	Ciprofloxacin 2 × 400 mg/d i. v. + Metronidazol 3 × 500 m g/d i. v. Bei MRE-Risiko Piperacillin/Tazobactam 3–4 × 4,5 g/d i. v. *oder* Meropenem 3 × 1 g/d i. v.
AB-assoziierte Gastroenteritis *C. difficile* (CD)	Für 10 d Fidaxomicin 2 × 200 mg/d p. o. *oder* Vancomycin 4 × 125 mg p. o.	Tigecyclin bei Ther.-Resistenz 1 × 100 mg, danach 2 × 50 mg/d für 10 d

Tab. 20.1 Kalkulierte Antibiotikatherapie nach Organsystemen und ausgewählten Krankheitsbildern *(Forts.)*

Organinfektion, Diagnose	**Initialtherapie 1. Wahl**	**Alternative**
Amb. erworb. Peritonitis (keine Perforation, minimale Peritonitis, kein MRE-Risiko. *Bsp.:* phlegmonöse Appendizitis)	Cefuroxim 3 × 1,5 g/d i. v. + Metronidazol 3 × 400 mg/d i. v.	Ciprofloxacin 2 × 400 mg/d i. v. + Metronidazol 3 × 400 mg/d i. v.
Amb. erworb. Peritonitis (frische Perforation, lokalisierte Peritonitis, kein MRE-Risiko. *Bsp.:* perforierte Cholezystitis, perforierte Appendizitis)	Ciprofloxacin 3 × 400 mg/d i. v. *oder* Levofloxacin 2 × 500 mg/d in Komb. mit Metronidazol 2 × 500 mg/d i. v.	Ceftriaxon 1 × 2 g/d i. v. in Komb. mit Metronidazol 2 × 500 mg/d i. v.
Amb. erworb. Peritonitis (ältere Perforation, diffuse Peritonitis, individuelles MRE-Risiko. *Bsp.:* frei perforierte Sigmadivertikulitis)	Piperacillin/Tazobactam 3–4 × 4,5 g/d i. v.	Ertapenem 1 × 1 g/d i. v.
Nosokomiale Peritonitis (postoperativ/tertiär) (diffuse ältere Peritonitis, hohes MRE-Risiko. *Bsp.:* Anastomoseninsuff.)	Meropenem 3 × 2 g/d i. v. in Komb. mit Linezolid 2 × 600 mg/d p. o. *oder* i. v. (bei VRE-Risiko), ggf. + antifungale Ther.	Zusätzlich Tigecyclin 2 × 50 mg–100 mg/d i. v. im septischen Schock (Aufladungsdosis erforderlich, keine Monother.!)
ZNS		
Akute eitrige Meningitis (▶ 15.5) An HSV-Enzephalitis denken!	Ceftriaxon 2 × 2 g/d i. v. + Ampicillin 6 × 2 g/d i. v. + 10 mg Dexamethason i. v. vor AB-Gabe Bei HSV-Verdacht: Aciclovir 3×10 mg/kg KG/d	Bei Listeriennachweis zusätzlich Gentamicin 1 × 240–360 mg/d
Eitrige nosokomiale Meningitis bei Shunt u. postop., offenes SHT	Vancomycin 2 × 1 g/d i. v. + Meropenem 3 × 2 g/d i. v. (+ Metronidazol 3 × 500 mg/d i. v. bei Zugang durch Schleimhaut)	Vancomycin 2 × 1 g/d i. v. + Ceftazidim 3 × 2 g/d i. v. (+ Metronidazol 3 × 500 mg/d i. v. bei Zugang durch Schleimhaut)
Knochen und Gelenke		
Osteomyelitis bei Erw. Bei hohem MRSA-Risiko	Ampicillin/Sulbactam 3 × 200 mg/kg KG/d i. v.	Clindamycin 3 × 900 mg–1.200 mg/d i. v. *oder* Cefuroxim 3 × 3 g i. v. Linezolid 2 × 0,6 g i. v. *oder* Levofloxacin 1–2 × 500 mg/d i. v.
Bisswunden Katze/Hund Prophylaxe	Amoxicillin/Clavulansäure 3 × 875/125 mg/d p. o. *oder* Ampicillin/Sulbactam 3 × 3 g/d i. v.	Cephalosporine 750 mg 3 ×/d + Clindamycin 600 mg/d

Tab. 20.1 Kalkulierte Antibiotikatherapie nach Organsystemen und ausgewählten Krankheitsbildern *(Forts.)*

Organinfektion, Diagnose	Initialtherapie 1. Wahl	Alternative
Venenkatheter		
Katheterassoziierte Infektionen Katheter entfernen! **Cave:** Biofilmbildner (KNS)	Ampicillin/Sulbactam 3 × 3 g/d i. v. *oder* Cefazolin 3 × 2 g/d i. v.	Komplizierte Inf.: Piperacillin/Tazobactam 3 × 4,5 g/d i. v. in Komb. mit Vancomycin 2 × 1 g/d i. v. *oder* Vancomycin 2 × 1 g/d i. v. + Meropenem 3 × 1 g i. v.
Ther.-Vorschläge gelten nur für die Initialther. vor Erregernachweis bei Erw. KH-spez. Resistenzen beachten, v. a. Inzidenz von methicillinresistenten Staphylokokken (MRSA) u. vancomycinresistenten Enterokokken (VRE)! KNS: koagulasenegative Staphylokokken		

20

20.1.3 Pneumonien

Therapieempfehlungen in Anlehnung an die S3-Leitlinien: ▶ Tab. 20.2, ▶ Tab. 20.3.

Tab. 20.2 Kalkulierte Antibiotikatherapie bei ambulant erworbener Pneumonie (< 48 h vor KH-Aufnahme)

Diagnose	Primärtherapie	Alternativ
Leichte Pneumonie ohne Komorbidität → orale Therapie	Amoxicillin 3 × 750–1.000 mg p. o.	Clarithromycin 2 × 500 mg p. o., alternativ: Azithromycin 1 × 500 mg/d p. o. *oder* Moxifloxacin 1 × 400 mg/d p. o. *oder* Levofloxacin 1–2 × 500 mg/d p. o. *oder* Doxycyclin initial 200 mg, dann 1 × 100 mg/d i. v./p. o.
Leichte Pneumonie mit Komorbidität (chron. Herzinsuff., ZNS-Erkr. mit Dysphagie, schwere COPD, Bronchiektasen, Bettlägerigkeit, PEG) → orale Therapie	Amoxicillin/Clavulansäure 3 × 875/125 mg p. o.	Moxifloxacin 1 × 400 mg p. o. *oder* Levofloxacin 1–2 × 500 mg p. o.
Mittelschwere Pneumonie → i. d. R. Sequenztherapie	Ampicillin/Sulbactam 3–4 × 3 g/d i. v. *oder* Cefuroxim 3–4 × 1,5 g/d i. v. *oder* Ceftriaxon 1 × 2 g/d i. v.; ggf. + Clarithromycin 2 × 500 mg *oder* Azithromycin 1 × 500 mg für 3 d (Absetzen, wenn keine atypischen Erreger nachweislich sein sollten)	Moxifloxacin 1 × 400 mg i. v. *oder* Levofloxacin 1–2 × 500 mg i. v.
Schwere Pneumonie → Beginn immer i. v., Sequenztherapie prinzipiell möglich	Piperacillin/Tazobactam 3–4 × 4,5 g/d i. v. *oder* Ceftriaxon 1 × 2 g/d i. v., jeweils + Clarithromycin 2 × 500 mg/d *oder* Azithromycin 1 × 500 mg/d für 3 d (Absetzen, wenn keine atypischen Erreger nachweislich sein sollten)	Moxifloxacin 1 × 400 mg/d i. v. *oder* Levofloxacin 1–2 × 500 mg/d i. v. (Nicht als Monother. bei septischem Schock!)
S3-Leitlinie CAP (ambulant erworbene Pneumonie) Version 25.02.2016 http://www.amwf.org		

Tab. 20.3 Antibiotikatherapie der nosokomialen Pneumonie

Diagnose	Primärtherapie	Alternativ
Nosokomial ohne MRE-Verdacht	Ampicillin/Sulbactam 3 × 3 g i.v.	Ceftriaxon 1 × 2 g i.v.
Nosokomial mit hohem *Pseudomonas*-Risiko*/ MRE-Verdacht	Piperacillin/Tazobactam 3–4 × 4,5 g/d i.v. + Ciprofloxacin 2 × 500 mg/d p.o. *oder* 2–3 × 400 mg/d i.v.	Meropenem 3 × 1 g/d i.v. + Ciprofloxacin 2 × 500 mg/d p.o. *oder* 2–3 × 400 mg/d i.v.
Aspirationspneumonie	Ampicillin/Sulbactam 3 × 3 g i.v. + Metronidazol 3 × 500 mg i.v.	Cefuroxim 3 × 1,5 g i.v. + Metronidazol 3 × 500 mg i.v.

* RF für *Pseudomonas*-Inf.: pulmonale Grunderkr., Breitspektrum-AB > 7 d, stat. Ther. in den letzten 30 d

Ambulant erworbene Pneumonie

▶ Tab. 20.2; s. auch ▶ Tab. 5.8.

- Das Makrolid soll nach 3 d abgesetzt werden, wenn keine atypischen bakt. Erreger nachgewiesen wurden (Legionellen-AG i. U. vor Ther. abnehmen!).
- Für Moxifloxacin u. Levofloxacin liegt ein **Rote-Hand-Brief** mit einer Ind.-Einschränkung vor. Demnach sollen beide Substanzen nur zum Einsatz kommen, wenn keine gleich gute Alternative verfügbar ist.

Nosokomiale Pneumonie

- Bei Hinweis auf Bakteriämie u./o. Sepsis (▶ 3.4) u. schwerkranken immungeschwächten Pat. vor Ther.-Beginn möglichst Bronchialsekret u. Blutkulturen zur bakteriol. Untersuchung abnehmen.
- Frühzeitige kalkulierte AB-Ther. (▶ Tab. 20.3).
- An die Möglichkeit einer MRSA-Inf. denken: Vancomycin ± Rifampicin Reservemittel: Linezolid. Möglichst Ther. nach Resistogramm! Vor Gabe RS mit Hintergrund!

20.1.4 Bakterielle Endokarditis und Endokarditisprophylaxe

Tipp für den Nachtdienst
Im Nachtdienst wird notfallmäßig keine Endokarditis diagnostiziert; zudem dauert eine Erregerdiagn. i. d. R. auch einige Tage. Bei begründetem Verdacht (bek. Vitium, keine andere Infektionsquelle, schwerkranker Pat.) sollte allerdings auch bei unbek. Erreger in der Nacht eine entsprechende Ther. begonnen werden.

Vor Beginn der antimikrobiellen Ther. mind. 3 Paar venöse Blutkulturen abnehmen! Diese sind unabhängig von der aktuellen Temperatur des Pat.!

Kalkulierte Initialtherapie bei unbekanntem Erreger

- Kalkulierte Initialther. der bakt. Endokarditis bei unbek. Erreger: ▶ Tab. 20.4. Zum Beginn einer Ther. bei **bekanntem** Erreger s. DGK-Leitlinie 2015.

Tab. 20.4 Kalkulierte Initialtherapie der bakteriellen Endokarditis bei unbekanntem Erreger bei akut schwerkrankem Patienten

Klappentyp	Kalkulierte Therapie	Alternativ
Nativklappe u. Klappenprothese > 1 J. postop. Ther.-Dauer 2–6 Wo.	Ampicillin 12 g/d in 4–6 ED mit (Flu-)Oxacillin 12 g/d in 4–6 ED u. Gentamicin i. v. 3 mg/kg KG/d (1 ED)	Vancomycin 30–60 mg/kg KG/d i. v. (2–3 ED) u. Gentamicin 1 × 3 mg/kg KG/d i. v.
Klappenendoprothesen (< 1 J. postop.) Ther.-Dauer mind. 6 Wo.	Vancomycin 30–60 mg/kg KG/d i. v. (2–3 ED) in Komb. mit Gentamicin 1 × 3 mg/kg/d KG i. v. (1 ED) u. Rifampicin 900–1.200 mg/d i. v. (2 ED)	

- Nähere Informationen zur leitliniengerechten **Therapie der infektiösen Endokarditis** unter https://leitlinien.dgk.org/2016/pocket-leitlinie-infektioese-endokarditis-update-version-2015/

Empfehlungen zur Endokarditisprophylaxe

Indikation Pat. mit der höchsten Wahrscheinlichkeit für schweren o. letalen Verlauf einer infektiösen Endokarditis:

- Pat. mit Klappenersatz (mechanische u. biol. Prothesen inkl. TAVI).
- Pat. mit rekonstruierten Klappen unter Verwendung von Fremdmaterial.
- Pat., die eine Endokarditis durchgemacht haben.
- Alle Pat. mit zyanotischen Herzfehlern.
- Angeborene Herzfehler nach op. o. interventioneller Korrektur unter Verwendung von prothetischem Material in den ersten 6 Mon. nach OP.
- Korrigierte angeborene Herzfehler mit Klappeninsuff. o. residuellem Shunt lebenslang.
- Herztransplantierte Pat., die eine Valvulopathie entwickeln: lebenslang.

Alle anderen Klappenerkr. o. angeborenen Herzfehler benötigen keine Endokarditisprophylaxe.

Situation

- Vor zahnärztlichen Eingriffen: ▶ Tab. 20.5.
- Als periop. Prophylaxe vor herzchir. Eingriffen o. Implantation von Fremdmaterial wie SM-Kabel, ggf. Wdh. bei langer OP.
- **Nicht** vor Endoskopien, Intubationen, Kaiserschnitt!

Tab. 20.5 Endokarditisprophylaxe bei Eingriffen im Bereich der Zähne, Mundhöhle

Situation	Antibiotikum	Dosis/Applikation (Erw.)
Standard	Amoxicillin	30–60 min vor Eingriff: 2 g p. o. oder i. v., alternativ: Ampicillin 2 g p. o. oder i. v.
Penicillin-/Ampicillinallergie	Clindamycin	600 mg p. o., alternativ gleiche Dosis i. v.

20.1.5 Risikofaktoren und Umgang mit multiresistenten Erregern

Multiresistente Erreger (MRE) sind Bakterien, die ggü. der Wirkweise der meisten AB unempfindlich geworden sind. Ihre Behandlung erfordert neben dem richtigen AB auch hygienische Vorsichtsmaßnahmen, um eine Verbreitung zu vermeiden.

Zu den **wichtigsten MRE** gehören:
- Methicillinresistente *Staphylococcus-aureus*-Stämme (MRSA).
- Vancomycinresistente Enterokokken (VRE).
- Extended-Spectrum-Beta-Lactamase (ESBL-)bildende Enterobakterien.
- Multiresistente gramneg. Bakterien (3/4MRGN) – Bedeutung u. Häufigkeit steigend!

Risikofaktoren für MRE
- Bek. Kolonisation mit MRE.
- KH-Aufenthalt > 4 d.
- Invasive Beatmung > 4 d.
- Heimbewohner, chron. Dialyse, Tracheostoma, offene Hautwunden.
- Vorherige antimikrobielle Ther.
- Malnutrition.
- ITS-Aufenthalt.

Allgemeine Maßnahmen
- Information u. Schulung von Personal u. Angehörigen.
- Frühzeitiges Erkennen von MRE-Kolonisation bzw. -Inf. (Screening).
- Konsequente (Kohorten-)Isolierung MRE-kolonisierter/-infizierter Pat.
- Strikte Einhaltung der erforderlichen Hygienemaßnahmen (hauseigenen Hygieneplan beachten!).
- Sanierungsversuch bek. MRSA-Träger; VRE u. MRGN zeigen keine Sanierungsmöglichkeit.
- Kontrollierter Umgang mit AB.

Zum genaueren Vorgehen bei den einzelnen Erregern: http://www.rki.de.

20.2 Antikoagulanzien, Thrombozyteninhibitoren und Fibrinolytika

Anja Kraemer

20.2.1 Antikoagulanzien

Heparine und Heparinoide

Unfraktioniertes Heparin (UFH)

Wirkmechanismus
- Heparin bildet mit Antithrombin (AT-) III einen Komplex, der verschiedene aktivierte Gerinnungsfaktoren, v. a. Faktor (F) IIa (Thrombin) u. FXa hemmt. Bei hohen Dosen Aufhebung der Thrombinwirkung u. Hemmung der Plättchenaktivierung.

- Volle antikoagulatorische Wirkung nur bei normalen AT-III-Spiegeln → sollte die PTT nicht zu erreichen sein, AT III bestimmen.
- Applikation s.c. oder i.v.
- Wirkung durch Bestimmung von aPTT, aktivierter Gerinnungszeit (ACT) u. TZ überprüfbar.
- HWZ 1–2 h.
- Durch Protamin antagonisierbar (1.000 IE Protamin antagonisieren 1.000 IE Heparin).

Indikation

- **Low-Dose-Heparinisierung als Thrombembolieprophylaxe:** prädisponierende Faktoren für ein thrombembolisches Ereignis ▶ Tab. 20.6.
- **High-Dose-Heparinisierung (ther. Heparinisierung):**
  - Bei art. o. venösen Verschlüssen: z. B. Phlebothrombose (▶ 4.8), LE (▶ 5.2), akuter Verschluss bei pAVK (▶ 4.9).
  - Frischer Myokardinfarkt, ACS (▶ 4.2.3), wenn kein NMH möglich ist.
  - Möglich als initiale Embolieprophylaxe bei Vorhofflimmern, -flattern (▶ 4.3).
  - Bridging bis zur Aufsättigung von DOAK oder OAK.
  - Nach prothetischem Herzklappenersatz vor oraler Antikoagulation bzw. periop.
  - Extrakorporale Zirkulation: z. B. Dialyse, Hämofiltration, Herz-Lungen-Maschine.
  - Begleittherapie i. R. einer Fibrinolyse (▶ 20.2.3).

Kontraindikationen

- Generell HIT Typ II, Heparinallergie.
- Alle akuten Blutungen.
- Abortus imminens.

Tab. 20.6 Prädisponierende Faktoren für ein thrombembolisches Ereignis

Internistische Faktoren	Risiko perioperativ	
• TVT, LE in der Anamnese • Immobilisation • Essenzielle Thrombozythämie • Polycythaemia vera • Hyperviskositätssy. • Adipositas (BMI > 30 kg/m²) • Respir. Insuff./COPD • Systemische Infekte • Apoplex mit Paresen • Herzinfarkt • Herzinsuff. (NYHA III o. IV) • Chron. venöse Insuff. • Aktive Malignome • Forcierte Diurese mit Exsikkose • Ther. mit Östrogenen • Thrombophilie • HIT II • Ther. mit Neuroleptika • Schwangerschaft u. 6 Wo. postpartal • Alter > 60 J.	**hoch**	Polytrauma, Becken-, Knie-, Hüft-OP
	mittel	Allg.-chir., gyn. u. urol. Eingriffe mit einer Dauer von > 30 min
	niedrig	Alter < 40 J., OP-Dauer < 30 min, Arthroskopie, Gips
In der Schwangerschaft u. postpartal (≤ 6 Wo.) risikoadaptierte Prophylaxe. Jgl. werden wie Erw. behandelt, bei Kindern nur ausnahmsweise medikamentöse Prophylaxe.		

- Erkr. mit hämorrhagischer Diathese, z. B. schwere Thrombozytopenien, Koagulopathien, schwere Nieren- und Leberinsuff.
- Erkr. mit V. a. Gefäßläsionen: Magen-Darm-Ulzera, infektiöse Endokarditis, OP o. Trauma am ZNS, SHT, Glaskörperblutung, therapierefraktärer art. Hypertonus (RR_{diast} > 105 mmHg).
- Hirnarterienaneurysma.
- Spinal- u. Periduralanästhesie, LP, Organläsionen mit Blutungsneigung.

Vor art. o. Organpunktionen (auch Spinalanästhesie o. PDA, Angiografie) sollten je nach Dringlichkeit Quick > 40 %, INR < 2, aPTT < 40 s u. Thrombos > 40.000/µl sein.

Dosierung
- **Low-Dose-Heparinisierung zur Thromboseprophylaxe:** Heparin 3 × 5.000 IE s. c./d oder 2 × 7.500 IE s. c./d
- **Periop. Thromboseprophylaxe:**
  - Beginn 2 h präop.
  - Dauer der periop. thrombembolischen Prophylaxe abhängig von Lokalisation u. Art des op. Eingriffs; längerfristig bei Hüft-TEP u. nach OP maligner Tumoren (4–5 Wo.)
  - Bei Polytraumata Beginn erst nach Ausschluss einer Hirnblutung, bei größeren Insulten wg. Gefahr der Einblutung frühestens nach 48 h.
  - Bei zu erwartender Resorptionsstörung, z. B. im Schock, bei Polytrauma, ausgedehnten Verbrennungen, 300–600 IE/h UFH i. v.
- **High-Dose-Heparinisierung:** Ther.-Ziel: aPTT 1,5- bis 2-fach o. TZ 2- bis 4-fach verlängert (▶ Tab. 20.7). Dosisreduktion um 25 % bei terminaler Niereninsuff.

Nebenwirkungen Heparininduzierte Thrombozytopenie (HIT) Typ I u. II:
- **HIT Typ I:** 1–5 d nach Ther.-Beginn.
  - Thrombos selten < 100.000/µl.
  - Dosisabhängige frühe Thrombozytopenie (bis 10 % bei UFH, 2 % bei NMH.

Tab. 20.7 Therapeutische Heparinisierung mit UFH nach aPTT mit Ziel-PTT 50–70 s

	aPTT	UFH	Kontrolle der aPTT
Beginn	Normal	Bolus von 80 IE/kg, dann 18 IE/kg/h über Perfusor (25.000 IE/50 ml NaCl 0,9 % auf 2 ml/h = 1.000I.E/ml)	Nach 6 h
Dann nach aPTT	< 35 s	Bolus von 80 IE/kg, dann Perfusor um 4 IE/kg/h erhöhen	Nach 6 h
	35–45 s	Bolus von 40 IE/kg , dann Perfusor um 2 IE/kg/h erhöhen	Nach 6 h
	46–70 s	Unverändert	Am nächsten Tag
	71–90 s	Perfusor um 2 IE/kg/h vermindern	Am nächsten Tag
	> 90 s	Perfusor 1 h pausieren, dann um 3 I E/kg/h vermindern	Nach 6 h

- Ursache: nicht immunol.! Proaggregatorische Wirkung des Heparins durch Hemmung der Adenylatcyclase.
- Keine AK nachweisbar.
- Ther.: keine. Oftmals spontane Normalisierung der Thrombozytenzahl. Heparinther. kann i. d. R. fortgesetzt werden → engmaschige Kontrollen der Thrombos (→ Kasten).

- **HIT Typ II:**
  - 5–20 d nach Ther.-Beginn (bei Reexposition innerhalb von 3 Mon. bereits nach Stunden).
  - Abfall der Thrombos > 50 % vom Ausgangswert, meist 40.000–60.000/ml.
  - Dosisunabhängige Thrombozytopenie.
  - Ursache: immunol.(!) durch AK-Bildung gegen Plättchenfaktor 4/Heparin-Komplex (bis 3 % bei UFH, < 1 % bei NMH).
  - AK-Nachweis.
  - In ca. 20 % d. F. venöse o. art. Gefäßverschlüsse, in < 5 % Blutungen.
  - Ther.: Heparin sofort absetzen u. umstellen auf Danaparoid, Argatroban o. evtl. Fondaparinux. Diagnosesicherung durch HIPA-Test (in vielen KH Schnelltest verfügbar; nach dem Schnelltest Testung auf AK, da der Schnelltest teils falsch pos. ausfällt). Bei gesicherter HIT Typ II: Allergiepass aushändigen u. im Brief vermerken.

> Unter Heparinther. regelmäßig Thrombos kontrollieren: vor Ther.-Beginn, 1. Tag, dann alle 3 d über 3 Wo. Bei Auftreten einer Thrombose unter Heparin immer HIT II ausschließen u. Ther. bis z. A. auf Danaparoid, Argatroban o. Fondaparinux umstellen.

Weitere Nebenwirkungen

- Blutungsgefahr bei Überdosierung o. Gerinnungsstörungen.
- Selten allergische Reaktionen.
- Anstieg von Triglyzeriden, Cholesterin, Transaminasen u. GGT.
- Osteoporose (bei Langzeitther.), selten Haarausfall (reversibel).
- Hautnekrosen.
- Hypoaldosteronismus.

Wechselwirkungen

- Verstärkte Wirkung durch Thrombozytenaggregationshemmer, Cumarine, Dextrane.
- Verminderte Wirkung durch Antihistaminika, Digitalis, Tetrazykline.

Vorgehen bei Blutungskomplikationen

> **Antidot** ist Protaminchlorid: 1.000 IE Protamin neutralisieren 1.000 IE Heparin.

Ist die Antagonisierung innerhalb weniger Minuten nach i. v. Injektion notwendig, 100 %-Dosis geben, 60 min nach i. v. Injektion 50 %-Dosis, 120 min nach i. v. Injektion 25 %-Dosis. Bei s. c. Heparininjektion Protaminsulfat in einer Dosis geben, die 50 % der letzten Heparindosis antagonisiert.

Niedermolekulare Heparine (NMH)

Wirkmechanismus

- Überwiegend Hemmung von FXa, gering Thrombin.
- Clearance überwiegend renal.
- Applikation i. d. R. subkutan (selten i. v.).
- Ther.-Überwachung nur durch Bestimmung von Anti-FXa möglich, nur selten indiziert.
- Längere HWZ als UFH: HWZ nach i. v. Gabe 2–3 h, nach s. c. Gabe > 18 h.
- Durch Protamin nur partial antagonisierbar (ca. 50 %).

Indikation

- Prophylaxe der venösen Thrombembolie
- Ther. Heparinisierung:
  - Ther. der venösen Thrombose.
  - Ther. der LE.
  - Ther. des Myokardinfarkts, auch instabile AP.
  - Ther. Vorhofflimmern/-flattern.

> Der Einsatz der NMH beim VHF u. insb. beim periop. Bridging bei bestehender oraler Antikoagulation (s. VKA) erfolgt meist ohne explizite Zulassung, ist aber anerkannte Praxis.

Kontraindikationen

- Wie für UFH inkl. HIT II.
- Vor Peridural- u. Spinalanästhesie mind. 12 h pausieren (bei Low-Dose-Heparinisierung) bzw. 24–48 h (High-Dose-Heparinisierung).

Dosierung

- **Low-Dose-Heparinisierung:** ▶ Tab. 20.8.
  - Beginn 2 h präop., bei hohem thrombembolischem Risiko 12 h präop. u. dann nach 12 h postop. fortsetzen.
  - Dauer (s. UFH).
- **High-Dose-Heparinisierung:**
  - Körpergewichtsadaptiert (bei adipösen Pat. Normalgewicht zugrunde legen; ▶ Tab. 20.7).
  - Reduzierte Dosis bei **Niereninsuff.,** z. B. Enoxaparin-Dosis bei Krea-Clearance < 30 ml/min **auf 1 ×/d reduzieren** (s. Fachinfo). Monitoring durch **Bestimmung des Anti-FXa-Spiegels.**
  - **Cave:** Bei Patienten im Schock ggf. unzureichende Resorption bei Zentralisation.

Neben- und Wechselwirkungen Wie UFH. HIT II seltener.

Vorgehen bei Blutungskomplikationen

- FXa-Substitution.

! Antidot Protaminchlorid antagonisiert NMH nur zu ca. 50 %.

Danaparoid

Wirkmechanismus

- **Heparinoid,** FXa-Inhibitor.
- Applikation s. c. und i. v.
- Kein Antidot bekannt, bei Intoxikation ggf. Dialyse.

Tab. 20.8 Low-Dose- und High-Dose-Heparinisierung mit NMH

Substanz	Low-Dose/d s.c.	High-Dose/d s.c.	
Certoparin	1 × 3.000 IE	2 × 8.000 IE	
Dalteparin	1 × 2.500–5.000 IE	1 × 200 IE/kg KG	
Enoxaparin	1 × 20–40 mg	**1 mg/kg KG:**	
		45–54 kg	2 × 50 mg
		55–64 kg	2 × 60 mg
		65–74 kg	2 × 70 mg
		75–84 kg	2 × 80 mg
		85–94 kg	2 × 90 mg
Nadroparin	1 × 2.850 IE	**2 × 0,1 ml/10 kg KG:**	
		< 50 kg	2 × 0,4 ml
		50–59 kg	2 × 0,5 ml
		60–69 kg	2 × 0,6 ml
		70–79 kg	2 × 0,7 ml
		80–89 kg	2 × 0,8 ml
		> 90 kg	2 × 0,9 ml
Tinzaparin	1 × 3.500 IE	**1 × 175 IE/kg KG:**	
		≤ 60 kg	1 × 0,5 ml
		≤ 80 kg	1 × 0,7 ml
		≤ 100 kg	1 × 0,9 ml

In 10 % Kreuzreaktion gegen HIT-II-AK!

Indikation Bei HIT Typ II über max. 14 d.

Kontraindikationen In der Schwangerschaft nicht empfohlen.

Dosierung

- **Therapeutisch bei akuter HIT Typ II mit/ohne thrombembolisches Ereignis:**
  - Bolus von 1.500 IE (< 55 kg KG), 2.250 IE (55–90 kg KG), 3.750 IE (> 90 kg KG) i. v.
  - Anschließend 400 IE/h für 4 h, dann 300 IE/h für 4 h. Anschließend 150–200 IE/h (Perfusor mit 7.500 IE/50 ml NaCl 0,9 %).
  - Ziel: Anti-FXa-Aktivität 0,5–0,8 U/ml.
- **Prophylaktisch,** z. B. TVT:
  - ≤ 90 kg: 750 IE 2 ×/d s. c.
  - > 90 kg: 750 IE 3 ×/d o. 1.250 IE 2 ×/d s. c.

Nebenwirkungen

- Wie NMH.
- Kollaps, Tachykardie, Krämpfe, Kopfschmerzen.

Tab. 20.9 Argatroban Standarddosierung

Standarddosierung	Dosis
Erwachsene	2 µg/kg KG/min Danach angepasst an Ziel-aPTT (das 1,5- bis 3,0-Fache des anfänglichen Basiswerts)
Leberfunktionsstörung	0,5 µg/kg KG × min
Nierenfunktionsstörung	Keine initiale Dosisanpassung erforderlich
Spezielle Pat.-Gruppen (Organversagen, nach Herz-OP, Hämodialyse, nach Koronarintervention, Kinder)	s. Herstellerangaben

Argatroban

Wirkmechanismus

- Hochselektiver dir. Thrombininhibitor, unabhängig von AT.
- Monitoring mittels aPTT.

Indikation Antithrombotische Ther. bei Pat. mit HIT Typ II.

Nebenwirkungen Erhöhte Blutungsneigung, GIT-Beschwerden, Anämie, Purpura. Dosisanpassung bei Leberfunktionsstörungen.

Wechselwirkungen Wirkungsverstärkung anderer Antikoagulanzien, Wirkungsveränderung von Metamizol u. Disulfiram.

Dosierung ▶ Tab. 20.9.

Fondaparinux

Wirkmechanismus

- Selektiver Inhibitor des aktivierten FXa, AT-vermittelt.
- Keine Kreuzreaktion mit HIT-pos. Seren.
- Messung der Konz. nur über spezielle Anti-Xa-Aktivität (eigener Standard).
- Keine Beeinflussung von Quick, TZ, aPTT u. ACT.
- HWZ 13–21 h.
- Protamin ist unwirksam.

Indikation

- Prophylaxe venöser Thrombembolie.
- Ther. von TVT u. LE.
- Ther. des ACS/Myokardinfarkts.

Nebenwirkungen Blutungen, Anämie, Veränderung der Thrombozytenfunktion, Gerinnungsstörungen, Leberwerterhöhung, Fieber, Ödeme.

Kontraindikationen

- Aktive klin. relevante Blutung.
- Akute bakt. Endokarditis.
- Schwere Niereninsuff. (Krea-Clearance < 30 ml/min).

> In Schwangerschaft u. Stillperiode nicht empfohlen.

Dosierung

- Thromboseprophylaxe 1 × 2,5 mg/d s. c. ab 6–12 h postop.
- Ther. der TVT/LE:
  - KG < 50 kg: 1 × 5 mg/d s. c.
  - KG 50–100 kg: 1 × 7,5 mg/d s. c.
  - KG > 100 kg: 1 × 10 mg/d s. c.

Nebenwirkungen

- Erhöhte Blutungsneigung bei gleichzeitiger Gabe anderer gerinnungshemmender Medikamente.
- Anämie, Blutungen im OP-Bereich u. GIT, Hämaturie, Hämoptoe, Thrombopenie, Leberwertveränderungen (< 10 %).
- Thrombopenie, RR-Abfall, Obstipation, Diarrhö, Übelkeit, Erbrechen, allergische Reaktionen (< 1 %).

Direkte orale Antikoagulanzien (DOAK)

Charakteristika

- Gruppe von Antikoagulanzien, die zur Embolieprophylaxe bei **nicht valvulär bedingtem VHF** u. zur Ther. von TVT u. LE eingesetzt werden (▶ Tab. 20.10).
- DOAK dürfen nicht nach mechanischem Herzklappenersatz gegeben werden!
- Wirkung u. Sicherheit den VKA vergleichbar.
- Einfache Handhabbarkeit: Monitoring der Gerinnung nicht erforderlich (aber routinemäßig auch nicht möglich, keine Kontrolle der Adhärenz).
- **Kontrollen der Nierenfunktion erforderlich!**
- **Pat.-Ausweis ausstellen!**

Perioperatives Management bei elektiven chirurgischen Eingriffen unter DOAK Aufgrund der (im Vergleich zu Phenprocoumon) relativ kurzen HWZ ist i. d. R. **kein periop. Bridging erforderlich.**

Empfohlene Zeiträume zum präop. Pausieren beruhen lediglich auf einer Abschätzung aus der Pharmakokinetik:

- Dabigatran: bei mittlerem/hohem Blutungsrisiko des Eingriffs/größerer OP:
  - Bei normaler Nierenfunktion ≥ 2 d vorher absetzen (bei niedrigem Blutungsrisiko ≥ 1 d).
  - Bei Krea-Clearance 50–80 ml/min ≥ 3 d vorher (bei niedrigem Blutungsrisiko ≥ 1,5 d)
  - Bei Krea-Clearance 30–50 ml/min ≥ 4 d vorher (bei niedrigem Blutungsrisiko ≥ 2 d).
  - Bei Krea-Clearance 15–30 ml/min KI.
- Rivaroxaban/Apixaban/Edoxaban: bei mittlerem/hohem Blutungsrisiko des Eingriffs/größerer OP:
  - Bei normaler Nierenfunktion ≥ 2 d vorher absetzen (bei niedrigem Blutungsrisiko ≥ 1 d).
  - Bei Krea-Clearance 50–80 ml/min ≥ 2 d vorher (bei niedrigem Blutungsrisiko ≥ 1 d).
  - Bei Krea-Clearance 30–50 ml/min ≥ 2 d vorher (bei niedrigem Blutungsrisiko ≥ 1 d).
  - Bei Krea-Clearance 15–30 ml/min ≥ 2 d vorher (bei niedrigem Blutungsrisiko ≥ 1,5 d).
  - Bei Krea- Clearance < 15 ml/min KI.
- Wiederaufnahme der Ther. bei gesicherter Hämostase.

Tab. 20.10 Charakteristika der DOAK im Vergleich

	Dabigatran	Rivaroxaban	Apixaban	Edoxaban
Wirkungsweise	Dir. Thrombinhemmer	Dir. FXa-Hemmer	Dir. FXa-Hemmer	Dir. FXa-Hemmer
Indikation	VHF Ther. TVT, LE sowie Rezidivprophylaxe	VHF Ther. TVT u. LE sowie Rezidivprophylaxe	VHF Ther. TVT u. LE sowie Rezidivprophylaxe	VHF Ther. TVT u. LE sowie Rezidivprophylaxe
HWZ	12–14 h, bei Niereninsuff. verlängert	7–12 h	12 h	10–14 h
Renale Elimination	85 %	⅓ unverändert, ⅓ als inaktivierter Metabolit	27 %	50 %
Dosierung	2 × 150 mg/d Bei TVT/LE erst nach 5 d High-Dose-Heparinisierung beginnen	VHF: 1 × 20 mg/d Akute TVT/LE: • Tag 1–21: 2 × 15 mg/d • Ab Tag 22: 1 × 20 mg/d	VHF: 2 × 5 mg/d Akute TVT/LE: • Tag 1–7: 2 × 10 mg/d • Ab Tag 8: 2 × 5 mg/d TVT/LE-Rezidivprophylaxe über 6 Mon. hinaus: 2 × 2,5 mg/d	1 × 60 mg/d Bei TVT/LE erst nach 5 d High-Dose-Heparinisierung beginnen
Dosierung bei Niereninsuff.	Krea-Clearance 30–50 mg/min: 2 × 110 o. 150 mg/d (nach individuellem Blutungsrisiko)	Krea-Clearance 15–49 ml/min: VHF: 1 × 15 mg/d Akute TVT/LE: • Tag 1–21: 2 × 15 mg/d • Ab Tag 22: 1 × 20 mg/d **Cave:** bereits bei Krea-Clearance < 30 ml/min signifikant erhöhte Plasmakonz.!	VHF: Krea-Clearance 15–29 ml/min: Dosisreduktion auf 2 × 2,5 mg/d TVT/LE: Krea-Clearance 15–29 ml/min: keine Dosisreduktion (aber Vorsicht!)	Krea-Clearance 15–50 ml/min: 1 × 30 mg/d
	KI: Krea-Clearance < 30 ml/min	KI: Krea-Clearance < 15 ml/min	KI: Krea-Clearance < 15 ml/min	KI: Krea-Clearance < 15 ml/min
Ältere Pat./ Sonstiges	• Pat. > 80 J. Dosisreduktion auf 2 × 110 mg/d • Pat. > 75–80 J.: 2 × 110 mg o. 150 mg/d (nach individuellem Blutungsrisiko) Bei erhöhtem Blutungsrisiko/ Ösophagitis auch bei jüngeren Pat. Dosisreduktion erwägen	Keine Dosisreduktion aufgrund des Alters	VHF: Dosisreduktion auf 2 × 2,5 mg/d bei Vorliegen von zwei der folgenden Kriterien: • Alter > 80 J. • KG < 60 kg • Krea > 1,5 mg/dl	Dosisreduktion auf 1 × 30 mg bei KG < 60 kg

Tab. 20.10 Charakteristika der DOAK im Vergleich *(Forts.)*				
	Dabigatran	**Rivaroxaban**	**Apixaban**	**Edoxaban**
WW	Bei gleichzeitiger Einnahme von Verapamil Dosisreduktion auf 2 × 110 mg/d KI: Dronedaron			Bei gleichzeitiger Einnahme von Ciclosporin, Dronedaron, Erythromycin u. Ketoconazol Dosisreduktion auf 1 × 30 mg/d
KI	Akute Blutung, hohes Blutungsrisiko, schwere Leberfunktionsstörung			

Vorgehen bei Blutungskomplikationen unter DOAK

- Die Routine-Gerinnungsparameter werden von DOAK beeinflusst, ohne dass hieraus aber ein konkreter Rückschluss auf die Gerinnungssituation möglich ist (unter Dabigatran oft aPTT-Verlängerung, unter Rivaroxaban u. Apixaban eher INR-Anstieg). aPTT-Anstieg auf mehr als das 2-Fache kann Hinweis auf Überdosierung sein.
- Im Notfall Wirkspiegelkontrolle möglich durch:
  - Bestimmung von Ecarin Clotting Time (ECT; dir. Messung der Wirkung von dir. Thrombinhemmern) u. TZ bei Dabigatran.
  - Bestimmung der auf das jeweilige Medikament geeichten Anti-FXa-Aktivität bei Rivaroxaban, Apixaban u. Edoxaban.
- Bei nicht lebensbedrohlicher Blutung: Unterbrechung der Antikoagulanzienther. (kurze HWZ!), lokale chir. Blutstillung/endoskopische Blutstillung bei GIT-Blutung.
- Bei lebensbedrohlicher Blutung (nur beschränkte Daten):
  - Für Dabigatran ist ein spez. Antidot verfügbar: Idarucizumab, nur nach RS mit Hintergrund! Dosierung 5 g (2 × 2,5 g/50 ml).
  - Für Rivaroxaban u. Apixaban spez. Antidot: Adexanet alpha, Bolus 400 mg/Infusionsgeschwindigkeit 30 mg/min über 15 min, dann 4 mg/min über 120 min (Low-Dose 480 mg), Bolus 800 mg/Infusionsgeschwindigkeit 30 mg/min, dann 8 mg/min über 120 min (High-Dose 960 mg) (nur nach RS, da sehr teuer!).
  - High Dose: Rivaroxaban > 10 mg oder Apixaban > 5 mg oder unbek. Dosis u. Einnahme < 8 h.
  - Alternativ:
    - Prothrombinkomplex (PPSB) 50 IE/kg KG.
    - Ggf. rekombinanter FVIIa.

Vitamin-K-Antagonisten (VKA; Phenprocoumon, Warfarin)

Wirkmechanismus

- Kompetitive Hemmer der Vit.-K-abhängigen Carboxylierung der Gerinnungsfaktoren II, VII, IX, X, Protein C u. S.
- Orale Applikation.
- HWZ von Phenprocoumon 5 d, von Warfarin 40 h.

Indikation Langfristige bis lebenslange Antikoagulation (▶ Tab. 20.11).

Tab. 20.11 Indikation und Durchführung der oralen Antikoagulation mit VKA (Ind.-Stellung nach individuellem Embolierisiko)

Diagnose	Bemerkung	INR	Therapiedauer
Kardioversion	VHF < 48 h bestehend[1] (o. unauffälliges TEE), beginnend mit High-Dose-Heparinisierung (UFH o. NMH)	2,0–3,0	Mind. 4 Wo. nach Kardioversion, nach CHA_2DS_2-VASc-Score
	> 48 h ohne TEE	2,0–3,0	2–3 Wo. vor bis mind. 4 Wo. nach Kardioversion nach CHA_2DS_2-VASc-Score
Nichtvalvuläres VHF	Nach CHA_2DS_2-VASc-Score	2,0–3,0	Lebenslang
Biol. Klappenersatz	Nach OP/mit zusätzlichem VHF	2,0–3,0	bis zu 3 Mon./ lebenslang
Mechanische Kunstklappe	Ziel-INR abhängig von Bauart der Klappe (Thrombogenität) u. pat.-assoziierten Risikofaktoren (VHF, vorangegangene Embolie, Mitralposition, Mitralstenose, EF ≤ 35 %)		Lebenslang
	Thrombogenität niedrig (z. B. St.-Jude-Medical-Doppelflügelklappe, heute präferiert)		
	• Kein Risikofaktor	2,5	
	• ≥ 1 Risikofaktor	3,0	
	Thrombogenität hoch (z. B. Starr-Edwards, Björk-Shiley)		
	• Kein Risikofaktor	3,5	
	• ≥ 1 Risikofaktor	4,0	
Erste venöse Thrombembolie	Transienter Risikofaktor (TVT, LE nach OP, Trauma)	2,0–3,0	3–6 Mon.
	Idiopathisch, Thrombophilie/Antiphospholipid-AK-Sy.	2,0–3,0	≥ 6 Mon. bis zeitlich unbegrenzt
Rezid. Embolien/ venöse Thrombembolien o. aktive Krebserkr.		2,5–3 (4)	Zeitlich unbegrenzt

* TAVI = Transkatheter-Aortenklappenimplantation

[1] Die meisten Experten empfehlen generell ein TEE vor Kardioversion, da häufig asympt. Flimmerphasen nicht erkannt werden.

Kontraindikationen

- Hämorrhagische Diathese.
  Bestehende o. V. a. Verletzung des Gefäßsystems (Apoplex, ZNS-OP, Trauma, floride Endokarditis, intraokuläre Blutungen).

- Schwere Lebererkr., nekrotisierende Pankreatitis, kavernöse Lungenerkr., Tbc, progressives Tumorleiden.
- Schwangerschaft, Stillzeit.

Dosierung

> Immer überlappend zur Heparinther., da initial prokoagulatorischer Effekt.

- **Phenprocoumon:**
  - Tag 1: 3 Tbl. (9 mg).
  - Tag 2: 2 Tbl. (6 mg).
  - Tag 3: 1–2 Tbl. (3–6 mg).
  - Ab Tag 4 nach INR-Wert.
- **Warfarin:** Tag 1–4: 3 Tbl. (10–15 mg), weiter nach INR.
- Wenn INR ≥ 2 (Quick ≤ 35 %) über 2 d, Heparin absetzen.
- Vor elektiven Eingriffen absetzen u. Heparinisierung überlappend beginnen, wenn INR ≤ 2 (Quick ≥ 35 %).
- Nach größerer OP Wiederaufnahme der Cumarin-Ther. nach Abschluss der Wundheilung. Bis dahin Heparin (mögl. Dosis mit Operateur besprechen).
- Nach kleineren OPs Cumarin-Ther. ab 2.–4. postop. Tag wieder möglich.

Nebenwirkungen

- Blutungen.
- Übelkeit, Erbrechen, Diarrhö.
- Haarausfall, Exantheme, hämorrhagische Hautnekrosen (selten).
- Selten Ikterus, Hepatitis.

Wechselwirkungen

- Verstärkte Wirkung durch Phenylbutazon, Chloralhydrat, Vit.-K-Mangel (insb. durch AB-bedingte Zerstörung der Darmflora); Thrombozytenaggregationshemmer.
- Verminderte Wirkung durch Phenobarbital, Phenytoin, Carbamazepin, Rifampicin, Cholestyramin, Kortikosteroide.

Vorgehen bei Überdosierung u. Blutungs-KO: ▶ Tab. 20.12.

Tab. 20.12 Management bei Überdosierung von Vitamin-K-Antagonisten

Situation	Vorgehen	Wirkungseintritt
INR ↑, aber < 5,0; keine Blutung	Nächste Gaben aussetzen, Dosis reduzieren	
INR > 5,0; keine Blutung	Ggf. Vit. K 1–2 mg p. o. (1–2 Tr.) *oder* 1–2 mg langsam (10–20 min) i. v. Nächste Gaben aussetzen, Dosis reduzieren	Nach > 8–16 h, signifikanter Effekt auf INR nach 24 h
Behandlungsbedürftige Blutungen p. o., bei lebensbedrohlichen Blutungen i. v.	Vit. K 5–10 mg p. o. *oder* 10–20 mg langsam i. v., Kontrolle der INR alle 6 h, ggf. erneut Vit. K. Nächste Gaben aussetzen, Dosis reduzieren	Nach > 8–12 h, signifikanter Effekt auf INR nach 24–48 h
Relevante Blutung o. Notfall-OP	Antagonisierung mit PPSB i. v.; Vit. K 10 mg i. v.	Sofort

Perioperatives/periinterventionelles Management bei VKA-Therapie Das Bridging verliert auch durch den zunehmenden Einsatz von DOAK (mit kurzer HWZ!) bei den Ind. VHF u. TVT/LE an Bedeutung.

> **Bridging:** periop. Umstellen der oralen Antikoagulation auf Heparin in ther. Dosis (i. d. R. NMH).

Blutungsrisiko des Eingriffs gegen das Thrombembolierisiko der Grunderkr. abwägen; immer in RS mit den Operateuren.

Blutungsrisiko

- Blutungsrisiko des Eingriffs **gering** (z. B. die meisten amb. chir. Eingriffe, Zahnextraktion, Katarakt-OP, Herzkatheter, Endoskopie mit PE) → **Fortsetzung der oralen Antikoagulation möglich!**
- Blutungsrisiko des Eingriffs **hoch** (z. B. neurochir. o. größere abdom.-chir. OP, Polypektomie, Leberbiopsie) → erfordert präop. Absetzen der VKA (7 d bei Phenprocoumon, 5 d bei Warfarin).

Thrombembolierisiko

- **Niedriges Thrombembolierisiko** (VHF: CHA_2DS_2-VASc ≤ 3; TVT/LE vor > 12 Mon.) → Absetzen der VKA kann bis zu 7 d toleriert werden. Solange **kein Bridging** erforderlich, ggf. NMH als **Thromboseprophylaxe.**
- **Mittleres Thrombembolierisiko** (VHF: CHA_2DS_2-VASc 4–5; TVT/LE vor 3–12 Mon.; Doppelflügel-Aortenklappe ohne Risikofaktoren, Bioprothesen) → **Bridging:** Sobald INR auf < 2(–2,5) gestiegen ist, NMH in halbther. (o. ther.) Dosierung, z. B. Enoxaparin 1 × 1 mg/kg KG/d. Letzte Gabe 24 h vor dem Eingriff.
- **Hohes Thrombembolierisiko** (VHF: CHA_2DS_2-VASc ≥ 6; TVT/LE vor < 3 Mon.; andere mechanische Kunstklappen, insb. mit Risikofaktoren, VHF nach Embolie, VHF bei Mitralklappenstenose) → **Bridging:** Sobald INR auf < 2–2,5 gestiegen ist, NMH in ther. Dosierung, z. B. Enoxaparin 2 × 1 mg/kg KG/d. Letzte Gabe 24 h vor dem Eingriff.

Postoperative Antikoagulation

- Fortsetzung NMH ab 1. postop. Tag in halbther./ther. Dosierung bis INR > 2.
- Bei hohem Thrombembolierisiko Enoxaparin 40 mg am OP-Tag abends: → Wiederbeginn der VKA in Absprache mit dem Operateur.

PPSB (Prothrombinkomplex)

Wirkmechanismus Konzentrat mit den Gerinnungsfaktoren II, VII, IX, X; in einzelnen Präparaten zusätzlich AT III, **Heparin** (**cave:** bei HIT kontraindiziert!!!), Protein C u. S enthalten.

Indikation

- Blutung unter Cumarin-Ther.
- Akute Blutungen, OP bei Vit.-K-Mangelzuständen, wenn keine Zeit für Vit.-K-Gabe bleibt.
- Angeborener FII- u. -FX-Mangel bei fehlender Verfügbarkeit der Einzelfaktoren.

Kontraindikationen ACS, frischer Myokardinfarkt, außer lebensbedrohliche Blutungen.

Dosierung

- Substitutionsdosis: 1 IE PPSB/kg KG hebt Quick-Wert um ca. 1 % an. *Bsp.:* Bei einem Pat. mit 70 kg sind 1.400 IE notwendig, um den Quick-Wert um 20 % anzuheben.
- Langsam i. v. über 5 min o. mit Perfusor über 30 min.
- Bestehenden AT-III-Mangel zuvor ausgleichen.
- **Nicht mit Blut o. a. Gerinnungsfaktoren gemeinsam über gleichen Zugang infundieren!**

Nebenwirkungen

- Allergie (Fremdeiweiß), Fieber, sehr selten Hämolyse.
- Restrisiko für Übertragung von Viren, Prionen o. a. Erregern.
- Bei Präparaten, die Heparin enthalten, HIT möglich.

20.2.2 Thrombozyteninhibitoren

Substanzklassen

- Acetylsalicylsäure (ASS).
- ADP-Rezeptor(P2Y12)-Inhibitoren (Thienopyridine: Clopidogrel, Prasugrel; Triazolopyrimidin: Ticagrelor).
- Glykoprotein-IIb/IIIa-Rezeptor-Inhibitoren (Abciximab; Eptifibatid, Tirofiban).

Angriffspunkte der Thrombozyteninhibitoren

- Kollagen → Thromboxan A2 → Thrombozytenaggregation.
- Kollagen → ADP → Aktivierung Glykoprotein IIb/IIIa → Thrombozytenaggregation.

Acetylsalicylsäure

Wirkmechanismus Irreversible Hemmung der Cyclooxygenase u. damit der Synthese von Thromboxan A2.

Indikation ACS, Sekundärprävention art. Stenosen.

Dosierung 1 × 100 mg/d, bei ACS Loading-Dose 250 mg i. v. oder 150–300 mg p. o.

Nebenwirkungen Magenulzera, Überempfindlichkeitsreaktionen (v. a. bei Asthmatikern).

ADP-Rezeptor-Inhibitoren

Clopidogrel

Wirkmechanismus Irreversible Hemmung des ADP-Rezeptors (P2Y12) auf den Thrombos u. damit der Thrombozytenaktivierung/-aggregation.

Indikation

- In Komb. mit ASS bei ACS (▶ 4.2.3; bei allen Pat., die kein Ticagrelor o. Prasugrel erhalten können).
- In Komb. mit ASS zur Prophylaxe von Stentthrombosen nach elektivem Stent.
- Sekundärprophylaxe ischämischer Ereignisse (nachgewiesener Vorteil ggü. ASS nur bei generalisierter AVK u. gleichzeitigem Diab. mell.; bei rezid. zerebralem Insult) u. bei ASS-Unverträglichkeit.

Kontraindikationen Blutbildungsstörungen, Blutungsneigung. Schwangerschaft, Stillzeit.

Dosierung 1 × 75 mg/d. Bei ACS (▶ 4.2.3): Loading-Dose 300 mg o. 600 mg, dann 75 mg/d.

Nebenwirkungen Allergische Reaktionen, Blutungen (auch GI).

Prasugrel

Wirkmechanismus Wie Clopidogrel.

Indikation In Komb. mit ASS bei ACS (Pat., die nicht mit einem P2Y12-Inhibitor vorbehandelt sind, kein zerebraler Insult in der Anamnese, Alter < 75 J., > 60 kg).

Kontraindikation Z. n. zerebralem Insult, schwere Leberfunktionsstörung.

Dosierung Loading-Dose 60 mg, Erhaltungsdosis 10 mg/d. (Pat. > 75 J. → Dosisreduktion).

Ticagrelor

Wirkmechanismus Reversible Hemmung des ADP-Rezeptors.

Indikation In Komb. mit ASS bei ACS.

Kontraindikation Z. n. intrazerebraler Blutung, schwere Leberfunktionsstörung.

Dosierung Loading-Dose 180 mg, Erhaltungsdosis 2 × 90 mg/d.

Nebenwirkungen Dyspnoe, Epistaxis, GIT- u. dermale Blutungen, Bradykardien.

Glykoprotein-IIb/IIIa-Rezeptor-Inhibitoren

Wirkmechanismus

- Abciximab: monoklonaler AK gegen den GP-IIa/IIIb-Rezeptor auf Thrombos, verhindert Fibrinogenbindung.
- Tirofiban: GP-IIa/IIIb-Rezeptor-Antagonist.

Indikation In Komb. mit Heparin u. dualer Thrombozytenaggregationshemmung bei speziellen Ind.: ACS mit Hochrisiko-PCI, hoher Thrombuslast. Anwendung temporär als Dauerinfusion.

Perioperatives/-interventionelles Management bei Therapie mit Thrombozyteninhibitoren

ASS-Monotherapie

- Bei OP unter ASS steigt das Risiko einer Blutungs-KO um den Faktor 1,5 (ohne Anstieg der Letalität!) → ASS zur Sekundärprävention periop. möglichst weitergeben.
- Bei bestimmten OP (ZNS, Spinalkanal, Augenhintergrund) ist ein präop. Pausieren der ASS-Ther. erforderlich, dann 5–7 d vorher absetzen (RS Kardiologe u. Chirurg, ggf. Bridging nötig).

Duale Thrombozytenaggregationshemmung

- Pat. mit Koronarstent/ACS.
- Aktuelle Empfehlung: ASS lebenslang + P2Y12-Inhibitor **zeitlich begrenzt:**
  - Drug Eluting Stent (DES): zwischen 3 und 12 Mon. Dauer, je nach Blutungsrisiko und Empfehlung des Kardiologen.
  - ACS i. d. R. 12 Mon, je nach Blutungsrisiko kürzer.
- Zur Berechnung des Blutungsrisikos: PRECISEDAPT SCORE (http://www.precisedaptscore.com/predapt/).

- Absetzen/Unterbrechung der dualen Thrombozytenaggregationshemmung innerhalb dieser Zeiträume beinhaltet sehr **hohes Risiko (5 %) einer tödlichen akuten Stentthrombose.**

Vorgehen bei OP:

- Elektive OP verschieben.
- Nicht aufschiebbare OP: Fortführung der dualen Thrombozytenaggregationshemmung erwägen. Wenn aus chir. Sicht nicht möglich, Clopidogrel u. Ticagrelor 5 d, Prasugrel 7 d präop. pausieren (RS Kardiologie, ggf. Bridging nötig).
- Bei relevanter Blutung/Notfall-OP TKs.

- Kombinationstherapien (sog. **Triple-Ther.**): Leitlinien fordern bei Koronarstent u. z. B. zusätzlichem VHF eine Triple-Ther. (duale Thrombozytenaggregationshemmung + orale Antikoagulation [VKA o. DOAK]).
- Für die Nacht wichtig: **deutlich erhöhtes Blutungsrisiko!** Bei Unsicherheit RS mit Hintergrund u. bei elektiver Antikoagulation Entscheidung im Tagdienst.

20.2.3 Fibrinolytika

Substanzen, die an verschiedenen Stellen die Fibrinolyse aktivieren u. dadurch intravasale Thromben auflösen können.

Immer erst nach RS mit Hintergrund!

Indikation

- **Myokardinfarkt** (▶ 4.2.3): Lysether. Ind.-Prüfung! Wenn Ind. besteht, so früh wie möglich beginnen (therapierefraktäres Kammerflimmern o. wenn keine Koronarinterventionsmöglichkeit innerhalb von 120 min besteht (▶ 4.2.3).
- **LE** (▶ 5.2): bei fulminanter LE u. hämodynamisch instabilem Pat. Lokal o. systemisch.
- **TVT** (▶ 4.8): strenge Ind.-Stellung ggf. bei frischer massiver (v. a. iliofemoraler) Thrombose (Symptome < 3 d). Keine Risikoreduktion für LE durch die Lyse.
- **Basilaristhrombose** (▶ 15.4.2, ▶ 15.9): innerhalb von 6 h. Meist systemisch beginnend, bis Pat. in die Neuroradiologie verlegt wird. Dort lokale Lyse über liegenden Angio-Katheter.
- **Ischämischer Schlaganfall innerhalb von 4,5–9 h nach Symptombeginn.** Meist systemisch beginnend, bis Pat. in die Neuroradiologie verlegt wird. Dort lokale Lyse über liegenden Angio-Katheter.
- **Peripherer art. Verschluss** (▶ 4.9): bevorzugt als lokale Lyse bei mit Katheter erreichbaren Verschlüssen, meist zusätzlich Angioplastie erforderlich.

Kontraindikationen

In akut lebensbedrohlichen Situationen (therapierefraktäres Kammerflimmern) relativieren sich die KI. Hier muss nach RS mit Hintergrund individuell entschieden werden.

- **Absolute KI:**
  - Aortendissektion, progredientes Bauchaortenaneurysma.
  - Akute Perikarditis, bakt. Endokarditis, Meningitis.
  - SHT, ZNS-OP < 2 Mon., zerebrale Gefäßfehlbildungen, zerebrale Neoplasie.
  - Frische Blutungen.
  - Therapierefraktärer Blutdruck > 185/110 mmHg.
  - 10 d post partum.
  - Ösophagus- u. Fundusvarizen, akute Kolitis, akute Pankreatitis; Ulcus ventriculi o. duodeni < 6 Mon.
  - Schwere Lebererkr.
  - INR > 1,7.
- **Relative KI:**
  - Einnahme von DOAK innerhalb der letzten 48 h.
  - Schlaganfall oder SHT innerhalb der letzten 3 Mon.
  - Größere Operationen oder Traumata < 3 Mon. zurückliegend.
  - Organ- o. Liquorpunktion < 7 d, i. m. Injektionen < 7 d, Punktion nicht komprimierbarer Gefäße vor < 10 d, Zahnextraktionen < 14 d.
  - Kurz zurückliegende Reanimation < 10 d.
  - Therapierefraktäre Hypertonie mit syst. Werten > 200 mmHg. Fundus hypertonicus IV.
  - Schwerer Diab. mell. mit Augenhintergrundveränderungen (proliferative Retinopathie).
  - Schwangerschaft.
  - Hämorrhagische Diathese, pathol. Gerinnungsstatus, Thrombos < 100.000/µl.
  - Jede Erkr. mit extrem schlechter Prognose.
  - Schwere Nieren- u. Leberinsuff., Nierensteine.
  - Mitralklappenerkr. mit VHF.
  - Alter > 80 j.
  - **Cave:** Bei Streptokinaselyse: vorausgegangene Streptokokken-Inf. o. Streptokinaselyse > 4 d bis < 6–12 Mon. **Wirkung kann herabgesetzt sein.**

Nebenwirkungen

- Blutungen.
- Embolien: Apoplex u. a. Organinfarkte, z. B. bei li-ventrikulären Thromben.
- Anaphylaktische Reaktionen, bes. bei Streptokinase.
- Passagerer Anstieg von Leukos, BSG, Leberwerten.
- Rethrombosierung.

Vorbereitung der Thrombolysetherapie Diagn. vor Lyse:

- Möglichst 2 venöse Zugänge legen, dabei Abnahme von: BB, Blutgruppe mit Kreuzprobe, Quick, PTT, AT III, Krea, GOT, GPT, GGT, Lipase.
- EKG, evtl. Rö Thorax.
- Aufklärung, Pat.-Einverständnis.
- Erhebung von KI.

Aufklärung vor Thrombolyse

- Bei der Thrombolyse handelt es sich um eine invasive Ther., bei der schwere KO bis hin zum Tod auftreten können. Deshalb muss Pat. ausführlich aufgeklärt werden.
- Ausnahme: akut lebensbedrohliche Situation, in der der Pat. nicht in der Lage ist, selbst zu entscheiden.

Tab. 20.13 Dosierung und Anwendung von Fibrinolytika

Fibrinolytikum	Indikation	Dosierung	Besonderheiten
Alteplase fibrinspezifisch	Herzinfarkt	Bolus von 15 mg i. v. in 1–2 min, dann 50 mg über 30 min, dann 35 mg über 60 min i. v.	Begleittherapie mit Enoxaparin i. v./s. c./UFH (High-Dose)
	Massive LE mit hämodynamischer Instabilität	Bolus von 10 mg über 1–2 min, dann 90 mg als Infusion über 2 h	Anschließend Heparin (High-Dose)
	Akuter ischämischer Schlaganfall	0,9 mg/kg KG, max. 90 mg, als Infusion über 1 h; 10 % der Gesamtdosis als initialer Bolus	ASS u. Heparin (Low-Dose) erst 24 h nach Lyseende
Reteplase fibrinspezifisch	Herzinfarkt	Bolus von 10 U, dann 2. Bolus von 10 U nach 30 min	**Derzeit nur für Myokardinfarkt zugelassen** Begleitther. mit Enoxaparin i. v./s. c./UFH (High-Dose)
Tenecteplase fibrinspezifisch	Herzinfarkt	Einmalig nach kg KG: • < 60 kg: 6.000 U • 61–70 kg: 7.000 U • 71–80 kg: 8.000 U • 81–90 kg: 9.000 U • > 90 kg: 10.000 U	**Derzeit nur für Myokardinfarkt zugelassen** Begleitther. mit Enoxaparin i. v./s. c./UFH (High-Dose)

Dosierung/Substanzwahl Die Wahl des Fibrinolytikums variiert von Klinik zu Klinik. Gängige Präparate u. Dosierungen: ▶ Tab. 20.13.

> Engmaschige Kontrolle von Kreislauf- u. Vitalparametern, insb. Vigilanz, Pupillenstatus unter u. nach Thrombolyse.

Vorgehen bei Blutungskomplikationen Fibrinolytikum u. Antikoagulation absetzen, evtl. Protamingabe.

- Lokale Blutstillung.
- **Antifibrinolytikum:** Tranexamsäure 1 g i. v. als Bolus, anschließend alle 6–8 h.
- **Blutprodukte:** EK u. TK, evtl. FFP (▶ 2.4.2).

20.3 Arzneimitteltherapie in der Schwangerschaft

Cordula Engel

20.3.1 Allgemeines

- Strenge Ind.-Stellung v. a. in den frühen SSW (Organogenese!): Wenn notwendig, so wenig wie möglich u. nur ausgewählte Medikamente verordnen. RS mit Gynäkologen.
- Fast alle Substanzen passieren die Plazenta bzw. gehen in die Muttermilch über.

- Eine Reihe von Substanzen ist embryo- o. fetotoxisch, jedoch gibt es auch für (fast) jede Ind. Medikamente, die angewendet werden können.
- Dosierung, sofern nicht anders angegeben, äquivalent der Dosierung bei nichtschwangeren Pat.

Als zuverlässiges aktuelles Nachschlagewerk im Dienst, insb. bei konkreten Fragestellungen zu einzelnen Medikamenten, eignet sich die Internetseite des Pharmakovigilanz- u. Beratungszentrums für Embryonaltoxikologie in Berlin: http://www.embryotox.de/.

20.3.2 Ausgewählte Medikamente für häufige Indikationsgebiete

Analgetika, Antipyretika, Antirheumatika/Antiphlogistika

- **Paracetamol** ist in der Schwangerschaft Mittel der Wahl. Dosierung ▶ 20.3.1.
- **ASS:** Mittel der 2. Wahl als Analgetikum im 1. u. 2. Trimenon. Hohe Dosen können ab der 28. SSW zu einem verfrühten Verschluss des Ductus arteriosus Botalli führen. Daher ASS nicht im letzten Schwangerschaftsdrittel u. nicht regelmäßig in höherer Dosierung anwenden.
- **NSAR:** Ibuprofen, Indometacin u. Diclofenac analog zu ASS bis zur 28. SSW möglich, danach kontraindiziert.

Keine Kombinationspräparate verordnen!

Antiallergika, Antihistaminika Bevorzugt werden H_1-Antihistaminika mit geringer sedativer Wirkung.

- Lokal wirksame Präparate einer systemischen Gabe vorziehen. Lokaltherapie: **Dimetinden.**
- Systemisch: **Loratadin, Cetirizin.**

Antiasthmatika

- **Cromoglicinsäure.**
- **Salbutamol,** nebenbefundlich tokolytischer Effekt.
- **Budesonid.**
- **Ipratropiumbromid.**
- **Theophyllin,** Anpassung der Dosierung nach Serumspiegel (10–20 µg/ml).

Mukolytika

- **N-Acetylcystein,** auch als Antidot bei Paracetamol-Überdosierung.
- **Ambroxol** als Alternative möglich, jedoch geringerer Erfahrungsumfang.

Antitussiva

- **Codein** als kurzfristige Gabe, keine Dauertherapie!

Antibiotika

- Sämtliche **Penicillinderivate** können eingesetzt werden u. sind AB der Wahl in der Schwangerschaft. Auswahl u. Dosierung richten sich nach Erregerspektrum bzw. Krankheit. Im Zweifelsfall niedrigere Dosierung wählen.
- **Cephalosporine** sind ebenso möglich, Cephalosporine der 3. Generation (Cefotaxim, Ceftriaxon, Ceftazidim usw.) wg. mangelnder Erfahrung in der Schwangerschaft zurückhaltend einsetzen.

- **Erythromycin** (Makrolidantibiotikum) kann bei entsprechendem Keimspektrum o. Allergie gegen o. g. AB eingesetzt werden.

> **!** Kontraindiziert sind Tetrazykline, Aminoglykosid-AB u. Chloramphenicol.

Antiemetika
- **Meclozin:** unbedenklich in Schwangerschaft u. Stillzeit (Produktion wurde in D eingestellt, in einigen Nachbarländern wie z. B. A, NL etc. weiterhin erhältlich).
- **Doxylamin/Pyridoxin:** Mittel der Wahl bei unzureichender Wirksamkeit von Vitamin-B-Präparaten.
- **Dimenhydrinat:** sollte bei vorzeitigen Wehen gemieden werden.
- **Metoclopramid:** als kurzfristige Gabe, keine Dauerther.

Antazida
- **Magaldrat.**
- **Sucralfat.**
- **Hydrotalcid.**

H_2-Rezeptor-Antagonisten und Protonenpumpenhemmer Einsatz als 2. Wahl, sofern Antazida nicht ausreichend wirken:
- **Ranitidin.**
- **Omeprazol:** besser untersucht als Pantoprazol u. somit vorzuziehen, bei Unverträglichkeit jedoch auch Pantoprazol möglich.
- **Cimetidin:** oral 800 mg/d.

Antihypertensiva

> **!** ACE-Hemmer u. Angiotensin-II-Rezeptor-Antagonisten sind kontraindiziert. **Cave:** ausgeprägtere Blutdrucksenkungen, insb. bei gleichzeitiger Plazentainsuff., Gabe unter CTG-Kontrolle, Gefahr der fetalen Minderperfusion.

- **α-Methyldopa** gilt als Mittel der Wahl in der Schwangerschaft. 2–4 × 125–500 mg/d. Tageshöchstdosis 2.000 mg/d.
- **Metoprolol:** mit niedriger Dosierung beginnen, Retard-Präparate bevorzugen. KI: bek. intrauterine Wachstumsretardierung bzw. Plazentainsuff.
- **Nifedipin:** zusätzlich tokolytische Wirkung.
- **Dihydralazin:** Gabe möglich, wg. des maternalen Nebenwirkungsprofils teils nicht mehr empfohlen.

Lokalanästhetika Dürfen ohne Adrenalinzusatz zur Infiltrations- o. Leitungsanästhesie in der Schwangerschaft eingesetzt werden:
- **Bupivacain.**
- **Ropivacain.**

20.4 ICD-Codes

Wichtige ICD-Kodierungen zur Arzneimitteltherapie: ▶ Tab. 20.14.

Tab. 20.14 ICD-Codes: Arzneimitteltherapie

Diagnose	ICD-Code
Marcumar-Dauertherapie	Z.92.1
Blutung durch Antikoagulanzien	D68.3-
Komplikation durch Arzneimittel	Y57.9!

21 Kleiner Atlas relevanter EKG-, Röntgen-Thorax- und lungensonografischer Befunde

Anja Kraemer und Kathrin Starke

21.1 EKG-Beispiele

Anja Kraemer

21.1.1 EKG-Interpretation

EKG-Kalibrierung: ▶ Abb. 21.1.

a) Schreibgeschwindigkeit 50 mm/s:
  - 1 großes Kästchen ≙ einer $\frac{1}{10}$ Sekunde = 0,1 s
  - 1 kleines Kästchen ≙ einer $\frac{1}{50}$ Sekunde = 0,02 s
  - Ermittlung der Hf bei Schreibgeschwindigkeit 50 mm/s:

  600: (RR Abstand = Anzahl der großen Kästchen) = Herzfrequenz

b) Schreibgeschwindigkeit 25 mm/s:
  - 1 großes Kästchen ≙ einer $\frac{1}{5}$ Sekunde = 0,2 s
  - 1 kleines Kästchen ≙ $\frac{1}{25}$ Sekunde = 0,04 s
  - Ermittlung der Hf bei Schreibgeschwindigkeit 25 mm/s:

  300: (RR Abstand = Anzahl der großen Kästchen) = Herzfrequenz

21

21.1.2 Knifflige EKG-Bilder

Perimyokarditis: ▶ Abb. 21.2, Ersatzrhythmus: ▶ Abb. 21.3, AV-Knoten-Reentry-Tachykardie: ▶ Abb. 21.4, FBI-Tachykardie: ▶ Abb. 21.5, Torsade-de-Pointes-Tachykardie: ▶ Abb. 21.6, Kammerflimmern: ▶ Abb. 21.7, STEMI: ▶ Abb. 21.8.

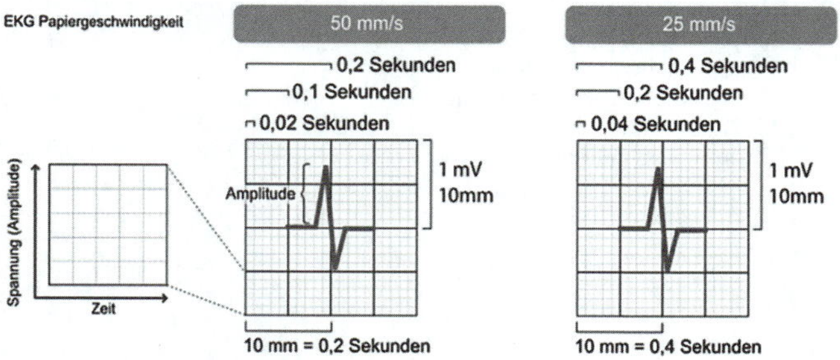

Abb. 21.1 EKG-Raster [V492]

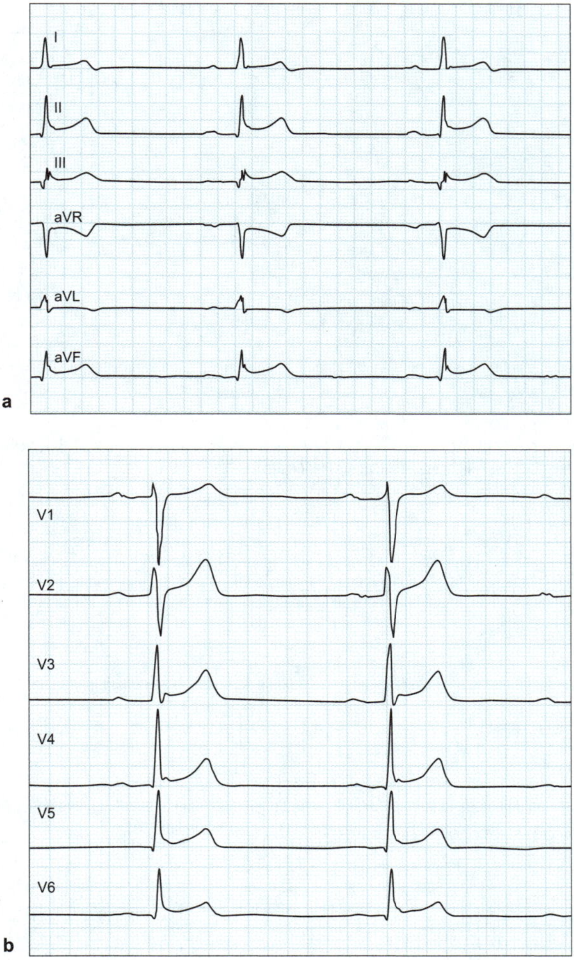

Abb. 21.2 Perimyokarditis (Extremitäten- und Brustwandableitung). Typische konkavbogige ST-Hebungen in allen Ableitungen. Keine reziproken ST-Senkungen, wie sie bei Infarkt häufig zu finden sind. 28-jähriger Pat. mit thorakalen Schmerzen [L139]

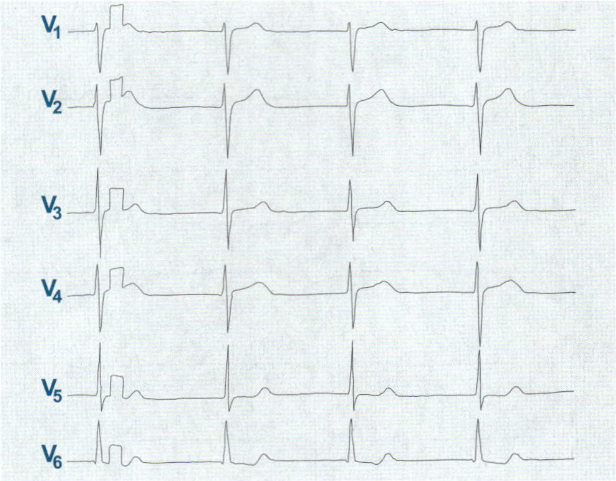

Abb. 21.3 Ersatzrhythmus aus dem AV-Knoten-Bereich. Regelmäßiger Rhythmus mit schlankem QRS u. nicht erkennbaren P-Wellen [L115]

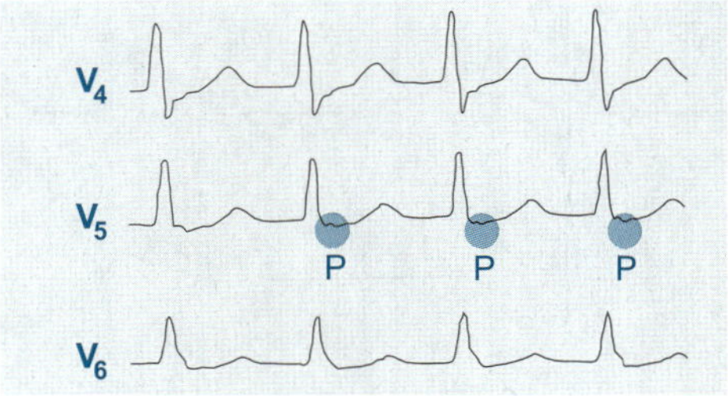

Abb. 21.4 AV-Knoten-Reentry-Tachykardie (typischer Fast-slow-Typ: schmaler QRS-Komplex, fehlende P-Wellen, Hf zwischen 150 und 220/min) [L115]

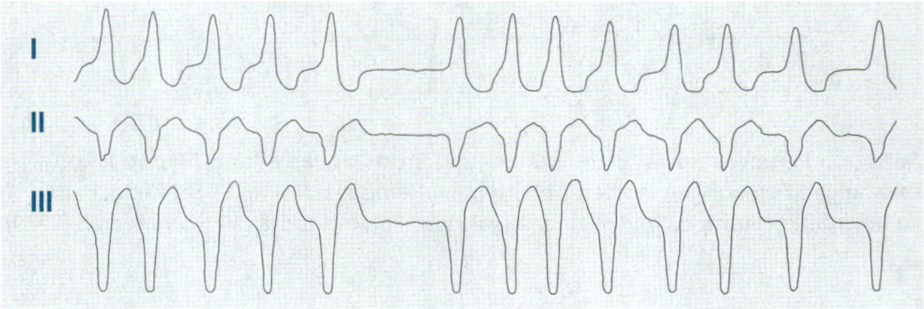

Abb. 21.5 Vorhofflimmern bei ventrikulärer Präexzitation, z. B. bei WPW-Syndrom (FBI-Tachykardie) [L115]

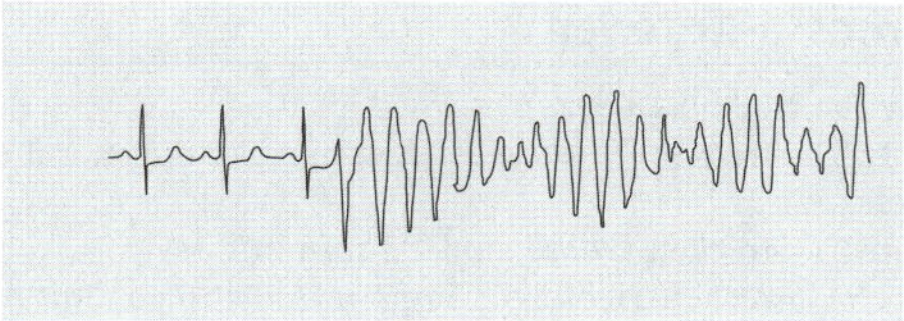

Abb. 21.6 Torsade-de-Pointes-Tachykardie [L115]

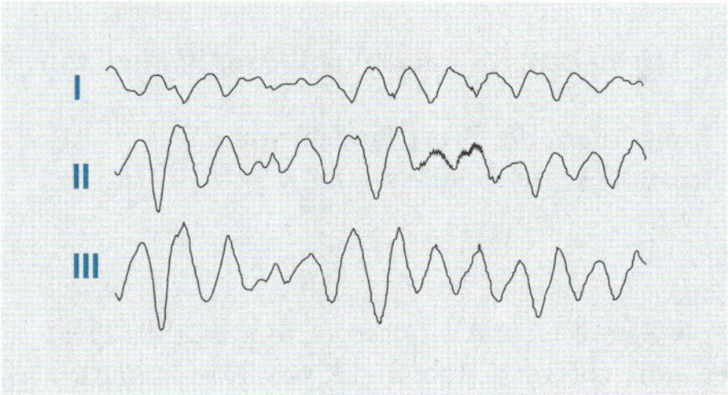

Abb. 21.7 Kammerflimmern. Torsade-de-Pointes-Tachykardie bei angeborenem QT-Syndrom [L115]

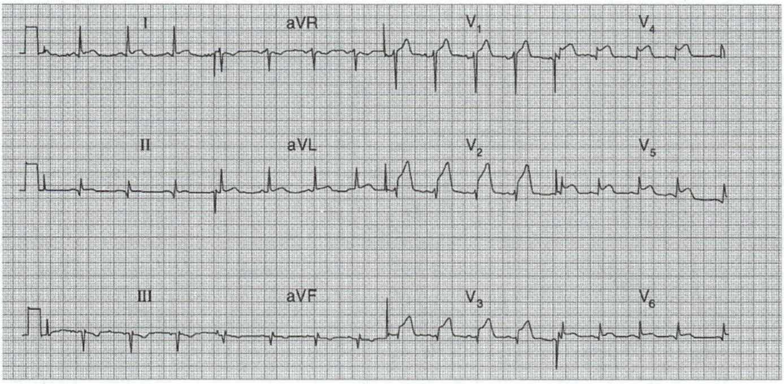

Abb. 21.8 STEMI: Vorderwandinfarkt (Brustwandableitungen). Klassische ST-Hebungen über V_1–V_5 [R381]

21.1.3 Sgarbossa-Kriterien

Sgarbossa-Kriterien (▶ Abb. 21.9):

- Konkordante ST-Strecken-Hebung ≥ 1 mm in Ableitungen mit einem pos. QRS-Komplex.
- Konkordante ST-Strecken-Depression ≥ 1 mm in V_1–V_3.
- Diskordante ST-Strecken-Hebung ≥ 5 mm in Ableitungen mit neg. QRS-Komplex.

21.1.4 Kriterien ventrikulärer Tachykardien (VT)

VT-Kriterien:

- QRS-Breite > 140 ms bzw. RS-Intervall > 100 ms in mind. einer Brustwandableitung.
- Pos. o. neg. Konkordanz der Brustwandableitung.
- Lagetyp „Nordwest-Achse" (–90 bis –180°).
- AV-Dissoziation
- Capture Beats
- Fusionsschläge

Klassische VT: ▶ Abb. 21.10; AV-Dissoziation: ▶ Abb. 21.11; Capture Beats: ▶ Abb. 21.12; Fusionsschläge: ▶ Abb. 21.13; pos. Konkordanz: ▶ Abb. 21.14; neg. Konkordanz: ▶ Abb. 21.15; „taller left rabbit ears": ▶ Abb. 21.16.

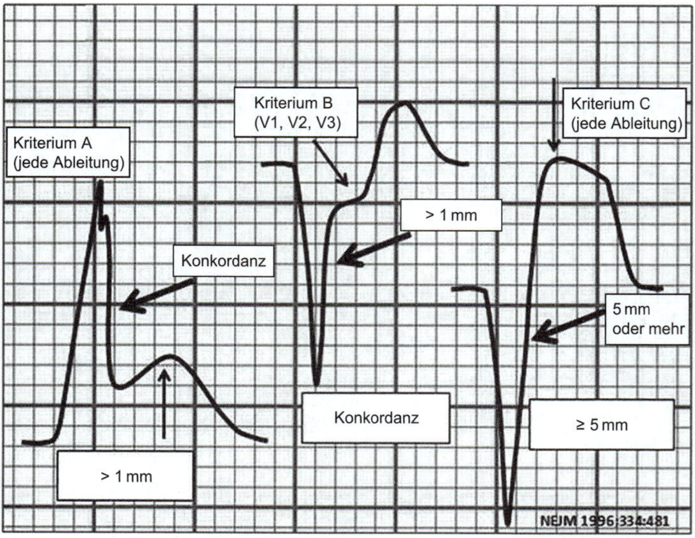

Abb. 21.9 Sgarbossa-Kriterien bei Verdacht auf STEMI mit LSB oder Schrittmacher-EKG [F988-002]

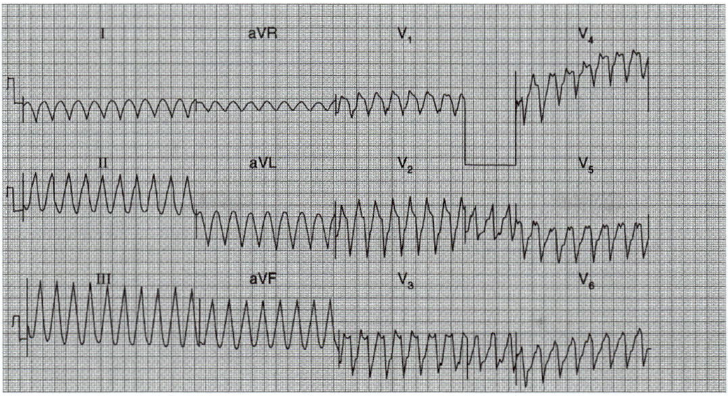

Abb. 21.10 Klassische VT im 12-Kanal-EKG [R381]

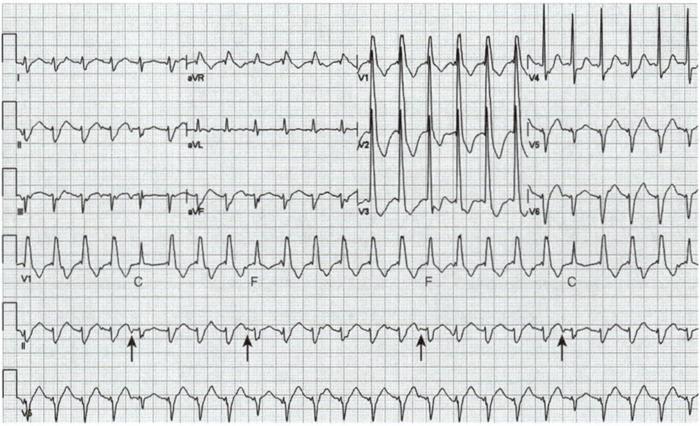

Abb. 21.11 AV-Dissoziation: unabhängige Erregung der Vorhöfe und des Ventrikels. P-Wellen und QRS-Komplexe arbeiten mit einer unterschiedlichen Frequenz. [G695]

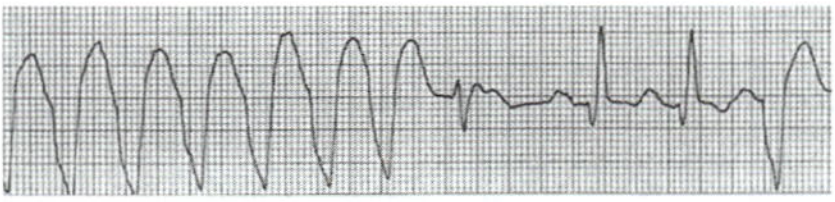

Abb. 21.12 Capture Beats: vorzeitig einfallender schmaler QRS-Komplex während einer Tachykardie mit breitem Kammerkomplex. Depolarisation des Ventrikels erfolgt bei ausreichend vorzeitig einfallender Sinusaktion vollständig über das Reizleitungssystem. Voraussetzung: VA-Dissoziation

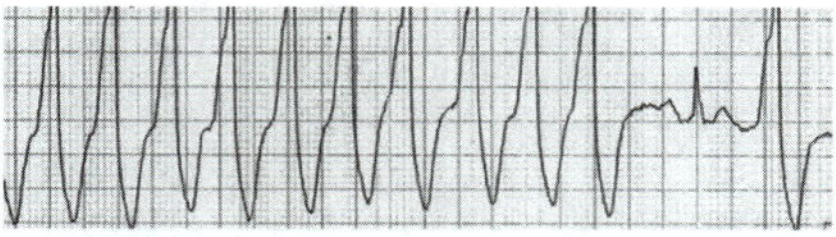

Abb. 21.13 Fusionsschläge („fusion beats", Komb.-Systole): besteht aus Teilen des QRS-Komplexes bei Sinusrhythmus u. Teilen des QRS-Komplexes der Extrasystole. Fusion einer supraventrikulären u. ventrikulären Erregungsfront, sodass der QRS-Komplex durch die supraventrikuläre Erregung „eingefangen" wird („ventricular capture"). Die Ventrikel werden teils vom extrasystolischen, teils vom normotopen Reiz depolarisiert

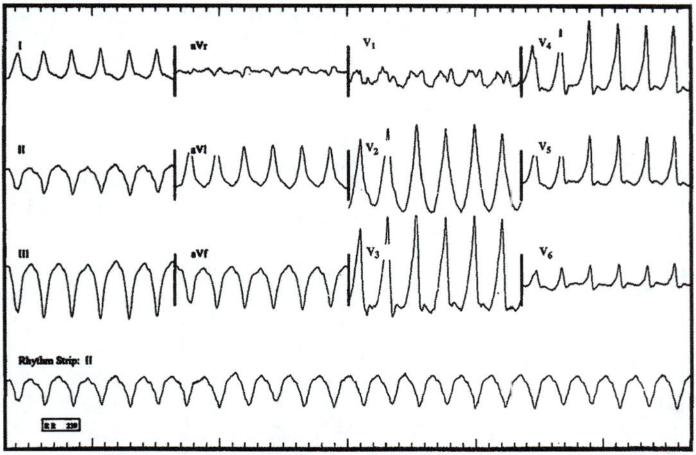

Abb. 21.14 Positive Konkordanz: Alle QRS-Komplexe über der Brustwand sind positiv. [F858-002]

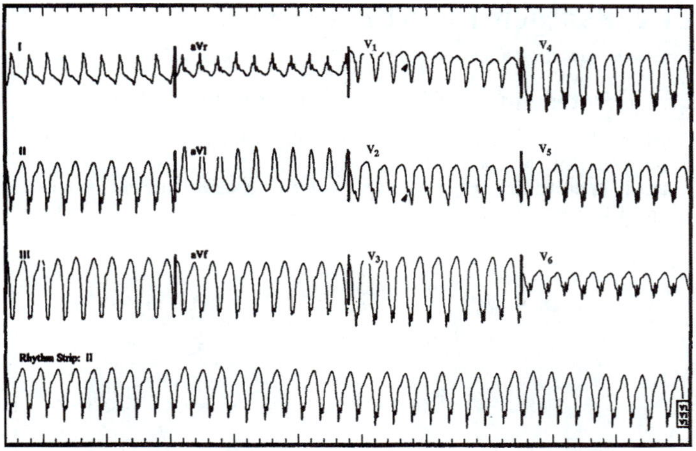

Abb. 21.15 Negative Konkordanz: Alle QRS-Komplexe über der Brustwand sind negativ. [F858-002]

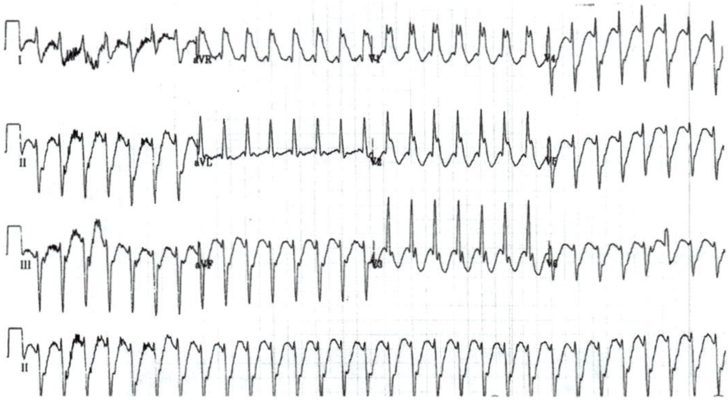

Abb. 21.16 Taller left rabbit ears: wichtiges Kriterium zur DD des RSB. Bei der VT ist die erste R-Zacke größer als die zweite. [F542-003]

21.2 Röntgen-Thorax-Beispiele

Anja Kraemer und Kathrin Starke

21.2.1 Einteilung und Differenzierung der Pneumonien

Einteilung der Pneumonien: ▶ Abb. 21.17, virale Pneumonie: ▶ Abb. 21.18; bronchiale Pneumonie: ▶ Abb. 21.19.
Kriterien für die Unterscheidung zwischen bakterieller und viraler Pneumonie sind ▶ Tab. 21.1 zu entnehmen.

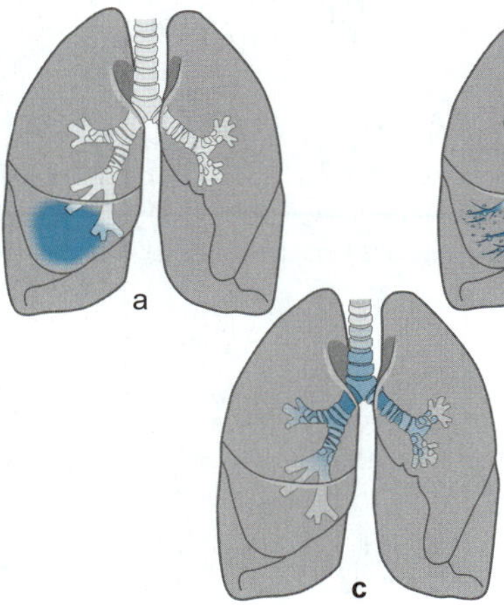

Abb. 21.17 Einteilung der Pneumonien: **a** Lobärpneumonie, **b** interstitielle Pneumonie, **c** Bronchopneumonie [L255]

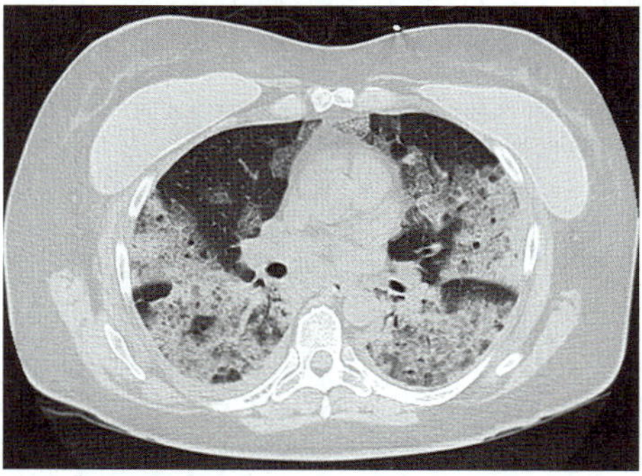

Abb. 21.18 Virale Pneumonie im CT [E329-003]

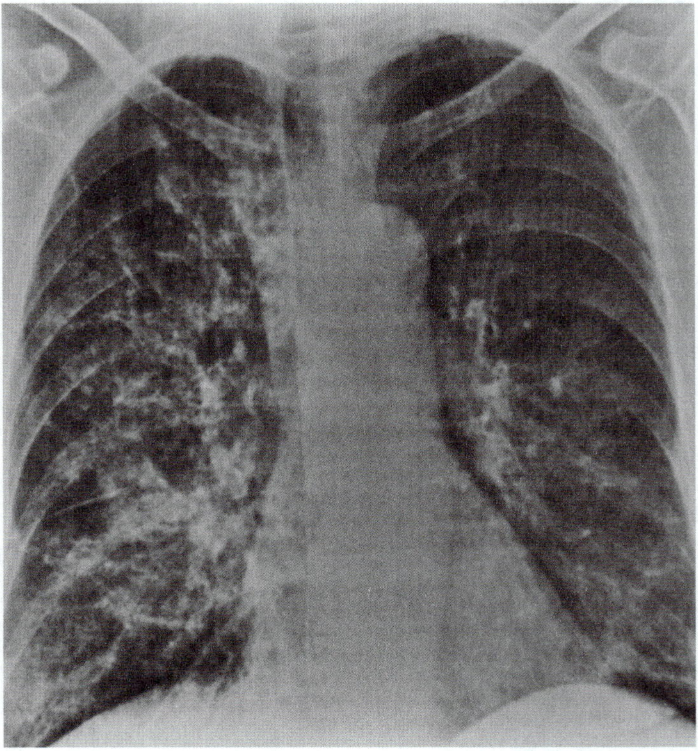

Abb. 21.19 Bronchiale Pneumonie im Rö-Bild [G873]

Tab. 21.1 Differenzierung zwischen klassischer bakterieller und viraler/atypischer Pneumonie

Symptom/Befund	Bakterielle Pneumonie	Virale/atypische Pneumonie
Beginn	akut	über Tage
Fieber	hoch	mäßig
Tachykardie (> 120/min)	häufiger	selten
Tachypnoe (> 40/min)	häufig	selten RSV: häufig
Thoraxschmerz	häufiger	selten
Sputum	mehr	wenig

Tab. 21.1 Differenzierung zwischen klassischer bakterieller und viraler/ atypischer Pneumonie *(Forts.)*

Symptom/Befund	Bakterielle Pneumonie	Virale/atypische Pneumonie
Exsudat	häufiger	seltener
Radiologisches Infiltrat	lobär/segmental	interstitiell/alveolär
Leukozytose	häufiger	seltener (Adenoviren: möglich)
CRP	erhöht	weniger erhöht bis normal

Quelle: Götz M. Neue Aspekte der Pneumonien (http://www.antibiotikamonitor.at/5_99/5_99_2.htm#Virale%20oder%20bakterielle%20Erreger?)

21

21.2.2 Differenzierung Ergüsse

Pleuraempyem: ▶ Abb. 21.20; Pleuraerguss: ▶ Abb. 21.21.

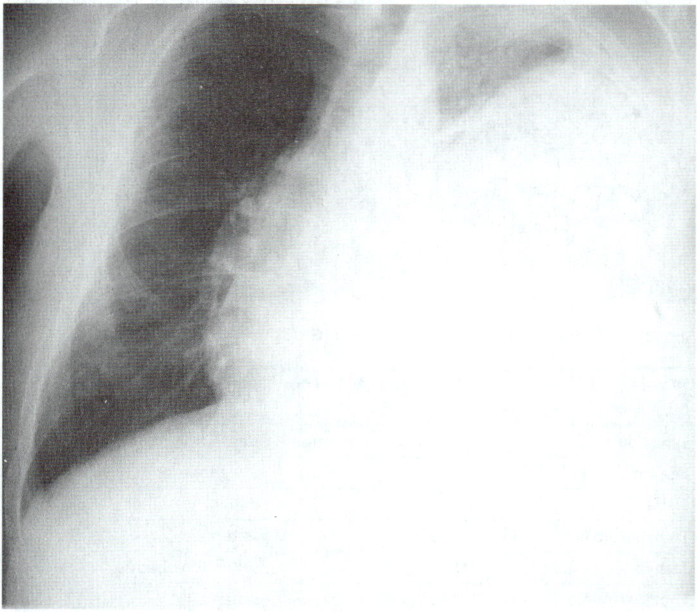

Abb. 21.20 Pleuraempyem li. Nahezu vollständige Verschattung der li Thoraxseite mit Verdrängung des Mediastinums nach re [M418]

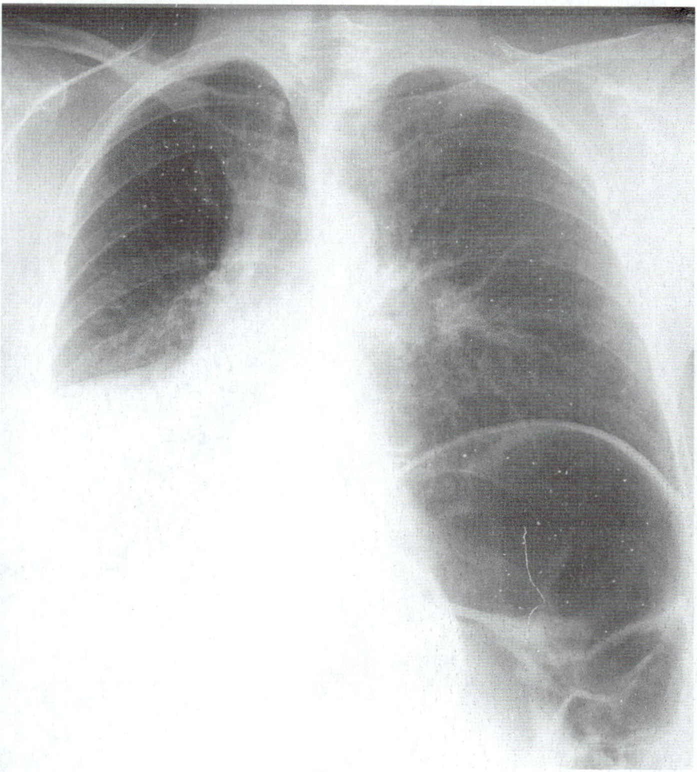

Abb. 21.21 Pleuraerguss. Verschattung des re Unterfelds mit horizontaler Begrenzung nebenbefundlich luftgefüllte Darmschlingen linksseitig [M418]

21.2.3 Stauungszeichen

Linksherzinsuff. mit pulmonaler Stauung: ▶ Abb. 21.22.

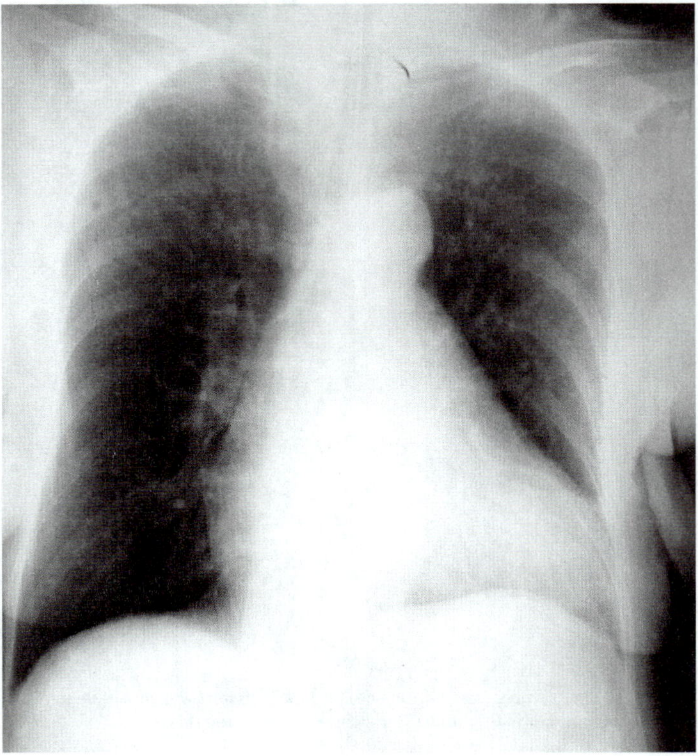

Abb. 21.22 Linksherzinsuffizienz mit pulmonaler Stauung. Deutlich verbreiterter Herzschatten mit verstrichener Taille. Verstärkte pulmonale Gefäßzeichnung [M418]

21.2.4 Pneumothorax

Pneumothorax (▶ 15.5) konventionelles Rö-Bild: ▶ Abb. 21.23; sonografische Darstellung ▶ 21.3 (▶ Abb. 21.26).

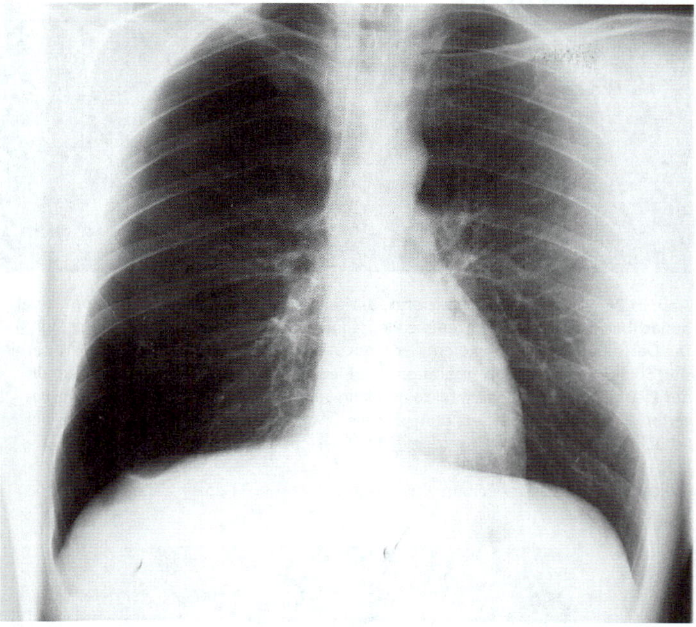

Abb. 21.23 Pneumothorax re. Freie Luft im Pleuraraum re. Die Pleura visceralis ist durch eine kräftige Linie erkennbar. Sie wird von dem strukturfreien Luftmantel umgeben [M418]

21.3 Lungensonografie-Beispiele

Anja Kraemer und Kathrin Starke

Allgemeines sonografisches Bild der Lunge: ▶ Abb. 21.24.

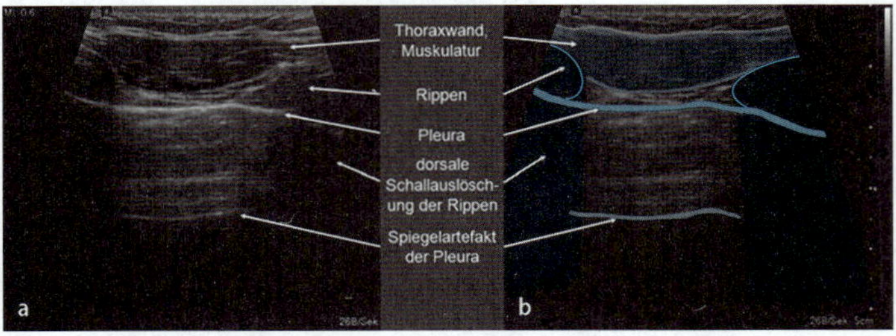

Abb. 21.24 Sonoanatomie des Thorax, B-Mode, konvexer Abdomenschallkopf. Zwei benachbarte Rippen begrenzen die Pleuralinie (sog. Fledermauszeichen, „Bat Sign"). Die Darstellung der Rippen dient der eindeutigen Identifikation der Pleura. Weiterhin sind Spiegelartefakte (Reverberation) der Pleura zu sehen. Zu beachten: Unterhalb der Pleura werden reine Artefakte und kein Lungengewebe dargestellt. Zur verbesserten Darstellung der Pleura ohne dorsale Schallauslöschung der Rippen sollte der Schallkopf um 90° gedreht werden. [F823-003]

Anlotungspunkte bei der Lungensonografie: ▶ Abb. 21.25.

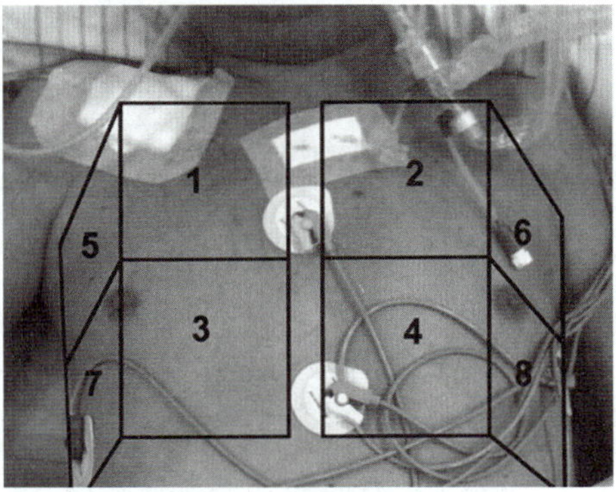

Abb. 21.25 Anlotungspunkte bei der Lungensonografie: Unterteilung der anterioren und der lateralen Thoraxwand in jeweils vier Areale/Hemithorax, die systematisch, z.B. im Seitenvergleich, betrachtet werden [F823-003]

Sonografische Darstellung eines Pneumothorax: Seashore Sign (▶ Abb. 21.26) und Barcode Sign (▶ Abb. 21.26).

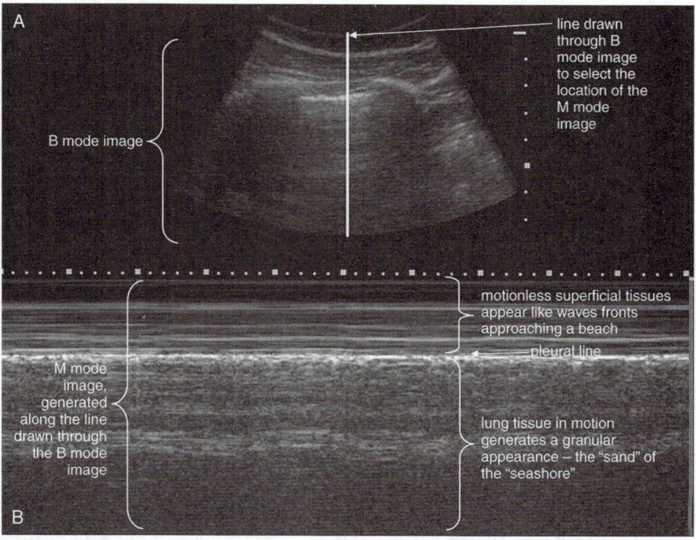

a

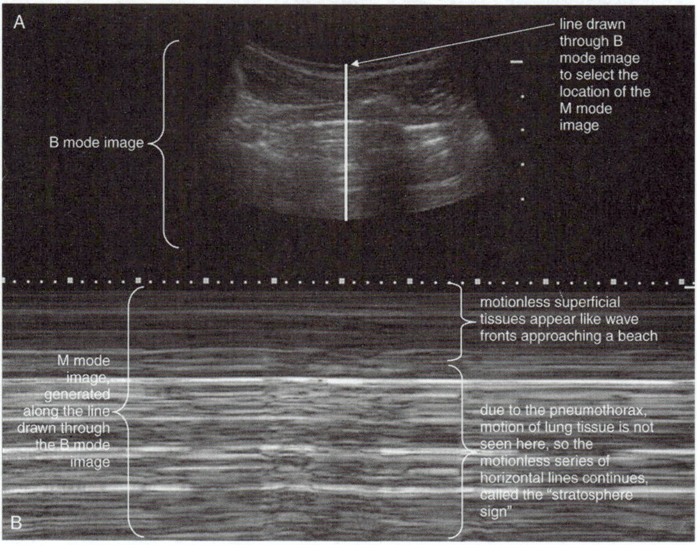

b

Abb. 21.26 **a** Kein Pneumothorax: Seashore Sign, **b** Pneumothorax: Barcode Sign [G724]

Sonografische Charakteristika einer Pneumonie: ▶ Abb. 21.27.
Interstitielle Stauung: ▶ Abb. 21.28.

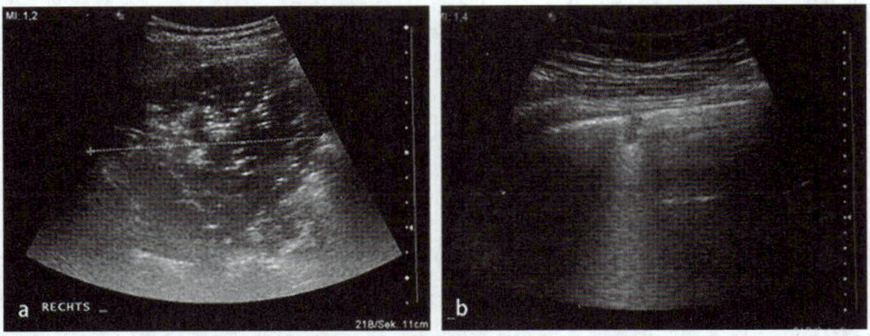

Abb. 21.27 Lungenkonsolidierungen, B-Mode, Konvexschallkopf: **a** subpleurales Konsolidierungsareal mit Bronchopneumogramm (echoreiche, baumartige und linsenförmige Lufteinschlüsse) bei Pneumonie; **b** regredientes pneumonisches Infiltrat nach 10-tägiger antibiotischer Therapie. Erkennbar ist eine einzelne breite B-Linie. [F823-003]

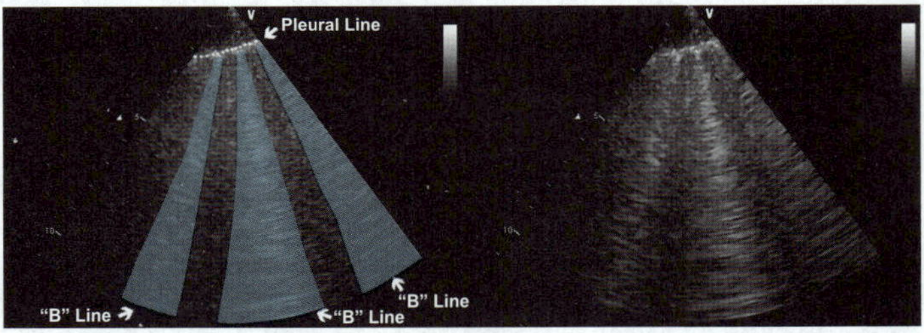

Abb. 21.28 Lungensonografie, B-Mode, Sektorscanner: hier multiple B-Linien bei interstitieller pulmonaler Flüssigkeitsbelastung, z. B. unilateral bei Kontusion, Pneumonie oder bilateral bei kardiogenem Lungenödem [P646]

21.4 Ausgewählte Formeln und Anamneseschemata

Anja Kraemer

SAMPLER/OPQRST-Schema

▶ Tab. 21.2.

Tab. 21.2 SAMPLER/OPQRST

S	Signs/Symptoms		O	Onset
A	Allergies		P	Provocation
M	Medications		Q	Quality
P	Past medical history		R	Radiation
L	Last oral intake		S	Severity
E	Events		T	Time
R	Risc factors			

Standardgewicht

- Standard-KG (Frau) = 45,5 + 0,91 (Größe [cm] – 152,4)
- Standard-KG (Mann) = 50 + 0,91 (Größe [cm] – 152,4)

CHA_2DS_2-VASc-Score

Ind. zur Antikoagulation bei einem CHA_2DS_2-VASc-Score von ≥ 1 (Ausnahme: weiblich als alleiniges Kriterium; ▶ Tab. 21.3).

Tab. 21.3 CHA_2DS_2-VASc-Score [F759-002]

Merkmal		Punkte
C	Herzinsuff. (engl. „congestive heart failure")	1
H	Hypertension	1
A_2	Alter ≥ 75 J.	2
D	Diabetes mellitus	1
S_2	Früherer Schlaganfall, TIA o. Thrombembolie	2
V	Vaskuläre Erkr. wie pAVK o. Herzinfarkt	1
A	Alter 65–74 J.	1
Sc	Weibliches Geschlecht (engl. „sex category")	1

21

Register

F

U

Perfusor-Dosierungen wichtiger Medikamente

Wirkstoff	Dosis pro Ampulle Verdünnung Lichtschutz ja/nein	Perfusor-Dosierung	Perfusor-Einstellung	Hinweise
Adrenalin = Epinephrin	1 mg/1 ml (kl. Amp.), 25 mg/25 ml (gr. Amp.); 5 kl. Amp. mit 45 ml NaCl 0,9 % auf 50 ml; Lichtschutz	5 mg/50 ml → 0,1 mg/ml (= 100 µg/ml)	Dosierung nach Wirkung, Beginn 0,1–0,04 µg/kg/min	Kardiogener/anaphylaktischer/septischer Schock
Amiodaron	1 Amp. = 150 mg (3 ml); 7 Amp. (= 21 ml) mit 29 ml G5 % auf 50 ml	Schnelle Aufsättigung: 7 Amp à 150 mg in 50 ml 1.050 mg/50 ml = 21 mg/ml bei der langsamen Aufsättigung: 2 Amp. à 150 mg in 50 ml 300 mg/50 ml = 6 mg/ml	Laufrate bei 21 mg/ml: → 2 ml/h =1.000 mg/24 h 6 mg/ml: → 4,2 ml/h = 600 mg/24 h	Perfusor nur über zentralen Zugang **Cave:** TSH
Clonidin	1 kl. Amp. = 0,150 mg/1 ml 1 gr. Amp. = 0,750 mg/5 ml 2 gr. Amp. (= 10 ml) mit 40 ml G5 % auf 50 ml	1,5 mg/50 ml → 0,03 mg/ml	Laufrate Beginn mit 1–2 (–10) ml/h	**Cave:** Bradykardien, Hypotonien, Sedierung
Disoprivan	2 % Disoprivan (20 mg/ml)	1.000 mg/50 ml 20 mg/ml	2–4 mg/kg KG/h	**Cave:** max. 7 d, max. Dosis 4 mg/kg KG/h Gefahr des Propofolinfusionssyndroms (PRIS)
Dobutamin	250 mg (Trockensubstanz); NaCl 0,9 %	250 mg/50 ml → 5 mg/ml	Laufrate: 2–4 ml/h 2,5–10 µg/kg KG/min Max. 40 µg/kg KG/min	Möglichst separater Zugang KI: Aortenklappenstenose, HOCM
Furosemid	250 mg/25 ml (gr. Amp.); 1 gr. Amp. (= 25 ml) mit 25 ml NaCl 0,9 % o. G5 % auf 50 ml; Lichtschutz	250 mg/50 ml → 5 mg/ml	2–20 ml/h (= 10–100 mg/h)	Separate Perfusorleitung – fällt bei vielen anderen Medikamenten aus
Heparin	25.000 IE/5 ml (gr. Amp.); 1 gr. Amp. (= 5 ml) mit 45 ml NaCl 0,9 % o. G5 % auf 50 ml	25.000 IE/50 ml → 500 IE/ml	Ggf. initial Bolusgabe von 5.000 IE, dann nach kg KG und PTT	**Cave:** HIT PTT-Kontrolle erforderlich, bei Nicht-ansprechen ggf. AT III kontrollieren
Kalium-chlorid	1 Amp. à 20 ml 7,45 % = 20 mmol; 2,5 Amp. pur = 50 ml	50 mmol/50 ml → 1 mmol/ml	5–10 ml/h (max. 20 ml/h) Max. 200 mmol/24 h	• Über ZVK, über Braunüle max. 40 mmol/l verdünnt • Sehr hohes Überdosierungsrisiko bei Niereninsuff. und unter ACE-Hemmer-Ther.

Algorithmus der kardiopulmonalen Reanimation

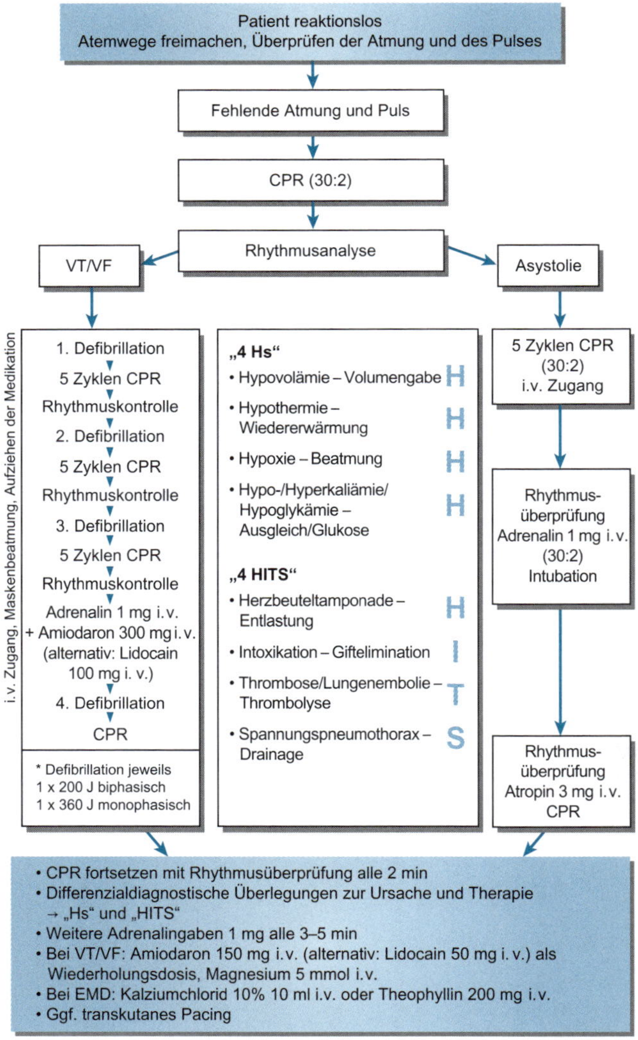

Die jeweils aktuelle Version der Leitlinien zur Reanimation finden Sie hier: https://cprguidelines.eu/